HANDBUCH DER MEDIZINISCHEN RADIOLOGIE

ENCYCLOPEDIA OF MEDICAL RADIOLOGY

HERAUSGEGEBEN VON · EDITED BY

L. DIETHELM
MAINZ

O. OLSSON
LUND

F. STRNAD
FRANKFURT/M.

H. VIETEN
DÜSSELDORF

A. ZUPPINGER
BERN

BAND/VOLUME IX
TEIL/PART 6

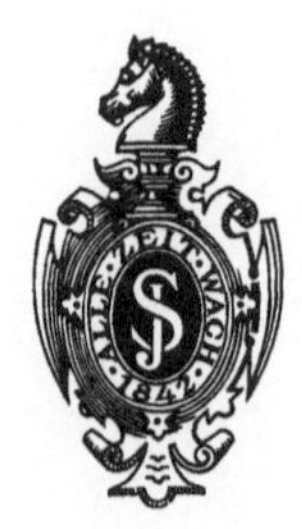

SPRINGER-VERLAG BERLIN · HEIDELBERG · NEW YORK 1970

RÖNTGENDIAGNOSTIK DER OBEREN SPEISE- UND ATEMWEGE, DER ATEMORGANE UND DES MEDIASTINUMS TEIL 6

ROENTGEN DIAGNOSIS OF THE UPPER ALIMENTARY TRACT AND AIR PASSAGES, THE RESPIRATORY ORGANS, AND THE MEDIASTINUM PART 6

VON · BY

H. BLAHA · G. F. GARUSI · R. HAUBRICH · R. KELLER
J. KLEMENCIC · R. KRAUS · G. TORI

REDIGIERT VON · EDITED BY

F. STRNAD
FRANKFURT/M.

MIT 322 ABBILDUNGEN
WITH 322 FIGURES

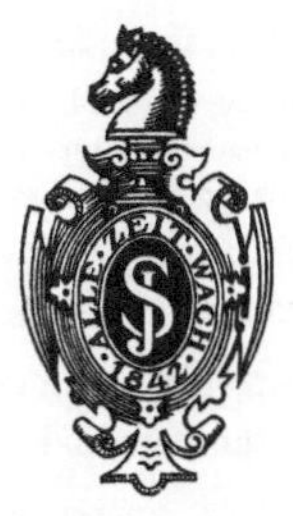

SPRINGER-VERLAG BERLIN · HEIDELBERG · NEW YORK 1970

ISBN-13: 978-3-642-95150-3 e-ISBN-13: 978-3-642-95149-7
DOI: 10.1007/978-3-642-95149-7

Softcover reprint of the hardcover 1st edition 1970

Titel-Nr. 7800

Vorwort

Das ständig sich vermehrende Schrifttum und neuere, erst in der letzten Zeit eingeführte Spezialtechniken, die sich in der Differentialdiagnostik im Thoraxraum besonders bewährt haben, machten es notwendig, die ursprünglich mit fünf Teilbänden vorgesehene Bearbeitung des umfangreichen Abschnittes der Atemorgane und des Mediastinums um einen weiteren Band zu vermehren.

Der Band 6 wird eingeleitet mit der Diagnostik des Zwerchfells und deren Funktionsstörungen. Im Interesse einer zusammenhängenden Darstellung war es erforderlich, die Zwerchfellhernien und die Zwerchfellprolapse, die schon in den Bänden des Digestiontraktes besprochen sind, hier noch einmal abzuhandeln. Großen Raum nehmen die Diagnostik und die Differentialdiagnostik des Mediastinums ein, was verständlich ist, wenn man bedenkt, wie zahlreich und im Aufbau unterschiedlich die Organe bzw. Organabschnitte sind, die hier auf engstem Raum zusammengeballt liegen. Neben den primären von diesen ausgehenden pathologischen Prozessen kommt dem Mediastinalraum noch die Aufgabe zu, Sintergebiet der Lymphe nicht nur der Thoraxorgane, sondern auch des Abdomens, der Halsorgane und der oberen Extremitäten zu sein, wodurch die Anwendung der Differenzierungsmöglichkeiten sehr erschwert wird. In einem kleinen Teilkapitel werden die Vorteile der transossalen Phlebographie bei der Differenzierung pathologischer Prozesse im Mediastinum aufgezeigt (Azygographie und Phlebographie der Vena mammaria interna).

Die Mediastinoskopie, eine in den letzten Jahren aus der Differentialdiagnostik der Lungenprozesse und der Mediastinalerkrankungen nicht mehr wegzudenkende Methode, wird hinsichtlich Technik und Wertigkeit der Befunde besprochen.

Der Band schließt mit einer zusammenfassenden Diskussion über die Diagnostik und Differentialdiagnostik der Pleuraergüsse und der Pleuraschwarten.

F. Strnad

Frankfurt a. M., April 1970

Preface

Due to the continual growth of the literature and the recent introduction of new, highly specialized techniques which have already proved their worth in differential diagnoses of the thoracic region, it has become necessary to add one more subvolume to the five originally planned to cover the vast field comprising the respiratory organs and the mediastinum.

Volume IX/6 deals first with the diagnostic techniques applied to the diaphragm and its disturbances of function. To achiev continuity of presentation, it was necessary to repeat some of the material on diaphragmatic hernia and prolapse which has already been treated in the volumes on the digestive tract. A great deal of space is devoted to the diagnosis and differential diagnosis of the mediastinum; this is inevitable when there are so many organs, or parts of organs, crowded together in a restricted space. In addition to being the site of the primary pathological processes affecting these organs, the mediastinum also functions as the lymph drainage area, not only for the organs of the chest, but for those of the abdomen, neck and arms as well. This one more factor which complicates the application of methods of differentiation.

Part of one chapter is devoted to a discussion of the advantages offered by transossal phlebography for the identification of pathological lesions in the mediastinum (azygography and phlebography of the internal mammary vein).

Mediastinoscopy, a method which has in recent years become indispensable for the differential diagnosis of lesions of the lung and mediastinum, is critically reviewed as regards both the technique and the validity of the findings.

The volume ends with a summary of methods of diagnosis and differential diagnosis of pleural effusions and pleural plaques.

F. STRNAD

Frankfurt a.M., April 1970

Inhaltsverzeichnis

Inhaltsübersicht zu den Bänden IX/1, IX/3, IX/4 und IX/5

III. Lungenlues. Von Professor J. LISSNER, Frankfurt a.M.

IV. Allgemeine allergische Reaktionen (eosinophiles Infiltrat). Von Privat-Dozent E. WIEDEMANN, Höxter

V. Pneumokoniosen. Von Professor G. WORTH, Moers

VI. Pilzerkrankungen der Lunge. Von Dr. P. RUBINSTEIN, Buenos Aires

VII. Lungenechinokokkose. Von Professor S. DI RIENZO, Cordoba

Band IX/3:

E. Röntgendiagnostik der Atemorgane III

I. Ventilationsstörungen der Lunge. Von Professor W. SCHULZE, Frankfurt a.M.

II. Zirkulationsstörungen der Lungen. Von Professor H. J. SIELAFF, Heilbronn

III. Pulmonary Edema. By Dr. K. E. BORGSTRÖM, Trelleborg, and Dr. A. LUNDERQUIST, Kalmar

IV. Lungenveränderungen bei Stoffwechselerkrankungen. Von Professor F. SCHMID, Aschaffenburg

V. Erkrankungen der Lunge im Säuglings- und Kleinkindesalter. Von Professor F. SCHMID, Aschaffenburg

Band IX/4:

F. Röntgendiagnostik der Atemorgane IV

I. Geschwülste der Bronchien, Lunge und Pleura. Von Professor W. SCHULZE, Frankfurt a.M.

Band IX/5:

F. Röntgendiagnostik der Atemorgane IV

II. Geschwülste der Brustwand. Von Dr. V. SCHNEIDER, Heidelberg

III. Differentialdiagnose der Rundherde. Von Professor K. L. RADENBACH, Berlin

IV. Lungen- und Systemkrankheiten. Von Professor K. L. RADENBACH, Berlin, und Dr. H. RIEMANN, Frankfurt a.M.

V. Lungentuberkulose. Von Professor K. L. RADENBACH, Berlin, und Mitarbeiter

Mitarbeiter von Band IX/6 — Contributors to volume IX/6

Privat-Dozent Dr. med. HERBERT BLAHA, Med. Dir., Chefarzt des Zentralkrankenhauses der Landesversicherungsanstalt Oberbayern, 8035 Gauting, Unterbrunner Straße 85

Dr. GIANFRANCO GARUSI, Instituto di Radioterapia e Terapia Fisica, Ospedale Civile Maggiore di Verona (Italien)

Professor Dr. R. HAUBRICH, Städtische Krankenanstalten, Zentral-Röntgeninstitut und Strahlenklinik, 75 Karlsruhe, Moltkestr. 14

Dr. REINHOLD KELLER, Facharzt für Radiologie, Leiter der Röntgenabteilung des Krankenhauses der Barmherzigen Brüder, 6 Frankfurt a.M., Unterer Atzemer 7

Oberarzt Dr. JANES KLEMENCIC, Facharzt für Radiologie, Radiologisches Zentralinstitut des Städtischen Krankenhauses, 623 Frankfurt a.M.-Höchst, Gotenstr. 6—8

Professor Dr. RUDOLF KRAUS, Direktor des Radiologischen Zentralinstitutes des Städtischen Krankenhauses, 623 Frankfurt a.M.-Höchst, Gotenstr. 6—8

Professor Dr. GIULIO TORI, Instituto di Radioterapia e Terapia Fisica, Ospedale Civile Maggiore di Verona (Italien)

G. Zwerchfell

Von

R. Haubrich

Mit 126 Abbildungen

Das Zwerchfell kann als Scheidewand zwischen Brust- und Bauchhöhle von eigenen und benachbarten Krankheiten betroffen werden. Dabei stehen klinisch im Vordergrund des Interesses die Zwerchfellähmung und die Kontinuitätstrennungen mit Ektopie abdominaler Organe einerseits und die Beteiligung an entzündlichen Prozessen der thorakalen oder abdominalen Nachbarorgane andererseits. Für die Diagnostik aller Zwerchfellerkrankungen ist die *Röntgenuntersuchung entscheidend.* Sie stützt sich in erster Linie auf die *Durchleuchtung*, die durch Übersichts- und Zielaufnahmen, Atmungskymogramm und Kontrastmitteluntersuchung im Einzelfall vervollständigt, aber niemals ersetzt werden kann. Eine sorgsame Durchleuchtungstechnik ist dafür die Voraussetzung. Sie beginnt mit der Prüfung des Zwerchfellstandes in aufrechter Stellung, der Zwerchfellform und -bewegung, umfaßt die Veränderungen der Zwerchfellfunktion in Seiten- und Rückenlage und zielt mit der Anwendung der verschiedensten Strahlenrichtungen und Atemprüfungen auf die erschöpfende Beurteilung aller Abschnitte des Zwerchfells ab. Die klinisch-röntgenologische Auswertung gründet sich auf die Kenntnis des Normalbefundes mit seinen Varianten.

Die ersten röntgenologischen Untersuchungen über Stand und Bewegung des Zwerchfells hat Grönroos bereits 1897 durchgeführt. Die wesentlichen Ergebnisse der Röntgenuntersuchung zur Zwerchfellphysiologie sind ein halbes Jahrhundert alt und mit den Namen Holzknecht; Hofbauer; Wenckebach; Jamin; Eppinger; Hitzenberger verknüpft. Einen methodischen Fortschritt haben seitdem nur die Flächenkymographie des Zwerchfells (Dahm; Weber; Weltz; v. d. Weth) und die Röntgenkinematographie (Janker) gebracht. Zusammenfassende Darstellungen aus klinischer Sicht stammen von Eppinger; Spühler; Koss und Reitter; die letzten röntgenologischen Monographien sind von Hitzenberger (1927) und Haubrich (1956) geschrieben worden.

I. Normaler Röntgenbefund

Wenn Stand, Form und Bewegung des Zwerchfells nacheinander erörtert werden, so darf nicht außer acht bleiben, daß sich diese Faktoren wechselseitig bedingen und nur zusammen ein Bild der Zwerchfellfunktion vermitteln. So wird der Zwerchfellstand von verschiedenen, antagonistischen Kräften bestimmt. Der Zwerchfelltonus wird reflektorisch über den Vagus und Phrenicus gesteuert und ist vom Dehnungszustand der Lungen abhängig (Hess u. Wyss); die inspiratorischen Atembewegungen pfropfen sich auf diesen diaphragmalen Grundtonus auf. Ihm steht die vereinigte Wirkung der Retraktionskraft der Lungen und des Drucks der Baucheingeweide gegenüber. Als Resultante dieser Kräfte darf jedoch nicht nur der Zwerchfellstand gelten. Auch die Form des Zwerchfells und seine aktive und passive Beweglichkeit sind vom Spiel dieser Kräfte abhängig, die außerdem von Form und Funktion des costalen Atemapparates überlagert werden. Störungen dieses Kräftegleichgewichts können Stand, Form und Bewegung des Zwerchfells insgesamt in oft pathognomonischer Weise abändern. Eine krankhafte Zwerchfellalteration kann sich aber auch nur in einem einzelnen Zeichen aussprechen und die anderen Funktionskriterien unberührt lassen.

1. Stand des Zwerchfells

Als Orientierungspunkte für den Stand des Zwerchfells sind die Ansätze der hinteren Rippen an der Wirbelsäule am besten geeignet (WENCKEBACH), da eine Orientierung nach den vorderen Rippenenden oder Intercostalräumen (NORRIS und LANDIS) oder nach der Höhe des Schwertfortsatzes (KEITH) wegen der ungleich größeren respiratorischen Verschieblichkeit dieser Beziehungspunkte unzweckmäßig ist. Normalerweise steht bei dorsoventraler Durchleuchtung die Kuppe des Zwerchfells in mittlerer Atemlage oberhalb der 10. hinteren Rippe, die im rechten Herz-Zwerchfellwinkel mit ihrem Ansatz gerade noch sichtbar ist, im übrigen aber unterhalb des Zwerchfellschattens liegt. Die linke Zwerchfellkuppe steht im Normalfall etwas tiefer, so daß die 10. Rippe hier in ihrem dorsalen Anteil ganz sichtbar bleibt; die Seitendifferenz beträgt rund 1 cm (Abb. 1a, linke Bildhälfte).

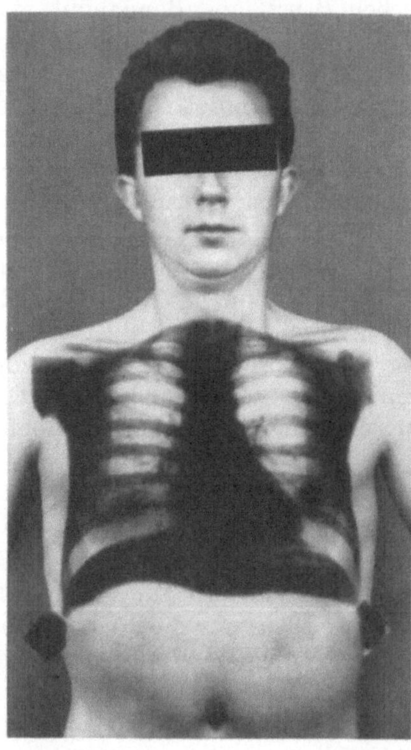
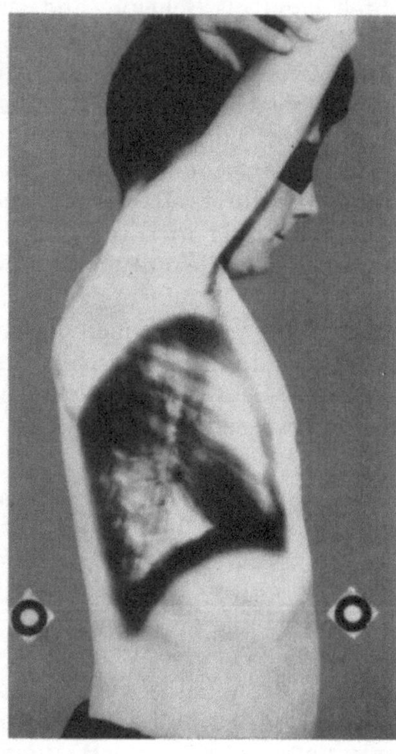

Abb. 1a. Zwerchfellstand im Photoröntgenogramm von vorn und seitlich. (Aufnahme JANKER, Bonn)

Da die für die Höhenbestimmung maßgebliche Zwerchfellkuppe beiderseits näher der vorderen Rumpfwand gelegen ist, scheint ihre Seitendifferenz im ventrodorsalen Strahlengang aus Gründen der Zentralprojektion größer als bei dorsoventraler Durchleuchtung. Daß dieser Unterschied auch orthodiagraphisch in Erscheinung treten soll (HITZENBERGER), hat sich nicht bestätigt. Im frontalen Strahlengang stellt sich die Kuppe des Zwerchfells an der Grenze zwischen vorderem und mittlerem Drittel des Thoraxtiefendurchmessers dar. Das vordere Zwerchfelldrittel zieht von hier horizontal oder flach abwärts nach vorn zum Sternum, wodurch ein großer spitzer oder ein rechter sternaler Ansatzwinkel gegeben ist. Das mittlere Zwerchfelldrittel verläuft steiler, das hintere fast senkrecht nach abwärts; dadurch wird hier ein kleiner spitzer Ansatzwinkel mit Wirbelsäule und Rippen gebildet (Abb. 1a, rechte Bildhälfte). Bei nicht zu weicher Technik sind die Sagittalprofile der beiden Zwerchfellhälften annähernd parallel bzw. konzentrisch übereinander sichtbar. Dabei entspricht der obere hemidiaphragmale Bogen der röhrennahen, der untere Bogen der röhrenfernen Zwerchfellhälfte, wenn nicht die Seitendifferenz des Höhenstandes pathologisch groß ist. Aus den gleichen Gründen (Zentralprojektion) erscheint die respiratorische Verschiebung des schirm- oder filmnahen Zwerchfellprofils kleiner.

Der angegebene Normalstand des Zwerchfells ist ein Durchschnittsmaß, das schon beim Gesunden individuell stark schwankt. Der wesentliche Faktor für diese Unterschiede ist die Thoraxform. Beim kurzen, gedrungenen Thorax steht das Zwerchfell relativ hoch, beim langen schmalen Thorax tief. Die normale Variationsbreite im Zwerchfellstand beträgt 1—$1^1/_2$ Wirbelhöhen und liegt damit in einem Größenbereich, der es im Einzelfall schwierig werden lassen kann, einen relativen Hoch- oder Tiefstand von einer nur mäßigen krankhaften Höhenänderung abzugrenzen. Als Faustregel kann gelten, daß beim pathologischen Hochstand der Herzschatten tief in den Zwerchfellschatten eintaucht und beim echten Tiefstand die Herzunterfläche vom Zwerchfell abgehoben scheint (HITZENBERGER).

Ein weiterer Faktor für die Unterschiede im normalen Zwerchfellstand ist das *Alter* des Untersuchten. Beim Kind steht das Zwerchfell höher als beim Erwachsenen, im Greisenalter auch ohne Emphysem tiefer (EPPINGER; HASSELWANDER); Mittelwertbestimmungen von DIETLEN haben dies eindeutig bestätigt. Geschlechtsunterschiede bestehen insofern, als bei der Frau das Zwerchfell im Durchschnitt um eine halbe Rippe höher steht als beim Mann, wo außerdem die normale Variationsbreite größer ist (KEITH; DIETLEN). Absolute Gültigkeit haben alle diese zahlenmäßigen Angaben nicht. HITZENBERGER hat mit Recht betont, daß die Erfahrung des Untersuchers oft auf den ersten Blick aus der Zwerchfellform und der Herz- und Thoraxkonfiguration eine Abweichung vom Normalstand feststellen läßt, obschon die Abzählung der Rippen dann einen „normalen" Stand ergibt.

Beim Übergang in eine andere Körperlage ändert sich der Zwerchfellstand erheblich, in Abhängigkeit von der Verlagerung des abdominalen Eingeweidedruckes (HOLZKNECHT; HOFBAUER; HITZENBERGER; ASSMANN; BARCLAY; ELIAS u. HITZENBERGER; FISHER). Im Sitzen tritt das Zwerchfell um einen halben Intercostalraum tiefer. Bei der Rumpfbeuge nach vorn werden die vorderen Zwerchfellabschnitte stark nach oben in den Brustraum vorgebuchtet, während sich die hinteren Abschnitte strecken und abflachen. In Rückenlage steht das Zwerchfell meist um 1—2 Wirbelbreiten höher, weil seine Kuppe dann von den mehr dorsalen Abschnitten gebildet wird. In Seitenlage sind die statischen Verschiebungen am stärksten. Die der Unterlage anliegende Zwerchfellhälfte tritt maximal hoch, die abliegende maximal tief. Diese Dissoziation der beiden Hemidiaphragmen erklärt sich aus der Differenz der Eingeweidedrucke auf die Unterfläche der an- und abliegenden Zwerchfellhälfte. Stand und Bewegung des Zwerchfells in senkrechter Kopfhängelage haben BARCLAY und WEBER röntgenologisch untersucht.

2. Form des Zwerchfells

Das Zwerchfell bildet bei aufrechter Stellung im sagittalen Strahlengang beiderseits mit mäßig nach cranial konvexer Wölbung seine Kuppen ab; sie entsprechen einem Frontalschnitt durch die Grenze des vorderen Drittels des Thoraxtiefendurchmessers. Die obere Zwerchfellkontur endet beiderseits an der lateralen Thoraxwand; die hier begrenzende Linie des inneren Umschlagsrandes der Rippenschatten liegt jedoch weiter nach hinten und etwa in halber Thoraxtiefe. Daraus ergibt sich, daß die im Thoraxübersichtsbild sichtbaren Konturen das Abbild einer Tangentialprojektion der höchsten Punkte der Zwerchfelloberfläche darstellen, die bei der Aufsicht von oben nicht einem gradlinigen frontalen Querschnitt entsprechen, sondern eine nach hinten offene Bogenlinie bilden. Die räumliche Vorstellung wird nur wenig erleichtert, wenn man weiß, daß die Zwerchfell-Rippenwinkel im sagittalen Strahlengang „eigentlich" weiter dorsal liegen als die Herz-Zwerchfellwinkel. Anschaulicher werden Lage und Form des Zwerchfells im schrägen Strahlengang (Abb. 1b), jedoch erst bei fließender Durchleuchtung läßt sich eine genauere räumliche Vorstellung gewinnen. Die Wölbungen der beiden Zwerchfellhälften werden dabei in allen Querschnitten sichtbar. Sie lassen zwischen sich — auch ohne daß die Zwerchfellunterfläche durch besondere Methoden sichtbar gemacht würde — das diaphragmale Herzbett als nach unten leicht konvexe, etwas durchhängende Partie erkennen, die man früher auch als „Zwerchfellsattel" bezeichnet hat; sie wird bei tiefer

Inspiration abgeflacht oder auch nach oben konvex. Im rechten Herz-Zwerchfellwinkel wird bei sagittalem Strahlengang, leichter erster Schrägstellung oder im Seitenbild des öfteren die V. cava inf. als kleiner Dreieckschatten sichtbar, während der linke Herz-Zwerchfellwinkel von perikardialen Umschlagsfalten oder einem „Fettbürzel" ausgefüllt sein kann. Beiderseits kann aber auch der Herz-Zwerchfellwinkel durch eine Überlagerung von vorderer und hinterer Lungengrenze mit dem Herzrand abgerundet werden (DE RUDDER u. Mitarb.). Der ventral-mediale Abschnitt der Zwerchfelloberfläche ist am

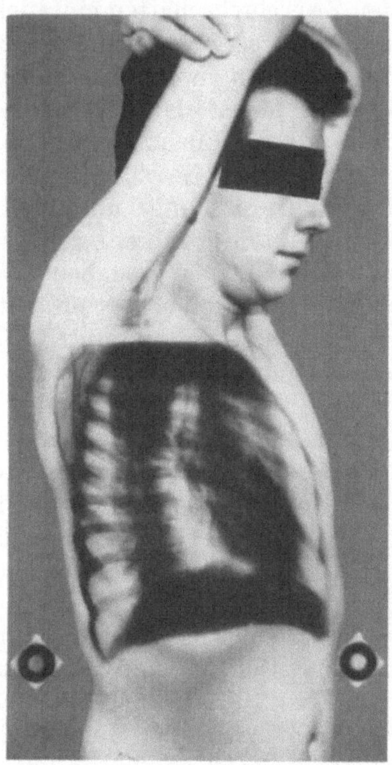
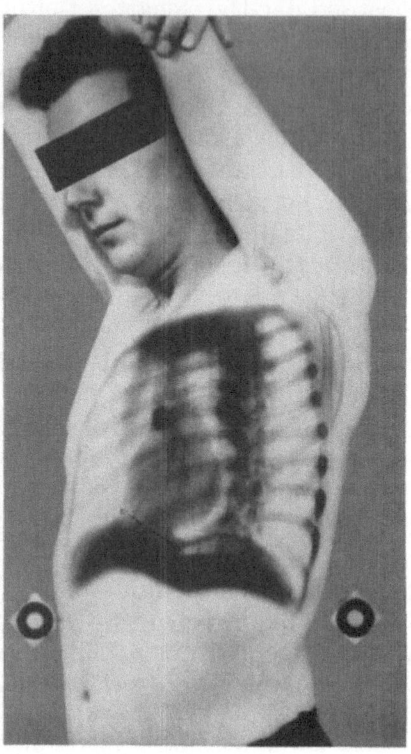

Abb. 1b. Zwerchfellstand in den schrägen Durchmessern. (Photoröntgenogramm von JANKER, Bonn)

schlechtesten abgrenzbar und wird erst bei tiefer Inspiration als horizontaler oder nach hinten abwärts verlaufender Konturteil erkennbar. Die Größe der Herz-Zwerchfellwinkel wechselt dabei mit der Durchleuchtungsrichtung. Der rechte wird im Normalfall um so kleiner und der linke größer, je stärker in die rechte vordere Schrägstellung gedreht wird; bei Drehung in die linke Schrägstellung kehrt sich dies Verhältnis um. Im rein seitlichen Bild bleibt der vordere Zwerchfellrippenwinkel vielfach durch eine Summation der divergierenden, parasternalen linken und rechten Zwerchfellabschnitte überdeckt oder wird ganz vom Herzschatten ausgefüllt. Die Herzhinterfläche bildet mit dem Sagittalprofil des Zwerchfells dabei in halber Thoraxtiefe einen rechten oder großen spitzen Winkel (s. Abb. 1a, rechte Bildhälfte). Der hintere Phrenicolumbalwinkel ist in dieser Sicht spitz und scheint nur wenig tiefer zu liegen als die seitlichen Phrenicocostalwinkel bei sagittalem Strahlengang. Erst bei der Inspiration zeigt sich, daß der lumbocostale Zwerchfellansatz wesentlich tiefer reicht als die laterocostalen Ansätze.

Die Wölbung des Zwerchfells flacht sich nämlich bei ruhiger Atmung nur in den lumbalen Abschnitten ab, wobei sich inspiratorisch der Phrenicolumbalwinkel deutlich eröffnet. Im sagittalen oder auch schrägen Strahlengang bleibt die Wölbung erhalten und die Zwerchfellform ist auch bei ruhiger Aus- und Einatmung die gleiche wie in der respiratorischen Mittelstellung; die Zwerchfell-Rippen-Winkel verschieben sich auf- und abwärts ohne merkliche Größenänderung. Erst bei forcierter Einatmung werden die komplementären Pleurasinus voll eröffnet und die Phrenicocostalwinkel groß. Aber auch dann tritt das Zwerchfell „wie ein Spritzenstempel" unter annähernd gleicher Form tiefer und wird nur wenig abgeflacht, weil die wesentliche Verkürzung und Abflachung in seinen lumbalen Muskelabschnitten erfolgt, wie später noch auszuführen ist. Eine richtige Abflachung der laterocostalen, für die Form der Zwerchfellwölbung bei sagittalem Strahlengang maßgeblichen

Muskelanteile ist nur unter den regelwidrigen Bedingungen der elektrischen Phrenicusreizung zu erzielen (JAMIN). Der laterodorsal und lumbal tiefere Zwerchfellansatz bedingt in den schrägen Durchleuchtungsrichtungen mannigfache Konturüberschneidungen und Projektionstrugbilder, die BARSONY und KOPPENSTEIN in ausführlichen röntgenanatomischen Untersuchungen beschrieben haben.

Beim Übergang in die horizontale *Rückenlage* bleiben Wölbungen und Größe der Zwerchfellwinkel bei frontaler Betrachtung unverändert. Seitliche Betrachtung zeigt den dorsalen Zwerchfellabschnitt viel stärker gewölbt. In *Seitenlage* treten mit der Dissoziation des Zwerchfellstandes auch seitendifferente Verformungen auf. Die anliegende Zwerchfellhälfte wölbt sich stärker durch, ihre seitlichen Ansatzwinkel werden spitzer. Die abliegende Zwerchfellhälfte wird seitlich flacher, der costale Ansatzwinkel größer und schon bei ruhiger Atmung maximal geöffnet. In *Bauchlage* schließlich werden die

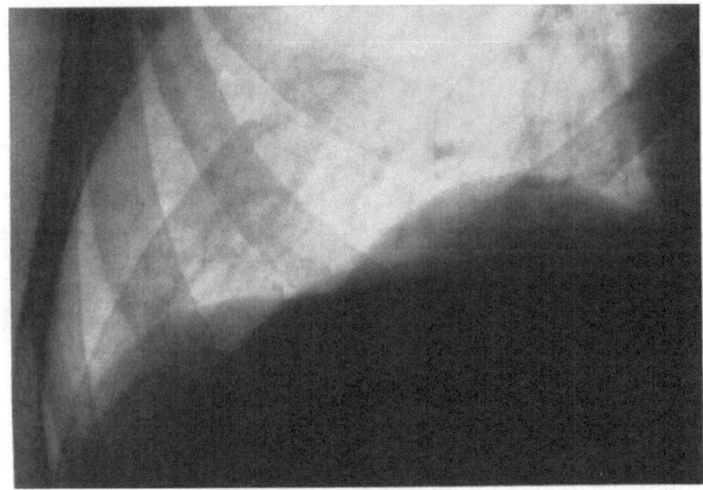

Abb. 2. Zwerchfellbuckelung

vorderen Zwerchfellabschnitte nicht nur höhergestellt, sondern auch stärker gewölbt, während die lumbalen Abschnitte sich abflachen und einen sehr großen phrenicolumbalen Ansatzwinkel bilden. Eine „Aufsicht" auf die Zwerchfellkuppeln und die zirkulären Pleurasinus kann mit dem Transversaltomogramm erzielt werden (GEBAUER u. Mitarb.).

Von der normalen und bei ruhiger Atmung in aufrechter Stellung und Rückenlage unverändert festgehaltenen Form des Zwerchfells gibt es nur zwei physiologische Abweichungen, die durch umschriebene Differenzen des diaphragmalen Muskelzuges entstehen und meist an der rechten Zwerchfelloberfläche in Erscheinung treten. Die *Bogenteilung*, Buckelung oder Doppelkonturierung an der rechten Zwerchfellhälfte macht den Eindruck, als lägen zwei Diaphragmen übereinander, wobei der Schatten zwischen den beiden Grenzlinien weniger dicht ist als der Leberschatten darunter. Vielfach kommt die Zwei- oder Mehrfachteilung des Zwerchfellrandes erst bei ruhiger oder forcierter Inspiration zur Ansicht, während das Zwerchfell exspiratorisch unauffällig bleibt. Diese Randbogen sind meist nach hinten außen gestaffelt, so daß die im Übersichtsbild lateral gelegenen Buckel auch am weitesten dorsal und am tiefsten liegen; der medial neben dem Herz-Zwerchfellwinkel gelegene Buckel liegt auch am weitesten nach vorn. Er ist fast immer der größte und am stärksten gewölbte. THOMAS und ASSMANN haben nachgewiesen, daß in diesem antero-medialen Zwerchfellabschnitt die Muskelzüge im allgemeinen am schwächsten sind, so daß ihre kontraktorische Abflachung geringer bleibt als die der laterodorsalen Muskelanteile und durch vereinzelt stärkere Muskelzüge eher Incisuren gestatten; Form, Anordnung und Größe der einzelnen Zwerchfellbuckel sind individuell recht verschieden (Abb. 2). Neben JAMIN und FARHAD hat sich besonders WELTZ mit seinen Mitarbeitern mit dieser Buckelung beschäftigt und sie als „thoraxkonvexe Zwerchfellfalten" den „thoraxkonkaven Zwerchfellfalten" durch die Insertionszacken gegenübergestellt. Anatomische Vergleichsuntersuchungen an der Leiche haben ergeben, daß den verstärkten Muskelzügen der Buckeleinschnitte meistens auch gleichlaufende Furchen an der konvexen Leberoberfläche entsprechen (WELTZ und GLAUNER). Wenn diese topographische Kongruenz fehlt, sollen die Leberfurchen ein Verwerfungszeichen bei Mißverhältnis zwischen Leber- und Thoraxgröße sein oder partielle Atrophien oder auch kongenitale Mißbildungen anzeigen. Entscheidend dürften im ganzen umschriebene Differenzen in Tonus und Richtung der diaphragmalen Muskelzüge sein. Die respiratorische Verschieblichkeit der einzelnen Buckel ist nach HITZENBERGER ebenso groß wie die der Umgebung; doch zeigt sich bei der Durchleuchtung wie auch im Atmungskymogramm, daß die inspiratorische Beweglichkeit der Zwerchfellbuckel um so geringer ist, je mehr sie bereits bei der Exspiration oder in mittlerer Atemstellung ausgeprägt sind und je größer sie überhaupt werden. Es gibt fließende Übergänge von der physiologischen

Abb. 3a. Insertionszacken

Doppelkonturierung und dem großen Zwerchfellbuckel zur partiellen Relaxation, die im gleichen antero-medialen Zwerchfellabschnitt am häufigsten ist, und deren Bewegung nicht selten pseudoparadoxen oder auch paradoxen Charakter annimmt (ROSSETTI; GRZAN), wie in einem späteren Abschnitt näher ausgeführt wird.

Die Häufigkeit der *Zwerchfellbuckelung* kann auf rund 5% geschätzt werden. Sie nimmt mit dem Alter zu und wird bei verstärktem thorakalem Sog wie im Emphysem, bei segmentaler oder lobärer Lungenatelektase, bei der senilen Zwerchfellatrophie oder bei verstärkter Bauchatmung (Sänger) häufiger. Gelegentlich werden die Buckel auch links beobachtet, doch verhindert im allgemeinen die Herzauflage eine entsprechende Formänderung des linken anteromedialen Zwerchfellabschnitts. Auf die Variabilität in Zahl und Form der Konturteilung ist bereits hingewiesen. Am häufigsten ist die Ausbildung nur eines prominenten, anteromedialen Zwerchfellbuckels, die zu einer Doppelkontur („image en brioche") führt. Mehrfache Ausbuckelungen sind seltener, und die vielfache Unterteilung zur Girlandenform des Zwerchfellbogens („image du feston") kommt praktisch nur beim emphysematösen Zwerchfelltiefstand und im Pneumothorax vor (vgl. Abb. 2 und 13). Nach NÈGRE ist die Zwerchfellbuckelung bei Negern etwa dreimal so häufig wie bei Weißen, was vielleicht auf Unterschieden im durchschnittlichen Atemtypus beruht. Die individuelle Variabilität der Zwerchfellbuckelung macht nicht nur den Übergang zur partiellen Relaxation fließend, sondern erschwert mitunter auch die differentialdiagnostische Abgrenzung von sekundären Formänderungen bei paraphrenischen Alterationen, wie es seit langem bekannt und immer wieder Gegenstand röntgenologischer Vergleichsuntersuchungen geworden ist (SINGER u. Mitarb.; GOLONSKO; CERQUIRA GOMEZ; CHRISTIE; PARONI; RICHMAN u. Mitarb.; ROSSETTI u.a.). Je größer ein einzelner Zwerchfellbuckel erscheint, desto eher kann an eine partielle Relaxation oder an einen entzündlichen bzw. tumorösen Leberprozeß gedacht werden.

Einen „thoraxkonkaven" Verlauf haben die Auszackungen und Fältelungen des seitlichen Teils des Zwerchfellbogens, die den *muskulären Insertionen* an den unteren Rippen entsprechen. Sie sind von HENSZELMANN zuerst beobachtet und von JAMIN bei der elektrischen Phrenicusreizung, von HITZENBERGER und FLEISCHNER im Pneumoperitoneum und Pneumothorax gefunden worden; WELTZ hat sie unter den krankhaften Verhältnissen des Emphysems, Asthmas und der Bronchitis näher untersucht. Als Normalvariation beim Gesunden wurden die Insertionszacken früher für selten gehalten, was jedoch nach neueren Untersuchungen (HEIDELMANN) und unserer eigenen Erfahrung zumindest für ältere Menschen nicht zutreffen dürfte. Ein Beispiel gibt Abb. 3a wieder. Die mehrfach breitzackige Ausziehung der lateralen Zwerchfellkontur ist in ihrer Lagebeziehung zu den Rippenschatten recht typisch und wiederum oft erst bei tiefer Inspiration sichtbar. Vom pathologischen Zwerchfelltiefstand abgesehen findet sich diese supradiaphragmale „Fingerung" durch costale Insertionen zwar im allgemeinen nur beim relativen Zwerchfelltiefstand des älteren Menschen, bei vorwiegend diaphragmaler Atmung und vielleicht auch Hypertrophie des Zwerchfells häufiger, ist jedoch auch ohne Vermehrung des Lungenvolumens und bei Jüngeren gelegentlich zu beobachten (HEIDELMANN). Kleine und wenige Insertionszacken stellen sich meist nur am rechten Zwerchfell, größere und zahlreichere auch beiderseits dar, wobei der Befund links stets geringer ausgeprägt ist als rechts. Die Insertionen des rechten Hemidiaphragma sind bei der Durchleuchtung im ersten, die des linken im zweiten schrägen Durchmesser am besten erkennbar, wie es ihrer Lage zur vorderen seitlichen Rippenlinie entspricht. Liegt gleichzeitig eine basale Pleuraverschwielung vorn seitlich vor, dann können die sichtbaren Rippenansätze besonders lang und tief werden, nach lateral oben statt nach lateral unten verlaufen und regelrechte diaphragmale Taschen wie in Abb. 3b bilden.

Die costalen Muskelansätze des Zwerchfells sind beim gesunden Jugendlichen in respiratorischer Mittellage, bei der Exspiration und beim relativen Hochstand nur dann

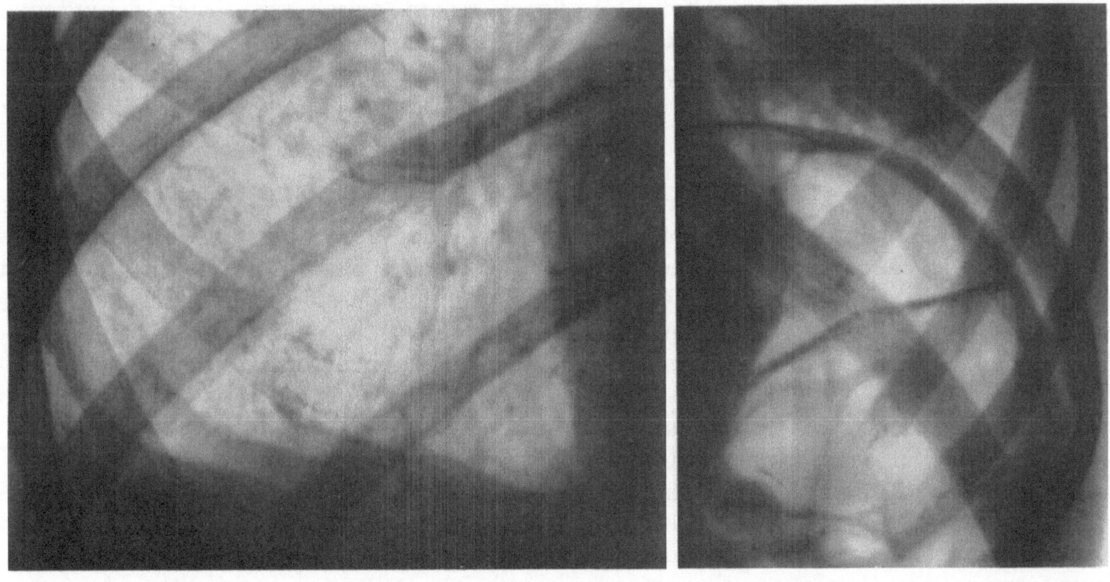

b c

Abb. 3b u. c. Diaphragmale Taschen durch Muskelinsertionen (b). Muskelansätze an der Unterfläche des seitlichen Zwerchfellbogens (c)

sichtbar, wenn ihre scheinbar infradiaphragmale Lage im Pneumoperitoneum herauskommt (vgl. Abb. 30). Ganz selten stellen sie sich auch ohne Kunstgriffe dar, wenn intestinale Luftansammlungen solche Zwerchfellabschnitte isolieren, die normalerweise nicht in ihrer abdominellen Begrenzung sichtbar sind. So ist im Beispiel der Abb. 3c der seitliche Teil der linken Zwerchfellhälfte durch die breitflächig angelegte und stark gasgeblähte linke Colonflexur völlig abgehoben; oberhalb und seitlich der streifenartigen Colonsepten werden die muskulären Insertionen an der 8. und 9. Rippe dort erkennbar, wo die anterolateralen Rippenschatten mit dem seitlichen Zwerchfellbogen nach medial unten offene Winkel bilden. Der Nachweis, daß es sich bei den häufigeren Formänderungen des Zwerchfells durch supradiaphragmale Insertionszacken um physiologische Varianten handelt, ist im allgemeinen leicht, da postpleuritische Zwerchfellauszipfelungen und -ausziehungen eine adcostale Lage und Richtung vermissen lassen und weniger regelmäßig neben- und untereinander stehen. Fragliche Konturzacken nur an der linken Zwerchfellhälfte sind praktisch niemals Insertionen, sondern Adhäsionen (HEIDELMANN); der gleiche Befund nur rechts ist gelegentlich weniger leicht zu deuten.

3. Normale Zwerchfellbewegung

Erst die Röntgenuntersuchungen von GRÖNROOS und der Wiener Schule, später die Arbeiten von PFUHL; WEBER; DAHM; WELTZ; HASSELWANDER haben genauen Aufschluß über die Zwerchfellbewegung im Rahmen der Mechanik des ganzen Atemapparates gebracht. Dabei zeigte sich, daß die aktive Zwerchfelltätigkeit in komplizierter Art mit der Rippenbewegung zusammenhängt. Die Atemmechanik setzt sich aus einem sternocostalen und costodiaphragmalen Bewegungsanteil zusammen. Eine rein diaphragmale Atmung gibt es unter nichtpathologischen Bedingungen ebensowenig wie eine rein costale Atmung, auch wenn man üblicherweise den abdominalen, costalen und gemischten Atemtypus unterscheidet. Das Verhältnis zwischen thorakalem und abdominalem Atmungsanteil ist beim Gesunden zwar individuell verschieden, wird jedoch konstant gehalten. Beim gewöhnlich gemischten oder vorwiegend diaphragmalen Atemtyp wird die untere Thoraxapertur inspiratorisch geweitet und angehoben. Dieser Seiten-, Hoch- und Vorstoß der Thoraxwand wird durch seitliches Ausweichen der diaphragmal nach unten gedrückten Baucheingeweide unterstützt. Durch die Rippenbewegung wird nicht nur ein Gegenlager für die muskuläre Zwerchfellkontraktion gebildet, sondern die costalen Zwerchfellansätze werden auch gedehnt und angehoben, wodurch respiratorisch für die Bewegung und Formänderung des Zwerchfells ein komplexer Mechanismus abläuft. Er läßt sich im Flächenkymogramm direkt ablesen. Das normale „Atmungskymogramm" wird bei senkrechter Schlitzstellung und waagerechtem Rasterablauf gewonnen, indem während der Expositionszeit (3—5 sec) von der inspiratorischen Ausgangslage aus eine Exspiration und eine Inspiration nacheinander ausgeführt werden. Ausmaß und Ablauf der diaphragmalen (und costalen) Atembewegung werden in Richtung des Rasterablaufs gelesen, so daß wie im Pneumogramm der aufsteigende Schenkel der Bewegungslinie des Zwerchfells den exspiratorischen, der absteigende den inspiratorischen Teil der Atemkurve darstellt (Abb. 4). Die beiden Kurvenschenkel, d.h. die Atmungsphasen, gehen in rascher, spitzwinkeliger Umkehr ohne Atempause ineinander über. Dabei ist der exspiratorische Schenkel im ersten Teil steil, im zweiten etwas abgeflacht oder bogenförmig, und der inspiratorische ist gleichmäßig steil: die Ausatmung ist etwas länger als die Einatmung und wird terminal abgebremst. Im Pneumogramm ergeben sich ganz gleichartige Kurven, doch bedeutet die Kurvenfolge hier ein zeitliches Nacheinander von mehreren Atemzügen, während beim Atmungskymogramm ein räumliches Nebeneinander einer einmaligen Atembewegung vorliegt. Dieser Unterschied bedeutet für die röntgenphysiologische und -pathologische Atmungsuntersuchung einen wesentlichen Vorteil, weil dadurch im Flächenkymogramm die Bewegung aller röntgenographisch faßbaren Anteile des Atmungsaggregats an der Umwandlung ihrer Randlinien zu charakteristischen Randkurven erkennbar wird (WEBER). Es zeigt sich dabei ganz eindeutig, daß Rippen- und Zwerchfellbewegung gleichzeitig beginnen und enden; ihre Bewegungsrichtung ist gegensätzlich. Inspiratorische Senkung des Zwerchfells und Hebung der Rippen sind im üblichen Atmungskymogramm bei sagittalem Strahlengang am besten zu erkennen. Hier kann die Bewegung der beiden Zwerchfellhälften miteinander in Beziehung zur Rippenbewegung verglichen und zeitlich genau festgelegt werden, wie sich aus der Synchronisation entsprechender Einzelkurven ergibt. Die Bewegungsamplitude des Zwerchfells und der oberen Rippen nimmt nach lateral zu, die der unteren Rippen nach lateral ab. Die inspiratorische Verschmälerung der Rippenschatten ist durch die Kreiselung bedingt und wird durch die Zentralprojektion übertrieben. Der costale Seitenstoß und der costosternale Vorstoß können auch im frontalen und sagittalen Atmungskymogramm mit waagerechter Schlitzstellung dargestellt werden; dabei werden die Hebung der lateralen und sternalen Zwerchfellansätze und die Erweiterung der entsprechenden Anteile der Pleurasinus besonders deutlich (WEBER).

Beim gemischten Atemtypus (HITZENBERGER) und bei der seltenen überwiegend costalen Atmung (DAHM) läßt sich unter der Durchleuchtung, besser noch im Atmungskymogramm eine *Viertaktbewegung* erkennen. Das Zwerchfell führt hier bei der Exspiration zuerst eine Caudal-, dann eine Cranialbewegung aus, der sich bei der folgenden Inspiration zuerst eine Senkung und dann infolge der verstärkten Rippenhebung eine Aufwärtsbewegung anschließen. Dieser Viertaktrhythmus läßt sich durch forcierte Atmung auch bei solchen Versuchspersonen erzwingen, die bei ruhiger Respiration einen vorwiegend diaphragmalen Atemtyp in der eingangs geschilderten Form aufweisen. Die costalen Zwerchfellansätze werden im Anfang des Inspirium meist auf der rechten Seite stärker angehoben: „bilaterale Asymmetrie" der costalen Atembewegung infolge des rechts größeren Gesamtkalibers der Bronchialäste (WEBER). Sie kann bei vorwiegend costosternaler Atmung so stark sein, daß am seitlichen Zwerchfellrand erhebliche Bewegungsüberlagerungen mit den verschiedensten Pseudoparadoxien auftreten. Zweimaliges Heben und Senken des Zwerchfells bei nur einmaligem Senken und Heben der Rippen, wie es im Pneumothorax als einseitige Bewegungsparadoxie ausgesprochen ist, wird nach DAHM als Vierphasenbewegung bezeichnet.

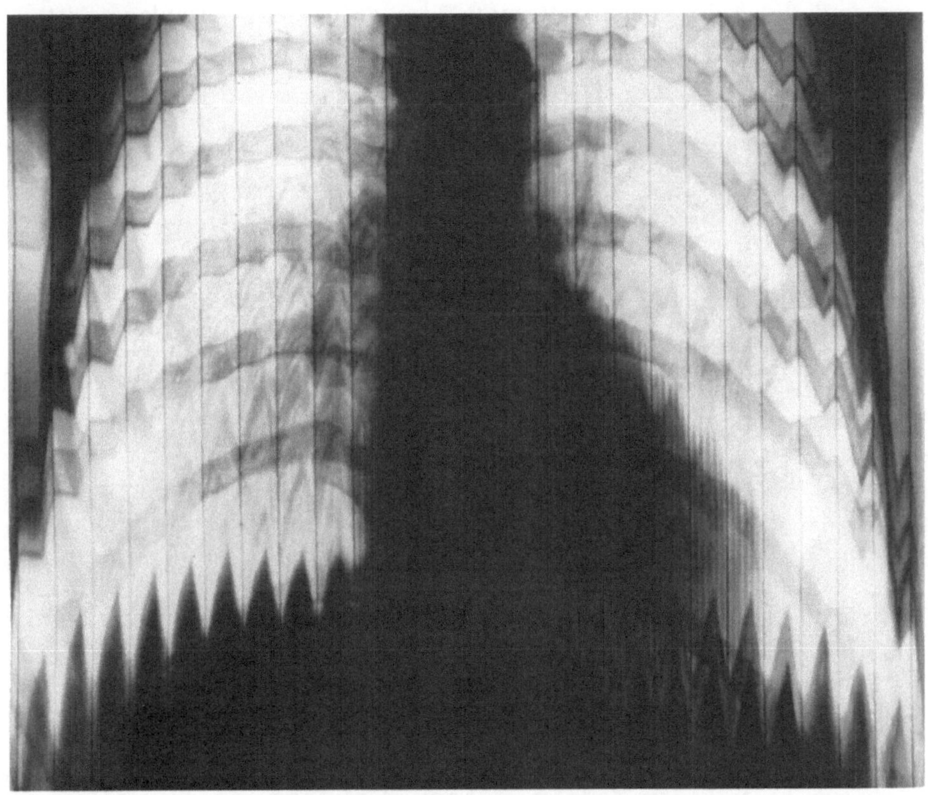

Abb. 4. Normales Atmungskymogramm

Die *Exkursionsbreite des Zwerchfells* läßt sich im Kymogramm leicht festhalten und unter Berücksichtigung der Projektionsvergrößerung leicht für alle Bogenabschnitte berechnen; sie ist so einfacher zu bestimmen als mit der Orthodiagraphie. An den Kuppen beträgt sie bei p.a. Durchleuchtung oder im Atmungskymogramm bei ruhiger Atmung $^1/_2$—2 cm je nach Atemtypus, um bei forcierter Atmung eine Größe von 8 cm erreichen zu können. Das diaphragmale Herzbett verschiebt sich dabei um durchschnittlich 1 cm weniger, so daß eine mäßige Abflachung des ganzen Zwerchfellbogens resultiert (HITZENBERGER). Gewöhnlich besteht eine geringfügige Seitendifferenz, da die rechte Zwerchfellkuppe um einige Millimeter weniger verschieblich ist. Viel größer ist die Exkursionsdifferenz zwischen den ventralen und dorsalen Zwerchfellabschnitten. Das seitliche Atmungskymogramm (Abb. 5) zeigt die inspiratorisch hochgradige Verschiebung der lumbalen Zwerchfelloberfläche nach unten vorn, die mit einer stärkeren Abflachung dieser Partien und einer Achsenschwenkung des sagittalen Bogenschnitts verbunden ist, wie früher dargelegt wurde und wie es dem Pfuhlschen Schema entspricht. Die lumbodiaphragmale Amplitude läßt sich auch im Atmungskymogramm mit waagerechter Schlitzstellung und vertikalem Rasterablauf gut erkennen. Diese Bewegung gewährleistet eine optimale Belüftung des Unterlappens, deren mechanisch entscheidender Faktor das Zwerchfell darstellt (costodiaphragmaler Atemmechanismus von Zwerchfell und 7. bis 12. Rippe). Die Oberlappen werden demgegenüber praktisch ausschließlich costosternal, d.h. durch die Bewegung des Brustbeins und der 1.—6. Rippe belüftet (KEITH; WEBER). Im vordersten, sternalen Zwerchfellanteil ist die respiratorische Bewegung am kleinsten oder wird umgekehrt. Die inspiratorische Eröffnung der Komplementärsinus (Zwerchfell-rippenwinkel) wird nach hinten bzw. lumbalwärts immer stärker, nach vorn bzw. sternalwärts immer geringer.

In anderer Körperstellung werden auch die Zwerchfellbewegungen modifiziert. In Rückenlage sind die Exkursionen um rund 5 cm größer. In Seitenlage tritt außer den

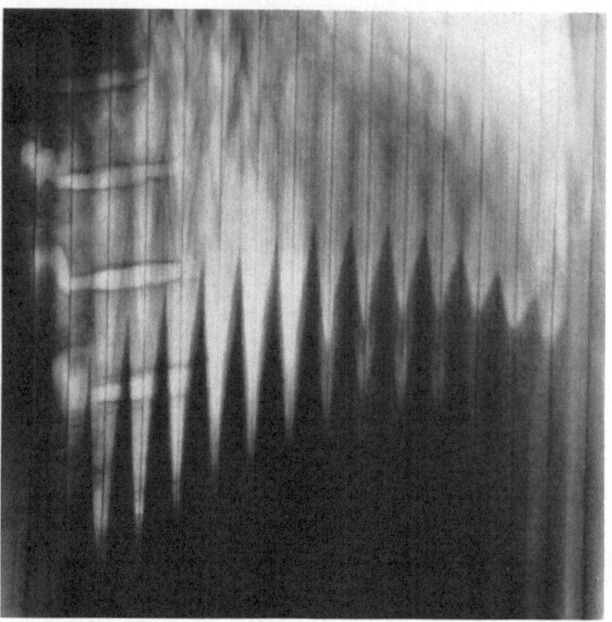

Abb. 5. Seitliches Zwerchfellkymogramm

Seitendifferenzen von Stand und Form des Zwerchfells auch eine erhebliche Bewegungsdissoziation zutage: Die anliegende Zwerchfellseite erreicht Amplituden bis zu 12 cm (HITZENBERGER); dabei ist die Rippenatmung dieser Seite scheinbar ganz aufgehoben. Auf der abliegenden Seite steht das Zwerchfell bei ruhiger Atmung fast völlig still und bewegt sich nur bei forcierter Atmung; umgekehrt wird hier die Rippenbewegung erheblich verstärkt. Die anliegende Seite wird also in ihrer Rippenatmung behindert, in der Zwerchfellatmung gefördert. Auf der abliegenden Seite ist die thorakale Atmung frei, die diaphragmale nicht nötig (BYLOFF).

Die passiv-pulsatorischen Zwerchfellbewegungen sind in ihrer Bedeutung und Entstehung umstritten. Sie stellen wahrscheinlich keine venösen Leberpulsationen (HITZENBERGER) dar, sondern entstehen beiderseits durch die Ventrikelkontraktion des Herzens (DAHM).

Für die *Funktionsprüfung des Zwerchfells* läßt man am Leuchtschirm oder im Zwerchfellkymogramm verschiedene Atemmanöver ausführen, die eine Belastungsprobe des Zwerchfells darstellen. Mit der forcierten Inspiration können nur grobe Störungen erfaßt werden, desgleichen mit forcierter Exspiration (Summversuch). Der Valsalva-Versuch oder die Hustenprobe ist als Funktionsprüfung wenig geeignet, eher der Müller-Versuch, dessen Ergebnis jedoch nur mit größerer Erfahrung verwertet werden darf. Er stellt eine größere Zwerchfellbelastung dar und deckt bisweilen vor dem Leuchtschirm eine diaphragmale Funktionsschwäche auf (BITTORF; WELLMANN). Wenn nach vollkommener

Ausatmung ein kräftiger Inspirationsversuch bei geschlossenem Mund und geschlossener Nase ausgeführt wird, erweitert sich der Thorax unter starker Drucksenkung; das gesunde Zwerchfell überwindet den verstärkten Thoraxsog und tritt tiefer. Wenn hierbei die costale Atmungskomponente sehr stark ist, wird der ventrale oder auch laterale Zwerchfellabschnitt angehoben, so daß bei der Durchleuchtung und im Kymogramm mit dorsoventralem Strahlengang das Zwerchfell sich ganz oder vorübergehend zu heben scheint und eine pseudoparadoxe Bewegung ausführt (HOLZKNECHT; HOFBAUER; HITZENBERGER; ASSMANN). In Fällen mit geringerer stenocostaler Atmung tritt das Zwerchfell mit den

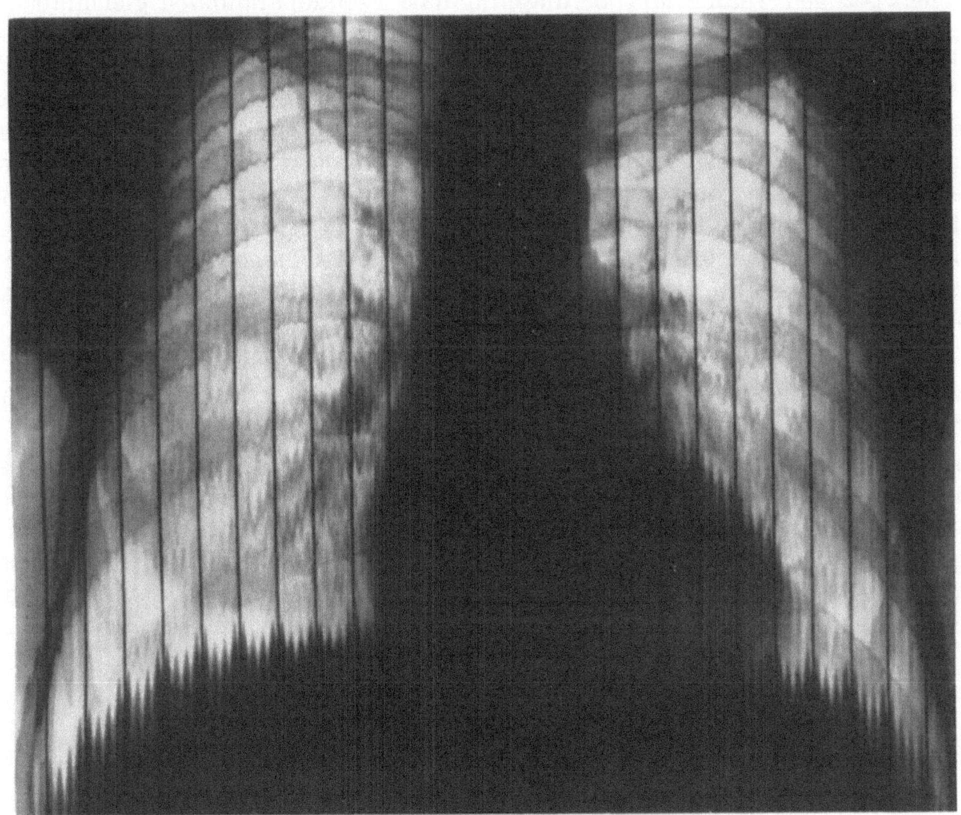

Abb. 6. Normales Schnupfkymogramm

Kuppen und den ganzen dorsalen Anteilen tiefer, kann aber auch stehenbleiben oder höhertreten, wobei all diese Vorgänge nicht gleichmäßig, sondern ruckartig als Mehrtaktbewegung ablaufen können und zeitlich schwer zu koordinieren sind. Wenn die Zwerchfellhälfte der kranken Seite sich im Müller-Versuch nach oben, die andere nach unten bewegt, so ist diese echte Bewegungsparadoxie eindeutig pathologisch. In den meisten Fällen jedoch sind die Bewegungen so mannigfaltig und so schwer zu beurteilen, daß die Analyse ein eindeutiges Resultat nicht ergibt, wie HITZENBERGER festgestellt und DAHM kymographisch bestätigt hat.

Der *Schnupfversuch* ist die beste Funktionsprüfung. Diese von HITZENBERGER angegebene Modifikation des Müllerschen Versuches hat den Vorteil, daß sie auch der Ungeschickte oder schwerer Kranke ohne Schwierigkeit ausführen kann. Man läßt eine kurze Inspirationsbewegung bei geschlossenem Mund durch die Nase machen bzw. diese Schnupfbewegung mehrfach gleichmäßig und ruckartig hintereinander ausführen. Dabei kommt es zu einer schlagartigen Drucksenkung im Thorax, weil es eine gewisse Zeit dauert, bis die Nasenluft durch den Bronchialbaum nachfließt. Das gesunde Zwerchfell setzt sich mit seiner Kontraktion gegen diese plötzliche Drucksenkung durch und tritt beiderseits tiefer. Das nervös oder muskulär geschädigte Zwerchfell jedoch wird dabei „überrumpelt" und nach oben angesogen, d.h. paradox bewegt, selbst in den Fällen, wo die langsamer einsetzende Druckminderung des Müller-Versuchs noch überwunden werden konnte. Der Schnupfversuch ist also eine empfindlichere Belastungsprobe und nicht nur bei der Durchleuchtung gut zu beurteilen, sondern auch im Flächenkymogramm eindeutig zu fixieren. Jede Paradoxie im Schnupfkymogramm ist pathologisch, weil die Überlagerung durch die Tätigkeit des knöchernen Atemapparates hier wegfällt. Mehrphasige Atembewegungen können dementsprechend hier auf zwerchfelleigene oder zwerchfellnahe Alterationen bezogen werden und als diaphragmale Pseudoparadoxien gleichfalls semiologischen Wert beanspruchen. Wegen der Einfachheit seiner Ausführung und der Klarheit seiner Bewegungsbilder ist daher das Schnupfkymogramm allen anderen Belastungsproben des Zwerchfells überlegen. Es ist zweckmäßig, mehrere Schnupfbewegungen von der Atemmittellage oder der ruhigen Exspiration aus hintereinander im Kymogramm festzuhalten, wie Abb. 6 zeigt. Das seitliche Schnupfkymogramm ergänzt den Befund der Durchleuchtung und des dorso-ventralen Kymogramms. Es ist besonders da wertvoll, wo nicht eine Bewegungsdifferenz der beiden Hemidiaphragmen zur Debatte steht, sondern wo es auf die Diagnose einer umschriebenen Funktionsschwäche eines bestimmten Abschnitts der kranken Zwerchfellseite ankommt, wie z.B. bei der partiellen Relaxation oder bei eng begrenzter diaphragmaler Pleuritis.

Ob sich für die Funktionsprüfung des Zwerchfells auch die *Elektrokymographie* mit Erfolg einsetzen läßt, steht dahin. Bisher hat nur SKLADAL über derartige Untersuchungen berichtet.

Aufschlüsse über die Zwerchfellfunktion gibt auch die röntgenologische Analyse der diaphragmalen Wirkungen auf die benachbarten Brust- und Bauchorgane. Solche indirekte Zeichen einer gestörten Zwerchfellbewegung sind an Bronchien (WEBER), Trachea (LIEBSCHNER u. VIETEN), Lunge (HAUBRICH; WEBER), Herz (EPPINGER) und Speiseröhre (STRAUSS), sowie an Magen (HITZENBERGER; REICH; WELTZ; JOANNIDES u. Mitarb.; STENGER), Darm (HITZENBERGER) und Niere (HILGENFELDT; MANGELSDORFF) zu gewinnen.

II. Röntgenologische Pathophysiologie des Zwerchfells

1. Hochstand

Eine Volumverringerung der Lungen durch beidseitige Lobäratelektasen oder doppelseitige Zwerchfellähmung ist so selten, daß der *beidseitige Zwerchfellhochstand* praktisch immer für einen erhöhten Druck bzw. raumbeengenden Prozeß im Bauchraum spricht. Hier kommen in erster Linie Fettleibigkeit, Schwangerschaft, große Geschwülste und Ascites als Ursachen in Betracht.

Die Zwerchfellkuppel reicht bis zur 8. oder sogar 7. hinteren Rippe hinauf, die normale Seitendifferenz ist geringer oder aufgehoben. Die Zwerchfellform erscheint nur auf den ersten Blick normal oder horizontal abgeflacht; bei tiefer Inspiration zeigt sich, daß das Zwerchfell im ganzen stark gewölbt ist, seine Lateralpartien der Thoraxwand breit anliegen und die Zwerchfellrippenwinkel wesentlich spitzer sind. Die Herz-Zwerchfell-Winkel sind abgestumpft, und der Herzschatten taucht tief in den Zwerchfellschatten ein, so daß die Herzgröße oft schwer zu beurteilen ist. Diese Befunde sind deutlich, sagen jedoch über die Ursache des Zwerchfellhochstandes nichts aus. Das Röntgenbild ist weitgehend uniform, gleich ob es sich um eine Gravidität, einen malignen Tumor oder mehrere raumfordernde abdominale Organvergrößerungen als Ursache handelt (Abb. 7a und b). Mitunter weist eine diaphragmale Konturunschärfe einer Seite auf eine Durchwanderungspleuritis oder Zwerchfellinfiltration hin, oder zwerchfellnahe atelektatische Streifenschatten in der Lungenbasis sind ein- oder doppelseitig als Zeichen der Bewegungsbehinderung erkennbar. Wenn das Zwerchfell durch eine meteoristische Darmblähung hochgetrieben ist, kann es sich mit ein- oder mehrmaliger Bogenteilung der Darmkontur anpassen und die Querlagerung des Herzens kann dann in ganzer Ausdehnung übersehen werden.

Die respiratorischen Bewegungen des hochgestellten Zwerchfells können normal, vergrößert oder verringert sein. Bei der Fettleibigkeit pflegen beschwerdefreie Patienten eine gute Zwerchfellverschieblichkeit, dyspnoische Kranke eine reduzierte Zwerchfellatmung aufzuweisen (DIETLEN). Bei Graviden wird das Zwerchfell erst in den letzten Schwangerschaftsmonaten stark hochgestellt; die Exkursionsbreite bleibt dabei groß, um erst nach

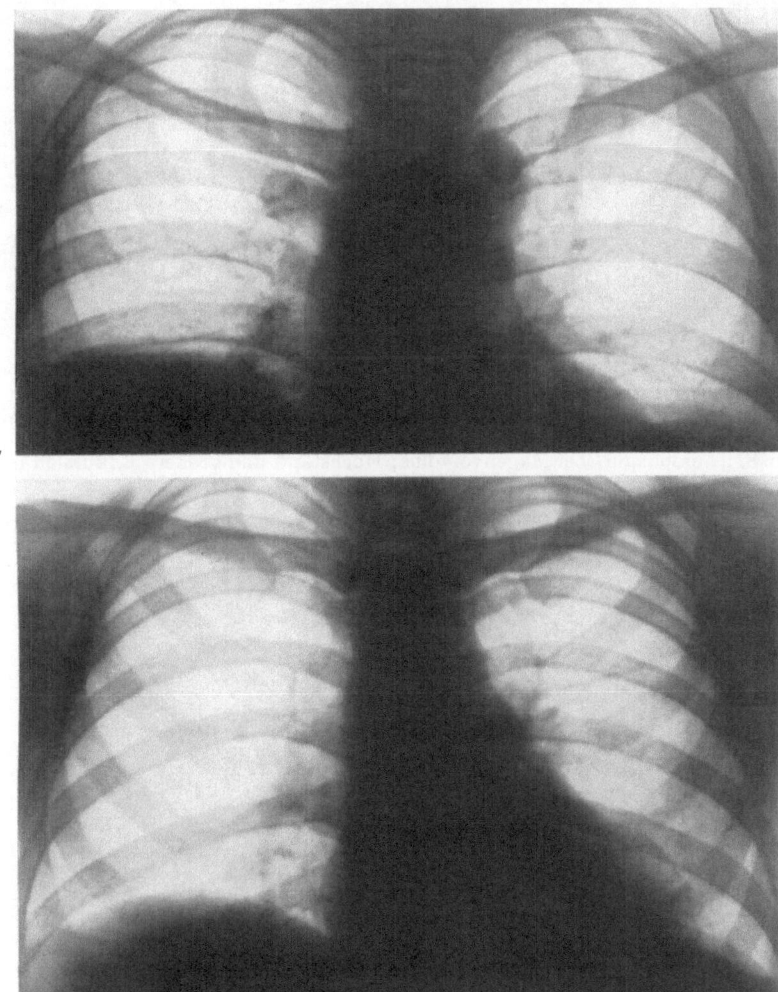

Abb. 7a u. b.. Beidseitiger Zwerchfellhochstand bei Ovarialtumor (a, mit pleuraler Konturunschärfe) und bei Leukaemie (b, mit basaler Plattenatelektase rechts)

der Entbindung vorübergehend abzusinken (DIETLEN; HITZENBERGER; STEWART). Besteht ein Zwerchfellhochstand erst kurze Zeit und fehlen entzündliche oder infiltrative Begleitprozesse, dann stellt die Dehnung des Zwerchfells durch die hohe Ruhelage eine günstige Vorbedingung für besonders große inspiratorische Senkungen dar. Solche Fälle zeigen dementsprechend eine größere inspiratorische und stark reduzierte exspiratorische Reserve. Einer dauernden Mehrbelastung durch den erhöhten Abdominaldruck und die verringerte Nachgiebigkeit der gedehnten Bauchdecken ist das Zwerchfell jedoch nicht gewachsen (HOFBAUER; HOLZKNECHT). Bei länger andauerndem Hochstand läßt die Zwerchfelleistung daher nach und die Atmung wird vorwiegend sternocostal. Daraus resultieren Störungen des Kreislaufs, die je nach dem Grad der Querlagerung des Herzens

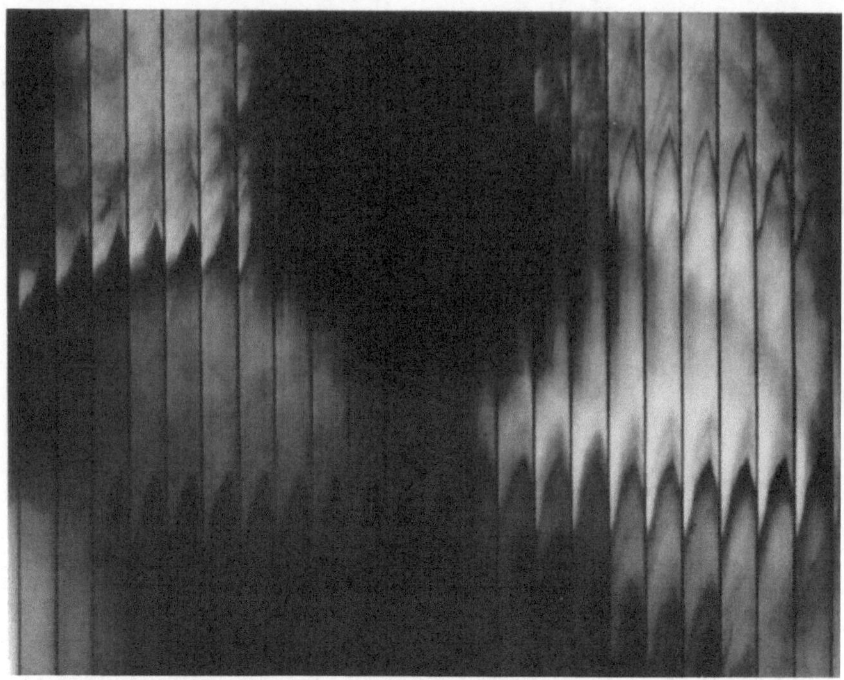

Abb. 8. „Aerophagie“ bei Magenvolvolus; Hochstand und größere Exkursion links

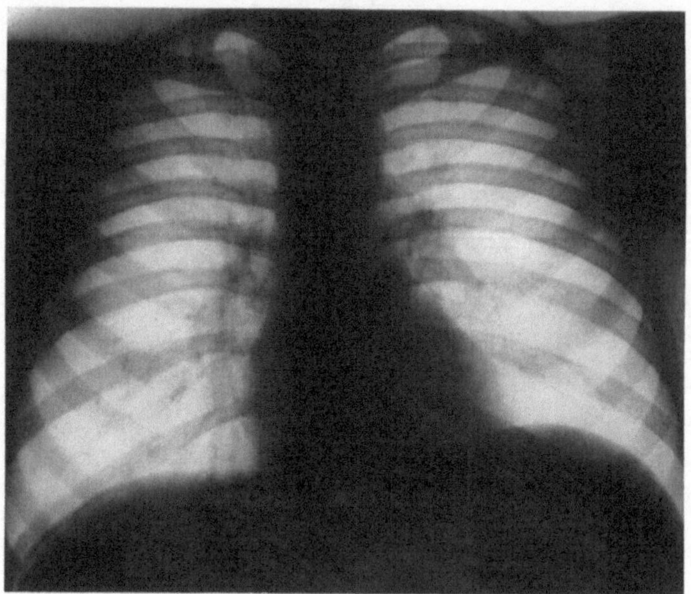

Abb. 9. Linksseitiger Zwerchfellhochstand bei großer Milzcyste

und nach der Dauer des Zwerchfellhochstandes sehr verschieden groß sein können (DIETLEN; ROEMHELD; BÖHME u. Mitarb.; SIEBERT; ZUPPINGER).

Diagnostisch wichtiger ist der *einseitige Zwerchfellhochstand*. Er kann Ausdruck einer einseitigen neurogenen oder muskulären Lähmung sein und bei bestimmten Lungen- und Pleuraprozessen auftreten; hier ist er rechts und links gleich häufig. Abdominale Krankheiten bedingen häufiger einen Hochstand der linken als der rechten Zwerchfellhälfte, wenn sie nicht das ganze Zwerchfell hochstellen. Ursache dieses Unterschiedes ist weniger der Leberschutz rechts (HITZENBERGER) als die enge Lagebeziehung von Magen und Dickdarm zum linken Hemidiaphragma (HAUBRICH).

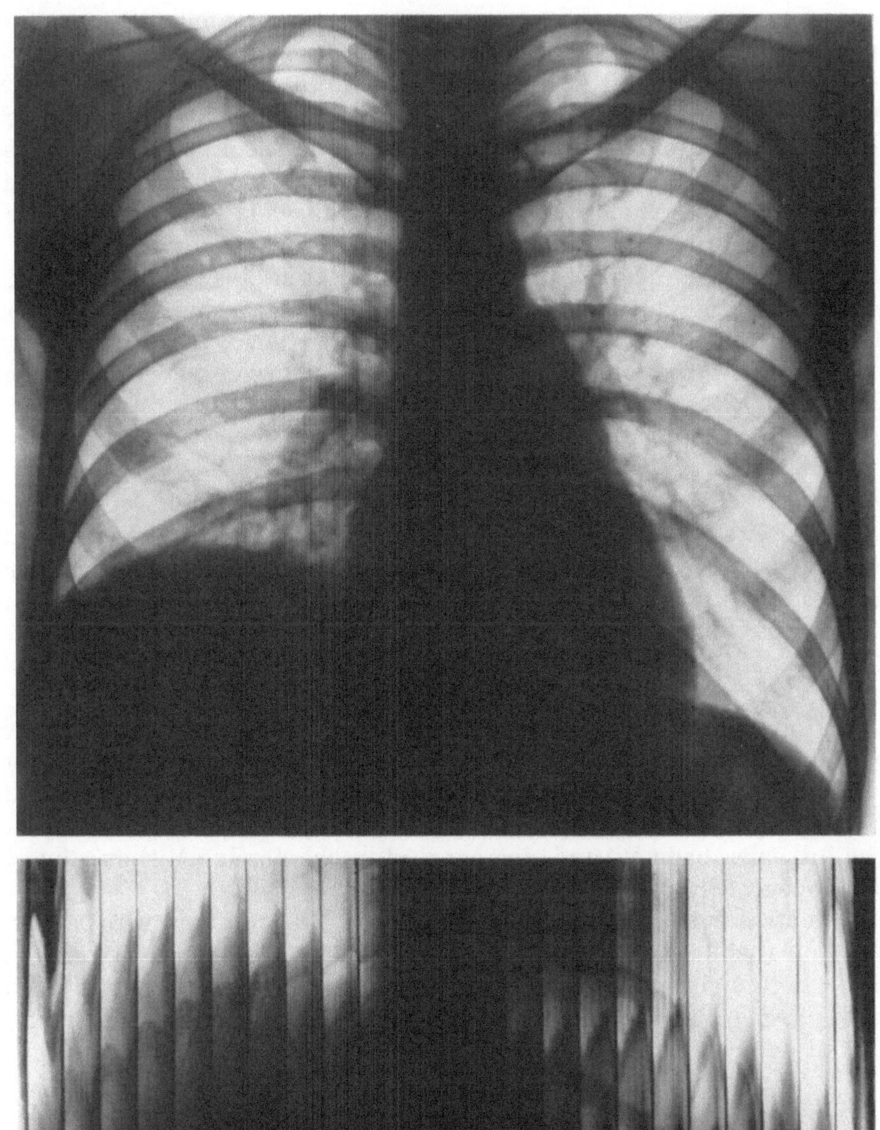

Abb. 10a u. b. Rechtsseitiger Zwerchfellhochstand bei Amöbenabsceß der Leber, mit epiphrenischer Pleuritis und kaum verringerter Beweglichkeit des Zwerchfells

Die gewöhnlichste Ursache für den *linksseitigen Zwerchfellhochstand* ist eine Gasblähung des Magens oder des Dickdarms. Die Ansammlung ungewöhnlich großer Luftmengen im Magen (Aerophagie, Pneumatosis ventriculi) ist mitunter ein Zeichen nervöser Störungen oder der Hysterie, entsteht in den meisten Fällen weniger durch vermehrtes Luftschlucken als durch eine funktionelle Erschwerung der Luftentleerung (Ructus); sie soll nach Hitzenberger und Rosenfeld auf einer Muskelschwäche bzw. Atrophie des Zwerchfells beruhen. In solchen Fällen zeigen jedoch nicht nur die ruhige und die tiefe Atmung größere Exkursionen an der hochgestellten linken Zwerchfellhälfte (Abb. 8), sondern auch im Schnupfversuch ist statt einer Paradoxie immer eine regelrechte und oft sogar größere Bewegung links festzustellen (Dahm). Wahrscheinlicher als eine muskuläre nervöse Störung des Zwerchfells wird für diese Fälle daher eine anatomische und funktionelle Anomalie im Kardia-Hiatusmechanismus anzunehmen sein. Fast immer ist die über der Magenblase in weitem Umfang abgrenzbare Zwerchfellhälfte gleichmäßig gewölbt, so daß der umschriebene Hochstand einzelner Partien verdächtig auf eine umschriebene Lähmung bzw. partielle Relaxation sein muß. Handelt es sich um eine Gasblähung des Dickdarms, da pflegt die linke Zwerchfellhälfte bogig unterteilt zu sein, auch ohne daß eine partielle Muskelschwäche vorliegen müßte. Ähnliche Verhältnisse liegen auf der rechten Seite vor, wenn der Dickdarm hier zwischen Leber und Zwerchfell interponiert wird und den Zwerchfellbogen arkadenartig zu gliedern scheint. Bei excessiver Dickdarmblähung ist diese Bogenteilung jedoch mitunter aufgehoben.

Ein linksseitiger Zwerchfellhochstand kann auch durch eine erhebliche Vergrößerung linksseitiger Bauchorgane zustande kommen. Hier stehen chronische Milztumoren etwa durch Cysten oder Leukämie zahlenmäßig im Vordergrund, während die Vergrößerung der linken Niere durch Hydronephrose oder Blastom sich meist caudalwärts entwickelt und das Zwerchfell nur selten links hochstellt. Abb. 9 ist ein Beispiel für den linksseitigen Zwerchfellhochstand durch eine (operativ bestätigte) große traumatische Milzcyste.

Ein *rechtsseitiger Zwerchfellhochstand* ist praktisch immer durch Leberkrankheiten bedingt, wenn die einseitige Zwerchfellähmung und der Hochstand infolge von rechtsseitigen Lungen- oder Pleuraprozessen wiederum unberücksichtigt bleiben. Andere abdominale Ursachen für den Hochstand der rechten Zwerchfellhälfte sind sehr selten; nur Nierentumoren mit retroperitoneal ausgedehnten Metastasen lassen gelegentlich das Zwerchfell rechts höher treten. Am häufigsten wird der Hochstand rechts bei der Leberstauung beobachtet; dann folgen als Ursache die Lebervergrößerung bei Cirrhose, Cholangitis und metastatischem Carcinom. Einen Fall von mäßigem Zwerchfellhochstand rechts bei einem Leberabsceß infolge Amöbenruhr zeigt Abb. 10. Das Atmungskymogramm in der unteren Bildhälfte zeigt eine nur geringe Einschränkung der Bewegungsamplitude mit leichter zeitlicher Versetzung und exspiratorischer Stufenbildung rechts, wahrscheinlich durch epiphrenische Adhäsion bedingt, und eine herzsystolische passive Mitbewegung links; die Wölbung des hochgestellten Zwerchfells ist dabei gleichmäßig.

Partieller rechtsseitiger Hochstand bzw. bogige Unterteilung wird außer bei der Coloninterposition auch bei Carcinommetastasen und beim Leberechinococcus beobachtet, doch ist dieser Befund im ganzen seltener als beim linksseitigen Zwerchfellhochstand; die Abgrenzung gegen die sehr häufigen physiologischen Bogenteilungen und partiellen Relaxationen an der rechten Zwerchfellhälfte ist nicht immer leicht.

2. Tiefstand

Ein Tiefstand des ganzen Zwerchfells wird beobachtet, wenn der Zwerchfelltonus erhöht (inspiratorische Dyspnoe, Trachealstenose) oder der abdominale Druck herabgesetzt (Enteroptose) oder der elastische Lungenzug verändert ist (Hitzenberger). Der letzte Faktor ist praktisch am wichtigsten, weil der doppelseitige Zwerchfelltiefstand am häufigsten durch emphysematöse Zustände hervorgerufen wird; beim asthenischen Körperhabitus und beim Asthmatiker spielen die ersten beiden Faktoren — verringerter Abdominaldruck und tonische Dauerspannung des Zwerchfells — dann eine zusätzliche Rolle. Dabei ist das Zwerchfell beiderseits stark abgeflacht, die costalen und kardialen Zwerchfellwinkel sind weit eröffnet und vor allem der lumbale Muskelabschnitt hat seinen steilen Verlauf verloren, wie sich im Seitenbild zeigt. Im rechten Herzzwerchfellwinkel findet man nicht mehr das vertebrale Ende der 10., sondern der 11. oder 12. Rippe (Abb. 11 und 12a). Häufig fehlt die physiologische Seitendifferenz, weil die rechte Zwerchfellhälfte sich unter relativ stärkerer Senkung in gleicher Höhe mit der linken eingestellt hat oder sogar noch etwas tiefer getreten ist. Geringe Grade des Zwerchfelltiefstandes lassen sich, wenn die Rippenzählung kein eindeutiges Urteil erlaubt, daran erkennen, daß die inspiratorische Reserve kleiner wird als die exspiratorische. Entwickelt sich der doppelseitige Zwerchfelltiefstand beim jugendlichen Menschen, dann sind nicht nur wie beim Altersemphysem die Intercostalräume verbreitert (Abb. 12a), sondern die hinteren

Rippenabschnitte verlaufen auch horizontal oder nach außen oben (Abb. 11). Diese Umformung zum „Thorax piriformis“ (WENCKEBACH) oder „Thorax asthenico-asthmaticus“ entspricht einer Umstellung auf einen vorwiegend oder sogar rein costalen Atemmechanismus (WELTZ u. Mitarb.; WYSS; ZUPPINGER).

Beim Zwerchfelltiefstand und -stillstand des Emphysematikers liegen nur zum Teil übersichtlichere Verhältnisse vor. Entscheidend ist hier die Verringerung der Retraktionskraft des Lungenparenchyms. Die inspiratorische Reserve ist stark reduziert und kann bis zu

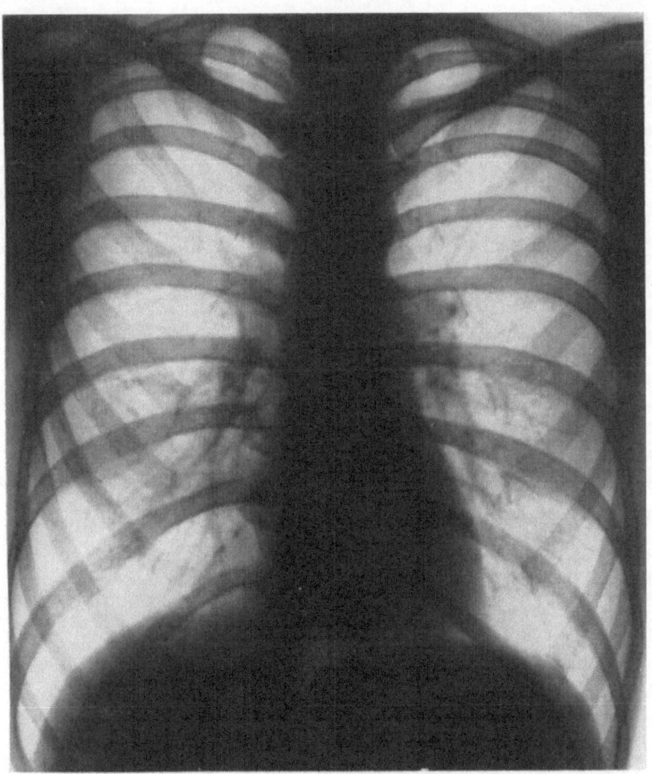

Abb. 11. Zwerchfelltiefstand und Thorax piriformis bei Asthmaemphysem (18jährige Frau)

einem Fünftel der exspiratorischen Reserve absinken (HITZENBERGER). Oft fehlt bei ruhiger Atmung jede diaphragmale Verschiebung oder es tritt sogar eine inspiratorische Hebung des Zwerchfells ein, die sich nicht nur an den sternalen Partien, sondern manchmal auch an den Lumbalschenkeln als paradoxe oder pseudoparadoxe Bewegung nachweisen läßt.

Abb. 12b zeigt als Beispiel, daß die Zwerchfellamplitude bei tiefer Atmung im Vergleich zur Rippenhebung sehr stark verringert ist und die Bewegungsrichtung fast ausschließlich costal bestimmt wird. Im Schnupfkymogramm (Abb. 12c) ist die Bewegung der beiden Zwerchfellhälften dissoziiert und nur links gegensinnig zur Rippenbewegung, so daß man von einer echten Paradoxie rechts sprechen muß.

Dabei läßt nur der Tiefstand eine Verwechslung mit der echten Zwerchfellähmung vermeiden. Die Bewegung ist nur zum geringsten Teil noch aktiv und praktisch allein vom Kräftegleichgewicht der thorakalen Atemmuskulatur und dem Druckverhältnis zwischen Thorax und Abdomen passiv bestimmt. Die Ursache hierfür liegt in einer schweren strukturellen Alteration der Zwerchfellmuskulatur, die beim chronischen Emphysem unter Zunahme der elastischen Substanz atrophiert und degeneriert, wie HITZENBERGER gegenüber EPPINGER und STRUCKOW nachgewiesen hat. Die Prüfung der noch erhaltenen Retraktionskraft der Lungen geschieht am einfachsten durch den *Summversuch:* Tritt das Zwerchfell dabei nicht oder nur unwesentlich höher, so kann ein schweres substantielles Emphysem angenommen werden. Entsprechend fehlt in Seitenlage die normale Hochstellung der „anliegenden“ Zwerchfellhälfte (HECKMANN).

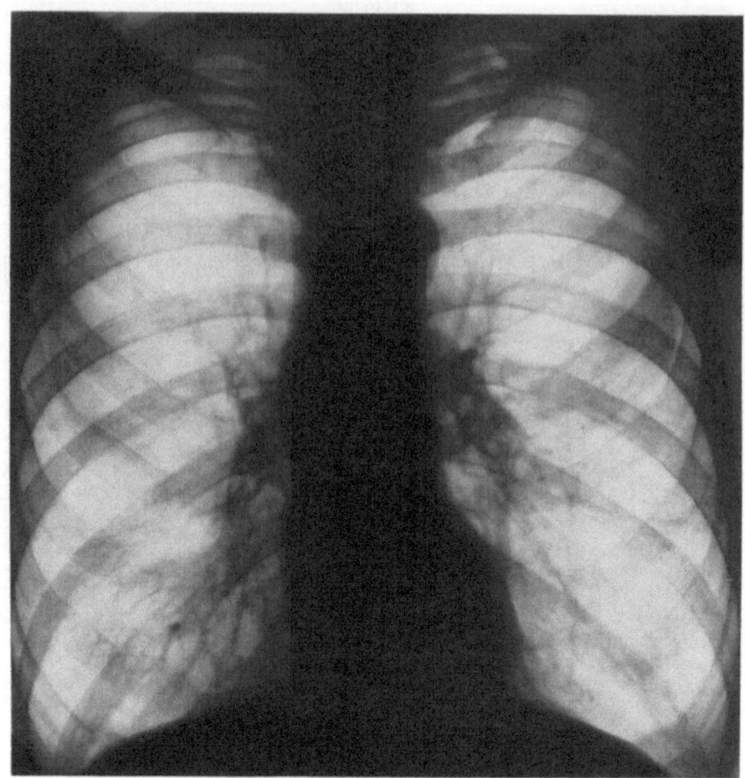

Abb. 12a. Zwerchfelltiefstand bei Emphysem (50jähriger Mann)

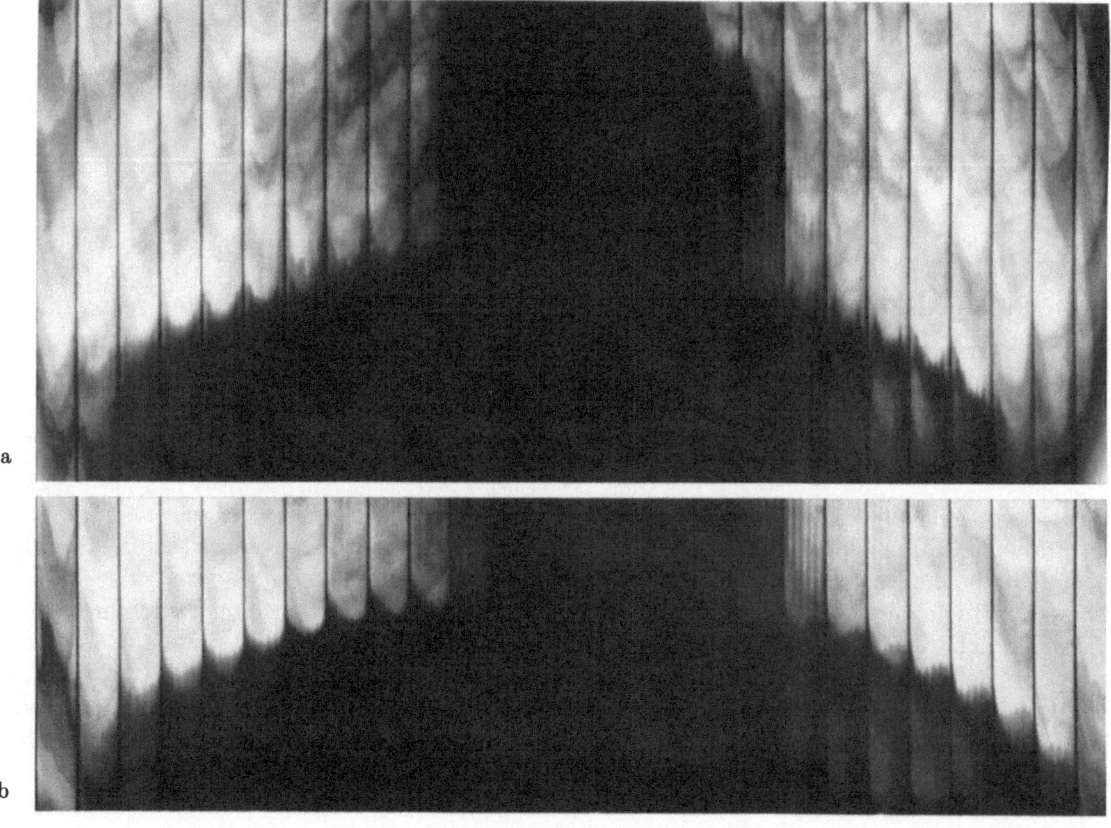

Abb. 12b u. c. Gleicher Fall. Passiv-costale Mitbewegung des Zwerchfells im Atmungskymogramm (b), Bewegungsumkehr = Paradoxie rechts im Schnupfkymogramm (c)

Häufiger sind mittelschwere Emphyseme mit erheblichem Tiefstand, aber besser erhaltener Kontraktilität des Zwerchfells. Das histologische Nebeneinander atrophischer und hypertrophischer Muskelabschnitte in solchen Fällen findet seine Analogie im Röntgenbild gelegentlich darin, daß die Abflachung des Zwerchfells mit einer besonders markanten, mehrfachen Bogenteilung verbunden ist. Dadurch entstehen Formvarianten wie im Beispiel der Abb. 13, die als Girlandenkontur (Phénomène du feston) charakterisiert werden und deren geringergradige Formen bereits besprochen wurden.

Der beiderseitige Zwerchfelltiefstand bleibt auf die Funktion der Nachbarorgane nicht ohne Einfluß. Am besten bekannt sind die Veränderungen am Herzen und die Störungen des Kreislaufs (WENCKEBACH; HITZENBERGER). Bei tiefem Zwerchfellstand wird das Herz

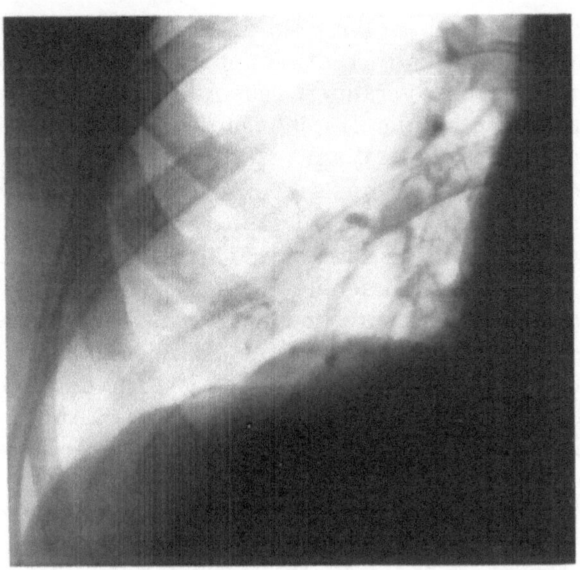

Abb. 13. Girlandenkontur des Zwerchfells bei Emphysem

seiner diaphragmalen Stütze beraubt; es hängt mehr als es liegt, wird tropfenförmig steil gestellt und scheint schließlich als Cor pendulum mit einem breiten Spalt vom Zwerchfell abgesetzt. Diese Verhältnisse sind nur bei jugendlichen Emphysematikern oder bei Patienten mit Enteroptose typisch ausgeprägt. Beim Emphysem des älteren Menschen geht die Pendelform des Herzens unter dem Einfluß der Arteriosklerose und Hypertension verloren.

Einseitiger Zwerchfelltiefstand kommt beim Pneumothorax, beim Pleuraerguß und bei solchen Lungenkrankheiten vor, die eine Lungenseite entspannen (HITZENBERGER). Die exspiratorische Ventilstenose — beim Kind durch aspirierte Fremdkörper, beim Erwachsenen vor allem durch initiale Bronchialcarcinome — stellt allerdings die betroffene Zwerchfellhälfte nur wenig tiefer; hier können die Seitendifferenz der exspiratorischen Zwerchfellverschiebung und das Ausbleiben der exspiratorischen Minderung der Lungentransparenz auf der kranken Seite auffälliger werden (ZUPPINGER).

Zwerchfellanomalien bei Deformierungen der Brustwirbelsäule sind nur schwer gesetzmäßig festzuhalten. Bei den meisten Fällen von erheblicher Kyphoskoliose steht das Zwerchfell tiefer als normal, was die Verkleinerung des Bauchraumes und die Überblähung einer oder beider Lungen besser zeigen als die Höhenorientierung nach den Rippen. Der Tiefstand betrifft die Zwerchfellhälfte auf der konvexen Seite der Brustwirbelsäule. Von dieser Regel gibt es nach Grad, Richtung und Alter der kyphoskoliotischen Verkrümmung zahlreiche Abweichungen (BACHMANN; HITZENBERGER u. REICH; NICOLADONI; HAUBRICH). Das diaphragmale Herzbett bleibt immer vorn mittelständig. Das Thorax- und Lungenvolumen des Kyphoskoliotikers ist im ganzen verkleinert, auch wenn einzelne Lungenabschnitte deutlich emphysematös sind (SCHAUB u. Mitarb.; STEINMANN). Dieses Emphysem ist einseitig stärker und findet sich meist auf der konvexen Seite der Kyphoskoliose, während die Lunge auf der Konkavseite komprimiert, atelektatisch oder fibrotisch sein kann. Bei hochsitzender Kyphoskoliose der oberen Brustwirbelsäule kehrt sich dieses Verhältnis jedoch oft um. Zwerchfell und Lungen können außerdem in ihren einzelnen Anteilen weit zur Gegenseite hinüberreichen, so daß ein rechtsseitiges Emphysem durch eine Dehnung und Überblähung der linken Lunge vorgetäuscht wird und umgekehrt.

3. Pathologische Bewegung

Von krankhafter Zwerchfellbewegung wird gesprochen, wenn die Amplitude zu klein oder zu groß oder erheblich seitendifferent ist, oder wenn der Bewegungsablauf beiderseits, einseitig oder umschrieben verändert ist. Alle diese Störungen sind mittels der verschiedenen Atemprüfungen bei der Durchleuchtung erkennbar, jedoch im Zwerchfellkymogramm besser zu analysieren (WELTZ; DAHM). Pathologische Verkleinerung der aktiven Bewegung des ganzen Zwerchfells kennzeichnet den bereits besprochenen Tiefstand bei schwerstem chronischem Lungenemphysem mit weitgehender diaphragmaler Muskelatrophie; völlige Ausschaltung der Zwerchfellbewegung durch beidseitige Lähmung ist selten und wird später im Zusammenhang besprochen. Eine pathologische *Vergrößerung der Zwerchfellbewegung* mit entsprechendem Verlust der thorakalen Atmung findet sich beim Morbus Bechterew, wenn durch eine Ankylose der Wirbelrippengelenke die thorakale Atmung stark reduziert oder aufgehoben ist. Die diaphragmale Kompensation ergibt in solchen seltenen Fällen ein Bewegungsbild wie Abb. 14a, das durch enorm große Zwerchfellamplituden beider Seiten bei fehlender Rippenbewegung gekennzeichnet ist. Eine starke Kontraktion der antagonistischen Muskeln der vorderen Bauchwand treibt dabei das Zwerchfell in eine höhere Ruhestellung und unterstützt so seine vermehrte Arbeit durch eine größere Vordehnung. Noch seltener sind die Bechterew-Fälle mit vorwiegend einseitiger Versteifung der Wirbelrippengelenke und entsprechend großer Zwerchfellamplitude nur dieser Seite; Abb. 14b gibt dafür ein Beispiel. Bei klinisch schwerem Befund und röntgenologisch nachweisbarer Ankylose beider Sacroiliacalgelenke, jedoch nur der linken Rippengelenke, ist hier rechts die Atmung thorakal und diaphragmal unauffällig, während links die Rippen stillgestellt sind und die linke Zwerchfellhälfte eine stark vergrößerte Amplitude aufweist; dadurch unterscheidet sich das Bild vom banalen Befund der verstärkten Bewegung des über einer Magenpneumatose hochgestellten Zwerchfells. Die abnorm große Zwerchfellbewegung beim Morbus Bechterew setzt ein muskulär intaktes, leistungsfähiges Zwerchfell voraus, so daß der Begriff der „pathologisch großen Zwerchfellbewegung" nur unter Bezugnahme auf die Wechselwirkung mit der Rippenbewegung am Platze ist. Nur in diesem Sinne ist auch von HITZENBERGER und WELTZ die Meinung von HOLZKNECHT korrigiert worden, daß es pathologisch große Ausschläge oder eine Überfunktion des Zwerchfells nicht gäbe. Auch andere Wirbelsäule-Rippenkrankheiten wie Entzündungen, Lumbago oder destruierende Tumoren setzen die thorakale Atmung herab und zeigen beiderseits verstärkte Zwerchfellexkursionen bis zu rein diaphragmaler Atmung; gegen abdominelle Entzündungsprozesse kann sich daraus ein wertvolles differentialdiagnostisches Kriterium ergeben (WELTZ).

Einseitige Vergrößerungen der Zwerchfellamplitude werden als Kompensation einer verringerten Zwerchfellbewegung der Gegenseite häufig beobachtet. Sie sind dann besonders ausgesprochen, wenn die Zunahme der Rippenbewegung auf der diaphragmal erkrankten Seite nicht zum Ausgleich genügt. Am deutlichsten zeigt sich dies bei einseitiger Zwerchfellähmung oder bei der Relaxation, wo die gesunde Zwerchfellhälfte ebenso wie die Rippen der kranken Seite „über Kreuz" eine vergrößerte Bewegung aufweisen. Aber auch bei adhäsiver, entzündlicher oder reflektorischer Herabsetzung der Bewegung einer Zwerchfellhälfte ist außer der Rippenbewegung der kranken Seite auch die diaphragmale Bewegung der Gegenseite verstärkt. Ein typisches Beispiel für die Wechselwirkung von Thorax und Zwerchfellatmung gibt Abb. 15 wieder. Hier sind nach einer traumatischen Pleuritis mit geringer basaler Adhäsion die Bewegungszacken an der linken Zwerchfellhälfte verkleinert und leicht aufgesplittert; wahrscheinlich liegt außer einer umschriebenen Fixation auch eine Atrophie vor, wie sie HITZENBERGER in solchen Fällen histologisch oft am adhärenten Zwerchfell nachweisen konnte. Die Rippenzacken

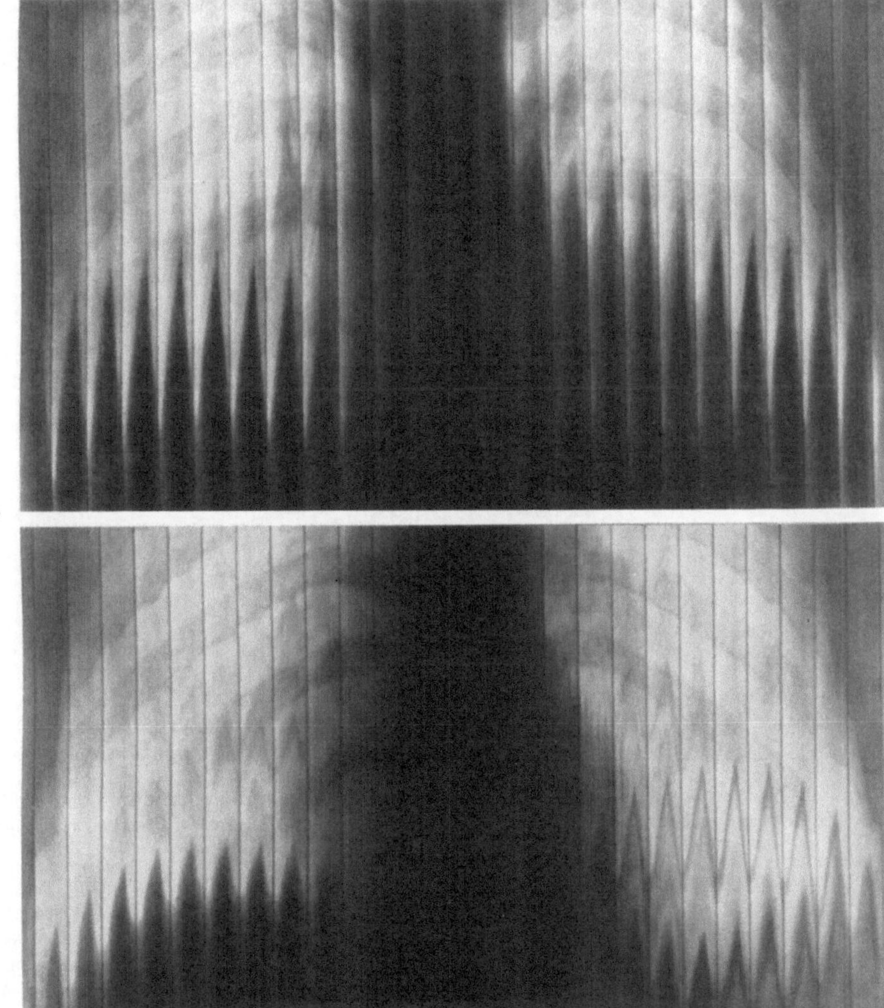

Abb. 14a u. b. M. Bechterew mit großer Zwerchfellamplitude und fast ganz aufgehobener Rippenatmung (a). M. Bechterew mit Ankylose der linken Wirbelrippengelenke; große Zwerchfellamplitude und aufgehobene Rippenatmung links (b)

sind links wesentlich größer als rechts, wo dafür die diaphragmale Amplitude erheblich vergrößert ist. Die contralateral reziproke Wechselwirkung von Zwerchfell- und Rippenatmung drückt sich außerdem in verschiedener Mitbewegung der Lungenzeichnung aus. Sie ist rechts bis weit in das Oberfeld hinein diaphragmal bestimmt, während sie links bis fast zur Lungenbasis hin costalen Charakter hat. Diese kymographische Analyse der krankhaften Umstellung in der Lungenventilation ist von WEBER; WELTZ; v. d. WETH; DAHM; HECKMANN; HAUBRICH näher erörtert worden.

Die *einseitige Verringerung der Zwerchfellamplitude* bei normalsinnigem Bewegungsablauf ist ein häufiges Vorkommnis bei den verschiedenartigen Krankheiten von Lungen, Pleura und Bauchorganen oder des Zwerchfells selbst. Sie hat vor der Röntgenära als

„Williamssches Zeichen" besonders für die Diagnostik der Spitzentuberkulose der Lunge eine große Rolle gespielt; ihr differential-diagnostischer Wert ist jedoch wegen der Vielfalt der zugrunde liegenden Krankheiten mehr als gering (ASSMANN; HITZENBERGER; DAHM).

Auch an Erklärungsversuchen für die Entstehung dieser einseitigen Bewegungseinschränkung ist im alten Schrifttum kein Mangel. Eine Phrenicusläsion im Bereich der apikalen Pleurakuppel (DE LA CAMP und MOHR), ein Elastizitätsverlust der Bronchien durch bronchiale oder peribronchiale Infektionen (MATSON), eine Verringerung der „vitalen Retraktionskraft" der Lungen (HOLZKNECHT und HOFBAUER), eine Störung des Vagusreflexes (WALSHAM und OVEREND) oder ganz allgemein eine reflektorische Bewegungseinschränkung (HITZENBERGER) — alle diese Annahmen können im Einzelfall wohl gelegentlich zutreffen, besitzen aber keine generelle

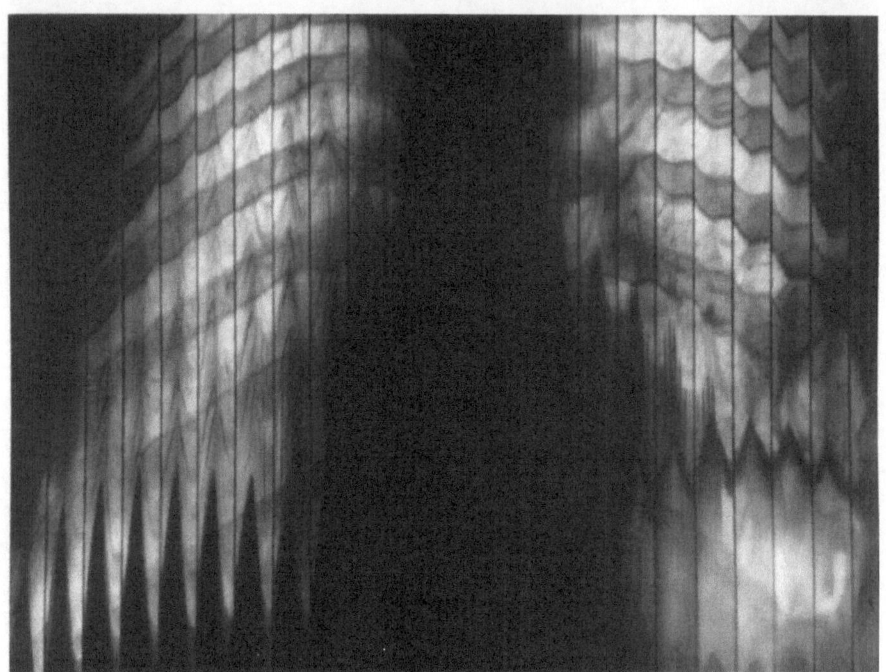

Abb. 15. Posttraumatisch verkleinerte Zwerchfellbewegung links mit Kompensation durch größere Zwerchfellatmung rechts und größere Rippenatmung links (contralateral reziproke Wechselwirkung)

Gültigkeit. Wahrscheinlich kommen für die einseitige, nicht adhäsive Bewegungsminderung des Zwerchfells nur zwei Faktoren ätiologisch in Betracht. Der erste ist die reflektorische Schonung, die als visceromotorischer Reflex bei pleuritischen oder peritonitischen Prozessen von der Serosa ausgelöst wird, um die schmerzhafte Zwerchfellatmung zu reduzieren oder auszuschalten (POTTENGER; HITZENBERGER). Im besonderen hat neuerdings HECKMANN dazu ausgeführt, daß die Hemmung der Zwerchfellbewegung sekundär einen Verlust der normalen Ausdehnungsfähigkeit der betreffenden Lungenseite infolge reflektorisch-bronchoalveolärer Hypertension anzeigen kann, dafür spricht das inspiratorische Mediastinalwandern zur gleichen Seite. Die reflektorische Ventilationsdrosselung bzw. das Ausdehnungsdefizit der kranken Lunge würde danach durch das Zwerchfell „kompensiert". Der zweite ätiologische Faktor liegt in der Tatsache, daß das Zwerchfell im ganzen oder in einzelnen Anteilen sehr viel häufiger entzündlich infiltriert wird, als man früher angenommen hat (HITZENBERGER).

Häufig ist nicht nur die Amplitude, sondern auch der Ablauf der Zwerchfellbewegung auf der kranken Seite verändert. Dabei ist festzuhalten, daß auch bei den pathologischen Bewegungsabläufen Beginn und Ende der diaphragmalen Atemphase zeitlich der Dauer der Rippenbewegung völlig korrespondieren, selbst dann, wenn innerhalb einer Atemphase eine erhebliche zeitliche Versetzung stattfindet (WEBER; DAHM). Milde Störungen des Bewegungsablaufs in Form einer verzögerten, abgestuften oder ruckartigen Bewegung werden als *Pseudoparadoxien* bezeichnet; sie sind reflektorischen Ursprungs. Relativ große Bewegungsdifferenzen zeigt das Beispiel von Abb. 16. Hier läßt sich bei einer doppelseitigen gemischten Lungentuberkulose mit kleinem linksseitigem Spitzenpneumothorax ein geringer Hochstand des rechten Hemidiaphragma erkennen. Die Zwerchfell-

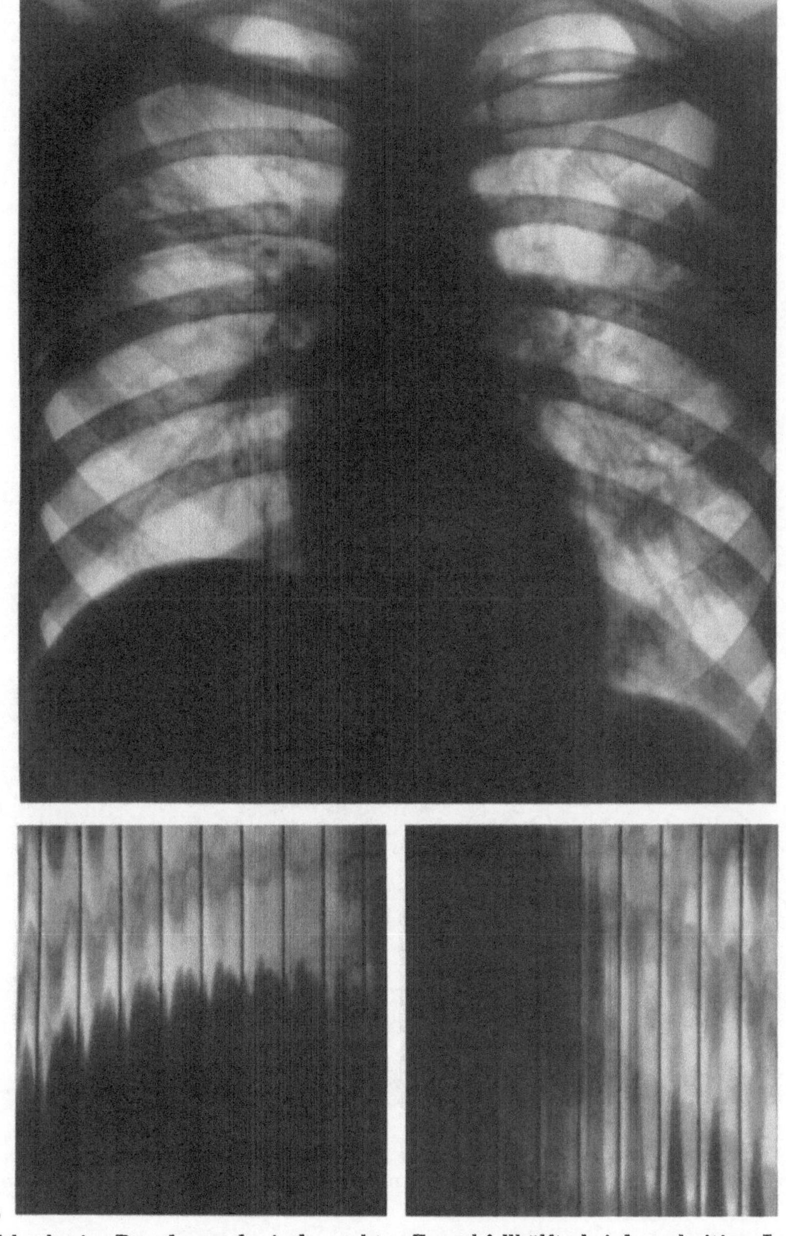

Abb. 16a—c. Mehrphasige Pseudoparadoxie der rechten Zwerchfellhälfte bei doppelseitiger Lungentuberkulose mit Spitzen-Pneumonie links (s. Text)

bewegung ist links groß und zeigt beim Vergleich mit der Rippenbewegung einen regelrechten Ablauf (Abb. 16c). Rechts ist die diaphragmale Bewegung mehrphasig, inspiratorisch aufgesplittert und auf der Höhe der Exspiration — nach lateral zunehmend — paradox. Diese Bewegungsstörung dürfte mangels nachweisbarer Adhäsion durch eine entzündlich-degenerative Miterkrankung der rechten Zwerchfellhälfte hervorgerufen sein; auf der Pneumothoraxseite bewegt sich jedoch das Zwerchfell normal bzw. kompensatorisch stärker. Ohne Bezugnahme auf die Rippenbewegung wäre eine Fehldeutung hier kaum vermeidlich.

Eine *paradoxe Halbseitenbewegung* des Zwerchfells (KIENBÖCK), also die inspiratorische Hebung und exspiratorische Senkung, kommt bei zwerchfelleigenen Krankheiten wie Zwerchfellähmung, Relaxation, Hernie, diaphragmaler Begleitentzündung bei Pleuritis

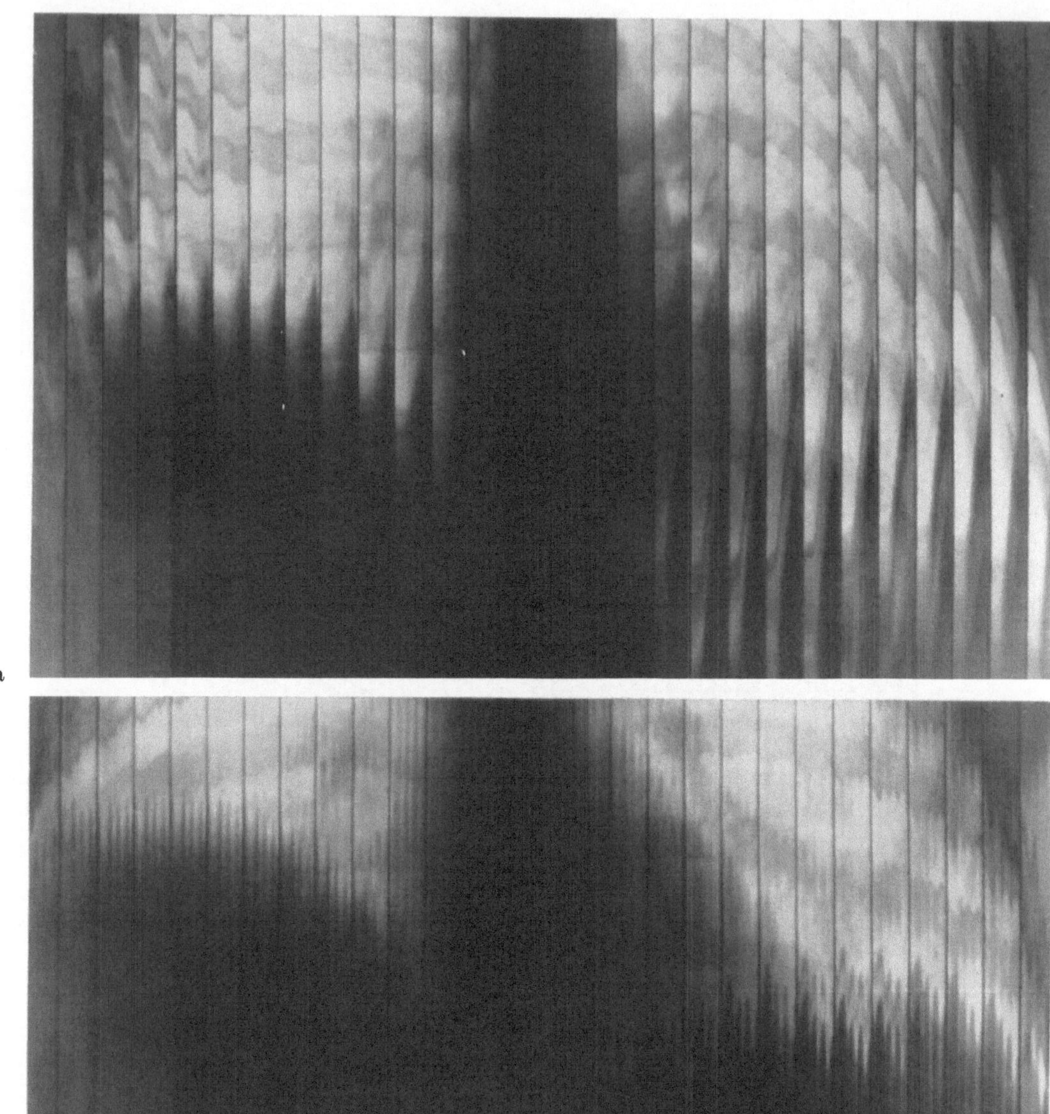

Abb. 17a u. b. Muskuläre Zwerchfellähmung rechts mit verkleinerter Amplitude und inspiratorischer „Pseudoparadoxie“ im Atmungskymogramm (a), mit echter Paradoxie im Schnupfkymogramm (b)

und Peritonitis, bei postpleuritischer Verschwielung und beim Pneumothorax vor. Sie wird im einzelnen noch besprochen werden. Hier sei nur darauf hingewiesen, daß die Zwerchfellparadoxie nur in einem Teil der Fälle schon bei ruhiger oder tiefer Atmung vor dem Leuchtschirm als „*Waagebalkenphänomen*“ in Erscheinung tritt und daher auch im normalen Atmungskymogramm fehlen kann. Entscheidend für den Nachweis dieser auffälligsten und funktionell bedeutsamsten Anomalie der Zwerchfellbewegung ist jedoch der Ausfall der speziellen Atemprüfung, also des Müllerschen Versuches oder des Schnupfversuches. So erscheint in Abb. 17a, wo es sich um einen rechtsseitigen Zwerchfellhochstand bei multiplen Bauchabscessen und großem perityphlitischem Tumor handelt, bei tiefer Atmung die Zwerchfellamplitude rechts verkleinert; kompensatorisch sind die Rippenbewegung der gleichen Seite und die Zwerchfellbewegung der Gegenseite vergrößert. Im lateralen Anteil des rechten Zwerchfellbogens wird die Bewegung immer kleiner und zeigt bei inspiratorischer Pseudoparadoxie einen mehrphasigen Ablauf. Erst im Schnupfkymogramm (Abb. 17b) bewegt sich das rechte Hemidiaphragma in ganzer Ausdehnung paradox, hebt sich also inspiratorisch wie die Rippen und senkt sich exspiratorisch; seine Bewegungszacken sind um genau eine halbe Atmungsphase gegenüber der normalen linken Seite versetzt. Wenn eine Phrenicusalteration fehlt, beruht dieser Befund auf einer direkten bzw. muskulären Lähmung, hier infolge übergreifender Peritonitis; bei einer reflektorischen Stillegung ist er nur angedeutet. In beiden Fällen ist die Paradoxie als Zeichen passiver Bewegung durch eine inspiratorische Ansaugung in den Thoraxraum anzusehen. Es ist methodisch wichtig, daß der Schnupfversuch mit ruckartigen Inspirationen ausgeführt wird, weil sonst die intrathorakale Ansaugung zu wenig schlagartig erfolgt und eine nicht komplett gelähmte Zwerchfellhälfte dann die normale Bewegungsrichtung behält.

Außer diesen organischen Störungen der Zwerchfellbewegung müssen die *funktionellen Abweichungen* besprochen werden. Kymographisch geringgradige Seitendifferenzen der diaphragmalen Atmung in Form der „bilateralen Asymmetrie" Webers sind als Normalvariationen bereits erwähnt. Hitzenberger hat außerdem darauf hingewiesen, daß in manchen Fällen ohne nachweisbare organische Krankheit schon bei der Durchleuchtung merkliche Seitenunterschiede in der Exkursionsgröße oder dem zeitlichen Ablauf der Zwerchfellbewegung gefunden werden. Es ist wahrscheinlich, daß derartige Abweichungen auf fehlerhafter Atemtechnik beruhen und bei nervöser Erregung auftreten oder verstärkt werden; sie können durch entsprechendes Atemtraining meist zum Verschwinden gebracht werden. Ballantyne hat an Patienten mit Herzneurose bzw. Herzangst röntgenologisch mitunter eine stark herabgesetzte oder fehlende Zwerchfellbeweglichkeit gefunden, die durch überwiegende Rippenatmung infolge falscher Körperschulung bedingt war und sich beim Fehlen sonstiger organischer oder psychoneurotischer Symptome durch entsprechendes Training der Zwerchfellatmung korrigieren ließ. In diesen Rahmen gehört auch die Beobachtung, daß manche Menschen eine willkürlich-seitendifferente Zwerchfellatmung lernen können (Schinz-Baensch-Friedl-Uehlinger). Darüber hinaus gibt es eine Reihe von funktionellen Bewegungsstörungen, die ein zum Teil erhebliches Ausmaß erreichen können.

Als *Zwerchfell-Tic* werden Zustände bezeichnet, bei denen sich kurze ruckartige Zwerchfellkontraktionen von klonischem Charakter und verschiedener Frequenz vorfinden, die unabhängig von der normalen Atembewegung sind; *Zwerchfellchorea* und *-myoklonus* sind synonyme Bezeichnungen. Die Erstbeschreibung stammt von Leuwenhoek 1722. Seitdem sind eine ganze Reihe derartiger Fälle bekannt geworden. Sie sind nicht selten mit anderen Muskel-Tics oder der Chorea minor verbunden. Hitzenberger hat einen Fall beobachtet, wo bei einem Gesichts-Tic gleichzeitig mit den Zuckungen der Gesichtsmuskulatur auch ruckartige Zwerchfellkontraktionen auftraten, die wechselnd seitendifferent waren; de la Camp fand bei einer Hemichorea dextra an der rechten Zwerchfellhälfte die stärkeren Zuckungen. Dieser Zwerchfell-Tic wechselt bei ein und demselben Patienten in Stärke und Frequenz und kann nach den Mahlzeiten und bei Ermüdung frequenter werden. Meist handelt es sich dabei um Psychopathen, doch sind auch Fälle beschrieben, bei denen sich der Zwerchfell-Tic auf eine überstandene Encephalitis oder Phrenicuskontusion zurückführen ließ. Bidoggia u. Mitarb. haben 1951 aus der Weltliteratur 16 Fälle zusammengestellt und deren Ätiologie und Therapie diskutiert; doppelseitige Phrenicusdurchtrennung oder Anaesthesie kann notwendig werden, wenn die Psychotherapie versagt (Smith; Handron; Thibonneau; di Carlo). Soweit sich übersehen läßt, sind röntgenkymographische Untersuchungen solcher Zustände nur von Dahm vorgenommen, aber nicht publiziert worden. Unlängst haben Schäfer u. Westerkamp einen weiteren Fall röntgenkinematographisch untersucht, nachdem Janker das erste Röntgenkinematogramm bei einem durch Haubrich auch kymographisch analysierten Fall angefertigt hat (Abb. 18a—c).

Hier handelt es sich um eine junge Frau mit uncharakteristischer Allgemeinanamnese. Seit einigen Jahren besteht anfallsweise ein Druckgefühl hinter dem Brustbein; in unregelmäßigen Abständen werden „Lähmungen des Rückens, mehrtägige Blindheit oder Taubheit" und sexuelle Störungen empfunden. Bei der Durchleuchtung ist die Zwerchfellbewegung zunächst unauffällig. Nach einigen Minuten treten, besonders im exspiratorischen Atemstillstand ausgelöste, ruckartige Kontraktionen der linken Zwerchfellhälfte auf, wobei die rechte Zwerchfellhälfte paradox angehoben wird; die Rippen bleiben dabei unbewegt. Der Tic wechselt nach Stärke, Intervall und Frequenz, tritt bis zu 70mal in der Minute und unabhängig von der völlig normalen costodiaphragmalen Respiration auf und ist bei wiederholter Untersuchung stets reproduzierbar. Er ist zweifellos psychogen bedingt, zumal sich klinisch für eine organische Ursache (postencephalitische Störung, cerebrale Endangitis) kein Anhalt gewinnen ließ.

Als besondere Form des Zwerchfell-Tics kann das *Zwerchfellflattern* aufgefaßt werden, das gleichfalls paroxysmal auftritt und bis zu einer Frequenz von mehr als 300 Zuckungen

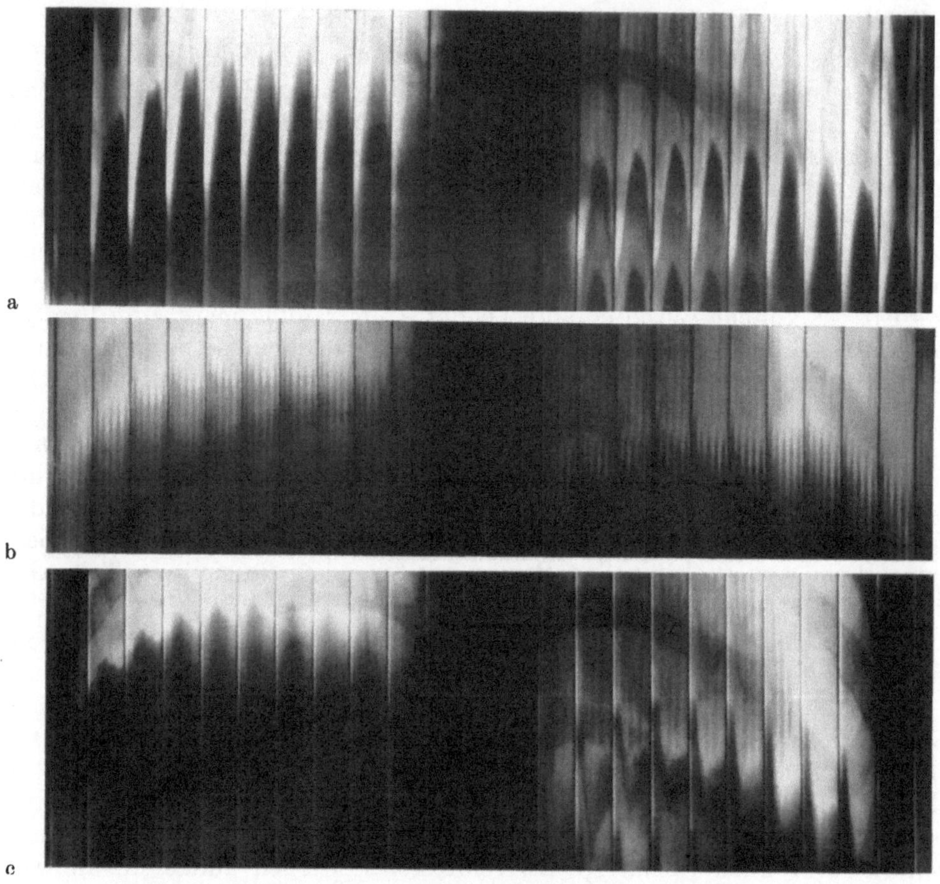

Abb. 18a—c. Zwerchfell-Tic bei einer Hysterica von 32 Jahren. a: normales Atmungskymogramm. b: normales Schnupfkymogramm. c: Tic-artige Kontraktion des Zwerchfells links mit passiver Anhebung rechts bei exspiratorischem Rippenstillstand

je Minute gesteigert sein kann. Auch hier ist der ätiologisch wichtigste Faktor eine frühere Encephalitis (BAKER und SHAW) oder Cerebralsklerose (SPÜHLER u. ZIMMERMANN); doch kommt das Zwerchfellflattern meist bei Psychopathen vor (CRADDOCK), die mitunter einen Anfall auch willkürlich hervorrufen können. GOODMAN und SENTER u. Mitarb. haben je einen derartigen Patienten beobachtet, der jahrelang die verschiedensten Therapeuten aufsuchte und von verschiedenen Autoren mehrfach publiziert wurde. RIGATTO u. Mitarb. haben 1962 aus der Literatur 42 Fälle zusammengestellt. Ätiologisch kommen außerdem Thoraxkontusionen oder stumpfe Phrenicusläsionen in Betracht; PORTER hat einen Fall mitgeteilt, wo das Zwerchfellflattern bei einem Caisson-Arbeiter auftrat. Sehr selten findet sich der Zwerchfellklonus nur an der linken Zwerchfellhälfte und zeitlich dem Herzrhythmus koordiniert. Den ersten derartigen Fall hat KARELITZ mitgeteilt; drei weitere Fälle sind von WIDSTRÖM; SÖDERSTRÖM; SJOERDSMA und

GAYNOR beschrieben worden. Bei allen vier Beobachtungen handelte es sich um eine latente Tetanie, wo die klonischen Kontraktionen des linken Hemidiaphragma offenbar durch Überleitung des Herzaktionsstromes auf den linken N. phrenicus zustande kamen. In Analogie dazu haben HARRIS und SCHERF tierexperimentell ein *herzsynchrones Zwerchfellflattern* dadurch stillstellen können, daß der operativ gelöste linke N. phrenicus seinen Kontakt mit dem Herzen verlor; hierher mag auch die Beobachtung POLGARs einzuordnen sein, der eine „tetanische" Zwerchfellkontraktion beobachtete, die nur im Inspirium auftrat. Das Zwerchfellflattern zeigt sich durch entsprechende frequente epigastrische Pulsationen an, ist aber auch vor dem Leuchtschirm mehrfach beobachtet worden; kymographisch wurde nur der Fall von SPÜHLER u. Mitarb. untersucht. Eine singuläre Beobachtung von rechtsseitigem Zwerchfellflattern — allerdings ohne Röntgenuntersuchung — stammt von SWITZER.

Der häufigste klonische Zwerchfellkrampf ist der *Singultus* (Schluchzen, Schluckauf). Dabei kommt es postexspiratorisch brüsk zu einer starken Zwerchfellkontraktion mit plötzlicher Drucksteigerung im Abdomen und ruckartiger Ansaugung von Luft in den Thorax, die bei der Glottispassage an den plötzlich geschlossenen Stimmbändern einen kurzen „abgehackten" Ton erzeugt (HOFBAUER). Vor dem Durchleuchtungsschirm sieht man eine kurze ruckartige Inspirationsbewegung des Zwerchfells mit sofortiger Erschlaffung (ZUPPINGER) bzw. etwas verlängerter Exspiration (HITZENBERGER); das Herz verkleinert sich nach plötzlicher Vergrößerung rasch (WELTZ). In einzelnen Fällen beschränkt sich der Zwerchfellklonus auf ein Hemidiaphragma (HOFBAUER), wobei im Kymogramm dann auf der Gegenseite eine entsprechend kurze paradoxe Bewegung aufzutreten scheint (ZUPPINGER), die mit dem von PALTRINIERI beobachteten „paradoxen Singultus" jedoch nicht identisch sein dürfte.

Die Ursachenskala reicht von psychischen Alterationen, Hysterie, cerebralen Insulten (Apoplexie, Encephalitis, Meningitis, Oppression der Medulla oblongata), toxischen Irritationen (Urämie, postoperative Acidose, Alkoholvergiftung, Infektionen), spinalen Affektionen (Syringomyelie, Tabes), radiculären Irritationen (cervicale Osteochondrose und Tumordestruktion) und mechanischen, entzündlichen oder tumorösen Phrenicusreizungen (operative Phrenicuszerrung, Mediastinal- und Bronchialtumoren, Aortenaneurysma, tumorartige Silikose, Mediastinitis, Pneumonie, Pleuritis) bis zu Zwerchfellalterationen infolge Entzündung, Verletzung oder Herniierung des Zwerchfells selbst. Sie umfaßt als weitere Ursachen addiaphragmal fortgeleitete Prozesse bei verschiedenartigen entzündlichen und tumorösen Bauchkrankheiten und bei Bauchoperationen mit und ohne Peritonitis (HOFBAUER; POTTENGER; HITZENBERGER; SAUERBRUCH; CATEL; HENNING; WAWERSIK; KÄMMERER; SOEDER).

Der *tonische Zwerchfellkrampf* ist sehr viel seltener. Er ist von DUCHENNE zuerst tierexperimentell hervorgerufen und beschrieben, von EPPINGER erstmalig vor dem Leuchtschirm beobachtet worden. Als Ursachen werden Hysterie, Tetanus und Tetanie (HITZENBERGER) sowie die Strychninvergiftung und das hydrophobe Stadium der Tollwut angegeben (NORRIS und LANDIS). Dabei senkt sich das Zwerchfell in tiefste Inspirationsstellung und bleibt während des ganzen Anfalls bewegungslos stehen, um nachher unter raschen Respirationsbewegungen wieder hochzusteigen; die alte Stellung erreicht es aber erst nach längerer Zeit wieder (EPPINGER; FRANK). Ein Spezialfall des tonischen Zwerchfellkrampfes liegt beim *Bronchialasthma* vor (WELTZ; WYSS). Mit dem experimentellen Zwerchfellkrampf durch elektrische Phrenicusreizung (DUCHENNE; JAMIN) besteht große Übereinstimmung. Im Anfall tritt das Zwerchfell unter starker Abflachung tief, bewegt sich weniger oder gar nicht oder wird sogar inspiratorisch paradox bzw. pseudoparadox angehoben. Die Koordination mit der Rippenbewegung ist gestört; diskontinuierliche Bewegungsabläufe mit und ohne Phasenverschiebung sind dabei nicht selten (WELTZ). Im schweren Anfall besteht eine Kontraktionsstarre des Zwerchfells in Inspirationsstellung, die exspiratorische Erschlaffung fehlt. Die Zwerchfellbewegung ist passiv, so daß das tonisch fixierte Zwerchfell nur noch den respiratorischen Bewegungen der untersten Rippen folgt und dadurch pseudoparadox mitbewegt wird. Diese Verhältnisse sind in Weiterführung der Weltzschen Untersuchungen von WYSS genauer analysiert und dahingehend erklärt worden, daß der asthmatische Zwerchfellkrampf reflektorisch bedingt ist.

Der Inspirationskrampf des Zwerchfells läßt sich vorübergehend durch einseitige Phrenicusanaesthesie mit partieller Zwerchfellähmung oder besser gesagt mit Parese lösen. Dabei tritt zuerst eine Bewegungsparadoxie auf der paralytischen Zwerchfellseite mit kompensatorischer Bewegungssteigerung der nichtgelähmten Seite auf; dann besteht in der Erholungsphase des N. phrenicus (Parese) eine beiderseits normalsinnige, große Zwerchfellrespiration, und schließlich ist nach völligem Abklingen der Anaesthesie wieder das Bild des beidseitigen tonischen Zwerchfellkrampfes hergestellt (WYSS). — Außerhalb des Asthmaanfalls sind die inspiratorischen Bewegungen von Rippen und Zwerchfell normal. Im Exspirium bleibt die Rippenbewegung meist regelrecht oder ist nur terminal verkleinert; die Zwerchfellbewegung kann im Exspirium jedoch biphasisch sein: Zu Beginn der Exspiration hebt sich das Zwerchfell rasch, um mit mehr oder minder deutlichem Knick im zweiten Teil der Exspiration langsamer zu werden. Gleichzeitig ist die Bauchpresse in der zweiten Exspirationsphase erheblich verstärkt. Das Flächenkymogramm stimmt in der Wiedergabe dieser respiratorischen Anomalie mit dem Pneumatochogramm völlig überein.

Schließlich sei noch auf ein indirektes Zeichen der gestörten Zwerchfellfunktion hingewiesen: horizontal gerichtete *Plattenatelektasen* in der Lungenbasis (LAURELL; HULTEN; HEUCK) sprechen für eine akute, subakute oder abgeklungene Alteration der Zwerchfellbewegung durch zwerchfellnahe Krankheitsprozesse (FLEISCHNER; STRNAD; HAUBRICH). So besteht eine ausgesprochene Seitenkongruenz in der Lokalisation von basaler Lungenatelektase und ursächlicher Erkrankung in Bauch- oder Brustraum. Beiderseitige Plattenatelektasen sind fast pathognomonisch für die Einschränkung der Zwerchfellatmung bei manifester oder latenter Herzinsuffizienz (RICHTER; HAUBRICH). Dabei umfaßt die Funktionsstörung des Zwerchfells alle Grade der Bewegungsminderung von leichter Schonung bis zur völligen Ruhigstellung. Der Nachweis eines ein- oder beidseitigen Zwerchfellhochstandes ist dabei nicht obligatorisch, weil die einmal entstandene Plattenatelektase die diaphragmale Bewegungsstörung überdauern kann (HAUBRICH).

III. Das Zwerchfell bei Erkrankungen im Brustraum

Durch Krankheiten der Brustorgane wird das Zwerchfell oft betroffen. Es resultieren Veränderungen in Stand, Form oder Bewegung, die aber meist ein uncharakteristisches Begleitsymptom der Grundkrankheit bleiben. Am stärksten wird das Zwerchfell bei der Pleuritis beteiligt. Wo sich diese allein am diaphragmalen und infrapulmonalen Serosablatt abspielt, wird von einer *Pleuritis diaphragmatica* gesprochen. Sie stellt fast immer einen Begleit- oder Folgeprozeß bei Affektionen der Lungenbasis oder des Oberbauchraumes (Durchwanderungspleuritis) dar und kann pathogenetisch von der seltenen primären bzw. muskulären Diaphragmatitis (Bornholmsche Krankheit) einerseits und dem infrapulmonal lokalisierten Pleuraerguß andererseits abgetrennt werden. Mit der Röntgendiagnostik dieser Zustände haben sich seit F. KRAUS und HITZENBERGER vor allem LENK; RIGLER; DANIELLO; LAURELL; FRIEDMAN; HAUBRICH; MEYER u. Mitarb.; ZUPPINGER beschäftigt; im übrigen sei auf das Kapitel „Die Röntgendiagnostik des Pleuraergusses" (HAUBRICH) dieses Handbuches verwiesen.

Auch bei der *Pneumonie* gibt es schwere Zwerchfellalterationen, ganz abgesehen von der recht häufigen reflektorischen Ruhigstellung. Ein Zwerchfelltiefstand unter der Lobärpneumonie (EPPINGER) wird nur selten beobachtet und im übrigen oft von einem pleuritischen Begleitexsudat überdeckt. Passagere Paresen oder auch Paralysen einer Zwerchfellhälfte sind dagegen häufiger bei der Lobär- oder Segmentpneumonie anzutreffen, besonders bei chronischen Unterlappenprozessen. Ein Beispiel für die hemidiaphragmale parapneumonische Zwerchfellparalyse gibt Abb. 19a und b wieder. Hier ist die rechte Zwerchfellhälfte bei einer Aspirationspneumonie gleichmäßig hochgestellt und in ihrer Bewegung reduziert und paradox, um sich nach Abheilung der Lungenaffektion 4 Wochen später wieder in Stand und Bewegung zu normalisieren. Bei der chronischen

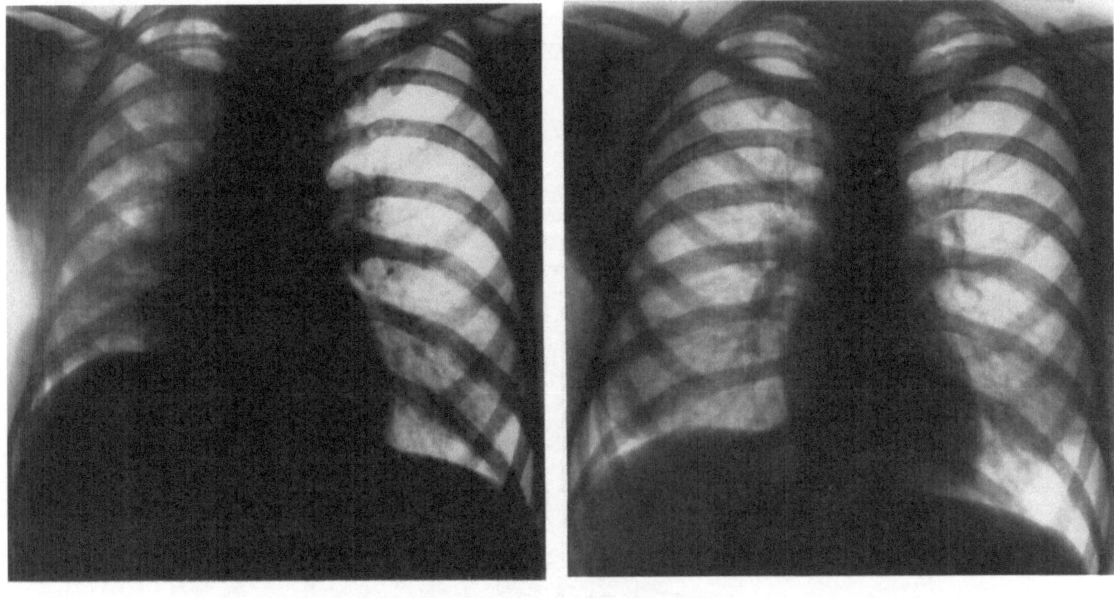

a b

Abb. 19a u. b. Zwerchfellparalyse rechts bei Aspirationspneumonie (a), nach 4 Wochen normalisiert (b)

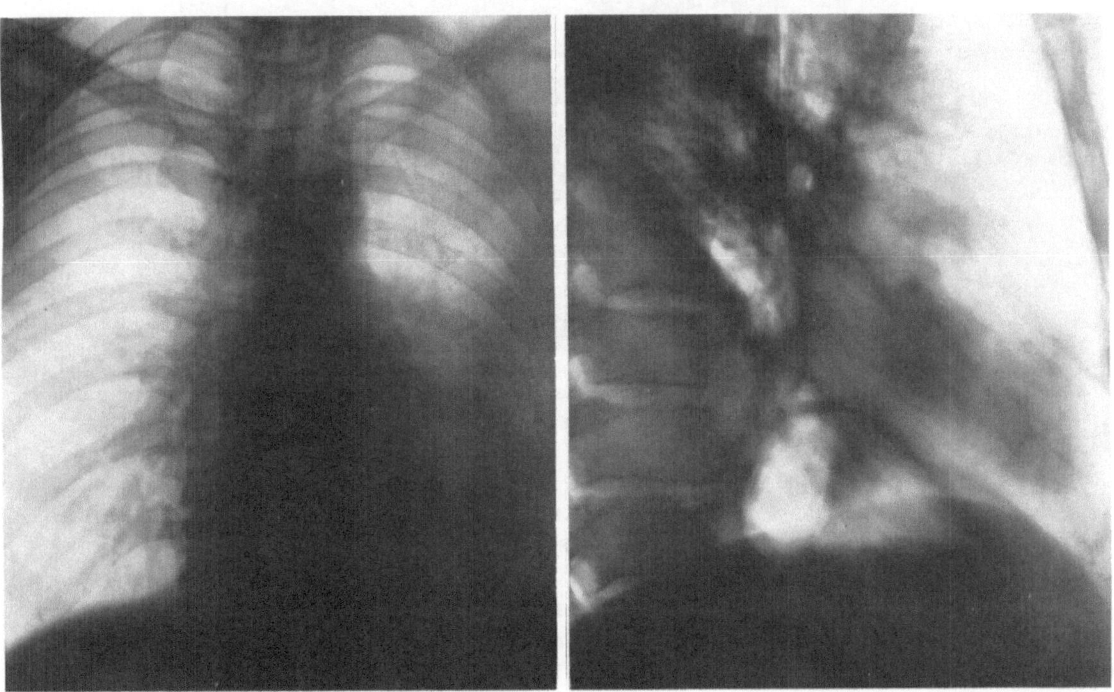

a b

Abb. 20a u. b. Partielle Zwerchfellähmung bei chronischer Unterlappenpneumonie links

Unterlappenpneumonie in Abb. 20a und b zeigt das Seitenbild, daß die mittleren und hinteren Abschnitte der linken Zwerchfellhälfte paretisch hochstehen; ihre Beweglichkeit ist ganz aufgehoben. Derartige hemidiaphragmale Lähmungen können sich auch im zeitlich engen Zusammenhang mit dem akuten Stadium der Pneumonie entwickeln, desgleichen circumscripte bzw. partielle Paresen und Paralysen. Meistens entstehen sie jedoch erst nach einem Monat oder mehr, um mehrere Wochen

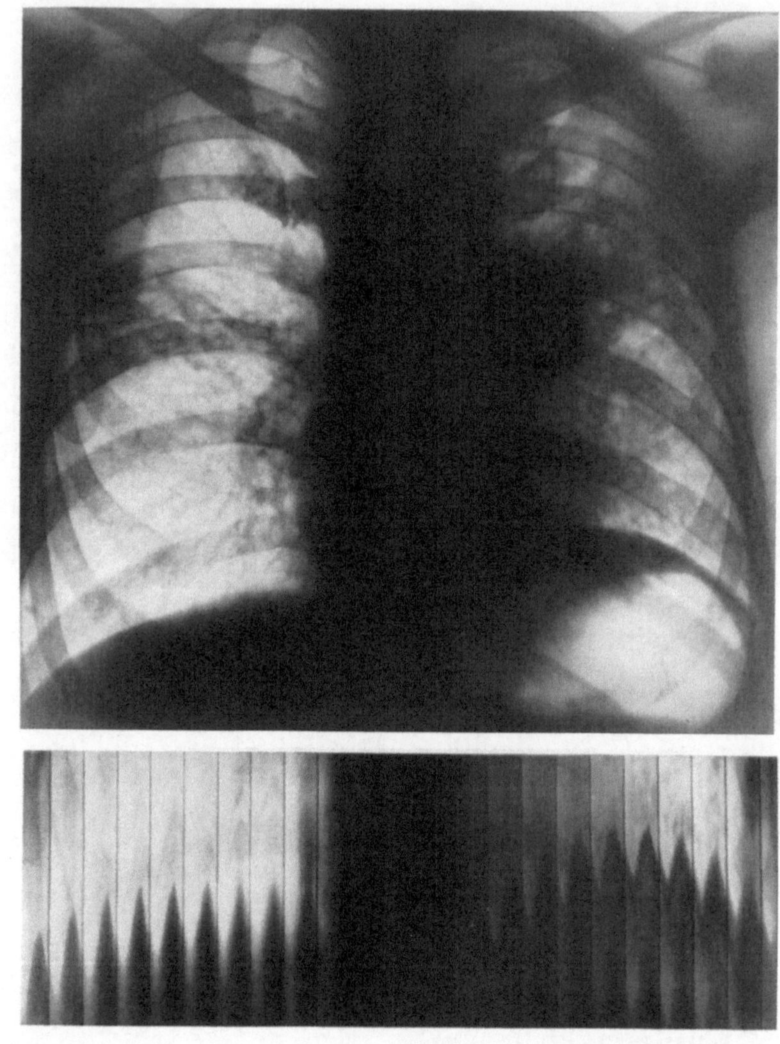

Abb. 21a u. b. Zwerchfellparese links bei chronischer Lungentuberkulose (mit kleinem diaphragmalem Erguß ?)

lang anzuhalten (FREEDMAN). Hier liegt dann fast immer eine direkte, muskuläre Parese als Ausdruck einer fortgeleiteten entzündlichen Infiltration vor (HITZENBERGER; MEYER u. Mitarb.). Nur selten handelt es sich um eine entzündliche oder toxische Alteration des N. phrenicus selbst (WENSE; WISCHOFF). Nichtlobäre Pneumonien beeinflussen das Zwerchfell viel weniger oder erst dann, wenn die Pleura miterkrankt ist. SCHMIDT (1963) hat an Atmungskymogrammen gezeigt, daß bei akuten Pneumonien die costale Atembewegung stärker gedämpft zu sein pflegt als die diaphragmale Respiration.

Bei der *Lungentuberkulose* kann das Zwerchfell schon im Frühstadium durch eine Pleuritis in den Krankheitsprozeß einbezogen werden, um mit Ausheilung des Lungeninfiltrats auch die Zeichen seiner pleurogenen Beteiligung wieder zu verlieren oder mit einer Schwarte abzuheilen. Es können sich jedoch auch im Verlauf einer Lungentuberkulose stärkere und bleibende Zwerchfellveränderungen einstellen, die von der Parese mit Hochstand und pseudoparadoxer oder reduzierter Bewegung (Abb. 21a und b) bis zur kompletten hemidiaphragmalen Paralyse (Abb. 22a—c) reichen. Im letzten Fall lag eine tuberkulös-toxische Lähmung ohne nachweisbare Basispleuritis vor; im ersten Fall ist — wie so oft — nicht auszuschließen, daß ein basales Pleuraexsudat das pathogenetische

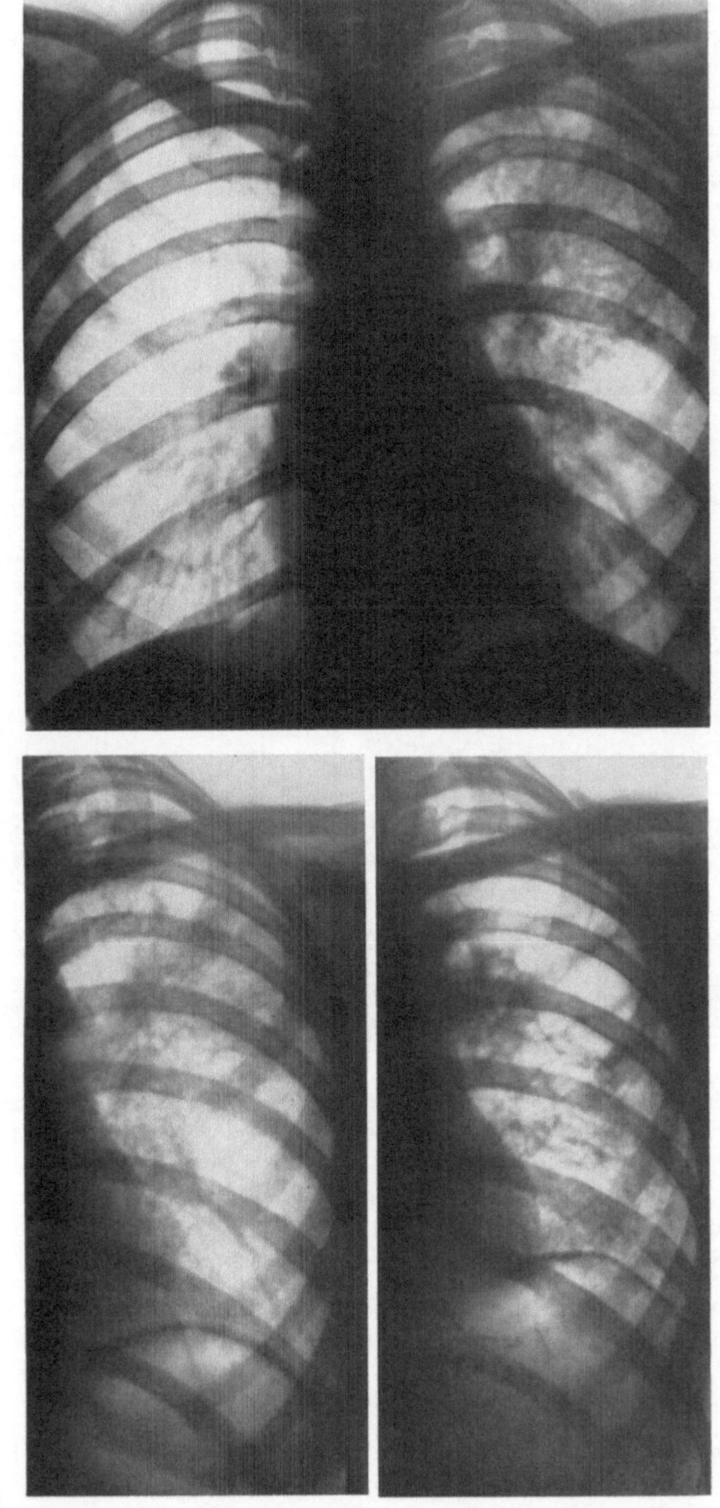

Abb. 22a—c. Entwicklung einer tuberkulös-toxischen Zwerchfellähmung innerhalb von 4 Jahren (keine Phrenicusoperation, keine schrumpfende Pleuraschwarte!)

und röntgendiagnostische Bindeglied darstellt. Die röntgenologisch nachweisbare Zwerchfellparese entspricht dem sog. Williamsschen Phänomen, während das Kaestlesche Zeichen, d.h. ein rechtsseitiger medialer Zwerchfellbuckel bei der Lungentuberkulose vielfach auf ein spezifisches Basisexsudat zurückzuführen sein dürfte. In den meisten Fällen von chronischer Lungentuberkulose sind Hochstand und Bewegungsminderung des Zwerchfells nur die Folgen schrumpfender Pleuraschwarten.

Geringere Störungen der Zwerchfellfunktion sind bei Lungentuberkulose viel häufiger als komplette Lähmungen. Verkleinerung der Amplitude, abgestumpfte, abgehackte, aufgesplitterte Bewegungen, Mehrphasenaktion, umschriebene oder hemidiaphragmale Pseudoparadoxien werden einseitig oder doppelseitig beobachtet, ohne daß im Einzelfall durch die kymographische Analyse immer zu entscheiden wäre, welche Abweichungen durch pleuritische Begleitprozesse oder pulmonale Indurationen oder gar durch eine Zwerchfelltuberkulose selbst bedingt sind. Auch der Ausgleich der diaphragmalen Bewegungsstörung durch eine entsprechend umgestellte Rippenatmung ist bei der Komplexität der zugrunde liegenden Lungen- und Rippenfellveränderungen sehr wenig übersichtlich und recht variabel. Auf die Wiedergabe von Abbildungsbeispielen

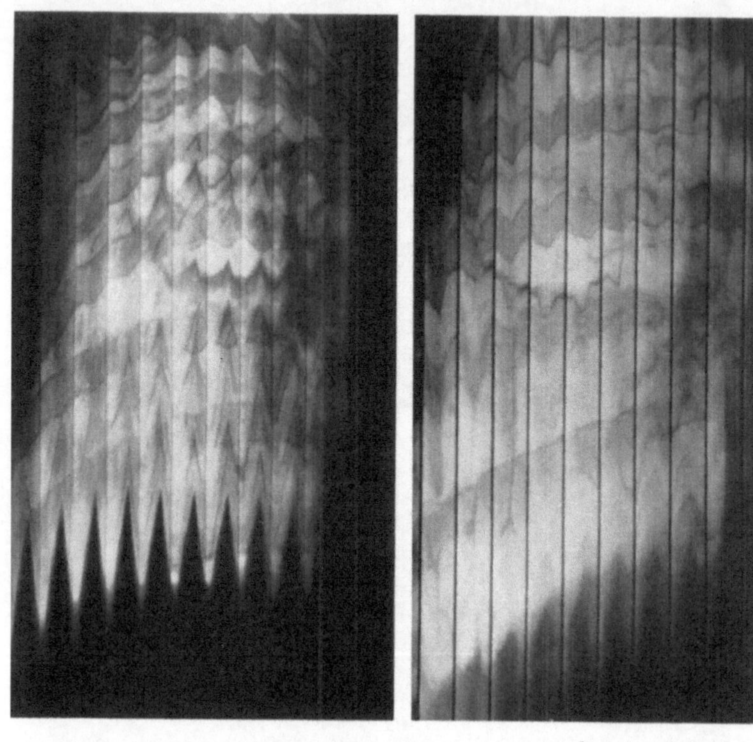

a b

Abb. 23a u. b. a Respiratorische diaphragmale Mitbewegung der Mittelfeldcaverne (Phrenicusausschaltung indiziert). b Costale Mitbewegung der Mittelfeldcaverne (Phrenicusausschaltung zwecklos)

muß daher verzichtet werden. Solange die Lungentuberkulose einseitig, räumlich begrenzt und noch nicht chronisch ist, bleibt das Atmungskymogramm auch bei Mitbeteiligung der Pleura viel eindeutiger, so daß man sich seiner mit Erfolg gerade auch für therapeutische Entscheidungen bedient. In diesem Zusammenhang muß vor allem auf die Untersuchungen V. D. Weths hingewiesen werden, die für die Frage der therapeutischen Zwerchfellausschaltung wichtig geworden sind. Als Beispiel dafür sei Abb. 23 angeführt, wo sich im Fall der linken Bildhälfte die Mittelfeldcaverne in der Mitbewegung abhängig von der Zwerchfellatmung zeigt und so eine operative Lähmung des Zwerchfells indiziert ist. Im Fall der Abb. 23b dagegen wird die Mittelfeldcaverne nicht vom Zwerchfell, sondern von den Rippen mitbewegt, so daß eine Phrenicusausschaltung hier keinen Erfolg verspricht.

Die *übrigen infiltrativen Lungenkrankheiten* beeinflussen das Zwerchfell wenig. Für die Röntgenbefunde beim Bronchialcarcinom und bei der Lungenatelektase sei auf das entsprechende Kapitel dieses Handbuches verwiesen. Krankheiten mit *Spannungsänderungen derLunge* wie das substantielle Emphysem, das bullöse Narbenstadium des Morbus Boeck, die Waben- und Cystenlunge haben am Zwerchfell Tiefstand, Abflachung und reduzierte Atemamplitude zur Folge. Bei einseitiger Änderung der Lungenelastizität beschränken sich diese funktionellen Abweichungen auf die zugehörige Zwerchfellhälfte und sind mit einer krankhaften Mittelfellwanderung verbunden (Dahm; Brückner).

Beim *Lungeninfarkt* sind Hochstand und verringerte Beweglichkeit des Zwerchfells auf der Infarktseite die Regel. Die meisten, im Unterlappen gelegenen Infarkte werden zwar vom Schatten des gleichzeitig bestehenden Transsudats, der Stauungslunge oder der verbreiterten Herzbasis überdeckt. Bei einseitiger Infarzierung ohne Transsudat wird aber der Zwerchfellhochstand sichtbar; er ist gegenüber dem Ausmaß der Bewegungsänderung jedoch geringgradig (ZDANSKY). Diese ist Folge der obligaten Pleuritis. Da große Exsudate selten sind und die umschriebene fibrinöse oder hämorrhagische Pleuritis im Infarktbereich vorherrscht, tritt eine merkliche Zwerchfellstörung nur bei den Infarkten der Lungenbasis auf. Beidseitige basale Infarkte stellen beide Zwerchfellhälften hoch und schränken — wie die Herzinsuffizienz ohne Infarkt — die gesamte diaphragmale Atmung zugunsten einer verstärkten Rippenatmung ein. Ein Beispiel für den Zwerchfellhochstand beim Lungeninfarkt ohne Pleuraerguß gibt Abb. 24a—c wieder. Hier ist

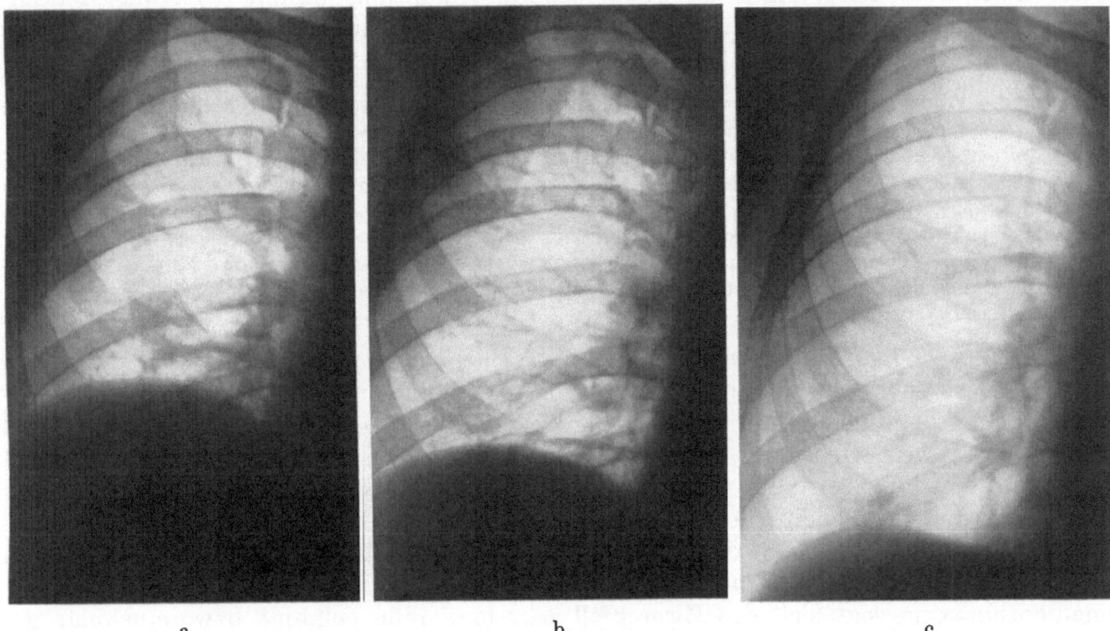

Abb. 24a—c. Muskuläre Herzinsuffizienz mit Zwerchfellhochstand, medial-basaler Plattenatelektase und Lungeninfarkt (a). Nach 10 Tagen Zwerchfell tiefer, Infarktschatten aufgelöst, Atelektasestreifen schmäler (b). Nach Heilung, 5 Monate später, Befund weitgehend normalisiert (c)

außerdem eine Plattenatelektase in der Lungenbasis als indirektes Zeichen der diaphragmalen Bewegungsstörung vorhanden.

Beim *Pneumothorax* kann das Zwerchfell sehr auffällige Veränderungen erleiden. Beim artefiziellen *doppelseitigen Pneumothorax* mit erhaltenem Unterdruck im Pleuraraum bleibt die diaphragmale Funktionsstörung meist erstaunlich gering. Das Zwerchfell steht in Ruhelage beiderseits tiefer, doch bleibt seine Wölbung erhalten, obwohl die Phrenicocostalwinkel stärker eröffnet werden (HITZENBERGER; HAUBRICH). Die Exkursionsgröße ist normal oder wird nur wenig verkleinert. Der Bewegungsablauf bleibt auf beiden Seiten unauffällig.

Komplizierter sind die Änderungen in Stand, Form und Bewegung, die das Zwerchfell beim *einseitigen Pneumothorax* erfährt. Einseitiger Zwerchfelltiefstand auf der Pneumothoraxseite ist obligat. Er ist jedoch beim weit nach innen offenen und beim geschlossenen Pneumothorax mit Unterdruck geringer als beim Ventilpneumothorax, beim weit nach außen offenen und beim geschlossenen Pneumothorax mit Überdruck (ZUPPINGER). Der Grad des Zwerchfelltiefstandes ist nicht allein von der eingeströmten Luftmenge und der Druckdifferenz zwischen kranker und gesunder Thoraxseite, sondern auch von der

Ausgleichsfähigkeit des Mittelfells und dem Zustand der kollabierten Lunge abhängig. Je nachdem, ob die Lunge intakt oder verletzt, gering oder stark infiltriert, pleural frei oder verschwartet ist, erhält gerade dieser letzte Faktor entscheidendes Gewicht. Dazu kommt die Reaktionsfähigkeit des Zwerchfells selbst, die durch Adhäsion, begleitende entzündliche Infiltrationen, hydrostatische Belastung durch einen zusätzlichen Pleuraerguß und durch Dauerbeanspruchung vielfältig geändert sein kann. Aus der Summe all dieser Einzelbedingungen resultiert das Ausmaß des Zwerchfelltiefstandes. Vergleichsuntersuchungen mit dem Ziel einer Beurteilung der diaphragmalen Funktionstüchtigkeit müssen diese Tatsache in Rechnung stellen. Im großen ganzen ist der Zwerchfelltiefstand um so deutlicher, je vollständiger der Lungenkollaps ist (ALEXANDER); er kann bis zu zwei Intercostalbreiten betragen. Kompensatorisch pflegt das Zwerchfell auf der Gegenseite höher zu treten, doch ist dieser contralaterale Hochstand relativ gering und bleibt meist unter 1 cm. Im Verlauf der Pneumothoraxbehandlung nimmt der Zwerchfelltiefstand meist etwas zu, wahrscheinlich weil die Retraktionskraft der kollabierten Lunge auf die Dauer nachläßt.

Auch die Form der tiefgestellten Zwerchfellhälfte ist recht variabel. Im unkomplizierten Fall senkt sich die Zwerchfellkuppel auf der Pneumothoraxseite in toto, so daß ihre gleichmäßige Wölbung abgeflacht wird; Konturunregelmäßigkeiten können dabei durch angelagerte Teilatelektasen der Lungenbasis, Fibrinmäuse oder Perikardbürzel vorgetäuscht werden. In anderen Fällen wird die Zwerchfellbogenlinie durch Adhäsionsstränge nach oben ausgezogen. Oder es wird eine, vorher auch bei tiefer Inspiration unsichtbare oder nur angedeutete Bogenteilung oder Buckelbildung im Pneumothorax erkennbar. Dieser im Rahmen der Formvarianten des normalen Zwerchfells bereits besprochene Befund erklärt sich wie dort aus umschriebenen Differenzen der Muskelkontraktilität und ist wie dort im anteromedialen Zwerchfellabschnitt am häufigsten.

Über die *Zwerchfellbewegung im einseitigen Pneumothorax* ist früher viel diskutiert worden. Es ist wichtig festzuhalten, daß die von KIENBÖCK zuerst beobachtete Bewegungsparadoxie auf der Pneumothoraxseite (Waagebalkenphänomen) durchaus nicht die Regel darstellt. Das Zwerchfell kann unter dem Pneumothorax inspiratorisch normal tieftreten oder still stehen bleiben oder paradox bewegt, d.h. gehoben werden. Beim weit (nach innen oder außen) offenen Pneumothorax und meist auch beim geschlossenen Pneumothorax mit Unterdruck bleibt die Bewegung normalsinnig und normal groß. Beim großen Seropneumothorax, beim trockenen Pneumothorax mit Überdruck und beim Ventilpneumothorax bewegt sich das Zwerchfell paradox, ohne gelähmt bzw. muskulär geschädigt zu sein (Abb. 25). Es steht tief, hängt nach unten durch und tritt deshalb bei der inspiratorischen Kontraktion im Kuppenbereich höher (DAHM; ASSMANN; HOFBAUER; UNVERRICHT; UDAONDO u. VADONE; WELLMANN; ZUPPINGER). Eine ausführliche Analyse dieses Problems hat HAUBRICH 1956 gegeben.

Im Überdruckpneumothorax wird bei der Exspiration der intrathorakale Druck stark erhöht und das tiefgestellte, *entspannte* Zwerchfell wird noch tiefer nach unten gedrückt und caudalkonvex durchgebogen. Beim Unterdruckpneumothorax dagegen kann trotz relativ gleicher, exspiratorischer Druckerhöhung nicht nur das verlagerte Mittelfell wieder zur gesunden Seite hinübergedrückt, sondern auch die nur mäßig kollabierte Lunge noch weiter komprimiert werden. Dadurch wirkt sich hier die exspiratorische Druckerhöhung diaphragmal weniger aus und das nur wenig tiefgestellte und noch leicht nach oben gewölbte Zwerchfell bleibt exspiratorisch in gleicher Höhe oder steigt sogar normalsinnig nach oben. In jedem Pneumothorax mit Überdruck und in Ausnahmefällen von geschlossenem Unterdruckpneumothorax mit caudalkonvexem Zwerchfelltiefstand findet sich zu Beginn der Inspiration das Zwerchfell in einer für den Kontraktionseffekt so ungünstigen Lage, daß es sich inspiratorisch ohne Höhenverschiebung oder mit paradoxer Hebung kontrahiert. Es *scheint* dadurch der inspiratorischen Drucksenkung im Thorax zu erliegen und „angesaugt" zu werden oder eine Hochdrängung durch die inspiratorische Drucksteigerung im Abdomen von der gesunden Zwerchfellseite her zu erfahren, so wie es bei einseitiger Phrenicusreizung der Gegenseite (JAMIN) oder bei der Zwerchfellähmung bzw. Relaxation (HITZENBERGER) der Fall ist. Aus dieser Analogie mit der passiven Paradoxie des nicht gereizten oder des gelähmten Zwerchfells darf jedoch keineswegs geschlossen werden, daß auch im Pneumothorax eine muskuläre Schädigung etwa im Sinne einer Parese vorläge. Diese Annahme läßt die Tatsache außer acht, daß die Bewegungsparadoxie sich im Pneumothorax stets am tiefgestellten, entspannten, ganz oder teilweise durchhängenden und muskelintakten Zwerchfell mit reduziertem oder umgekehrtem Kontraktionseffekt abspielt, während sie bei der Zwerchfellähmung ein hochgestelltes, maximal gedehntes und muskulär ausgeschaltetes Zwerchfell betrifft.

Als Vorbedingung für das Auftreten einer Bewegungsparadoxie im Pneumothorax müssen daher in erster Linie der Zwerchfelltiefstand und die Zwerchfellabflachung gelten, die in gleicher Weise durch die Erhöhung des mittleren Thoraxdruckes verursacht werden. Als Zusatzfaktoren kommen außer dem Verlust der exspiratorischen Lungenverkleinerung nicht nur die erörterten Veränderungen der respiratorischen Druckrelationen auf der kranken und gesunden Thoraxseite und zwischen Thorax und Abdomen hinzu; entsprechende Bedeutung haben auch die Verlagerung und die respiratorische Verschieblichkeit des Mittelfells (unter Umständen mit einer Transversalverschiebung einzelner Zwerchfellanteile), die Behinderung des respiratorischen Volumenwechsels durch atelektatische,

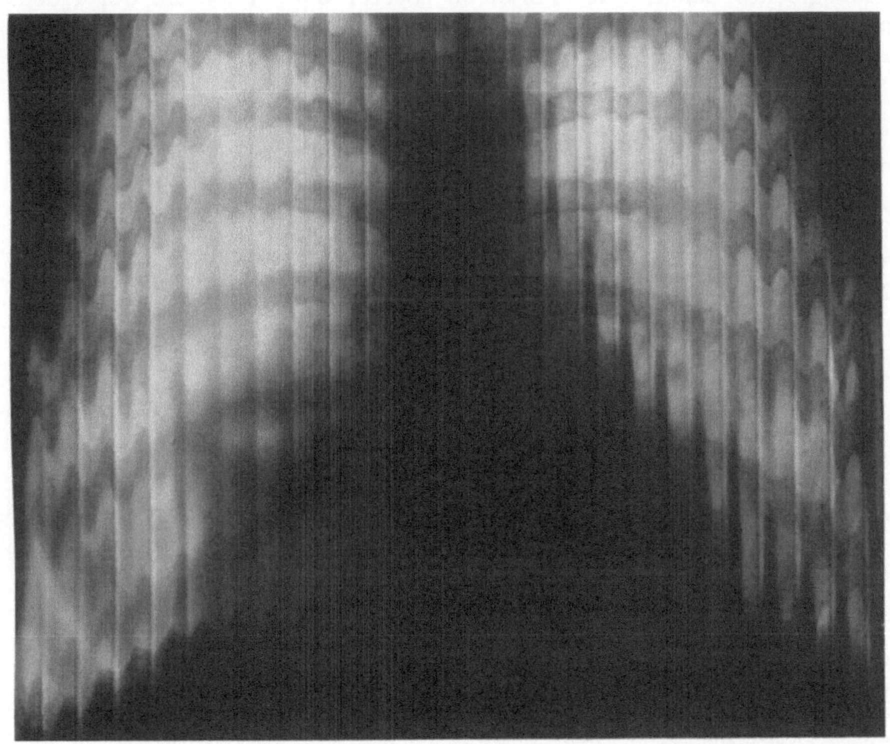

Abb. 25. Paradoxe Zwerchfellbewegung unter einem Pneumothorax rechts

infiltrative oder pleuroadhärente Lungenprozesse, der Einfluß gleichzeitig bestehender Pleuraexsudate und eine eventuelle Behinderung der costalen Atmung. Alle diese Faktoren können in ihrer Summation eine paradoxe Zwerchfellbewegung trotz merklichen Tiefstandes einmal im Überdruckpneumothorax verhindern oder umgekehrt auch einmal im Unterdruckpneumothorax „regelwidrig" bedingen. Und als letztes sei schließlich daran erinnert, daß oft die vorderen und mittleren Zwerchfellabschnitte im Pneumothorax am stärksten tiefgestellt werden (Hofbauer). Dadurch kann sich eine nach unten konvexe Form mit paradoxer Bewegung nicht nur an den sternalen Partien (Hasselwander), sondern auch gerade an den kuppelbildenden Muskelanteilen ergeben, während der lumbale Zwerchfellabschnitt seine Normalbewegung behält (Hitzenberger). Durchleuchtung und Kymogramm nur bei sagittalem Strahlengang lassen eine derartige partielle Paradoxie dann fälschlich als Bewegungsstörung der ganzen Zwerchfellhälfte erscheinen oder führen zu dem Phänomen einer „schlingernden" Zwerchfellbewegung (Schwarz).

Herzkrankheiten pflegen vor der Dekompensation das Zwerchfell wenig zu beeinflussen. Im Stadium der Dekompensation ist vor dem Durchleuchtungsschirm die Einschränkung der Zwerchfellbewegung bei gleichzeitig verstärkter Rippenatmung noch auffälliger als etwa der beidseitige Hochstand durch einen Ascites oder der rechtsseitige Hochstand durch eine Stauungsleber. Diese Umstellung im Atemtypus liegt schon dann vor, wenn Pleuratranssudate noch fehlen und der Ascites noch gering ist, von einer wesentlichen mechanischen Erschwerung der Zwerchfellarbeit also noch kaum die Rede sein kann. Die Ursachen für den geänderten Atemtyp bei der kardialen Dyspnoe sind nicht restlos geklärt. Bei einem Teil dieser Fälle können muskuläre Destruktionen im Zwerchfell selbst für die Funktionsänderung verantwortlich gemacht werden (HITZENBERGER; FALKENSTEIN; STRUCKOW).

Röntgenologisches Zeichen der gestörten Zwerchfelltätigkeit ist der Hochstand mit verkleinerter Atemamplitude. Dazu tritt als indirektes Zeichen der diaphragmalen Venti-

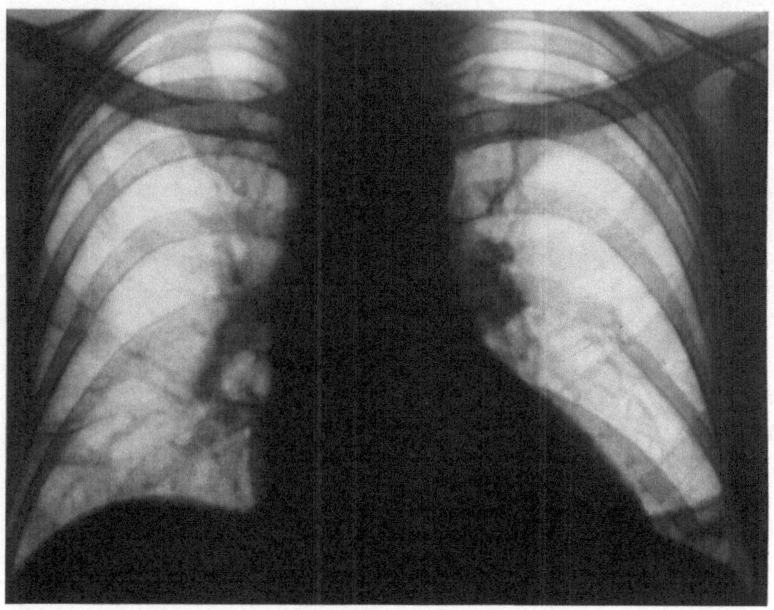

Abb. 26. Geringer Zwerchfellhochstand und beidseitige symmetrische Plattenatelektasen in der Lungenbasis bei Herzdekompensation

lationsstörung oft eine plattenförmige Atelektase der Lungenbasis, die infolge der Stauungsleber mit rechts stärkerer Zwerchfellalteration auch häufiger in der rechten als in der linken Lungenbasis ist. In vielen Fällen aber erscheinen beiderseits die typischen Streifenschatten der gerichteten Basisatelektase als Zeichen der beiderseits gleichmäßigen Reduktion der Zwerchfellatmung. Es ist bereits früher darauf hingewiesen, daß die beidseitige Plattenatelektase nach den Untersuchungen von K. RICHTER als geradezu pathognomonisch für ein dekompensiertes Herzvitium gelten kann und auch dann für eine wesentliche Minderung der Zwerchfellfunktion spricht, wenn der Hochstand gering ist oder fehlt, die Atemamplitude noch oder wieder relativ groß erscheint und sonstige Zeichen der Dekompensation röntgenologisch nicht greifbar sind. Ein Beispiel dafür gibt Abb. 26 wieder. Hier wie in zahlreichen anderen Beobachtungen verschwinden die Plattenatelektasen, sobald der Herzfehler wieder kompensiert ist; sie pflegen erneut aufzutreten, wenn das klinische Bild sich wieder verschlechtert. Dabei erscheint der Hinweis wichtig, daß Entstehung und Auflösung nicht davon abhängen, ob ein Transsudat vorhanden ist oder nicht. Allerdings wird eine Atelektase häufig durch einen basalen Ergußschatten verdeckt, so daß sie erst nach Punktion oder spontaner Resorption des Transsudates zur Ansicht kommt.

IV. Das Zwerchfell bei Erkrankungen im Bauchraum

Ein- und doppelseitiger Hochstand des Zwerchfells und Formänderungen kommen bei einer Reihe von Baucherkrankungen vor, wie bereits früher dargelegt wurde. Dabei bleibt die Zwerchfellbewegung meist ungestört. Merkliche Funktionseinbußen erleidet das Zwerchfell vornehmlich bei Alterationen des Peritoneum und bei Oberbauchprozessen. Die röntgenologisch wichtigsten derartigen Erkrankungen sollen im folgenden herausgehoben werden.

Der große, nichtentzündliche *Ascites* stellt das Zwerchfell beiderseits hoch, schränkt aber seine Bewegung relativ wenig ein; für die klinische Diagnostik ist der Röntgenbefund entbehrlich. Es ist wichtiger, kleinere und kleinste Ergüsse festzustellen, die sich klinisch nicht fassen lassen. HECKMANN hat als erster gezeigt, daß sich im Liegen der Ascites

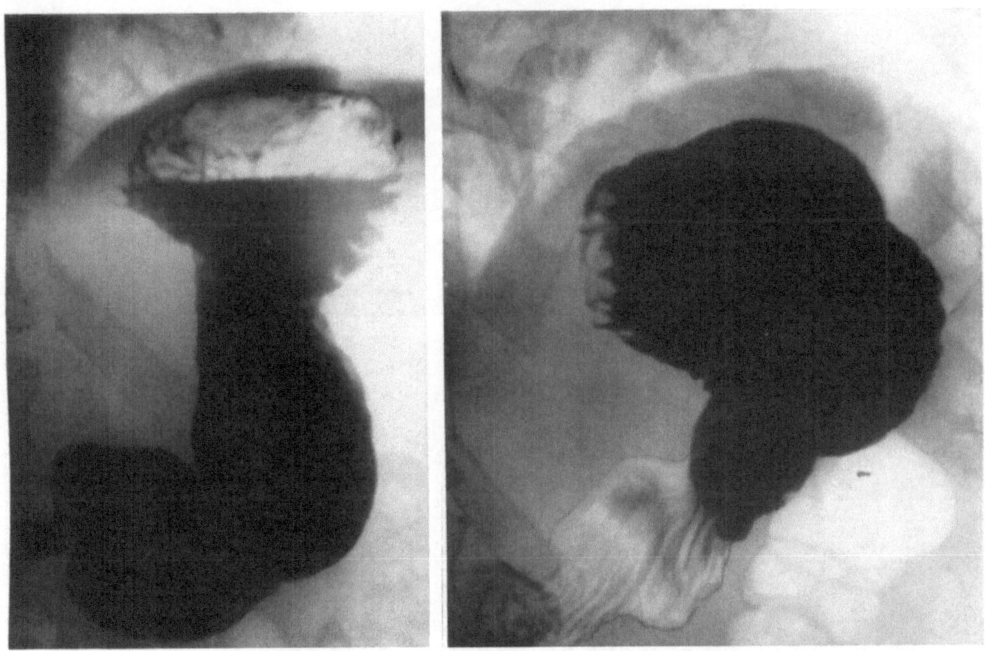

a b

Abb. 27a u. b. Verbreiterung des „Zwerchfellschattens" in Rückenlage bei Ascites

unter dem Zwerchfell ansammelt und auf der linken Seite die Distanz zwischen Magenfornix und Zwerchfellkontur vergrößert, den sog. Zwerchfellschatten also verbreitert. ZUPPINGER hat als differentialdiagnostisches Kriterium gefunden, daß sich beim Ascites die Breite des „Zwerchfellschattens" über dem entfalteten Magengewölbe respiratorisch ändert. Zum Unterschied vom diaphragmalen Pleuraerguß wird der Zwerchfellschatten durch den Ascites im Inspirium nicht breiter, sondern schmäler; dabei ist eine Differenz von mindestens 1 cm signifikant. Auch bei Lagewechsel ändert sich der Abstand zwischen der linken Zwerchfellkontur und der Funduswandung entsprechend, wie Abb. 27a und b zeigt. Der in Rückenlage über der Magenkuppe angesammelte Ascites verbreitert den Zwerchfellschatten, während ein basal angeordneter Pleuraerguß dann ausläuft. Wird diese Verbreiterung im Exspirium stärker, kann ein Ascites als sicher angenommen werden; fehlt die inspiratorische Verschmälerung des Zwerchfellschattens, ist allerdings ein kleiner Peritonealerguß nicht auszuschließen. Differentialdiagnostisch sehr schwer zu beurteilen ist die Verbreiterung des Zwerchfellschattens durch hypophrenische Lymphknotentumoren, z.B. bei Leukämien, wenn gleichzeitig ein abgeklebter basaler Pleuraerguß oder auch ein räumlich begrenzter Ascites im linken Oberbauch vorliegt. Hier fehlt nach unseren eigenen Beobachtungen jede respiratorische Breitenänderung des Zwerchfellschattens, so daß ein paraphrenischer Begleiterguß ohne röntgenologische Zeichen bleiben kann. Differentialdiagnostisch spielen bei einer vergrößerten Magen-Zwerchfell-Distanz außerdem das Fornix- und Kardiacarcinom, perigastrische Verwachsungen und Interpositionen von Dünndarm oder Dickdarm, Leber oder Milz eine Rolle (HECKMANN; LONGIN u. SCHEHL).

Den häufig nach Bauchoperationen beobachteten Zwerchfellveränderungen liegt mitunter gleichfalls ein kleiner Ascites zugrunde; *peritoneale und peritonitische Reizungen* schränken die Zwerchfellfunktion ein. Auch postoperative Lungenkomplikationen pflegen sich indirekt auf Stand und Bewegung des Zwerchfells auszuwirken. Im Einzelfall ist es oft unmöglich zu entscheiden, welcher dieser Faktoren für den Zwerchfellbefund verantwortlich ist, oder ob nicht eine reflektorische Schonung allein die Bauchatmung verringert. Im Beispiel

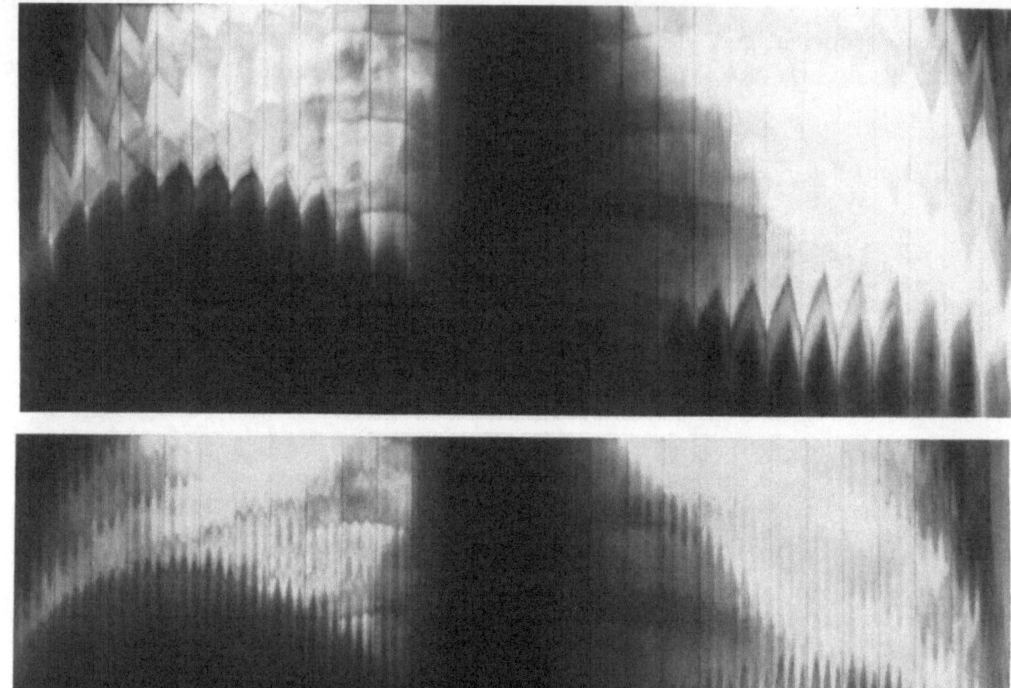

Abb. 28a u. b. Zwerchfellhochstand, kleine Amplitude (ohne Parese) und laterobasale Plattenatelektase rechts nach Cholecystektomie im Atmungs- und Schnupfkymogramm

der Abb. 28 steht die rechte Zwerchfellhälfte 2 Monate nach einer Cholecystektomie deutlich hoch und ist in ihrer Beweglichkeit stark eingeschränkt, ohne im Schnupfkymogramm die Zeichen einer Parese aufzuweisen; die kleine Plattenatelektase im rechten Herz-Zwerchfellwinkel stellt ein indirektes Zeichen der diaphragmalen Bewegungsstörung dar. Hier kann der Befund am Zwerchfell auf postoperative Peritonealveränderungen zurückgeführt werden, da er im Anschluß an die Operation ohne eine klinisch oder röntgenologisch faßbare Lungenkomplikation auftrat. MEYLER u. Mitarb. haben die gleichen Beobachtungen nach Cholecystektomien machen können, während RUDNIKOFF u. Mitarb. gezeigt haben, daß nach diesen Operationen meist umfangreiche Lungenveränderungen auftreten. Außer streifenförmigen Plattenatelektasen werden hier ausgedehntere Basisatelektasen oder basale Pneumonien beobachtet, die sich meist schon nach einem Tag entwickeln und verschieden lange bestehen bleiben. Werden gleichzeitig mit herdförmigen, segmentären oder lobären Basispneumonien auch Plattenatelektasen gefunden, so sind sie im allgemeinen sekundär durch diese postoperativen Lungenkomplikationen bedingt (RICHTER). Auch basale Lungeninfarkte, die nach Bauchoperationen nicht selten sind (KÖNIG; KNOLL), schränken sekundär die Zwerchfellbewegung infolge der begleitenden Infarktpleuritis ein. Wo jedoch eine Plattenatelektase auf der Seite der Operation als einzige „Lungenkomplikation" vorliegt, dürfte sie pathogenetisch allein auf die postoperative Funktionseinschränkung des Zwerchfells selbst, also meist auf eine Alteration des Peritoneum zurückzuführen sein. Postoperativer Hochstand des Zwerchfells mit verringerter Beweglichkeit ist jedoch nicht an eine operative Peritonealreizung gebunden. Auch extraperitoneale Eingriffe in Zwerchfellnähe mindern die Zwerchfellbewegung, was für die Wundheilung wichtig ist. Die pathogenetische Annahme, daß der postoperative Zwerchfellhochstand mit verringerter Beweglichkeit häufig auf einer Reizung des diaphragmalen Peritoneum beruht, wird durch klinische und tierexperimentelle

Beobachtungen gestützt. Die Seitenkongruenz von operativem Trauma und Zwerchfellbefund findet sich in der Klinik immer wieder bestätigt.

Bei der *diffusen Peritonitis* wird die Zwerchfellfunktion erheblich gestört. Die abdominale Atmung kann völlig aufgehoben sein. Heilt die Peritonitis ab, so kehrt die normale Zwerchfellatmung wieder zurück, falls perihepatische, perisplenische oder ähnliche zwerchfellnahe Restentzündungen ausbleiben. Röntgenuntersuchungen im akuten Stadium sind klinisch meist nur zu verantworten, wenn der Kranke im Liegen untersucht werden kann. Aber schon eine kurze Durchleuchtung im Stehen, z.B. bei einer Perforationsperitonitis, deckt die hochgradige diaphragmale Funktionsstörung mit einem Blick auf. Differenziertere Untersuchungen sind von röntgenologischer Seite durch

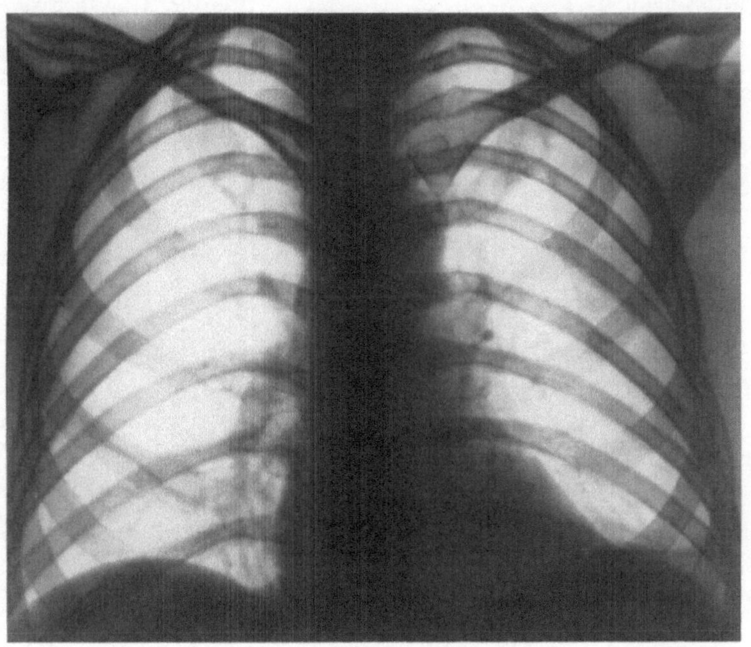

Abb. 29. Pleuritische Konturunschärfe links und basale Lungenatelektasen beiderseits bei rezidivierender Peritonitis

Friman-Dahl; Epstein; Schmidt durchgeführt worden. Oft reicht eine doppelbelichtete Aufnahme in Exspiration und Inspiration völlig aus (Friman-Dahl). Über röntgenkymographische Untersuchungen im Liegen haben Epstein und Schmidt berichtet. Daraus geht in Übereinstimmung mit Haubrich hervor, daß die diaphragmalen Bewegungsstörungen sehr vielgestaltig und verschieden stark ausgeprägt sind: Das Zwerchfell kann bei der diffusen Peritonitis beiderseits völlig still stehen oder paretisch oder minderbeweglich sein, wobei der Bewegungsablauf nicht selten pseudoparadox ist. Beschränken sich Bewegungsminderung und -umkehr auf eine Seite, dann ist damit ein wertvoller differentialdiagnostischer Hinweis für den Ausgangsort der Peritonitis gegeben. So wird das rechte Zwerchfell allein beim rechtsseitigen subphrenischen Absceß und der Cholecystitis mit Bauchfellentzündung, das linke Zwerchfell beim linksseitigen subphrenischen Absceß und der Pankreatitis mit Peritonitis betroffen (Friman-Dahl; Epstein; Schmidt). Neuerdings hat Schmidt darauf hingewiesen, daß in solchen Fällen oft eine „Plateaukurve" im Atmungskymogramm der betroffenen Zwerchfellhälfte zu finden ist; sie entspricht einer exspiratorisch abgebremsten, angehaltenen und verkleinerten Zwerchfellbewegung.

Auch nach Abklingen der Peritonitis können noch lange Konturunschärfen des Zwerchfells oder basale Lungenatelektasen als Restsymptom der abgelaufenen Durchwanderungspleuritis oder der diaphragmalen Bewegungseinschränkung nachweisbar sein wie im Fall der rezidivierenden Peritonitis von Abb. 29, deren letztes Aufflackern

4 Monate zurücklag. Wo die diffuse Peritonitis sich in eine *lokal begrenzte Entzündung* umgewandelt hat, bleiben Störungen der Zwerchfellatmung um so leichter bestehen, je näher der bleibende Entzündungsprozeß am Zwerchfell gelegen ist. Da hypophrenische Restexsudate allein oder auch in Verbindung mit abgesackten Ergüssen des Unterbauches recht häufig sind, kommen *entzündliche Zwerchfellinfiltrationen* nicht selten ein- oder doppelseitig zur Ansicht. Röntgenologisch deutet die Entwicklung einer leichten Bewegungsstörung (ohne wesentlichen Hochstand) zum Bewegungsstillstand oder gar zur Bewegungsparadoxie (mit merklichem Hochstand) darauf hin, daß eine „peritonitische Diaphragmatitis“ das Zwerchfell gelähmt hat.

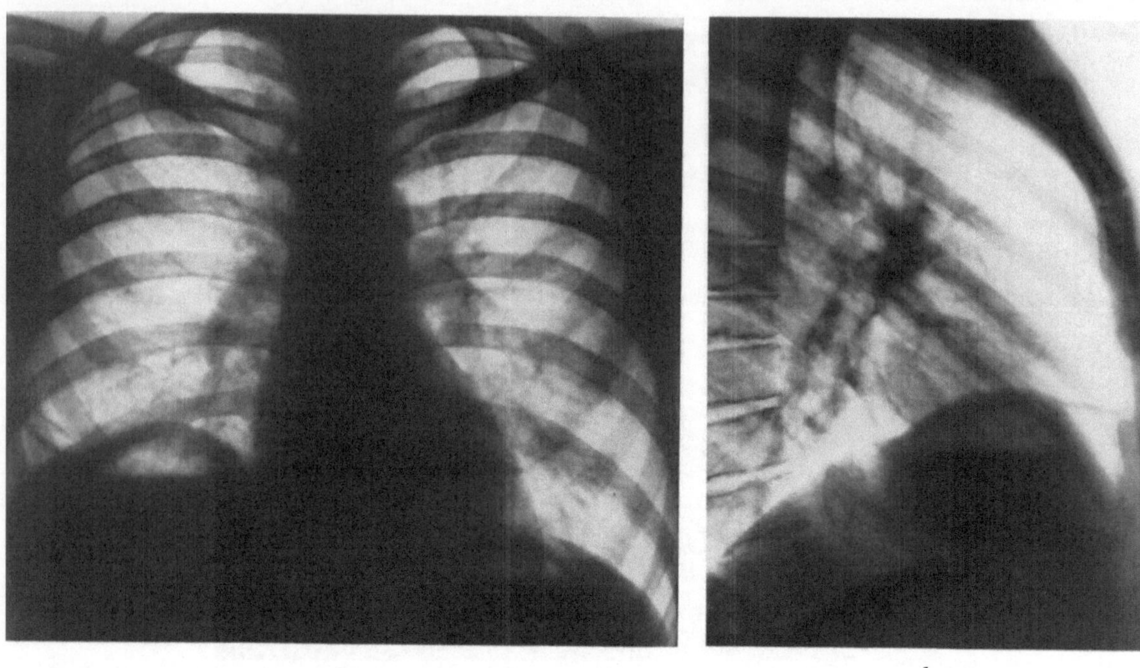

Abb. 30a u. b.. Subphrenischer, gashaltiger Absceß (mit ventral-lateraler Basisatelektase)

Von diesen Befunden aus gibt es fließende Übergänge zum Bild des *subphrenischen Abcesses.*

Die hypophrenischen Eiterungen entstehen rechts infolge einer peritonitisch oder retroperitoneal weitergeleiteten Appendicitis, von Leberabsceß, Cholecystitis und Perinephritis, links nach perforierten Magen- und Darmgeschwüren und nach Carcinomen von Magen, Dickdarm und Pankreas bzw. nach Pankreatitis. Der subphrenische Absceß ist rechts häufiger und wird links leichter verkannt (EPPINGER; HITZENBERGER; TESCHENDORF; HAUBRICH; HARLEY; WETTERFORS u.a.). Heute ist er unter den Möglichkeiten der chemisch-antibiotischen Therapie recht selten und klinisch vielfach uncharakteristisch geworden. Dabei ist wichtig zu wissen, daß die chronischen, schleichend entwickelten Formen relativ zugenommen haben. In der klinischen Diagnostik spielt die Laparoskopie eine wichtige Rolle.

Die Lokalisation der fortgeleiteten Eiterung an der Zwerchfellunterfläche ist von der Lagebeziehung des Ausgangsorganes zum Zwerchfell nicht allein abhängig. Die alte, von EPPINGER übernommene Einteilung der subphrenischen Abscesse in vier intraperitoneale, durch den kreuzförmigen Bandapparat der Leberkonvexität abgegrenzte anatomische Formen und je einen rechts- oder linksseitigen extraperitonealen Absceß ist durch die chirurgische und pathologisch-anatomische Erfahrung bestimmt worden. Sie läßt sich jedoch in der klinischen Praxis nur sehr unvollkommen präzisieren, weil durch die Kommunikation der hypophrenischen Räume die Eiterungen nur sehr selten so eng umschrieben bleiben. Überdies legt es die klinisch immer mehr in den Vordergrund getretene Röntgendiagnostik der hypophrenischen Eiterungen durch die Orientierung am Zwerchfell nahe, nur zwischen rechts- und linksseitigen Abscessen zu unterscheiden. Diese Simplifikation ist klinisch tragbar, obschon sie dazu beigetragen hat, den Gebrauch des Sammelbegriffs „subphrenischer Absceß“ für die anatomisch und pathogenetisch recht verschiedenartigen hypophrenischen Eiterungen zu festigen. Sensu strictiore müßte in den allermeisten Fällen von einem hypophrenisch abgekammerten Empyem der Peritonealhöhle mit und ohne Gasbildung oder von einem Pyoperitoneum subdiaphragmaticum [„Pyo(pneumo)-

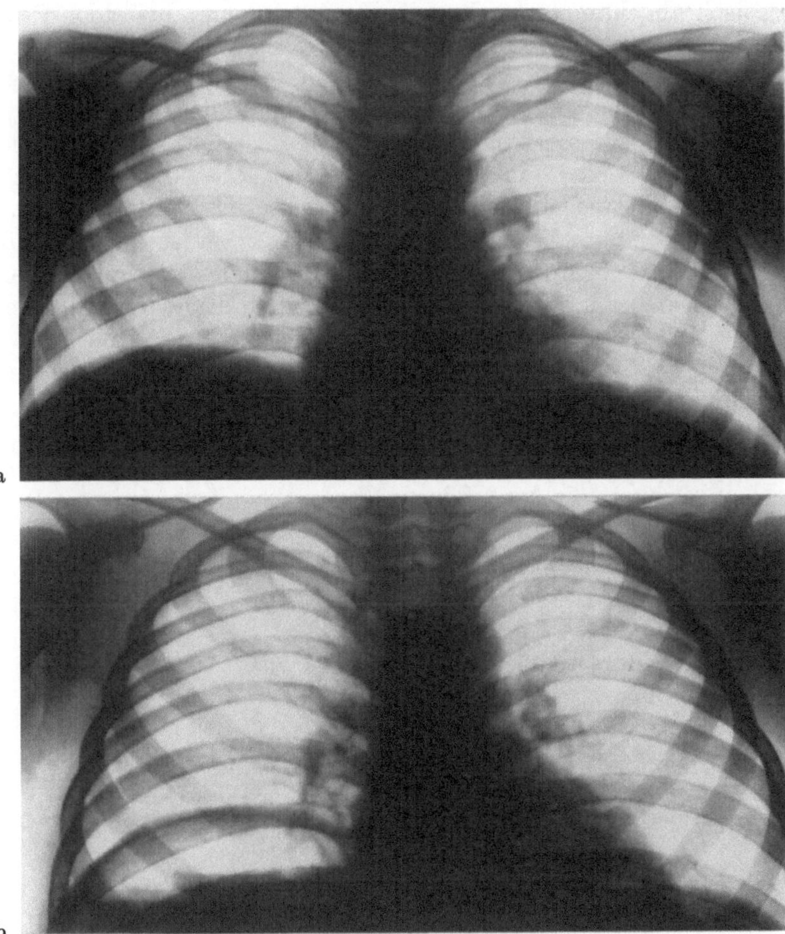

Abb. 31a u. b. Zwerchfellhochstand bei Perforationsperitonitis (a), nach 8 Tagen größerer subphrenischer Abscess rechts bzw. perihepatisch abgekammertes Pyopneumoperitoneum (b)

thorax subphrenicus", v. LEYDEN, MONOD] gesprochen werden; für die retroperitoneal aufgestiegenen Eiterungen unter den serosafreien dorsalen Zwerchfellabschnitten wäre meist richtiger die Bezeichnung „hypophrenische Phlegmonen" anzuwenden. Ein eigentlicher Absceß mit Gewebseinschmelzung liegt im Grunde nur selten vor und ist auch dann nicht ohne weiteres gegeben, wenn sich eine Gasblase über dem Exsudatspiegel ausgebildet hat.

Die *Röntgendiagnostik des subphrenischen Abscesses* kann hier nur hinsichtlich der Zwerchfellveränderungen abgehandelt werden. Sie unterscheidet die leichter feststellbaren Eiterungen unter der rechten Zwerchfellhälfte von den schwerer erkennbaren Abscessen auf der linken Seite; dazu kommt die phlegmonöse Eiterung unter den lumbalen Zwerchfellabschnitten bei Infektionen retroperitonealer Organe. Die Röntgendiagnose stützt sich zunächst auf den Nachweis hypophrenischer Gasansammlungen über einem Flüssigkeitsspiegel (Abb. 30). Dieser Befund kann jedoch nur bei jedem vierten Fall etwa erhoben werden, so daß der klinische Verdacht auf einen subphrenischen Absceß meist eine sehr sorgfältige Röntgenuntersuchung erfordert. Das wichtigste Zeichen der gasfreien hypophrenischen Eiterung ist die Bewegungsminderung der hochgestellten und stärker gewölbten Zwerchfellhälfte.

Mit dem Nachweis einer Gasblase über einem Flüssigkeitsspiegel wird die Röntgendiagnostik der klinischen Untersuchung vor allem dann überlegen, wenn es sich um kleine, perkutorisch nicht faßbare zentrale Abscesse handelt, die unter der Zwerchfellkuppe räumlich eng begrenzt bleiben (Abb. 30). Große, bis zur Rumpfwand reichende Abscesse (Abb. 31a und b) sind auch klinisch genügend eindeutig. Hier handelt es sich anatomisch um ein perihepatisch abgekammertes Pyopneumoperitoneum bei einer Perforationsperitonitis; gleichzeitig lag eine eitrige, aber nicht gashaltige Perisplenitis und -pankreatitis vor. Dieser Entstehungsmodus ist bei all denjenigen subphrenischen Abscessen gegeben, die sich durch perihepatische oder links — wie im Fall der Abb. 32 — perisplenische Abkammerung aus einem freien Pyopneumoperitoneum nach der Perforation eines lufthaltigen Bauchorgans entwickelt haben und bei denen die „absceßtypisch" über einem oder mehreren Flüssigkeitsspiegeln aufsitzende Gasblase ursprünglich eine „perforationstypische" Gassichel unter dem Zwerchfell gebildet hat. Das ist auch die Ursache dafür, daß sich eine statistische Kenntnis über die prozentuale Häufigkeit der gashaltigen Abscesse nicht gewinnen läßt; alle Angaben der alten und neueren Autoren (EPPINGER; HARLEY; WETTERFORS; JOHNSON) sind darin unsicher.

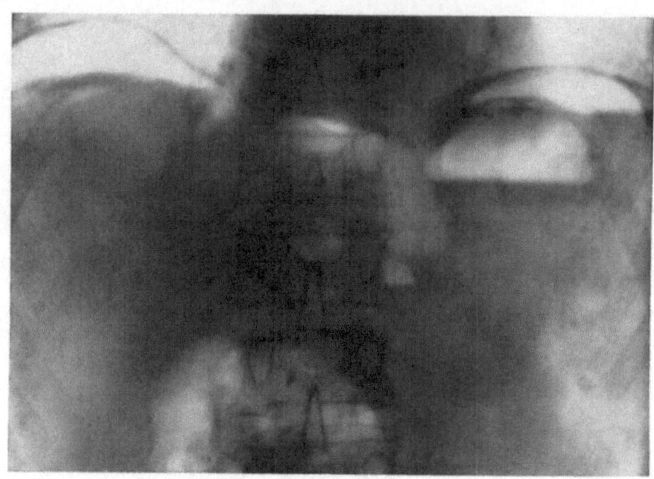

Abb. 32. Perisplenisch abgekammertes Pyopneumoperitoneum bzw. subphrenischer Absceß links nach Magenperforation, s. Text

Die Röntgendiagnose der gasfreien hypophrenischen Eiterung steht und fällt mit dem Nachweis eines Zwerchfellhochstandes, einer Bewegungsalteration und eventuell der Zeichen einer Durchwanderungspleuritis (HITZENBERGER; FRIMAN-DAHL; EPSTEIN; HAUBRICH; SCHMIDT). Dieser Nachweis ist naturgemäß rechts leichter zu führen als links. Beispiele für den gasfreien rechtsseitigen Absceß gibt Abb. 33, für den linksseitigen gasfreien Absceß Abb. 34a und b. Über den linksseitigen subphrenischen Absceß haben unter anderem EPPINGER; ZUPPINGER; ERKELENTZ; HARING; OCHSNER u. Mitarb.; PSENNER berichtet. Im übrigen hat jüngst WETTERFORS als häufigstes Röntgenzeichen des gasfreien Abscesses neben dem Hochstand und der Bewegungsstörung des Zwerchfells den begleitenden Pleuraerguß gezählt (89%). Differentialdiagnostisch stehen vor allem das abgesackte basale Pleuraempyem und der Leberabsceß zur Debatte. Sie neigen wie auch der subphrenische Absceß jeder Seite zur *Perforation des Zwerchfells*, dessen entzündliche Beteiligung schon vorher an völligem Bewegungsstillstand, fortgeleiteter Basisexsudation -pneumonie oder -atelektase abzulesen sein kann. Da auf der linken Seite die gasfreien subphrenischen Abscesse nur selten entdeckt werden und die gashaltigen und spiegelbildenden Abscesse hier durch Magen- und Dickdarmluft unauffälliger bleiben, ist es kein Wunder, daß erst die Zeichen einer diaphrenischen Perforation in vielen Fällen den klinisch unklaren und röntgenologisch uncharakteristischen Befund deuten lassen (Abb. 35). Diese Komplikation mit konsekutivem Pleuraempyem oder Lungenabsceß tritt bei jedem fünften Fall etwa auf. Größere entzündlich-nekrotische Zwerchfelldefekte durch einen subphrenischen Absceß können auch nach Abklingen des entzündlichen Krankheitsbildes noch eine Operation notwendig machen, wenn nämlich ein Prolaps von Baucheingeweiden in die Brusthöhle erfolgt ist. Für die klinische und röntgenologische Diagnostik dieser

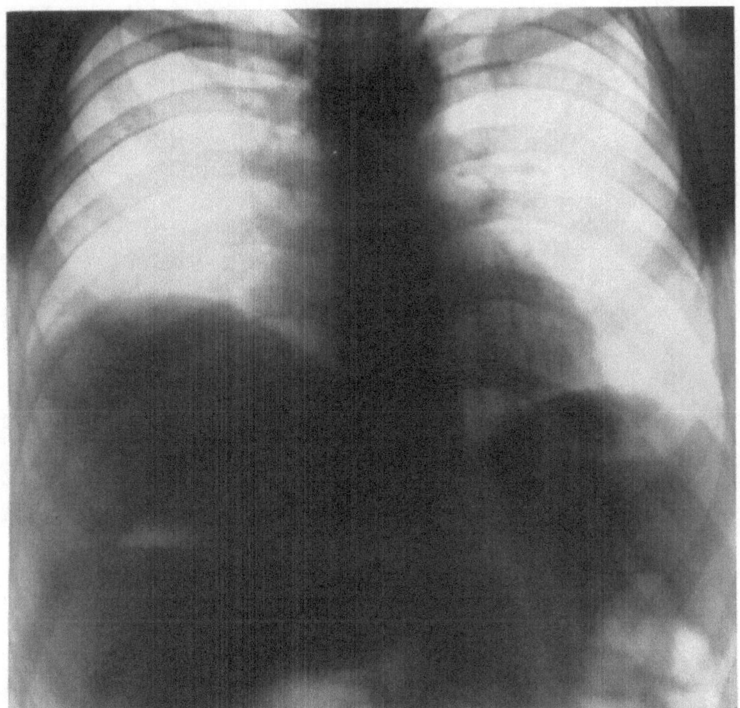

Abb. 33. Gasfreier subphrenischer Absceß rechts mit Hochstand und Konturunschärfe der rechten Zwerchfellhälfte bei multiplen Leberabscessen

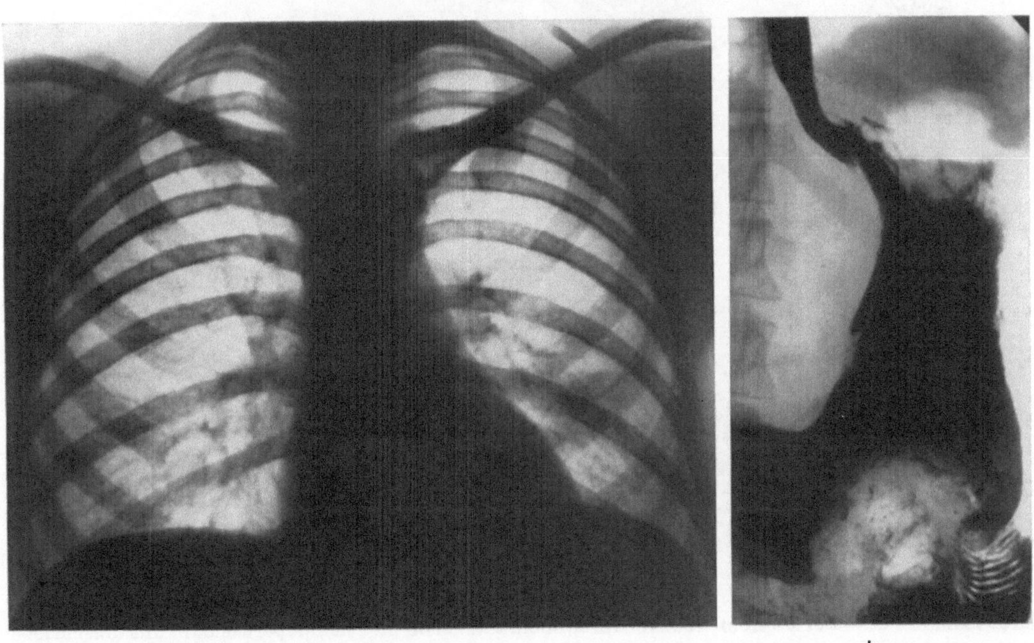

a b

Abb. 34a und b. Gasfreier subphrenischer Absceß links mit Hoch- und Stillstand der linken Zwerchfellhälfte und Durchwanderungspleuritis (bei traumatischer Pankreascyste)

Zwerchfelldurchbrüche kann im übrigen auf SCHWARZ; HAUSER; DASSEL; LAWS; CASPERS; HAUBRICH; SPÜHLER; KOSS u. REITTER verwiesen werden.

Beim *Pneumoperitoneum* sind oft nur geringe oder keine Zwerchfellveränderungen festzustellen. Das gilt besonders für das postoperative Pneumoperitoneum nach Laparoskopie und -tomie, das im Röntgenbild schmale Gassicheln unter den Zwerchfellbögen

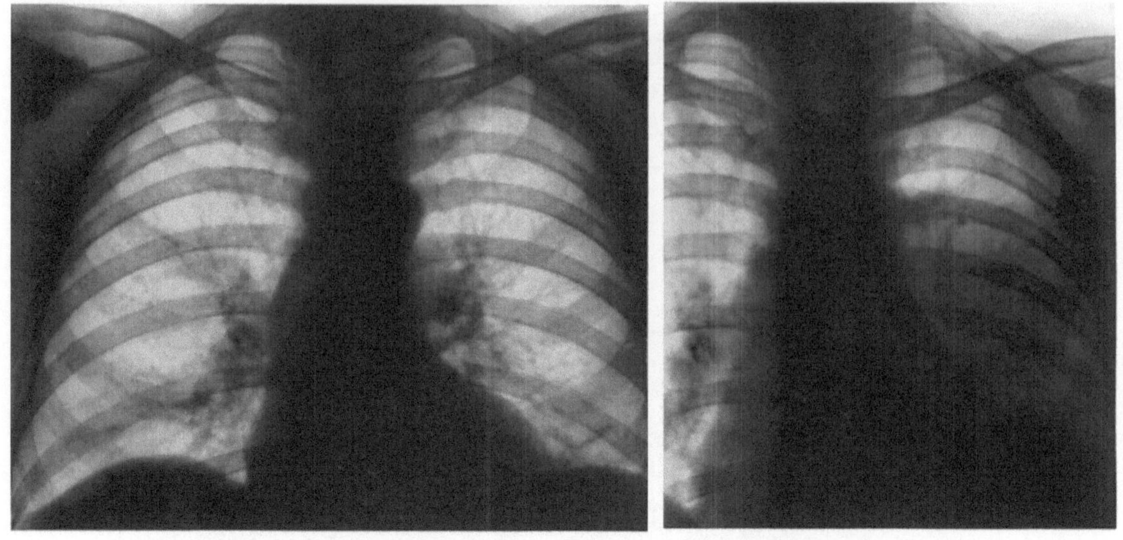

Abb. 35a u. b. Hypophrenische Eiterung links mit geringem Zwerchfellhochstand (a); nach 3 Wochen Pleuraerguß durch diaphrenische Pankreas-Pleurafistel (b)

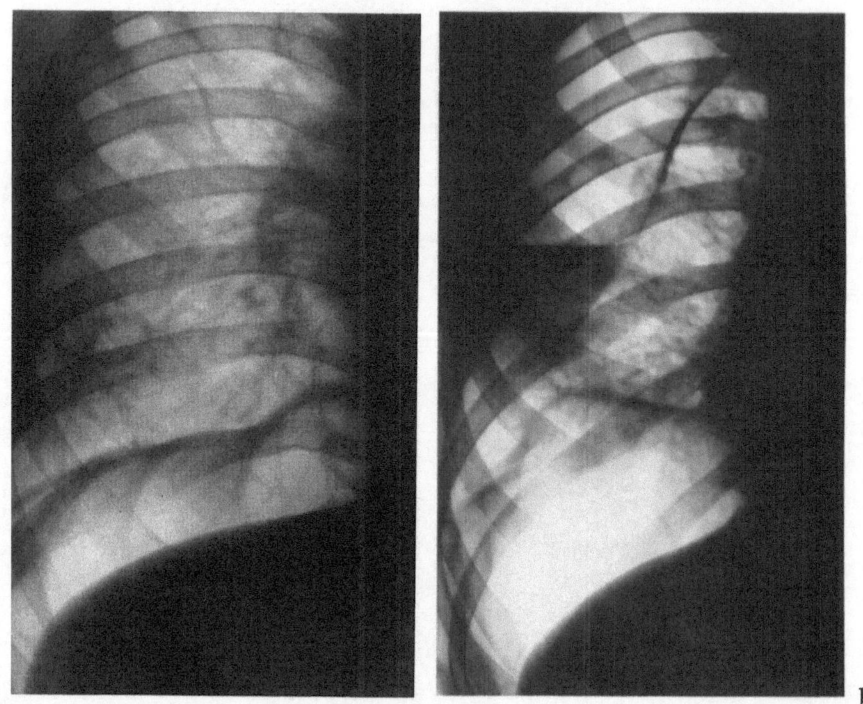

Abb. 36a. Insertionszacke und mediale Buckelung des Zwerchfells im Pneumoperitoneum.
Abb. 36b. Isolierter lateraler Zwerchfellbuckel durch Pleuraadhäsion im Pneumoperitoneum mit umschriebener Muskelschwäche

erkennen läßt, die klinisch bedeutungslos sind und rasch resorbiert werden. Intraperitoneale Gasdepots infolge einer Nahtinsuffizienz bleiben länger bestehen und zeigen im Röntgenbild auch Flüssigkeitsspiegel oder Abscesse und eher peritonitische Bewegungsstörungen am Zwerchfell. Beim spontanen Pneumoperitoneum durch Perforation eines lufthaltigen Bauchorgans ist die Luftmenge meist größer, so daß die Oberbauchorgane stärker vom Zwerchfell abgedrängt sind (COCCHI; PRÉVÔT; TESCHENDORF). Die größten Luftmengen finden sich beim Spannungspneumoperitoneum durch Ventilverschluß am

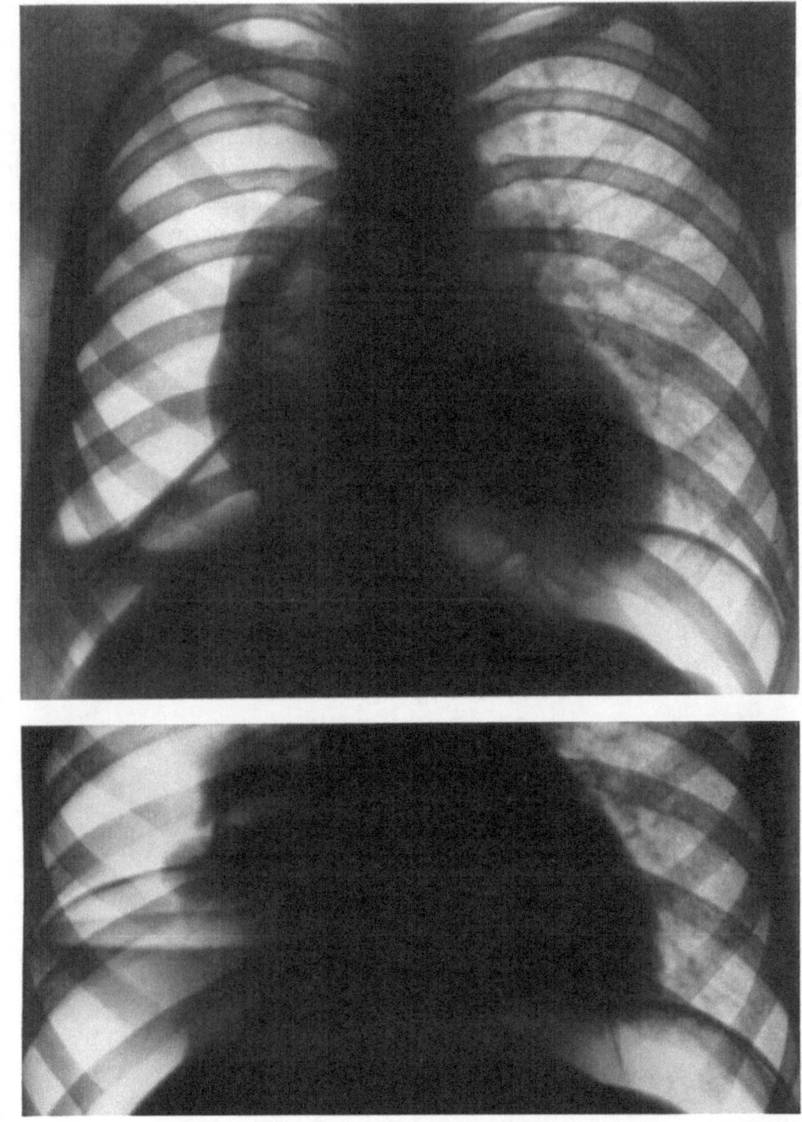

Abb. 37a u. b. Rechte Zwerchfellhälfte bei Pneumoperitoneum und Überdruckpneumothorax rechts nach unten durchgebogen (a), nach Teilresorption des Pneumothorax wieder gewölbt, Erguß scheinbar unter dem Zwerchfell (b)

perforierten Darm und bei der Zwerchfellperforation mit Haemopneumothorax (HAUBRICH, vgl. S. 54). Für das diagnostische Pneumoperitoneum kann auf das entsprechende Kapitel dieses Handbuches verwiesen werden.

Hier interessiert, daß im therapeutischen (oder auch diagnostischen) Pneumoperitoneum vielfach die normalen Muskelinsertionen des Zwerchfells, physiologische Doppelkonturen, pathologische Buckelungen durch Hernie, Divertikel oder Adhäsion, und sonstige Formänderungen röntgenologisch sichtbar werden (Abb. 36a und b). Ist gleichzeitig der Druck im Pleuraraum erhöht, so läßt sich im Röntgenbild eine Caudalwölbung des Zwerchfells direkt darstellen, die wir als Ursache der pseudoparalytischen Bewegungsparadoxie schon besprochen haben. So steht im Beispiel der Abb. 37a und b das Zwerchfell rechts tiefer als normal und ist stark abgeflacht bzw. nach unten durchgebogen. Der Spiegel des Pleuraergusses scheint daher teils über, teils unter dem Zwerchfell zu liegen, um nach Teilresorption des Pneumothorax sich sogar ganz unter den Zwerchfellbogen zu projizieren. Grundsätzlich gleiche Druckverhältnisse bedingen auch die caudalkonvexe

Zwerchfellwölbung bei Abb. 38. — Die Breite der Luftsicheln unter dem Zwerchfell hängt nicht nur von der Menge des eingelassenen Gases ab, sondern auch von Atemtyp, Spannung der Bauchwand und Füllungszustand, Plastizität und Fixation der Baucheingeweide. Die Cranialverschiebung des Zwerchfells ist meist viel kleiner als die Caudalverschiebung der Baucheingeweide (HAUBRICH). Als Beispiel einer kymographischen Untersuchung des Zwerchfells im Pneumoperitoneum sei Abb. 39a und b wiedergegeben. Hier ist die Lähmung der rechten Zwerchfellhälfte bei geringer Luftfüllung deutlicher als bei starker: Offenbar wird beim höher hinaufgetriebenen Zwerchfell infolge stärkerer „Vordehnung" die verbliebene Kontraktionskraft besser ausgenutzt.

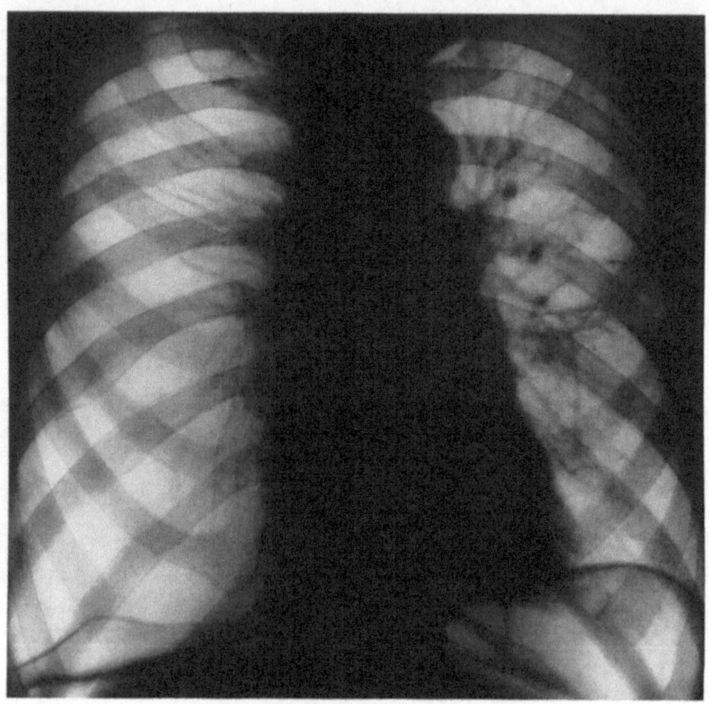

Abb. 38. Abflachung der rechten Zwerchfellhälfte im Pneumoperitoneum infolge Riesencyste im Lungenunterlappen

Im *Pneumoretroperitoneum* kann das Zwerchfell vor allem in seinen lumbalen Anteilen röntgenologisch optimal dargestellt werden (RUIZ RIVAS; DE GENNES u. Mitarb.; COCCHI; HAUBRICH). Für die Zwerchfelldiagnostik ergeben sich daraus große Vorteile, wie an anderer Stelle dargelegt wird. Als röntgenologisch faßbare, harmlose Komplikationen sind lediglich das Pneumomediastinum, das Pneumoperitoneum (H. MÜLLER) und — von HAUBRICH zuerst beschrieben — das *Zwerchfellemphysem* bekannt, dessen charakteristischen Befund gibt Abb. 40 wieder.

Als letzter addiaphragmaler Typ der abdominalen Gasaufhellungen sei die Interposition angeführt, die üblicherweise bei der Zwerchfelldiagnostik abgehandelt wird. Die häufigste Art ist die — auch klinisch mitunter wichtige — *Interpositio hepatodiaphragmatica* (CHILAIDITI). Fast immer ist hier das Quercolon oder Ascendens, seltener Coecum oder Sigmoid zwischen Leberoberfläche und Zwerchfell interponiert, ganz selten auch Magen oder Dünndarm. Als Ursachen werden Atrophien und Schrumpfungen der Leber, Meteorismus und sonstige Darmaffektionen, intraperitoneale Druckänderungen und Zwerchfellprozesse selbst angegeben (SCHINZ; BAUM u. Mitarb.; TESCHENDORF u.a.). Wahrscheinlich besteht immer gleichzeitig eine congenitale Anomalie an den großen Leberbändern oder am Darmansatz. Als Beispiele seien Interpositionen bei Lebercirrhose

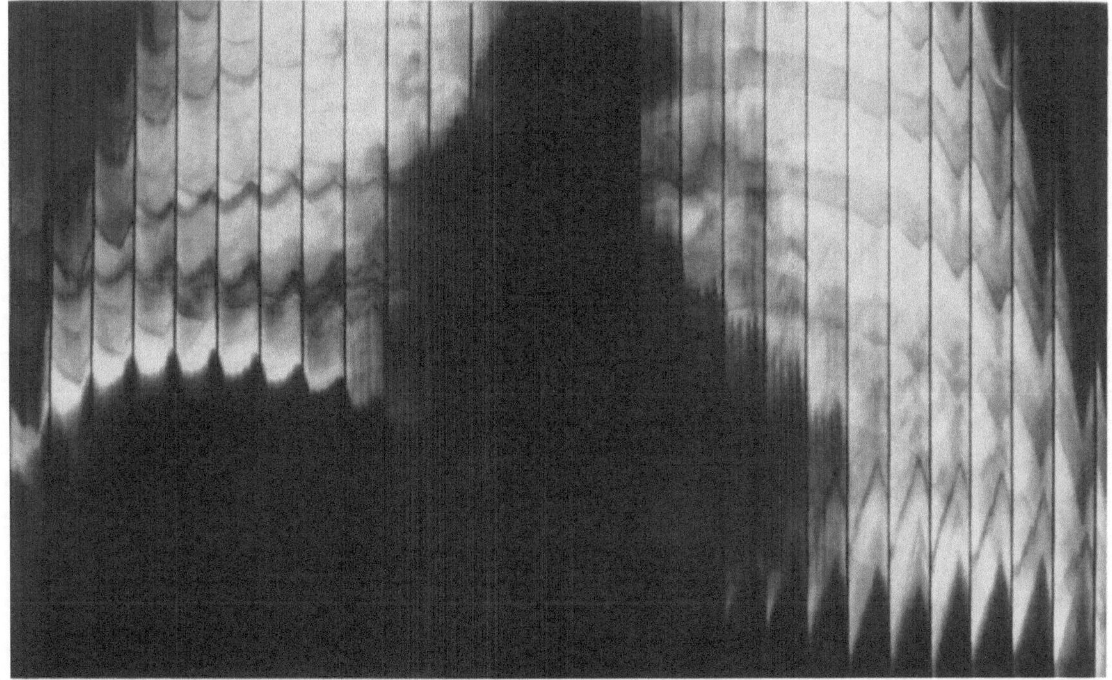

a

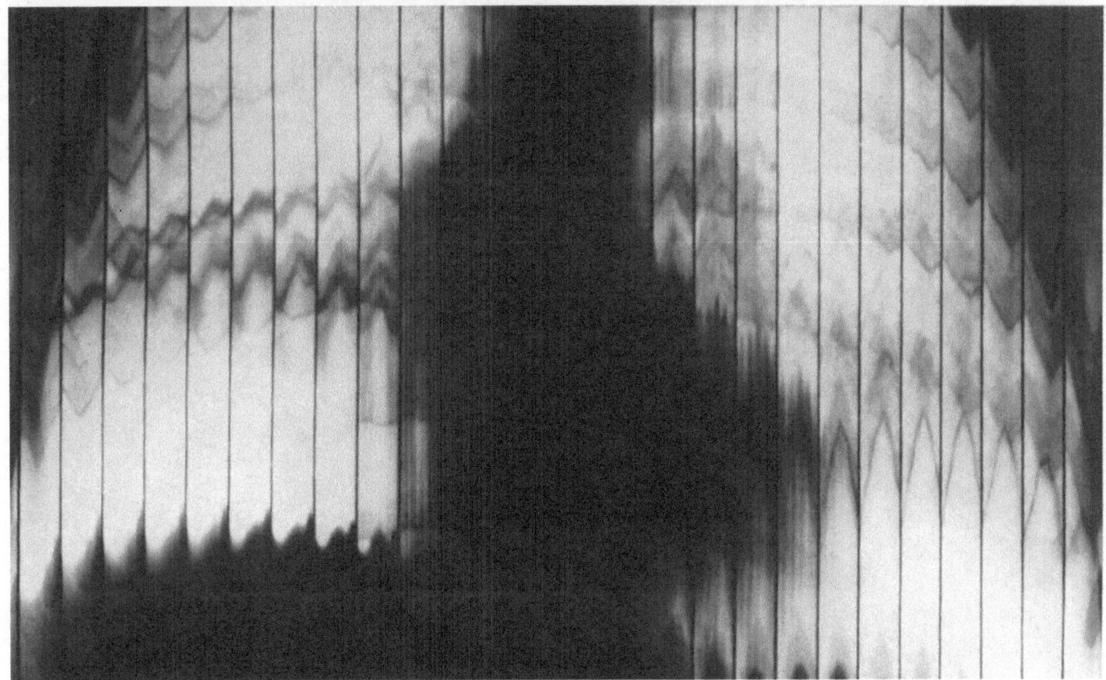

b

Abb. 39a u. b. Zwerchfellparese mit Bewegungsparadoxie rechts im Pneumoperitoneum (a). Nach der Nachfüllung ist der Bewegungsablauf rechts abgestuft und nur pseudoparadox (b), s. Text

(Abb. 41a und b), bei Meteorismus (Abb. 42a und b) und bei muskulärer Zwerchfelldegeneration (Abb. 43a und b) aufgeführt, um die große Ursachenskala zu verdeutlichen.

Die Röntgendiagnose dieser Zustände bedarf im Grund keiner Erläuterung, da der intestinale Charakter des Interpositum durch die Darmhaustrierung innerhalb der Gasaufhellung unverkennbar und unbezweifelbar ist. Nur im seltenen Fall eines gasfreien Interpositum ist die Diagnose erschwert, aber durch eine Kontroll- oder Kontrastmittel-

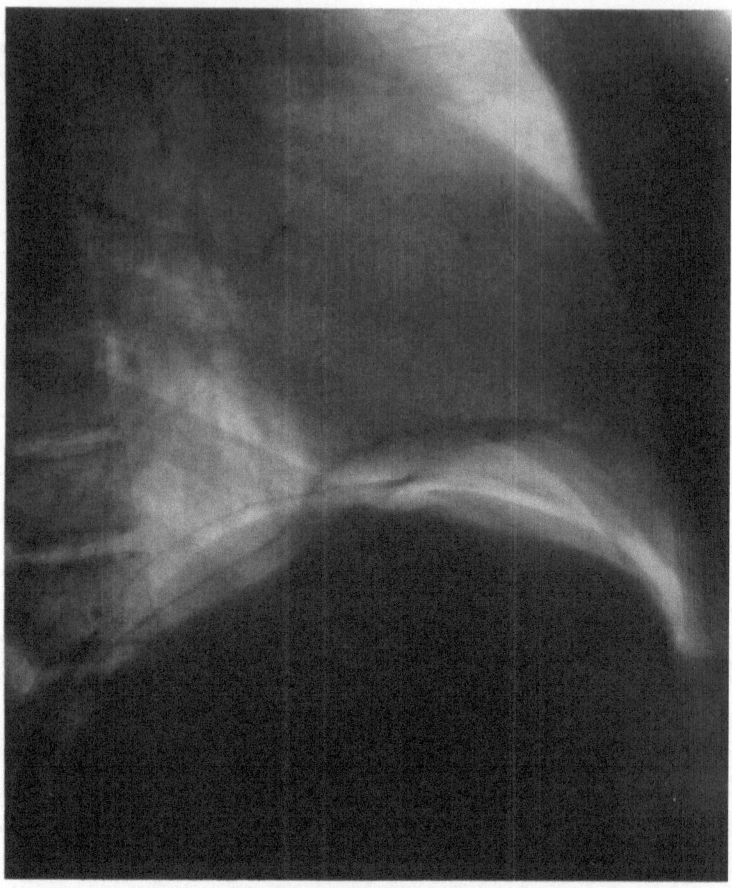

Abb. 40. „Zwerchfell-Emphysem“: Im Pneumoretroperitoneum ist die diaphragmale Pleura in ganzer Ausdehnung abgehoben

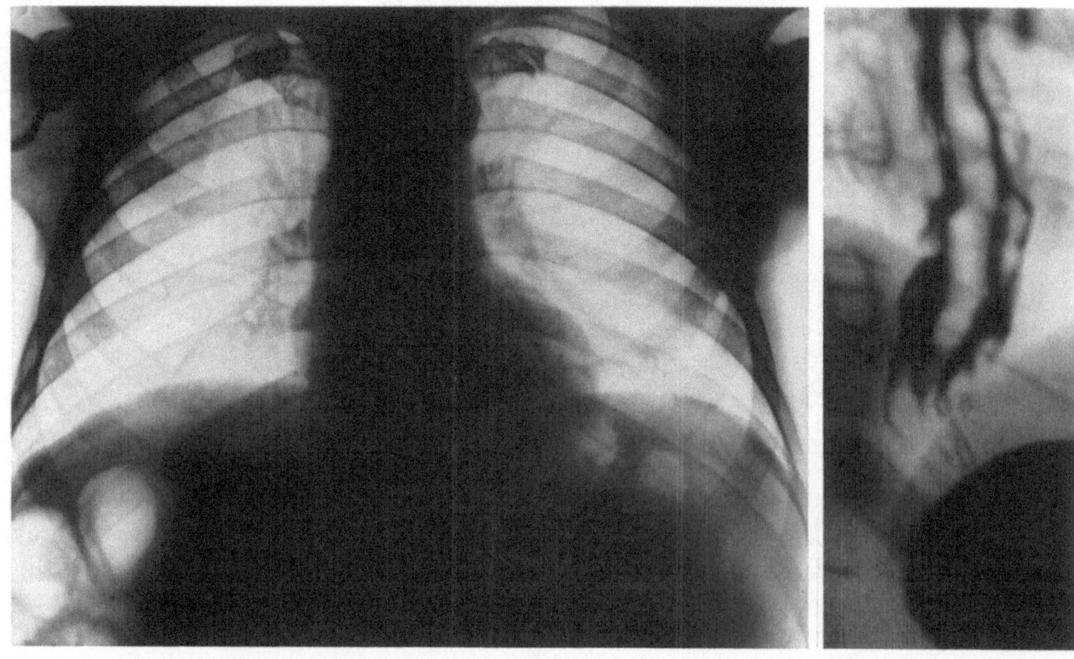

a b

Abb. 41a u. b. a Coloninterposition bei Lebercirrhose. b Zugehöriges Oesophagogramm mit Varicen

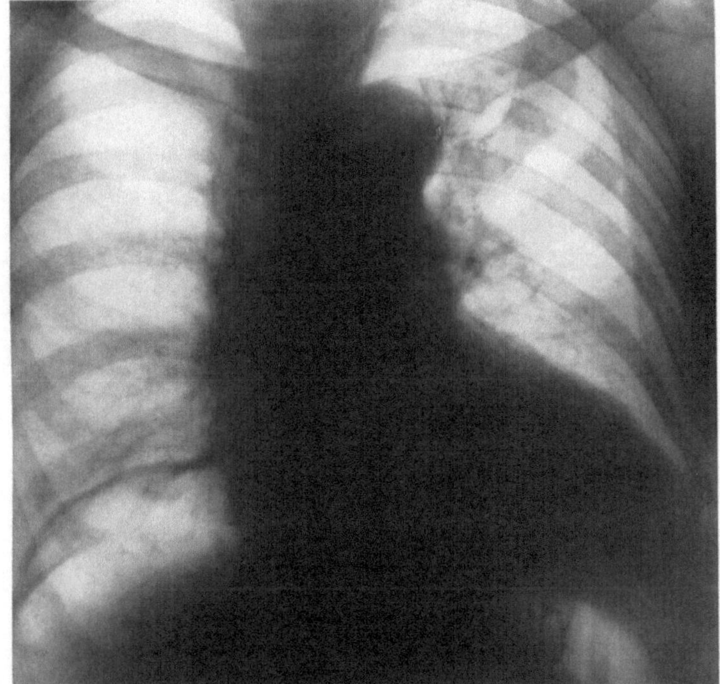
a

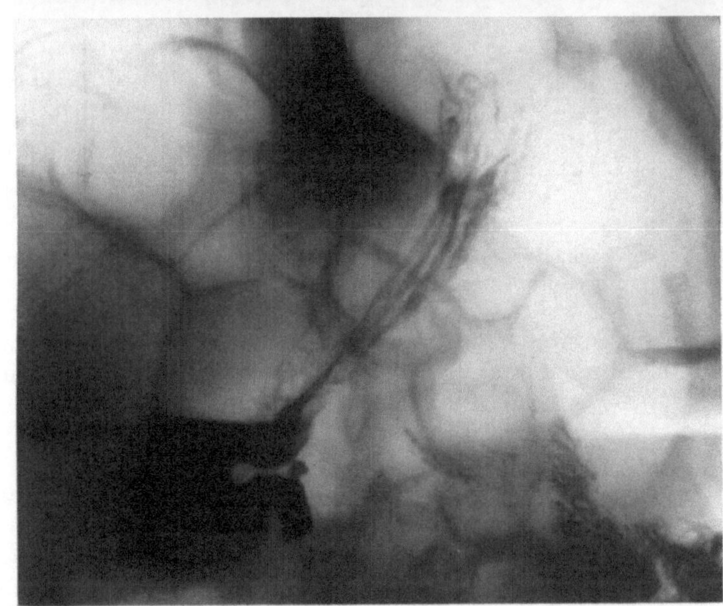
b

Abb. 42a u. b. Wechselnd ein- und doppelseitige Coloninterposition bei Meteorismus (Megacolon)

untersuchung leicht nachzuholen (vgl. Abb. 43b). Das Zwerchfell steht dabei rechts mehr oder minder hoch, ist oft gebuckelt und immer normal beweglich. Auch eine linksseitige, meist pericolitische „splenodiaphragmale" Interposition ist bekannt. Etwas häufiger noch sind doppelseitige Interpositionen, bei denen beide Zwerchfellhälften gleichzeitig durch ein meteoristisch geblähtes Quercolon oder einen involvierten Magen hochgestellt und stark gebuckelt werden können (MACARINI; HAUBRICH u.a.). Bei all diesen Zuständen gibt es kaum ein differentialdiagnostisches Problem. Ähnlich zwerchfellnahe Veränderungen wie der subphrenische Absceß, das Pneumoperitoneum nach Perforation oder die Zwerchfellhernie lassen sich nicht nur röntgenologisch gut abtrennen, sondern sind auch

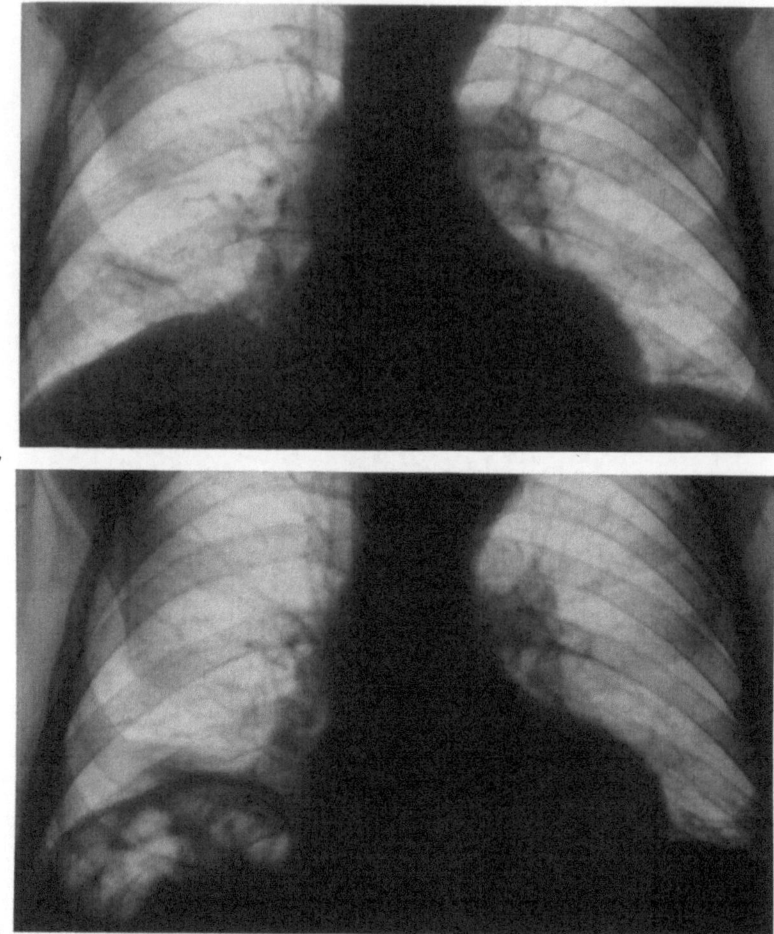

Abb. 43a u. b. Coloninterposition bei muskulärer Zwerchfelldegeneration infolge Herzdekompensation; Interpositum wechselnd gasfrei (a) und gashaltig (b)

nach klinischen Gesichtspunkten meist genügend different. Zur Klinik und Therapie der Interposition kann im übrigen auf BAUM u. Mitarb.; SPÜHLER; KOSS u. REITTER verwiesen werden.

V. Zwerchfellverletzungen

Zwerchfellverletzungen können durch äußere Gewalteinwirkung oder durch plötzliche Erhöhung des intraabdominalen oder -thorakalen Druckes entstehen. Die ungleich häufigeren Verletzungen durch äußere Gewalteinwirkung umfassen die Zwerchfellrisse durch stumpfe Gewalt auf die Rumpfwand und Schuß- und Stichverletzungen; diese beiden Gruppen von äußeren Traumen können auch als indirekte und direkte Zwerchfellverletzungen bezeichnet werden. Eine weitere Einteilung in komplizierte und unkomplizierte Zwerchfellrisse richtet sich danach, ob eine klinisch erhebliche Mitverletzung von Nachbarorganen der Brust- oder Bauchhöhle vorliegt bzw. ein Prolaps von Baucheingeweiden in den Thoraxraum erfolgt oder nicht. Offene Zwerchfellverletzungen schließlich können sowohl durch stumpfe Gewalt mit Aufreißung der Brustwand als auch durch Schuß- und Stichverletzungen entstehen, während subcutane oder geschlossene Zwerchfellverletzungen eine stumpfe äußere Gewalt oder intraabdominelle oder -thorakale Drucksteigerungen ohne äußere Gewalteinwirkungen (Spontanruptur) voraussetzen. Man sieht, daß diese Klassifizierungen sich überschneiden, weshalb es zweckmäßig erscheint, die Zwerchfellverletzungen unter Berücksichtigung des Entstehungsmechanismus und klinischen Bildes im Folgenden nach vorwiegend röntgenologischen Gesichtspunkten zu besprechen.

1. Direkte Zwerchfellverletzungen

Direkte percutane Verletzungen des Zwerchfells kommen im Krieg und Frieden vor. Hier können Stich-, Schnitt- und Schußverletzungen unterschieden werden, bei denen die Zweihöhlenschüsse eine besondere Rolle spielen (HAUBRICH). Durch gebrochene Rippen können direkte, subcutane Zwerchfellverletzungen entstehen. Iatrogene direkte Zwerchfellschädigungen kommen bei thorakalen und abdominalen Operationen (CARTER u. Mitarb.; HARRINGTON), bei operativen Eingriffen an der Niere (VEST) und durch Drainarrosionen bei Bühlau-Drainage (DELOYERS und VAN DER STRICHT; STRAUCHLER) vor. Die direkten Verletzungen entstehen auf thorakalem, abdominalem oder kombiniertem Wege. Bei den Schußverletzungen des Zwerchfells überwiegen die reinen Thoraxschüsse (KOSS u. REITTER), während Bauchschüsse demgegenüber zurücktreten; die Zweihöhlenschüsse stehen dazwischen. Dies erklärt sich daraus, daß bei Thoraxverwundungen in extremer Exspirationsstellung die Möglichkeit einer Mitverletzung des Zwerchfells bis zur Höhe der 4. Rippe besteht (LANDOIS); unter 64 Patienten mit Thoraxverwundungen bis zu dieser Höhe konnte CONNERS 11 Zwerchfelldefekte feststellen.

Die direkte Verletzung kann das Zwerchfell an jeder Stelle treffen. Stets wird es in allen Schichten verletzt, wenn von den Sonderfällen einer Verletzung des diaphragmalen Herzbettes einerseits und bestimmten tangentialen Zwerchfellwunden andererseits abgesehen wird. Die Mitverletzung benachbarter Organe ist außerordentlich häufig und für Therapie und Prognose besonders wichtig. Unter den 61 Fällen von MAGULA waren 36 mit Verletzungen innerer Organe kombiniert; unter den 11 Fällen von KOSS u. REITTER fand sich 7mal eine Verletzung der Lunge und 3mal eine Verletzung mehrerer innerer Organe. Größere Zwerchfellverletzungen lassen häufig einen Prolaps und damit eine komplizierte Zwerchfellverletzung entstehen. Da auf der rechten Seite die Leber sehr oft als Tamponade wirkt, werden die allermeisten Prolapse auf der linken Seite beobachtet. Am häufigsten prolabieren Magen, Milz, Leber und großes Netz, nur selten Darmanteile. Die Größe des Prolapses hängt nicht nur von der Ausdehnung des Zwerchfelldefektes, sondern auch von der Betätigung der Bauchpresse ab, so daß besonders große Prolapse bei nicht kollabierten Verletzten mit Bewußtsein und mit starken Schmerzen infolge des Stöhnens und des damit verbundenen Pressens vorzukommen scheinen (KOSS u. REITTER). Allerdings besteht kaum ein Zweifel daran, daß die Mehrzahl der traumatischen Zwerchfellprolapse erst nach einem zeitlichen Intervall entstehen, nachdem es zunächst zu einer Defektheilung der Zwerchfellwunde gekommen ist.

Die klinische und röntgenologische Diagnose des Zwerchfellrisses kann schwierig oder unmöglich sein, so daß viele direkte Zwerchfellverletzungen erst spät aus dem Befund eines Eingeweideprolapses *retrospektiv* erkannt werden (HITZENBERGER; LIEBERMEISTER; RIEDER; LANDOIS; PERTHES-LÄWEN; GARRÉ-STICHBAUER; SAMUELSON; KOCH; STEFFENS; GRUBER; KOSS u. REITTER; WOLMA u. MOORE; HAUBRICH). Ein indirekter Beweis dafür ist auch in der Tatsache zu sehen, daß gerade nach Stichverletzungen tödliche Spätincarcerationen auffallend häufig sind (FREY). Nur wenn stärkere entzündliche Abdominalerscheinungen die unmittelbare Folge einer groben Schußverletzung des Thorax sind, wenn bei einem Prolaps das Netz oder auch ein Intestinalorgan durch die Thoraxwunde vorfällt (SUTER; ISELIN) — was einen sehr großen Zwerchfelldefekt voraussetzt und mit einem außerordentlich schweren klinischen Bild verbunden ist — oder wenn eine grobe Verletzung anderer Bauchorgane wie z.B. der Milz (CIECHOMSKI) hinzutritt, ist die klinische Frühdiagnose einer Zwerchfellperforation leicht. Ebenso eindeutig sind die Erscheinungen einer unmittelbar erfolgten Einklemmung in der Zwerchfellwunde (kleiner Defekt) und einer starken Verdrängung von Thoraxorganen durch einen Prolaps (großer Defekt). All diese Voraussetzungen für eine mögliche Frühdiagnose betreffen größere Kontinuitätstrennungen des Zwerchfells, die sich mit dem Begriff der komplizierten Schuß- und Stichverletzung in etwa decken. Für sie gibt die Röntgenuntersuchung nur eine diagnostische Bestätigung des meist sehr ausgesprochenen chirurgischen Gesamtbildes.

a) Direkte komplizierte Zwerchfellverletzung

Als Beispiel für diesen Typ wird Abb. 44a und b wiedergegeben, wo es sich um eine Sensenverletzung der linken Brustwand handelte.

Bei der Röntgenuntersuchung nach 2 Tagen fand sich ein basaler Hämatothorax links mit Unbeweglichkeit der entsprechenden Zwerchfellhälfte. Die Abdomenaufnahme mit gleichzeitiger Urographie ergab einen hochgradigen Meteorismus, der nur das linke Hypophrenium aussparte; gleichzeitig ließ die linke Niere eine Ausscheidung vermissen. Trotz operativer Versorgung starb der Patient am nächsten Tag. Die Obduktion ergab eine Fraktur der 7. und 8. Rippe links mit Eröffnung der Pleurahöhle, mit Durchtrennung des Zwerchfells an seinem vorderen Ansatz und Eröffnung der Bauchhöhle mit Verletzung des Mesocolon und des Retroperitonealraumes mit großer perirenaler Blutung.

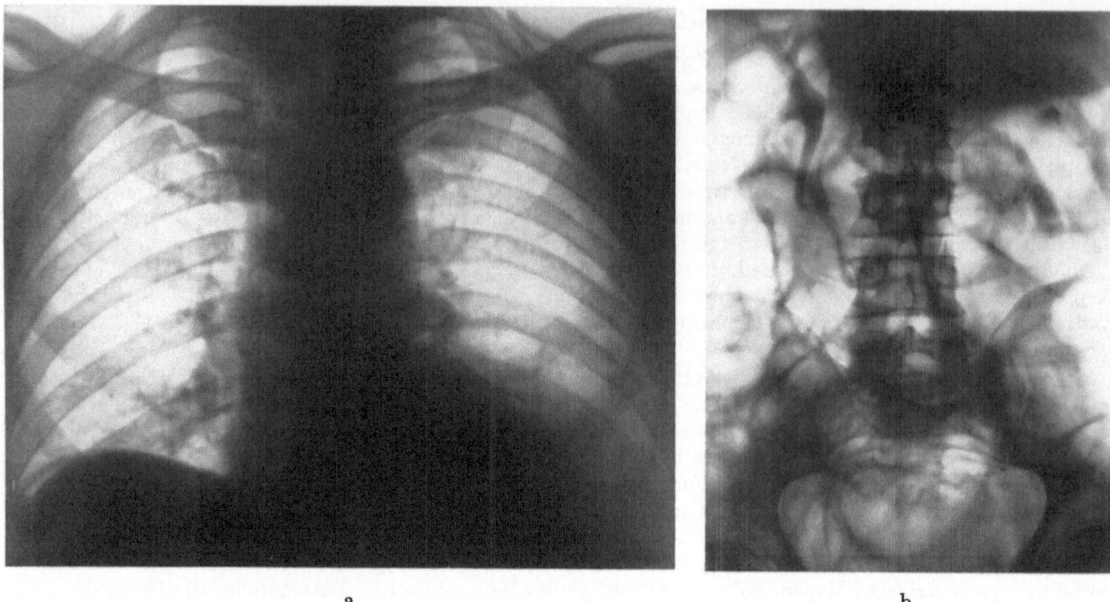

Abb. 44a u. b. Direkte, komplizierte Zwerchfellverletzung durch Sensenschnitt, mit Haematothorax links; Meteorismus bei perirenaler Blutung und fehlender Nierenausscheidung links, s. Text

b) Direkte unkomplizierte Zwerchfellverletzung

Neben den durch einen Prolaps oder durch Mitverletzung anderer Eingeweide komplizierten bzw. klinisch schweren Zwerchfellverletzungen mit peripherer oder (seltener) auch zentraler Lokalisation stellen die sog. *unkomplizierten* Zwerchfellschußverletzungen wahrscheinlich ein viel häufigeres Vorkommnis dar. Daß sie bisher viel seltener festgestellt werden konnten, spricht nicht gegen diese Annahme. Kleinere Schußverletzungen, insbesondere glatte Zwerchfelldurchschüsse, bleiben klinisch fast immer unerkannt. Schon Landois hat darauf hingewiesen, daß die Diagnose des unkomplizierten kleinen Zwerchfellbruches unmöglich ist, weil diese Verletzungen völlig symptomlos zu verlaufen pflegen. Eine Bauchdeckenspannung als peritonitisches Zeichen fehlt in den meisten Fällen, und auch die Zwerchfellatmung braucht nicht behindert zu sein. Das stimmt mit den experimentellen Untersuchungen von Iselin überein, nach denen das Zwerchfell glatt und schnell abheilt, wenn weder ein Intestinalorgan noch das Netz in die Zwerchfellwunde vorfällt. Das gleiche Bild ergibt sich aus der alten, über 60 Fälle umfassenden Statistik von Magula; die unkomplizierten Verletzungen ohne Prolaps und von peripherem Sitz heilen danach zu über 80% glatt ab, während die zentralen Schußperforationen eine schlechtere Heilungstendenz aufweisen und die Prolapsgefahr hier — entsprechend den Befunden bei der indirekten Verletzung durch stumpfe Gewalt — größer ist. So ist es erklärlich, daß fast alle unkomplizierten Schußverletzungen des Zwerchfells dem Nachweis entgehen, erst bei einer Thorakotomie gefunden oder überhaupt erst dann vermutungsweise und sehr spät angenommen werden, wenn die Rekonstruktion des Schußverlaufs dies nahelegt. Die alte Anschauung, daß die Mortalität dieser Zweihöhlenschüsse sehr hoch sei, trifft für die recht zahlreichen unkomplizierten Zwerchfellperforationen sicherlich nicht zu. Beispiele für diese häufig unerkannten und erst nach vielen Jahren entdeckten, komplikationslos verheilten Zwerchfelldurchschüsse werden noch zu besprechen sein.

Um eine unkomplizierte direkte, wenn auch subcutane Zwerchfellverletzung handelt es sich im Beispiel der Abb. 45a und b. Hier ergab die Röntgenuntersuchung 8 Tage nach einem Unfall mit stumpfer Gewalteinwirkung auf den unteren Thorax eine Fraktur der 8. linken Rippe in der Axillarlinie und ein Pneumoperitoneum. Da klinisch alle Erschei-

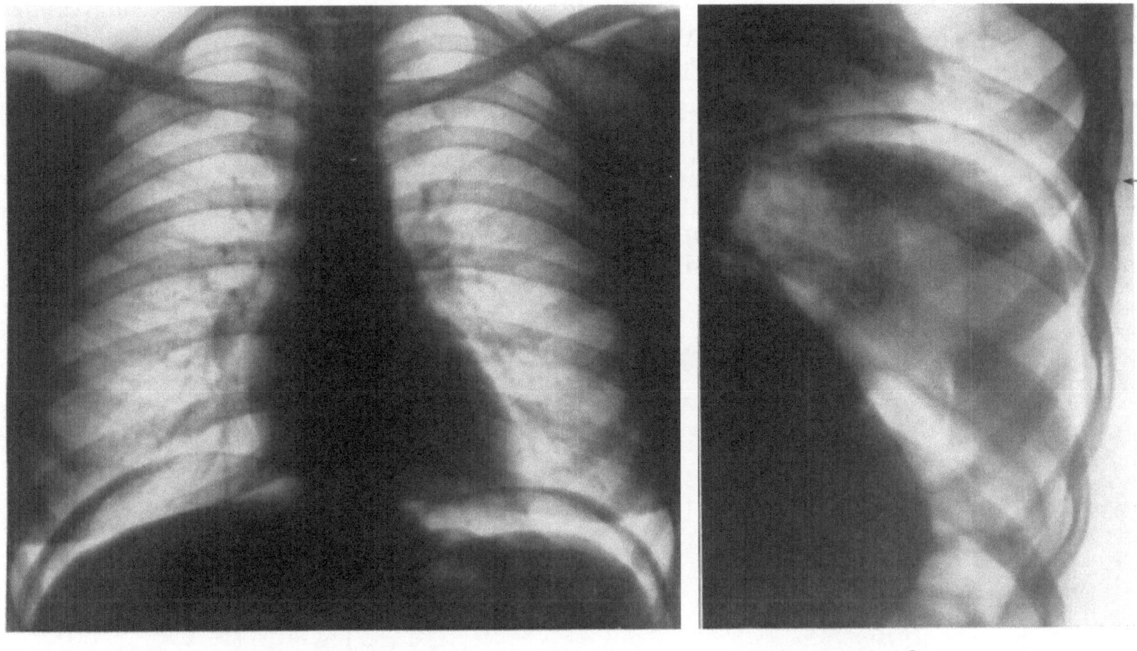

a b

Abb. 45a u. b. Pneumoperitoneum infolge Lungen- und Zwerchfellverletzung durch Rippenfraktur (Pfeil!)

nungen einer Peritonitis oder der Perforation eines lufthaltigen Bauchorgans fehlten, muß angenommen werden, daß die gebrochene Rippe Lunge und Zwerchfell gleichzeitig verletzt hat. In Analogie zu dem von HAUBRICH geklärten Entstehungsmechanismus identischer Befunde bei unkomplizierten linksseitigen Zweihöhlenschüssen ist auch hier das Pneumoperitoneum aus einem Pneumothorax entstanden, der sich schneller zurückgebildet hat und ebenso wie die Zwerchfellverletzung nicht direkt mehr nachweisbar ist.

Die gleiche Diskrepanz zwischen dem klinisch wenig auffälligen Bild und dem ausgeprägten Röntgenbefund findet sich bei den prognostisch günstigen unkomplizierten Läsionen der peripheren Anteile und der nichtsehnigen Kuppen des Zwerchfells durch eine Schuß- oder Stichverletzung. Zentrale Zwerchfellschüsse sind meist tödlich, weil sie fast immer auch zu einer Verletzung der Speiseröhre oder der großen Gefäße führen.

Die *linksseitigen unkomplizierten Zwerchfellverletzungen* (oder Zweihöhlenschüsse mit Pneumoperitoneum) sind an einem größeren Beobachtungsgut aus dem letzten Weltkrieg von HAUBRICH näher untersucht worden. Im Fall der Abb. 46a und b ließ sich bei einem Einschuß an der vorderen Rumpfwand, dicht seitlich der Mamillarlinie unter dem linken Rippenbogen, und einem Ausschuß am unteren Schulterblattwinkel links ein Schußverlauf mit einer linksseitigen, ventral peripheren Zwerchfellperforation rekonstruieren. Eine Magen- oder Dickdarmverletzung kam schon topographisch nicht in Frage, und auch klinisch bestand kein Anhalt für die gleichzeitige Verletzung eines Intestinalorgans.

Das Röntgenbild 2 Tage nach der Verwundung läßt im Gegensatz zu dem klinisch minimalen Befund deutliche Veränderungen erkennen. Es zeigt einen auffällig verdickten „Zwerchfellschatten“ links und eine hypophrenische Gassichel rechts über einem kleinen seitlichen Flüssigkeitsspiegel, der in Schrägstellung deutlicher wird. Gleichzeitig stellen sich eine kleine Luftaufhellung auch links dorsal und oberhalb davon eine pleurale Ergußverschleierung dar. Es handelt sich hier also um einen kleinen, z.T. diaphragmalen Hämatothorax links und ein kleines Pneumohämoperitoneum. Die hypophrenische Luftsichel ist rechts größer als links und ließ sich durch Lagewechsel nicht contralateral ausgleichen. Diese beiden Zeichen sprechen eindeutig für eine ausgiebige Verklebung und adhäsive Abtrennung. Nach nur 1 Woche waren Peritonealluft und Pleuraerguß bereits völlig resorbiert. In dem prinzipiell ähnlichen Beispiel der Abb. 47 war der Schußverlauf gerade umgekehrt: Der Einschuß lag am linken Schulterblatt, der Ausschuß vorn unter dem linken Rippenbogen. Auch hier hat eine periphere Zwerchfellverletzung stattgefunden. Die Röntgenaufnahmen 3 Tage nach der Verletzung zeigt einen massiven Hämotothorax links mit erheblicher Rechtsverdrängung des Herzens, wiederum ohne Pneumothorax und mit einem sehr großen Pneumoperitoneum. Auch hier fehlte jedes lokale oder diffuse peritonitische Symptom vorher und während der ganzen Beobachtungszeit; bis auf ein

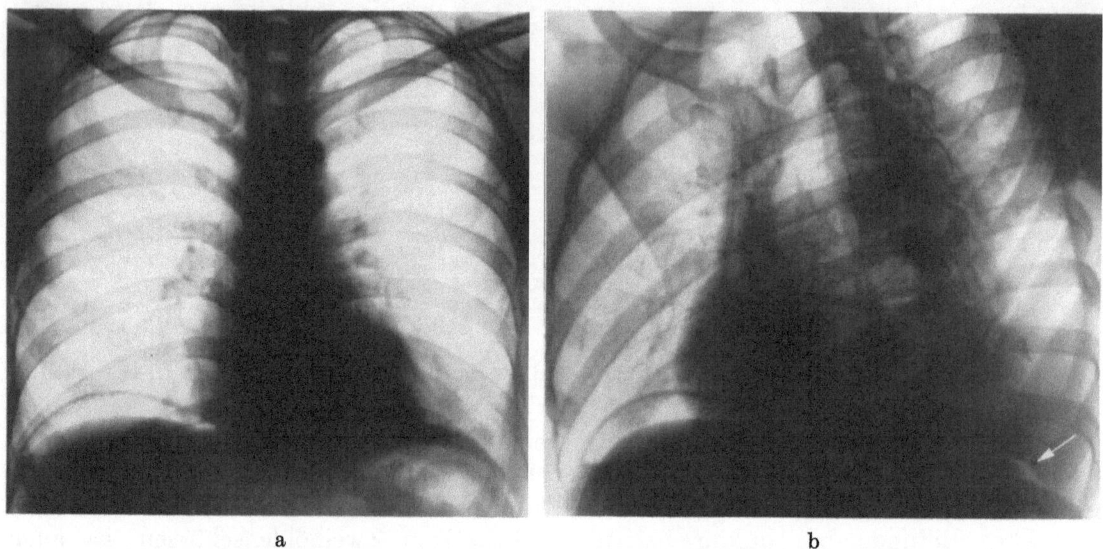

a b

Abb. 46a u. b. Unkomplizierter peripherer Zwerchfelldurchschuß mit kleinem, z.T. diaphragmalem Hämatothorax links und kleinem Pneumohämatoperitoneum, 2 Tage p. laes.

starkes Beklemmungsgefühl in Brust und Bauch bestanden keinerlei klinische Erscheinungen, die für eine abdominelle Entzündung oder die Mitverletzung eines Intestinalorganes gesprochen hätten.

Die Frage, woher die Luft in der freien Peritonealhöhle stammt, wenn ein lufthaltiges Bauchorgan nicht verletzt ist und der Pneumothorax fehlt, findet in diesen drei wie in unseren anderen Fällen mit ähnlichem Verletzungsmodus nur eine einzige Erklärung (HAUBRICH). Die Luft kann weder von außen mitgerissen, noch aus einem mitverletzten lufthaltigen Bauchorgan stammen. Sie stammt vielmehr aus der gleichzeitig verletzten Lunge und ist durch den Zwerchfellriß in den Peritonealraum gelangt. Dieser Entstehungsmechanismus setzt voraus, daß unmittelbar im Anschluß an die Lungenverletzung ein Pneumothorax vorhanden war, der nach der Ausbildung des Hämatothorax unter Überdruck stand und bei horizontaler Körperlage durch den frischen Zwerchfelldefekt in Austausch mit der Bauchhöhle getreten ist. Diese Luftverlagerung wird durch den Zwerchfellkrampf (die auch experimentell nachgewiesene Sofortreaktion gerade bei der peripheren Ruptur) und eine nachfolgende Preßatmung gefördert. Da diese Fälle erst nach einem Zeitraum von mehreren Tagen röntgenologisch untersucht werden konnten, ist ein Pneumothorax bei ihnen nicht mehr nachweisbar, weil er vollständig zum Pneumoperitoneum geworden oder der pleurale Luftrest bereits resorbiert ist. Eine Rückströmung von Luft aus dem Peritoneal- in den Pleuraraum wird außerdem durch die rasche Verklebung der Zwerchfellwunde und die abgesackte Blutung verhindert, wie in Übereinstimmung mit den anatomischen Befunden von GRUBER angenommen werden kann. Bei Zwerchfellrupturen durch ein stumpfes Trauma kann mitunter der durch die gleichzeitige Lungenverletzung hervorgerufene Pneumothorax auch längere Zeit bestehen bleiben (WHEATLEY).

Dieses früher beim Zwerchfelldurchschuß unbekannte und auch für die Zwerchfellverletzung durch eine gebrochene Rippe nach stumpfer Gewalteinwirkung vorher nicht beschriebene „Pneumoperitoneum ex pulmone" ohne noch nachweisbaren Pneumothorax muß als typisch für den linksseitigen peripheren unkomplizierten Zwerchfellriß angesehen werden. Wir verfügen unterdes über 5 derartige Beobachtungen aus der Kriegs- und 2 aus der Friedenszeit mit völlig identischer Röntgensemiologie und gleicher klinischer Symptomenarmut ohne Anzeichen einer Mitverletzung von lufthaltigen Intestinalorganen. Die alte Erfahrung, wie rasch und klinisch unauffällig dieser Verletzungstyp abheilt, wird damit bestätigt und erklärt. Beim nichteitrigen unkomplizierten Zweihöhlenschuß wird die Pleuraluft nicht nur schneller resorbiert als die Luft in der Peritonealhöhle, sondern ist vielfach weitgehend mit ihr „identisch", was eine nur scheinbar paradoxe Tatsache darstellt. Mitentscheidend sind die rasche Verklebung und die früh eingeleitete Vernarbung im paraphrenischen Bereich der Läsion. Die Richtigkeit dieser Erklärung wird indirekt auch durch die röntgenologischen Frühbefunde bei den rechtsseitigen Schußverletzungen des Zwerchfells und bei den tangentialen Zwerchfellabrissen bestätigt.

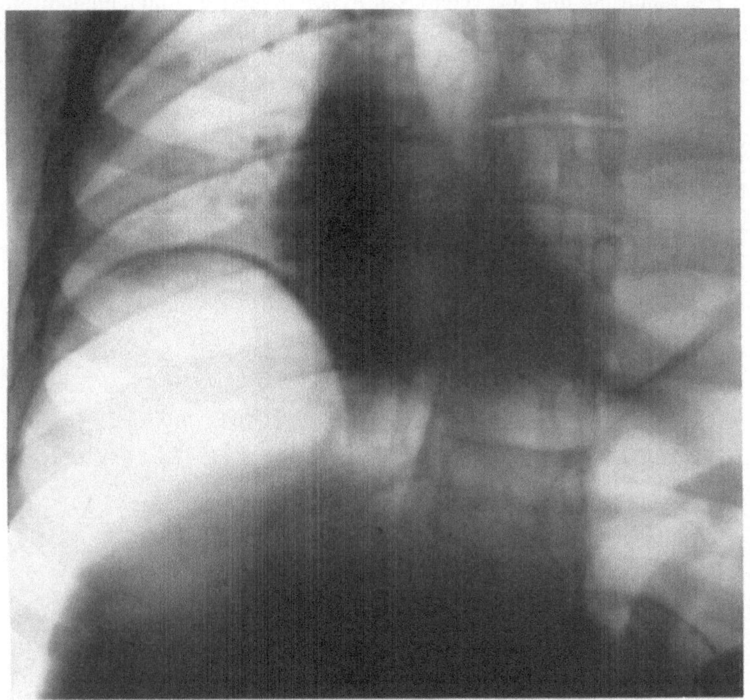

Abb. 47. Peripherer Zwerchfelldurchschuß links mit großem Hämatothorax links (Herzverdrängung!) und großem Pneumoperitoneum, 3 Tage p. laes.

c) Rechtsseitige Zwerchfellverletzungen (oder Zweihöhlenschüsse mit Pneumothorax und hypophrenischer Entzündung)

Wenn das Zwerchfell rechts peripher verletzt wird, entsteht ein ganz anderes Bild. Hier ist eine Mitverletzung der Leber obligat, und entsprechend gestaltet sich auch die Röntgensemiologie dieser Läsion, bei der entzündliche Abdominalerscheinungen den Krankheitsverlauf klinisch beherrschen, im Röntgenbild aber oft Thoraxveränderungen dominieren. Diese Fälle sind dadurch gekennzeichnet, daß im Röntgenbild neben den Zeichen der Leber- bzw. Bauchverletzung mit hypophrenisch größerer Blutung (hepatischer und subphrenischer Absceß) die gleichzeitige Lungenverletzung außer einem Hämatothorax auch einen sichtbaren — allerdings meist kleinen — Pneumothorax bedingt. Da ein Luftaustausch zwischen Pleura- und Peritonealhöhle im Gegensatz zu den Verhältnissen auf der linken Seite hier infolge des „Leberabschlusses" nicht möglich ist, wird der Pneumothorax nicht resorbiert oder zu größerem Anteil durch das Zwerchfellloch in die Bauchhöhle gepreßt, sondern bleibt im Röntgenbild nachweisbar. Der mechanische Schutz durch die dem Zwerchfell auch angelegte Leber ist klinisch irrelevant, weil praktisch immer die Folgen einer Leberverletzung mit Abscedierung das Bild beherrschen, auch wenn eine Purifikation des Hämatothorax nicht erfolgt. Besonders bedrohlich ist das klinische Bild bei den seltenen penetrierenden Verletzungen, die zu einer pleuro- oder bronchobiliären Fistel führen (ADAMS).

Im ersten Beispiel handelt es sich um eine rechtsseitige Zwerchfellperforation durch Granatsplitter an der rechten Bauch- und Rückenseite. Der unmittelbar nach der Verletzung festgestellte offene Pneumothorax machte einen Thoraxverschluß nötig. Bei der Röntgenuntersuchung 7 Tage später findet sich ein (infolge alter pleuritischer Verwachsungen nur inkompletter) kleiner Pneumohämatothorax rechts, dem ein Unterhautemphysem der Thoraxwand entspricht. Abb. 48 läßt erkennen, daß gleichzeitig eine gashaltige hypophrenische Eiterung vorliegt, neben der eine gashaltige große Phlegmone der Bauchwand besteht. Der Unterschied zwischen dem oberen und unteren Teil der Gasaufhellungen in der rechten Rumpfwand, d.h. zwischen dem blanden Emphysem der Thoraxwand und der eitrigen Gasphlegmone der Bauchwand ist typisch für diese verschiedenen Arten der Gasbildung im Gewebe (Haubrich). Er entspricht völlig dem Unterschied zwischen der nicht infizierten Pleurablutung und der vereiterten hypophrenischen Abdominalblutung. Damit wird bewiesen, daß in dem einwöchigen Intervall zwischen Verwundung und Röntgenuntersuchung die Zwerchfellwunde geschlossen ist. Übrigens kann auch nach stumpfen Zwerchfellrupturen mit gleichzeitiger Lungenverletzung ein Brustwandemphysem noch dann bestehen, wenn der Pneumothorax nicht mehr nachweisbar ist

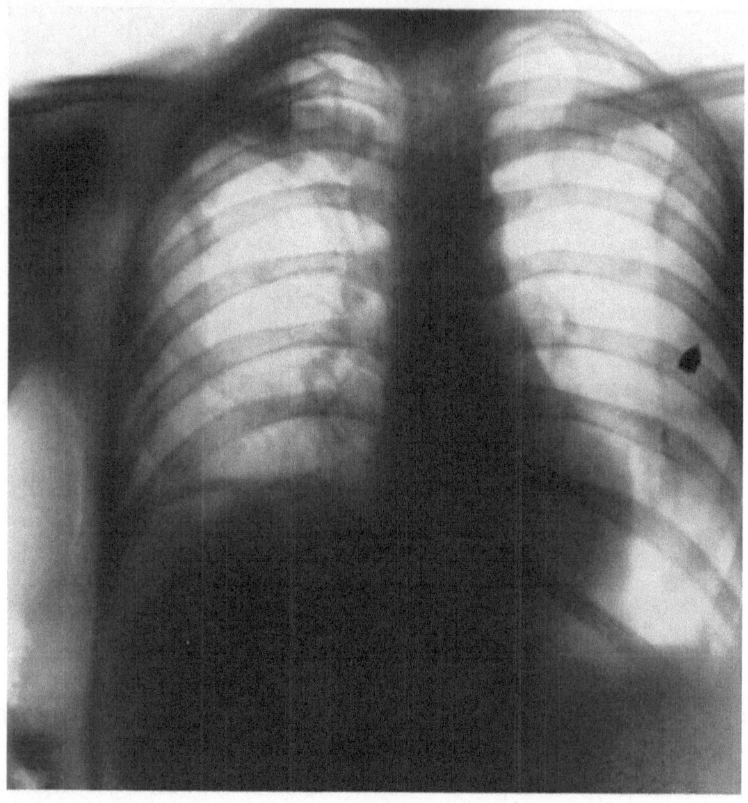

Abb. 48. Inkompletter Pneumothorax mit Brustwandemphysem, subphrenischer Absceß mit gashaltiger Bauchwandphlegmone nach peripherem Zwerchfelldurchschuß rechts (7 Tage nach multipler Granatsplitterverletzung)

(Rowe). Im zweiten Beispiel fand sich 17 Tage nach der Verwundung ein massiver, mehrfach abgekammerter Pneumohämatothorax (Abb. 49a) bei einem Zweihöhlenschuß mit Zwerchfellverletzung rechts. Nach 4 weiteren Tagen ist bis auf einen kleinen basalen Hämatothorax oberhalb eines basal abgekammerten Pneumothorax (Luftsichel in Abb. 49b und c *über* dem Zwerchfell!) nicht mehr viel zu sehen, und in den folgenden 8 Tagen war unter Drainage auch der Pneumothorax verschwunden. Hier hat die Zwerchfellverletzung an der lateralen Insertion und teilweise tangential stattgefunden; wahrscheinlich kommt noch eine mehr zentrale Perforation hinzu.

Diese Fälle lassen verstehen, daß die Voraussetzungen für eine intraperitoneale Luftverschleppung aus dem Pleuraraum infolge des Leberabschlusses rechts ungleich schlechter sind als bei den linksseitigen Durchschüssen. Sie machen außerdem wahrscheinlich, daß die Seltenheit der posttraumatischen rechtsseitigen Zwerchfellprolapse zu einem guten Teil auch durch die praktisch obligaten Begleitprozesse einer Abscedierung im Bereich der hypophrenischen Blutung oder einer parenchymatösen Lebereiterung mit ausgedehnten Verwachsungen an der Unterseite der rechten Zwerchfellhälfte bedingt und nicht allein der Mechanik des Leberschildes zuzuschreiben ist; anderenfalls wären als Spätbefunde nach Zwerchfellschüssen Lebervorfälle häufiger zu erwarten.

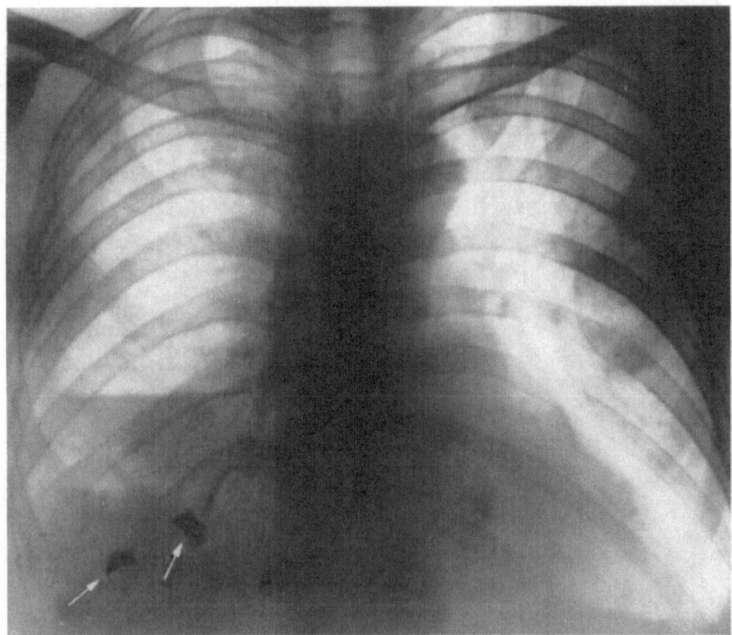

Abb. 49a. Zweihöhlenschuß mit Zwerchfellperforation rechts, 17 Tage p. laes., abgekammerter Pneumohämatothorax

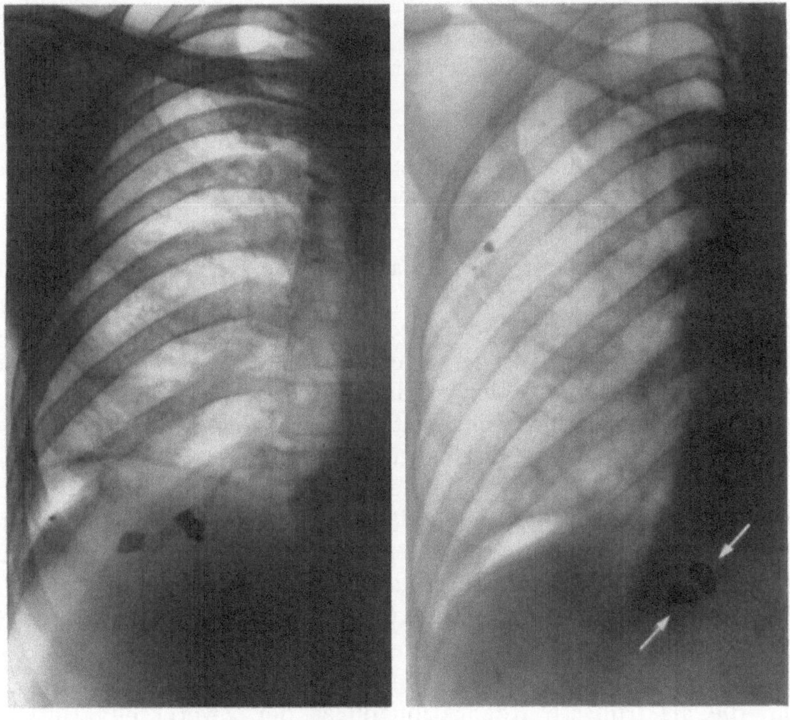

b c

Abb. 49b u. c. Gleicher Fall, 21 Tage p. laes., nur noch kleiner, basal abgekammerter Pneumothorax mit kleinster Restblutung

d) Tangentiale Zwerchfellschußverletzung

Die röntgenologische Darstellung der Zwerchfellruptur selbst gelingt bei den im vorigen besprochenen Verletzungstypen nicht. Nur bei den tangentialen Schuß- oder Rißverletzungen des Zwerchfells kann ein solcher Nachweis erwartet werden und gelegentlich gelingen;

der Fall der Abb. 46a und b mit der fraglichen lateralen Ablösung stellt auch entstehungsmechanisch einen Grenzfall dar. Bei den beiden folgenden Beispielen handelt es sich um reine Rumpfwandtangentialschüsse, wo unter Aufreißung der unteren Thoraxwand das Zwerchfell an seiner Insertion abgetrennt wird. Der Fall von Abb. 50 imponierte chirurgisch als extrapleuraler und extraperitonealer Rumpfwandschrägschuß mit Beteiligung des hypophrenischen Raumes. Erst 7 Tage nach der Verwundung klärte die Röntgenuntersuchung die Diagnose eines linksseitigen Zwerchfellabrisses an der Insertion. Der Thoraxbefund ist hier wiederum wie bei fast allen linksseitigen unkomplizierten Zweihöhlenschüssen ganz minimal; nur ein kleiner dorsaler Hämatothorax kommt in einer

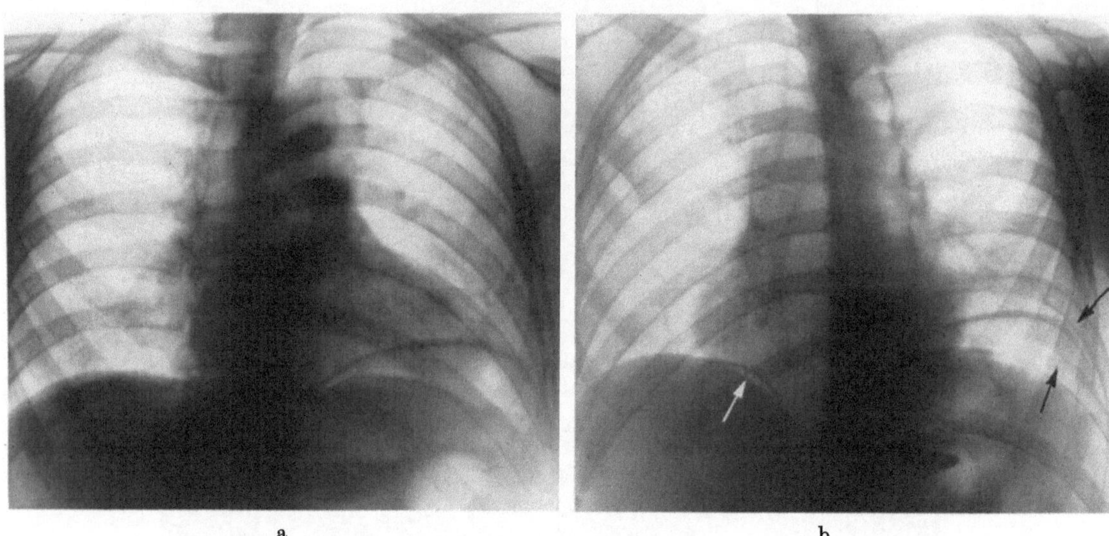

a b

Abb. 50a u. b. Tangentialer Zwerchfelldurchschuß mit kleinem Haematothorax und rechts kleinem (↑), links größerem teilverklebtem Pneumoperitoneum. Duplikatur des abgerissenen Zwerchfellansatzes (↟) medial der gebrochenen 8. Rippe (7 Tage p. laes.)

leichten Verschleierung der linken Lungenbasis zur Darstellung. Der auffälligste Befund ist auch hier wieder ein Pneumoperitoneum, dessen rechter Anteil dorsal liegt und auch in der Schrägaufnahme leicht übersehen werden kann (Abb. 50b); aus der größeren hypophrenischen Gasansammlung links ist er auch durch Lagewechsel nicht zu ergänzen. Da auch hier die Eröffnung eines gashaltigen Bauchorgans ausgeschlossen war, stammt das Pneumoperitoneum wieder aus der gleichzeitigen Lungenverletzung. Der Pneumothorax, das entstehungsmechanische Zwischenglied, ist nicht mehr nachweisbar und wie bei allen nichteitrigen Zweihöhlenschüssen schneller resorbiert als die Peritonealluft oder zu dieser selbst geworden. Der Zwerchfellriß, nach dem Schußverlauf mit gleichzeitiger Rippenfraktur schon peripher wahrscheinlich, ist hier aber nicht nur aus dem Pneumoperitoneum zu erschließen, sondern auch an der Duplikatur des frei dargestellten, abgerissenen und entweder aufgerollten oder adhäsiv verdickten Zwerchfellansatzes unmittelbar nachzuweisen (Abb. 50b). Das Fehlen einer Fluktuabilität und Kommunikation der Luftdepots rechts und links beweist dabei indirekt eine schon ausgiebige Verklebung im hypophrenischen Raum, die als früheste Reparationsphase der Zwerchfellverletzung angesehen werden muß.

Ein Beispiel für die rechtsseitigen tangentialen Zwerchfellschüsse gibt Abb. 51a—c wieder.

Die Erstdiagnose eines „Brusttangentialschusses rechts mit Rippenfraktur ohne Pleuraverletzung" konnte 7 Tage nach der Verwundung durch die Röntgenuntersuchung zur Diagnose eines Hämatothorax mit gleichzeitigem hepatischem oder subphrenischem Absceß berichtigt und einen weiteren Tag später mit dem Nachweis eines breiten dorso-lateralen Zwerchfellabrisses ergänzt werden. Abb. 51b zeigt nach Absceßpunktion die Thoraxverschattung wesentlich kleiner, so daß die bei diesem Verletzungstyp fast obligate Rippenfraktur

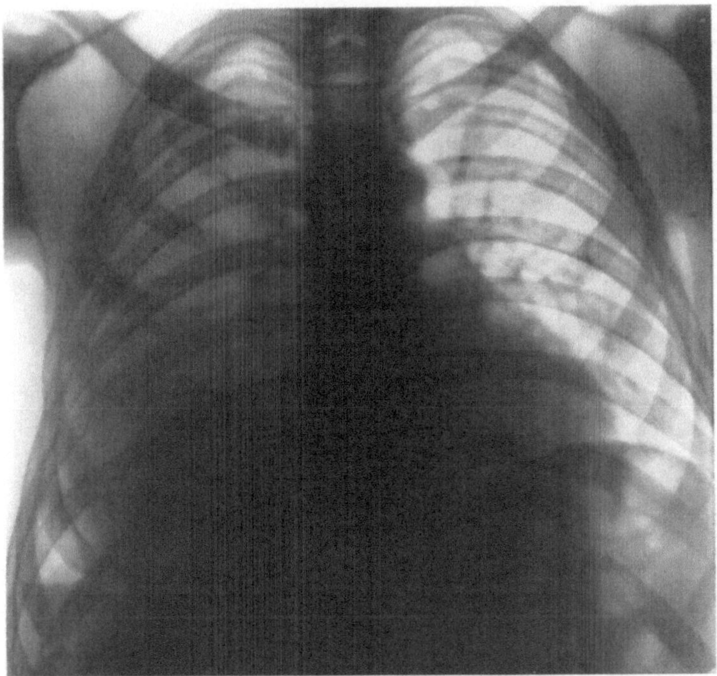

Abb. 51a. Tangentialer Zwerchfelldurchschuß rechts mit Haematothorax und subphrenischem Absceß (7 Tage p. laes.)

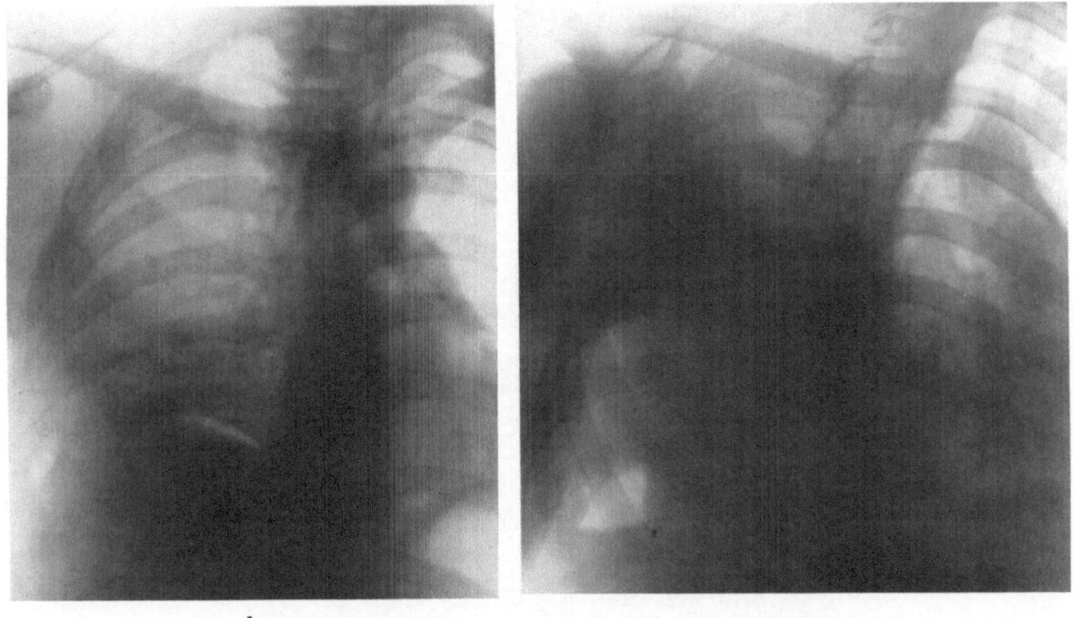

b c

Abb. 51b u. c. Gleicher Fall, 1 Tag später. b Nach Absceßpunktion unterteiltes Pneumoperitoneum. c Gashaltiger subphrenischer Absceß, darüber latero-dorsaler Abriß und Hochstand des Zwerchfells

im Originalfilm sichtbar wird, und läßt außerdem jetzt ein kleines unterteiltes Pneumoperitoneum erkennen. Abb. 51c. im ersten Schrägdurchmesser aufgenommen, zeigt außerdem aber, daß die Thoraxverschattung im wesentlichen nicht auf einer Pleurablutung, sondern auf einer Verdrängung durch eine große hypophrenische Blutung mit nachfolgender gashaltiger Eiterung beruht: Das Zwerchfell steht extrem hoch und ist am latero-dorsalen Ansatz weit abgerissen. Ein Prolaps des Zwerchfells oder auch eines Bauchorgans in die große äußere Wunde, wie er bei diesen Verletzungen als häufig beschrieben wird, bestand hier ebensowenig wie im vorigen Fall.

Für Einzelheiten der röntgenologischen Differentialdiagnostik muß auf HAUBRICH verwiesen werden. Wichtig bleibt, daß die Röntgendiagnostik der direkten unkomplizierten Zwerchfellverletzung nur im Ausnahmefall diese selbst darstellen kann, in der Mehrzahl der Fälle jedoch aus den indirekten Zeichen des Pneumoperitoneum bzw. der paraphrenischen Blutung oder Eiterung ein eindeutiger Beweis geführt werden kann.

e) Röntgenologische Spätbefunde

Glatte Zwerchfelldurchschüsse ohne Intestinalprolaps können außerordentlich rasch und ohne Residuen abheilen, wenn eine gleichzeitige gröbere Verletzung von Bauch-

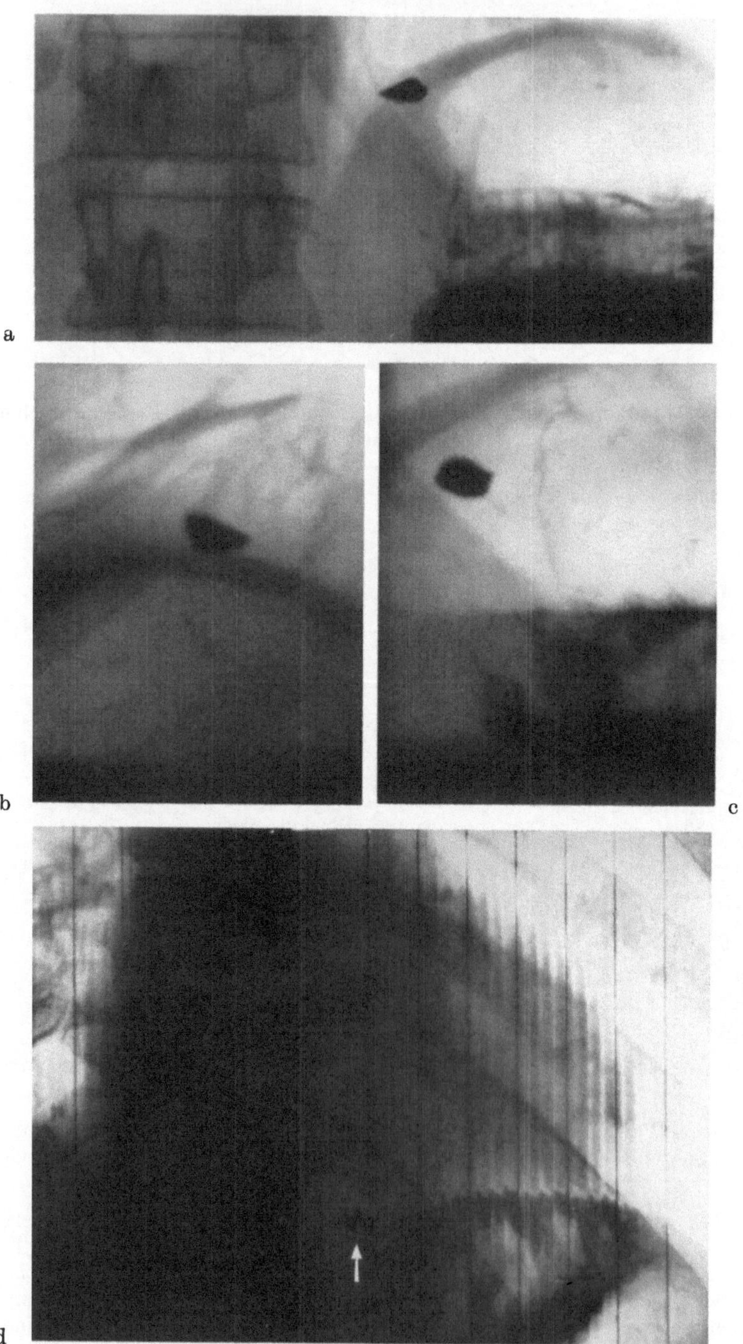

Abb. 52a—d. Zustand nach tangential-epiphrenischem Konturschuß (s. Text), Perforation nicht sicher

organen fehlt und wenn sich die intrapleurale bzw. intraperitoneale Blutung ohne Purifikation resorbiert. Das gilt nicht nur für periphere Läsionen, sondern im Gegensatz zu älteren Anschauungen auch für kleine, mehr zentral gelegene Perforationen mit umschriebenem Entzündungsprozeß. Die Zwerchfellwunde kann spontan geschlossen werden und mit einem narbigen Defekt abheilen, der später intra vitam nicht mehr festgestellt werden kann. Dickere Zwerchfellschwarten dürfen dann auf eine abgeheilte Zwerchfellverletzung zurückgeführt werden, wenn die Rekonstruktion des Schußverlaufes dies nahelegt. Einen solchen Fall gibt Abb. 52 für den Restzustand nach einem tangentialen Zwerchfellschuß ohne sichere Kontinuitätstrennung wieder. Da sich hier im Übersichtsbild wie in den anderen Durchleuchtungsrichtungen der epigastrisch vorn eingedrungene

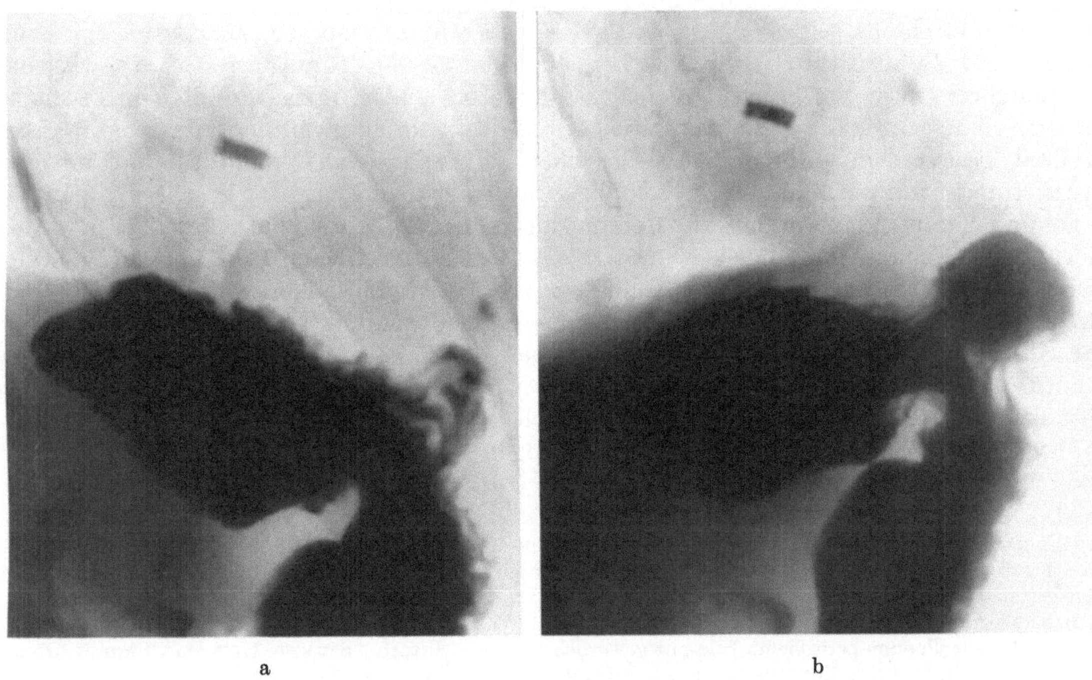

a b

Abb. 53a u. b. Pleurale und peritoneale Zwerchfellverschwartung links vorn seitlich nach Schußperforation (links Exspirium, rechts Inspiration = umschriebene Paradoxie)

Splitter nie ganz von dem umschrieben verdickten Zwerchfellschatten trennen ließ und an der linken dorsalen Herzbasis liegt, handelt es sich hier entweder um eine alte, sehr schräg verlaufende Perforation oder einen tangential-epiphrenischen Gleitschuß. Das im Kymogramm mit waagerechtem Rasterablauf sichtbare systolische umschriebene Zwerchfellzucken ist ein indirektes, wenn auch umstrittenes Zeichen der diaphragmalen Perikardaccretion.

Ausgedehntere Zwerchfellverschwielungen bilden sich dann aus, wenn die Verletzung größere periphere Anteile des Zwerchfells betraf, oder wenn der begleitende Hämatothorax länger bestand bzw. infiziert war und längere Bewegungseinschränkungen verursachte. Hier sind Schrumpfungen mit oft völliger Stillstellung der verschwarteten Zwerchfellabschnitte sehr häufig, wie an dem großen Beobachtungsgut des vergangenen Krieges festgestellt werden konnte. Nicht selten findet sich dabei auch ein mehr oder weniger hochgradiger Magenvolvulus wie im Fall der Abb. 53, wo die Zwerchfellverletzung vorn lateral schwielig verheilt ist; sie ist hier nicht nur nach dem Schußverlauf wahrscheinlich, sondern auch durch den früheren Nachweis eines kleinen Zwerchfellprolapses gesichert. Der winkelig hochgezogene Magen ist breitflächig mit der Zwerchfellunterseite verwachsen, so daß er im Inspirium bei der partiell paradoxen Aufwärtsbewegung des ventralen und Abwärtsbewegung des dorsalen Zwerchfellabschnitts hochgradig abgewinkelt wird; ein Zwerchfell„bruch“ ließ sich nicht mehr nachweisen. Dieser Befund kann als Restzustand einer ausgedehnten hypophrenischen Blutung betrachtet werden und hat nichts mit den Relaxationen einer ganzen Zwerchfellhälfte nach Schußverletzung des Nervus phrenicus (O. WALTER) zu tun.

2. Indirekte Zwerchfellverletzungen

Unter den subcutanen oder geschlossenen oder indirekten Zwerchfellverletzungen spielen die Risse ohne äußere Gewalteinwirkung auf Abdomen oder Thorax eine vergleichsweise sehr geringe Rolle. Nach LANDOIS handelt es sich dabei um Verletzungen infolge plötzlicher Steigerung des intraabdominellen Druckes oder überstarker Kontraktion des Zwerchfells selbst; dies betrifft also die sehr seltene sog. *Spontanruptur* beim Brech- und Geburtsakt. Während nach K. MÜLLER ein einwandfrei nachgewiesener Zwerchfellriß unter den Wehen nicht bestätigt ist, sind Einrisse durch den Brechakt für den sehnigen wie für den muskulären Anteil des Zwerchfells in der früheren Literatur dreimal beschrieben und genügend gesichert (BANGA; DAXENBERGER). Im neueren Schrifttum ist nur ein Fall von Zwerchfellruptur unter der Gravidität beschrieben (PERÄSALO und TURUNEN); für den Entstehungsmechanismus wird hier außer dem Brechen eine Atrophie und Atonie des gespannten Zwerchfells unterstellt. Häufiger noch wirken sich plötzliche Drucksteigerungen und verstärkte Zwerchfellkontraktion (durch den Brech- und Hustenakt, durch Stuhlgang, Gewichtheben und Krämpfe) fortgeleitet an der Speiseröhre aus, für die unterdes weit über 100 Fälle von primärer oder spontaner Ruptur mitgeteilt sind (HAUBRICH und VERSEN). Bei dem größeren Teil der auf Erbrechen zurückgeführten Zwerchfellalterationen handelt es sich nach LACHER um Hernien bzw. Prolapse durch präformierte Zwerchfellöffnungen, also Muskellücken bzw. congenitale Zwerchfellöcher.

Eine weitere Gruppe von Spontanrupturen kann der alten ätiologischen Einteilung von LANDOIS jetzt mit den Fällen von Zwerchfellriß hinzugefügt werden, die unter der Anlage eines therapeutischen Pneumoperitoneum, seltener auch eines Pneumothorax entstehen und in jüngerer Zeit mehrfach beschrieben wurden. Den ersten Fall einer echten Zwerchfellruptur haben YANITELLI u. Mitarb. mitgeteilt. Seitdem sind über 30 Beobachtungen von Spontan- oder Spannungspneumothorax infolge einer Ruptur oder eines Loches im Zwerchfell beim Pneumoperitoneum bekannt geworden (REPA u. Mitarb.; STREET; KOELSCH; CROFTS; JOHNSON; MAROLLA u. Mitarb.; MOTSCHMANN u.a.). Bei einer Reihe dieser Fälle erfolgte die Ruptur im Bereich eines brüchigen Schwartengewebes, wo die Zwerchfellmuskulatur stark atrophisch geworden war. In anderen Fällen erfolgte der Luftübertritt in einen makroskopisch intakten Zwerchfellabschnitt. Pathogenetisch sind diejenigen Fälle hier besonders aufschlußreich, in denen sich eine congenitale Muskellücke nachweisen ließ, durch die sich im Pneumoperitoneum eine hernienartige Ausstülpung der peritonealen und pleuralen Serosa in Form einer sog. Pneumocele entwickelte. Wird der Druck im Pneumoperitoneum größer, so kann die Wandung dieser Pneumocelen platzen und eine freie Kommunikation zwischen Brust- und Bauchhöhle entstehen, die zu einem Überdruck-Pneumothorax führt. Ob außerdem ein erhöhter Abdominaldruck im Pneumoperitoneum auch das diaphragmale Bauchfell im Bereich des Hiatus oesophageus und an anderen Abschnitten der Zwerchfellunterfläche mit makroskopisch unsichtbaren Spalten durchlässig macht, wie RÖSNER in Anlehnung an LINGEMANN sowie SCHWADERER vermutet, ist sehr fraglich. Im übrigen kann bei einer Zwerchfellruptur die Luft nicht nur in den Pleuraraum übertreten, sondern auch nach Art eines interstitiellen Emphysems unter und in der Zwerchfellmuskulatur sich flächenhaft ausbreiten, in die Brustwand oder das Mediastinum gedrückt werden und so neben dem Pneumothorax auch ein Mediastinalemphysem entstehen lassen (SMITH; BERGER).

Die häufigsten indirekten bzw. subcutanen Zwerchfellrupturen entstehen durch ein Trauma (stumpfe Gewalt) mit plötzlicher Drucksteigerung in Abdomen oder Thorax, wie es bei Rumpfquetschungen zwischen Eisenbahnpuffern, Sturz aus großer Höhe mit Zusammenpressen des Thorax, Überfahrenwerden u. ä. gegeben ist. Die Zunahme der Verkehrsunfälle aller Schattierungen hat daher auch zu einer entsprechenden Häufung dieser Verletzungen des Zwerchfelle geführt (CHAMBERLAIN u. FORD). Je nach Art des Traumas sind Entstehungsmodus und Lage des Zwerchfellrisses verschieden. Bei stumpfer Gewalteinwirkung auf das Abdomen ist der intraabdominale Druck auf die Zwerchfellunterfläche um so stärker und die Rupturmöglichkeit um so größer, je mehr die zusammengepreßten Baucheingeweide mit Flüssigkeit oder Gas gefüllt sind (RAMSTRÖM u. ALSEN).

Dabei werden die Intestinalorgane hochgedrängt und verursachen Einrisse meist im sehnigen Zwerchfellanteil und in den muskulären Kuppen. Bei Gewalteinwirkung auf den Thorax allein wird das Zwerchfell nach unten gedrückt, wodurch die Rupturen zumeist an den Rippenansätzen des Zwerchfells als Abrisse erfolgen (LANDOIS). Das entspricht den Verhältnissen bei der sog. Spontanruptur und bei der Pneumothoraxbehandlung mit Überdruck, wo gleichfalls die costalen Zwerchfellanteile und -Ansätze betroffen sind (HOFNER; BANYAI; SIMON u. Mitarb.; JUZBASIC). Zentrale Rupturen sind nach

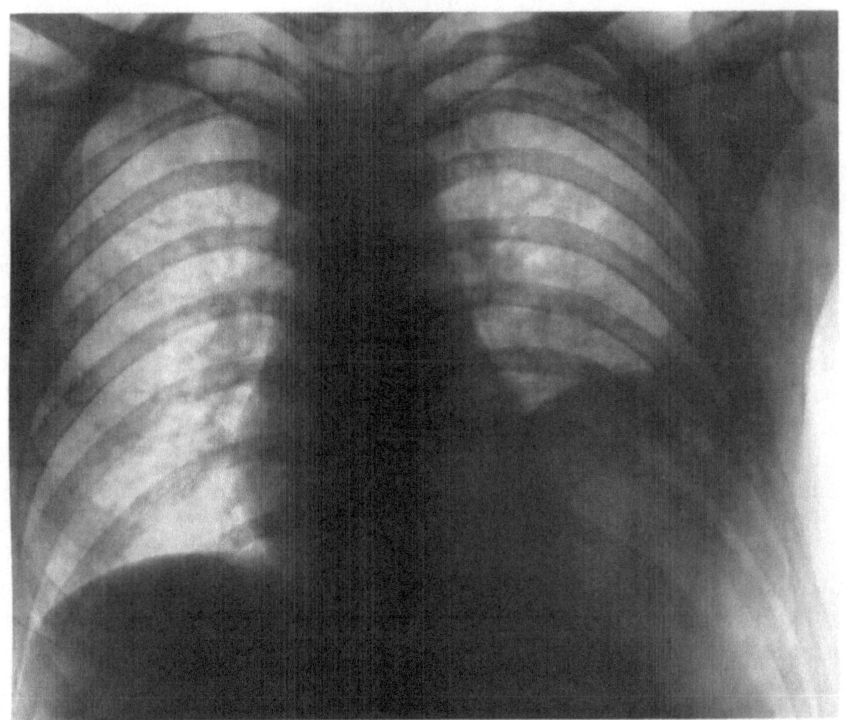

Abb. 54. Frischer Zwerchfellabriß links bei Verkehrsunfall mit Rippenfraktur, operativ bestätigt, 26jähriger Mann

Thoraxtraumen selten, so daß der Fall von STEIN, COLMORE u. GREEN mit gleichzeitigem Perikardriß eine Rarität darstellt; auch der gleichzeitige Einriß beider Zwerchfellhälften ist sehr selten (MANLOVE u. Mitarb.). Nach ISELIN entstehen die Rupturen im allgemeinen senkrecht zur Zugrichtung, lassen sich experimentell am Tier aber nur durch Gewichtfall auf den Thorax, nie durch Bauchkompression allein erzeugen. Die Größe des Zwerchfellrisses ist experimentell wie klinisch ohne eindeutigen Zusammenhang mit dem Ausmaß der Gewalteinwirkung und reicht von einer kleinen, manchmal spontan wieder verschlossenen Öffnung bis zu Spaltungen von mehr als 20 cm oder einer ganzen Zwerchfellhälfte. Beim thorakalen Entstehungsmodus mit meist peripherer Ruptur sind Prolapse von Baucheingeweiden seltener; Hernien bzw. Prolapse von Lungengewebe (BEALE) oder Rumpfwandemphysem (ROWE) kommen als Begleiterscheinungen etwas häufiger vor; der periphere Abriß ist einseitig, mitunter multipel und nur gelegentlich sehr breit. Bei der Drucksteigerung vom Abdomen her mit Verletzung des Centrum tendineum oder einer Zwerchfellkuppe sind die Rupturen oft größer (ISELIN), erstrecken sich mitunter auch auf das Perikard (BOEVÉ; RAMSTRÖM und ALSEN) und führen in den allermeisten Fällen zum Eingeweideprolaps. Vielfach bestehen gleichzeitig Frakturen des Beckens (GRAGE u. Mitarb.), wenn auch umgekehrt LAM unter 207 Beckenfrakturen nur dreimal eine gleichzeitige Zwerchfellverletzung registrieren konnte. Als Beispiel für die indirekte Zwerchfellverletzung durch stumpfe Gewalt wird Abb. 54 wiedergegeben.

Was die *Seitenlokalisation* der abdominalen indirekten Zwerchfellruptur anbelangt, so hat schon ISELIN 31 linksseitigen Verletzungen nur 2 rechtsseitige gegenüberstellen können. Das Material von HEDBLOM; MARSDEN; DUGAN und SAMSON; SPATH und HYDEN; EVANS und SIMPSON; LIPPERT u. Mitarb.; LAM; RAMSTRÖM und ALSEN; BARTLEY und WICKBOM; GRAGE u. Mitarb. ergibt zusammen mit dem von HARRINGTON, von CARTER u. Mitarb. und den noch zu meldenden europäischen Autoren ein Beobachtungsgut von weit über 2000 Fällen. Es teilt sich in rund 75% linksseitige und 5% rechtsseitige Rupturen auf. Die Bedeutung des dem rechten Hemidiaphragma vorgelagerten Druck- und Stoßschutzes der Leber ist seit langem bekannt. Fast alle diese Beobachtungen betreffen später festgestellte Zwerchfellprolapse nach einem indirekten Trauma.

a) Frühdiagnostik

Bleiben die nicht seltenen Erscheinungen einer gleichzeitigen Ruptur von Leber, Milz, Niere oder einem sonstigen Abdominalorgan außer Betracht (Koss und REITTER; HARRINGTON; BARTLEY und WICKBOM u. a.), so wird die röntgenologische Semiologie der unmittelbar posttraumatischen Zustände davon bestimmt, ob ein sofortiger Prolaps von Baucheingeweiden erfolgt oder nicht. Im letzten selteneren Fall, in dem es sich meist um kleinere Rupturen handelt und bei rechtsseitigem oder zentralem Sitz der Verletzung, wo die Leber sich ohne Prolaps vor die Zwerchfellwunde legen kann, stellen sich im Röntgenbild intrapleurale Blutungen, seltener auch hypophrenische Blutergüsse, Zwerchfellhochstand und -bewegungseinschränkung und mitunter leichtere Mediastinalverlagerungen dar (ROWE). Hier wird röntgenologisch nur die Verdachtsdiagnose gestellt werden können, während der Nachweis einer Ruptur auf die Fälle beschränkt bleibt, die mittels einer Thorakotomie angegangen werden, oder wo gleichzeitig Blutungen in Bauch- und Brustraum nachweisbar sind. Stärkere Verdrängungserscheinungen weisen auf einen Eingeweideprolaps hin, der sich in der röntgenologischen Symptomatologie von den älteren traumatischen Zwerchfellbrüchen nur dadurch unterscheidet, daß er vielfach durch einen Hämatothorax überlagert ist und daß ein hemidiaphragmaler Atemstillstand besteht. Die Frage, wie oft der traumatische Eingeweideprolaps sich nicht schon in zeitlich unmittelbarem Zusammenhang mit der Zwerchfellruptur, sondern erst nach mehr oder weniger langem Intervall durch den verklebten oder vernarbten Defekt hindurch entwickelt, ist nicht zu entscheiden. Ein großer Teil auch der indirekten traumatischen Zwerchfell„brüche“ bleibt nämlich klinisch symptomarm oder uncharakteristisch, ist anamnestisch wenig eindeutig und wird daher als röntgenologischer Zufallsbefund erst nach längerer Zeit entdeckt. Spontanheilungen sind rechts infolge Verklebung mit der Leber sicherlich häufiger als links; im übrigen sind Spontanheilungen der Zwerchfellrisse nur dann zu erwarten, wenn sie längs der Muskelfaserrichtung verlaufen (Koss und REITTER) oder eine bestimmte Größe nicht überschreiten.

b) Spätdiagnostik

Für die *Spätdiagnostik* (Prolaps durch einen traumatischen Zwerchfelldefekt) wird auf S. 85 verwiesen.

VI. Zwerchfellhernien und -prolapse

Während vor der Röntgenära die Kenntnis der thorakalen Verlagerungen von Baucheingeweiden ein Reservat der Pathologen war und die Diagnose der Hernia diaphragmatica und der Prolapsus transdiaphragmaticus am Lebenden zu den Seltenheiten zählte, ist in den letzten Jahrzehnten die Diagnostik der Zwerchfellbrüche im weiteren Sinne zur Domäne der Röntgenologie geworden. Dies drückt sich in einer Fülle kasuistischer Mitteilungen aus, die nicht mehr zu überblicken sind. Eine zusammenfassende Darstellung aller hierher gehörenden Zwerchfellalterationen wird außerdem durch die Tatsache erschwert, daß ihre Klassifikation mit besonderen Schwierigkeiten verbunden ist. Ob eine Einteilung nach ätiologisch-pathogenetischen Gesichtspunkten erfolgt (angeborene oder erworbene Zwerchfellbrüche), nach pathologisch-anatomischen Kriterien (Prolaps, echte Hernie oder Divertikel) oder nach der topographischen Verteilung (typischer Sitz an Löchern, präformierten Lücken und Schwachstellen oder atypische Lage) — immer resultieren Überschneidungen, und immer bleiben Einzelfälle außerhalb des Ordnungsschemas. Dazu kommt, daß Unklarheiten und Ungenauigkeiten der Terminologie gerade auf diesem Gebiet so zahlreich sind und so unausrottbar scheinen, daß jeder Versuch einer verbindlichen Klassifikation fast einer Sisyphusarbeit gleichkommt.

Eine der ersten und umfassendsten Einteilungen stammt von G. SCHMIDT, die auch von SAUERBRUCH anerkannt wurde. Sie schließt aber nicht nur die totale und partielle Zwerchfellrelaxation ein, sondern verzichtet auch auf das diagnostisch wichtige topographische Ordnungsprinzip und setzt im übrigen eine Differenzierung voraus, die in praxi nicht einmal bei der Operation und Obduktion immer möglich ist; sie hat sich daher nicht durchsetzen können. Klinisch und röntgenologisch zweckmäßiger ist eine Einteilung nach der

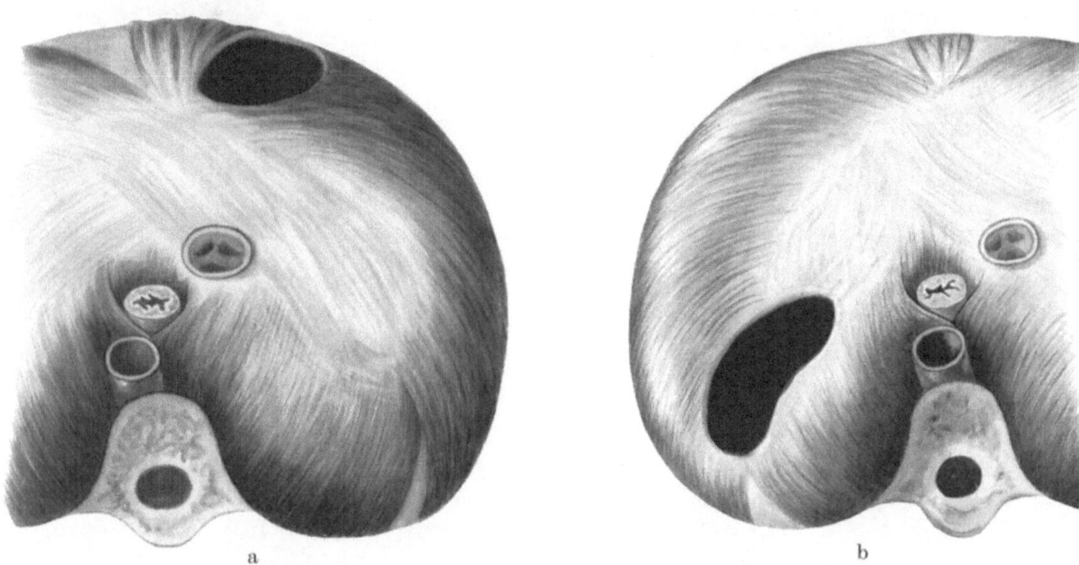

Abb. 55a—f. Bruchpforten im Zwerchfell bei verschiedenen Typen von Hernien und Prolapsen. (Nach HARRINGTON, modifiziert von KOSS, REITTER u. WILLMANN.) a Foramen Larrey (MORGAGNI): parasternale Hernie. b Foramen pleuroperitoneale (BOCHDALEK): lumbocostale Hernie bzw. Prolaps. c Congenitales Zwerchfelloch: Prolaps (bzw. Zwerchfellücke: Hernie). d Hiatus oesophageus: Hiatushernien. e Traumatischer Defekt bei Zwerchfellruptur: Prolaps. f Entzündlich-nekrotischer Defekt: Prolaps

Lokalisation der Zwerchfellbrüche im weiteren Sinne, wie sie von HEYDEMANN und DORFMEYER und von ELLINGER vorgeschlagen worden ist, pathogenetische Gesichtspunkte aber erst in zweiter Linie berücksichtigt. Im angloamerikanischen Schrifttum hat sich die *Klassifikation* von HARRINGTON gegenüber der von MARKS unterdes weitgehend durchgesetzt, weil sie klinisch und röntgendiagnostisch brauchbar ist und ätiologisch-pathologisch wie auch topographisch umfassend erscheint. Sie kommt der Forderung nach einer möglichst einfachen und doch gleichzeitig möglichst instruktiven Einteilung entgegen. Die danach wichtigsten Typen von Zwerchfellhernien und -prolapsen sind in Abb. 55 zusammengestellt. Wenn im folgenden ähnliche Gesichtspunkte zur Grundlage unserer Darstellung gemacht werden, so nur mit dem Unterschied, daß die verschiedenen Bruchformen durch den Hiatus oesophageus in einem eigenen Kapitel zusammengefaßt sind. Die Ordnung der verbleibenden Zwerchfell„brüche" nach lokalisatorischen Gesichtspunkten erfaßt die angeborenen und erworbenen Dystopien im Bereich der Foramina BOCHDALEK und LARREY und die an beliebig anderer Stelle möglichen sonstigen congenitalen und akquirierten Formen; sie wird mit der Darstellung der posttraumatischen Eventrationen ergänzt. In diesem Schema haben die sog. totale (hemidiaphragmale) und die partielle Relaxation des Zwerchfells logischerweise keinen Platz, obschon sie im Hinblick auf die Differentialdiagnostik vielfach zusammen mit den Zwerchfellhernien und -prolapsen abgehandelt werden.

Eine weitere Vorbemerkung ist zur *Nomenklatur* notwendig. G. B. GRUBER hat nachdrücklich darauf hingewiesen, daß die auf dem Gebiet der Zwerchfellpathologie eingebürgerten Fehlbegriffe und Fehlvorstellungen einer Revision bedürfen, um nicht zu Fehlentscheidungen auch in der Therapie zu führen. Der echten Zwerchfellhernie mit Bruchsack (erhaltene pleuroperitoneale Membran bei umschriebenem Mangel der phrenischen Muskelentwicklung) steht so der diaphrenische Prolaps durch ein persistentes, congenitales, pleuroperitoneales Zwerchfelloch gegenüber. Die Bezeichnung „falsche Hernie" erübrigt sich danach ganz. Von einem Zwerchfelldefekt soll nur dann gesprochen werden, wenn posttraumatisch eine Kontinuitätstrennung aller vorher intakten Gewebsschichten des Zwerchfells entstanden ist. Der hier erfolgte Prolaps darf nicht als

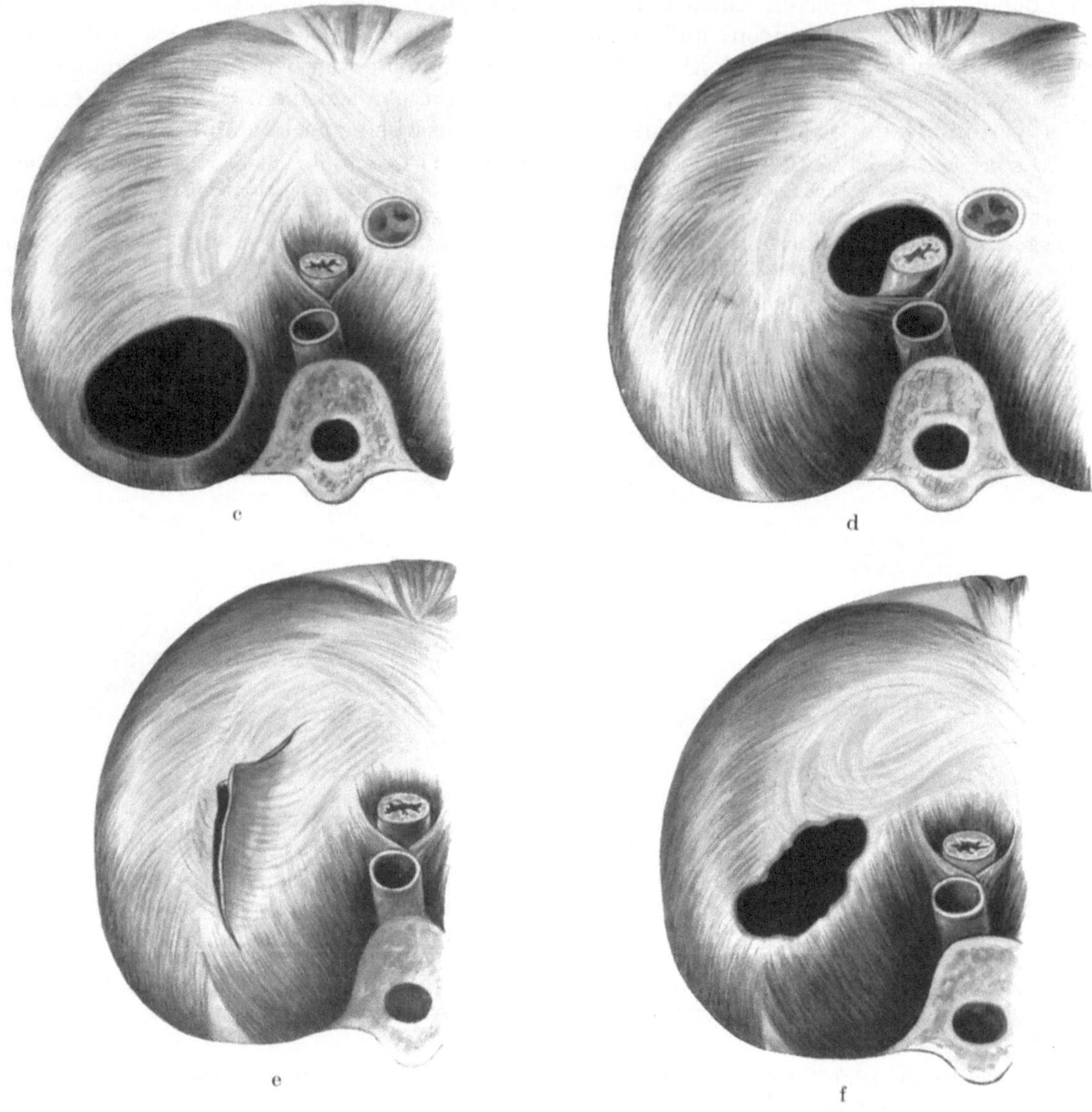

Abb. 55. c—f.

„traumatische Zwerchfellhernie“ bezeichnet werden. Auf die Frage, ob durch ein Trauma auch eine unvollkommene Zwerchfelldurchreißung überhaupt möglich ist und eine echte traumatische Zwerchfellhernie mit einem Bruchsack aus der intakt gebliebenen diaphragmalen Pleura resultieren kann, ist später noch einzugehen. Bleibt ein Abschnitt des Zwerchfells congenital offen, so muß von einer Agenese oder Aplasie gesprochen werden, wobei je nach Größe der Fehlanlage alle Übergänge vom congenitalen Loch bzw. von der persistierenden Lücke bis zur Halbseitenagenesie möglich sind. Der Begriff des Zwerchfell„defektes“ ist bei allen angeborenen Alterationen fehl am Platz, weil es sich um Mißbildungen verschiedenen Ausmaßes handelt, nicht um Gewebsverluste in einem vorher intakten Bereich des Zwerchfells wie beim Trauma.

Diese terminologisch eindeutigen Prinzipien, wie sie dem Schema der Abb. 56a—d entsprechen, sind in der klinischen und röntgenologischen Praxis naturgemäß nur schwer einzuhalten, weil es selten möglich ist, alle pathogenetischen Voraussetzungen und anatomischen Verhältnisse völlig zu übersehen. Was die Unterscheidung der Hernie vom Prolaps anlangt, so ist die Sachlage klar, wenn der Nachweis des Bruchsackes röntgenologisch, etwa mittels des Pneumoperitoneum, gelingt, oder wenn sich umgekehrt der Prolaps an der Entstehung eines Pneumothorax bei der peritonealen Luftfüllung manifestiert. Andererseits berechtigen bestimmte Lokalisationen des Zwerchfell„bruches“, eine echte Hernie mit großer Wahrscheinlichkeit anzunehmen. Das gilt z.B. für die

Verlagerungen im Bereich des Hiatus oesophageus und der Larreyschen Muskellücke, die fast ausnahmslos echte Hernien mit peritonealem Brucksack darstellen. Analog können sicher traumatisch entstandene Eingeweidedystopien dann ohne weiteres als Prolapse gekennzeichnet werden, wenn sie das Zwerchfell außerhalb der physiologischen Schwachstellen durchsetzen. Betreffen sie deren Bereich, dann kann meist nicht präjudiziert werden, ob eine Zerreißung des schwachen Zwerchfells mit einem traumatischen Prolaps oder eine Hernie auf dispositioneller Grundlage vorliegt, weil erfahrungsgemäß ein Trauma auch bei zunächst unauffälliger Vorgeschichte kaum sicher ausgeschlossen werden kann.

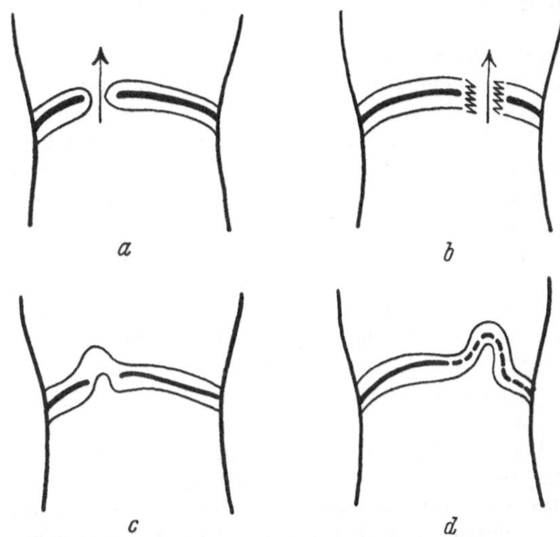

Abb. 56a—d. Terminologisches Schema der Prolapse und Hernien des Zwerchfells. (Modifiziert nach GRUBER und v. MEYENBERG.) a Prolaps durch congenitales, persistentes Zwerchfelloch. b Prolaps durch traumatischen Defekt. c Hernie im Bereich einer Muskellücke. d Zwerchfelldivertikel bzw. partielle Relaxation

In Zweifelsfällen von ,,Eventrationen" zu sprechen und die endgültige Charakterisierung der gegebenen Zwerchfellalteration als Hernie oder als Prolaps bei persistierendem Loch oder erworbenem Defekt der operativen oder autoptischen Klärung vorzubehalten, ist zwar sprachlich einwandfrei, aber leider deshalb mißverständlich, weil die ,,Eventration" vor allem im ausländischen Schrifttum fälschlich auch synonym mit der Relaxation gebraucht wird. In praxi, d.h. besonders für die Operationsindikation, ist die Unterscheidung zwischen der Hernia diaphragmatica und dem Prolapsus transdiaphragmaticus aber irrelevant. Trotzdem soll im folgenden versucht werden, der Forderung nach einer terminologisch einwandfreien Klassifikation soweit als möglich zu entsprechen.

1. Allgemeines

Das gesamte bisher vorliegende Schrifttum über Zwerchfellhernien und -prolapse ist für den einzelnen nicht mehr zu überblicken, da es sich überwiegend um Kasuistik handelt. Die Einzelmitteilungen ergeben zusammen mit den Übersichtsarbeiten, deren größte von LACHER (1880), EPPINGER (1910), GIFFIN (1912), HARRINGTON (1948), LAURENCE (1956), HENDRICK (1958) und KOSS u. Mitarb. (1959) stammen, eine Gesamtzahl von weit über 5000 Fällen. Unter diesen spielt die Hiatushernie im weiteren Sinn seit den letzten Jahrzehnten die zahlenmäßig größte Rolle (70—90%); bis 1925 noch galt sie als außerordentlich selten. Die Häufigkeit aller Hernien und Prolapse zusammen erhellt aus den Angaben, daß ihre röntgenologische Frequenz bei der Routineuntersuchung des Intestinaltraktes auf 1—2% (KIRKLIN und HODGSON, Mayo-Klinik; ROOT und PRIKETT), bei der Thorax-Reihen-untersuchung auf $^1/_{10}$—1$^0/_{00}$ (KOSS, VIETEN und WILLMANN; DETERMANN; STEINHOFF; LA POINTE) geschätzt wird. Es ist sicher, daß diese Verhältniszahlen in Zukunft noch weiter ansteigen, weil die beiden Hauptgruppen ständig zunehmen: die Hiatushernien infolge ihrer steigenden klinischen Bewertung und der verbesserten Untersuchungstechnik, die traumatischen Prolapse wegen der unaufhaltsamen Zunahme der Verkehrsunfälle und als Spätfolgen von Kriegsverletzungen.

Die *Geschlechtsverteilung* aller Zwerchfell„brüche“ bevorzugt eindeutig das männliche Geschlecht, das etwa doppelt so häufig betroffen ist wie das weibliche; von den bei Frauen viel häufigeren Hiatushernien wird hier abgesehen, da sie später im Zusammenhang behandelt werden. Dieses Zahlenverhältnis ist bei den traumatischen Dystopien auf 7:1 zugunsten der Männer erhöht. Hinsichtlich der *Seitenverteilung* ist seit langem bekannt, daß sowohl die angeborenen wie die erworbenen und traumatischen Prolapse links etwa im Verhältnis 8:1 bis 9:1 überwiegen. Dabei sind die nichttraumatischen Verlagerungen links 4mal, die traumatischen Prolapse 10—15mal häufiger als rechts (JENKINSON; GUDJONS; HARRINGTON; GRUBER). Echte Hernien kommen rechts häufiger als links vor (2:1), doch stehen sie im ganzen gegenüber den Prolapsen an Zahl weit zurück (1:7).

Die *Häufigkeit der congenitalen Hernien und Prolapse* ist nur schwer abzuschätzen, da sicher eine große Zahl weniger umfangreicher Verlagerungen von Baucheingeweiden postnatal nicht diagnostisch erfaßt und im Lauf des späteren Lebens als erworben angesprochen wird. Umgekehrt dürfte ein Teil der sog. congenitalen Dystopien erst später an physiologischen Schwachstellen oder persistierenden Löchern entstanden sein, obschon das auslösende Moment anamnestisch unauffällig geblieben ist. Entsprechende Angaben, wie daß die Morbidität bei Neugeborenen 0,04% beträgt (WETTERDAL), oder daß sich unter 5269 Autopsien von Neugeborenen und Säuglingen unter einem Jahr 38 Zwerchfell„brüche“ (0,7%) fanden (HAUGEN und EHRENBERG), müssen daher mit entsprechender Skepsis interpretiert werden. Die Annahme von POZZAN geht aber sicher zu weit, daß es echte angeborene Zwerchfell„brüche“ gar nicht gäbe, sondern alle derart bezeichneten Zustände in den ersten Lebenstagen auf der Grundlage einer „pseudogenetischen“ Aplasie anläßlich eines verkannten Traumas aufträten. Es kann gar kein Zweifel daran bestehen, daß Mißbildungen des Zwerchfells recht häufig schon fetal und nicht erst postnatal einen Prolaps oder eine Hernie herbeiführen (GRUBER).

Zur *topographischen Verteilung* der Hernien und Prolapse auf die einzelnen Partien des Zwerchfells ist festzustellen, daß der linke hintere Zwerchfellabschnitt am allerhäufigsten betroffen ist. Diese Vorzugslokalisation auch der nichthiatalen Verlagerungen ist entwicklungsgeschichtlich und mechanisch bedingt. Zahlenmäßig stehen die Hiatushernien ganz im Vordergrund; ihnen folgen die traumatischen Prolapse der Zwerchfellkuppe, die congenital angelegten Eventrationen durch Partialagenesien und durch persistierende, meist periphere Löcher des Zwerchfells im Bereich der pleuroperitonealen Fusionsstellen und die erworbenen Hernien und Prolapse an den physiologischen Schwachstellen und muskelfreien Zwerchfellteilen (HARRINGTON). Die Häufigkeitsordnung dürfte sich aus den vorher angegebenen Gründen jetzt verschieben, kann aber im großen ganzen noch als zutreffend angesehen werden. Dabei hat es den Anschein, als ob im Gegensatz zu den Prolapsen im Bereich des Trigonum lumbocostale die Hernien dieses gleichen Abschnittes (For. Bochdalek) doch weniger häufig seien, als früher angenommen wurde (GRUBER) und seltener noch als die parasternale Hernie (For. Larrey), die jetzt nicht mehr als Rarität gelten kann. Neben diesen in Abb. 55 zusammengestellten häufigsten Typen spielen die an anderen Zwerchfellpartien sitzenden Hernien und Prolapse zahlenmäßig eine ganz untergeordnete Rolle. So sind Einzelfälle von Zwerchfellbrüchen entlang der V. cava inf. (BRECKHOFF; SOUTHBY; KOSS, VIETEN und WILLMANN) und der V. azygos und des N. splanchnicus (ANDRÉ) sowie von einem Prolaps an der Durchtrittstelle des N. sympathicus (HUME; THOMA) mitgeteilt worden.

2. Die parasternale Hernie

MORGAGNI hat 1769 als erster eine Hernie im Bereich des Trigonum sternocostale beschrieben, weshalb diese Bruchform auch als Morgagnische Hernie bezeichnet wird. Syonyme sind Larreysche, substernale, retrosternale, subcostosternale, retroxiphoidale und parasternale Hernie. Es handelt sich dabei praktisch ausschließlich um echte Brüche infolge einer „örtlich gestörten Gewebsverteilung des Zwerchfells an typischer Stelle“. Die Bruchpforte ist in der Larreyschen Lücke zwischen der Pars sternalis und Pars costalis der Zwerchfellmuskulatur gegeben und stellt einen kleinen, dreieckigen, mit der Spitze zum Centrum tendineum gerichteten, muskelfreien Zwerchfellabschnitt dar. Die mittelständige Sternalportion des Zwerchfellmuskels kann durch Bindegewebe ersetzt sein oder ganz fehlen, so daß die beidseitigen Muskellücken zu einer einzigen Muskelöffnung verschmelzen (THOMA; EPPINGER; LÜSCHER), wodurch beid- oder wechselseitige herniöse Ausstülpungen möglich werden.

Die Häufigkeit der parasternalen Hernie wird auf rund 3% aller Zwerchfell„brüche“ überhaupt geschätzt (GREENWALD und STEINER; HARRINGTON), doch ist es nicht möglich, genauere Vergleichszahlen anzugeben, da schon die absoluten Angaben der Kasuistik nicht übereinstimmen. In der ersten pathologisch-anatomischen Statistik von THOMA (1882) finden sich 10 parasternale Hernien, in der von HEDBLOM (1931) bereits 60; HARRINGTON fügte für die Zeit von 1930—1941 weitere 24 Fälle hinzu und LÜSCHER hat für die Zeit von 1921—1951 im ganzen nur 41 parasternale Hernien gezählt. Im röntgenologischen Schrifttum sind 1939 von ELLINGER 14 sichere parasternale Hernien zusammengestellt worden, denen unterdes über 250 weitere, in vivo diagnostizierte und meist operativ bestätigte Fälle folgen (Aabye; Arnheim; Ascarelli u. Mitarb.; Betts; Bingham; Brown; Camerer; Capurro u. Mitarb.; Debray u. Hardouin; Denisart; Even u. Mitarb.; Baum u. Mitarb.; Gleize-Rambal; Gudbjerg; Gudjons; Guillerm; Hajdu u. Mitarb.; Haubrich; Helsby u. Mitarb.; Hendrick; K. Hoffmann; R. Hoffmann; Hollander u. Mitarb.; Johnson u. Mitarb.; Karady u. Száanto; Kleinsorge; Konrad u. Fahmy; Koss u. Reitter, 18 Fälle; Krayenbühl; Leszler; Lüscher; Lund u. Mitarb. (simultan mit einer Hiatushernie!); Menger; Patton u. Mitarb.; Picard u. Mitarb.; de Ponti; Poppe; Puglionisi; Reed u. Lang; Rogers u. Mitarb.; Saltzstein u. Mitarb.; Stucki V. Muralt; Vogel; Balmes u. Mitarb.; Chin und Duchesne, 33 Fälle!; Spennati). Diese Brüche sind rechtsseitig etwa 10mal so häufig wie links. Als Ursache dieser Seitendifferenz wird angegeben, daß die muskelfreie parasternale Zwerchfellpartie rechts etwas größer angelegt ist als links, und daß Herz und Herzbeutel links einen besseren mechanischen Schutz darstellen. Doppelseitige Morgagni-Hernien sind nach Lüscher 8mal, nach anderen Autoren nur 4mal gesichert, wozu die beiden Fälle von Koss, Vieten und Willmann und von R. W. Brown neu hinzutreten.

Die Frage der Ätiologie und Pathogenese der parasternalen Hernie ist noch nicht geklärt. Die überwiegende Anzahl ist zwar im mittleren und höheren Lebensalter festgestellt worden und mit ziemlicher Sicherheit als erworben oder sogar als traumatisch-dispositionell anzusehen. Doch sind auch Beobachtungen bei Kindern bekannt, die wenigstens für einen Teil der Fälle auch eine congenitale Entstehung wahrscheinlich machen (Lüscher; Spühler); die jüngsten betreffen Säuglinge von 8, 18, 20 und 21 Monaten (Bingham; Contat; Jaubert u. Mitarb.; Amadei). Anatomische Untersuchungen der Larreyschen Muskelspalte durch Thoma hatten schon früher ergeben, daß die Größe der muskelfreien, nur pleuroperitoneal gedeckten Lücke der Körpergröße zwar parallel geht, daß sie beim Feten aber öfter durch schmale sagittale Muskelbündel oder -schichten vergittert ist als beim Erwachsenen, wo außerdem der sternodiaphragmale Ansatzwinkel größer und die Protrusion eines Pleuroperitonealsackes daher eher möglich ist. Die congenitale Hernienbildung im Gebiet des Larreyschen Spaltes beruht offenbar auf einer umschriebenen Störung des Muskeleinwachsens in das häutig ausgebildete Zwerchfell und muß nach entwicklungsgeschichtlichen Voraussetzungen im 3. Fetalmonat erfolgen; sie wäre danach als Zwerchfellmißbildung zu charakterisieren (Harrington). Vereinzelt ist auch eine Kombination mit nichtdiaphragmalen Mißbildungen bei Kindern mit einer parasternalen Hernie festgestellt worden (Lit. bei Lüscher; Johnson; Menger). Für die überwiegende Mehrzahl der Fälle jedoch ist eine congenitale Entstehung unwahrscheinlich. Das Durchschnittsalter der mitgeteilten Fälle beträgt 60—75 Jahre; anderweitige Mißbildungen fehlen hier fast immer. Offensichtlich kann eine Vergrößerung des Larreyschen Spaltes auch sekundär erfolgen. Dabei spielen drei Faktoren eine besondere Rolle. Einmal kann bei der Fettsucht das präperitoneale Fettgewebe die Zwerchfellmuskulatur stark auseinanderdrängen und so die muskelfreie, bruchdisponierte Parasternalportion des Zwerchfells erheblich vergrößern (Cruveilhier; Büttner; Lüscher); der gleiche Effekt kann umgekehrt durch eine plötzliche Abmagerung resultieren. Zum anderen findet sich im Schrifttum eine ganze Reihe von parasternalen Hernien bei gleichzeitiger schwerer Kyphoskoliose (Ellinger; Lüscher; Aabye; Gudjohn). Die Annahme liegt nahe, daß hier die Ausweitung und Asymmetrie der unteren Thoraxapertur zu einer starken Dauerspannung des Zwerchfells, zu einer Vergrößerung des Zwerchfellansatzwinkels und zu einer Dehnung der präformierten muskelfreien Parasternalportion geführt haben, durch die als „indirekte“ Traumafolge schließlich eine Herniierung zustande gekommen ist. Eine dispositionell schwache Stelle wie der Larreysche Muskelspalt kann schließlich auch ohne eine derartige Wirbelsäulendeformation durch sternale Zwerchfellverschwartung (Mattina), durch Dauerbelastung oder mehrfache kleine Gewalteinwirkungen zur Entstehung einer Hernie oder zu einem Prolaps nach indirektem Trauma führen (Uffreduzzi; Guillerm); das wird vielfach in der Anamnese keinen Ausdruck finden. Ein gesteigerter Abdominaldruck kann daher die sekundäre Ausbildung einer parasternalen Hernie im Bereich der congenitalen bzw. dispositionellen Schwachstelle mitbedingen, wie die nicht seltenen Beobachtungen bei großen intraabdominalen Tumoren und bei der Gravidität gleichfalls wahrscheinlich machen (Harrington; Kirklin u. Mitarb.). Auf den konkurrierenden Entstehungsfaktor des intrapleuralen Sogs muß später noch eingegangen werden (Lüscher). Immerhin ist einschränkend zu vermerken, daß die klinische Symptomarmut gerade dieses Hernientyps zweifellos die Möglichkeit einschließt, daß manche erst im Alter erkannte Parasternalhernie lebenslang unentdeckt geblieben ist, obschon sie angeboren oder im frühen Kindesalter ausgebildet wurde; sind gleichzeitig mehrere Abdominalorgane parasternal ektopiert („compound hernia“, C. H. Brown u. Mitarb.), so resultiert meist ein klinisch auffälliges kardiopulmonales Bild.

Einen typischen Fall von parasternaler Zwerchfellhernie gibt Abb. 57 a und b wieder. Der Patient kam nach der Entlassung aus der Kriegsgefangenschaft, in der er einen Gewichtsverlust von 30 kg erlitt, wegen Schwächegefühls und geringen Auswurfs zur Untersuchung und wurde wegen einer faustgroßen, als Lungentumor gedeuteten Rundverschattung im medialen Unterfeld zur Röntgenbestrahlung eingewiesen. Die Lage im vorderen Herz-Zwerchfellwinkel und die Inhomogenität des von dünnen Septen durchzogenen, lufthaltigen epiphrenischen Gebildes ließen sogleich an eine parasternale Hernie denken. Die Kontrastmitteluntersuchung ergab als Bruchinhalt das rechte Colon transversum und das obere C. ascendens. Eine merkliche Passagestörung bestand nicht, wenn auch geringe Kontrastmittelreste noch mehrere Tage in dem herniierten Darmteil nachweisbar blieben.

Vor dem Leuchtschirm war die Bewegung der rechten Zwerchfellhälfte wie des Hernienrandes normalsinnig. Das entspricht der statistischen Angabe von ELLINGER, daß eine paradoxe Bewegung bei rechtsseitigen Parasternalhernien oft fehlt, weil im Gegensatz zu größeren linksseitigen Prolapsen und Hernien das Zwerchfell in der Regel noch inspiratorisch tiefer treten kann und sein Zug den intrathorakalen Sog überwiegt.

Der *Röntgenbefund* dieses Falls kann als *typisch für alle parasternalen Hernien mit Dickdarm als Bruchinhalt* angesehen werden und bedarf keiner weiteren Erläuterung. Die Differentialdiagnostik ist wenig problematisch, wenn Intestinalorgane in den Bruch eingelagert sind. Eine Ektopie des Magens ist etwas weniger häufig und gelegentlich mit

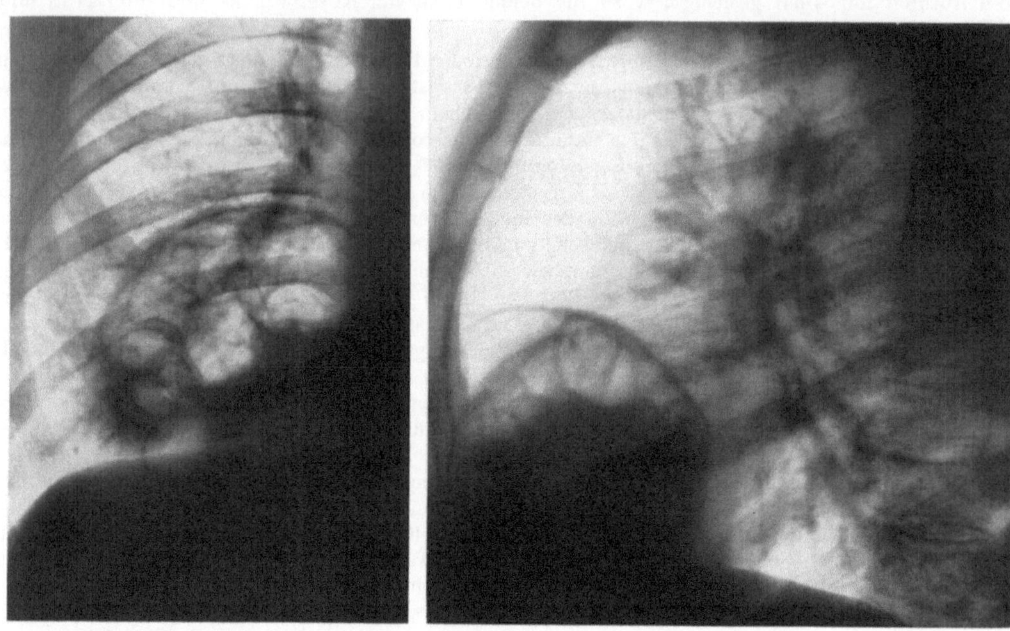

a b

Abb. 57a u. b. Parasternale Hernie im Vorder- und Seitenbild

einer gleichzeitigen Verlagerung von Netz- oder Leberanteilen verbunden. Dünndarm als Bruchinhalt ist bisher nur dreimal beobachtet worden (GUILLERM; GUDJONS; JOHNSON u. Mitarb.), in einem Fall gleichzeitig mit dem Pankreas. Reine *parasternale Netzhernien* bis zu Faustgröße sind mehrfach beschrieben und bei Erwachsenen bzw. bei den erworbenen parasternalen Zwerchfellbrüchen häufiger als bei Kindern und Jugendlichen (ROBBINS; ROGERS u. Mitarb.; STEWART; ISAAC u. Mitarb.; CURTILLET u. Mitarb.; CAPURRO u. Mitarb.; KARADY u. SZÁNTÓ). Ihr Nachweis kann bei der Vielzahl der differentialdiagnostisch in Frage kommenden Rundverschattungen im Herz-Zwerchfellwinkel schwierig sein. Er stützt sich auf die zwerchfellunmittelbare Lage, die häufige Verkleinerung bei der Exspiration infolge der abdominellen Druckminderung, die Hochziehung und den cranialkonvexen Verlauf des Transversum, gelegentlich auch auf die Verlagerung des Dünndarms und schließlich auf die Darstellung des Bruchsackes im Pneumoperitoneum. Die Atemverschiebung der Netzhernie ist oft normalsinnig. Manche Netzhernien sind erst thorakoskopisch geklärt worden.

Die *Leber* findet sich *als Bruchinhalt meist zusammen mit Netz oder Darmteilen* (THOMAS), nur selten allein (WELLS u. Mitarb.; WAGNER; CURTILLET u. Mitarb.; MENGER; HOLLANDER u. Mitarb.). Bei Kindern unter 12 Jahren ist im Gegensatz zu den Verhältnissen beim Erwachsenen von SALTZSTEIN u. Mitarb.; RAVITCH u. Mitarb. immer auch ein Leberanteil in der parasternalen Hernie gefunden worden. Der Fall der Abb. 58a—d mit einer nur leberhaltigen Parasternalhernie bei einem 50jährigen Mann stellt daher eine Seltenheit dar. Hier zeigt sich im Übersichtsbild eine stumpfwinkelig dem

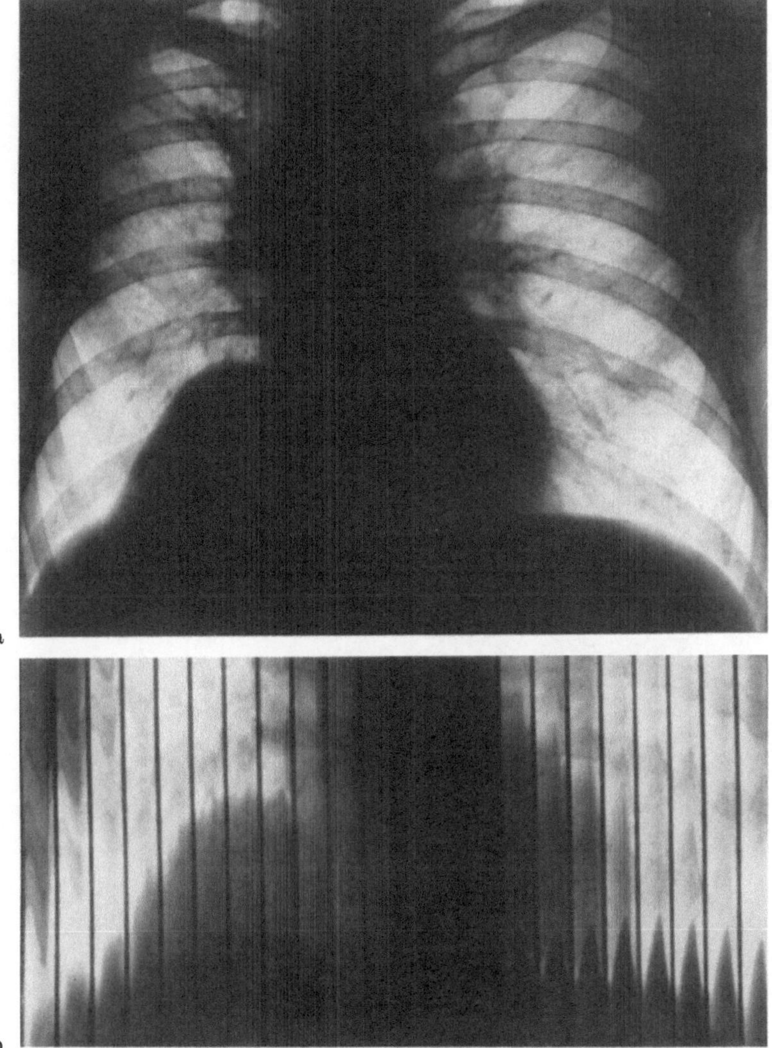

Abb. 58a u. b. Parasternale Leberhernie, 50jähriger Mann; im Kymogramm respiratorische Paradoxie am oberen Rand

Zwerchfell aufsitzende, mehr als faustgroße Verschattung (Abb. 58a), die bei der Kontrastmitteluntersuchung ohne Beziehung zum Intestinaltrakt blieb. Deutet schon ihre Homogenität bei dem Fehlen von Magen und Darm darauf hin, daß es sich hier entweder um Leber oder Netz handeln muß, so zeigen das Pyelogramm mit der Hochstellung der rechten Niere und das Seitenbild mit der vorderen Lage (Abb. 58c), daß hier ein recht großer Leberabschnitt im Bereich der Larreyschen Spalte ausgestülpt ist. Im diagnostischen Pneumoperitoneum (Abb. 58d) ist nur die linke Zwerchfellhälfte abgehoben, während eine Luftfüllung am eventrierten rechten Zwerchfellabschnitt nicht erfolgt. Aus diesem Befund auf einen Prolaps zu schließen, wäre verfehlt, wenn auch einige wenige parasternale Verlagerungen ohne Bruchsack beobachtet worden sind. CURTILLET u. Mitarb. haben darauf hingewiesen, daß die plastisch verformbare Leber in solchen Fällen fest in die Bruchpforte eingepreßt sein kann, so daß eine Luftdarstellung des Bruchsackes nicht gelingt und eine Abgrenzung gegenüber einem Leberprolaps mit verklebtem Durchtrittsrand unmöglich bleibt. Traumatisch entstandene, parasternale Leber„brüche“ zeigen über einem Pneumoperitoneum meistens pilzförmige Gestalt (HOLLANDER u. Mitarb.). Im vorliegenden Beispiel kann die enge Anlagerung an

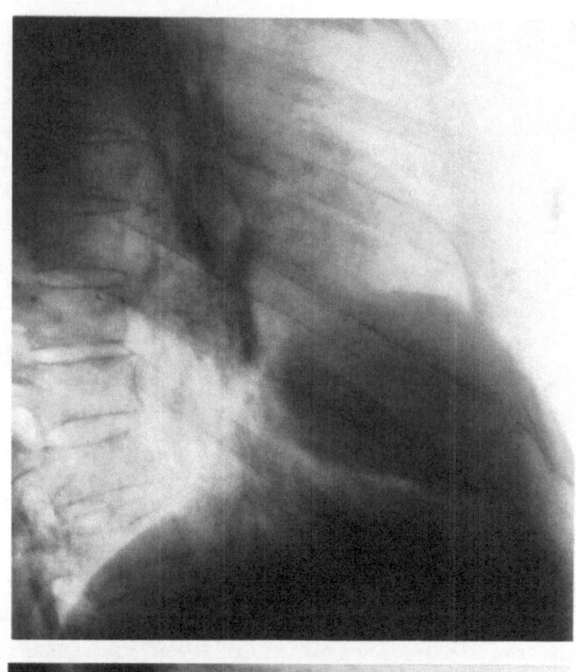

c

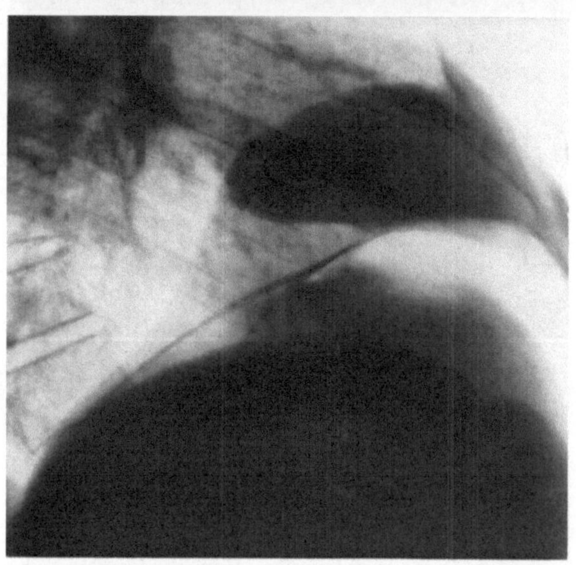

d

Abb. 58c u. d. Gleicher Fall. Seitenbilder vor und nach Anlage eines Pneumoperitoneum: Zwerchfell nur links abgehoben, Bruchpforte adhärent (s. Text)

die Bruchpforte und den Bruchinhalt jedoch auch mit pleuroperitonealen Verwachsungen erklärt werden, die sich bei der Laparoskopie ausgedehnt im Leberbereich vorfanden und auf eine (durch die Leberpunktion bestätigte) abgeheite Miliartuberkulose zurückzuführen waren. Anamnestisch ist zu ergänzen, daß eine ältere Oberfeldcirrhose rechts bestand, und daß die subjektiven Erscheinungen des Zwerchfellprozesses sich in gelegentlichem Brechreiz erschöpften. Inwieweit hier auch der Begriff einer partiellen Relaxation am Platze ist, wie sie gerade auch im anteromedialen Zwerchfellabschnitt und bei alten Lebercirrhosen vorkommt (vgl. S. 148), muß dahingestellt bleiben. Im zugehörigen Bewegungsbild der Abb. 58b ist die Atmungsamplitude in den extrahernialen Zwerchfellabschnitten normal, im Bruchbereich verkleinert; der obere Hernienrand wird deutlich paradox bewegt, wie es bei der Größe der Ausstülpung als Regel gilt (HITZENBERGER; ASSMANN; ZWICKER).

Dieser Befund steht in Analogie zu ähnlichen Beobachtungen von Leberausstülpungen in eine parasternale Hernie (REICH; CONTAT; CAMERER; KLEINSORGE; SALTZSTEIN u. Mitarb.). Da in diesen z.T. congenitalen Fällen, wie sehr wahrscheinlich auch im vorigen eigenen Beispiel einer erworbenen parasternalen Leberhernie, das Lebervolumen im ganzen normal oder eher kleiner war, entfällt die Annahme eines zu starken Leberwachstums als Ursache der Zwerchfellmißbildung. LÜSCHER hat in Anlehnung an TANDLER die leberhaltige Parasternalhernie als Folge des thorakalen Sogs erklärt und von einer lokalen Hyperplasie ex vacuo gesprochen, zu der die Leber durch ihre aktive Plastizität befähigt sei. Entsprechende Verformungen und Ausstülpungen der Leber sind im übrigen auch an anderen Stellen des rechten Zwerchfells beschrieben, wobei es sich sowohl um echte Hernien oder um leberhaltige Zwerchfelldivertikel als auch um angeborene oder traumatische Lebervorfälle handeln kann; ein einschlägiger Fall von herniöser Leberausstülpung im dorsalen Zwerchfellabschnitt wird später wiedergegeben.

Die Prognose der parasternalen Hernie ist entsprechend der ganz auffälligen subjektiven und klinischen Symptomarmut wesentlich günstiger als bei allen anderen Hernienformen und bei den Prolapsen. Soweit sich aus dem Schrifttum ergibt, braucht mit der Gefahr einer Incarceration in weniger als 10% der Fälle gerechnet zu werden (HEBDLOM; GREYERZ). Trotzdem wird die Operation befürwortet, zumal sie infolge der günstigen anatomischen Verhältnisse auch leicht auf abdominellem Wege ausgeführt werden kann (HARRINGTON; KOSS u. Mitarb.).

Die Prognose der congenitalen parasternalen Hernie ist wegen des meist großen Volumens wesentlich schlechter, so daß für alle diese Fälle die Frühoperation gefordert wird (BINGHAM; GREENWALD u. Mitarb.; REED und LANG).

3. Lumbocostale Hernien und Prolapse

Hier handelt es sich um thorakale Eingeweideverlagerungen durch das dorsale Zwerchfell im Bereich des Trigonum lumbocostale (For. Bochdalek). Aus entwicklungsgeschichtlichen Gründen sind an dieser Stelle die Voraussetzungen für die Persistenz von Zwerchfellöchern ebenso wie für Störungen der Muskelbildung am günstigsten (v. GÖSSNITZ; GRUBER). Die meisten angeborenen Zwerchfellhernien und die meisten angeborenen und dispositionell bedingten erworbenen Prolapse betreffen diese Region; sie machen nach GREENWALD und STEINER 53%, nach der älteren Statistik von LIEPMAN sogar über 80% aller Zwerchfell,,brüche" überhaupt aus. Es ist auffällig, daß im jüngeren Schrifttum diese Relation sehr viel kleiner wird (ZUPPINGER); in der chirurgisch-pädiatrischen Literatur überwiegen sie jedoch nach wie vor erheblich (NISSEN u. PFEIFER; THOMSEN). In ihrer Häufigkeit besteht keine gesicherte Geschlechtsdifferenz. Die Seitenlokalisation bevorzugt die linke Zwerchfellhälfte im Verhältnis 4:1; doppelseitige Prozesse sind vereinzelt beschrieben.

Pathogenetisch ist der Zeitpunkt der ursächlichen Hemmungsmißbildung im 2. und 3. Embryonalmonat anzusetzen. Das linke Pleuroperitonealloch an der Fusionsstelle von Septum transversum und Plica pleuroperitonealis schließt sich normalerweise später als das rechte, wodurch für die linke Seite ein größerer Zeitraum zur Ausbildung pathologischer Alterationen gegeben ist. Infolge Zurückbleibens des Wachstums der seitlichen pleuroperitonealen, primären Zwerchfellfalten kann der Verschluß des häutigen Zwerchfells in wechselnd großem Umfang ausbleiben. Dieses laterale Zwerchfelloch persistiert ungleich häufiger als die Lücken und Löcher anderer Zwerchfellabschnitte. Es nimmt zwar meist den Bereich des Trigonum lumbocostale ein, seine Ausdehnung überschreitet ihn aber sehr oft in medianer Richtung ganz erheblich (GRUBER), so daß alle Spielarten vom kleinsten Loch bis zur Halbseitenaplasie mit geringem sternalem Rest vorkommen. Die randständige Öffnung kann im Lauf der Embryonalzeit durch die Thoraxausdehnung und das Abrücken der Rumpfwand vom Zwerchfellmittelpunkt zentralwärts wandern bzw. sektorenartige Gestalt mit der Spitze zum Centrum tendineum hin annehmen (LIEPMAN). Je kleiner das persistierende Loch bleibt, desto später ist es im allgemeinen entstanden; die ausgedehntesten Agenesien stellen Hemmungen der frühsten Entwicklung dar (GRUBER). Art und Umfang der hier prolabierenden Baucheingeweide werden von der Größe und topographischen Ausdehnung dieser Zwerchfellöcher bestimmt. In abnehmender Häufigkeit sind Dickdarm, Dünndarm, Magen, Milz oder Niere vorgefallen, während Leberprolapse selten sein dürften.

Die Entstehung echter Hernien in den laterodorsalen Zwerchfellabschnitten resultiert aus entwicklungsgeschichtlich nur wenig späterer Zeit, in der das pleuroperitoneale Zwerchfell zwar geschlossen, das Einwachsen der Muskulatur aber örtlich gehemmt wurde. Im Bereich des lumbocostalen Dreiecks ist diese Hemmung am häufigsten, weshalb hier für die Ausbildung echter Hernien ähnlich günstige Bedingungen gegeben sind wie im sternocostalen Dreieck (GARRAUD u. Mitarb.). Es ist möglich, daß eine ,,übermäßige Wachstumsunregelmäßigkeit hier das häutige Zwerchfell sich in besonderer Ausdehnung und Faltung anlegen ließ und das Muskeleinwachsen (sekundär) erschwerte" (GRUBER). Diese Annahme könnte die Fälle von congenital sehr großem Bruchsack erklären, wie sie gelegentlich beschrieben wurden.

Diese Erläuterung macht verständlich, daß die Diagnose einer thorakalen Eingeweideverlagerung in dorsolateralen Zwerchfellabschnitten zwar eine congenitale Entstehung als sehr wahrscheinlich annehmen läßt, aber nicht ohne weiteres eine Unterscheidung ermöglicht, ob eine Hernie oder ein Prolaps vorliegt, und ob gegebenenfalls der Prolaps bereits connatal erworben wurde. *Klinisch* ungleich wichtiger ist in diesen Fällen jedoch die Frage, ob eine kleine oder nur mäßig große Lücke bzw. Bruchpforte oder eine größere Agnesie bzw. sehr große Prolapspforte gegeben ist, weil von dieser Alternative die Möglichkeit einer operativen Deckung abhängt (RABE; GREMMEL u. KONRAD). Dieses Problem ist für die topographisch außerhalb des Bereichs des Trigonum lumbocostale gelegenen congenitalen oder akquirierten Ektopien in gleicher Weise vorhanden und klinisch deshalb besonders wichtig, weil jede größere diaphrenische Eingeweideverlagerung beim Neugeborenen schwerste Erscheinungen mit sich zu bringen pflegt, so daß prinzipiell die Frühoperation angestrebt werden muß. In frühen Lebensabschnitten herrschen kardiopulmonale, im späteren Kindes- und Erwachsenenalter gastrointestinale Symptome vor. Beim Säugling ist eine schwere Cyanose am häufigsten, deren Intensität mit körperlicher Anstrengung, Nahrungsaufnahme und Stuhlentleerung wechselt; anfallsweise Attacken von Dyspnoe gelten als präfinales Symptom (HARRINGTON; KIRKLIN und HODGSON; SCHMID).

Die Magen- oder Dickdarmektopie wirkt sich im *klinischen Bild beim Kleinkind* wesentlich mehr durch Verdrängung von Herz und Lungen als durch intestinale Störungen aus, so daß Strangulationen angeborener Hernien beim Neugeborenen zu den größten Seltenheiten zählen (RICKHAM). Die größere Frequenz der linksseitigen Hernien und Prolapse bedingt eine Herzverlagerung häufiger im Sinne einer Dextroposition. Die Mortabilität wird beim Neugeborenen mit 75% angegeben; von den verbleibenden Fällen stirbt die Mehrzahl noch im frühen Kindesalter (HARRINGTON; WILLARD; EBBS u. Mitarb.; CARTER u. Mitarb.). Da die Frühoperation jetzt zunehmend häufiger ausgeführt wird — bis 1953 waren nach TOLINS 75 Kinder unter einem Jahr operativ geheilt —, ist die Mortalität der connatalen „Brüche" in den letzten Jahren deutlich gesunken (SAEGESSER; DECKER u. Mitarb.; RIKER; ORR und NEFF; LADD und GROSS; EKMAN) und beträgt nach der Übersicht von THOMSEN nur noch 20%. CLINTON-THOMAS hat die operative Heilung einer großen Bochdalekschen Hernie bei einer Frühgeburt mitgeteilt, und RIKER hat über weitere 15 erfolgreiche Operationen bei Säuglingen im Alter bis 6 Tagen berichtet. Dazu kommen bis 1968 neuere Mitteilungen von BÉRAUD u. DEFRENNE; BINGHAM (11 Fälle); KONRAD u. FAHMY; REED u. LANG (31 Fälle!); NISSEN u. Mitarb.; GREMMEL u. Mitarb.; HOLUB u. Mitarb. Die Prognose bessert sich mit steigendem Alter deutlich, so daß ein Teil der beim Erwachsenen später erst autoptisch festgestellten congenitalen Prolapse und Hernien auch zum lumbocostalen Typ gehört. Es ist jedoch sicher, daß diese Fälle zahlenmäßig weit gegenüber den lumbocostalen Dystopien des Säuglings- und Kleinkindesalters zurücktreten. Im nichtpädiatrischen, röntgenologischen Beobachtungsgut spielen sie eine außerordentlich kleine Rolle gegenüber den anderen congenitalen Zwerchfell„brüchen", so daß sie von ZUPPINGER für noch seltener als die parasternalen Hernien gehalten werden. Die wenigen hierher gehörenden Beobachtungen beim Erwachsenen zeigen, daß im Gegensatz zu den Befunden beim Kleinkind die gastrointestinalen Organe nur selten den Prolaps- oder Hernieninhalt abgeben, partielle Milz- und Leberektopien statt dessen relativ häufig sind, ein Ausdruck dafür, daß die Prognose dieser Zwerchfellalterationen auch von der Art der verlagerten Bauchorgane abhängt; auch lumbocostale Nierendystopien sind unterdes häufiger beobachtet worden (FRENZEL u. KIRSCHNER). Selbst die lumbocostale Verlagerung der ganzen Leber einschließlich der Gallenblase (RAYMOND u. Mitarb.) oder der ganzen Milz (ROSSETTI) kann klinisch jahrzehntelang symptomfrei bleiben, während die Verlagerung des Magens oder eines Darmabschnitts schließlich auch beim Erwachsenen zur Strangulation führen kann (RAGANEAU u. Mitarb.). Dementsprechend sei als Beispiel für diese günstigeren und klinisch oft jahrzehntelang unauffälligen Prozesse eine Verlagerung der dorsalen Leberabschnitte wiedergegeben (Abb. 59). Beispiele für die beim Kleinkind wie beim Erwachsenen klinisch schweren und prognostisch ungünstigen Hernien und Prolapse von Magen

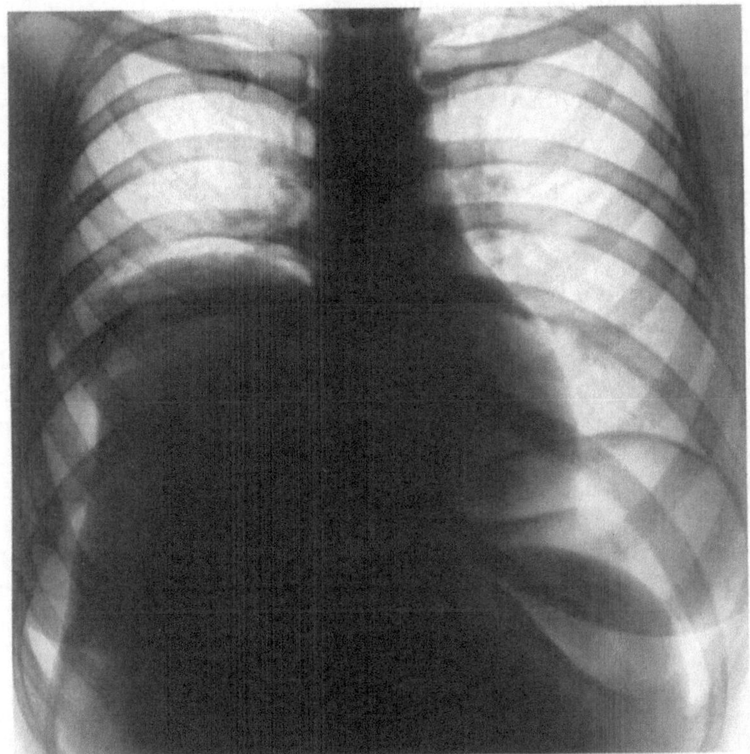

Abb. 59a. Große lumbocostale Leberhernie, wahrscheinlich congenital, im Pneumoperitoneum

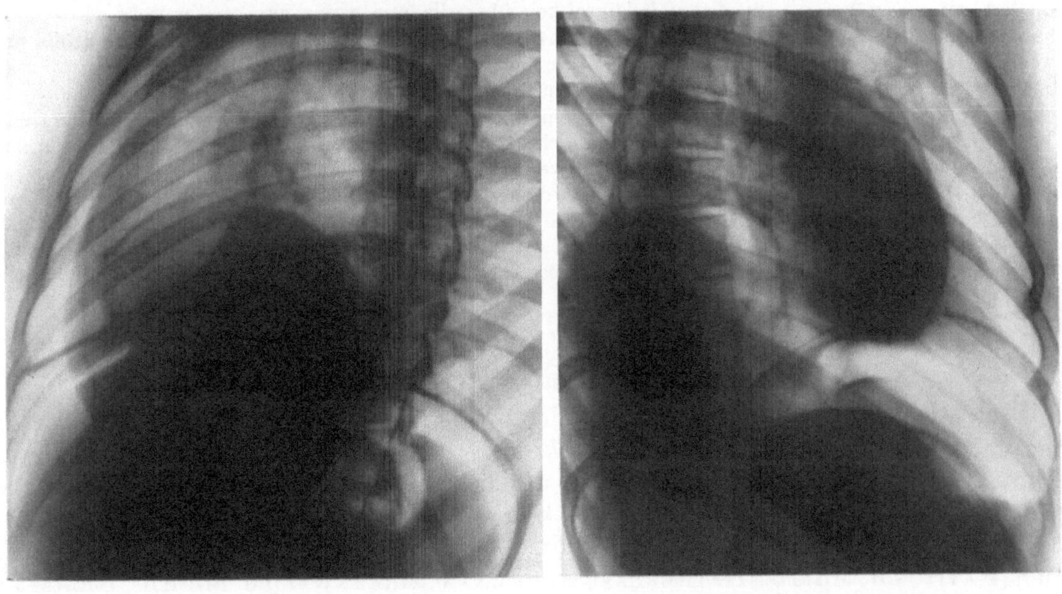

Abb. 59b u. c. Gleicher Fall, Schrägaufnahmen. Bruchsack nur im vorderen Anteil abgehoben, hinten verklebt

und Darm sollen dafür im nächstfolgenden Abschnitt behandelt werden, damit ein umfassen der Überblick über alle congenital möglichen Formen gewährleistet ist.

Dieses Beispiel stellt eine Hernie im weiteren Bereich des Bochdalekschen Dreiecks dar, deren Charakter und Inhalt durch ein *Pneumoperitoneum* mit Darstellung des Bruchsackes eindeutig geklärt werden konnte. Abb. 59a zeigt die mediale, Abb. 59b und c

— mit Aufnahmen in den schrägen Durchmessern — die dorsale Lage der Ausstülpung. Die Schrägaufnahmen lassen außerdem erkennen, daß das diagnostische Pneumoperitoneum rechts den Bruchsack nur im vorderen Abschnitt von dem herniierten Leberanteil abgehoben hat, während sich die Hinterfläche von der Umhüllung nicht absetzt. Offenbar liegen hier Teilverklebungen vor, wie GRUBER sie auch bei congenitalen Hernien gelegentlich sicher hat nachweisen können. Dafür spricht auch die Tatsache, daß die Bruchsackdarstellung hier erst beim zweiten Versuch möglich war, das erste diagnostische Pneumoperitoneum jedoch noch keine nachweisbare Luftmenge in den Herniensack gelangen ließ. Des weiteren ist zu vermerken, daß in den kymographischen Atmungsprüfungen die Hernienkuppe zwar stark verkleinert, aber normalsinnige Bewegungsausschläge aufwies. Da Zwerchfellhernien dieses Umfangs sonst im allgemeinen eine paradoxe Bewegung zeigen (HITZENBERGER), weil sie bei der inspiratorischen Zunahme der Druckdifferenz zwischen Brust- und Bauchraum nach oben steigen und von den intakten Zwerchfellabschnitten nicht mehr mitgenommen werden, spricht der Befund einer normalsinnigen Bewegung gleichfalls für partielle Adhäsionen an der Bruchpforte und innerhalb des Bruchsackes. Das inspiratorische Mediastinalwandern zur gesunden Seite kann in solchen Fällen fehlen. Bei dieser Patientin war die Vorgeschichte ohne Trauma und erst seit 1 Jahr mit Schmerzen im rechten Oberbauch auffällig; trotzdem dürfte an der congenitalen Entstehung hier nicht zu zweifeln sein. Ähnliche angeborene Leberhernien sind von KNOEPP, MILONE; HUET u. Mitarb. beschrieben worden.

Der wiedergegebene Fall ist dazu angetan, die Schwierigkeiten einer pathogenetisch und anatomisch eindeutigen *Benennung* derart großer rechtsseitiger Hernien zu demonstrieren, weil hier statt von einem Bruch auch von einer partiellen Relaxation oder einem Divertikel des Zwerchfells gesprochen werden könnte. Es wird später noch zu zeigen sein, daß neben den hemidiaphragmalen Relaxationen auch umschriebene oder partielle thorakale Ausbuchtungen des Zwerchfells, meist im anteromedialen Anteil, nicht selten vorkommen. Sie zeichnen sich histologisch durch einen weitgehenden Verlust von Muskel- und Sehnengewebe aus, wie es dem Begriff der Relaxation entspricht, dürften aber zum größeren Teil als akquiriert, wenn auch dispositionell begünstigt, zu gelten haben. Die Zwerchfelldivertikel, über die nur vereinzelte anatomische Mitteilungen vorhanden sind (TENNANT; BROMAN; v. MEYENBURG), lassen innerhalb ihrer pleuroperitonealen Hülle mehr oder minder große Reste von Muskulatur finden. Sie sind z. T. von ihren Autoren auch als „partielle Eventration" (= Relaxation) ohne nachweisbare Phrenicusschädigung bezeichnet worden. Es ist GRUBER beizupflichten, wenn er für diese grundsätzlich ähnlichen und pathogenetisch noch mehrdeutigen Alterationen fließende Grenzen zur echten congenitalen oder nicht traumatisch erworbenen Zwerchfellhernie annimmt. Eine topographisch dem Fall der Abb. 62 analoge divertikelartige Zwerchfellausstülpung mit Einlagerung der Milz ist von DAMMANN beschrieben worden, wo außerdem eine sog. transdiaphragmatische Peritonealausbuchtung (neurenterische Verbindung, GRUBER) mit Dickdarm bestand. Irgendwelche gemeinsamen pathogenetischen Embryonalfaktoren sind daher für einen Teil derartiger Ausstülpungen wahrscheinlich, gleich ob sie atypische Hernie oder Divertikel oder partielle Relaxation genannt werden. Die Mehrzahl der partiellen Relaxationen ist allerdings als erworben anzusehen.

4. Die anderen congenitalen Hernien und Prolapse

Abgesehen von den im vorigen abgehandelten Prädilektionsstellen kommen *congenitale Prolapse und Hernien in allen anderen Abschnitten des Zwerchfells* vor. Dabei ist wiederum die linke Seite ungleich häufiger betroffen als die rechte, wie die pathologisch-anatomischen Statistiken ergeben (GRUBER). Die klinische und röntgenologische Kasuistik, in der sich Mitteilungen über die seltenen rechtsseitigen Zwerchfell„brüche" viel zahlreicher finden (RAVITCH u. Mitarb.; HATHERLEY; HERRMANN; GREENWALD u. Mitarb.; RICHARDS; STOREY u. a.), vermittelt über diese Seitenverteilung eine falsche Vorstellung. Die Geschlechtsverteilung ist gleich. Für die Altersverteilung gelten etwa die gleichen Verhältnisse wie bei den vorher besprochenen congenitalen Zwerchfell„brüchen" vom lumbocostalen Typ. Die Häufigkeitskurve fällt nach dem 1. Lebensjahr steil, dann zunehmend flacher ab (SCHMID; SCHULTE-TENKHOFF; THOMSEN).

Zur Lokalisation der congenitalen Zwerchfelllöcher (mit Prolaps) und Muskellücken (mit Hernie) außerhalb des Bereiches der Trigona lumbocostale und parasternale (und des Hiatus oesophageus) ist festzustellen, daß Hernien außerhalb der genannten präformierten Muskellücken recht selten, Prolapse durch nichtrandständige und außerhalb des lumbocostalen Bereiches gelegene Zwerchfellöcher vergleichsweise etwas häufiger sind. Im Gegensatz zu den randständigen Zwerchfellöchern, die rundoval bis halbmondförmig aussehen („hernie" en croissant), sind die von der Rumpfwand abgerückten, zentral entstandenen oder durch Wanderung zentralwärts verschobenen Zwerchfellöcher allseits von diaphragmaler Muskulatur eingefaßt („hernie" en boutonniére). Für die Incarcerationsgefährdung der hier entstandenen Prolapse wie auch der mehr zentralen Hernien im muskulären Anteil der Zwerchfellkuppen bedeutet dies einen wichtigen Unterschied.

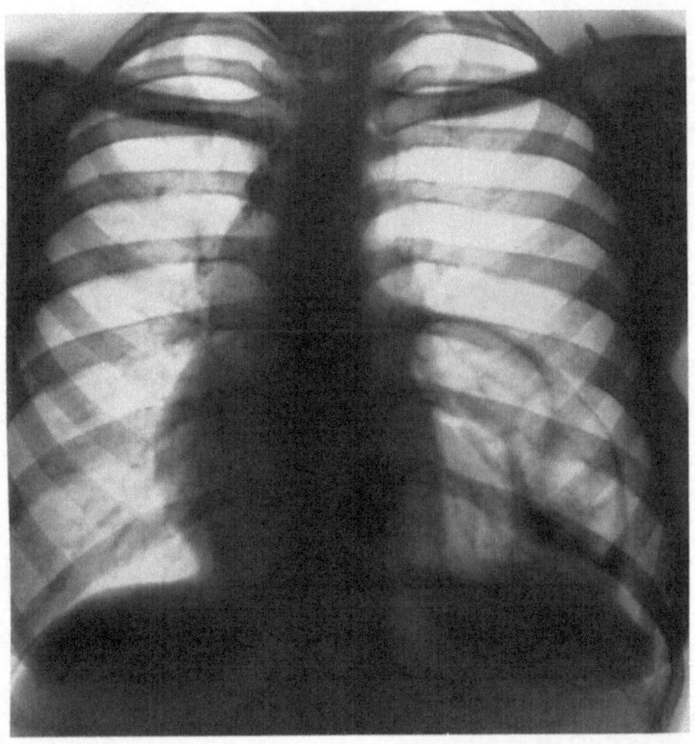

Abb. 60a. Congenitale Zwerchfellhernie mit leichter Herzverdrängung

Er wirkt sich bei den hier anzuführenden Dystopien prognostisch deutlich negativ aus, wenn auch die hohe Strangulationsquote der traumatischen Zwerchfellalterationen nicht erreicht wird. Auf die Tatsache, daß *röntgenologisch wie klinisch die Abgrenzung der congenitalen Hernien und Prolapse* von den erworbenen und z.T. auch den traumatischen Verlagerungen *nur selten und aus topographisch-lokalisatorischen Gründen möglich* ist, wurde bereits mehrfach hingewiesen. Auch bei der Operation ist diese Differenzierung nur recht bedingt möglich, wie sich aus zahllosen, trotz der operativen Besichtigung genetisch ungeklärt gebliebenen Fällen des Schrifttums ergibt. So kann das angeborene, persistente Zwerchfelloch beim Prolaps statt des üblichen feinen, dünnglatten Randes auch eine dickere und verschwielte Begrenzung aufweisen. Auch sekundäre Organverwachsungen nach akzidenteller Serositis sind beim angeborenen Prolaps möglich; im allgemeinen sprechen sie natürlich für eine längere Zeit zurückliegende, postfetale Erwerbung (GRUBER). Eine genaue Unterscheidung ist nur histologisch möglich und gesichert, wenn sich Blutungsreste (Hämosiderin) im Rand der Durchtrittsstelle nachweisen lassen.

Die folgenden Beispiele von Mißbildungen mehr zentraler Zwerchfellpartien stellen linksseitig je eine Hernie mit Magen, mit Dickdarm und Magen gleichzeitig und mit Milz als Inhalt, rechts einen Prolaps von Pankreasteilen dar.

Im ersten Beispiel handelt es sich um eine Hernie, die in Abb. 60a in medianer Lage neben dem verschobenen Herzen sichtbar und in den Schrägaufnahmen der Abb. 60b und c ohne und mit Kontrastfüllung des Magens deutlich in die nichtperiphere Zwerchfellpartie dorsal des parasternalen Dreiecks zu lokalisieren ist. Der Magen hat eine totale Inversion bzw. eine Drehung um 180° ausgeführt, wie sie bei solchen diaphrenischen Verlagerungen häufiger vorkommt als etwa bei der Zwerchfellrelaxation. Die Bruchpforte wurde bei der Thorakotomie unmittelbar seitlich des Herzbeutels, ringförmig und handtellergroß auf der Höhe der linken Zwerchfellkuppe vorgefunden. Die Vorgeschichte der 28jährigen Patientin, bei der vor 11 Jahren anläßlich einer Reihenuntersuchung ein „Echinococcus unterhalb des Herzens" angenommen wurde, die aber erst seit 4 Jahren, wenige

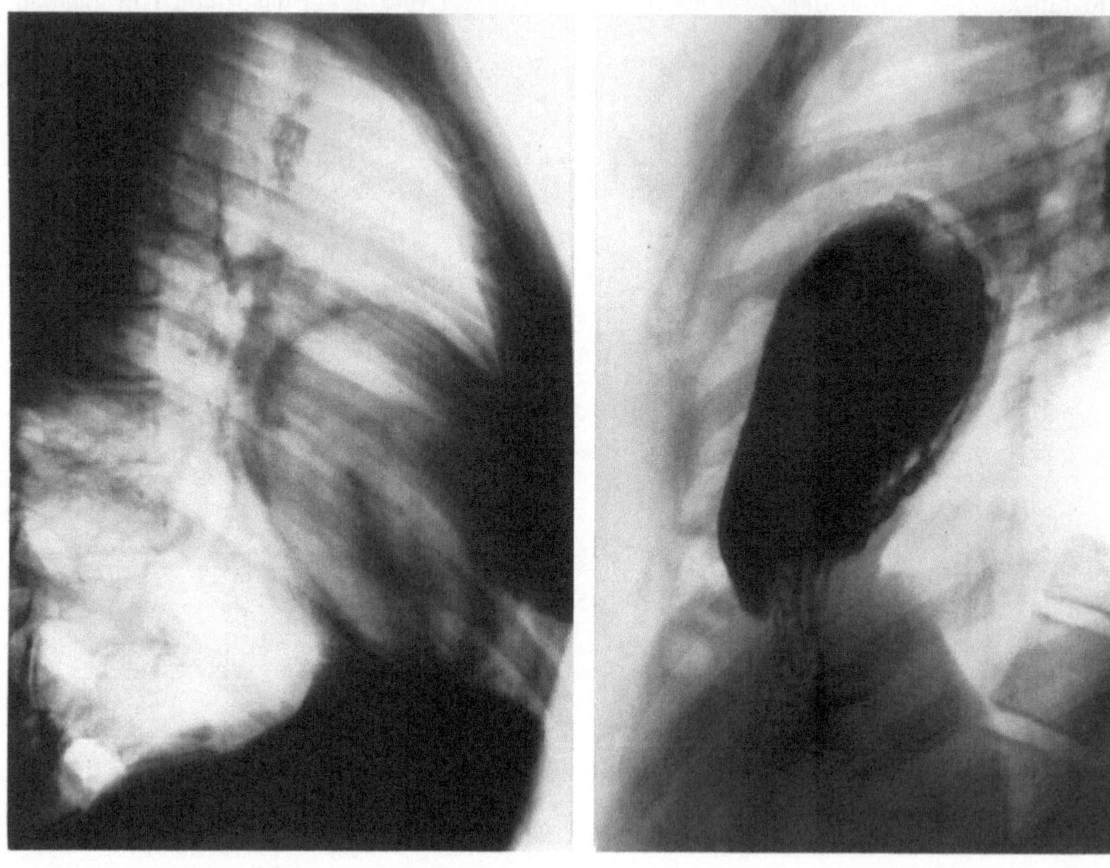

b c

Abb. 60b u. c. Gleicher Fall. Seitenaufnahmen vor und nach Kontrastmahlzeit: Totale Inversion des durch die Zwerchfellkuppe herniierten Magens (bei gleichzeitiger Mesenterial-Fehlbildung)

Monate nach der ersten Entbindung, über Erbrechen nach den Mahlzeiten und Gewichtsabnahme klagte, ist ganz charakteristisch für die häufige Verkennung und pathogenetisch irreführende Deutbarkeit (Partus!) der symptomlos ins Erwachsenenalter hineingetragenen Zwerchfellbrüche. An der fetalen Genese der Hernie, deren Sack „wie bei einer Leistenhernie durchscheinend" war und den verlagerten Magen ohne Adhäsion locker umhüllte, besteht kein Zweifel. Knapp 2 Jahre später wurde hier wegen eines intermittierenden Magenvolvulus eine abdominelle Nachoperation nötig, bei der sich außer Verwachsungen an der linken Colonflexur eine Überbeweglichkeit des Quercolon und des nach links oben verlagerten Duodenum bei jetzt völlig intraabdominal gelegenem Magen fand. Auch dieser Befund von embryonaler Fehlanlage der Darmanheftung spricht für die congenitale Natur der Hernie (GIESCHEN und NELL).

Die zweite linksseitige zentrale Zwerchfellhernie der Abb. 61 konnte operativ gleichfalls als angeboren klassifiziert werden. Hier war vorher ein Prolaps dadurch ausgeschlossen worden, daß die Darstellung des Bruchsackes im Pneumoperitoneum gelang. Abb. 61a zeigt handbreit und konzentrisch oberhalb des verlagerten, luftgefüllten Magens und Dickdarms einen feinen serösen Halbringschatten, der in der Taille des leicht verdrängten Herzens anzusetzen und lateral unten in die seitliche Dickdarmwand überzugehen scheint. Im Seitenbild (Abb. 61b) läßt sich erkennen, daß die Bruchhülle gleichmäßig zart und auch vorn von der Magenkontur abgesetzt ist, während sie hinten den Magenrand mit einer zunehmenden Verdickung erreicht. Vielleicht liegt hier eine partielle Verklebung von Bruchsack und -inhalt vor, wie sie früher bereits an dem Beispiel einer leberhaltigen Lumbocostalhernie im Pneumoperitoneum demonstriert wurde (Abb. 59).

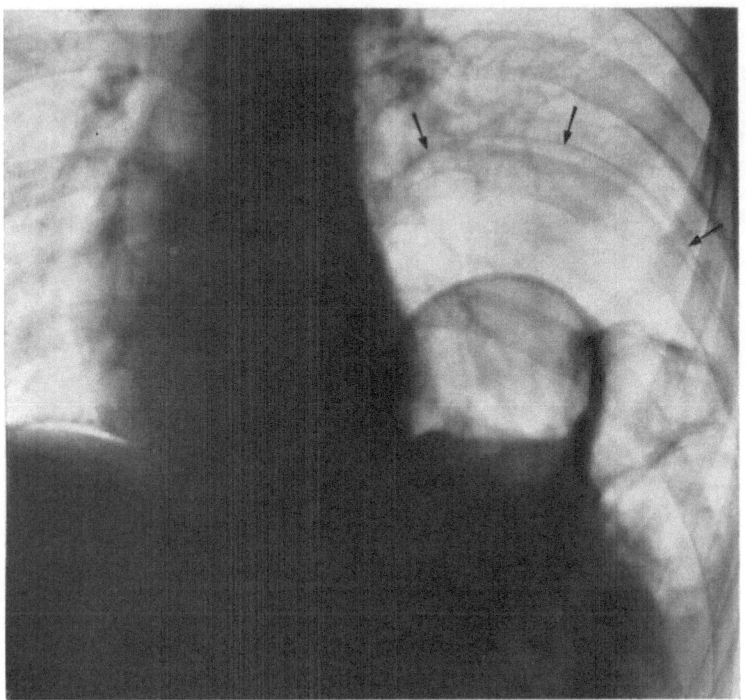

Abb. 61 a. Große zentrale Zwerchfellhernie links im Pneumoperitoneum, Bruchsack über Magen und Dickdarm stark gebläht

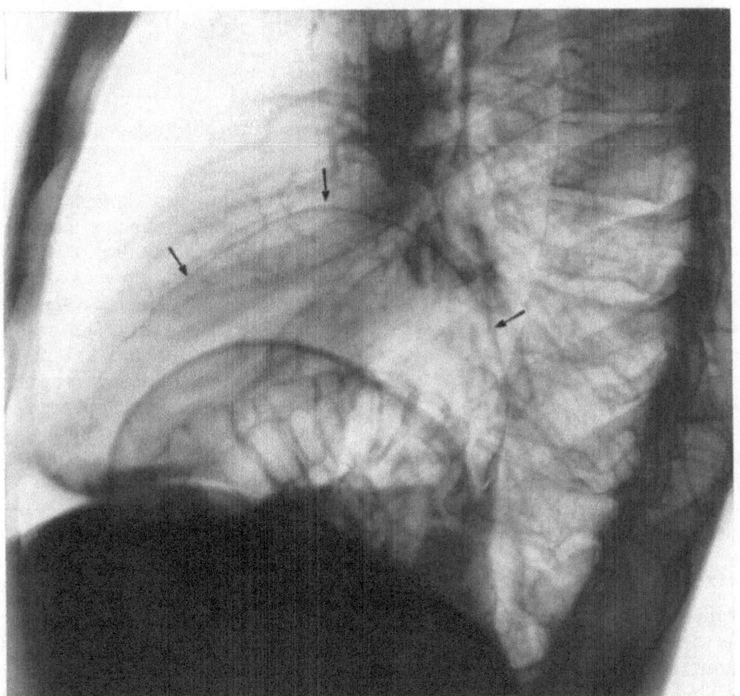

Abb. 61 b. Seitenbild des gleichen Falles. Bruchhülle handbreit abgehoben. (Aufnahmen Vieten, Düsseldorf)

Der dritte Fall betrifft eine mehr zentrale als lumbocostale Hernie mit Milzverlagerung und gleichzeitiger Aplasie der linken Niere, also eine kombinierte Hemmungsmißbildung (Abb. 62), die klinisch symptomfrei war, zufällig entdeckt wurde und mittels Pneumoperitoneum als riesige Hernie (oder Zwerchfelldivertikel!, vgl. S. 64) klassifiziert werden konnte.

In diesem Zusammenhang muß auf die Frage eingegangen werden, *ob ein diagnostisches Pneumoperitoneum überhaupt erlaubt* ist, und welche diagnostische und prognostische Hilfe von dieser nicht ungefährlichen und keineswegs immer eindeutigen Untersuchung erwartet werden darf (RAVELLI).

Die Diskussion über die Erlaubtheit des künstlichen Pneumoperitoneum für die Differentialdiagnostik zwischen Hernie und Prolaps datiert bereits vom ersten Versuch von SCHLECHT und WELS an, der 14 Tage nach dem geglückten Nachweis einer linksseitigen „Hernia spuria" durch eine Magenperforation infolge lokaler Gangrän nach Gefäßabknickung letal endete. SIELMANN hat wenig später erstmalig eine rechtsseitige Hernie,

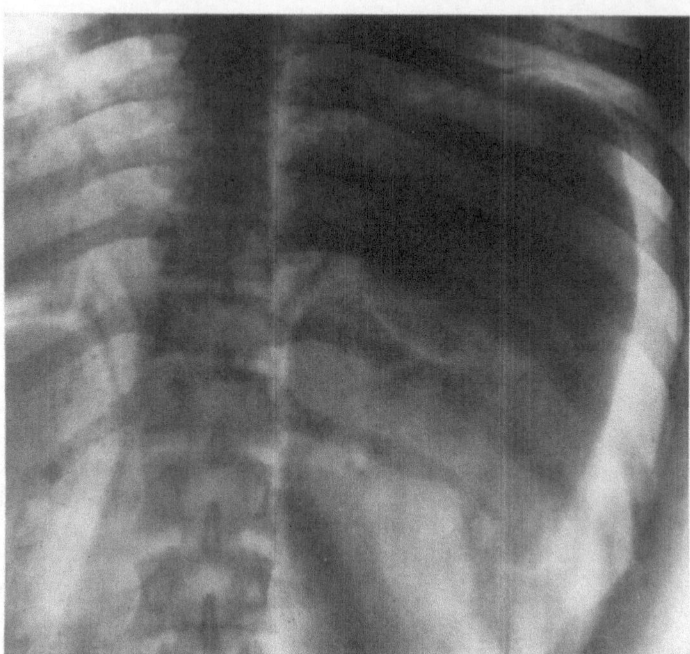

Abb. 62. Großes zentrales (fast lumbocostales) Zwerchfelldivertikel mit Milzverlagerung (mit Aplasie der linken Niere, s. Text)

REICH einen rechtsseitigen Prolaps mittels des Pneumoperitoneum nachweisen können. Seitdem ist die Methode in zahlreichen Fällen angewandt worden, vor allem auch zum Ausschluß einer Zwerchfellrelaxation. Ihr differentialdiagnostischer Wert wird allerdings stark durch die Tatsache gemindert, daß die Entstehung eines Pneumothorax ex pneumoperitoneo zwar eindeutig für einen Prolaps durch ein persistentes Loch oder einen Defekt des Zwerchfells, ein negatives Ergebnis umgekehrt aber nicht gegen einen Prolaps und für eine Hernie spricht. Verwachsungen in der Durchtrittstelle, die den Luftübertritt in den Pleuraraum verhindern, sind sogar beim Prolaps durch einen traumatischen Zwerchfelldefekt die Regel und kommen gelegentlich auch beim kongenitalen Prolaps durch ein persistentes Loch vor. Die Lösung solcher Verwachsungen durch die eingebrachte Luft kann die vorgefallenen Organe verlagern und indirekt strangulieren, kann auch vorher noch abdominal gelegene Organteile zusätzlich vorfallen lassen und dadurch plötzlich schwerste kardiopulmonale Symptome (Cyanose) hervorrufen (HAYER). Einrisse der visceralen Pleura mit tödlichem Spontanpneumothorax sind als weitere Komplikation zu befürchten (FREUD und HORNER). Der Vorschlag, nur eine kleine Menge von schnell resorbierbarem Stickoxydul für das Pneumoperitoneum zu verwenden (TESCHENDORF) und dadurch die gefährliche Sprengung von Adhäsionen an der Prolapspforte zu vermeiden, ist daher sicherlich berechtigt. Für die Darstellung der Bruchhülle kann bei geschickter Lagerung des Untersuchten eine kleine Luftmenge genügen; der Prolaps wird jedoch zur Füllung eines erkennbaren Pneumothorax im allgemeinen einer größeren Luftmenge bedürfen. Gelingt die Darstellung einer Hernie durch die Abhebung eines ballonartig über den Bruchinhalt ausgespannten zarten Bruchsackschattens, wie in den Beispielen der Abb. 48 und 50, so kann kein Zweifel an der Diagnose bestehen. Bei der hemidiaphragmalen Relaxation wird das Zwerchfell meist eine dickere Begrenzungslinie über der Luft abgeben; bei der partiellen Relaxation ist wie bei der Hernie noch ein mehr oder minder großer Abschnitt normalen Zwerchfells sichtbar und daher ein ähnliches Bild möglich. Die Auffüllung einer epiphrenischen Luftblase ohne kreisförmig dünnen Grenzschatten wird als „Pseudobruchsack" (SCHOEN) nur selten beobachtet; anatomisch handelt es sich dann wohl immer um einen sog. Pleuranebensack bzw. Recessus retromediastinalis im Hiatusbereich (GRUBER). Eine umschriebene diaphrenische Peritonealausstülpung ohne Baucheingeweide als Inhalt wie sie beim therapeutischen Pneumoperitoneum als Zufallsbefund noch seltener beschrieben ist, stellt eine Hernie im anatomischen Sinne nicht dar.

Die andere Methode, beim Verdacht auf einen Prolaps einen Luftübertritt von einem artefiziellen Pneumothorax in die Bauchhöhle zu versuchen (McGee), setzt einen stärkeren Überdruck voraus, der bei Pleuraverwachsungen nicht ungefährlich ist, und scheint im allgemeinen noch weniger brauchbare Resultate zu liefern als das Pneumoperitoneum (Teschendorf).

Der diagnostische Gewinn des Pneumoperitoneum ist also *fragwürdig, weil er sich auf die Fälle von nichtadhärentem Prolaps und von Hernie mit gut abhebbarem Bruchsack beschränkt*. Die präoperative Abgrenzung der Hernie vom Prolaps ist daher nur bei dem kleinsten Teil aller Zwerchfell„brüche" möglich. Da sie für die Operationsindikation keine Rolle spielt (Liebschner; Koss u. Mitarb.), kann das diagnostische Pneumoperitoneum im allgemeinen entbehrt und auf die grundsätzlich weniger gefahrvollen und

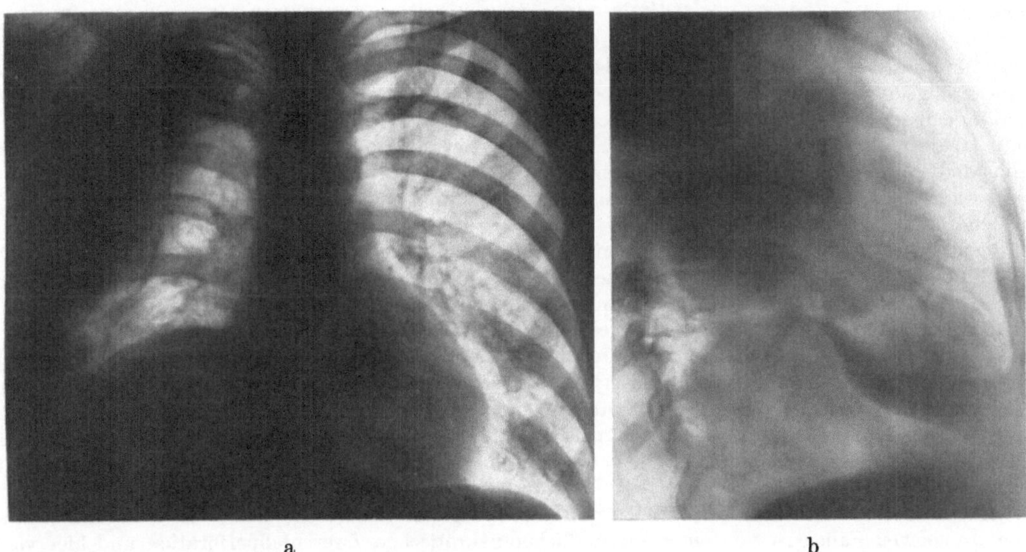

Abb. 63a u. b. Großer cystischer Pankreasprolaps im mittleren rechten Zwerchfellabschnitt, bei großem Pleurarestempyem (s. Text)

diagnostisch zudem schwierigeren rechtsseitigen Zwerchfellalterationen beschränkt werben. Das Problem verschiebt sich damit auf die Anwendung der Methode bei all denjenigen Fällen, in denen entweder intrathorakale Tumoren oder die Zwerchfellrelaxation zur differentialdiagnostischen Diskussion stehen. Clay und Hanlon haben betont, daß das Pneumoperitoneum eine Thorakotomie ersetzen könne, wenn es sich um diese diagnostischen Alternativen handelt; zum gleichen Schluß sind Balmes u. Mitarb. durch ihre guten Erfahrungen mit einem diagnostischen Pneumoextraperitoneum dort gekommen, wo das Pneumoperitoneum nicht ausreichte. Es bleibt die Frage übrig, ob mittels der peritonealen Luftfüllung eine Darstellung der Bruch- oder Prolapspforte selbst gelingt, was für die Operabilität sehr umfangreicher Thorakalverlagerungen wichtig wäre, weil die Deckung großer Lücken oder Defekte des Zwerchfells schwierig ist. Aber auch hier ist nur in Ausnahmefällen eine bessere Größenbestimmung der „Bruch"pforte möglich als mittels der Kontrastuntersuchung. Da linksseitig sich die dystopierten Intestinalorgane unter- oder oberhalb einer auch engen Durchtrittsstelle dicht an die benachbarten Zwerchfellanteile anlegen können, wird oft eine größere Pforte vorgetäuscht. Auf der rechten Seite ist die Größenbeurteilung eher möglich, wenn auch Leberteile ähnlich wie das verlagerte Netz pilzartig über einer engen Pforte erscheinen können. Versuche, die Größe der Durchtrittstelle im Transversaltomogramm näher zu bestimmen (Koss, Vieten und Willmann), sind bis jetzt aus naheliegenden Gründen ergebnislos gewesen. Wenn eine Kontrastmitteldarstellung der verlagerten Organe nicht möglich ist — Netz und Pankreas, während die Leber angiologisch darstellbar ist, vgl. Abb. 65a und b — stößt die Röntgendiagnostik ohnedies auf die größten Schwierigkeiten, wie bereits mehrfach vermerkt wurde, und wie es auch das folgende Beispiel darlegt (Abb. 63a und b).

Im letzten Fall dieser Gruppe handelt es sich um einen rechtsseitigen Prolaps durch ein Zwerchfelloch rechts seitlich der Speiseröhre, der bei der Operation eines klinisch im Vordergrund stehenden Pleurarestempyems diagnostisch geklärt werden konnte. Das vorgefallene Bauchorgan wurde von einer pankreassafthaltigen Cyste gebildet.

Bei diesem 29jährigen Patienten könnte ein Zusammenhang zwischen einem Militärunfall mit Beckenfraktur vor 9 Jahren und dem Abdominalbefund konstruiert werden, der sich vor gut 1 Jahr mit Oberbauchschmerzen manifestierte. Bei einer auswärtigen Operation, die 4 Monate vorher wegen Verdachts auf ein perforiertes Magengeschwür durchgeführt wurde, war der Magen unauffällig befunden und eine (traumatische ?) Pankreascyste angeschnitten worden. 5 Wochen später trat eine rechtsseitige Pleuritis auf, die sich zu einem abgekammerten Empyem entwickelte. Das Röntgenbild der Abb. 63a zeigt getrennt von dem großen, rechts lateral oben sitzenden Pleurarestempyem eine glattrandige Dreieckverschattung im rechten Herzzwerchfellwinkel, die nach dem Seitenbild (Abb. 63b) sich von der Zwerchfellkuppe nach hinten oben entwickelt zu haben schien. Die Thorakotomie ergab nach Ablösung des fingerdick verschwarteten Restempyems bei der Mobilisation des costalen Zwerchfells eine kindskopfgroße, prall-elastische Cyste, deren Stiel durch eine 3 cm lange, ovale Öffnung seitlich der Speiseröhre im rechten Zwerchfell in das Abdomen reichte und sich in Zusammenhang mit dem Pankreas einstellen ließ. Nach Abtragung der Cyste und Verschluß des Zwerchfells konnte laparotomisch der abgetrennte Cystenstiel an der hinteren Grenze von Pankreaskopf und -körper gefühlt werden. Die dünnblutig-seröse Cystenfüllung enthielt 4000 Diastaseeinheiten. Nach der Operationsdiagnose können Zwerchfelloch und Pankreascyste angeboren sein; die histologische Untersuchung der exstirpierten Cyste sprach auffälligerweise für eine organoide bzw. teratomähnliche Bildung vom Intestinal- oder Respirationstrakt her. Nach der Fermentreaktion des Inhalts und der operativ eindeutigen topographischen Beziehung der Cyste lag hier mit Sicherheit ein pankreatogener Prolaps vor. Ob der ganze Befund im Hinblick auf das histologische Untersuchungsergebnis als Teilerscheinung eines komplexen Mißbildungsgeschehens zu gelten hat, muß dahingestellt bleiben. Der Fall demonstriert sehr anschaulich, daß die Klärung der Pathogenese solcher Zwerchfellbefunde auch operativ und anatomisch außerordentlich schwierig sein kann. Hier sind eine fetale Mißbildung, eine kriegstraumatische Spätfolge und eine postoperative Komplikation (nach Anriß einer Pankreascyste bei der Erstoperation) mit sekundärer, entzündlich-nekrotischer Zwerchfellperforation gegeneinander abzuwägen. Was das letztgenannte Moment anbelangt, so erscheint es denkbar, daß die intrathorakale Cyste sich aus einem Zwerchfelldefekt heraus entwickelt hat, der durch nekrotische Prozesse vom Pankreas her entstanden ist. Wie an anderer Stelle gezeigt wird (vgl. S. 42, 94), können diaphragmale Fisteln infolge einer postoperativen Pankreasstauung auf dem Wege über eine Peripankreatitis entstehen. In solchen Fällen ist von einer entzündlichen-nekrotischen Zwerchfellperforation und hier vielleicht von einem traumatischen Prolaps im weiteren Sinne zu sprechen (HARRINGTON). Trotzdem ist eine Mißbildung des Zwerchfells in diesem Fall der Abb. 63 noch am wahrscheinlichsten. In den letzten Jahren haben wir weitere 2 Fälle dieser Art beobachtet.

Im anatomischen Schrifttum ist eine Anzahl von *Pankreasprolapsen* des gleichen oder dorsalen Zwerchfellbereiches auf congenitaler oder dispositioneller Grundlage aufgeführt (LACHER), die etwa viermal seltener als die so häufigen Colonprolapse sein dürften (GRUBER). In der klinischen und röntgenologischen Literatur zählen Zwerchfellprolapse mit Pankreasteilen als in vivo nachgewiesenem Inhalt allerdings zu den größten Raritäten. POPPEL u. Mitarb. haben einen operativ bestätigten Pankreasprolaps vorher an supradiaphragmalen Kalkflecken innerhalb einer vom gleichzeitig vorgefallenen Magen und Duodenum gebildeten Schlinge diagnostizieren können. Eine partielle Pankreasverlagerung (Pseudocyste) haben CLAUSS u. WILSON beobachtet. Diese Ausnahmen bestätigen ebenso wie der letztlich ungeklärte Fall der Abb. 63 nur die Regel, daß die Diagnostik aller derjenigen Dystopien außerordentlich schwierig und nur indirekt möglich ist, die durch eine Kontrastmitteluntersuchung nicht näher zu differenzieren sind. Die gelegentlich vorkommenden diaphrenischen Nierenverlagerungen (vgl. S. 74) sind daher diagnostisch noch eher zu klären als Dystopien von Milz oder Pankreas, bei denen sich z. B. ein Netz- oder Lebervorfall differentialdiagnostisch nur schwer ausschließen läßt.

Die hier wiedergegebenen Beispiele sind insofern typisch für die Hernien und Prolapse außerhalb des Bereiches der parasternalen und lumbocostalen Dreiecke, als die meisten derartigen zentralen Zwerchfell„brüche“ den muskulösen Anteil der Zwerchfellkuppen betreffen. Ihre Durchtrittsstelle bezieht jedoch nicht selten den Zwerchfellspiegel ein. Die anterolateralen Quadranten der Zwerchfellhälften sind am seltensten betroffen (SCHOEN), wenn vom diaphragmalen Herzbett abgesehen wird. Hier zählen Zwerchfellöcher mit entsprechender Eingeweideverlagerung zu den allergrößten Seltenheiten, und ASCHOFFs Fall einer „Ectopia nuda cordis abdominalis“ ist für lange Zeit eine Rarität geblieben, da erst sehr viel später vereinzelte Fälle von gleichzeitigem Fehlen eines Zwerchfell- und Herzbeutelanteils auf angeborener Grundlage beschrieben worden sind (ACCAR; CRAWSHAW; GROSS; NAGAI; WILSON u. Mitarb.). Auch die Mißbildungskombination von zentralem Zwerchfelloch mit diaphrenischem Prolaps einer Duplikation des Intestinaltraktes (GOON; SNODGRASS) sei nur als Rarität hier angeführt. Die sog. perikardialen Bauchhöhlencysten sollen dadurch entstehen, daß die Verschmelzung der ursprünglichen Perikardialfalte ausbleibt; bisher sind rund ein halbes Hundert solcher Mißbildungen beschrieben (BATES und LEAVER). Größere lumbocostale Hernien und Prolapse sind des öfteren — ebenso wie die sog. Halbseitenaplasie des Zwerchfells — mit Lungenfehlbildungen kombiniert, wobei es sich um einseitige Hypoplasien (ROE u. Mitarb., 47 Fälle!), partielle Agenesien und Nebenlungen (KONRAD u. FAHMY; GRILL) handelt; auch Raritäten wie der infradiaphragmale Ursprung einer Art. pulmonalis (DELOYERS) und die intrathorakale Duplikatur des Zwerchfells (DRAKE u. LYNCH; SULLIVAN) gehören hierher.

An dieser Stelle muß auch auf den sog. *congenitalen einseitigen Zwerchfellmangel* eingegangen werden. Nach GRUBER darf im strengen Wortsinn nur dann von einer hemidiaphragmalen Aplasie gesprochen werden, wenn sämtliche Teile der Zwerchfellanlage einschließlich des N. phrenicus auf einer Seite fehlen. Da in den beschriebenen Fällen stets kleine und kleinste Reste, meist im sternocostalen, entwicklungsgeschichtlich ältesten Teil der Zwerchfellanlage vorzufinden waren, müßte das Vorkommen derartiger Fehlbildungen verneint werden. Trotzdem wird man berechtigt sein, von einer Halbseitenaplasie zu sprechen, wenn eine sorgfältige anatomische Untersuchung noch kleine randleistenartige Reste erkennen lassen könnte, klinisch und röntgenologisch aber eine praktisch halbseitige Kommunikation zwischen Brust- und Bauchhöhle besteht.

Solche Fälle sind, abgesehen von der Gruberschen Literaturübersicht, von HARRIS u. Mitarb.; TOUPET u. Mitarb.; LE WALD; JENKINSON; SCHWAIGER; NEVILLE; WEINTRAUB; COCA u. LANDIN mitgeteilt und auch in ihrer Röntgensemiologie beschrieben worden. Der Eingeweideprolaps erreicht hier naturgemäß mit völliger Ausfüllung einer Hälfte des Thoraxraumes einen extremen Grad, zumal meist eine Lungenagenesie der entsprechenden Seite (JENKINSON; THOMSEN) und immer umfangreichere Fehlbildungen in der Lagebeziehung und Anheftung aller Bauchorgane gleichzeitig bestehen. Vielleicht ist dies auch ein Grund für die auffällige Tatsache, daß eine Reihe hierher gehörender Fälle im Erwachsenenalter beobachtet werden konnten (JENKINSON; NICOLE). Es ist wahrscheinlich, daß die Komplexität solch früher Fehlbildungen mitunter topographische Verhältnisse bedingt, die mit dem Leben besser zu vereinbaren und prognostisch günstiger sind als partielle Prolapse durch minder große Zwerchfellöcher. Einklemmungen im gewöhnlichen Sinne sind hier diaphragmal bzw. muskulär unmöglich, durch einen kombinierten Volvulus der thorakal ektopierten Organe aber als klinischer Zustand beschrieben (POPPE).

Die *Röntgendiagnose* der (quasi) *totalen Halbseitenaplasie des Zwerchfells* stützt sich dementsprechend auf den Nachweis einer nach vorn, hinten und einer Seite die ganze Rumpfbreite einnehmenden Eingeweideverlagerung in den Thoraxraum, wie es ähnlich für die hochgradige Zwerchfellrelaxation gilt. Die Differentialdiagnose muß daher auch in erster Linie diese Alteration berücksichtigen. Sofern jedoch gleichzeitig eine außergewöhnliche Mobilität der verlagerten Baucheingeweide für eine komplizierte Mißbildung spricht, ist die Relaxation auszuschließen, besonders wenn der Nachweis des relaxierten, dünnen Zwerchfells selbst nicht eindeutig gelingt. JENKINSON hat darauf verwiesen, daß gelegentlich die obere Magenwand ein (relaxiertes) Zwerchfell vortäuschen kann; es ist zu ergänzen, daß auch die Wandung des bis in die Pleurakuppel heraufgetretenen und gasgeblähten Dickdarms diese Täuschung hervorrufen kann. Im Beispiel der Abb. 64a deutet bereits der von der Spitze lateral nach unten ziehende Streifenschatten (Darmwand) darauf hin, daß der Luftgehalt der oberen linken Thoraxpartie nicht pulmonalen, sondern intestinalen Charakters ist. Der gashaltige Dickdarm reicht im Stehen bis zur oberen Thoraxapertur, ohne daß das Herz wesentlich verlagert ist. Bei der Kontrastmitteluntersuchung im Liegen und im Stehen (Abb. 64b und c) finden sich die aborale Jejunumhälfte, das ganze Ileum, Colon ascendens und transversum als Inhalt der linken Brusthöhle. Bei dieser 19jährigen Patientin mit anamnestisch und subjektiv wenig auffälligen Erscheinungen befand sich der Magen in normaler Lage bzw. reichte ptotisch mit dem Duodenum bis ins kleine Becken; die linke Niere war nach unten, die rechte nach oben

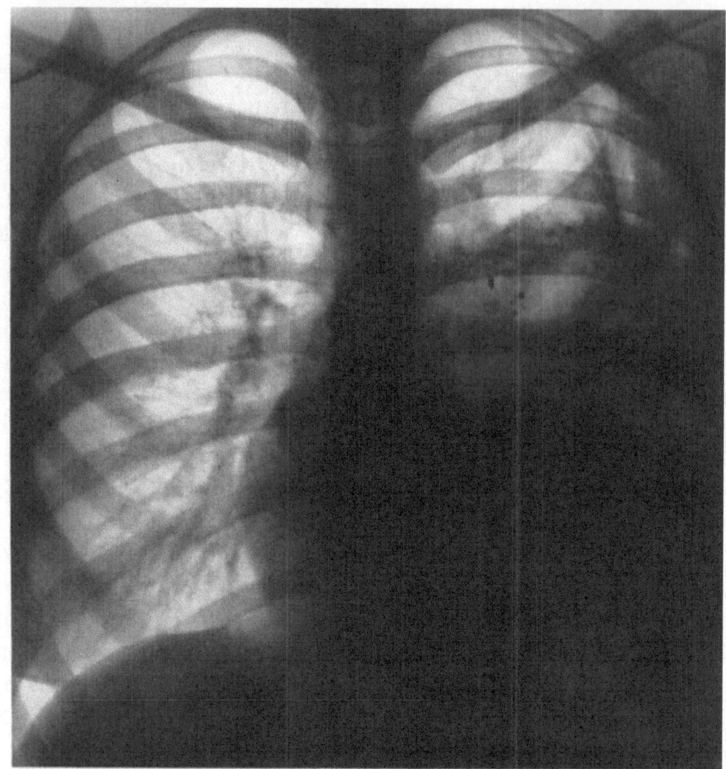

Abb. 64a. Aplasie der linken Zwerchfellhälfte, gasgeblähtes Colon an der Thoraxkuppel, Herz kaum verlagert (im Stehen)

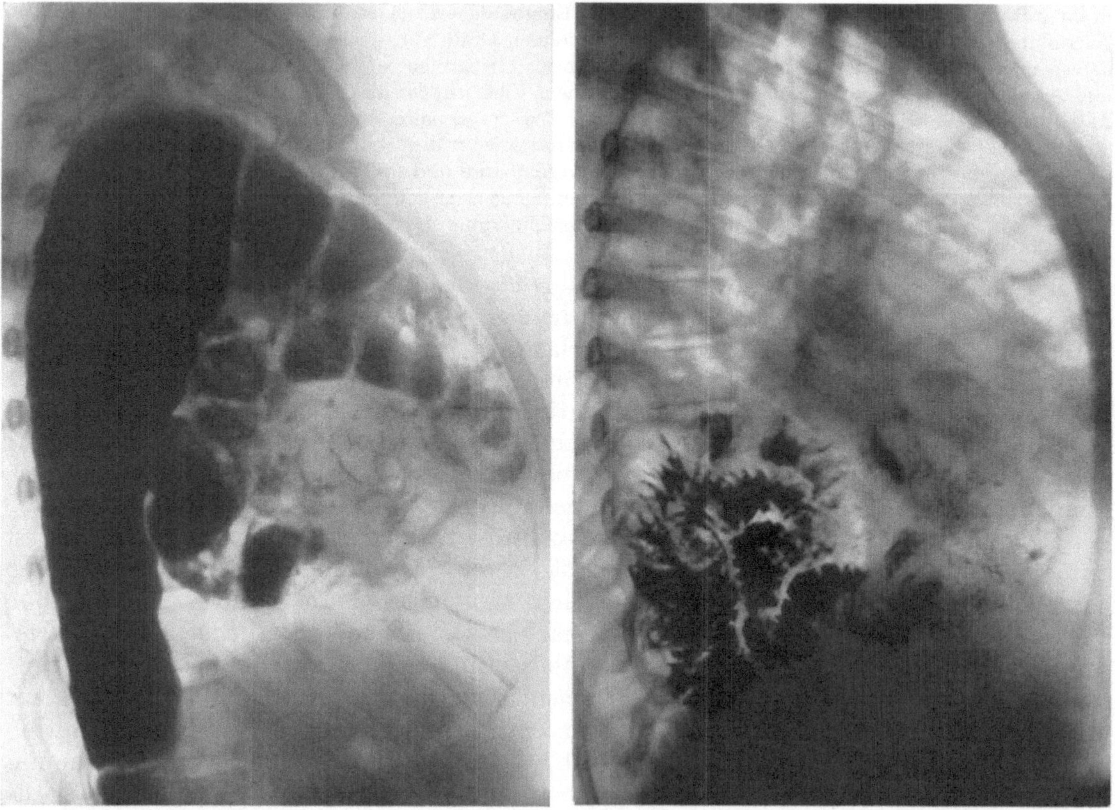

b c

Abb. 64b u. c. Gleicher Fall. Seitenaufnahmen im Stehen mit Bariumfüllung des Dickdarms (b) und des Dünndarms (c) (Aufnahmen SCHNEIDER, Bonn)

verlagert. Diese Topographie läßt an einer schweren kombinierten Fehlbildung nicht zweifeln, wenn auch über den anatomischen Grad der linksseitigen Zwerchfellaplasie eine Aussage unmöglich ist.

Die Operation derartiger Zustände wie auch der sehr großen Zwerchfellöcher und Defekte nach lange zurückliegendem Trauma galt bis vor kurzer Zeit als unmöglich, ist aber neuerdings mehrfach versucht worden; sie kann unter Anwendung plastischer Verfahren, z.B. durch Deckung mit einem Leberlappen (NEVILLE; HENDRICK) oder freie Fascientransplantation (Oberschenkelfascie, RABE) oder Totalersatz durch Fremdstoffe mit einem Amnionüberzug auch zu klinisch befriedigendem Resultat führen.

5. Prolaps durch einen traumatischen Zwerchfelldefekt

Bei einer Zwerchfellverletzung durch direkte oder indirekte Gewalteinwirkung kann der Prolaps von Baucheingeweiden entweder unmittelbare Traumafolge sein oder zeitlich mittelbar im Bereich der vernarbten Zwerchfellwunde auftreten (chronischer traumatischer Prolaps). Die Entscheidung darüber, ob der Eingeweidevorfall bereits bei der Zwerchfellverletzung entstanden ist oder erst später den Bereich eines verklebten oder vernarbten Zwerchfelldefektes durchsetzt hat, ist nur dann leicht, wenn eine Röntgenuntersuchung unmittelbar nach dem Trauma möglich ist. Für die *Mehrzahl der traumatischen Prolapse* aber setzt die klinische und röntgenologische *Diagnostik erst nach einem mehr oder minder großen Intervall* ein, so daß die Frage des traumatischen Charakters der dann festgestellten Zwerchfellalteration häufig offen bleiben muß.

Zur Morphologie der Eingeweidevorfälle durch traumatische Zwerchfelldefekte hat GRUBER mit Nachdruck festgestellt, daß es echte traumatische Zwerchfellhernien im anatomischen Sinne nicht gibt. Es ist mehr als fraglich, ob eine unvollkommene traumatische Durchtrennung des Zwerchfells in der Weise möglich ist, daß die diaphragmale Pleura intakt bleiben und von den angedrückten Bauchorganen herniös ausgebaucht werden kann (RÖHM; SCHMID; KÜMMERLE u. KLÖSS; KOSS u. REITTER); nur dann dürfte von einer traumatischen Zwerchfellhernie gesprochen werden. Die alte Gewohnheit, Eingeweideprolapse mit zirkulärer Adhäsion an den diaphragmalen Wundrand als „traumatische Hernie" zu bezeichnen, wird daher im folgenden nicht übernommen. Die Tatsache, daß echte Hernien im Bereich der präformierten Muskellücken (Hiatus oesophageus, Bochdaleksche und Larreysche Spalte) auch erworben sein können und ihre Entstehung durch einen gesteigerten Abdominaldruck oder stumpfe Traumen begünstigt werden kann, bleibt davon unberührt. Die hier zu besprechenden traumatischen Zwerchfellprozesse betreffen ausschließlich die anderen Zwerchfellabschnitte und setzen eine völlige Kontinuitätstrennung aller diaphragmalen Gewebsschichten voraus, d.h. sie müssen Prolapse heißen.

Die traumatischen Vorfälle nach Zwerchfellverletzungen stellen den größten Anteil der Zwerchfell„brüche" des Erwachsenenalters (HARRINGTON; CARTER u. Mitarb.; RAMSTRÖM u. Mitarb.; KOSS u. REITTER u. a.). Die Alterskurve zeigt einen steilen Gipfel im 3. und 4. Lebensjahrzehnt (SCHULTE-TENKHOFF), wie es der Unfallgefährdung durch direkte und indirekte Gewalt entspricht. Mit der Zunahme der Verkehrsunfälle in den letzten Jahren verschiebt sich die Geschlechtsverteilung zwar etwas, doch überwiegt in allen Statistiken das männliche Geschlecht nach wie vor erheblich (CHAMBERLAIN u. Mitarb.; EVAN u. Mitarb.). In der Seitenverteilung der traumatischen Zwerchfellrisse mit Eingeweidevorfall dominieren die linksseitigen Alterationen sehr viel stärker als bei den congenitalen Prolapsen und Hernien. Die Leber fängt nicht nur als Schild den Druck und Stoß der auf die Abdominalorgane wirkenden Gewalt vor der rechten Zwerchfellhälfte auf, sondern legt sich auch breit vor den selteneren rechtsseitigen Zwerchfellriß, der unter dieser Tamponade abheilt, ohne daß ein Vorfall erfolgt wie bei gleichgroßen Defekten auf der linken Seite. Damit erklärt sich die große Seltenheit traumatischer, am Prolaps nachweisbarer Zwerchfellverletzungen rechts, von denen bis HARRINGTON wenig mehr als 10 Fälle bekannt waren. Seitdem hat, entsprechend der Häufung der traumatischen Zwerchfelldefekte im ganzen, auch ihre Zahl schnell zugenommen (RAMSTRÖM u. Mitarb.; HUGHES u. Mitarb.; BEILIN, BOECK u. Mitarb.; UNGER; ALMASSY; NEAL; STRODE; BERNHARD; SHOSHKES u. Mitarb.; CHILD u. Mitarb.; HOLLANDER; KOSS, VIETEN u. WILLMANN; GRAGE, MCLEAN u. CAMPBELL; KÜMMERLE u. KLÖSS; BARTLEY u. WICKBOM; SPÜHLER; BECK; ANÉNU u. MOREAUX; BLATT u. Mitarb.; FONTAINE u. Mitarb.; KONRAD u. Mitarb.; MASENTI; NELSON u. Mitarb.; SALEK; STERNS u. Mitarb.; TAUBERT).

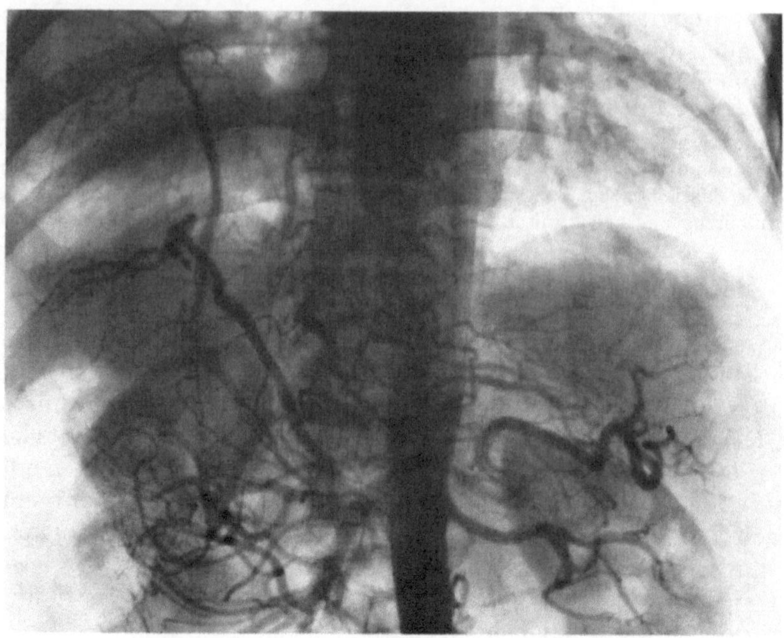

a

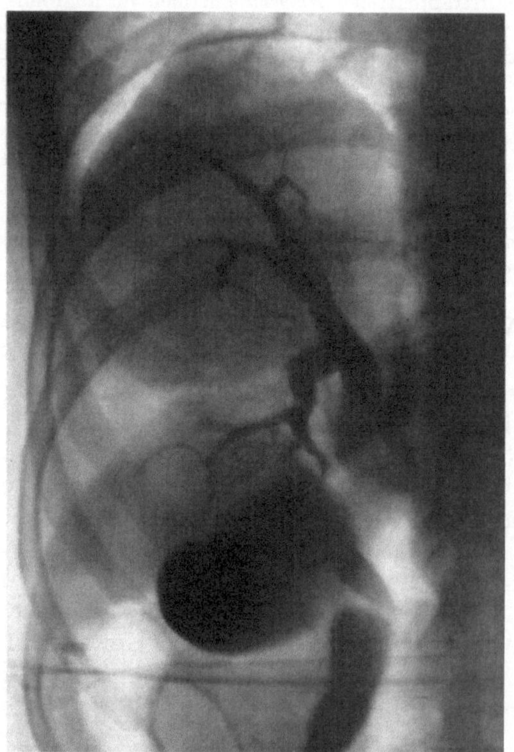

b

Abb. 65a u. b. Traumatischer Leberprolaps im präoperativen Arteriogramm (a) und intraoperativen Cholangiogramm (b)

Durch stumpfe Gewalteinwirkung auf den Thorax können besonders die peripheren Zwerchfellanteile zerreißen oder das Zwerchfell am Rippenansatz abgetrennt werden; bei den ungleich häufigeren Prolapsen durch Zwerchfellverletzungen nach stumpfem Bauchtrauma pflegt das Zwerchfell in den zentralen Partien der muskulären Kuppen

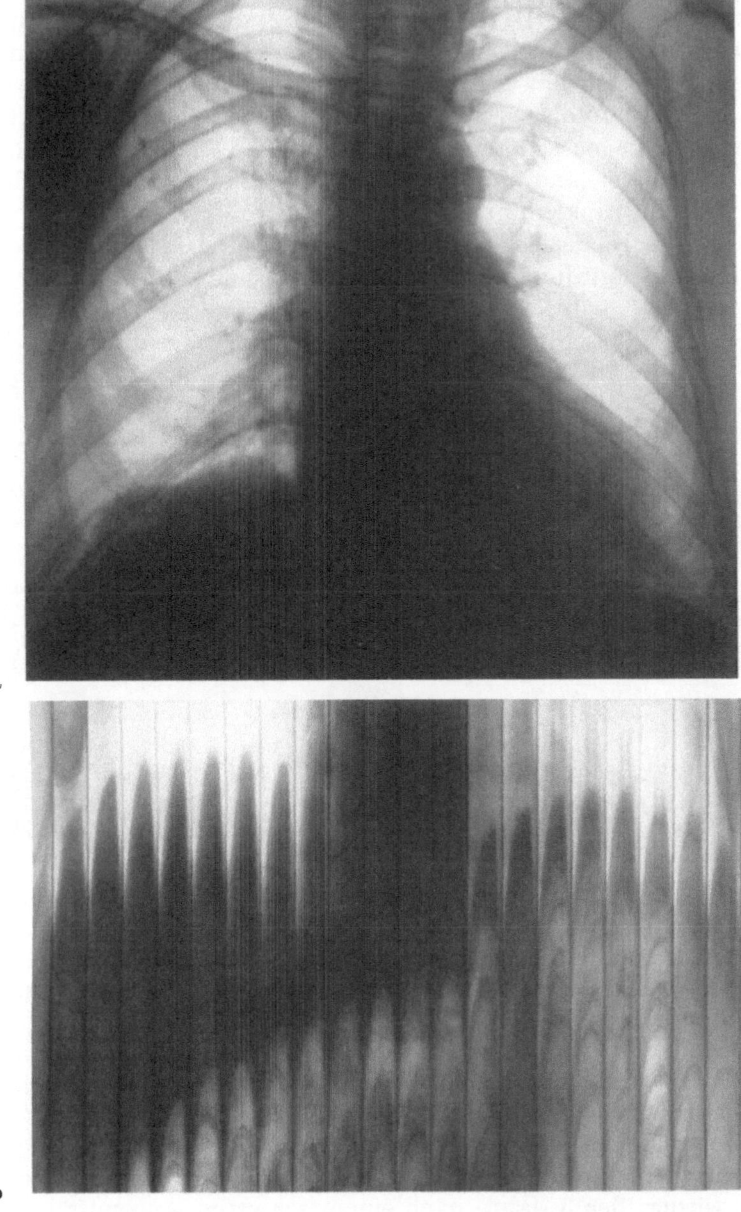

Abb. 66a u. b. Kleiner Netz-Leberprolaps nach schwerem Autounfall vor 3 Jahren; im Kymogramm normale Zwerchfellbewegung, Quercolon gering nach oben verzogen

eingerissen zu sein. Der Riß bezieht dabei nicht selten auch den sehnigen Zwerchfellanteil ein (LANDOIS). Die meisten traumatischen Zwerchfelldefekte führen daher zu einem zentralen, linksseitigen Prolaps in die Pleurahöhle, womit ein deutlicher und für die Frage der Pathogenese im Einzelfall nicht unwichtiger Unterschied zu den congenital bedingten Prolapsen gegeben ist, deren Durchtrittsstelle viel häufiger randständig liegt. Diese Lokalisation bestimmt die Art der vorgefallenen Bauchorgane und damit auch die Hauptzüge des klinischen Bildes und die Komplikationsmöglichkeiten. Magen und Dickdarm sind am häufigsten prolabiert, wobei je nach Größe des Zwerchfelldefektes, Ausmaß der posttraumatischen Adhäsionen in der Prolapspforte und Größe des zeitlichen Intervalls zwischen Trauma und Untersuchung die Menge der vorgefallenen Organe sehr verschieden sein kann. Anfangs ist — besonders bei kleinen Rissen — das Netz oft allein prolabiert, um später als „Leitband“ den entsprechenden Abschnitt des Intestinaltraktes nachzuziehen (WIETING; RÜTZ; DELOYERS u. VAN DER STRICHT). Die Rupturstelle kann sich im Laufe der Zeit unter Atrophie des Wundrandes stark vergrößern und mitunter nach Jahrzehnten so ausgedehnt sein, daß nur noch schmale, leistenartige Zwerchfellränder wie bei der (fast totalen) congenitalen Halbseitenaplasie vorgefunden werden (GRUBER; FELIX). Ist die posttraumatisch-entzündliche Adhäsion im Bereich der Prolapspforte früh ausgebildet und umfangreich, dann bleibt die nachträgliche Defektausweitung aus, und die Einklemmungsgefahr wird größer. Doch sei vorweggenommen, daß eine eindeutig faßbare Beziehung zwischen Größe und Alter des Zwerchfelldefektes und der Strangulationsgefährdung nicht zu bestehen scheint.

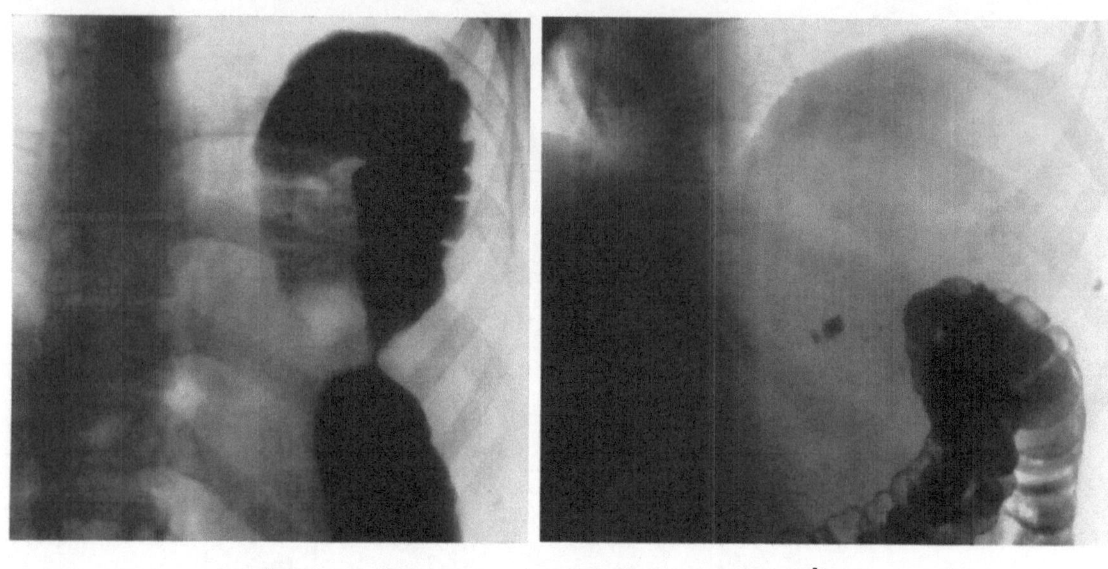

a b

Abb. 67a u. b. Traumatischer, zentraler Dickdarmprolaps nach Zweihöhlenschuß (multiple Granatsplitterverletzung), vor und nach Operation

Außer Netz, Magen und Dickdarm können auch alle anderen Abdominalorgane prolabieren. Dünndarmvorfälle sind allerdings nicht häufig und praktisch immer mit einem Prolaps von Magen oder Dickdarm kombiniert. Vorfälle der Leber sind in der Regel partiell, so daß die Fälle von KLEITSCH u. Mitarb.; MARKLE; KEENE u. COPLEMAN mit Verlagerung der ganzen Leber einschließlich der Gallenblase Raritäten darstellen. Abb. 65a und b zeigt einen partiellen Leberprolaps nach einem Verkehrsunfall (64jähriger Mann). Abb. 66a und b gibt einen partiellen Netz-Lebervorfall im seitlichen Anteil der rechten Zwerchfellkuppe wieder, der 3 Jahre nach einem schweren Autounfall intermittierende Oberbauchschmerzen verursachte. Der untere Bildteil zeigt das Colon transversum etwas nach oben gezogen und die Atembewegung des Zwerchfells unbeeinflußt von dem kleinen Prolaps. Einen Milzvorfall hat ROLLANDI beschrieben, bei dem die Diagnose durch das Fehlen des Milzschattens im Bauchraum und die Kontraktion des thorakalen fraglichen Schattengebilde nach Adrenalininjektion gesichert wurde. Traumatische Nierenprolapse sind von KOENNECKE; BARRETT; BELL u. Mitarb. operativ, nur von CRUICKSHANK; GONDOS; LADENDORF; WILLIAMS und TILLINGHAST mittels der Pyelographie röntgenologisch diagnostiziert worden. Die anderen thorakalen Nierenektopien des Schrifttums gehören in den Rahmen einer kombinierten Mißbildung und sind wahrscheinlich meist auf einen anomal hohen Abgang der Nierengefäße von der Aorta zurückzuführen (CAMPBELL; FLEISCHNER u. Mitarb.; KLEINE; RASPE; SPILLANE u. Mitarb.; WEENS u. Mitarb.; BERLIN u. Mitarb.; VERGER; FRENZEL u. Mitarb.), so daß sie pathogenetisch dem Thoraxmagen bei angeborener Brachyoesophagie ähneln. Die vorgenannten, sehr seltenen Typen von traumatischem Prolaps betreffen den lumbocostalen Zwerchfellabschnitt. Sternocostal gelegene

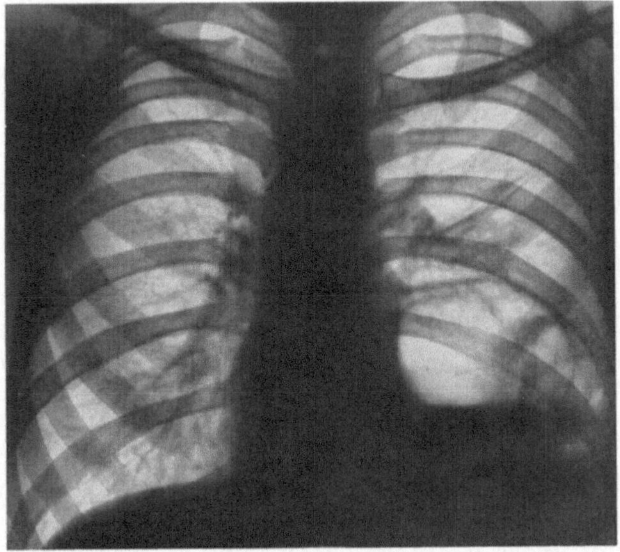

a

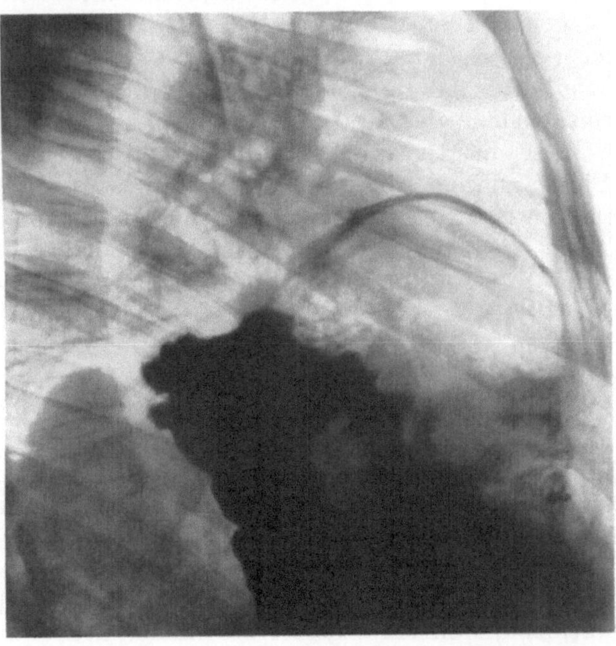

b

Abb. 68a u. b. Traumatischer Prolaps von Magen und Dickdarm, 4 Jahre nach stumpfem Rumpftrauma. Große Magenblase, daneben Colonflexur (a); im Seitenbild breigefülltes Colon hinter dem Magen (b)

Eingeweidevorfälle sind etwas häufiger, wenn sie auch gegenüber den erworbenen Hernien der Larreyschen Muskellücke zahlenmäßig zurücktreten. Einrisse des Zwerchfellspiegels sind häufig und reichen meist in die Muskelkuppe hinein. Isolierte traumatische Defekte des diaphragmalen Herzbettes in Verbindung mit Perikardeinrissen sind den Anatomen seit KEITH bekannt. Im röntgenologischen Schrifttum gelten die Fälle von Intraperikardialprolaps nach Zwerchfell-Herzbeutelruptur als Raritäten (BOEVÉ; ASTRUP u. Mitarb.; CRAWSHAW; BROOKES; STEIN u. Mitarb.; FARRIAUX u. Mitarb.; HERMAN u. Mitarb.; WETZEL).

Als Beispiel für den üblichen Typ des traumatischen transdiaphragmalen Eingeweidevorfalls ist Abb. 67a und b wiedergegeben, wo es sich um einen Colonprolaps durch die vordere Zentralpartie der muskulären Zwerchfellkuppe nach multipler Granatsplitter-evrletzung (Zweihöhlenschuß) handelt. Die *Röntgendiagnose* bietet keine Schwierigkeiten, wenn wie hier, Darm oder Magen oder beide Organe oberhalb des Zwerchfells sichtbar, die „Bruch"-pforte an einer Einschnürung gut lokalisierbar und der Kausalzusammenhang mit dem Trauma unbezweifelbar sind. In solchen Fällen ist auch der Operationsbefund eindeutig, weil er die zentrale Lage des Defektes bestätigt und Pleuraadhäsionen an der Pforte, den vorgefallenen Eingeweiden und dem costalen Brustfell (nach Hämatothorax) vorfinden läßt; eine histologische Untersuchung des Defektrandes zum Nachweis von Hämosiderin erübrigt sich dann natürlich.

Sehr viel weniger klar kann die *Differentialdiagnostik* sein, wenn die Prolapspforte nicht direkt darstellbar ist, größere Organanteile vorgefallen und die normalen benachbarten Zwerchfellabschnitte nicht abgrenzbar sind. Solch einen Prolaps nach stumpfem Bauchtrauma gibt Abb. 68a und b wieder. 4 Jahre vorher war der Patient von einem Panzerwagen überfahren worden, der ihn von links erfaßt und in Bauchlage gedrückt hatte. Unmittelbare Folgeerscheinungen waren Rippen- und Darmbeinfrakturen, starke Atemnot und Sistieren des Stuhl- und Wasserlassens. Mehrfache Pleurapunktionen erfolgten in der Zwischenheit, ohne daß die Prolapsdiagnose gestellt wurde — ein sehr häufiger Fehlgriff (HARRINGTON; KOSS u. Mitarb.; RAMSTRÖM u. Mitarb. u.a.)! Hier spricht das Übersichtsbild noch am deutlichsten für einen Zwerchfelldefekt (Abb. 68a), da sich die Begrenzung der Magenblase seitlich gegen die dorsal gelegene, septierte Dickdarmblase winkelig absetzt, was für eine Relaxation ungewöhnlich wäre. Bei der Kontrastmittelfüllung des Magens wurde das Herz stärker nach rechts verlagert und die zwerchfellähnliche obere Begrenzungslinie des Prolapses erschien im Seitenbild stufenlos. Nach 2 Tagen sattelt sich diese Kontur wieder deutlich ein (Abb. 68b). In Rückenlage reichten Magen und Dickdarm noch sehr viel weiter hinauf, was bei derart umfangreichen und breitbasigen Prolapsen häufiger als eine paradoxe Verschiebung in den Atemproben zu beobachten ist. Der *differentialdiagnostisch wichtigste Ausschluß einer Zwerchfellrelaxation* kann jedoch, wie ausdrücklich hier hervorgehoben werden muß, in solchen Fällen *nur als Indizienbeweis* gelingen. Nur selten ist so deutlich wie hier die Forderung erfüllt, daß der Befund sich mit typischen Brückensymptomen unmittelbar an ein einmaliges schweres Trauma anschließt, so daß die Sicherheit des kausalgenetischen Zusammenhangs die Unsicherheit der röntgenologischen Differentialdiagnostik voll ausgleichen kann.

Die Schwierigkeiten einer Abgrenzung großer Prolapse (und Hernien) gegenüber der Relaxation des Zwerchfells sind genugsam bekannt (ASSMANN; HITZENBERGER; TESCHENDORF). Nur bei kleinem und mittelgroßem Prolaps findet sich eine Winkelbildung oder Einsattelung zwischen dem normalen benachbarten Zwerchfellabschnitt und der thorakalen Grenze der vorgefallenen Eingeweide. Bei umfangreichen Vorfällen versagt dieses angeblich wichtigste Zeichen, weil ein echter Zwerchfellschatten im Röntgenbild nicht erkennbar ist und von der oberen Begrenzungslinie des Magens (große Curvatur) oder Dickdarm vorgetäuscht wird (GOLDSTEIN; ELLISON; EVANS). Die Erörterung der zahlreichen anderen Differentialsymptome, deren CACE 21 (!) zusammengestellt hat und die in ihrem Rang vielfach umstritten sind, führt hier zu weit. Es sei jedoch betont, daß *auch die Bewegungsprüfung weniger eindeutig* ausfallen kann, als allgemein angenommen wird. Auf das Fehlen oder die Abschwächung der Bewegungsparadoxie infolge einer Fixation in der Prolaps- oder Bruchpforte ist früher schon hingewiesen worden. Aber auch nichtfixierte oder große Prolapse lassen sehr oft eine Paradoxie vermissen und werden dadurch von einer Relaxation des Zwerchfells abgrenzbar; ein Beispiel dafür gibt Abb. 69a—c wieder. Die größten differentialdiagnostischen Schwierigkeiten machen die sehr umfangreichen, hoch hinauf in den Thoraxraum getriebenen Vorfälle, bei denen die benachbarten Normalabschnitte der defekten Zwerchfellhälfte nicht darstellbar sind und der obere Rand des verlagerten Bauchorganes respiratorisch paradox bewegt wird. Der Vorschlag, mittels elektrischer Phrenicusreizung (BÖHME; PRESMANES-MORAL) den

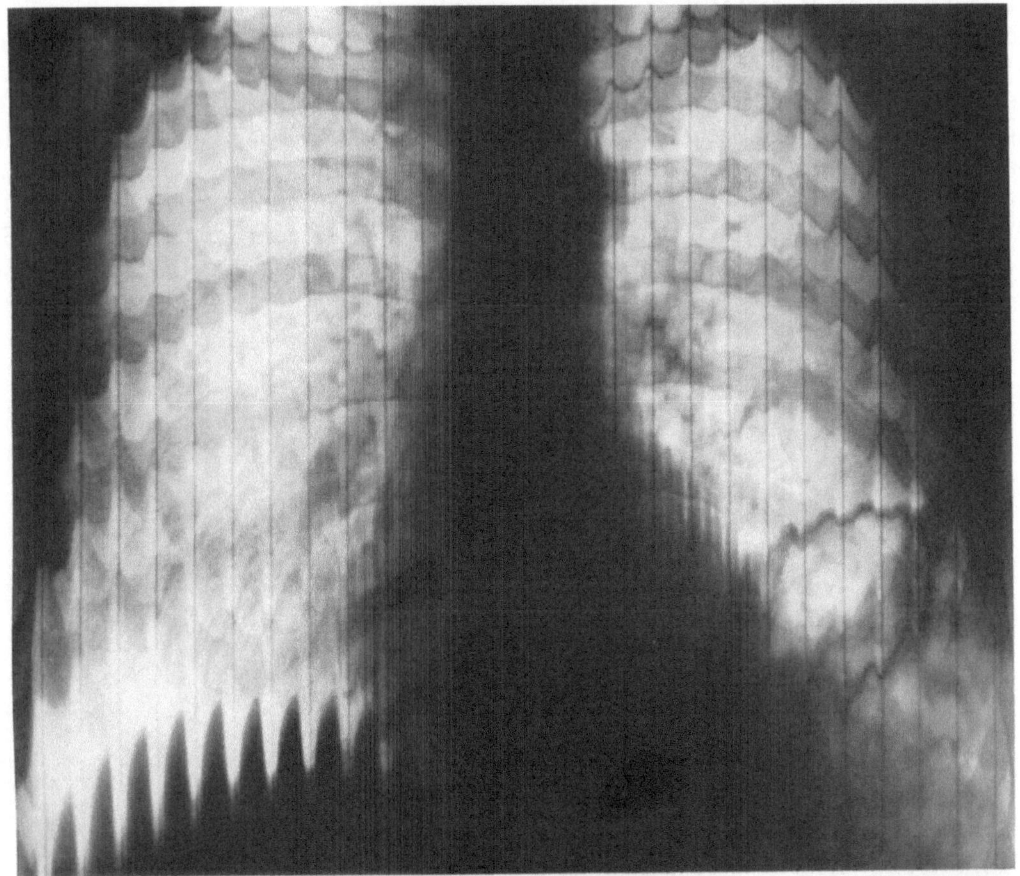

a

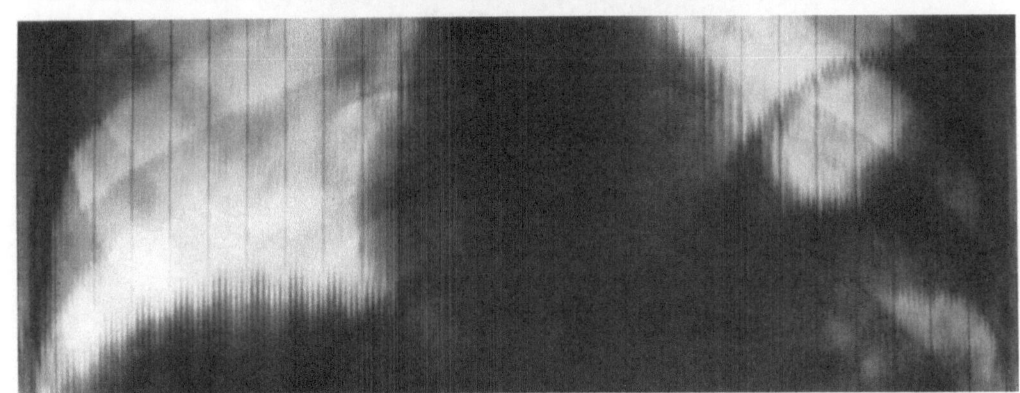

b

Abb. 69a u. b. Scheinbar mittelgroßer Magen-Dickdarm-Prolaps nach stumpfem Rumpftrauma vor 13 Jahren, im Atmungs- und Schnupfkymogramm keine Paradoxie am oberen thorakalen Magenrand

Zwerchfellstand festzustellen, ist schon alt (JAMIN; HILDEBRAND; HESS; ASSMANN; SCHLECHT und WELS, zit. nach HITZENBERGER). Er wird in praxi kaum je befolgt und ist gleichfalls nur in Ausnahmefällen und besonders für die Hiatushernien erfolgversprechend.

Die *klinische Semiologie* spielt differentialdiagnostisch eine außerordentlich *geringe Rolle*, da sie noch vieldeutiger ist. Die Beispiele, wo über viele Jahre hinweg der traumatische Zwerchfelldefekt mit Eingeweideprolaps unter den abwegigsten Fehldiagnosen läuft, bis er mehr oder minder zufällig durch eine Röntgenuntersuchung aufgedeckt wird, sind jedem Untersucher bekannt. Unmittelbar nach dem Trauma verdeckt sehr oft der gleichzeitig entstandene Hämatothorax den Eingeweidevorfall (BRUNNER; HARTUNG; KOCH), wenn nicht überhaupt eine klinische und röntgenologische Untersuchung unterbleibt. Die subjektive und klinische Symptomarmut vieler traumatischer Prolapse drückt sich unter anderem auch darin aus, daß in der Kasuistik die Fälle nicht selten sind, deren Diagnose und kausalgenetische Klärung erst viele Jahrzehnte nach dem Trauma gelangen oder in tabula möglich waren (RIEDER; FLORANGE; SAMUELSON; BAUDET; CJAUDO u. Mitarb.; CHILD u. Mitarb.; HAUBRICH; PECK; MARKLE; KÜMMERLE u. KLÖSS). Allerdings kann, wie früher besprochen, der Prolaps sich erst nach einem langen Intervall durch die alte Zwerchfellwunde ereignen, so daß geradezu von „schleichenden“ traumatischen

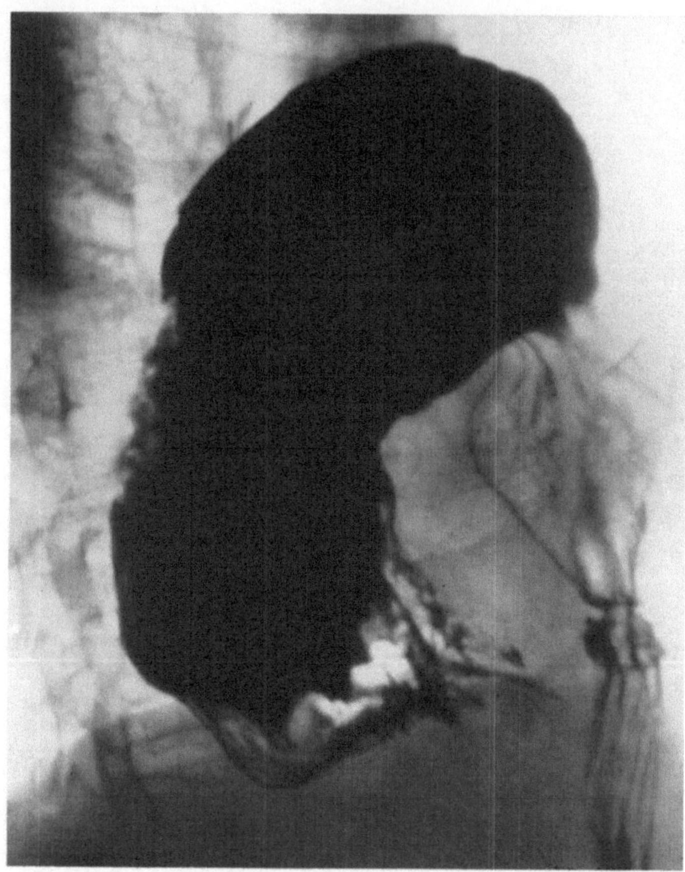

Abb. 69c. Gleicher Fall. In Rückenlage totale Inversion des ganz vorgefallenen Magens

Vorfällen gesprochen wird (HUGHES u. Mitarb.). Die Erkenntnis, daß Einrisse und Erweiterungen einer vernarbten Zwerchfellwunde noch sehr spät möglich sind, ist keineswegs neu, sondern den Pathologen seit mehr als 100 Jahren geläufig. Es kann sogar vorkommen, daß ein kleines persistierendes Zwerchfelloch traumatisch im Randgebiet einreißt und einen Prolaps entstehen oder größer werden läßt (GRUBER). Hier die Pathogenese des kombiniert congenital-traumatischen Zwerchfelldefektes zu klären, ist operativ und anatomisch kaum sicher möglich.

Cum grano salis ist daher der Satz berechtigt, daß der *diaphrenische chronische traumatische Prolaps klinisch erst an seinen Komplikationen erkannt* wird. Unter diesen steht die Incarceration obenan. Die Angaben über die Strangulationsgefährdung schwanken von 15% im alten Schrifttum (EPPINGER) bis zu 95% in der neuen Literatur (HARRINGTON; MARKS; KUSHLAN; MICHON; PEARSON; WASKINS u. Mitarb.; CARTER u. Mitarb.; KÜM-

MERLE; KOSS u. REITTER; DELANNOY). Das nimmt bei der Verschiedenheit des statistischen Beobachtungsgutes der Kliniker, Röntgenologen, Chirurgen und Pathologen nicht wunder. Größe der Prolapspforte und der vorgefallenen Eingeweide, Umfang der Adhäsionen und körperliche Belastung spielen für die Entstehung der Incarceration eine wichtige, in ihrer Wechselbeziehung schwer faßbare Rolle. Strangulationen eines unerkannten Zwerchfellprolapses unter der Geburtsarbeit haben HODGE; PEARSON u. Mitarb. sowie HOBBINS beobachtet. Die *Röntgenuntersuchung* ist bei *erfolgter Einklemmung* nur dann wichtig, wenn bisher die Zwerchfellalteration überhaupt unbekannt war; sie klärt das schwere klinische Bild — akuter Schock, Abdomen- und Thoraxschmerz, blutiges Erbrechen und Stuhlgang, Dyspnoe und Cyanose — schnell auf, ohne daß mit dem röntgenologischen Nachweis der Strangulation Zeit verloren werden dürfte. Nach HARRINGTON liegen 98% aller eingeklemmten Prolapse und Hernien links; die Strangulation eines Leberprolapses ist eine Rarität (WOLFSON; MARKLE). Diese Seitenprävalenz bestimmt die Symptomatik praktisch ausschließlich als gastrointestinal; Abweichungen davon sind sehr selten (SMITH u. Mitarb.). Die häufigsten Incarcerationen erfolgen am Dickdarm, im Bereich der linken Flexur, und führen zum Bild des tiefsitzenden Ileus (KOSS u. REITTER; KÜMMERLE; SPÜHLER). Dabei sind Perforationen des incarcerierten, gangränösen Colonteils in die Bauch- oder linke Pleurahöhle möglich (DERRA; GRAFF). Am Magen kann ein intermittierender oder fixierter Volvulus auftreten (GAGLIARDI; UDAONDO u. Mitarb.); außer blutenden chronischen Druckgeschwüren ohne und mit Perforation sind Strangulationen der Gefäße mit konsekutiver Gangrän der Magenwand beschrieben (HAMILTON u. Mitarb.; PEARSON; HOFFMANN u. Mitarb.; AIGNER; ALIVISATOS u. Mitarb.). Eine Torsion des Duodenum mit Begleitikterus haben TESLER u. Mitarb. mitgeteilt. Die thorakalen Strangulationszeichen sind vieldeutiger, stärker abdominell maskiert und werden vorwiegend von der Pleuraalteration bestimmt. Die Dyspnoe ist das auffälligste Verdrängungssymptom, weil sie beim nichtincarcerierten Prolaps des Erwachsenenalters sonst fehlt oder erst final aufzutreten pflegt (STOLL). Als seltene Komplikation haben RANSDELL u. Mitarb. einen Lungenlappenvolvulus beobachtet.

Die Operationsmortalität des eingeklemmten Zwerchfell„bruches" ist hoch. Sie wird von HUGUIER u. Mitarb. mit 30%, von QUÉNU mit 73% und von HUNGER für die Fälle ohne Darmresektion mit 49%, bei Resektion mit 88% angegeben. Angesichts der Erfahrung, daß eine Incarceration auf die Dauer in 9 von 10 Fällen zu erwarten ist, wird daher die Frühoperation jeder einmal erkannten Hernie und jeden Prolapses gefordert (HARRINGTON; MEYER; KOSS u. Mitarb.; KÜMMERLE u.a.). Dieser Forderung wird man sich in Zukunft um so weniger verschließen können, als die Operation der nichtstrangulierten Zwerchfell„brüche" aller Arten heute bei der verbesserten Narkose- und Operationstechnik nur noch wenig Risiko zu bieten scheint; gültige Verhältniszahlen über die Operationsmortalität sind allerdings nach dem neuen Schrifttum aus den früher genannten Gründen vorerst nicht errechenbar. Im Einzelfall kann, besonders bei vorgeschrittenem Alter des Patienten, die Indikationsstellung recht kompliziert bleiben (s. dazu KATSCH und PICKERT). Für die Diskussion der Zweckmäßigkeit einer präoperativen Pneumothoraxanlage oder Phrenicusausschaltung und der Art des operativen Vorgehens muß auf die chirurgische Fachliteratur verwiesen werden. Der abdominelle Zugang (HARRINGTON u. Mitarb.) dürfte jetzt nur noch wenigen, bestimmten Prolaps- und Hernientypen vorbehalten sein, so daß die Sauerbruchsche transthorakal-transdiaphragmale Operationsmethode (mit einigen Abweichungen) eindeutig in den Vordergrund gerückt ist.

Die übrigen Komplikationen des (traumatischen) Prolapses wie auch der Hernie galten bisher als relative Operationsindikationen. Sie reichen von venösen Schleimhautkongestionen des prolabierten Magen (LIAN u. Mitarb.; ZUCKSCHWERDT; DIVOUX; HARPPRECHT; SUSSI; JOHNSTON u. Mitarb.; MILLER u. Mitarb.; FLORANGE). Das Ulcus im vorgefallenen Magenabschnitt ist danach sehr viel häufiger als etwa beim congenitalen Zwerchfell-Magenvorfall (COLLIER u. Mitarb.), anscheinend jedoch nicht so häufig wie bei der Hiatushernie. Sein röntgenologischer Nachweis gelingt nur in den wenigsten Fällen, wie schon HITZENBERGER festgestellt hat. Eine sekundäre Anämie ist wie bei den Hiatushernien oft das einzig klinisch faßbare Symptom des Dickdarm- oder Magenprolapses (BINGOLD; GARDNER; SAEGESSER; GERLING; KÜMMERLE; CODOUNIS) und kommt nach RITCHEY u. Mitarb. in rund 27%, nach MILLER u. Mitarb. sogar in über 60% aller Fälle vor. Die Kombination eines Magen„bruches" mit einem Magencarcinom ist bisher in 37 Fällen beobachtet worden (Lit. bei DORFMAN). Es ist bei Fehlen brauchbarer statistischer Unterlagen für die absolute Häufigkeit der Zwerchfellhernien und -prolapse schwer zu entscheiden, ob die thorakale Magenverlagerung eine signifikante Mehrgefährdung in diesem Sinne bedeutet. Im Hinblick auf die hohe Quote von Schleimhaut- und Gefäßalterationen des verlagerten Magens ist ein Zusammenhang jedoch nicht unwahrscheinlich.

6. Zwerchfelldefekte auf entzündlich-nekrotischer Grundlage

Nach HITZENBERGER; BEYE; HARRINGTON; SPÜHLER sind Zwerchfellperforationen als Folgen entzündlicher Nekrose nicht ganz selten. Sie können artefiziell entstehen (Drainagetuben!), dürften jedoch meist im Verlauf von paraphrenischen Entzündungen der Pleura oder des oberen Bauchraumes vorkommen und können von einem Eingeweidevorfall gefolgt sein. Den Hauptanteil dieser Zwerchfellalterationen stellen fortgeleitete subphrenische Abscesse nach Leber- oder Gallenblasenaffektionen und nach perforiertem Magengeschwür oder Darmdivertikel dar; basale Pleuraempyeme als auslösende Ursache treten demgegenüber zurück (BEYE; REID; SEYFARTH; HENDRICK). Auf der linken Seite sind sie nach hypophrenischen Entzündungen verschiedenen Ursprungs beobachtet. Einen eigenen Fall von Zwerchfellperforation durch eine peripankreatitische Andauung des retroperitonealen Gewebes haben wir früher wiedergegeben (vgl. Abb. 35), bei dem es jedoch zu einem Vorfall von Baucheingeweiden nicht mehr gekommen war; doch ist vielleicht der Fall der Abb. 63 in diese Rubrik von traumatischem Prolaps einzureihen. Die meisten Zwerchfellperforationen im Gefolge tumoröser Oberbauchprozesse führen nicht mehr zum Prolaps, weil der Fisteleinbruch in die Pleurahöhle fast immer das finale Stadium einleitet. Die Röntgendiagnostik wird im übrigen von den paraphrenischen Veränderungen in Brust- oder Bauchraum bestimmt, falls nicht die Größe des diaphrenischen Prolapses alle entzündlichen Nachbarprozesse überdeckt.

VII. Hiatushernien

Unter allen diaphrenischen Eingeweideverlagerungen spielen die Hiatushernien zahlenmäßig die größte Rolle (rund 90%), so daß ihre Kasuistik unübersehbar geworden ist. Die Häufigkeit aller Formen der Hiatushernie geht daraus hervor, daß sie nach BAENSCH; EVANS; HAFTER; HAUBRICH; KIRKLIN u. Mitarb. bei rund 3% aller Routineuntersuchungen des Magens angetroffen werden; WETTSTEIN u. Mitarb. sowie ROBB haben eine Frequenz von 7% BRICK; HAFTER sogar von 9% errechnet. In der Literatur von 1960 bis 1969 werden z.T. noch höhere Werte angegeben (BOCK; HAFTER; KAINBERGER; ZDANSKY). Im oesophagoskopischen Material von ALLISON finden sie sich zu 15% (von 2500 Fällen). Da das klinische Bild von völliger Symptomlosigkeit bis zu Zuständen schwerster gastrointestinaler oder kardiopulmonaler Erscheinungen reicht, ist die *Diagnostik der Hiatushernien ein Reservat der Röntgenologie;* nach deren Ergebnissen sind auch die gebräuchlichen Einteilungen dieser Zwerchfellalterationen orientiert.

1. Allgemeines

Zum Verständnis der Röntgenologie und Klinik der Hiatushernien ist eine Vorbemerkung über die anatomischen Verhältnisse und physiologischen Funktionen des unteren Speiseröhrenabschnitts und seines Übergangs in den Magenfornix notwendig.

Man kann einen oberen Verschlußmechanismus im Bereich der muskulären Hiatuszwinge (Cardia superior, diaphragmatica) und einen unteren am Mageneingang (Cardia inferior, anatomica) unterscheiden. Zwischen diesen beiden Verschlüssen ist der Arnoldsche Vormagen oder Antrum cardiacum (LUSCHKA) oder Vestibulum gastrooesophageale (LERCHE) gelegen, das sich röntgenologisch infradiaphragmal als spindel- oder kugelförmige Erweiterung des abdominalen Speiseröhrenabschnittes darstellt (COCCHI) und anatomisch durch zwei Furchen begrenzt wird. Die untere ist nur links deutlich markiert und wird vom Sulcus cardiacus (ARNOLD) gebildet, der von der Incisura cardiaca ringförmig verläuft (HEISTER) und den sog. Hisschen Winkel zwischen dem oberen Fornixrand und der linken Oesophaguswand bildet; ihr entspricht in der Regel die Grenze zwischen Magen- und Speiseröhrenschleimhaut (Ora serrata). Die obere Begrenzung des Antrum cardiacum, auch Sulcus hiaticus genannt, liegt im Hiatus selbst oder bis 4 cm oberhalb davon (REICH; ANDERS und BAHRMANN) und ist durch eine wechselnd stark verdickte Muskelmanschette der Oesophaguswand gekennzeichnet (unterer Oesophagus-Sphincter, LERCHE). Die individuelle Höhenverschiedenheit dieser oberen Grenze des Antrum cardiacum macht es im Einzelfall schwierig, die funktionelle Erweiterung des epiphrenischen Speiseröhrenabschnitts davon abzugrenzen, die als Ampulla phrenica (HASSE und STRECKER; SCHATZKI; TEMPLETON) oder Luschkascher Vormagen sich nach cranial anschließt. BERNING hat daher angesichts der Unmöglichkeit einer morphologisch einwandfreien Trennung zwischen den beiden mehr funktionell charakterisierten als anatomisch bestimmten Teilen des Antrum cardiacum und der Ampulla phrenica in Anlehnung an HAYEK vorgeschlagen, die beiden Bildungen gemeinsam als „Ampulla oesophagea" zu bezeichnen. Es sei vorweg genommen, daß sich röntgenologisch eine Trennung jedoch als zweckmäßig erweist, um nicht den einzigen Anhaltspunkt für die Abgrenzung funktioneller epiphrenischer Oesophaguserweiterungen im Bereich der Ampulla phrenica (Pseudohernie, BARSONY) von diaphrenischen Verlagerungen der abdominellen Speiseröhre oder des Magenfornix (Hiatusinsuffizienz, BERG) zu verlieren. Die Schwierigkeit einer röntgenanatomisch eindeutigen Definition der Speiseröhren-Magengrenze bleibt allerdings nicht zu leugnen und wird uns noch zu beschäftigen haben. Zum Peritonealverlauf im Hiatus-Fornixbereich sei darauf hingewiesen, daß die Pars abdominalis oesophagi nicht ganz vom Bauchfell überzogen wird (LUSCHKA; v. HAYEK; BERNING). Der hintere Umfang des Antrum cardiacum, der angrenzende Teil der hinteren Magenwand und ein kleines Stück der Zwerchfellunterfläche, unmittelbar links und unterhalb des Hiatus, haben keine Peritonealbekleidung (AKERLUND). Trotz individueller Verschiedenheiten kann daran festgehalten werden, daß ein bestimmter Speiseröhrenabschnitt und der Magenfornix extra- bzw. retroperitoneal liegen. Das vordere Bauchfellblatt überzieht

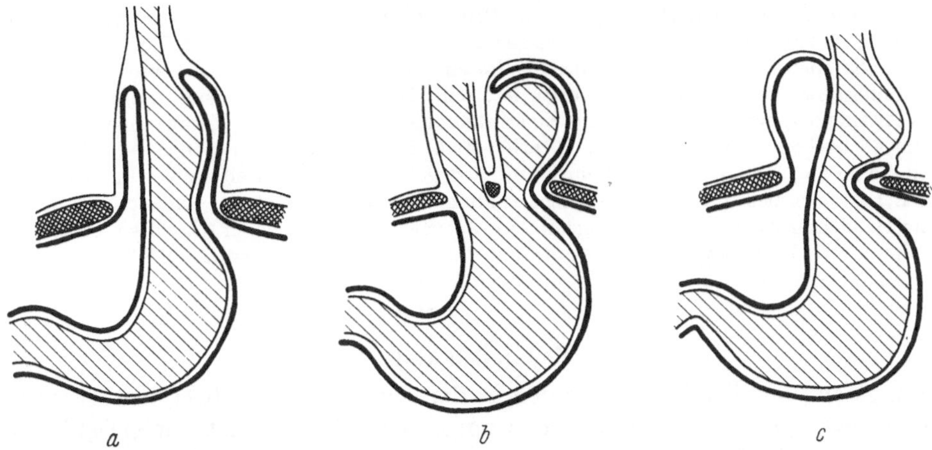

Abb. 70a—c. Schema der Hiatus-„Brüche", modifiziert nach SWEET. a Congenital kurzer Oesophagus mit Thoraxmagen. b Paraoesophageale bzw. parahiatale Hernie. c Gleitbruch

die ganze Vorderseite des Magens und der abdominalen Speiseröhre, um dann auf das Zwerchfell überzugehen; das hintere Blatt geht jedoch schon im Bereich des Umschlags der großen Curvatur in das parietale Peritoneum über. Die Rückseite des Fornix bzw. Fundus des Magens liegt dadurch dem Zwerchfell unmittelbar an und ist im Raum zwischen den beiden Bauchfellblättern mit ihm durch das Aufhängeband des Lig. phrenicogastricum eng verbunden.

Die klassische Einteilung der Hiatushernien unterscheidet drei Typen (Abb. 70a—c). Beim Typ I handelt es sich um die seltenen Fälle von congenital kurzem Oesophagus, bei denen Speiseröhre und Magen nicht in der gewöhnlichen Weise in die Bauchhöhle hinabgestiegen sind (thoracic stomach). Typ II umfaßt die paraoesophagealen Hernien im eigentlichen Sinn, wo der Magen vor oder neben dem nicht verkürzten Oesophagus in den Thoraxraum verlagert, die Kardia unterhalb des Zwerchfells an normaler Stelle geblieben und die Speiseröhre selbst nicht im Bruch enthalten ist. Als Typ III (oesophagogastrisch) werden alle übrigen Fälle bezeichnet, bei denen der Oesophagus nicht primär verkürzt, sein abdominaler Anteil aber zusammen mit der Kardia und einem wechselnd großen Anteil des Fundus thorakal verlagert ist und einen Teil des Bruchinhaltes bildet; diese Hernienform ist im allgemeinen akquiriert, während Typ I und II als congenital bedingt zu deuten sind.

Um diesen letzten, dritten Typ der Hiatushernie wurde früher eine heftige Diskussion geführt. Die Abgrenzung der Hiatusinsuffizienz als Bruchanlage für den Typ III trennte die „Zustände eines temporären Emporsteigens kardianaher Magenabschnitte über den Schnürring des Hiatus" von den voll ausgebildeten Hernien ab (BERG; BERNING). Allerdings bestehen zu diesen fließende Übergänge, zumal auch große Hernien dieses Typs durchaus reponibel und lageabhängig sein können. Diese Klassifizierung wird durch die anatomischen Untersuchungen von NEUMANN und ANDERS u. BAHRMANN gestützt, nach denen die Hiatusinsuffizienz zur Ausbildung einer „epiphrenalen Glocke" führt. Sie ist mit dem Antrum cardiacum identisch, wenn sie durch einen erweiterten Hiatus nach oben getreten ist und über dem Zwerchfell erscheint und muß zum Unterschied von der funktionellen Erweiterung der Ampulla phrenica (Pseudohernie) vom Magen aus füllbar sein

(BERNING; COCCHI u.a.). Schon AKERLUND hat aber darauf hingewiesen, daß weder die Größe noch die Wandbeschaffenheit dieser Teilverlagerung eine eindeutige Unterscheidung der Hiatusinsuffizienz von der Hiatushernie (Typ III) gestattet. Die Angabe, daß die Hernie bei einer mandarinen- oder apfelgroßen epiphrenischen Magenektopie beginne, ist rein konventionell und im Einzelfall oft wertlos. Andererseits ist nicht nur die Hiatusinsuffizienz bzw. die epiphrenale Glocke ohne peritonealen Überzug, sondern auch große Abschnitte des Magenfundus können sich unter Ablösung vom Bauchfell (Deperitonisierung, AKERLUND) thorakalwärts entwickeln, womit ein Prolaps, nicht eine Hernie gegeben ist.

Die neuerliche Diskussion der Hiatushernie und ihrer Vor- und Parallelformen zieht diese anatomischen Gesichtspunkte weniger in Betracht, um dafür die klinische Bedeutung der einzelnen Hiatusalterationen im Zusammenhang mit ihrer röntgenologischen Interpretation näher zu analysieren. Dabei spielen die *Kardiainsuffizienz* mit dem *Reflux von Magensaft* in die unteren Abschnitte der Speiseröhre, die konsekutive *Refluxoesophagitis* und die *sekundäre Oesophagusverkürzung* die wichtigste Rolle (ALLISON; BARRAYA; DAWSON; DELOYERS und V. D. SRICHT; DONNELLY; EVANS; HAFTER; HERSHENSON; HUSFELDT; JOHNSTONE; KIRKLIN u. Mitarb.; MARCOZZI; NEMOURS-AUGUSTE; NISSEN; STENSRUD). Es steht außer Zweifel, daß mit der Berücksichtigung dieser früher vernachlässigten Begleit- und Folgeprozesse die Frage der Hiatushernie und -insuffizienz zu einem klinisch-röntgenologischen Problem ausgeweitet ist, das zur Zeit viel weniger geklärt sein dürfte, als es nach den abschließenden Arbeiten der dreißiger Jahre der Fall zu sein schien. Unsere eigene Darstellung muß daher vorzugsweise in diese Richtung orientiert sein. Dabei wird sich zeigen, daß die klassische Einteilung nach AKERLUND und BERG nur wenig Einschränkungen, aber mehrere Ergänzungen zu erfahren hat. Völlig von ihr abzugehen — wie BAUMEL u. Mitarb.; BECK u.a. vorgeschlagen haben —, erübrigt sich auch deshalb, weil die im angloamerikanischen Schrifttum jetzt gebräuchliche Einteilung von ALLISON in die paraoesophagealen Hiatushernien und die Gleitbrüche (sliding type) in etwa mit der Trennung in die Akerlund-Typen II und III übereinstimmt und die congenitale Brachyoesophagie in beiden Klassifikationen eine Sonderstellung einnimmt. Die Einteilung von SWEET stimmt damit prinzipiell überein (Abb. 70). Neuere Klassifikationen (z.B. WENZ) entsprechen weitgehend den älteren Vorschlägen.

2. Gleitbruch

Am häufigsten von allen Hiatushernien ist der sog. Gleitbruch (akquirierte, oesophagogastrische Hernie, Akerlund-Typ III, Harrington-Typ II). Hier ist der Oesophagus nicht verkürzt, aber sein distales Ende mit der Kardia des Magens thorakal verlagert; fakultativ besteht ein gastrooesophagealer Reflux. Eingeschlossen in diese Gruppe sind die sog. Hiatusinsuffizienz und der kleine Prolaps als Vorstadien und die sekundäre Oesophagusverkürzung als Folgestadium.

Diese Auffassung ist sehr früh von SAUERBRUCH, CHAOUL und ADAM mit dem Hinweis abgelehnt worden, daß eine Trennung gegenüber den paraoesophagealen Hernien grundsätzlich nicht möglich sei, und daß die Mehrzahl dieser Hiatusalterationen keine echten Brüche, sondern Vorfälle darstelle oder sogar nur eine passagere Funktionsänderung im abdominalen Speiseröhrenabschnitt von oft artefiziellem Charakter sei. Die Abgrenzung der Hiatusinsuffizienz als Bruchanlage oder bruchsackloses Vorstadium durch BERG und ihre anatomische Fundierung durch ANDERS u. BAHRMANN und NEUMANN ließen die Pathogenese und Anatomie der strittigen Hauptgruppe der Hiatushernien wenig später als im wesentlichen geklärt erscheinen (BERNING). Zwei Probleme blieben jedoch damit ungelöst: die diagnostische, d.h. röntgenologische Differenzierung von Hiatusinsuffizienz und kleiner, nicht paraoesophagealer Hiatushernie ist willkürlich, solange nur die Bruchgröße als Kriterium gilt und eine Routinemethode zur Darstellung des Bruchsackes noch fehlt. Zum anderen ermangelt die Trennung in Hiatusinsuffizienz und -hernie eines kongruenten Unterschiedes im klinischen Bild. Die Röntgendiagnostik der Hiatushernie vom Akerlundschen Typ III und der Hiatusinsuffizienz mußte fast zwangsläufig in Mißkredit geraten, weil sie den klinischen Befund des Einzelfalls nicht objektivieren und therapeutisch wie auch prognostisch nicht interpretieren konnte. Die neuerliche Inangriffnahme des Problems von klinischen Gesichtspunkten aus hat wertvolle und zum Teil überraschende Ergebnisse gezeitigt. Das wichtigste davon ist der Nachweis, daß die Kardiainsuffizienz gerade bei dieser Gruppe überaus häufig ist und ihr Vorkommen das klinische Bild und die Prognose des Einzelfalls entscheidend bestimmt, wie noch näher auszuführen sein wird. Ein anderes Ergebnis ist der Nachweis, daß als Folge dieses gastrooesophagealen Refluxes auf dem Weg über eine Entzündung, Geschwürs- und Narbenbildung im distalen Oesophagusanteil schließlich eine sekundäre Verkürzung der Speiseröhre eintreten kann, die von dem primär bzw. congenital kurzen Oesophagus nicht abgrenzbar ist und außerdem eine chirurgische Reposition der Hernie unmöglich werden läßt. Damit ist auch, gewissermaßen als Nebenresultat, die Definition von AKERLUND insofern korrigiert worden, als auch die Hiatushernien mit (sekundär) verkürztem Oesophagus pathogenetisch zum sog. Typ III gehören, in dessen Rahmen sie eine zahlenmäßig große Rolle nicht nur beim Erwachsenen, sondern auch im Kindesalter spielen (THOMSEN).

Aus den dargelegten Gründen ist die im angloamerikanischen Schrifttum jetzt durchweg gebräuchliche Einteilung der Hiatushernien nach vorwiegend funktionellen Kriterien für die klinische Praxis brauchbarer und daher berechtigt. Den Ausnahmefällen des Thoraxmagens bei congenitaler Brachyoesophagie und den seltenen paraoesophagealen Hiatushernien mit abdominal gebliebener Kardia und fehlender Regurgitation steht somit die Hauptgruppe der Hiatushernien mit thorakal verlagerter Kardia und fakultativem gastro-oesophagealem Reflux gegenüber; sie schließt die Hiatusinsuffizienz bzw. den kleinen Prolaps als Vorstadium und die sekundäre Oesophagusverkürzung als Folgestadium ein. Von den zahlreichen Benennungen des Schrifttums — Gleitbruch (sliding hiatal hernia, ALLISON; EVANS; HUSFELDT), Rollbruch (ALLISON), kardiooesophageale Hernie (BAUMEL u. Mitarb.), oesophageale Hernie (KIRKLIN und HODGSON; ROBB; WILDGEGANS), oesophagogastrische Hernie (MONGES u. Mitarb.), kurzer Oesophagus (WOLF u. Mitarb.), Hiatusinsuffizienz mit axialer Hernie (BECK) — erscheint die Bezeichnung „Gleitbruch" am zweckmäßigsten und hat sich in den letzten Jahren weitgehend durchgesetzt.

Wenn zunächst als *Vorstadien* des Gleitbruchs die *Hiatusinsuffizienz* oder der kleine axialhiatale Magenprolaps besprochen werden sollen, so muß betont werden, daß es in praxi keine eindeutigen klinischen und röntgenologischen Kriterien gibt, diese anatomischen Zustände von der kleinen Gleithernie abzutrennen. Die Angaben im Schrifttum über die Häufigkeit dieser Vorstadien in Relation zum ausgebildeten Gleitbruch und zu ihren nur innerhalb fließender Grenzen abschätzbaren reversiblen Zwischenformen sind daher wenig einheitlich und schwanken je nach Definition und Untersuchungstechnik ganz erheblich (DORNIER; HAFTER; LONGIN; MARTIN; SANDMARK; STIENNON). Der Gesamtanteil der ganzen Gruppe im Rahmen aller Hiatusalterationen beträgt rund 90%.

Die Altersverteilung der Gleithernien bevorzugt die höheren Lebensalter, wie seit langem bekannt ist, und ihre Häufigkeitskurve zeigt einen Gipfel zwischen 55 und 65 Jahren (KIRKLIN u. Mitarb.; COCCHI u.a.). In der Geschlechtsverteilung überwiegen die Frauen im Verhältnis 2:1 bis 4:1.

Für das Vorstadium der Hiatusinsuffizienz gilt nach ANDERS und BAHRMANN, daß die anatomischen Hiatusveränderungen mit zunehmendem Alter stärker ausgeprägt werden. Die Altersinvolution des linken Leberlappens und des infradiaphragmalen Fettringes bewirkt zusammen mit der Zwerchfellabflachung im Greisenalter eine Erweiterung des hiatalen Zwerchfellschlitzes, durch den der abdominale Oesophagusanteil mit der Cardia anatomica und dem benachbarten Magenabschnitt cranialwärts hindurchtritt. Der Thoraxsog und der abdominale Druck unterstützen diesen Vorgang, weshalb ein gleichzeitiges Lungenemphysem und eine Steigerung des Abdominaldrucks wie bei Obesitas, Tumoren und künstlicher bzw. diagnostischer Drucksteigerung mitbestimmende Entstehungsfaktoren sind (DEBRAY u. Mitarb.; MARCHAND; MONGES u. Mitarb.; NEUMANN). Die Häufigkeit der Hiatushernien beim Bronchialasthma haben CLÉMENÇON u. Mitarb. nachgewiesen. Auf die pathogenetische Bedeutung des pyknischen Habitus hat BERG hingewiesen; die Gravidität ist als Entstehungsfaktor seit langem anerkannt (HARRINGTON; ALLISON; HILLEMAND; DUTTON u. Mitarb.), während der pathogenetische Zusammenhang von Hiatushernie und Wirbelsäulendeformierung noch umstritten ist (ZAWADOWSKI; COMOLLI u. Mitarb.) und vertebrale Phrenicusalterationen durch Spondylarthrosen oder Knochenverletzungen ebenso wie endokrine Störungen als ätiologische Faktoren (HILLEMAND und BARRÉ) sehr hypothetisch erscheinen. Nach PÄTIÄLÄ; KUOSMANEN begünstigen Pleuraadhäsionen und -schwarten die Bruchentstehung, desgleichen nach CLOETENS u. Mitarb. die Aortensklerose mit überlanger Speiseröhre.

Den *typischen Röntgenbefund der Hiatusinsuffizienz* gibt Abb. 71a und b wieder. Bei Abb. 71a ist im Stehen oberhalb des Zwerchfells die Ampulla phrenica der Speiseröhre im Relief sichtbar: Die Lage der Kardia ist nicht sicher normal. Abb. 71b im Liegen zeigt das Antrum cardiacum in die Zwerchfellkuppe projiziert, also jetzt supradiaphragmal durchgetreten, da der Hiatus zwischen ihr und dem prall gefüllten Magenfundus liegen muß. Die Ampulla phrenica ist jetzt geschlängelt bzw. ausgebogen und setzt seitlich an der verlagerten Kardia an. Diese Verhältnisse sind in anderen Fällen weniger klar, wenn das epiphrenisch verlagerte Antrum oder der Kardiateil des Magenfundus selbst nicht kugelig ausgeweitet erscheinen, sondern wie eine leicht erweiterte oder faltenvergröberte Ampulla phrenica aussehen; oder wenn umgekehrt das thorakale Oesophagusende deutlich in Hiatushöhe abgeschnürt ist und ein magenähnliches Faltenrelief aufweist.

Die *röntgenologische Bestimmung der Grenze zwischen Speiseröhre und Magen* ist nicht nur für diese Fälle ein *methodisches Problem*, wie HAFTER jüngst näher ausgeführt hat. Endoskopisch ist die Schleimhautgrenze als scharfe Trennlinie zwischen der blaß-gelblichroten Oesophagusschleimhaut und den hochroten Falten der Magenschleimhaut am besten lokalisierbar; an der Leiche besteht diese Farbdifferenz nicht mehr, so daß oft nur eine histologische Trennung möglich ist. Bei der operativen Inspektion ist die gleiche Grenze von der Serosaseite aus häufig nicht erkennbar, und bei der Röntgenuntersuchung schließlich kann das Faltenrelief des unteren Oesophagus den anschließenden Magenfalten völlig gleichen, zumal die ventrale Speiseröhrenfalte viel breiter ist. Dazu kommt, daß individuelle Variationen der Schleimhautgrenze bestehen, die mit der anatomischen

Kardia nicht übereinzustimmen braucht und suprakardiale oder auch epiphrenische Lage haben kann. In solchen Fällen müßte bei normal weitem unterem Oesophagus von einer Heterotopie der Magenschleimhaut, bei vergrößertem Kaliber von einer Hiatushernie oder -insuffizienz gesprochen werden (ALLISON; HAFTER). Die Schwierigkeiten einer röntgenologischen Differenzierung von Speiseröhren- und Magenschleimhautfalten im Hiatusbereich und damit einer exakten Lokalisation der Kardia als Vorbedingung für die Röntgendiagnostik der hiatalen Magenverlagerung werden eindrucksvoll auch durch die Untersuchungen von PALMER bestätigt. Durch die transoesophagoskopische Biopsie und endoskopische Anbringung kleiner Metallclips an der Schleimhautgrenze konnte er

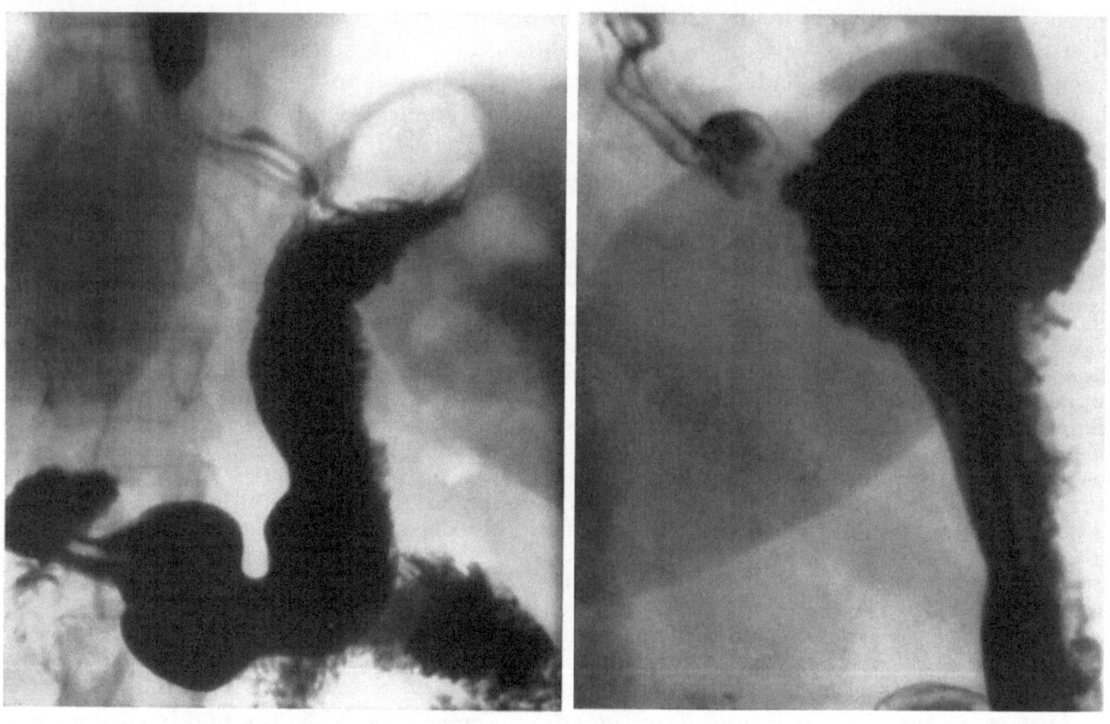

a b

Abb. 71a u. b. Hiatusinsuffizienz, Aufnahmen im Stehen und Liegen (s. Text)

nachweisen, daß diese Grenze sich bei der anschließenden Röntgenuntersuchung am Faltencharakter nicht ablesen ließ, stets weit über dem Zwerchfell gelegen war und so die bestehende Hiatusinsuffizienz bzw. engkalibrige Gleithernie dem röntgenologischen Nachweis entgehen mußte. Danach ist außerdem in Bestätigung früherer anatomischer Befunde als sicher anzunehmen, daß die Magenschleimhaut normalerweise häufig in das Antrum cardiacum hinaufreicht und die Kardiaschleimhaut einer „rhythmischen Wanderung von der Hiatushöhe zur Fundusgrenze fähig" ist. LERCHE hat gezeigt, daß die Schleimhautfalten des Antrum cardiacum auch magenähnlich transversal verlaufen können, wenn dieser abdominale Oesophagusabschnitt in der Kontraktionsphase steht. Diese Verhältnisse erschweren die röntgenologische Abgrenzung der anatomischen Kardia außerordentlich (BECK; CATALANO; DEBRAY u. Mitarb.; EBERL; PAPE; SYCAMORE). Schon die früheren Untersuchungen hatten kein einheitliches Ergebnis gebracht, da nach ANDERS u. Mitarb. die anatomische Kardia innerhalb der „epiphrenischen Glocke", d.h. im Antrum cardiacum, nach BERG und BERNING jedoch oberhalb davon liegen sollte. Neuere Untersuchungen haben gezeigt, daß tief epiphrenische Kontraktionsringe am Oesophagus vorkommen können, welche die Kardia vortäuschen (SCHATZKI; INGELFINGER u. Mitarb.; BECK); Variationen der Beziehung von Ampulle und Antrum bedingen mit einem ganz anderen Innendruck nach SANCHEZ u. Mitarb. eine funktionelle Autonomie der distalen Oesophagusabschnitte. Im übrigen wird für die neuere Diskussion über das Problem des Kardiaverschlusses neben SCHATZKI; HEITMANN; WENZ; ZAINO; BLAHA; BOCK; EDELSON u. Mitarb. insbesondere auf die grundlegenden Untersuchungen von HAFTER verwiesen.

Die *Fornixincisur* ist ein anderes Kriterium für die röntgenanatomische Bestimmung der Kardia. Sie gibt eine brauchbare, aber keineswegs immer deutlich ausgeprägte Markierung durch den Hisschen Winkel ab; für die Diagnostik der kleinen Hiatushernien ist sie oft wertvoll (KUIJPERS). Im Beispiel der Abb. 71a und b ist diese Incisur nur noch

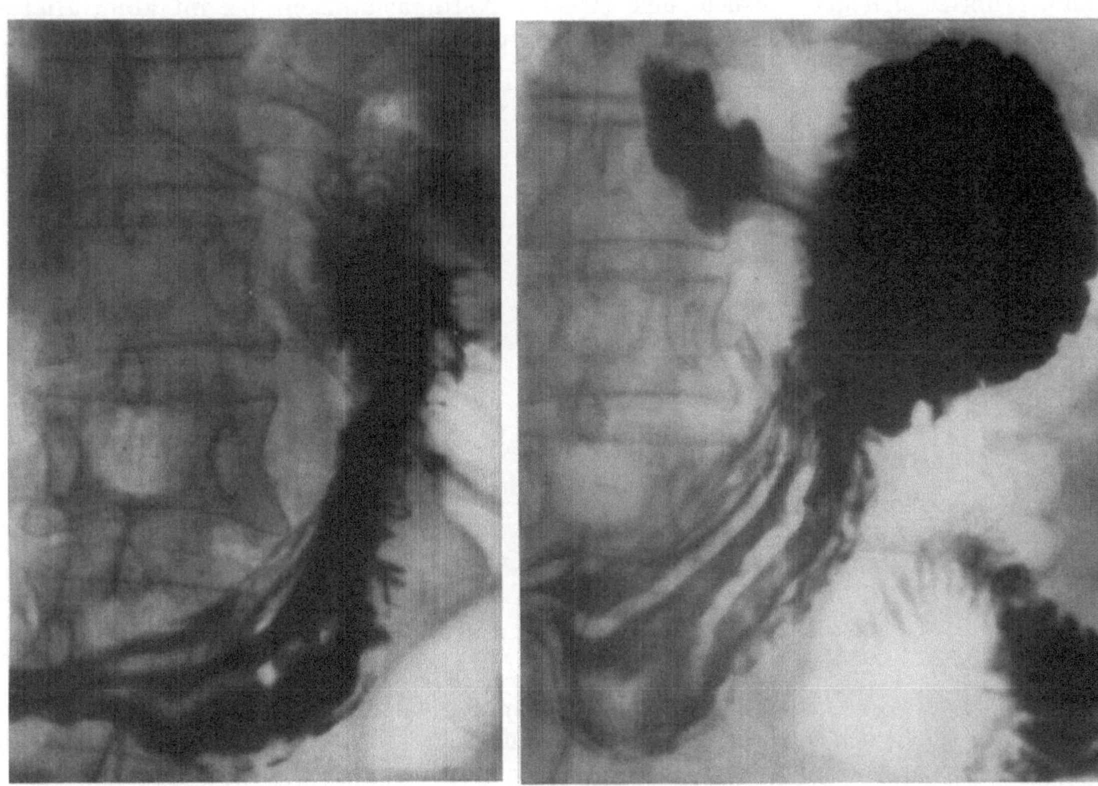

a b

Abb. 72a u. b. Hiatusinsuffizienz bzw. kleine Gleithernie, Aufnahme im Stehen und Liegen

angedeutet (Hiatusinsuffizienz), um im Beispiel der Gleithernie von Abb. 72a und b ganz aufgehoben zu sein. Die Fornixincisur kann jedoch auch in normalen Fällen ohne Hiatusalteration fehlen, so daß im Einzelfall aus ihrer Abflachung oder ihrem Fehlen nicht ohne weiteres ein Gleitbruch oder ein Vorstadium abgeleitet werden darf. LORTAT-JAKOB, ROBERT und HOFFMANN haben von einer „Kardia-Fornix-Fehlanlage" in solchen Fällen gesprochen, deren klinische Symptomatologie mit dem Bild der Gleithernie mit Regurgitation in etwa übereinstimmt. Sie ist anatomisch durch eine mangelhafte Fixation der Kardia bedingt, röntgenologisch durch den Verlust des Hisschen Winkels und das Fehlen einer thorakalen Magenverlagerung charakterisiert und chirurgisch relativ einfach zu korrigieren. Mit dieser Definition ist nichts anderes als das Bild der *Kardia- und Hiatusinsuffizienz ohne Hernie* umrissen, wie es von DONELLY und später von BEACONSFIELD; BROMBART u. Mitarb.; COCCHI; HILLEMAND u. Mitarb. beschrieben worden ist. Ihre Pathogenese ist noch nicht völlig geklärt. Anatomisch spielt die Abstumpfung des Hisschen Winkels sicher eine große Rolle (DONELLY; BEACONSFIELD; ROBERT und HOFFMANN; COLLIS u. Mitarb.; CREAMER), vielleicht auch muskuläre Variationen der Hiatuszwinge. Neurovegetative Störungen (NEMOURS-AUGUSTE), entzündliche Bauchkrankheiten und endokrine Störungen (HILLEMAND u. Mitarb.), Duodenalulcera (RUDSTRÖM) und alle mit häufigem Würgen und Erbrechen einhergehenden Krankheiten (DAWSON) fallen für die Entstehung einer Kardiainsuffizienz beim Erwachsenen weiter ins Gewicht; bei Kindern und Säuglingen ist sie häufiger (ASTLEY u. Mitarb.; NEMOURS-AUGUSTE; BEACONSFIELD; SILVERMAN; FORSHALL). Die Bedeutung des habituellen Aufstoßens ist von DONELLY nachgewiesen worden, der ebenso wie COCCHI besonders betont, daß eine Kardiainsuffizienz stets auch mit einer Hiatusinsuffizienz verbunden ist. Da eine Inkompetenz des Kardiasphincters klinisch nur bei gleichzeitiger Insuffizienz des muskulären Hiatusverschlusses in Erscheinung treten und röntgenologisch nachweisbar werden kann, erübrigt sich der Versuch, eine isolierte Kardiainsuffizienz bei intaktem Hiatus abtrennen zu wollen. Entscheidend dürfte sein, daß eine *Insuffizienz des komplexen*

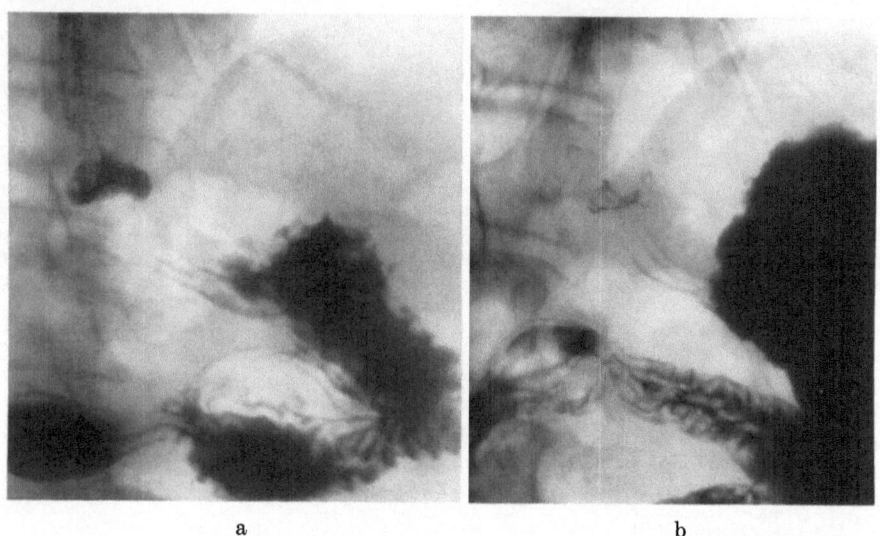

a b

Abb. 73a u. b. Barsonysche Pseudohernie, nur von oben her füllbar (s. Text)

Hiatus-Kardiamechanismus, nicht nur der diaphragmalen Muskelzwinge allein („diaphragmatic pinchcock") vorliegt, wie unter anderem ZAINO u. Mitarb. sowie PETERS besonders betont haben. Neuere Untersuchungen zu dieser Frage liegen von ATKINSON u. Mitarb.; COHN u. Mitarb.; CONWAY-HUGHES; HOFFMANN; KAISER; KRAMER; LYONS u. Mitarb.; MONGES u. Mitarb.; NAUTA; TEXTER u. Mitarb. und insbesondere von ZDANSKY vor, während BLANK u. Mitarb.; BRINKBROK; PLARRE; RAWSON; THOMSEN die gleichen Zustände beim Kleinkind und Neugeborenen untersucht haben. Auf den röntgenologischen Nachweis der Kardiainsuffizienz bei kleinen und großen Gleitbrüchen und auf das klinische Bild der konsekutiven Refluxoesophagitis wird später noch im Zusammenhang eingegangen werden.

Für die *röntgenologische Differentialdiagnostik der Hiatusinsuffizienz* und kleinen Gleithernie ist praktisch die Abgrenzung einer erweiterten Ampulla phrenica am wichtigsten. Sie wird nach BARSONY als *Pseudohernie* bezeichnet, um den topographischen Unterschied zu den sog. funktionellen Divertikeln in höheren Abschnitten der Speiseröhre zu charakterisieren. Abb. 73 gibt dafür ein typisches Beispiel. Im linken Bildteil stellt sich die erweiterte Ampulle als epiphrenisch letztes Stück des Oesophagus dar, vor deren Verwechslung mit einem hiatal verlagerten Antrum cardiacum oder Fornixteil ihr Verschwinden bei Rückenlage des Patienten bewahrt (Abb. 73b). Kennzeichnend ist, daß eine *Füllung dieser Pseudohernie nur von oben her möglich* ist und ihre Darstellung vom Magen her auch bei Kopftieflagerung, forcierter Ausatmung und manueller oder sonstiger Druckerhöhung vom Abdomen her nicht gelingt. Die mundwärts spitze Dreiecksform der von oben gefüllten und im Inspirium durch den Muskelring des Hiatus passager geschlossenen Pseudohernie gilt nach BARSONY als weiteres typisches Zeichen. Damit unterscheidet sie sich klar von der kleinen reversiblen Gleithernie bzw. von der Hiatusinsuffizienz (vgl. Abb. 71 und 72), die sich vom Magen wie von der Speiseröhre aus ohne Atemmanöver füllen lassen muß, mundwärts meist abgerundet ist und in horizontaler Rücken- oder Schräglage und bei verstärktem Abdominaldruck am größten wird oder überhaupt erst in Erscheinung tritt; nur fakultativ sind das gastrische Schleimhautrelief und die auch bei der Exspiration supradiaphragmale Lage (AKERLUND; BERG; KNOTHE; BERNING; SCHATZKI; EVANS u.a.).

Die differentialdiagnostische Abgrenzung echter Divertikel im unteren Oesophagusabschnitt ist im allgemeinen nicht schwer. Größere epiphrenische Divertikel können mit herniierten Magenanteilen verwechselt werden, wenn sie Luft oder Barium und Luft enthalten (AKERLUND), sind aber bei sorgfältiger Durchleuchtungstechnik stets erkennbar. Kleinere Divertikel können gelegentlich eine paraoesophageale Hiatushernie vortäuschen (GOODMAN u. Mitarb.; BECK), dürften bei der Kontrastmitteluntersuchung jedoch gleichfalls nach ihrer Form und ihrem Zusammenhang mit der Speiseröhre abgrenzbar sein. Die Füllung derartiger epiphrenischer Divertikel gelingt bereits im Stehen. Der Verlauf der Schleimhautfalten im Divertikel ist nicht immer darstellbar und oft durch entzündliche Folgeprozesse verändert, so daß die Abbildung deutlicher Schleimhautfalten in den fraglichen Gebilden eher für eine Hiatusinsuffizienz oder kleine parahiatale Hernie zu sprechen scheint (BERG; BERNING; ERBACH; STARCK; TESCHENDORF; BECK). Das klinische Bild des epiphrenischen Oesophagusdivertikels kann weitgehend dem Bild einer Hiatusalteration entsprechen; vor allem können, wenn das Divertikel entzündet und ulcerös oder narbig verändert ist, die subjektiven Erscheinungen eine Refluxoesophagitis auf dem Boden einer Kardiainsuffizienz beim Gleitbruch vortäuschen. Da diese Beschwerden jedoch nicht wie beim Bruch lageabhängig sind, besteht auch ein klinisch deutlicher Unterschied.

Die *Röntgendiagnose des ausgebildeten Gleitbruchs* ist im allgemeinen sehr viel leichter als die ihrer Vorstadien. Grundsätzlich ist festzuhalten, daß es eine *typische* röntgenologische *Methodik nicht gibt:* einzelne Gleitbrüche sind schon mit den ersten Breischlucken unverkennbar, ja sogar ohne Kontrastmittel bereits an einer mediastinalen Luftblase zu vermuten. Andere Brüche lassen sich erst mit den verschiedenen Lage-, Atem- oder Druckmanövern darstellen. Dazwischen gruppiert sich das Gros der Gleitbrüche, die bei der Speiseröhren-Magenuntersuchung im Stehen nicht sichtbar sind, um bei horizontaler Lagerung sogleich thorakal auszutreten. Es galt lange als Faustregel, daß die Verlagerung von Magenanteilen ab Mandarinen- oder Kleinapfelgröße als Hernie vom Akerlund-Typ III zu bezeichnen sei, während alle kleineren Verlagerungen unter den Begriff der Hiatusinsuffizienz (ohne Ausbildung eines Bruchsackes) fallen müßten. Ganz abgesehen davon, daß die röntgenologisch festgestellte Größe des Hiatusbruches im Einzelfall inkonstant ist und von Tag zu Tag wechseln kann (BERNING), bedeutet diese Unterscheidung eine konventionelle Trennung ohne entsprechende Differenz der klinischen Symptome; darauf kann nicht nachdrücklich genug hingewiesen werden. Vielleicht ist sogar die kleine Gleithernie klinisch wesentlich eindrucksvoller als große Brüche des gleichen Typs — eine mit der Enge der Bruchpforte zusammenhängende Erscheinung. Nach KIRKLIN u. Mitarb. erreichen $^3/_4$ aller Gleitbrüche nicht die Ausdehnung von 8 cm; nur $^1/_5$ wird 8—13 cm groß, und nur jeder 20. Gleitbruch hat ein Magenstück von mehr als 13 cm Länge zum Inhalt. Die meisten Hernien sind also von einer Größenordnung, die im Bereich der in früherer Zeit definierten Grenze zur Hiatusinsuffizienz liegt. Wenn sie trotzdem diagnostisch meist von den prolapsartigen Vorstadien abgetrennt werden, so nur deshalb, weil sie röntgenologisch eindeutiger bestimmbar scheinen.

Bei der Kontrastmitteluntersuchung findet sich der herniierte Magenabschnitt in Kugel-, Zwiebel- oder Eiform oberhalb des Zwerchfellschattens gelegen und mit dem distalen Magenabschnitt durch eine mehr oder minder breite Verbindung in Zusammenhang. Dadurch resultieren sanduhrähnliche Magenformen, wie in Abb. 74a und b und 75a und b. Größe und Form des Hiatusbruches sind dabei von der Lagerung des Patienten und den Druckverhältnissen abhängig und wechseln häufig nicht nur von Tag zu Tag, sondern auch im Laufe der Untersuchung (Abb. 76a und b). Die Auffüllung des Bruches muß vom Magen aus möglich sein, der um den ektopierten Betrag verkürzt erscheint. Größere Brüche stellen sich bereits im Stehen dar, wobei das Kontrastmittel sich oft mit einem Spiegel absetzt (Abb. 74b). Kleinere und reponible Brüche *treten mitunter bei der Rumpfbeuge aus* (JOHNSTONE), was sich oft in einem plötzlich auftretenden epigastrischen Schmerz anzeigt („signe du lacet de soulier“). Vielfach kommen sie erst in horizontaler Lage zur Ansicht, wobei je nach ihrer topographischen Beziehung zum Oesophagus, zur Kardia und zur Bruchpforte die Rücken-, Schräg- oder Bauchlage eingenommen werden muß, um eine optimale Füllung zu erreichen. Kopftieflagerung und Bauchkompression bringen manche kleine Hernie noch überraschend zutage, wenn die Magenuntersuchung schon beendet werden sollte. Allerdings werden dadurch auch viele Fälle erfaßt, die zum Vorstadium bzw. zur Hiatusinsuffizienz gehören (BOYD u. Mitarb.; BROMBART; HAFTER;

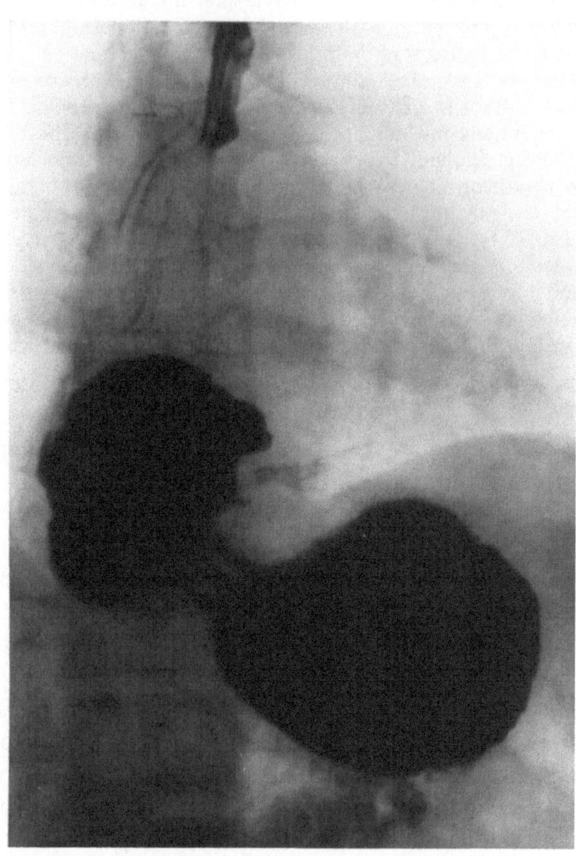
a

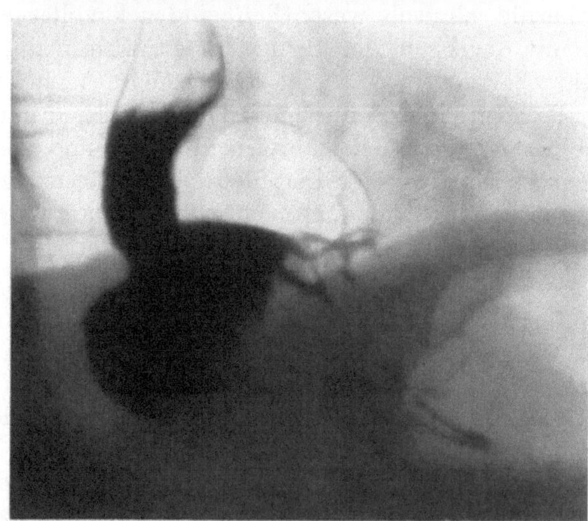
b

Abb. 74a u. b. Gleitbruch im Liegen (a), im Stehen (b) mit Spiegelbildung

KAUFMANN; TUMEN u. Mitarb.). Die zusätzliche Druckerhöhung mittels retrograder Luftfüllung des Dickdarms (SCHATZKI) wird als Routinemethode jetzt abgelehnt, weil sie starke gastrokardiale Symptome hervorrufen und zum Vorfall von Netz- oder Dickdarmteilen und damit zu weiteren, klinisch schweren Erscheinungen führen kann (CHAUMERLIAC; HAFTER). *Entscheidend* für die Diagnose ist die *Bestimmung der Kardia getrennt und oberhalb der Hiatusenge* (AKERLUND; BERG), was mitunter außerordentlich schwierig ist und einer sorgfältigen fließenden Durchleuchtung bedarf. Das Oesophagusende projiziert sich bei Rückenlage oft in den prall gefüllten Bruch hinein, so daß eine Verkürzung vorgetäuscht wird, wenn nicht Schrägaufnahmen die Sachlage klar stellen. Da sich die meisten Gleitbrüche in der Richtung nach links vorn entwickeln, stellen sich der distale Oesophagus und seine Beziehung zur Kardia meistens in erster Schrägstellung am besten dar. Starke Auffüllung des herniierten Fundusabschnitts kann die Speiseröhre abdrücken, stärker verlagern und vorübergehend unpassierbar machen (Abb. 75a). Besteht gleichzeitig eine Kardiainsuffizienz, so kann der gastrooesophageale Reflux durch verstärkte Exspiration oder zusätzliche Oberbauchkompression trotzdem ausgelöst werden. Durch

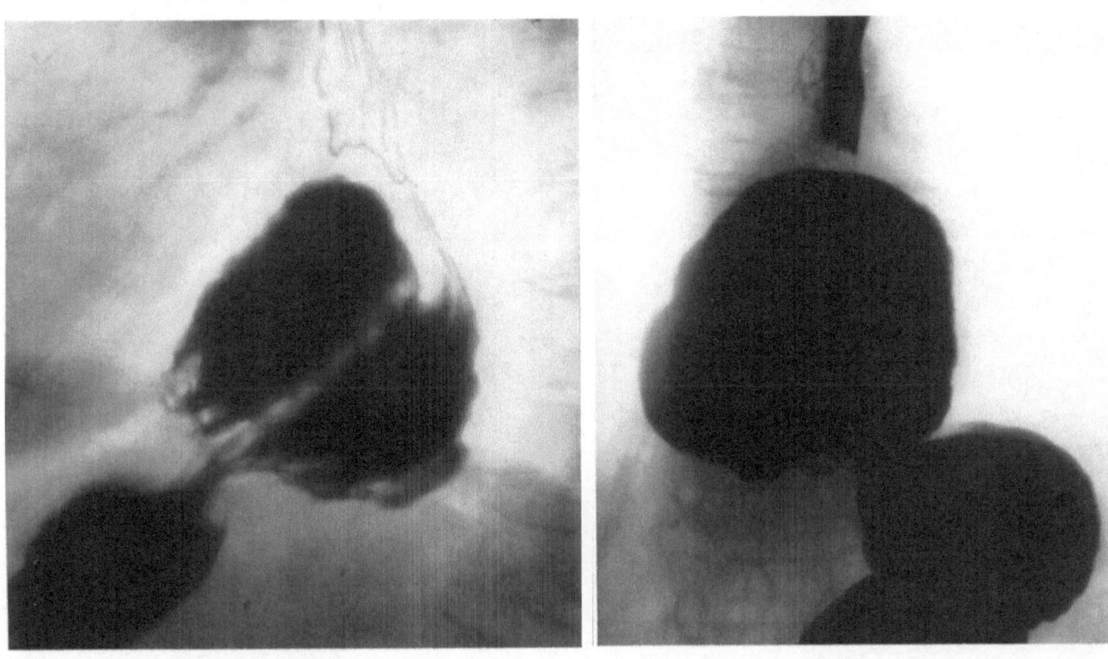

a b

Abb. 75a u. b. Abknickung und Kompression der Speiseröhre durch großen Gleitbruch

Wiederaufrichten oder sonstigen Lagewechsel fließt das Kontrastmittel in den infradiaphragmalen Magenteil ganz oder teilweise zurück, so daß dann die Darstellung des gastrischen Faltenreliefs im Bruch möglich ist. Dieser Nachweis gehört *obligat zur Röntgendiagnose des Gleitbruches* und ist bei mittleren und großen Hernien leicht zu erbringen, bei der kleinen Hernie aber oft schwierig, wie bereits ausgeführt ist. Als weiteres röntgendiagnostisches Kriterium wird die verzögerte Entleerung des distalen Oesophagusendes in den epiphrenischen Fundusteil angegeben, die bei raschem Trinken der Kontrastflüssigkeit in sehr vielen Fällen zu beobachten ist (MORRISON). Die nicht verkürzte Speiseröhre schließlich erfährt eine Drehung und Schlängelung am unteren Abschnitt (KIRKLIN u. Mitarb.), weil sie „überflüssig" lang geworden ist, wie es in den Abb. 74 und 75 sichtbar und am stärksten bei den noch zu besprechenden sog. Rotationsbrüchen ausgeprägt ist. In diesem Zusammenhang verdienen einzelne Fälle Erwähnung, in denen der unterste, kardianahe Oesophagusabschnitt nach Art einer Invagination in den herniierten Fornix eingestülpt scheint; sie sind reversibel, obschon sie durch bridenartige Verwachsungen bedingt sein sollen (SARASIN u. Mitarb.; ÖDERGAARD). Ähnliche „prograde" Schleimhautprolapse von der Speiseröhre in den Magenfornix und umgekehrt („retrograder Prolaps") hat PALMER oesophagoskopisch und röntgenologisch festgestellt. Beim Megaoesophagus (mit Kardiospasmus) kann die relative Verlängerung der Speiseröhre in sehr seltenen Fällen umgekehrt zu einer thorakoabdominalen Verlagerung des distalen Thoraxteiles des Oesophagus unter das Zwerchfell führen. Diese „oesophageale Gleithernie" kann bei kardioaxialer Richtung mit einer Invagination der Kardia in den Fornix verbunden sein (HILSCHER) oder es kann sich um eine „paragastrale Hernie" mit erhaltener paraphrenischer Fixation der Kardia und parakardialer, taschenartiger Oesophagushernie handeln (BALL u. Mitarb.).

Nicht immer kann mit einer einmaligen Untersuchung entschieden werden, ob die Gleithernie *reponibel* ist oder nicht. Schwellungen der Magenschleimhaut im Bereich der Bruchpforte, stärkerer abdominaler Gegendruck wie bei der Gravidität und andere Faktoren können einen nicht adhäsiv fixierten Bruch vorübergehend oder für längere Zeit

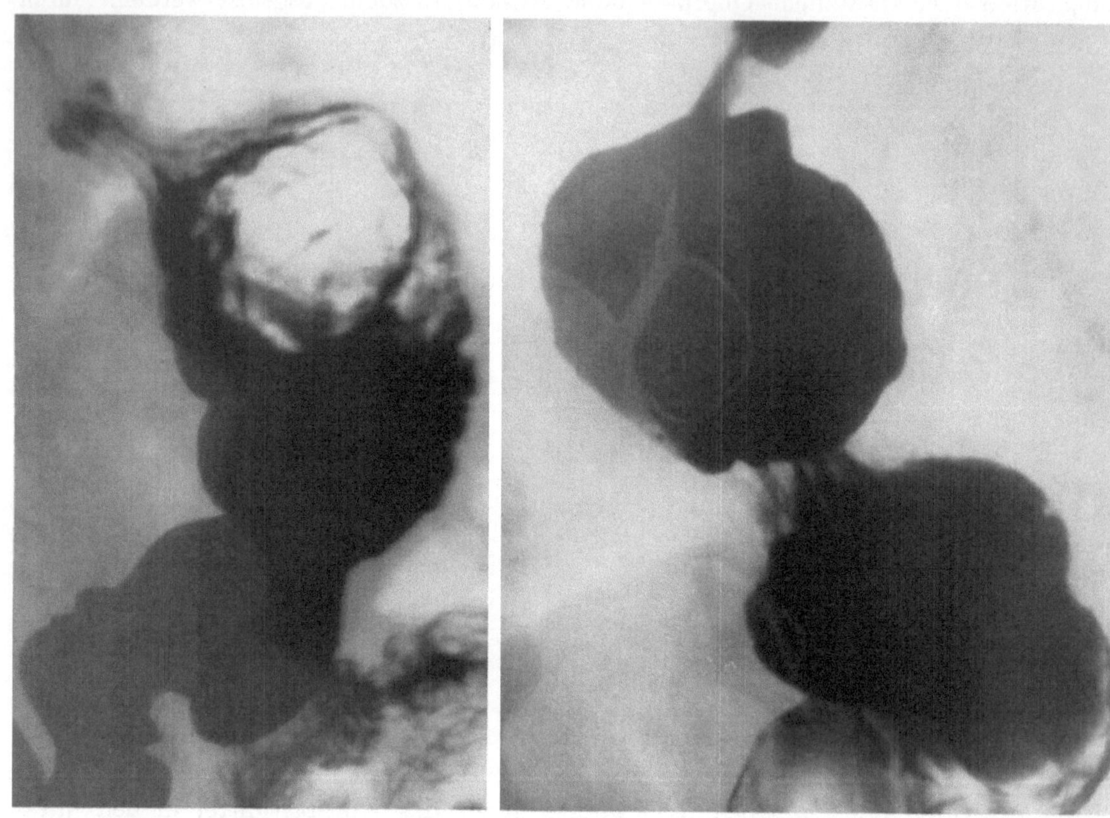

a b

Abb. 76a u. b. Größenwechsel der Gleithernie im Laufe der Untersuchung

über dem Zwerchfell festhalten. Wenn bei mehrfacher Kontrolle trotz wiederholter Lageänderung ein kleiner Bruch irreversibel erscheint, kann eine adhäsive Fixation angenommen werden; größere Brüche können in jeder Lage ausgestülpt bleiben, ohne daß sie im oder am Bruchsack adhärent sein müßten, wie sich an ihrer Reponibilität dann bei der Operation gelegentlich erweist (BERNING; HARRINGTON; KNOTHE; BARRETT). Die röntgenologische Größe der Bruchpforte ist ebenso wenig für die Frage der Reponibilität entscheidend. Große Gleithernien, die schon im Stehen an einer konstanten mediastinalen Luftblase erkennbar sind und nach Einnahme von Kontrastmittel einen Flüssigkeitsspiegel aufweisen, imponieren leicht als paraoesophageale Hiatusbrüche (BERNING; GODLEWSKI); die epiphrenische Lage der Kardia klärt wie im Fall der Abb. 77 jedoch die Verhältnisse. Da der Oesophagus in solchen Fällen tief und nur wenig oberhalb des Zwerchfells in den Magen einzutreten pflegt, bleibt das Luftdepot erhalten, auch wenn eine sichere Kardiainsuffizienz besteht. In der Horizontal- oder Kopftieflage tritt die Luft in den infradiaphragmalen Corpusabschnitt über und der Bruch wird mit der Kontrastflüssigkeit von unten her aufgefüllt. Diese regelmäßig bei allen Hiatusbrüchen zu beobachtende *Inhaltsverlagerung* sollte man nicht als „Rückfluß“ (ROBERT und HOFFMANN) bezeichnen, um nicht zu Verwechslungen mit einem gastrooesophagealen Reflux (Regurgitation) Anlaß zu geben.

Die Besprechung dieser klinisch und prognostisch wichtigsten Komplikationen vieler Gleitbrüche bildet den Angelpunkt auch der Röntgendiagnostik. Abb. 77a und b zeigt im gleichen Fall mit der großen, im Stehen als Mediastinalaufhellung konstanten Luftblase, daß bei Horizontallagerung der von unten her aufgefüllte Hiatusbruch seinen Inhalt durch die insuffiziente Kardia in den Oesophagus weiterfließen läßt. Dieser *gastrooesophageale Reflux* kann wie im vorstehenden Beispiel relativ langsam erfolgen und die unteren Abschnitte der Speiseröhre für längere Zeit füllen, weil ihnen der herniierte Magen dicht

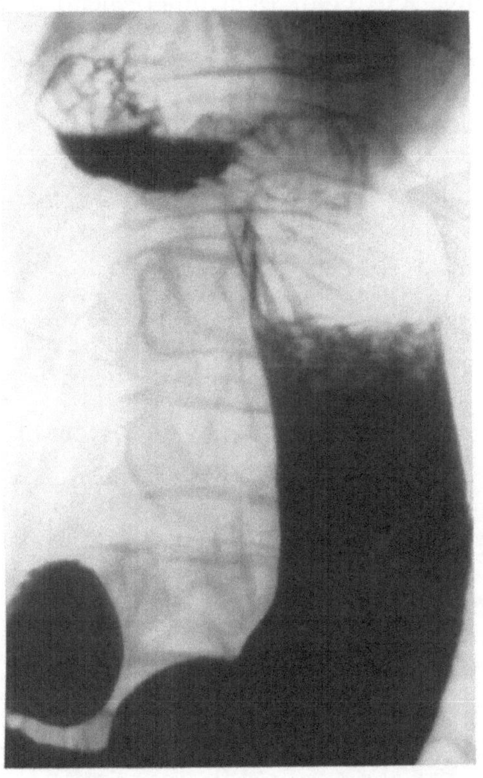

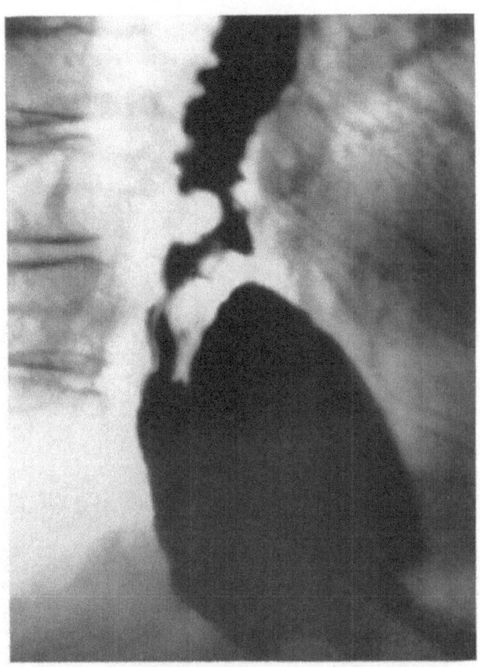

a b

Abb. 77a u. b. Älterer Gleitbruch mit mediastinalem Luftdepot und Spiegelbildung, 71jährige Frau, im Stehen (a). In Rückenlage gastrooesophagealer Reflux und narbig-entzündliche Oesophaguskontur (b)

anliegt und den Ab- und Zufluß durch die insuffiziente Kardia zu drosseln vermag; auch können Verzögerungen der Oesophagusentleerung dadurch zustande kommen, daß die Wandung der Speiseröhre sekundär geschwürig oder narbig verändert und funktionell geschädigt ist. Das deutet sich auch im Fall der Abb. 77 bei langer Anamnese mit Regurgitation an. Bei kleineren oder anamnestisch jüngeren Gleithernien oder bei der Kardia- und Hiatusinsuffizienz ohne sicher nachweisbare thorakale Magenverlagerung tritt der Reflux plötzlich auf und ist rascher wieder vorbei. Dabei ergießt sich die Bariumflüssigkeit meist sehr schnell und im Schwall nach oben, so daß oft wie in Abb. 78a und b die ganze Speise röhre bis in Clavikelhöhe schlagartig, gleichmäßig breit und mit glatten Rändern gefüllt ist (Allison; Donelly; Flood u. Mitarb.). Bald einsetzende verstärkte Oesophaguskontraktionen schieben die Kontrastmittelsäule zurück, wodurch ein Bild entstehen kann, als ob die Speiseröhre ausgewrungen werde (Cocchi); im Unterschied zum Brechakt besteht dabei am Magen keine Retroperistaltik.

Bei mehr als der Hälfte aller Gleitbrüche ist diese Regurgitation vorhanden (Brombart; Dagradi u. Mitarb.; Dawson; Desneux u. Mitarb.; Donelly; Flood u. Mitarb.; Hollinger; Husfeldt). Sie läßt sich oesophagoskopisch unmittelbar beobachten. Mit dieser Methode sind auf Grund umfangreicher Untersuchungen in Übereinstimmung mit den neueren röntgenologischen Ergebnissen die große Häufigkeit und die Lageabhängigkeit der Regurgitation erwiesen und ihre Folgeerscheinungen überprüft worden (Dubourg; Donelly; Palmer; Serrano). Dabei hat sich klar gezeigt, daß die *subjektiven Symptome des Gleitbruches praktisch ausschließlich davon bestimmt werden, ob eine Kardiainsuffizienz besteht oder nicht.* Saures Aufstoßen, Sodbrennen, epigastrische, retrosternale, kardiale Schmerzen und retrokardiales Brennen (heartburn) bis hoch in den Hals oder Mund hinauf zeigen einen Reflux an, besonders wenn diese Beschwerden nach dem Essen verstärkt und beim Bücken oder Liegen vornehmlich auftreten. Dementsprechend gelingt

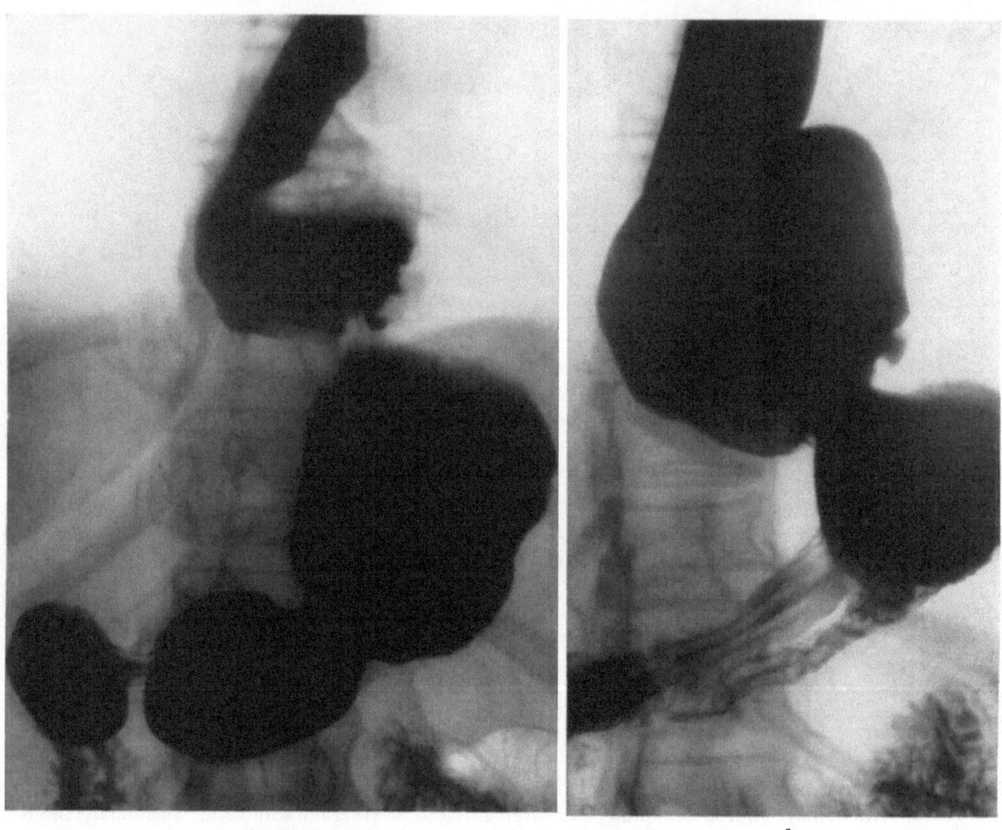

a b

Abb. 78a u. b. Gleitbruch bei 51jähriger Frau; gastrooesophagealer Reflux noch ohne Zeichen der Oesophagitis

der Nachweis der Regurgitation aus dem thorakal verlagerten Magenabschnitt auch bei der Röntgenuntersuchung oft nur nach Bücken, Oberbauchkompression, Kopftief- oder Bauchlagerung, wobei die akute Schmerzsteigerung eine Angina pectoris vortäuschen kann.

Donelly hat gezeigt, daß die Symptome einer Stenokardie ohne klinisch-elektrokardiographischen Herzbefund beim Gleitbruch dadurch ausgelöst werden, daß eine verstärkte Oesophaguskontraktion dem Reflux entgegenarbeitet. Gleithernien bei alten Patienten ohne stenokardische Symptome sind zwar oft mit einer Kardiainsuffizienz kombiniert, lassen aber nur schwache Kontraktionen der Speiseröhre erkennen, so daß die bei erhöhtem Abdominaldruck regurgitierten Speisen nur stark verzögert wieder in den Magen zurücktreten; dies trifft bei etwa 40% der von Donelly untersuchten Hiatushernien mit Reflux zu. Die früher immer neu diskutierte Frage des Zusammenhangs zwischen Hiatushernie und anginösen Beschwerden erhält durch diese Befunde ein entschieden anderes Gesicht. Offenbar spielen die Weite der Bruchpforte, die mechanische Alteration des Perikards oder der Vagusnerven im Hiatus, die Adhäsion im Bruchsack und ähnliche, immer wieder ätiologisch diskutierte Faktoren eine vergleichsweise recht untergeordnete Rolle gegenüber der Regurgitation von saurem Mageninhalt.

Die *konsekutive Refluxoesophagitis* (Barret) bestimmt nicht nur die Entwicklung des klinischen Bildes, sondern auch die Änderungen im röntgenologischen und endoskopischen

Befund. Der Röntgennachweis der Oesophagitis ist nicht allzu schwierig und braucht hier nicht näher erörtert zu werden; allerdings betonen unter anderen DAGRADI u. Mitarb.; HELSINGEN die Schwierigkeit des oesophagoskopischen und des röntgenologischen Nachweises. Die Darstellung der häufigen Ulcera im unteren oder auch mittleren Oesophagusabschnitt dagegen gelingt durchaus nicht immer; die endoskopische Untersuchung ist hier methodisch überlegen. WOLF u. Mitarb. haben bei allen ihren

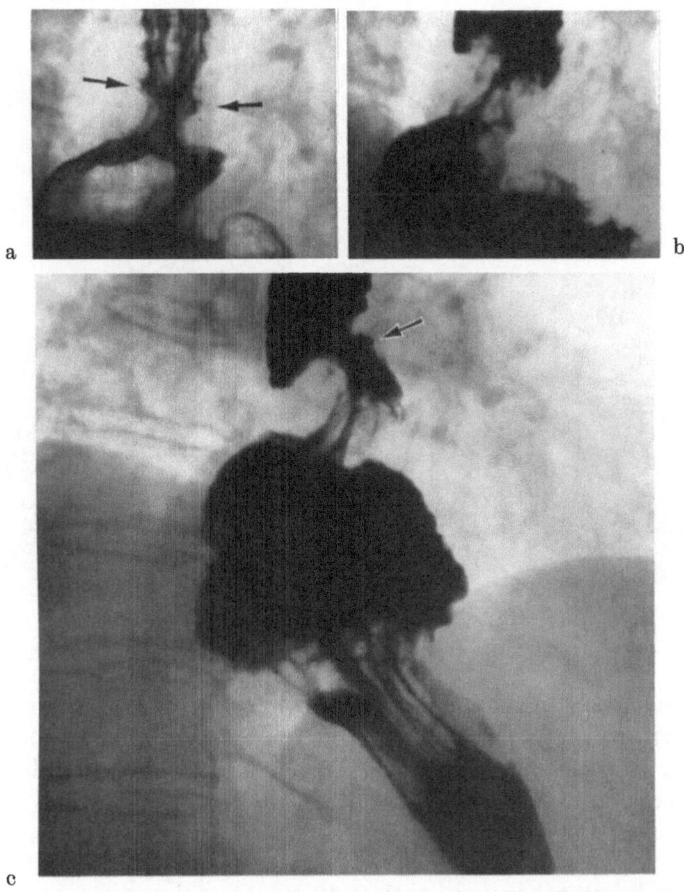

Abb. 79a—c. Multiple Ulcera oesophagi bei Gleithernie mit Reflux, 68jährige Frau

29 Fällen von Gleitbrüchen (mit sekundär verkürzter Speiseröhre) ein Oesophagusulcus im Bereich des untersten Abschnitts endoskopisch feststellen können, dessen marginaler Charakter sich durch die Probeexcision histologisch ergab. Röntgenologisch fand DAWSON bei 9 von 16 Gleithernien mit Reflux ein Geschwür an der Speiseröhre, und ähnliche Frequenzen sind von ALLISON; BARRAYA; EVANS; ROSSETTI sowie TAYLOR angegeben worden, während BROMBART u. Mitarb. nur selten ein Ulcus feststellen konnten. Perforationen von Geschwüren des verlagerten Magenabschnitts in Lungengefäße, Mittelfell, Aorta und Herzbeutel haben BARRETT; FREY beobachtet; sie müssen nach der sonstigen Literatur aber als recht selten gelten. Einen eigenen Fall mit multipler Ulceration an der unteren Speiseröhre bei Refluxoesophagitis gibt Abb. 79a—c wieder.

Der chronische Entzündungsreiz führt auf die Dauer zu einer Verkürzung der Längsmuskulatur, später unter den narbigen Reparationsprozessen der Ulceration zu einer *reellen Verkürzung der Speiseröhre* und schließlich zu einer höhergradigen und fixierten Verlagerung des Magens, an dessen oberem Pol die sekundär verkürzte Speiseröhre dann einmündet. Dieses Bild gleicht dem Befund eines Thoraxmagens mit kongenital kurzem Oesophagus so weitgehend, daß vielfach weder durch die Röntgenuntersuchung noch bei der Operation eine Trennung dieser sekundären von der primären Brachyoesophagie möglich ist; endoskopisch gilt eine Oesophaguslänge unter 36 cm als Zeichen der Verkürzung (Dubourg). Nach Kirklin und Hodgson macht dieser Spätzustand der Gleithernie sogar 26% aller Hiatusbrüche aus, was dazu geführt hat, den Begriff des kurzen (= verkürzten) Oesophagus dem des Gleitbruches gleichzusetzen. Beispiele von sekundärer Oesophagusverkürzung gibt Abb. 80a und b wieder. Auch darin stimmen diese pathogenetisch so verschiedenen Alterationen überein, daß sich als Endstadium der Refluxoesophagitis bei der Gleithernie oft eine fibröse Stenose entwickelt, die der narbigen

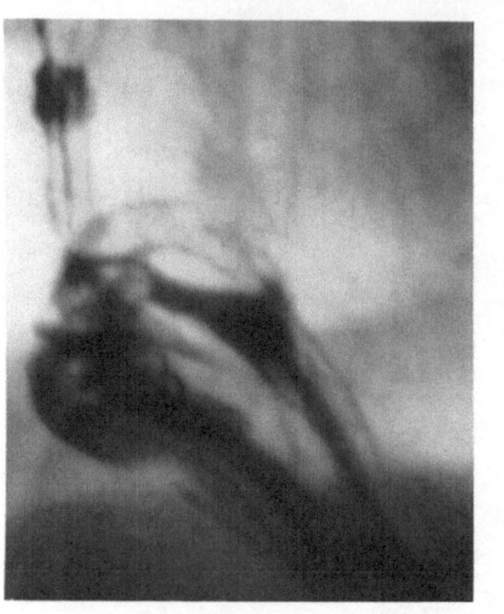

a

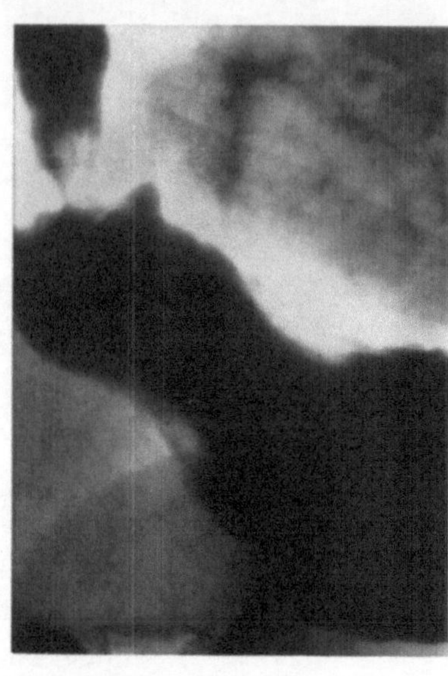

b

Abb. 80a u. b. Zwei Fälle von sekundärer Oesophagusverkürzung bei altem Gleitbruch

Struktur des primär kurzen Oesophagus bei Thoraxmagen völlig entspricht (Wolf u. Mitarb.; Kirklin u. Mitarb.) und einen Röntgenbefund ergibt, der gegen ein malignes Neoplasma nur schwer abzutrennen sein kann (Dawson). Ähnliche Bilder können auch die Oesophagusverkürzungen durch ein Skleroderm aufweisen (Kirklin u. Mitarb.; McGlone u. Mitarb.). Alle diese Folgeerscheinungen der Regurgitation können nach Kirklin u. Mitarb. umgekehrt auch aus einer primären Kardiainsuffizienz schließlich sekundär eine Hiatushernie dadurch entstehen lassen, daß die narbige Verkürzung der Speiseröhre den Magenfundus durch den Hiatus nachzieht („Traktionsluxation", Wegmann u. Mitarb.; Effler u. Mitarb.); bei eng bleibendem Hiatus imponiert der thorakal verlagerte Magenabschnitt so lange nicht als Hernie, wie er engkalibrig bleibt (Barrett; Wurnig). Die Pathogenese ist naturgemäß in diesen Fällen nachträglich kaum zu klären. Harrington und seine Schule haben darauf hingewiesen, daß eine scheinbare Oesophagusverkürzung durch ein primäres Carcinom der Speiseröhre oder durch einen großen Mediastinaltumor mit Ausbiegung des Oesophagus sekundär einen Magenteil durch den Fundus austreten lassen kann, wenn durch Alter, Fettleibigkeit oder Anlage der Hiatus genügend weit geworden ist. Die Frage, ob das gleichzeitige Vorkommen von Speiseröhren- oder Magencarcinom und Hiatushernie in ätiologischem Zusammenhang steht — bisher sind rund 150 solcher Fälle beobachtet —, ist nach Dawson; Brick; Feldman u. Mitarb.; R. A. Smith; Smithers; Pattinson u. Mitarb. sowie Wurnig nicht sicher zu verneinen. Zur neueren Kasuistik zählen die Fälle von Gaul u. Mitarb.; Gemsenjäger; Korhon u. Mitarb.; McConchie; Rossetti.

Eine anatomisch-röntgenologische Sonderform der großen Gleithernie stellt der sog. *Rotationsbruch des Magens* dar. Da er in ausgeprägten Fällen auch recht charakteristische Abweichungen im subjektiven und klinischen Bild von der Symptomatologie der üblichen Gleithernie aufweist und prognostisch sehr viel ungünstiger erscheint, ist eine besondere

Besprechung gerechtfertigt. Eine Rotation des thorakal verlagerten Magenabschnitts innerhalb des Bruchsackes ist nach BERNING bei großen Hiatushernien mit unverkürztem Oesophagus sowohl vom paraoesophagealen wie vom axialhiatalen Typ möglich. Sie ist nach unseren Erfahrungen besonders oft bei den an sich seltenen Brüchen nachzuweisen, die sich nach rechts ins Mediastinum entwickelt haben. Sicherlich handelt es sich bei derartigen Rotationsbrüchen um Vorstufen des sog. oesophago-aortalen Zwerchfellbruches, wie er noch zu besprechen sein wird. So zeigt die große rechtsgelagerte Hernie der Abb. 81 a am linken Rand zwar eine fundustypische Konturzähnelung, in überdrehter

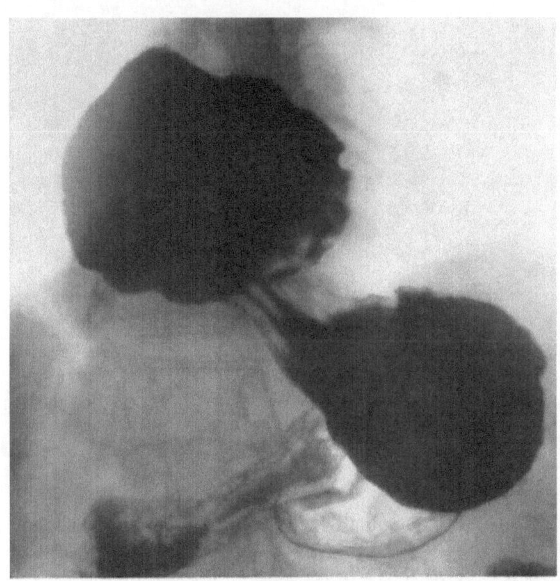

a

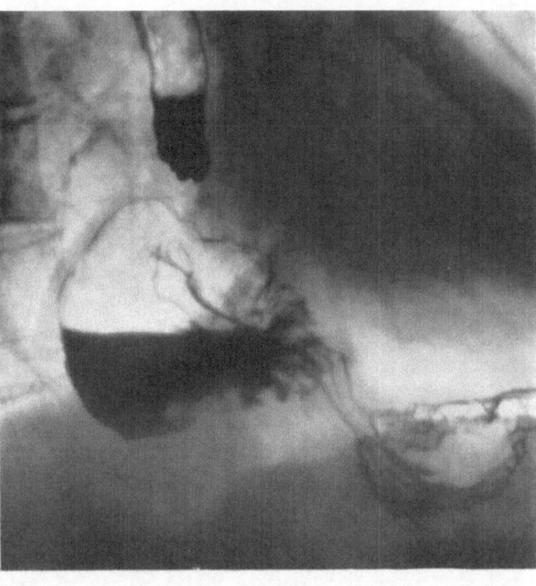

b

Abb. 81 a u. b. Rotation des verlagerten Magenabschnitts (a) bei großem vorwiegend nach rechts entwickeltem Gleitbruch (b), 69jähriger Mann

rechter Schrägstellung erscheint jedoch die große Curvatur rotiert und der verlagerte Magenabschnitt um fast 180° gedreht. Ähnliche Rotationen ließen sich auch in den Fällen der Abb. 82 und 83 nachweisen. Beide Male ist hier mehr als die Hälfte des Magens ektopiert und rotiert; im Fall der Abb. 82 war röntgenologisch eine große konstante Magenblase im hinteren Mediastinum, im Fall der Abb. 83 klinisch eine schwere Anämie bei starken Atembeschwerden besonders auffällig. Röntgenologisch wichtig ist dabei, daß der verlagerte Magenabschnitt in solchen Fällen oft die Herzkonturen überragt und einen mehr oder minder langen Herzrand-Begleitschatten bildet (Abb. 83 a). Ist die Rotation des herniierten Magenabschnitts hochgradig und wirken sich Zusatzfaktoren wie z.B. eine adhäsive Fixation im Bruchsack, dauernd gesteigerter Abdominaldruck oder ein verringerter Thoraxsog aus, dann vermag der einmal ausgetretene Magenabschnitt auch den übrigen Corpusanteil nachzuziehen, so daß schließlich der ganze Magen in der Hernie liegt. Er reicht bis zur Bifurkation der Trachea hinauf und wird in seiner Ausdehnung nach lateral nur vom Gefäßkomplex der Lungenwurzeln behindert.

Inzwischen konnte eine Reihe derartiger *Hernien mit kompletter Magenektopie* durch den Hiatus und mit *totaler Inversion* beobachtet werden (BOWEN; CARLO u. Mitarb.; DUPON u. Mitarb.; GARDINER; HAUBRICH; MARKS; ROLLANDI; SANTY; VORHAUS u. Mitarb.; WEBER). Sie alle betrafen bis auf zwei Fälle beim Kleinkind nur ältere Personen, so daß ihr Charakter als meist erworbene Veränderungen kaum zu bezweifeln ist. Neuerdings haben ADAMS und LOBB über acht Fälle von großer, rechtsseitiger Hiatushernie mit unverkürztem Oesophagus berichtet, bei denen die Operation einen Verlust der schlingenförmigen Muskulatur zwischen dem Hiatus aorticus und oesophageus aufdeckte, so daß aus den beiden Hiatus eine einzige große Öffnung entstanden war; in allen Fällen

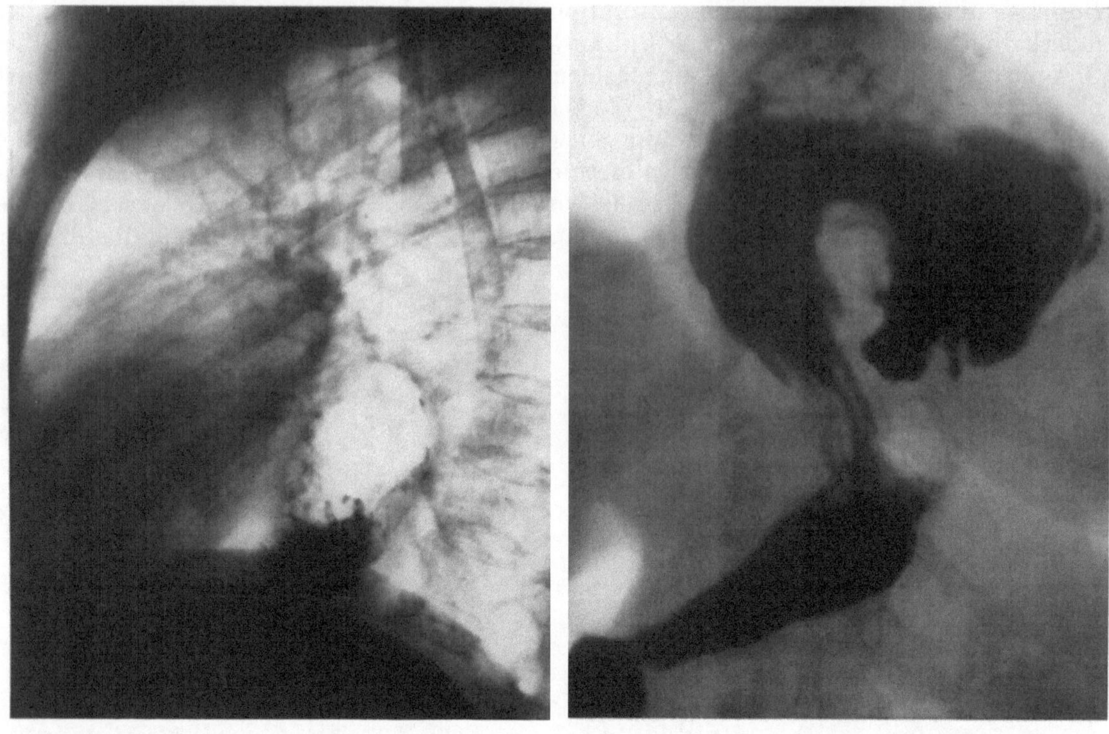

a b

Abb. 82a u. b. Fixierter Rotationsbruch mit konstantem mediastinalem Luftdepot, 62jährige Frau

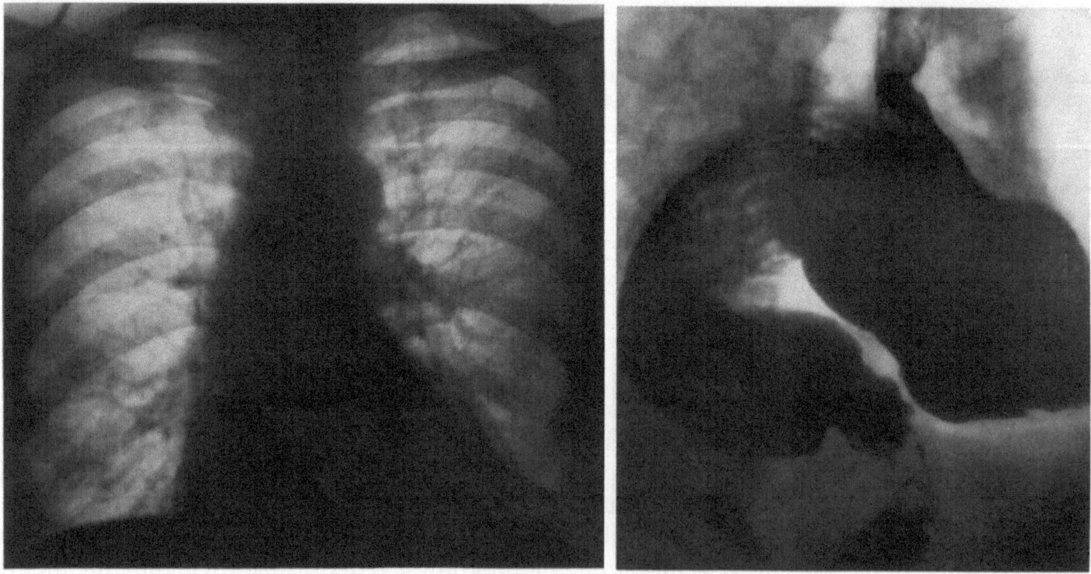

a b

Abb. 83a u. b. Herzrandbegleitschatten durch großen (totalen) Rotationsbruch des Magens, 60jährige Frau

war die Hernie in das rechte Mediastinum entwickelt und zweimal war dabei der ganze Magen ektopiert und invers. Der Defekt der diaphragmal-muskulären Trennwand zwischen den beiden Hiatus ist bei dieser „*oesophago-aortalen*" *Hiatushernie* nach ADAMS u. Mitarb. erworben und als Folge einer Degeneration bzw. Druckatrophie zu deuten. Weitere derartige Beobachtungen haben HUMPHREYS u. Mitarb.; KONRAD u. Mitarb. sowie MOREAU mitgeteilt; auch der operativ bestätigte Fall der Abb. 82 gehört bereits hierher. Eine ähnliche Kombination in der Anatomie der Bruchpforte stellt die oesophago-*cavale* Hiatushernie dar (KONRAD), während die Pathogenese des Falls von LUND u. Mitarb. mit gleichzeitiger Hiatus- und Parasternal-Hernie ungeklärt ist. Besonderes Gewicht erhalten diese neuen Beobachtungen dadurch, daß die klinische Symptomatologie dieser großtürigen Hiatushernien mit vorwiegend pulmokardialen Erscheinungen (Kombination asthmatoider und pectanginöser Beschwerden) deutlich vom klinischen Bild der üblichen großen Gleithernie abweicht, daß diese Hernien nach den genannten Autoren eine absolute Operationsindikation abgeben, und daß sie schließlich eine sehr viel bessere chirurgische Prognose haben. Einen weiteren eigenen Fall von totaler hiataler Magenektopie mit kompletter Inversion gibt Abb. 84a—d wieder. Im Übersichtsbild (Abb. 84a) ist die beiderseits in breiter Ausdehnung den Herzrand überragende Hernie gut als excessiv groß erkennbar, um bei der Kontrastmahlzeit (unterer Bildteil, Abb. 84b) unverkennbar zu werden. In Rückenlage stellt sich die komplette Inversion um die Längsachse deutlich dar, wobei die Speiseröhre von median hinten unten unverkürzt in den links vorn unten liegenden Fundus eintritt (Abb. 84c und d). Die direkte Darstellung der zweifellos sehr großen Bruchpforte ist auch in diesem Fall nicht möglich; die unmittelbare Lagebeziehung des Bruchsackes und seiner Pforte zum unteren Abschnitt der sklerosierten Aorta geht jedoch aus der Schrägaufnahme hervor.

Der operative Nachweis, daß in diesem Fall die Hiatus oesophageus und aorticus kommunizieren und somit eine oesophago-aortale Hiatushernie vorliegt, steht aus, da ein chirurgischer Eingriff bei der 63jährigen Patientin wegen einer erheblichen Myopathie nicht vertretbar erschien. Die Symptomatologie entsprach hier im übrigen ganz den oben dargelegten Befunden bei den im Schrifttum mitgeteilten Fällen von komplettem Rotationsbruch der oesophagoaortalen Untergruppe.

Die übrigen, röntgenanatomisch geringergradigen Gleitbrüche weisen demgegenüber — sofern ein gastro-oesophagealer Reflux mit seinen bereits besprochenen Erscheinungen noch fehlt — eine recht *wenig einheitliche klinische Symptomatologie* auf, so daß HARRINGTON sie als „masquerade of the upper abdomen" bezeichnet hat.

Klinisch kann man nach SPÜHLER *drei Gruppen von Beschwerden feststellen* (falls nicht die Hiatushernie bei subjektiver Beschwerdefreiheit nur zufällig entdeckt wird!): 1. mechanische, retrosternale, epigastrische oder in den Rücken ausstrahlende Schmerzattacken, Dyspnoe; 2. entzündliche bzw. gastrooesophagitische: retrosternales, epigastrisches Brennen; Dysphagie (in beiden Gruppen werden die Beschwerden typischerweise durch Bücken oder Liegen verstärkt); 3. reflektorische: Vaguskrisen mit Blutdruckabfall, Pulsabfall, Diarrhoen oder pectanginösen Beschwerden. — Andererseits kann man unterscheiden: 1. Syndrome, die nicht mit dem Magen oder der Speiseröhre in Beziehung zu stehen scheinen: Thoraxschmerzen, anginöse Herzbeschwerden, Seitenstechen, sekundäre Anämie; 2. Syndrome, die Anlaß zur Magenuntersuchung geben, weil sie mit ihren Beschwerden an Kardiospasmus, Oesophagus- oder Magencarcinom, Geschwüre, Geschwülste oder Divertikel denken lassen.

Am charakteristischsten ist noch die *Abhängigkeit der Beschwerden von der Körperlage* und von Änderungen der thorako-abdominalen Druckverhältnisse. Immerhin wird die Zahl der völlig symptomlosen und beschwerdefreien Gleitbrüche im Schrifttum auf 20—35%, von einigen Autoren sogar auf 50—60% (MORIN u. Mitarb.), geschätzt. v. BERGMANN hat die von Fall zu Fall und auch beim gleichen Patienten stark wechselnden Beschwerden unter der Bezeichnung „epiphrenales Syndrom" zusammengefaßt, dessen Hauptzüge gastrokardial bestimmt sind. Keineswegs stehen die dysphagischen Symptome immer im Vordergrund; Schluckstörungen sind sogar — im Gegensatz zur Ansicht von KING — selten. Sehr häufig werden jedoch Schmerzen nach der Mahlzeit angegeben, die epigastrisch, retrosternal, retrokardial, im Rücken und im Schultergürtel lokalisiert werden, deutlich lageabhängig sind und mitunter eine ausgesprochene Angst vor der Nahrungsaufnahme bedingen (food-fear, HARRINGTON). Brechreiz, Würgen, Aufstoßen und Erbrechen sind nicht selten und werden oft willkürlich hervorgerufen, weil dadurch mitunter eine Schmerzlinderung erzielbar ist. Das trifft nicht nur für die Fälle mit enger Bruchpforte zu, bei denen während des Essens durch die Auffüllung des supradiaphragmatischen Magenabschnitte eine Passagebehinderung entsteht (BERNING), sondern auch für die erst während der Mahlzeit austretenden Hernien. Wichtig ist dabei, daß durch derartige Gegenaktionen (Würgen, Aufstoßen u.ä.) der Entstehung einer

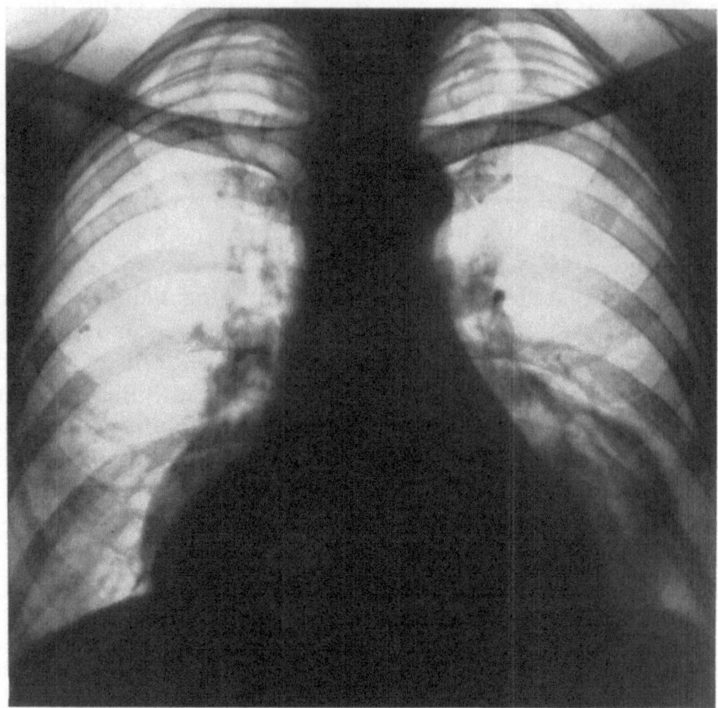

a

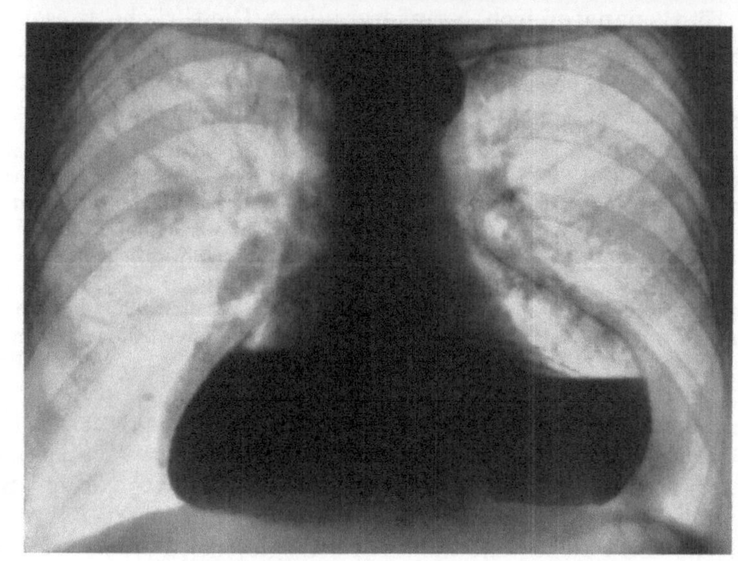

b

Abb. 84a u. b. Totale transhiatale Magenektopie mit kompletter Rotation im Übersichtsbild (a) und nach Kontrastmahlzeit (b), beide Aufnahmen im Stehen

Kardiainsuffizienz Vorschub geleistet werden kann oder umgekehrt sich ein bereits vorhandener gastro-oesophagealer Reflux darin klinisch andeutet.

Die andere Hauptgruppe der angegebenen Beschwerden ist *kardialen Charakters* und gipfelt in stenokardischen Zuständen bis zum Kollaps. Da fast alle Kranken mit Gleitbrüchen in höherem Alter stehen, ist im Einzelfall kaum zu entscheiden, ob eine Angina pectoris durch die Hiatushernie verstärkt oder gar wesentlich bedingt wird. Dieses Problem ist seit v. BERGMANN oft erörtert worden, ohne daß eine Klärung erreicht wurde (KAISER; DIETRICH und SCHWIEGK; ZDANSKY u. Mitarb.; MOSLER u. Mitarb.; BERNING; MASTER u. Mitarb.; NUZUM; DIETZE; WARMOES u. Mitarb.; EVANS; LA BREE u. Mitarb.; LEATHER). Wie vorher dargelegt, scheinen klare Verhältnisse nur dort vorzuliegen, wo ein anginöser Beschwerdekomplex sich auf eine Refluxoesophagitis beziehen läßt, weil gleichzeitig klinisch faßbare, objektive Befunde einer coronaren Störung fehlen. Im Einzelfall kann auch aus der Anamnese und dem Effekt einer Coronartherapie der ätiologische Zusammenhang

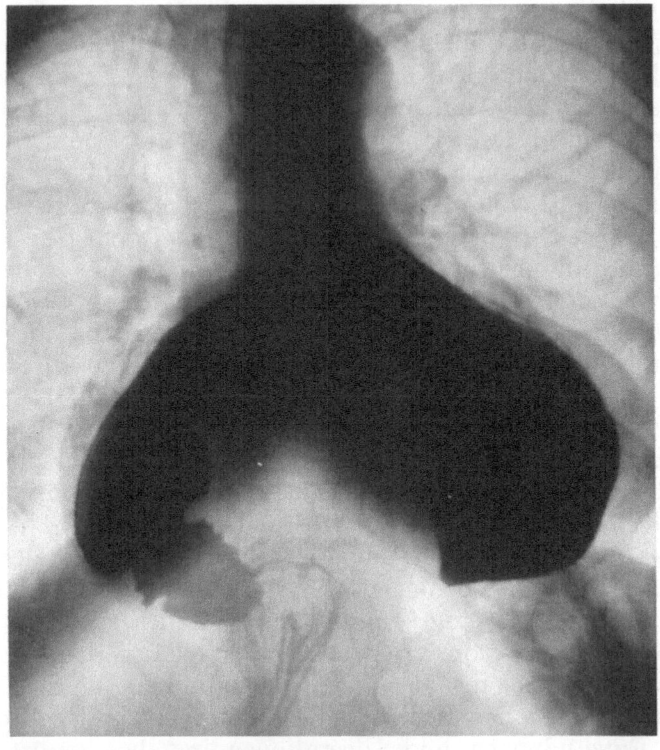

c

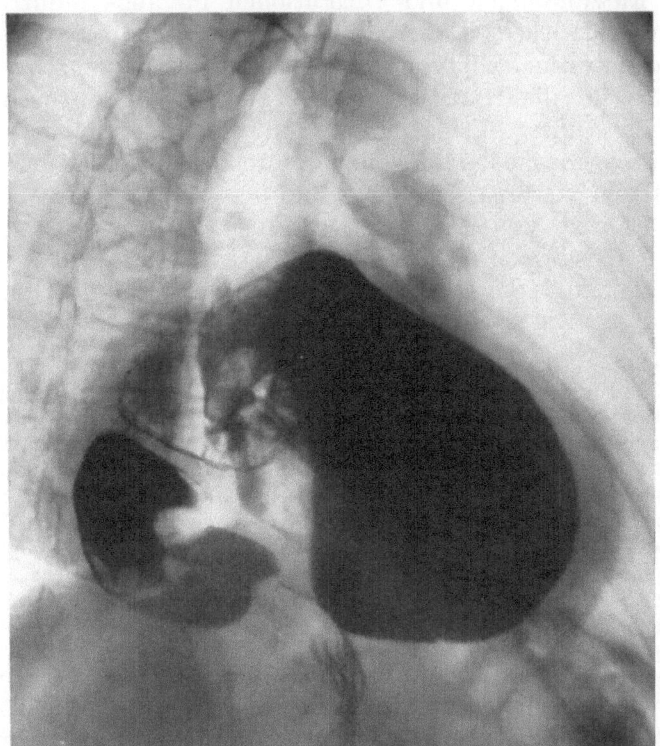

d

Abb. 84c u. d. Gleicher Fall. In Rücken- und erster Schräglage Inversion des Magens um 180°

einmal beurteilbar werden (SCHMID und BIÖRCK). Respiratorische bzw. pulmonale Symptome sind nur selten bei einer Gleithernie anzutreffen und dürften im großen ganzen auf die Fälle mit besonders großem Bruch vom oesophagoaortalen Typ beschränkt sein.

Alle anderen klinischen Symptome hängen von der Größe der Hiatushernie *nicht* ab. Es ist eine alte Erfahrung, daß vielfach gerade die kleinen und reponiblen Gleithernien auffälliger sind als große und irreversible Brüche. Diese Erfahrung wird durch die chirurgische Beobachtung bestätigt, daß die Folgeerscheinungen der Oesophago-Gastrostomie und -Jejunostomie bei Speiseröhren- oder Magencarcinom nicht durch die mechanische Oppression der mediastinal verlagerten Magen-Darmabschnitte bedingt sind, sondern so gut wie ausschließlich durch die konsekutive Refluxoesophagitis (NISSEN); solange diese fehlt, bleibt der postoperative Zustand symptomfrei. Die Weite der Bruchpforte spielt für die Symptomatologie sicherlich oft eine größere Rolle als die ihr keineswegs immer kongruente Größe der Hernie, dürfte aber in ihrer Bedeutung früher überschätzt worden sein (KAISER; BERNING). Incarcerationen sind im Gegensatz zu den nichthiatalen Zwerchfellhernien und -prolapsen außerordentlich selten (NISSEN) und nur bei den wenigen echten, bisher beobachteten traumatischen Hiatushernien vielleicht häufiger (HARRINGTON; BERNING; OBERDALHOFF; VIDAKOVITS); neuere Beobachtungen stammen von BLATT u. Mitarb.; HORTON u. Mitarb. Die Incarceration des alternierend mit dem Magen ektopierten Darms bei einer Hiatushernie haben KHILNANI u. Mitarb. beobachtet. Im allgemeinen kommt es nur zu leichten intermittierenden Einklemmungserscheinungen. Die Invagination der Speiseröhre in die Hiatushernie scheint besondere klinische Symptome nicht zu bedingen (SARASIN; ÖDEGAARD; KLINEFELTER). Als weitere Faktoren für den Schweregrad und Charakter des subjektiven und klinischen Bildes sind die adhäsive Fixation im Bruchsack, die Mitverlagerung von Netz- oder Dickdarmteilen und nicht zuletzt die *Anämie* anzuführen, die sich infolge von Kongestionen und Lacerationen der Schleimhaut (Mallory-Weiss-Syndrome, FLEISCHNER) der Schleimhaut, Entzündungen und Ulcerationen im abgeschnürten Magenteil oder distalen Oesophagus entwickelt. Die Anämie kann hochgradige Formen annehmen, mit rezidivierenden extraintestinalen Thrombosen verbunden sein und schließlich eine absolute Operationsindikation für die Hiatushernie abgeben. Für die Fragen ihres besonderen Entstehungscharakters, ihrer Abhängigkeit von der Reponibilität der Hernie, ihrer Besserung durch präoperative oder alleinige Phrenicusausschaltung u.ä. muß auf das einschlägige Schrifttum verwiesen werden (BINGOLD; BOWDEN u. Mitarb.; BRÜGGER u. Mitarb.; COCCHI; CREYX; VAN DAMME; DITTRICH u. Mitarb.; FREY; IDE u. Mitarb.; KATSCH u. Mitarb.; KOSSMANN u. Mitarb.; MANDART u. Mitarb.; MEIMBERG; MENDELSOHN; SANTY; SCHILLING; SCHWARTZ u. Mitarb.; SIMMONS u. Mitarb.; WEGMANN u. Mitarb.; WEISSENBORN; ZUCKSCHWERDT u. Mitarb.).

Als Begleitkrankheit des Gleitbruches — oder auch als klinisch wichtige andere Krankheiten bei symptomloser Hiatushernie! — sind in erster Linie die Cholelithiasis und die Divertikulose höherer oder tieferer Abschnitte des Intestinaltraktes zu erwähnen, wenn von dem Emphysem, den organischen Herzkrankheiten und der Fettleibigkeit abgesehen wird (BERNING; GASPAROV; HARRLINGTON; KIRKLIN u. Mitarb.; KLINEFELTER; KOHL u. Mitarb.; MELVILLE; PALMER; SANDERS u. Mitarb.; SMULEWICZ). Die Kombination einer Hiatushernie mit Colondivertikulose und Cholelithiasis ist nicht selten; sie wird im neueren Schrifttum als „*Saint's Triad*" zunehmend beschrieben und als konstitutionelle Anlage gedeutet (JAFFE u. Mitarb.; KLEEBERG u. Mitarb.; PALMER; SCHWARZ). Die Häufigkeit simultaner Ulcerationen am Magen und am Zwölffingerdarm ist von CARVER; MARCHAND; JOHNSON betont worden. Das gleichzeitige Vorkommen von Situs inversus und Hiatushernie (mit Coronarsklerose) in einem Fall von ROSENBERG u. Mitarb. ist eine Rarität. Einen seltenen Fall von Varicosis oesophagi et ventriculi bei Gleithernie gibt Abb. 85a und b wieder.

Es bestand lange Zeit Einigkeit darüber, daß die *Therapie* der Gleithernie möglichst konservativ sein müsse. Dem entspricht, daß unter einer vom Patienten selbst erprobten oder vom Arzt angegebenen Regelung der Nahrungsaufnahme und unter Einhaltung einer bestimmten Körperlage nach den Mahlzeiten viele Gleitbrüche jahrelang leidlich beschwerdefrei gehalten werden können; über die Behandlung mittels eines Pneumoperitoneum liegen nur geringe Erfahrungen vor (BARRY u. Mitarb.; MAISEL u. Mitarb.). Da die Einklemmungsgefahr als relativ gering veranschlagt werden kann, erschien diese konservative Haltung berechtigt. Eine chirurgische Indikation war danach nur bei erfolgter Incarceration oder wiederholten temporären Strangulationen sowie bei der hochgradigen Blutungsanämie gegeben; sie blieb im Einzelfall jedoch wegen des meist hohen Alters der Kranken und der wenig befriedigten Operationsresultate stets problematisch (BARRAYA; BERNING; HARRINGTON; KATSCH u. Mitarb.; SANTY u. Mitarb.; SAUERBRUCH; STEINHOFF; WASKINS u. Mitarb.).

Die an einem großen Beobachtungsgut gewonnene Erkenntnis, daß die Schwere des klinischen Bildes und die Gefährdung durch ernste Komplikationen nicht nur von der progressiven Größenzunahme des Gleitbruches (NISSEN; SPRAFKA u. Mitarb.), sondern vor allem von den Folgen der häufigen Refluxoesophagitis bestimmt werden, läßt jetzt

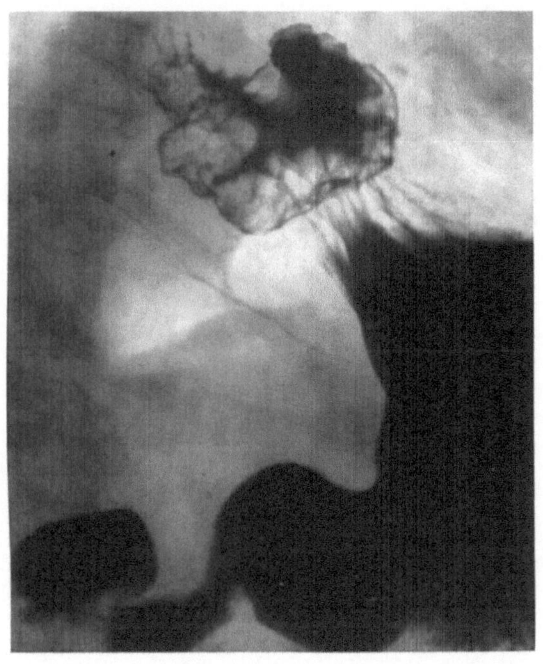

a

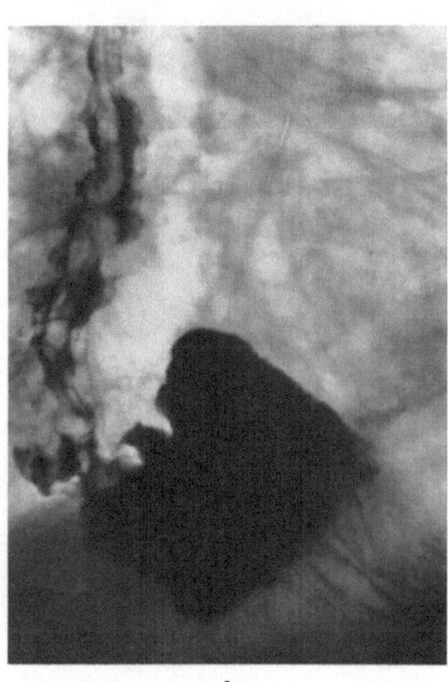

b

Abb. 85a u. b. Gleithernie mit Varicen in Speiseröhre und Magen, 82jähriger Mann

die Frage einer *präventiven Operation* in anderem Licht erscheinen. Die Operationsresultate konnten außerdem mit modifizierter Technik wesentlich verbessert werden. Für Einzelheiten dieser Entwicklung muß auf ALLISON; CLERF u. Mitarb.; COLLIS u. Mitarb.; EVANS; HUSFELDT; LAM u. Mitarb.; LORTAT-JAKOB; MERENDINO u. Mitarb.; MÖBIUS; PICKHARD; ROBERT u. Mitarb.; SWEET; WELLS u. Mitarb. sowie auf BARRETT; BLADES; BOEREMA und GERMS; CAREY und HOLLINSHEAD; NISSEN; ROBB; TANNER; WEIDENMANN verwiesen werden. Besonders wertvoll haben sich die Fundoplicatio beim kleinen Gleitbruch mit Reflux und die zusätzliche Gastropexie beim großen Gleitbruch mit schweren Refluxerscheinungen erwiesen (NISSEN). Abb. 86a und b ist ein Beispiel. Über spezielle operative Methoden ist außerdem von BOYD; COLLIS; HENDRICK; JOHNRUD und zusammenfassend unter anderem von KOSS u. REITTER sowie ROBB berichtet worden. Die neueren chirurgischen Mitteilungen umfassen rund mehr als 2000 Fälle (BEARDSLEY; BINET; BUCHANAN u. Mitarb.; DELOYERS u. Mitarb.; ELLIS u. Mitarb.; HENDRICK; HUMPHREYS u. Mitarb.; KONRAD u. FAHMY; LA BREE u. Mitarb.; MAURER u. Mitarb.; MCBURNEY; MOBLEY u. Mitarb.; MORRIS; NISSEN; PAULSON u. Mitarb. RICHARD; ROBB; SEALY u. Mitarb. u.a.). Nur HARRINGTONs Erfolgsbericht sei näher angeführt, der sich auf das außerordentlich große Beobachtungsgut von 489 selbst operierten Hiatushernien stützt. In 39 Fällen mit schlechtem Allgemeinzustand oder schwerer Begleitkrankheit wurde nur der N. phrenicus ausgeschaltet, wobei etwa die Hälfte aller Patienten symptomfrei wurde. In 450 Fällen konnte die Hernie — mit einer Operationsmortalität von 1,3% — radikal operiert werden. Rezidive traten hier bei 13 Operierten auf; 6mal wurde eine zweite Operation durchgeführt. Bei den 450 Radikaloperationen mußte 29mal gleichzeitig ein anderer Eingriff vorgenommen werden (Magenresektion bei Ulcus oder Carcinom, Verschluß einer Magenperforation, Splenektomie o.ä.). Entscheidend für den chirurgischen Erfolg ist nach HARRINGTON, daß erst nach Versagen aller konservativen Maßnahmen und nur dort zu operieren ist, wo das klinische Bild tatsächlich von der Hiatushernie selbst bestimmt wird; der *lokale Röntgenbefund allein darf die chirurgische Indikation nicht bestimmen* — ein ganz wesentliches Postulat, an dem mit allem Nachdruck festgehalten werden muß.

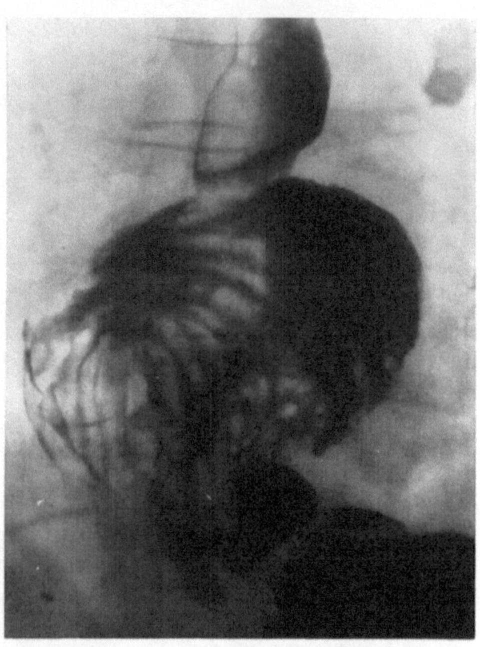

a

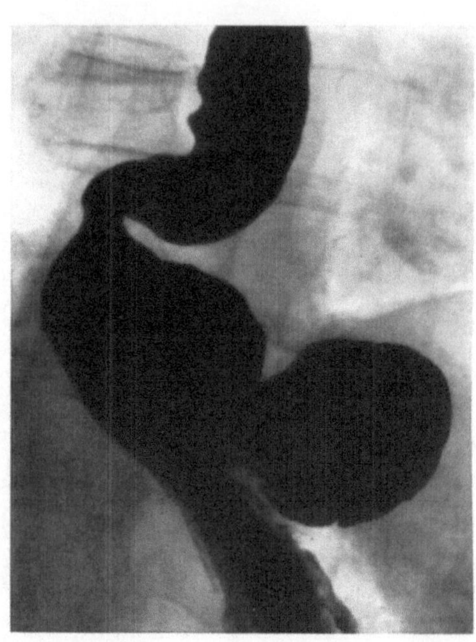

b

Abb. 86a u. b. Hiataler Rotationsbruch vor und nach Operation, 56jährige Frau

3. Paraoesophageale Hernie

Der nächsthäufige Hiatusbruch ist die paraoesophageale Hernie (Akerlund-Typ II, Harrington-Typ I). Sie ist dadurch gekennzeichnet, daß die Kardia unterhalb des Zwerchfells bleibt und der Bruch sich neben dem in die Bauchhöhle hinabgestiegenen und abdominal gebliebenen Endteil der unverkürzten Speiseröhre nach oben in das Mediastinum entwickelt. Bleibt dabei zwischen Oesophagus und ausgetretenem Magenabschnitt ein kleiner diaphragmaler Muskelpfeiler bestehen, so handelt es sich um eine „parahiatale" Hernie als Unterform dieser Gruppe.

Bei dem ersten genauer untersuchten Fall (SCHWALBE) lag der Bruchsack vor dem normal gelegenen Oesophagus, war an der Rückseite mit ihm verwachsen und von parietaler Pleura und vorn von Perikard überzogen. Seine Innenhaut bestand aus parietalem Peritoneum, sein Inhalt aus Netzteilen und der Funduskuppe des Magens; seine Entstehung wurde bei angeborener Hiatuserweiterung als später erworben angenommen. Die beiden von EPPINGER genauer untersuchten paraoesophagealen Hernien waren durch einen halbmondförmigen Spalt rechts seitlich der abdominellen Speiseröhre ausgetreten, der sich aus dem Fehlen des rechten, vom linken medialen Lumbalschenkel des Zwerchfells gebildeten Muskelrandes der Hiatuszwinge ergab. Die pathogenetische Bedeutung dieser Variante im Muskelverlauf ist zwar bestritten, von STADTMÜLLER und BERNING aber anerkannt worden. Da nur sehr wenig paraoesophageale Hiatushernien anatomisch eingehend in dieser Hinsicht untersucht worden sind, ist die Frage nicht geklärt. Es ist sicher, daß diese Hernien sich oft auch links und hinter der Speiseröhre entwickeln können. Ob dabei regelmäßig auch ein diaphragmales Muskelbündel zwischen der Speiseröhrenwand und dem Bruchsack bzw. der Bruchpforte erhalten bleibt, wie es die im amerikanischen Schrifttum synonym gebrauchte Bezeichnung „parahiatale" Hernie impliziert und wie es auch im Sweetschen Schema der Abb. 70 angedeutet ist, kann daher nicht mit Sicherheit beantwortet werden. Das gleiche gilt für die Annahme BERNINGS, daß die Membrana diaphragmatico-oesophagea stets einen wesentlichen Bestandteil des Bruchsackes bilde.

Der paraoesophageale Hiatusbruch wird akquiriert, allerdings wahrscheinlich auf der Basis einer kongenitalen Anomalie in der muskulären Hiatusbegrenzung, und ist beim Erwachsenen meist auf der linken Seite zu finden. Seine Häufigkeit ist von SWEET mit 5% und von KIRKLIN u. Mitarb. im Material der Mayo-Klinik mit 7,5% aller Hiatusbrüche angegeben worden. ALLISON sowie HENDRICK haben eine Frequenz von rund 10%, HUSFELDT; COCCHI; MARCHAND; REED u. Mitarb. von 20—25% errechnet; im operativen Beobachtungsgut von DUBOURG überwiegen diese Brüche sogar die Gleithernien (Typ III, AKERLUND) erheblich. Diese statistischen Differenzen sind darauf zurückzuführen, daß

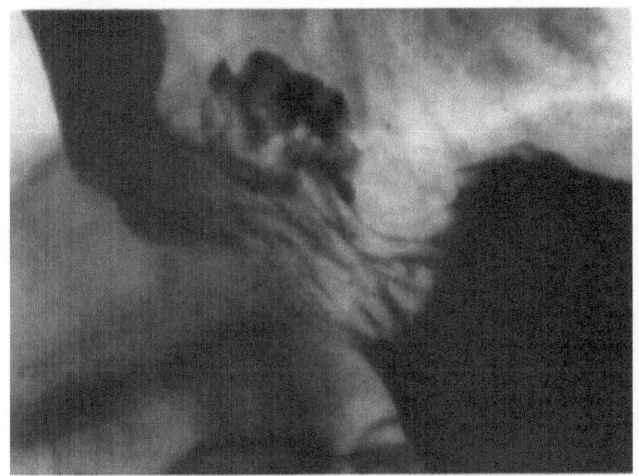

Abb. 87

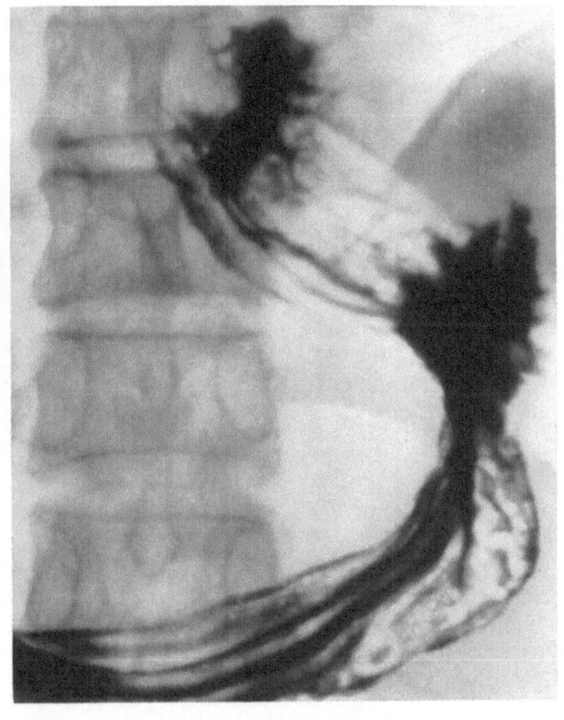

Abb. 88a

Abb. 87 u. 88a. Verschiedene paraoesophageale Hiatushernien, Schleimhautaufnahmen

die chirurgische Terminologie nicht einheitlich ist und außerdem Kombinationsformen möglich sind und nicht genügend abgetrennt werden. Es ist auch nach unseren eigenen Erfahrungen, wo 7 paraoesophageale Hernien 90 oesophagogastrischen Brüchen gegenüberstehen, sehr wahrscheinlich, daß dieser Hernientyp höchstens 10% aller Hiatusalterationen ausmacht.

Den *charakteristischen Röntgenbefund* geben die Abb. 87 und 88 wieder. Die Schleimhautaufnahmen zeigen neben dem Oesophagus, dessen Faltenverlauf sich ober- und unterhalb des Zwerchfells gut verfolgen läßt, einen epiphrenischen Fundusteil, dessen Zusammenhang mit dem Magenfornix nur angedeutet ist. Nach Auffüllung des Magens findet sich im Stehen eine kleine halbkugelige und lufthaltige Ausstülpung des parakardialen Fornixteils, deren rechter Rand sich über den normal gelegenen Abdominalteil der Speiseröhre projiziert (Abb. 88b). In Kopftieflage erscheint die nach links vorn entwickelte kleine Hernie oberhalb der Zwerchfellkontur und ist mit einer kleinen Incisur gegen den angelagerten Oesophagus abgesetzt (Abb. 88c); die Ampulla phrenica ist dabei unter neuer Breigabe von oben her dargestellt (kein Reflux!).

Prinzipiell gleiche Befunde ergeben sich bei größeren paraoesophagealen Hernien. Schon EPPINGER hat bei einem seiner beiden Fälle den Bruch röntgenologisch an einer *konstanten* rundlichen *Luftaufhellung im Herzbasisschatten* diagnostizieren können; dieses Zeichen ist hier anscheinend noch häufiger als bei den Gleitbrüchen (O'CONNOR und RITVO). Die Bildung eines Flüssigkeitsspiegels ist dabei selten, weil im allgemeinen nur eine craniale Parallelverschiebung des supradiaphragmalen Fundusabschnitts ohne Rotation erfolgt. Dem entspricht, daß die parahiatalen Hernien meist reponibel bleiben und nur gelegentlich und erst sehr spät durch nachbarliche Entzündungsprozesse fixiert werden. Die im ausgetretenen Bruch angesammelte Fornixluft steht ohne Spiegel mit der infradiaphragmalen Fornixluft in Verbindung. Der Verschlußmechanismus der Kardia ist ungestört wie in den Fällen der Abb. 87 und 88. Gerade auf diesen funktionellen Unterschied zu den Verhältnissen beim Thoraxmagen (mit congenital kurzer Speiseröhre) und zur viel häufigeren, erworbenen oesophagogastrischen Hiatushernie (Gleitbruch) gründet sich

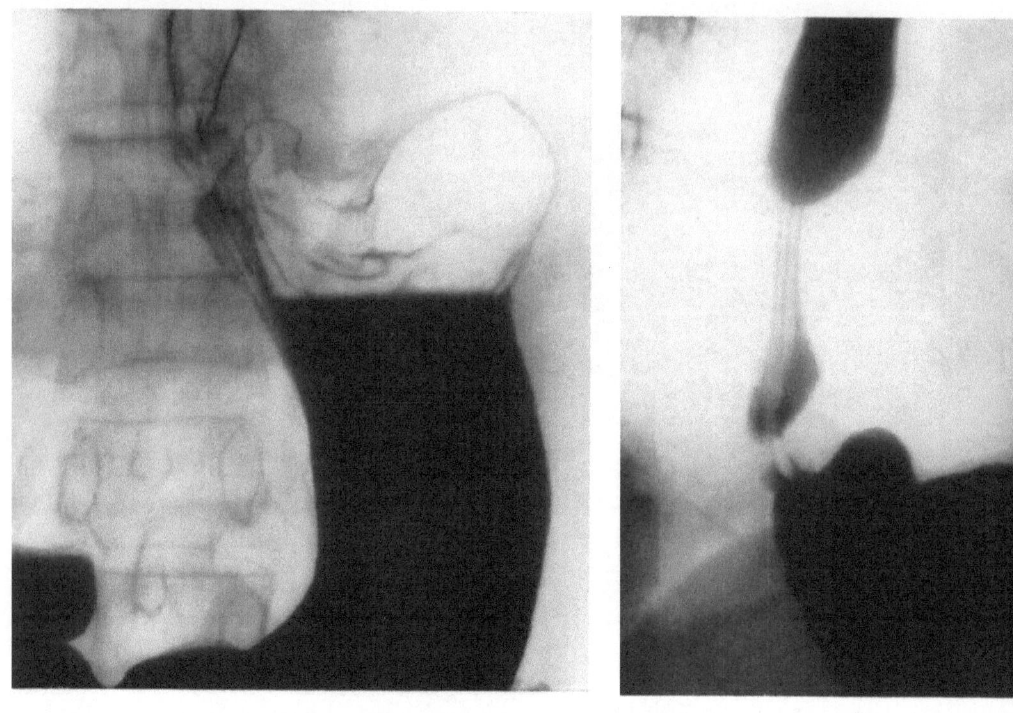

a b

Abb. 88b u. c. Gleicher Fall wie Abb. 88a, b: Der kleine epiphrenische Magenteil ist im Stehen lufthaltig c: In schräger Kopftieflage Auffüllung mit Kontrastbrei; Ampulla phrenica gleichzeitig von oben gefüllt (kein Reflux)

die klinische Berechtigung, diesem paraoesophagealen Bruchtyp eine Sonderstellung einzuräumen. Nach ALLISON fehlt ein gastrooesophagealer Reflux immer und selbst dann, wenn größere Anteile der Magenvorderwand unter Mitnahme des Netzes sich von der Kardia durch eine weite Hiatusanlage in die peritoneale Ausbuchtung hinein „abrollen". Die gleiche Ansicht vertreten SWEET; EVANS; HUSFELDT nach ihren Erfahrungen an einem sehr großen, operativ gesicherten Beobachtungsgut. Wenn eine Regurgitation nach dem klinischen Symptomenbild wahrscheinlich oder nach der Röntgenuntersuchung sicher ist, muß demnach stets eine sog. *Kombinationsform* angenommen werden, also ein Übergang zur Gleithernie mit scheinbarer Oesophagusverkürzung und epiphrenischer Kardiaverlagerung. Es ist bereits darauf hingewiesen worden, daß derartige Zwischenformen nicht selten und auch für die statistischen Differenzen über die Häufigkeit der paraoesophagealen Brüche verantwortlich sind.

Erstes Beispiel für diese Kombinationsformen ist Abb. 89a und b, wo die Kardia noch unterhalb des Zwerchfellniveaus und gegen den seitlich hochgetretenen Hiatusbruch abgesetzt ist (Abb. 89a). Im Bereich der „parahiatalen" Bruchpforte deutet sich ein ulceröses Kontrastdepot mit zirkulärem Schleimhautwall an. In Kopftieflage (Abb. 89b) wird nicht nur der herniierte Fundusabschnitt größer, sondern es erfolgt auch ein Reflux des Mageninhalts über die Ampulla phrenica hinaus in den cranial anschließenden Teil der Speiseröhre, die im distal-thorakalen Ende entzündliche Wandveränderungen aufweist. Ein weiteres Beispiel gibt Abb. 90a und b wieder. Die anatomischen und funktionellen Unterschiede dieser Fälle zum reinen Typ der paraoesophagealen Hernie ergeben sich aus dem Vergleich der Abb. 87 und 88 mit Abb. 89 und 90 ohne weiteres. Billigerweise muß betont werden, daß nicht immer die Sachlage so klar ist wie in diesen Beispielen, und daß fließende Übergänge beobachtet werden können (FLOOD u. Mitarb.). Das kann die Erfahrung erklären, daß ein Teil der (kombinierten)

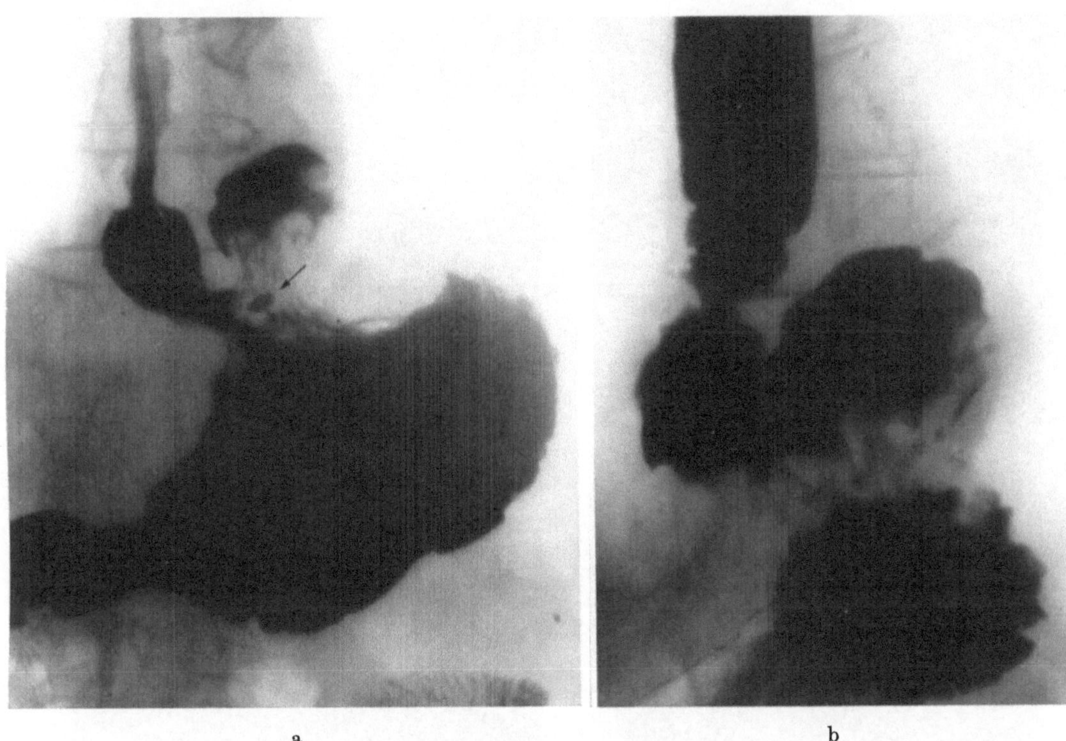

Abb. 89a u. b. „Kombinationsform". a: Kardia noch unterhalb des Zwerchfells; Ulcus in der parahiatalen Bruchpforte. b: In Kopftieflage Vergrößerung der Hernie und Reflux

paraoesophagealen Brüche einen Reflux mit allen Folgeerscheinungen der Oesophagitis aufweist (HILLEMAND; BROMBART u. Mitarb.), und hat zu der Anschauung geführt, daß alle Hiatusalterationen nur verschiedene Entwicklungsstadien des gleichen pathologischen Prozesses darstellen (BECK; NEMOURS-AUGUSTE; ROBB). Dazu kommt, daß die Entwicklung oesophagogastrischer Hernien aus der paraoesophagealen Bruchform durch Muskelfaserriß oder -degeneration im Hiatus möglich ist (HARRINGTON; MONGES u. Mitarb.), und beide Formen als Spätfolge nach diaphrenischen Magenoperationen beobachtet sind (GUGLIELMINI u. Mitarb.). Es ist jedoch nach den erörterten spezialanatomischen Befunden alter und neuer Autoren berechtigt, an der nosologischen Sonderstellung der Parahiatalhernie festzuhalten, zumal sie in ihrer reinen Form auch einen klinischen Sondertyp darstellt.

Das *subjektive und klinische Bild der paraoesophagealen Hernie* ist von Lage, Größe und Inhalt des Bruches weitgehend unabhängig. Netzanteile können ohne einen Fundusabschnitt mitunter allein vorfallen oder herniiert werden, was röntgenologisch nur schwer und indirekt an einer Drehung und Raffung des Magencorpus festgestellt werden kann. Vielleicht sind gewisse Fälle von sog. idiopathischem Magenvolvulus auf derartige parahiatale Netzhernien zurückzuführen; beim reponiblen Charakter dieser Brüche ist der

Operationsbefund meist negativ (KNOTHE). Gelegentlich finden sich außer einem Fundus- und Netzanteil auch Teile des Dickdarms, seltener Milz oder Dünndarm in einer großen parahiatalen Hernie (DUBOURG; WILDEGANS), ohne daß dann entsprechend stärkere Oppressionssymptome vorhanden sein müßten. Kleinere Brüche können stärkere Beschwerden verursachen, die von geringen epigastrischen Schmerzen bis zur schwersten Schmerzattacke nach Art einer Incarceration reichen (ALLISON). Strangulationszeichen sind recht häufig, obschon komplette Incarcerationen bzw. Obstruktionen zu den Aus-

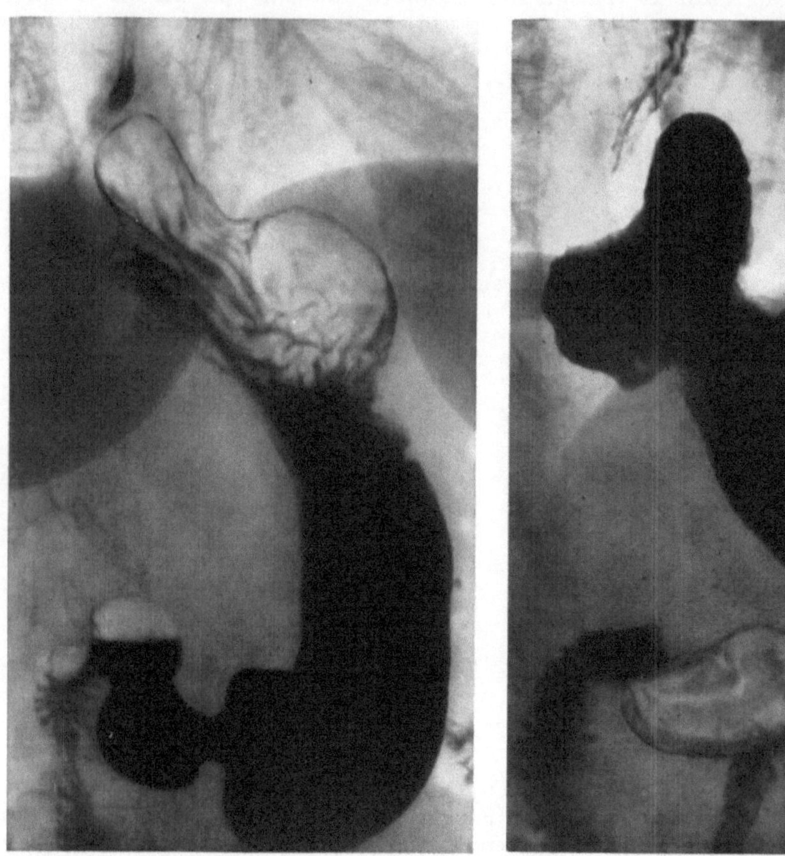

a b

Abb. 90a u. b. Parahiatale Hernie, s. Text (56jährige Frau)

nahmen zählen (HARRINGTON; NISSEN; HORTON u. Mitarb.; KOSS u. Mitarb.; ÜBERMUTH). NISSEN hat unlängst betont, daß die Incarcerationsgefährdung zusammen mit der Stärke der Beschwerden und der Wahrscheinlichkeit ständiger Größenzunahme einen genügenden Grund für die *elektive Operationsindikation* darstellt; in ihrer technischen Eleganz oder ihrem funktionellen Dauerergebnis scheint sich dafür die Gastropexie nach NISSEN; BOEREMA besonders zu empfehlen. Die Incarceration erfolgt meist unter dem Bild des „upside-down stomach“ (FLYNN); bei fixierter Kardia ist der Magen um die Längsachse rotiert und die große Curvatur bildet den höchsten Teil des Incarcerats. Die völlige Abschnürung mit konsekutiver Gangrän des eingeklemmten Magenabschnitts ist klinisch schwer von Passagestörungen ohne Wandnekrose abzugrenzen, weil das parietale Peritoneum spät oder nicht mitentzündet wird und so die Zeichen der Oberbauchperitonitis fehlen (NISSEN).

Schleimhautveränderungen im herniierten Magenabschnitt, Erosionsblutungen und Anämien verschiedenen Grades stehen mit inkompletten bzw. passageren Einklemmungen im Zusammenhang; Ulcerationen sind gerade bei diesem Hernientyp nicht selten. Die diaphragmale Constriction der Magenwandung in der Bruchpforte erklärt die Vorzugslokalisation des *Begleitulcus* im Bereich der Durchtrittsstelle (RUDE), wie es auch das Beispiel der Abb. 89 zeigt. Aber auch für Ulcera an der Kardia selbst und im Verlauf der kleinen Curvatur können mechanische Entstehungsmomente, Zug und Drehung der Magenwand mit Gefäßalterationen angenommen werden, obschon diese Vorbedingungen bei den fixierten Gleitbrüchen viel stärker ins Gewicht fallen (KIRKLIN u. Mitarb.). Es ist auffällig, daß — im Gegensatz etwa zu den Verhältnissen bei nicht hiatalen Zwerchfellhernien und -prolapsen — hier beim Jugendlichen die gastrointestinalen, beim Erwachsenen die kardiopulmonalen Symptome stärker ausgeprägt sind (HUSFELDT). Für die klinische Symptomatologie scheint die Seitenlokalisation keine wesentliche Bedeutung zu haben. Nach BERNING sollen die meisten Hernien dieses Types rechts in Erscheinung treten; nach ALLISON; EVANS; KIRKLIN u. Mitarb.; COCCHI und bei unseren Fällen überwiegen die links seitlich vor oder hinter der Speiseröhre in das hintere Mediastinum entwickelten Brüche deutlich. Der von TESCHENDORF mitgeteilte Fall einer vor dem Herzen gelegenen paraoesophagealen Hernie fällt ganz aus diesem Rahmen heraus und bleibt ohne nähere Angaben topographisch nicht verständlich.

Das klinische Bild erhält einen anderen Charakter, wenn eine Kombinationsform vorliegt, oder wenn sich die parahiatale (-oesophageale) Hernie zu einem Gleitbruch des Akerlund-Typs III entwickelt hat. Hier stehen die Erscheinungen der Regurgitation im Vordergrund, die sich in Sodbrennen, Würgen, Erbrechen, epigastrischen und retrosternalen Schmerzattacken in Abhängigkeit von der Körperlage und in stenokardischen Beschwerden infolge verstärkter Oesophaguskontraktionen äußern. Ihre Folgen entsprechen mit den Sekundärprozessen der Refluxoesophagitis, der Ulceration und narbigen Verkürzung der Speiseröhre weitgehend den Befunden bei der primär oesophagogastrischen Hernie und sind prognostisch ebenso schwerwiegend. Auf Einzelheiten dieser anatomischen und klinischen Erschwerung und ihre röntgenologische Abgrenzung gegenüber der reinen paraoesophagealen Hiatushernie ohne Regurgitation wird noch näher eingegangen werden müssen.

4. Congenital kurzer Oesophagus (mit Thoraxmagen)

Die seltenste Hiatusalteration ist der congenital kurze Oesophagus mit Thoraxmagen (congenitale Brachyoesophagie, Akerlund-Typ I, thoracic stomach). BERNING hat die bis 1937, HAUBRICH die bis 1956 beschriebenen Fälle gesichtet. Dazu kommen neuerlich zahlreiche Fälle von PETERS; HENDRICK; KONRAD; BONHOMME; LAURENCE u.a. Es muß dabei offen bleiben, ob nicht ein Teil von ihnen später erworben ist. Die Schwierigkeiten, einen primär kurzen von einem sekundär verkürzten Oesophagus abzugrenzen, können im Einzelfall unüberwindlich sein, wie noch zu zeigen ist. Das hat zur Folge, daß im Schrifttum sehr viel häufiger von dieser seltenen „Bruch"form die Rede ist, als es den tatsächlichen Gegebenheiten entspricht. Dazu kommt, daß die Terminologie auch auf diesem Gebiet nicht klar genug angewandt wird und Fehleinstufungen weiten Spielraum läßt.

Die *Pathogenese* des kurzen Oesophagus mit Thoraxmagen ist noch umstritten. AKERLUND hielt die Persistenz der embryonalen Recessus pneumoenterici längs der Speiseröhre für das primäre, die Kürze der Speiseröhre für das sekundäre pathogenetische Moment. Dieser Annahme fehlt jedoch die anatomische Bestätigung, weil beim Menschen bisher nur die Persistenz der rechten Bursa infracardiaca nachgewiesen werden konnte (BERNING). Da die „Bruch"sacköffnung in den beschriebenen Fällen stets an der Vorderseite des Magens bzw. dem ventralen Hiatusumfang gelegen war — was mit der topographischen Beziehung der Bursa omentalis und infracardiaca nicht übereinstimmt — ist von TONNDORF die Vorstellung entwickelt worden, daß die primäre Ursache der Fehlbildung auf einem unvollständigen Längenwachstum und Descensus der Speiseröhre beruhe, an deren unterem thorakalem Ende das Septum transversum normal angesetzt habe und dann unter Ausbildung eines länglichen blinden Bruchsackes mit begrenztem Ausbleiben des diaphragmalen Muskelwachstums caudalwärts in normale Zwerchfellhöhe abgestiegen sei. Ob dieser „Bruch"sack teilweise aus den Elementen der Membrana diaphragmatico-oesophagea allein bestehen kann oder immer in ganzer Größe mit Peritoneum ausgekleidet ist, scheint nicht geklärt. Eine congenitale Erweiterung des Hiatus dürfte pathogenetisch keine wesentliche Rolle spielen.

Da beim congenital kurzen Oesophagus der Magen zu keiner Zeit unterhalb des Zwerchfells im Bauchraum gelegen ist, darf sensu strictiore nicht von einer Hernie gesprochen werden. Die angelsächsische Literatur bedient sich daher folgerichtig nur hier des Begriffs des „Thoraxmagens bei kurzem Oesophagus" (BAILEY; LE WALD). Das hat außerdem den Vorteil, eine terminologisch klare Abgrenzung gegenüber der (echten) hiatalen Herniierung mit sekundär verkürztem Oesophagus zu erlauben. Diese Trennung ist nach anatomischen Kriterien allerdings oft schwierig und in der röntgenologischen Praxis häufig unmöglich. Die Angaben über die statistische Häufigkeit der congenitalen Brachyoesophagie differieren daher erheblich und reichen von weniger als 1% (SAEGESSER) bis zu 4% (OLSON und HARRINGTON; SWEET) und sogar 9% (COCHI); auch die von PETERS beobachtete große Zahl von 24 Fällen (bei Erwachsenen) läßt daran zweifeln, ob es sich dabei tatsächlich um die primäre Form gehandelt hat.

Ein Beispiel für den Thoraxmagen bei kongenital kurzem Oesophagus gibt Abb. 91 wieder. In solchen Fällen setzt der Magen im hinteren Mediastinum unmittelbar an die gestreckte Speiseröhre an, zeigt mit zylindrischer Form meist einen noch geringeren Durchmesser als im obigen Beispiel und kann vom Oesophagus vielfach erst durch genaue Darstellung des Schleimhautreliefs abgegrenzt werden. Die *Differentialdiagnostik* bereitet im allgemeinen keine Schwierigkeiten und ist auch gegen die Gleithernie mit unver-

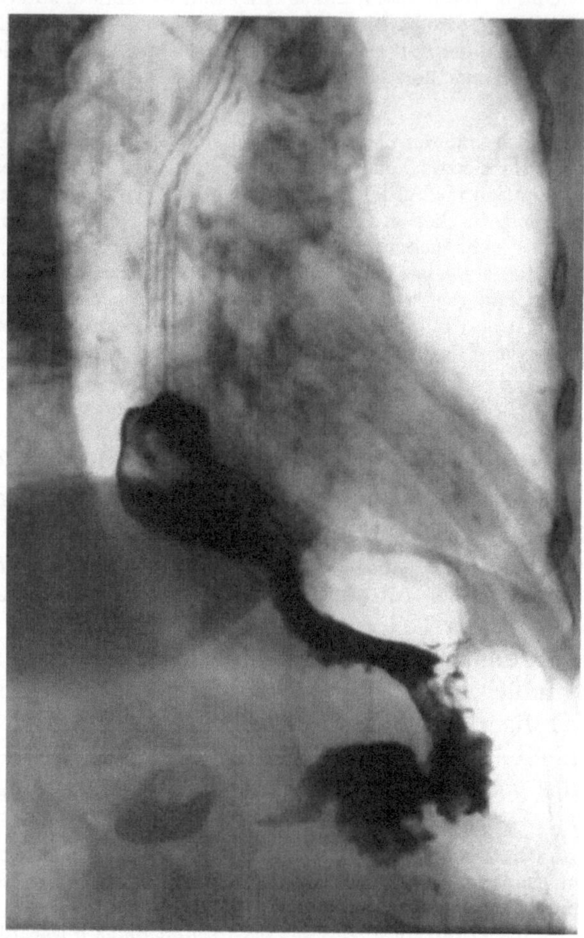

Abb. 91. Thoraxmagen bei congenital kurzem Oesophagus

kürztem Oesophagus leicht (ROSSIEN u. Mitarb.); daß die Abgrenzung der sekundär verkürzten Speiseröhre bei ausgeprägter Gleithernie jedoch unmöglich sein kann, ist allgemein anerkannt (KIRKLIN u. Mitarb.; PROUX u. Mitarb.). Ein striktur- oder sphincterähnlicher Kardiamechanismus deutet sich oft stärker als hier in Form einer Enge nur bei der Untersuchung im Stehen an. Im Liegen erweist sich die *Kardia fast immer* als *insuffizient,* so daß das klinische Bild von den Folgeerscheinungen des gastrooesophagealen Refluxes beherrscht wird. Entzündungen, Ulcerationen und Narbenbildungen am thorakalen Speiseröhrenende sind daher nicht selten (BERNING; BEUTEL). Während die früheren Beobachtungen fast ausschließlich ältere Menschen betrafen, sind in den letzten Jahren eine Reihe von Thoraxmägen mit congenitalem Brachyoesophagus beim Neugeborenen und Kleinkind beobachtet worden (OLSSON u. Mitarb.; PUTNEY; WAMBERG; WANKE; KONRAD; PETERS u.a.). Das oft als Pylorospasmus fehlgedeutete Hauptsymptom ist hier das Erbrechen (PETTERSON; CARRÉ u. Mitarb.; FORSHALL; SILVERMAN; STENGER), das durch eine meist gleichzeitig an oder über der Kardia vorhandene Striktur verstärkt sein kann. Geringgradige thorakale Magendystopien haben CARRÉ u. Mitarb. bei über 100 Säuglingen und Kleinkindern als Ursache eines „Pylorospasmus" festgestellt; inwieweit hier statt eines Brachyoesophagus auch kleine Gleitbrüche bei normaler oder sekundär verkürzter Speiseröhre vorlagen, ist nicht ganz klar. Neuerdings werden von der congenitalen Brachyoesophagie aus chirurgischen Gründen wieder diejenigen Fälle unterschieden, in denen eine hiatale Zwerchfellmißbildung bzw. congenitale Hiatusdilatation vorliegt, also eigentlich eine angeborene Hiatushernie das primäre pathogenetische Ereignis bilden soll (KONRAD in Anlehnung an TRUESDALE; G. B. GRUBER). Einen solchen, allerdings auch bruchsacklosen Fall zeigt Abb. 92.

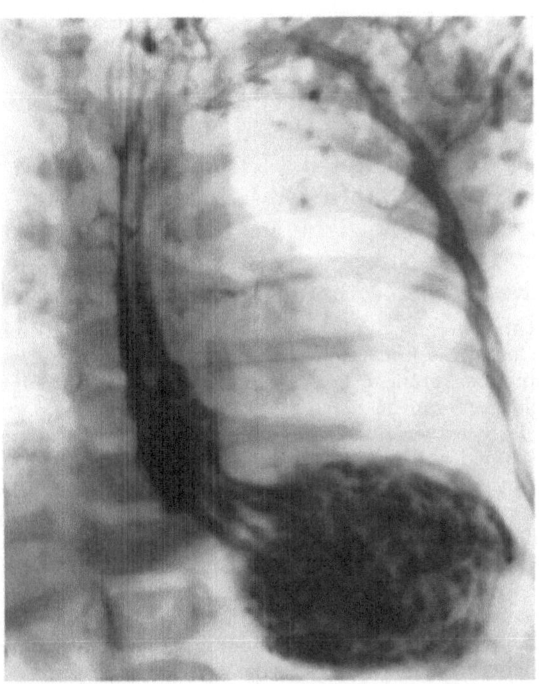

Abb. 92. Trichterförmig hochgezogener Thoraxmagen mit congenital kurzem, gestreckt verlaufendem Oesophagus. (Aufnahme KONRAD, Düsseldorf)

Die erwähnten und topographisch nicht immer mit der dystopischen Kardia identischen Strikturen (PROUX u. Mitarb.) können unmittelbar postnatal in Erscheinung treten oder sich als Entzündungsfolge erst später ausbilden. Als weitere Komplikationen werden die Blutung und das peptische Geschwür angegeben; beide Alterationen treten im distalen Oesophagus, seltener auch im thorakalen Magenabschnitt auf und sind gleichfalls auf die Refluxoesophagitis bzw. auf mechanische Momente zurückzuführen (EFFLER u. Mitarb.; NEMOURS-AUGUSTE u. Mitarb.).

Die Erfahrungen der jüngsten Zeit haben gezeigt, wie wichtig die Frühdiagnose des congenitalen Brachyoesophagus ist: therapeutische Dilatationen der Striktur oder chirurgische Mobilisationen der Speiseröhre mit abdominaler Verlagerung der Kardia sind mehrfach erfolgreich gewesen (RIKER; HALONEN u. Mitarb.; PETTERSON; WANKE; REHBEIN), obschon früher diese Anomalien für nicht operabel galten (HARRINGTON; OLSSON). Diese negative Einstellung besteht für die Fälle des Erwachsenenalters nach wie vor zu Recht, weil hier infolge der lange Zeit bestehenden Regurgitation eine irreparable narbige Fixation der Speiseröhre eingetreten ist. Allerdings kann mitunter erst bei der Thorakotomie entschieden werden, ob ein congenital kurzer und nicht mehr korrigierbarer oder ein sekundär verkürzter und vielleicht noch dehnbarer Oesophagus vorliegt (KIRKLIN und HODGSON); die Röntgenuntersuchung allein erlaubt daher ein Urteil über die Operabilität nicht.

VIII. Zwerchfellähmung (einschließlich der sog. Relaxation)

Der Röntgenuntersuchung kommt die entscheidende Rolle in der Diagnostik aller Zustände von Zwerchfellähmung zu. Die Kontraktionsfähigkeit kann geschwächt oder erloschen sein und das Zwerchfell im ganzen, eine Hälfte oder nur umschriebene Abschnitte betreffen. Man unterscheidet daher zweckmäßig nach Grad und Ausdehnung der Lähmung die Paralyse von der Parese einerseits und die hemidiaphragmale Lähmung von der partiellen andererseits; die totale Zwerchfellähmung kommt nur als Parese vor, während die sehr seltene beidseitige Paralyse mit dem Leben nicht vereinbar ist. Die sog. Relaxation stellt einen Sonderfall der Paralyse dar und wird hemidiaphragmal wie partiell beobachtet.

1. Zwerchfellparalyse

Die *komplette Lähmung einer Zwerchfellhälfte* ist im Röntgenbild an den Zeichen der Erschlaffung — Hochstand und Verlust der aktiven Bewegung — leicht erkennbar. Über die Art der zugrunde liegenden Schädigung kann durch den Zwerchfellbefund kein Aufschluß gegeben werden. Nur die Dauer der Lähmung läßt sich insofern beurteilen, als lange bestehende Paralysen mit hochgradiger Überdehnung und Atrophie mehr oder minder starke graduelle Unterschiede im Zwerchfellstand und in den Bewegungsabweichungen gegenüber der frischen Lähmung zeigen.

Histologisch ist die Zwerchfellähmung durch das Bild der einfachen Atrophie gekennzeichnet (Hitzenberger, v. Meyenburg). Während die klinischen und röntgenologischen Erscheinungen der Lähmung z.B. nach künstlicher Unterbrechung des Phrenicus bereits innerhalb von 24 Std voll nachweisbar sind, entwickeln sich die anatomischen Muskelveränderungen der betreffenden Zwerchfellseite erst nach einem Intervall von mehreren Tagen. Der Beginn der Faserverschmälerung ist für den 10.—12. Tag post laesionem, der Beginn der amitotischen Kernvermehrung für den 10.—14. Tag anzusetzen. Die Entwicklung der Atrophie geht je nach der Art der zugrunde liegenden Alteration und nach dem Grad der Dehnung des gelähmten Muskels verschieden schnell vonstatten. Im allgemeinen dauert es mehrere Monate (Stanbury), bis nach Durchtrennung oder Druckschädigung des Phrenicus das typische Bild der Zwerchfellatrophie ausgebildet ist, das durch ein Nebeneinander von atrophischen und hypertrophischen Muskelfasern mit Vermehrung des interstitiellen Bindegewebes gekennzeichnet ist. Es kann aber auch Jahre dauern, bis die neurogene Atrophie zum völligen Schwund der Muskulatur derart ausgeprägt ist, daß allein eine bindegewebige Platte zurückbleibt, in der nur noch vereinzelte Muskelfasern oder neuromuskuläre Bündel erhalten sind (Lorenz) und mitunter erhebliche Fetteinlagerungen stattgefunden haben (Lipomatose). Bei der makroskopischen Betrachtung sieht solch ein Zwerchfell je nach Art und Umfang der Einlagerung von Fett oder Pigmentzellen weißlich oder dunkelbraun aus, ist stark verdünnt und läßt die Gefäße sehr deutlich hervortreten; doch kann besonders in Anfangsstadien das gelähmte Zwerchfell auch durch Ödembildung oder Schwellung der serösen Häute pseudohypertrophisch aussehen und dicker als normal erscheinen (Hitzenberger). Im ganzen ist der makroskopische und mikroskopische Befund abhängig von der Dauer der Lähmung und entspricht dem üblichen Bild der Inaktivitätsatrophie. Degenerative Veränderungen stehen nicht nur bei neuritischen Alterationen (Diphtherie, Tuberkulose und andere akute Infektionskrankheiten, Stemmler) oft im Vordergrund. Es ist wichtig, daß z.B. wachsartige Degenerationen des Zwerchfells auch nach Phrenicusverletzungen vorkommen, und daß degenerative Atrophien für besonders rasch fortschreitende Prozesse ebenso wie als Endstadien eines sehr langsamen Druckmuskelschwundes vom Typ der einfachen Atrophie gesichert sind (Virchow), wie Lorenz mit Nachdruck bestätigt hat; bei der Besprechung der vollentwickelten Zwerchfellrelaxation wird auf diese Tatsache noch zurückzukommen sein.

Die *Röntgenzeichen der einseitigen Zwerchfellähmung* nach künstlicher Phrenicusunterbrechung sind am übersichtlichsten (Hauke; Naegeli u. Mitarb.). Zunächst ist bei der Durchleuchtung der *Zwerchfellhochstand* deutlich, der im Durchschnitt 3—5 cm beträgt (Hitzenberger). Nach einfacher Phrenicotomie soll nach Schulte-Tigges das linke Zwerchfell durchschnittlich um 2,5 cm, das rechte um 3,8 cm höher stehen, während nach der Phrenicusexhairese die entsprechenden Werte 5,9 und 7,6 cm betragen. Nach Lenggenhager steigt nach einer Phrenicusquetschung die betreffende Zwerchfellhälfte um rund 2,8 cm höher. Diese Unterschiede machen eine bis drei Rippenhöhen aus und sind offenbar z.T. durch Differenzen im Tonusverlust bzw. Erhaltung von sympathischen Nebeneinflüssen bedingt, z.T. auch von Unterschieden in den Druck- und Zugeinflüssen vom Abdomen und Thorax her abhängig. Durch adhäsive Fixationen des Zwerchfellrandes nach entzündlichen pleuralen und peritonealen Prozesses kann diese Hochstellung teilweise oder ganz verhindert werden, so daß die Volumenverringerung der Lunge (nach Brunner ein Drittel bis ein Sechstel des Gesamtvolumens, 400—800 cm^3) und die Reduktion der Vitalkapazität (nach Heine u. Mitarb. um ein Viertel bis ein Sechstel) wesentlich kleiner bleiben. In den anderen Fällen resultiert aus dem Zwerchfellhochstand auch eine stärkere Wölbung, die beiderseits jeweils das ganze Hemidiaphragma betrifft, aber durch infiltrative Prozesse der Lungenbasis im Einzelfall recht ungleichmäßig sein kann (del

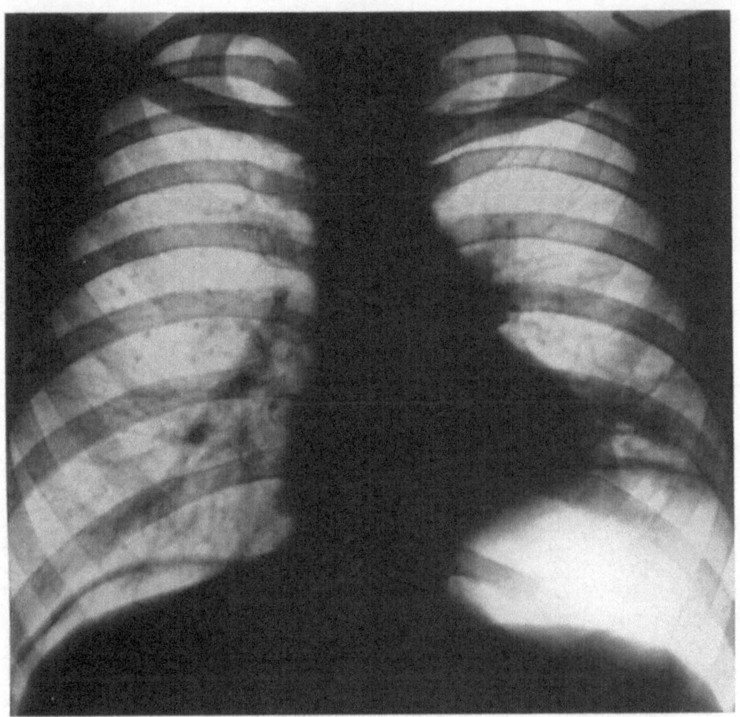

Abb. 93. Hochstand des gelähmten Zwerchfells links, 5 Monate nach Phrenicusexhairese

Torre). Erst nach längerer Zeit kann sich links eine vorn stärkere Wölbung und Konturerhöhung oberhalb der Magenblase einstellen. Wenn einzelne Partien des Zwerchfells nach der Phrenicusdurchtrennung Tonus und Beweglichkeit behalten, so handelt es sich um eine *dissoziierte Lähmung*, die praktisch immer durch Nichterfassung eines Nebenphrenicus bzw. von Nebenwurzeln bedingt ist. Infolge inkompletter Phrenicotomie kann auch die Hochstellung der ganzen Zwerchfellhälfte weniger ausgesprochen sein (Pseudoparese). Nach der Exhairese jedoch kann im allgemeinen eine gleichmäßige Beteiligung und Erschlaffung aller Muskelpartien des betreffenden Hemidiaphragma mit deutlichem Niveauunterschied gegenüber der gesunden Seite erwartet werden. Voll ausgebildet ist der Zwerchfellhochstand nach artefizieller Unterbrechung eines Phrenicus erst nach durchschnittlich $^1/_2$ Jahr (Schwatt), doch sind auch später noch manchmal extreme Höherstellungen zu verzeichnen.

Ein Beispiel für den Hochstand des paralytischen Zwerchfells nach Phrenicusexhairese gibt Abb. 93 wieder, wo 5 Monate nach der Operation die linke Zwerchfellhälfte gut handbreit höher getreten ist und im Pneumoperitoneum leicht pleuritisch verdickt erscheint. Im Fall der Abb. 94a und b ist nach einer Phrenicusexhairese rechts das Zwerchfell 10 Tage p.op. unter einem Pneumothorax noch kaum höher getreten, um nach 1 Monat im gleichzeitigen Pneumoperitoneum bereits die Endstellung erreicht zu haben, die dann mehrere Jahre lang eingehalten wurde. Auch ohne weitere operative Eingriffe erliegt das paralytische Hemidiaphragma schließlich einer weitgehenden Atrophie und erfährt eine Nachdehnung, die als „Spätrelaxation" bezeichnet werden kann.

Weniger protrahiert entwickelt sich der Zwerchfellhochstand bei einer Nervendegeneration infolge Einmauerung. Druck und Infiltration durch einen Tumor im Hals- oder Thoraxbereich. Derartige Zwerchfellähmungen sind außerordentlich häufig und werden

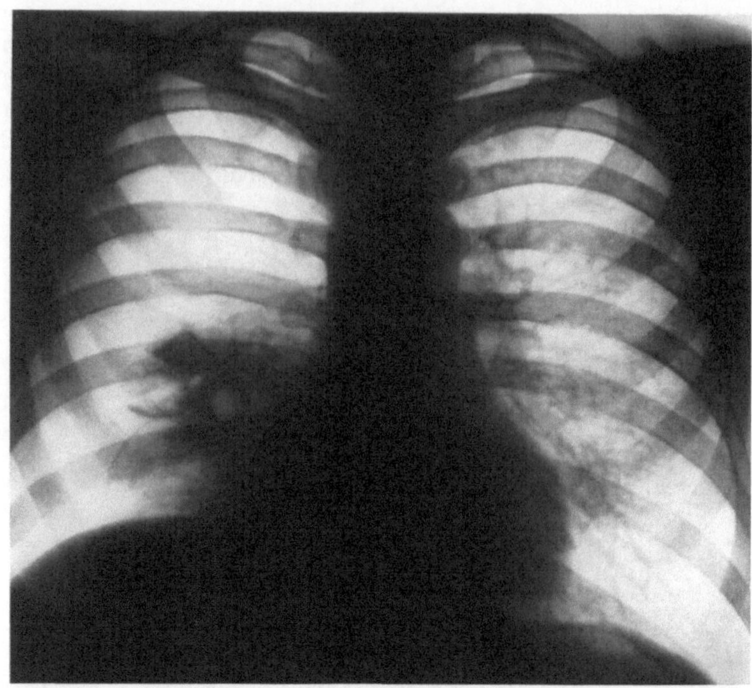

a

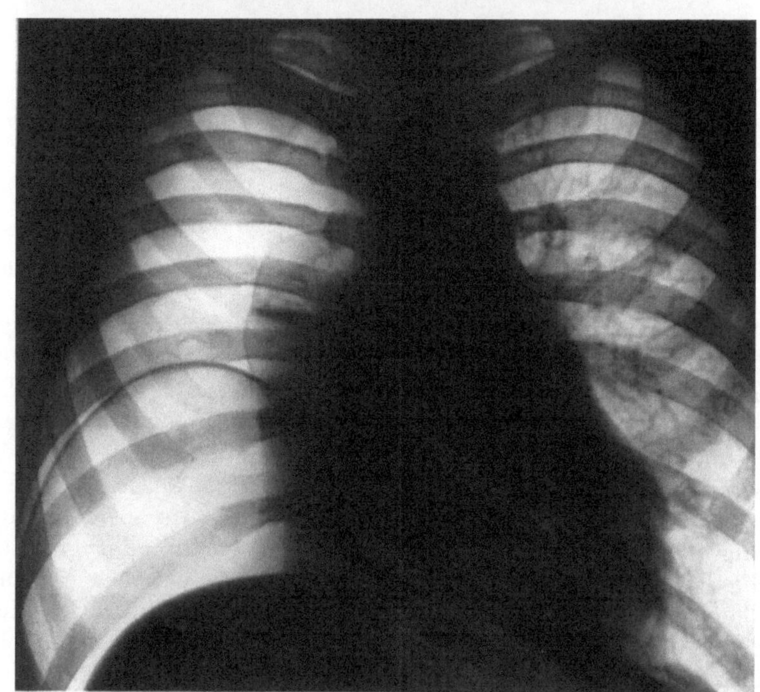

b

Abb. 94a u. b. Nur angedeuteter Zwerchfellhochstand rechts im Pneumothorax, 10 Tage nach Phrenicusexhairese (a). Endstellung bereits nach 1 Monat erreicht (b)

bei vielen Prozessen beobachtet. Die Tumoren des Mediastinum und des Lungenwurzelbereichs stehen dabei zahlenmäßig im Vordergrund; hier sind die verschiedenen Sarkome, Bronchialcarcinome, Lymphogranulome, sonstige Lymphome und Lymphknotenmetastasen, aber auch Aneurysmen und mediastinale Schwarten zu nennen. So hat SUESS unter 57 Fällen von „spontaner Zwerchfellähmung" 33mal ein Bronchialcarcinom und 11mal eine tuberkulöse Oberlappencirrhose als Ursache festgestellt und LOB u. Mitarb.

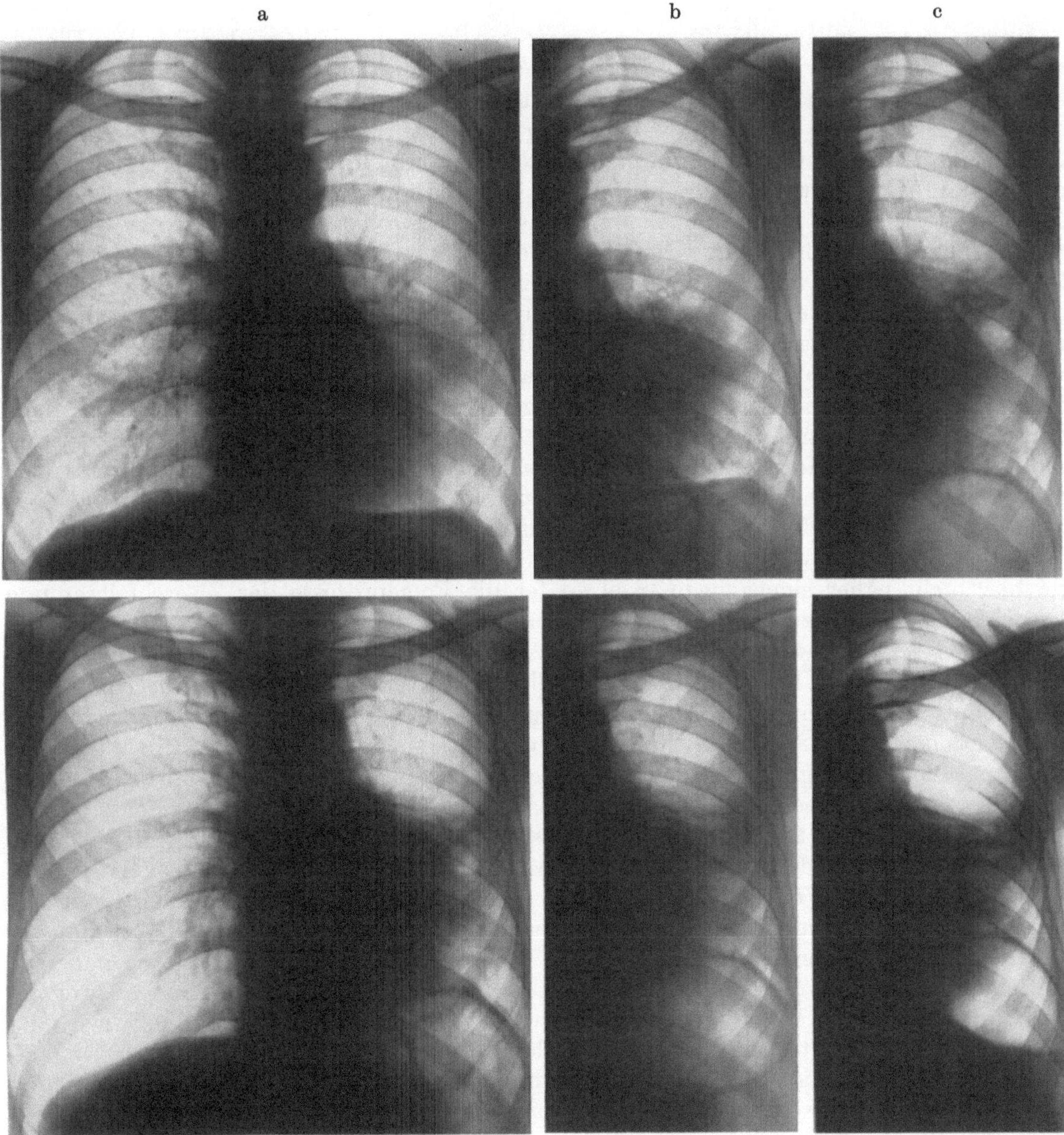

Abb. 95a—f. Entwicklung einer Zwerchfellparese und -paralyse innerhalb von 16 Monaten bei Bronchialcarcinom. Aufnahmen in vierteljährlichem Abstand

sowie VARPELA u. Mitarb. haben die relative Häufigkeit von Zwerchfellparalysen und „-relaxationen" bei der Lungentuberkulose betont. Extrathorakale Phrenicusschädigungen werden vorwiegend durch traumatische Läsionen bedingt, die vom Geburtstrauma bis zur Stich- und Schußverletzung im Halsgebiet reichen; aber auch cervicale Lymphknotentumoren verschiedener Genese und Strumen können eine Zwerchfellähmung zur Folge haben. Nach LENK ist bei den intrathorakalen Nervenalterationen die rechte Seite aus anatomischen Gründen häufiger betroffen; wir haben wie FELIX eine Seitendifferenz nicht feststellen können. Die alte Angabe, daß die Vergrößerung des linken Vorhofs bei Mitralfehlern imstande sei, durch Druck oder Überdrehung eine Schädigung des N. phrenicus mit anschließender Zwerchfellähmung hervorzurufen, ist eine Legende, die schon HITZENBERGER abgelehnt hat.

Ein typisches Beispiel für die Zwerchfellähmung durch ein hiläres Bronchialcarcinom zeigt Abb. 95a—f; sie ist besonders eindrucksvoll, weil sie die Entwicklung einer tumorbedingten Zwerchfellähmung über 16 Monate hin kontinuierlich wiedergibt. Die Einzelaufnahmen sind in vierteljährlichen Abständen angefertigt und zeigen, daß hier der Zwerchfellhochstand sich recht protrahiert steigert. Das bedeutet zweierlei: erstens hat sich hier die Paralyse langsam auf dem Weg über eine Parese entwickelt, und zweitens ist nach Eintritt der völligen Lähmung eine Nachdehnung und weitgehende Hochstellung des Zwerchfells erfolgt. Die Atemprüfungen, über die im folgenden noch eingehender zu sprechen ist, ergaben nämlich nach wenig mehr als 6 Monaten mit dem Nachweis einer paradoxen Zwerchfellbewegung links, daß die Lähmung schon verhältnismäßig früh funktionell komplett war. Es ist dies ein Beispiel dafür, daß mit zunehmender Muskelatrophie eine „Nachdehnung" des relaxierten Hemidiaphragma erfolgen kann, die mitunter erst nach noch längerer Zeit die Endstellung erreicht. Extradiaphragmale Faktoren, wie z.B. der Schrumpfungszug einer Lungenatelektase, können den Zwerchfellhochstand verstärken. Die letzten, hier nicht wiedergegebenen Aufnahmen unseres Beispiels nach einem weiteren halben Jahr zeigten jedoch mit einer Rechtsverlagerung des Herzens an, daß der erhebliche Hochstand des gedehnten Zwerchfells über der stark vergrößerten Magenblase trotz der hier entstandenen Lappenatelektase allein der atrophischen Erschlaffung zur Last gelegt werden mußte. Auf die Magenverlagerung und die Frage einer von der erweiterten Magenblase ausgeübten Druckdehnung am erschlafften Zwerchfell sei hier nicht näher eingegangen, weil später die Folgeprozesse der Zwerchfellähmung an den paraphrenischen Organen noch im Zusammenhang dargestellt werden.

Die *Bewegungsphänomene bei der Zwerchfellähmung* sind seit langem bekannt. Die Verschieblichkeit der betroffenen Zwerchfellhälfte ist stark verringert, durchaus nicht immer aufgehoben, und die Bewegungsrichtung ist oft bei ruhiger Atmung normal oder nicht merklich verändert. Die kymographischen Untersuchungen haben ergeben, daß eine echte paradoxe Bewegung bei der gewöhnlichen Atmung zumeist fehlt und es sich nur um eine zeitliche Versetzung der diaphragmalen Bewegungskurven im Vergleich zur gesunden Seite handelt (DAHM). Die inspiratorische Abwärtsbewegung setzt auf der kranken Seite später ein, und die Exspiration kann hier anfänglich beschleunigt sein (KIENBÖCK; DILLON). Nach dem Vorschlag DAHMs sollte man sich darauf beschränken, eine zeitliche Versetzung oder *Pseudoparadoxie* als Lähmungszeichen bei ruhiger Atmung zu konstatieren, statt von einem Nachhinken oder Vorauseilen der Bewegung zu sprechen. Die zeitliche Zuordnung der Zwerchfellbewegung zum Ende und Beginn der Rippenbewegung ist nämlich in solchen Fällen nicht möglich, weil das atonische Zwerchfell der Einwirkung so verschiedener Kräfte wie dem abdominellen Druck, dem Thoraxsog und der Rippenbewegung ausgesetzt ist. Bei langsamer Atmung ist die Dauer der Zwerchfellbewegung auf der kranken Seite kürzer; beim schnellen Atmungsablauf fehlt zumeist eine Seitendifferenz. Bei der tiefen Atmung tritt als charakteristisches Bewegungssymptom häufig eine echte Paradoxie zutage, wie Abb. 96 bei einem Zustand nach Phrenicusexhairese demonstriert; hier tritt inspiratorisch die Zwerchfellkuppe höher und senkt sich exspiratorisch. Die Amplitude der gegensinnigen Bewegung ist fast immer gegenüber der gesunden Seite herabgesetzt. Bei forcierter Atmung im Müllerschen Versuch (BITTORF und WELLMANN) wird die Paradoxie häufiger und deutlicher, und im Schnupfversuch ist sie auf der gelähmten Seite immer nachweisbar. Es kann als Grundsatz festgehalten werden, daß *nur dann eine komplette Zwerchfellähmung* vorliegt, wenn sich das Zwerchfell *zumindest beim Schnupfen paradox bewegt* (HITZENBERGER). Diese Funktionsprüfung ist außerordentlich empfindlich und liefert regelmäßig mit der Feststellung einer Paradoxie den Nachweis einer bestehenden Zwerchfellähmung, weil sie die beste Methode darstellt, eine hochgradige und plötzliche Verringerung des intrathorakalen Druckes herbeizuführen, durch die das Zwerchfell auch bei geringsten Graden der muskulären Schädigung „überrumpelt" und in den Thoraxraum angesogen wird.

Gleichzeitig mit der paradoxen Aufwärtsbewegung des gelähmten Zwerchfells erfolgt in den meisten Fällen ein inspiratorisches *Wandern der Mittelfellorgane* zur gesunden Seite. Auch dieses Phänomen kann im Einzelfall bei ruhiger und sogar bei tiefer Atmung fehlen, um beim Schnupfen jedoch in Erscheinung zu treten. Es läßt sich dadurch erklären, daß die durch Zwerchfellhochstand und paradoxe Bewegung eingeengte Thoraxseite den inspiratorischen Luftausgleich schneller vollzieht als die gesunde Seite, wo länger eine Druckminderung besteht. Diese Druckdifferenz zwischen der kranken und der zwerchfellgesunden Thoraxseite wird durch die Mediastinalwanderung „ausreguliert" (HOLZKNECHT; ASSMANN) — oder anders ausgedrückt, das gelähmte Zwerchfell wird über das Mediastinum vom gesunden, tieftretenden Zwerchfell der anderen Seite nach oben gezogen. Dazu sind noch mechanische Momente in Rechnung zu stellen, wie sie durch die

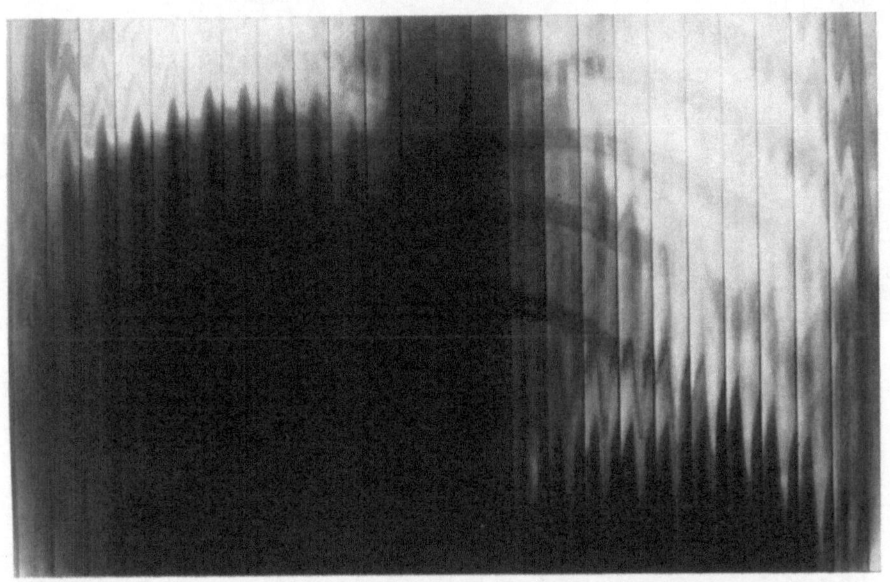

Abb. 96. Respiratorische Bewegungsparadoxie nach operativer Zwerchfellähmung rechts

paradoxe, inspiratorische Hochschleuderung des gelähmten Zwerchfells als Druckfolge gegeben sind (HITZENBERGER); auch eine Scher- oder Zugwirkung der gesunden Zwerchfellseite über das Centrum tendineum mittels des Herzens ist angenommen worden (LEENDERTZ); außerdem spielen vielleicht die Elastizitätsverhältnisse des Thorax eine Rolle, so daß z.B. beim starren Thorax des älteren Menschen die Mittelfellwanderung deutlicher in Erscheinung tritt (MORITZ). Neuerdings hat HEINE die ursächliche Bedeutung des inspiratorischen Sogs auf ein „Mißverhältnis zwischen dem Tracheallumen und der Summe der Bronchiallumina zugunsten der letzteren" zurückgeführt. Weitere Bewegungsstudien aus den letzten Jahren (LENZ u. Mitarb.; COLIN) haben die früheren Erfahrungen bestätigt.

Die inspiratorische Verlagerung des Herzens und der anderen Mediastinalorgane kann aber trotz sicherer Zwerchfellähmung erheblich beeinträchtigt sein oder auch umgekehrt in die Seite der gelähmten Zwerchfellhälfte erfolgen. Dies ist bei Phrenicusunterbrechung durch hilusnahe Lungen- oder Mediastinaltumoren nicht selten, weil hier die Bronchostenose eine inspiratorische Ansaugung der Mittelfellorgane auf die Tumorseite bedingt. Je nach dem Grad der Stenose der zwerchfellparalytischen Hochstellung, atonischen Nachgiebigkeit und paradoxen Schleuderung andererseits werden sich sehr verschiedene Bilder ergeben, was die Kombination der Bewegungssymptome der Zwerchfellähmung und der Bronchostenose im Einzelfall anbelangt. DAHM hat diese Verhältnisse kymographisch eingehend untersucht. Im Beispiel der Abb. 97a und b, wo bei einem großen hilusnahen Bronchialcarcinom die linke Zwerchfellhälfte gering hochgestellt ist und kleine paradoxe Bewegungsausschläge zeigt, erfolgt die Mittelfellwanderung inspiratorisch zur Tumorseite. Die Frage, ob die Bewegungsparadoxie, die hier in tiefer Atmung wie im Schnupfversuch deutlich zu erkennen ist, durch eine echte Zwerchfellähmung zustande kommt oder auf einer Ansaugung infolge der Bronchostenose beruht, kann aus den Röntgenzeichen allein nicht sicher entschieden werden und wurde erst mit dem autoptischen Nachweis einer Zwerchfellatrophie links zugunsten der tumorösen Phrenicusschädigung geklärt. In der Abb. 97a und b findet sich in allen Atemproben eine echte Paradoxie, die nur durch herzsystolische Einflüsse überlagert ist und daher relativ eindeutig für die Phrenicuslähmung spricht. Es gibt jedoch Fälle, in denen ein Mehrtaktrhythmus auf der Tumorseite besteht und die Feststellung einer gleichzeitigen Zwerchfellähmung sehr viel schwieriger ist. DAHM hat gezeigt, daß in solchen Tumorfällen der Befund eines diaphragmalen Mehrtaktrhythmus mit

a

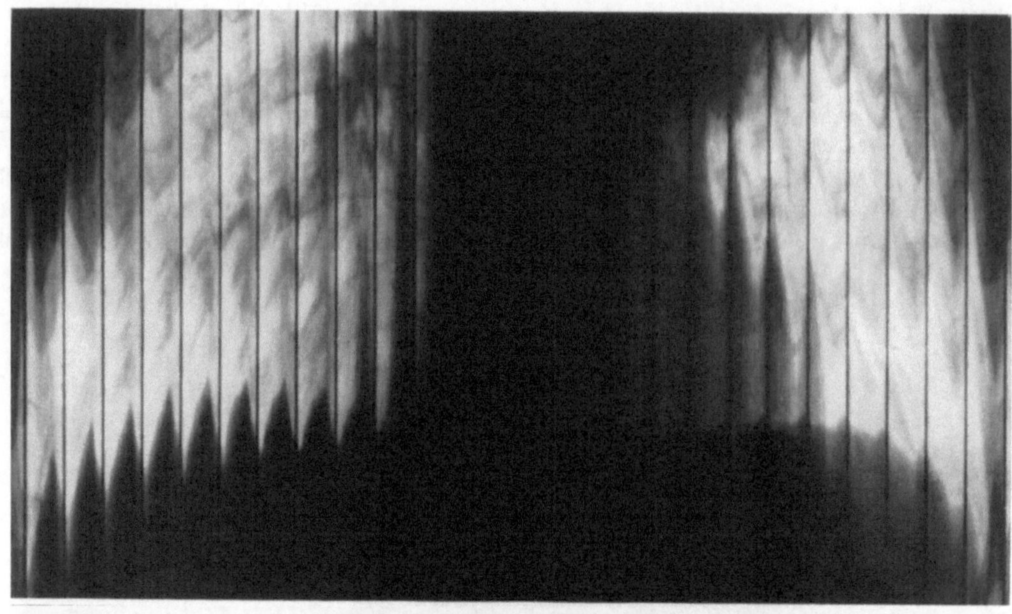

b

Abb. 97a u. b. Geringer Hochstand und Bewegungsparadoxie der linken Zwerchfellhälfte im Atmungs- und Schnupfkymogramm bei hilärem Bronchial-Carcinom. Infolge Bronchostenose inspiratorische Mittelfellwanderung zur Seite der Zwerchfellähmung

gleichzeitigem Mittelfellwandern in die Tumorseite während der Dauer der normalsinnigen Bewegung beider Zwerchfellhälften auf eine Bronchostenose zurückzuführen ist, während echte komplette Zwerchfellähmungen einen derartigen Mehrtaktrhythmus vermissen lassen. Diese Beziehungen sind also recht verwickelt, und die Symptome der Zwerchfellparalyse und der Bronchostenose überschneiden sich in oft nicht endgültig differenzierbarer Weise.

Gegenüber den häufigen Zwerchfellähmungen nach peripherer Phrenicusschädigung galten bisher Paralysen durch anatomisch höher gelegene Alterationen der Zwerchfellinnervation für selten. *Radiculäre Zwerchfellähmungen* waren nur für Einzelfälle von cervicaler Spondylitis (Simon-Aprath; Mees) und von Halsrippe (Constantin u. Pélissier) bekannt, wobei es sich öfter um partielle als um hemidiaphragmale Paralysen handelte; klinisch können sie mit Sensibilitätsstörungen, Muskelatrophien u.ä. verbunden sein (s. Spühler). Altbekannt ist die Kombination einer Plexuslähmung vom Erbschen Typ mit einer Zwerchfellparalyse auf geburtstraumatischer Grundlage. Grzan (wie später Ramsauer; Haubrich) hat die viel größere Häufigkeit von Zwerchfellparalysen und -paresen bei osteochondrotischen Knochenprozessen der mittleren und unteren Halswirbelsäule, also im Phrenicuswurzelgebiet, wahrscheinlich gemacht.

Röntgenologisch handelt es sich bei diesen radiculären, cervicalen Störungen um hemidiaphragmale oder partielle Zwerchfellähmungen, paretischen oder paralytischen Charakters, die nach Belieben auch „Relaxationen“ zu nennen sind, wenn sie lange bestehen und das Zwerchfell bei völligem Kontraktilitätsverlust stark hochstellen. Der

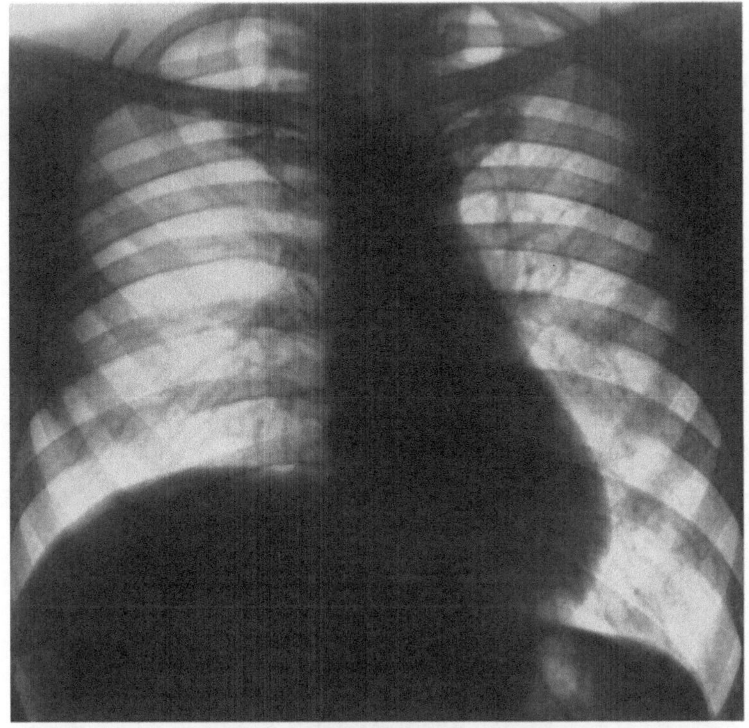

a

b

Abb. 98a u. b. Zwerchfellähmung rechts mit Hochstand (a), Paradoxie und Mittelfellwanderung zur Gegenseite im Schnupfversuch (b)

pathogenetische Zusammenhang mit einer cervicalen Osteochondrose sollte jedoch erst nach Ausschluß aller anderen, besonders infektiöser und tumoröser Ursachen angenommen werden. Zwei eigene Beobachtungen von funktionell sicheren, hemidiaphragmalen Paralysen seien unter diesem Aspekt wiedergegeben.

Im Fall der Abb. 98a und b ergab sich anamnestisch (Vergiftung), klinisch und röntgenologisch kein Hinweis für eine periphere Phrenicusschädigung. Der deutliche Hochstand des ganzen rechten Hemidiaphragma (Abb. 98a) ist im Schnupfversuch mit einer paradoxen Bewegung und mit einer Mittelfellwanderung zur anderen Seite hin verbunden, wodurch er sich als paralytische Erschlaffung erweist. Die Aufnahmen der Halswirbelsäule zeigen eine osteochondrotische Einengung und Deformation der unteren intervertebralen Nervenaustrittslöcher, die auf der rechten Seite bis C 4, links bis C 3 hinaufreicht (Abb. 98c und d); die Osteochondrose ist auf der diaphragmal unauffälligen Seite also stärker ausgeprägt. Im anderen Beispiel mit im übrigen gleichermaßen negativem anamnestisch-klinischem Bild ist der Zwerchfellhochstand rechts noch deutlicher (Abb. 99a und b). Hier fand sich die osteochondrotische Einengung der intervertebralen Foramina stärker seitendifferent; rechts betrifft der Knochenprozeß alle Nervenaustrittsstellen von C 4 ab. Daß wiederum eine echte Zwerchfelllähmung vorliegt, beweisen die Atmungsversuche: bei tiefer Atmung ist rechts nur die Amplitude verringert, die Bewegungsrichtung normalsinnig; im Schnupfversuch tritt eine echte Paradoxie rechts zutage (Abb. 99b).

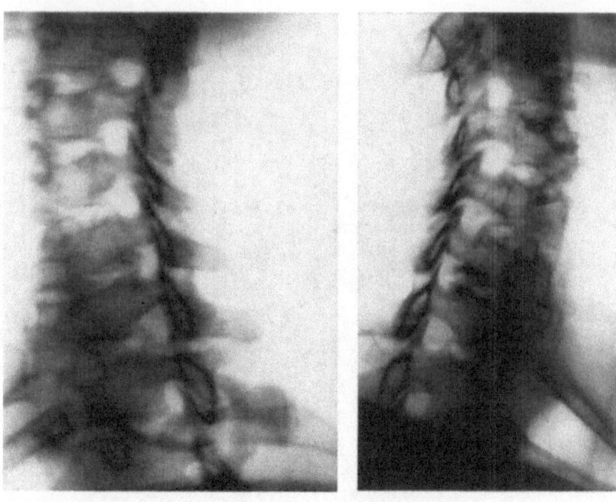

Abb. 98c u. d. Gleicher Fall. Osteochondrose der Halswirbelsäule, links stärker ausgeprägt

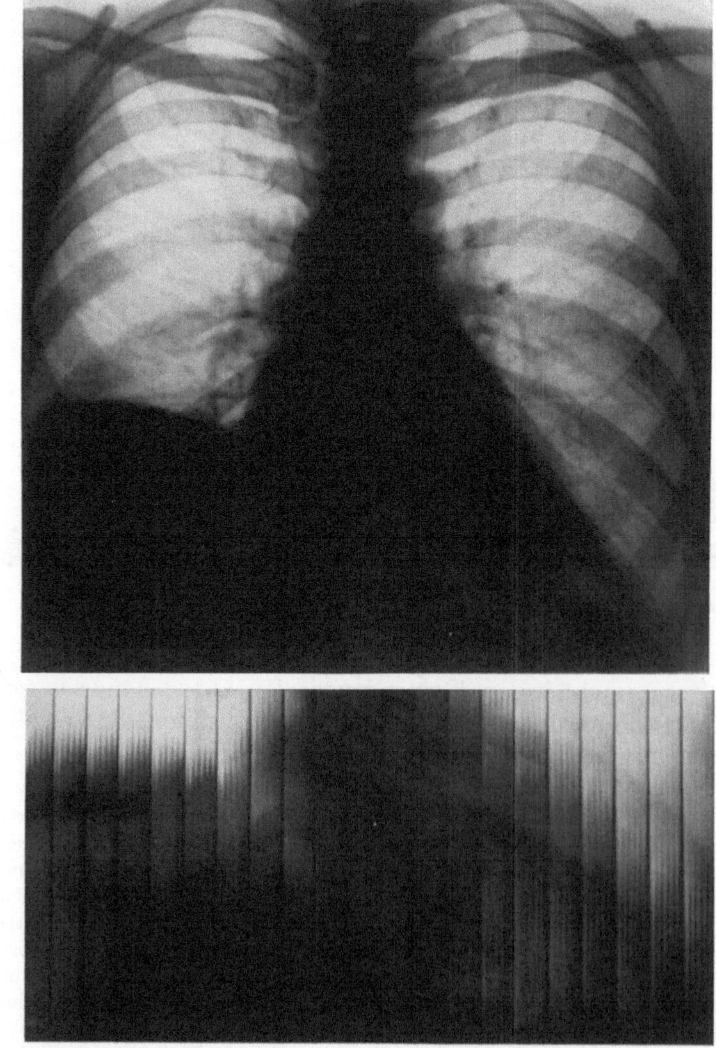

Abb. 99a u. b. Zwerchfellähmung rechts mit Paradoxie im Schnupfkymogramm (b; rechts 5, links 4 exspiratorische Zacken), wahrscheinlich radiculär

Es liegt auf der Hand, daß die Röntgenbefunde an der Halswirbelsäule in solchen Fällen nicht immer eine eindeutig stärkere und segmental „passende" Veränderung an den Zwischenwirbellöchern der diapragmal erkrankten Seite aufdecken können. Ein geringer Knochenbefund kann in einem Fall einer stärkeren Kompression entsprechen als ein auffälligerer Knochenbefund in einem anderen Fall: das Beispiel der Abb. 98 zeigt die Osteochondrose auf der Seite der Zwerchfellähmung geringer als auf der Gegenseite. Die diaphragmalen Zeichen der radiculären Phrenicusschädigung gehen mit anderen Worten dem Umfang der sichtbaren osteochondrotischen Wirbelsäulenprozesse keineswegs immer parallel. GRZAN hat in diesem Zusammenhang darauf hingewiesen, daß die Wurzelbezüge beider Seiten in ihrer Höhe häufig differieren, und daß andererseits röntgenologische Veränderungen an der mittleren und unteren Halswirbelsäule vor allem dann nicht unbedingt einer Wurzelkompression gleichgesetzt werden dürfen, wenn sonstige klinische Wurzelsymptome fehlen. Dazu kommt, daß die Osteochondrose vorwiegend im höheren Alter auftritt, wo eine emphysembedingte Zwerchfellatrophie ohnedies nicht selten ist. Im Einzelfall bleibt also der Befund einer Osteochondrose der Halswirbelsäule für die Pathogenese der Zwerchfellähmung problematisch und sollte nur mit genügender Skepsis interpretiert werden. Trotz dieser Einschränkungen darf angenommen werden, daß derartige radiculäre, halbseitige Zwerchfellparalysen und -paresen vorkommen und tatsächlich in kausaler Beziehung zu den erörterten Knochenveränderungen im Cervicalbereich stehen können. Die notwendige Überprüfung dieser Befunde von pathologisch-anatomischer Seite steht zwar noch aus, doch sprechen analoge Befunde nach Rhizotomie (ROHR u. LENZ) durchaus für den erörterten Zusammenhang.

Die Frage, ob es sich im Einzelfall dabei um eine „wirkliche" Paralyse der jeweils im ganzen betroffenen Zwerchfellhälfte oder nur um eine Parese mit Erhaltung einer gewissen Kontraktilität handelt, könnte für solche Beobachtungen erhoben werden, die einen nur mäßigen Hochstand oder einen im Schnupfversuch nur angedeuteten pathologischen Atmungsablauf zeigen; sie berührt das Problem der Charakteristik der Zwerchfellparese im Unterschied zur kompletten Lähmung und wird uns noch zu beschäftigen haben. GRZAN spricht von Paralysen nur bei seinen fünf Fällen von linksseitigen, hemidiaphragmalen „Relaxationen" bei Osteochondrose, denen unsere rechtsseitigen Beispiele radiculärer Halbseitenlähmung des Zwerchfells entsprechen; seine häufigeren Befunde von partiellen bzw. circumscripten Zwerchfellhochständen aber bezeichnet er als Paresen. Diese Unterscheidung basiert also auf dem lokalen Umfang der Lähmung am muskulären Erfolgsorgan der radiculären Schädigung. Mit größerem Recht kann die Parese jedoch als inkomplette Lähmung einer ganzen Zwerchfellhälfte mit nur graduellem Unterschied zur hemidiaphragmalen Paralyse definiert werden. Das führt konsequenterweise dazu, nicht nur bei der Lähmung einer ganzen Zwerchfellhälfte eine einseitige Parese und eine einseitige Paralyse zu unterscheiden, sondern auch bei lokal umschriebenen Relaxationen nach partieller Parese und partieller Paralyse zu trennen. Dies wird sich kaum in allen Fällen eindeutig ermöglichen lassen, ist aber im Hinblick auf eine exakte Begriffsbestimmung notwendig. Einzelbeispiele auch bei anderen Lähmungsursachen werden diese Anschauung noch belegen.

Als Ursache von *spinalen Zwerchfellähmungen* sind Verletzungen der Halswirbelsäule, Frakturen und Luxationen gelegentlich beschrieben worden; auch destruktive Prozesse wie die Caries und metastatische Knochentumoren können zur Halsmarkkompression mit nachfolgender Zwerchfellähmung führen. Blutungen ins cervicale Rückenmark (NORRIS), die Syringomyelie (BURKHART), meningitisch-luische Prozesse (HITZENBERGER) und eine disseminierte Myelitis (BARDENHOFER) können als weitere seltene Ursachen betrachtet werden. Daß auch die Poliomyelitis mitunter den Phrenicus ausschaltet, ist seit langem bekannt (KRAUS; EPPINGER; HITZENBERGER), wenn auch der Befall der Bauchdecken und der intercostalen Atemmuskulatur ungleich häufiger ist (ED. MÜLLER; PETTE). In neuerer Zeit haben JACOBSON u. Mitarb. an einem großen Untersuchungsmaterial 53 Fälle mit pulmonalen Begleitprozessen analysiert und dabei eine Zwerchfellähmung 39mal, eine Intercostalmuskellähmung 41mal festgestellt; für wenigstens einen Teil dieser Fälle mit Zwerchfellähmung muß jedoch dahingestellt bleiben, ob nicht eine „direkte", entzündlich-muskuläre diaphragmale Störung vorlag. Unter den 1235 Fällen einer jüngeren Epidemie fanden sich 333mal schwerste Respirationsstörungen; darunter gab es 72 beidseitige, 39 rechtsseitige und 20 linksseitige Zwerchfellparalysen (LASSEN); von den 52 nachuntersuchten Kranken zeigten 4 rechts, 2 links und 1 beiderseits eine bleibende

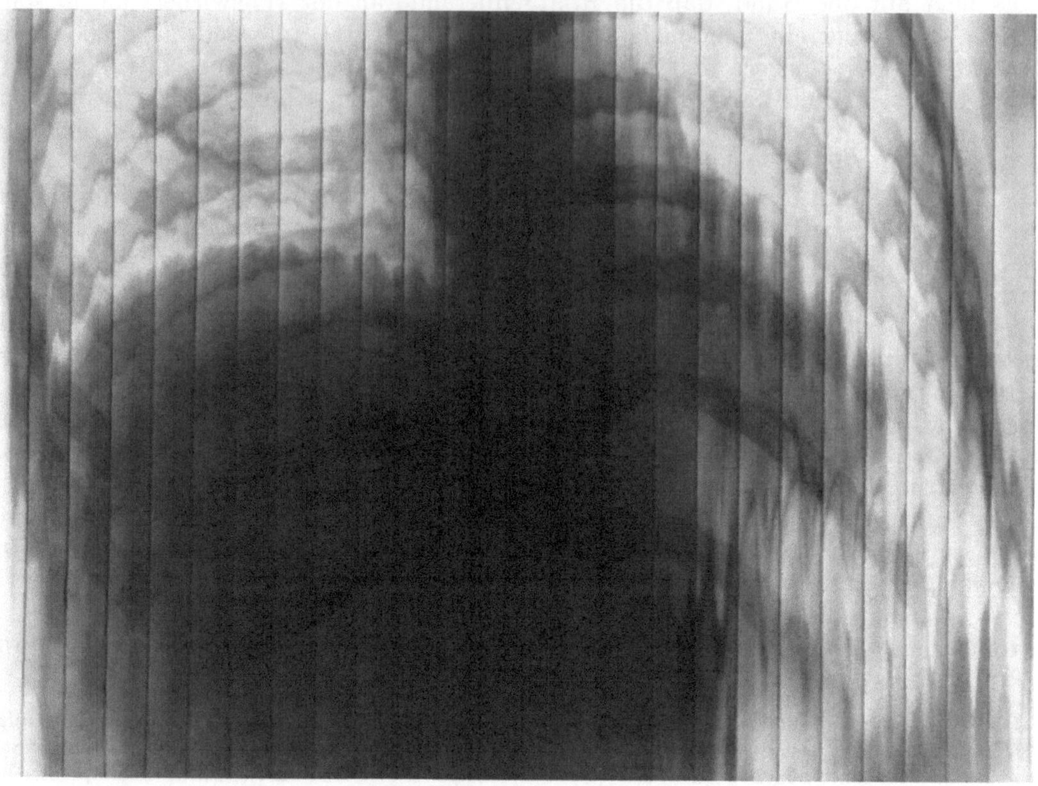

Abb. 100. Zwerchfellähmung rechts, 1 Jahr nach Poliomyelitis. Paradoxe Atmung lateral, pseudoparadoxe Bewegung medial rechts

Lähmung, während alle andere Paralysen und Paresen sich wieder restituiert hatten (Sötrup).

Bei der *poliomyelitischen Zwerchfellähmung* handelt es sich meist um Paresen oder um circumscripte bzw. partielle Paralysen, wofür später entsprechende Beispiele angeführt werden; doppelseitige Lähmungen sind mit dem Leben nicht vereinbar. Daß auch echte diaphragmale Halbseitenparalysen vorkommen, belegt ein eigener Fall. 1 Jahr nach der Erkrankung an Poliomyelitis ist hier die rechte Zwerchfellhälfte handbreit höher gestellt und ihre Bewegungsamplitude stark verringert. Die Kymogramme bei tiefer Atmung (Abb. 100) ergeben an den lateralen und ventralen Abschnitten der rechten Zwerchfellhälfte echte paradoxe, an den medialen und dorsalen Abschnitten pseudoparadoxe Bewegungen. Könnte dieser Befund auch einer Parese entsprechen bzw. einen Grenzfall darstellen, so bewies die Untersuchung nach 1 Jahr, daß unterdes mit einer erheblichen Zunahme des Zwerchfellhochstandes und paradoxer Bewegung der ganzen rechten Seite auch bei der Durchleuchtung die Zeichen der echten Lähmung deutlich ausgeprägt waren.

Zentrale Zwerchfellähmungen sind bisher nicht sicher nachgewiesen. Der Fall von Harvier mit einer linksseitigen Zwerchfellparalyse, die 17 Jahre nach der Erkrankung an einer epidemischen Encephalitis und im Anschluß an zwischenzeitlich entstandene andere linksseitige Muskellähmungen auftrat, stellt eine Rarität dar. Ergänzend sei vermerkt, daß *toxische Lähmungen* des Zwerchfells früher häufiger beobachtet wurden (Blei-, Alkohol-, Ammoniakvergiftungen). Heute gehört eine alkoholische Phrenicusneuritis mit Zwerchfelllähmung wie der Fall von Abb. 101a und b zu den Raritäten. Die toxischen Lähmungen führen wie die infektiösen Neuritiden des Phrenicus — infolge Masern, Typhus, Diphtherie, Rheumatismus, Tuberkulose (Reed u. Norden) — meist zu einer verhältnismäßig rasch ausgebildeten und vorwiegend degenerativen Atrophie der betroffenen Zwerchfellhälfte, sind mitunter aber auch reversibel; so sind Rückbildung postdiphtherischer Zwerchfellähmungen von Bennholdt-Thomsen und von Knapp mitgeteilt worden. Zwerchfellparalysen durch direkte diaphragmale Muskelkrankheiten bei intaktem Phrenicus sind bei der Dystrophia myotonica (Caughey und Gray) und bei der progressiven Muskelatrophie (Hitzenberger) beschrieben worden. Sie fallen gegenüber denjenigen direkten oder muskulären Zwerchfellähmungen nicht ins Gewicht, die bei Entzündungen von

Nachbarorganen, vor allem der Pleura und des Peritoneum (STOCKES), durch eine Diaphragmatitis entstehen oder durch eine totale nachentzündliche Anheftung des hochgestellten Zwerchfells an die Rumpfwand mit konsekutiver Inaktivitätsatrophie bedingt sind. Die Existenz einer echten traumatischen Zwerchfellparalyse nach Rumpfwandkontusion ist sehr zweifelhaft (WOOD u. WOOD; CHRISTENSEN; DICKMANS u. Mitarb.), während traumatische Paresen gesichert sind (HAUBRICH).

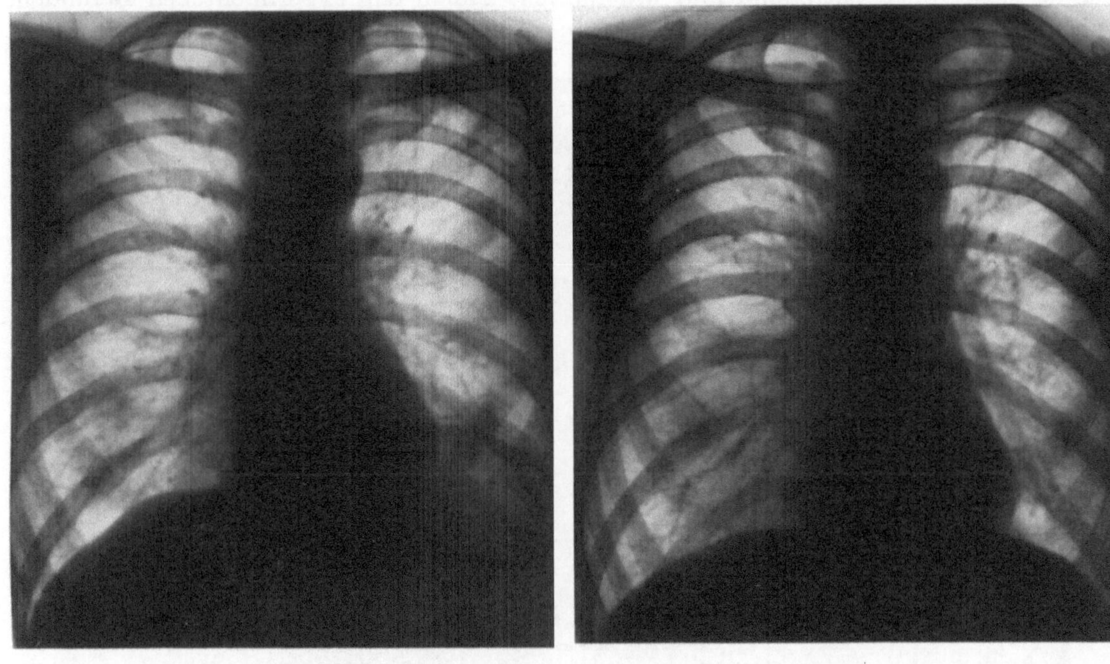

a b

Abb. 101 a u. b. Alkoholische Phrenicusneuritis links mit Zwerchfellähmung (a), Restitution nach 16 Monaten (b)

2. Zwerchfellparese

Die Frage, ob zum Unterschied von den bisher dargestellten Paralysen des Zwerchfells röntgenologisch auch Paresen erkannt werden können, ist früher negativ beantwortet worden. HITZENBERGER hat als „theoretisch konstruierte Symptome einer Zwerchfellparese" von einem geringen Hochstand, Nachschleppen bei der Respiration und Andeutung von paradoxer Bewegung im Schnupfversuch gesprochen, diese Symptomatologie aber nicht ein einziges Mal vorgefunden — sicherlich deshalb, weil er mittels der Durchleuchtung allein eine feinere Analyse der Bewegungsabweichungen, wie sie im Kymogramm möglich ist, nicht betreiben konnte. DAHM fügt hinzu, daß es beim Fehlen eines klinisch oder röntgenologisch signifikanten Unterschiedes in der Symptomatologie nicht möglich sein dürfte, graduelle Differenzen nur funktioneller Abweichungen zum Kriterium einer Unterscheidung zu machen. Diese *negative Anschauung* kann *nicht mehr aufrecht erhalten werden*, wie HAUBRICH nachgewiesen hat und LENZ u. Mitarb. bestätigt haben.

Bei der artefiziellen temporären Phrenicusausschaltung durch Vereisung z.B. sind von BALDERRY kurzdauernde und graduell geringe Einschränkungen der Zwerchfellbewegung beobachtet worden, die nur als Paresen bezeichnet werden können; CASSINIS u. Mitarb. haben sogar in mehreren Fällen 1 Jahr nach der Phrenicusexhairese am gelähmten Zwerchfell wieder eine normale Bewegung beobachten können und den Operationseffekt daher als Parese bezeichnet. ALTSCHUL hat von einem „Diaphragma molle" bei Fällen von temporärer Relaxation des Zwerchfells infolge Druckes infiltrierter Lymphknoten auf den Phrenicus gesprochen. Passagere Bewegungsminderungen mit geringem Zwerchfellhochstand werden auch bei entzündlichen paraphrenischen Prozessen häufig beobachtet; nach der Art der Bewegungsänderung kann es sich dabei nicht nur um reflektorische Ruhig- oder Schonstellungen handeln, sondern es müssen mitunter auch Paresen vorliegen. Und schließlich entstehen die kompletten Zwerchfellähmungen durch tumoröse Kompression im Hals- oder Thoraxbereich des N. phrenicus oft genug auf dem Weg über eine graduell geringere und röntgenologisch weniger auffällige Bewegungsstörung und Hochstellung, die nur als Paresen aufgefaßt werden können (vgl. Abb. 95), obschon HITZENBERGER annahm, daß alle diese Drucklähmungen sofort komplett seien. Das ist sicher nicht zutreffend und widerspricht zudem den experimentellen Befunden, welche die Entwicklung von Lähmungen an anderen peripheren Nerven betreffen.

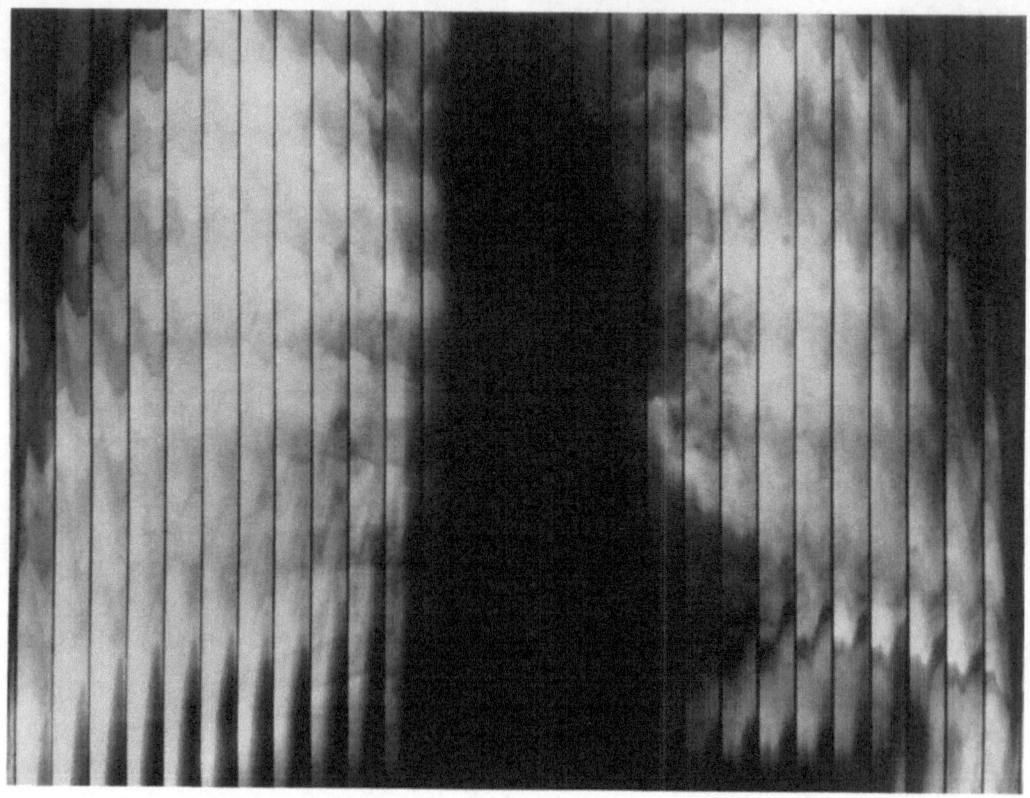

Abb. 102. Zwerchfellparese (Hochstand, kleine Amplitude, zeitlich versetzte Bewegungszacken links) bei Bronchial-Carcinom

GASSER und ERLANGER haben nachgewiesen, daß die dickeren Nervenfasern leichter einer Kompression erliegen als die dünnen Fasern (im Kälteversuch ist es umgekehrt); da der Phrenicus verschieden dicke Fasern aufweist, wird er bei einer Tumorkompression schon deshalb nicht schlagartig in allen Faseranteilen ausgeschaltet werden. Wird der Nerv in die Tumormasse „eingebacken", so kann er tumorös infiltriert und so zerstört werden, daß er im Geschwulstgewebe nicht mehr auffindbar ist; die Kontinuität kann in anderen Fällen unter Verschmälerung durchaus erhalten bleiben, wobei die funktionelle Integrität einzelner oder zahlreicher Fasern unterstellt werden kann. Schließlich kann auf die nicht seltenen Beobachtungen verwiesen werden, wo unter der Bestrahlung oder nach der Operation eines komprimierenden Lungen- oder Mediastinaltumors sich die Zeichen einer Zwerchfellähmung teilweise oder ganz zurückbilden oder die Entwicklung einer kompletten Zwerchfellparalyse trotz bereits bestehender geringer diaphragmaler Stellungs- und Bewegungsabweichungen (Parese) für längere Zeit hinausgezögert wird. In all diesen Fällen erscheint es nicht angängig, eine komplette Lähmung anzunehmen. Wenn auch experimentell die Erzeugung einer Phrenicusparese nicht gelungen ist — HITZENBERGER vermerkt mit Recht, daß die Versuche von FELIX in dieser Frage verfehlt sind, weil nach sukzessiver Durchtrennung der einzelnen Phrenicuswurzeln nicht eine hemidiaphragmale Parese, sondern nur eine komplette Lähmung umschriebener Teile des Zwerchfells erwartet werden darf —, so kann doch klinisch wie röntgenologisch recht oft von einer Halbseitenparese gesprochen werden.

Die *Röntgensemiologie* der *einseitigen Zwerchfellparese* entspricht sehr genau dem zitierten theoretischen Postulat von HITZENBERGER. So zeigt Abb. 102 bei einem Fall von Bronchialcarcinom links mit Mediastinalmetastasen einen geringen Zwerchfellhochstand mit verkleinerter Amplitude und zeitlich versetzter Bewegung. Beide Bewegungsanomalien betreffen die linke Zwerchfellhälfte gleichmäßig; die im Kymogramm außer-

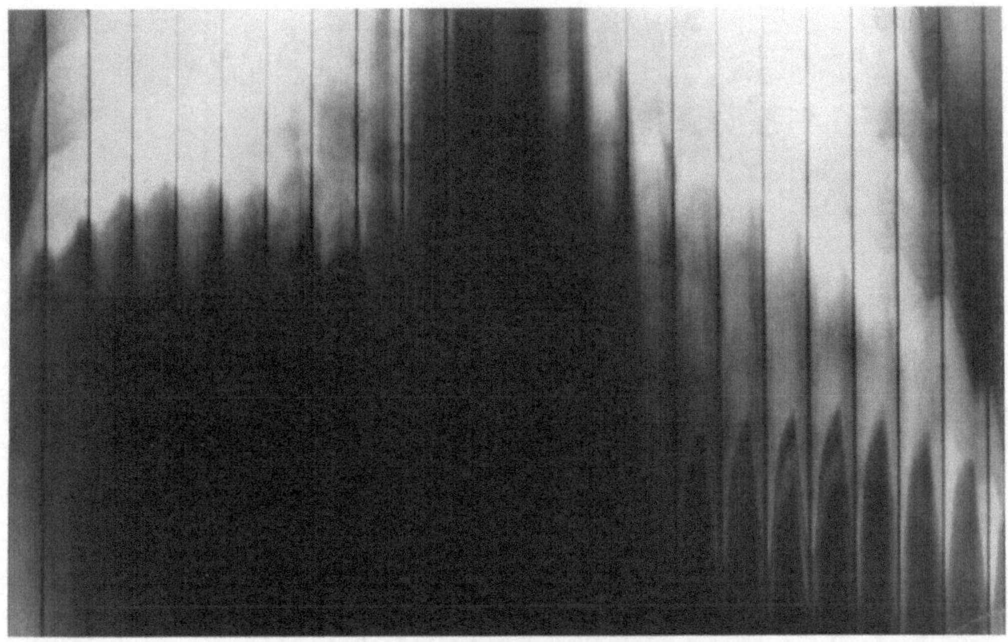

Abb. 103. Zwerchfellparese rechts bei Hilustumor

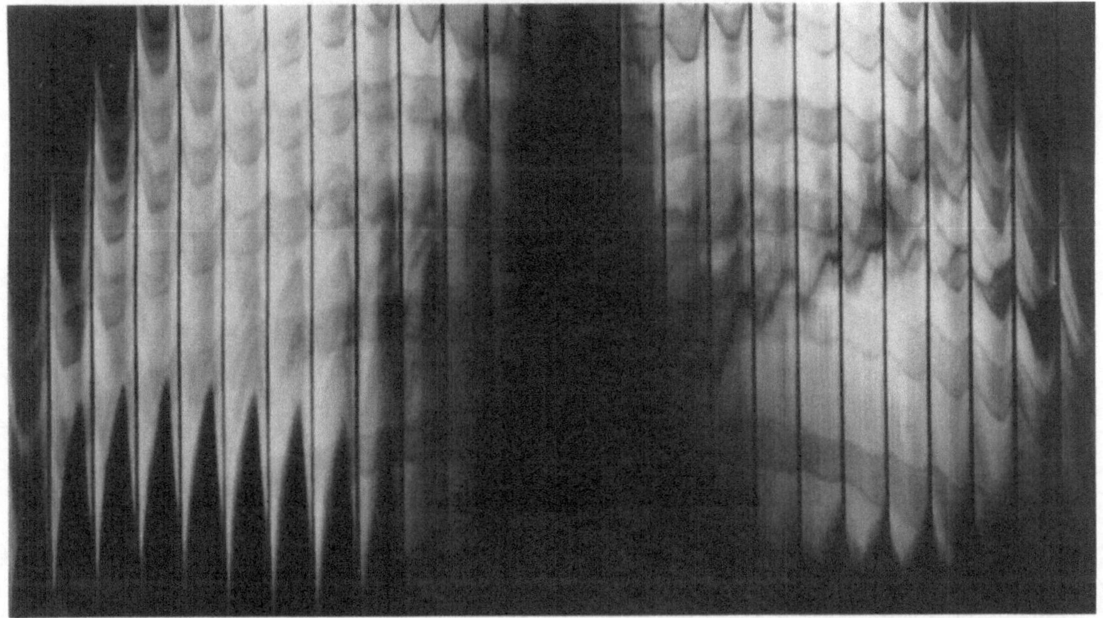

Abb. 104. Zwerchfellparese bei pleuroperikardialer Mediastinalschwiele (Hochstand, verkleinerte und zeitlich versetzte Bewegung links)

dem noch erkennbare Plattenatelektase in der linken Lungenbasis stellt ein weiteres Zeichen der diaphragmalen Bewegungsstörung dar. Bei dem rechtsseitigen Hilustumor der Abb. 103 — gleichfalls ohne Symptome einer Bronchostenose — ist das Zwerchfell rechts höher gestellt und seine Bewegungsausschläge sind verkleinert; der Bewegungsablauf ist gering versetzt, da sich in beiden Atemphasen eine initiale Paradoxie andeutet. Die paretische Erschlaffung drückt sich außerdem in einer herzsystolischen Zackenüberlagerung aus, und schließlich kann die deutliche inspiratorische Mittelfellwanderung zur gesunden Seite hier als weiteres Lähmungszeichen gewertet werden.

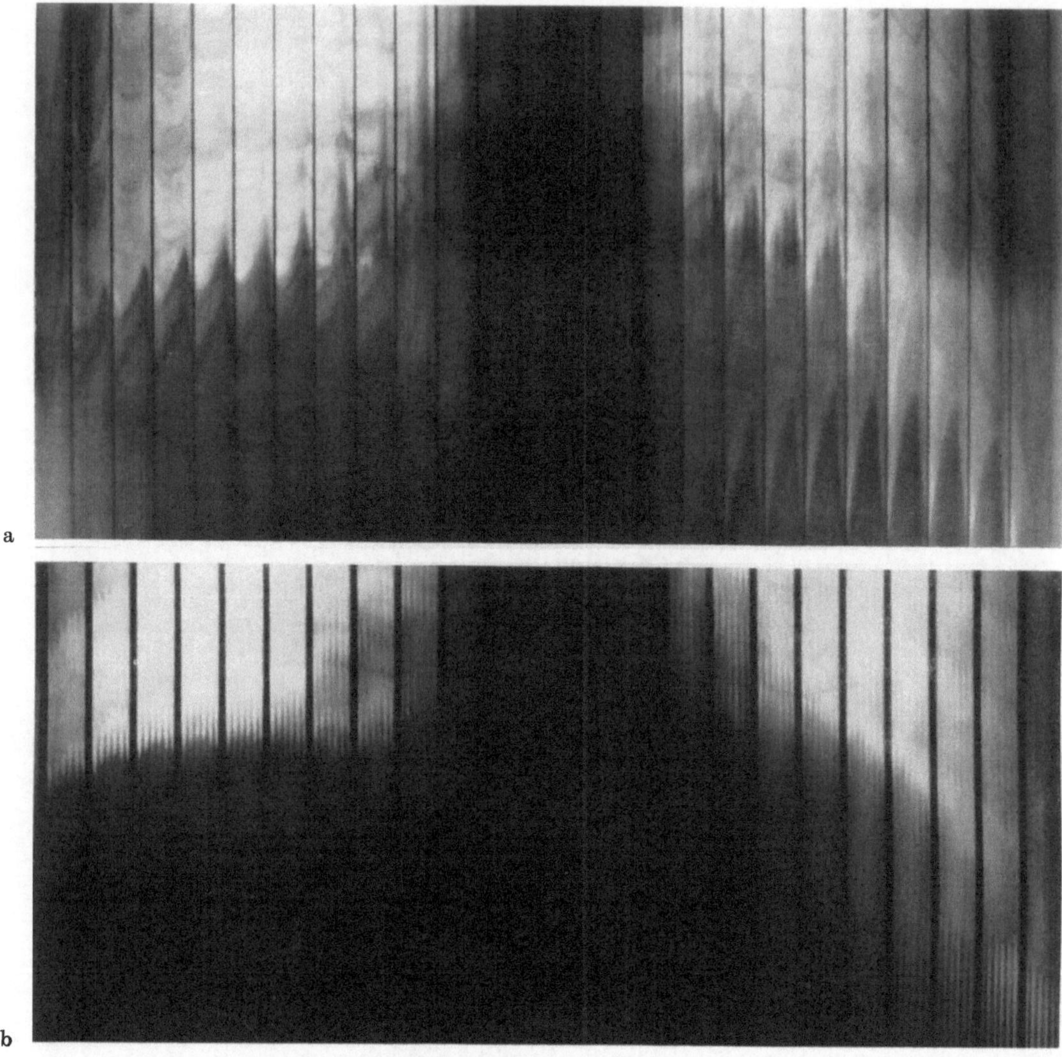

Abb. 105a u. b. Rechtsseitige Zwerchfellparese nach schwerer Rumpfkontusion (s. Text)

Eine Zwerchfellparese nach inkompletter Perikardektomie eines Panzerherzens liegt im nächsten Fall vor, der als Beispiel für die Phrenicusschädigungen durch den Zug einer pleuroperikardialen Mediastinalverschwartung wiedergegeben wird; eine direkte operative Phrenicusläsion kann in ähnlichen Fällen naturgemäß nicht immer ausgeschlossen werden. Hier ist das Zwerchfell links mehr als handbreit höhergestellt, seine Atemamplitude ist verkleinert. Die Analyse der zugehörigen Kymogramme (Abb. 104) ergibt außerdem eine zeitliche Versetzung der Zwerchfellatmung auf der paretischen Seite dergestalt, daß wiederum zu Beginn der Inspiration und der Exspiration eine kurze paradoxe Gegenbewegung erfolgt. Da eine adhäsive Zwerchfellfixation hier fehlt, kann diese Bewegungsanomalie nur mit einer inkompletten Lähmung der ganzen linken Zwerchfellhälfte (Pseudoparadoxie) erklärt werden. Derartige Befunde sind nach traumatischer oder exsudativer Mediastinalverschwielung nicht selten und immer dann auf eine Phrenicusalteration zu beziehen, wenn costopleurale Zwerchfellverschwartungen fehlen.

Für eine Parese typisch ist auch der folgende Fall, bei dem es sich um einen Zustand nach schwerer Kontusion der rechten Rumpfseite handelt. Die rechte Zwerchfellhälfte ist hochgestellt und erscheint weniger gewölbt. Bei forcierter Atmung ist ihre Amplitude stark verringert und das Mittelfell wandert zur gesunden Seite (Abb. 105a). Sprechen diese Zeichen bereits für eine Zwerchfellähmung, so wird die Diagnose der traumatischen Parese gesichert durch das Schnupfkymogramm (105b). Beiderseits sind fünf Exspirationszacken sichtbar, die jedoch rechts nicht nur kleiner, sondern auch stark versetzt, fast paradox gegenüber der linken

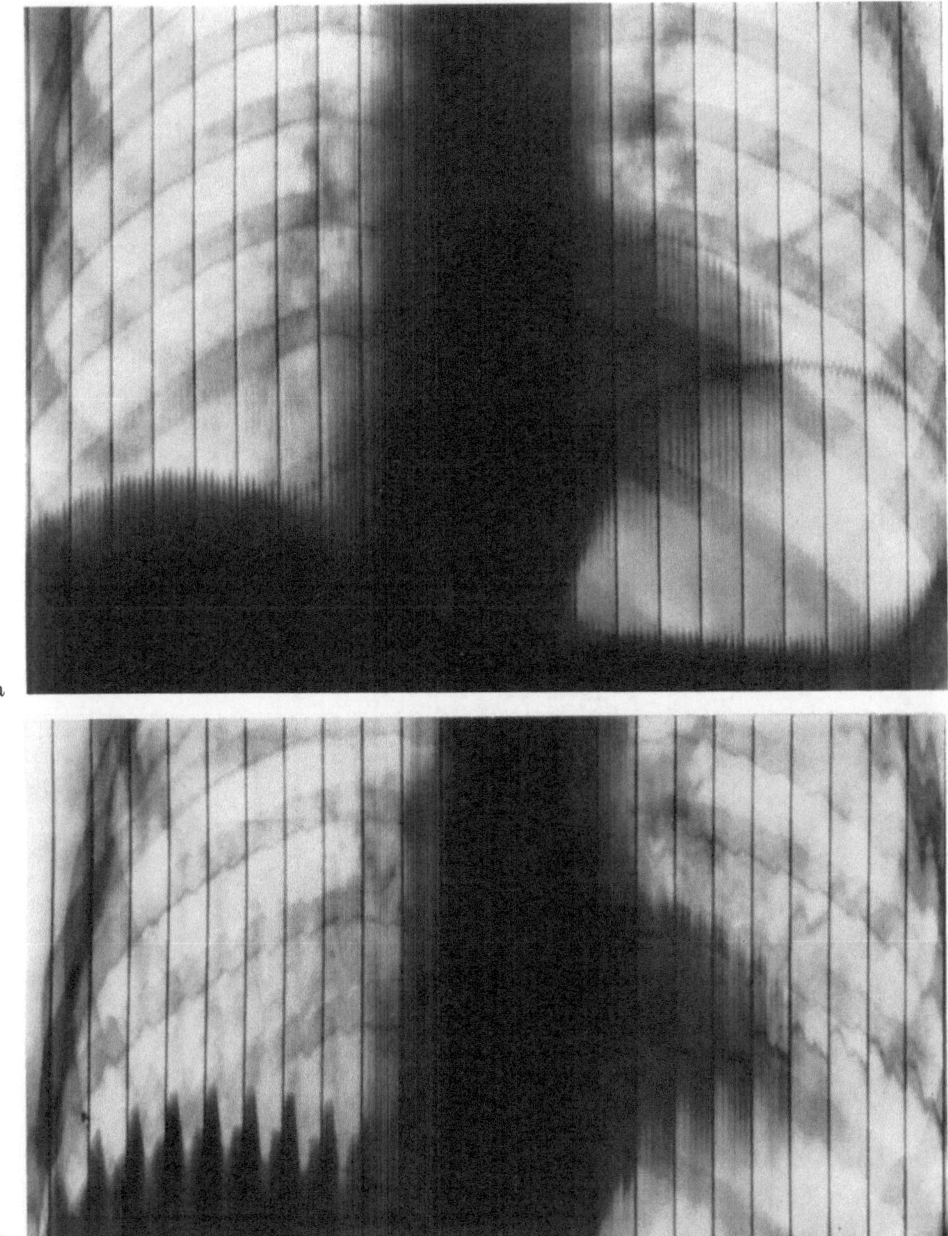

Abb. 106a u. b. Poliomyelitische Parese der Intercostalmuskeln und der linken Zwerchfellhälfte. Zwerchfellhochstand mit kleinen, paradoxen bzw. stark versetzten Bewegungen links (fast schon Paralyse)

Seite erscheinen, wie am links größeren Abstand der ersten aufwärts gerichteten Zacke vom Rasterrand erkennbar ist. Es sei dahingestellt, ob hier eine „direkte“ bzw. muskuläre Parese des Zwerchfells durch eine traumatisch diaphragmale Pleuritis vorliegt — was 3 Monate nach dem Unfall wenig wahrscheinlich ist — oder ob eine indirekte bzw. neurogene Parese infolge Phrenicusläsion besteht.

Zum andern kann diese Beobachtung als Beispiel für die Schwierigkeit dienen, den Begriff der hemidiaphragmalen Parese immer eindeutig gegen eine paralytische Zwerchfellalteration abzugrenzen. Es ist fast Geschmacksache, ob man bei so deutlichem Hochstand, erheblicher Reduktion der Bewegungsamplitude und fast echter Bewegungsparadoxie noch von einer Parese oder schon von einer Paralyse spricht. Jedenfalls können alle hier aufgezählten Zwerchfellzeichen auch bei der sog. Relaxation oder bei einer langdauernden und sicher mit starker muskulärer Atrophie einhergehenden Zwerchfellähmung

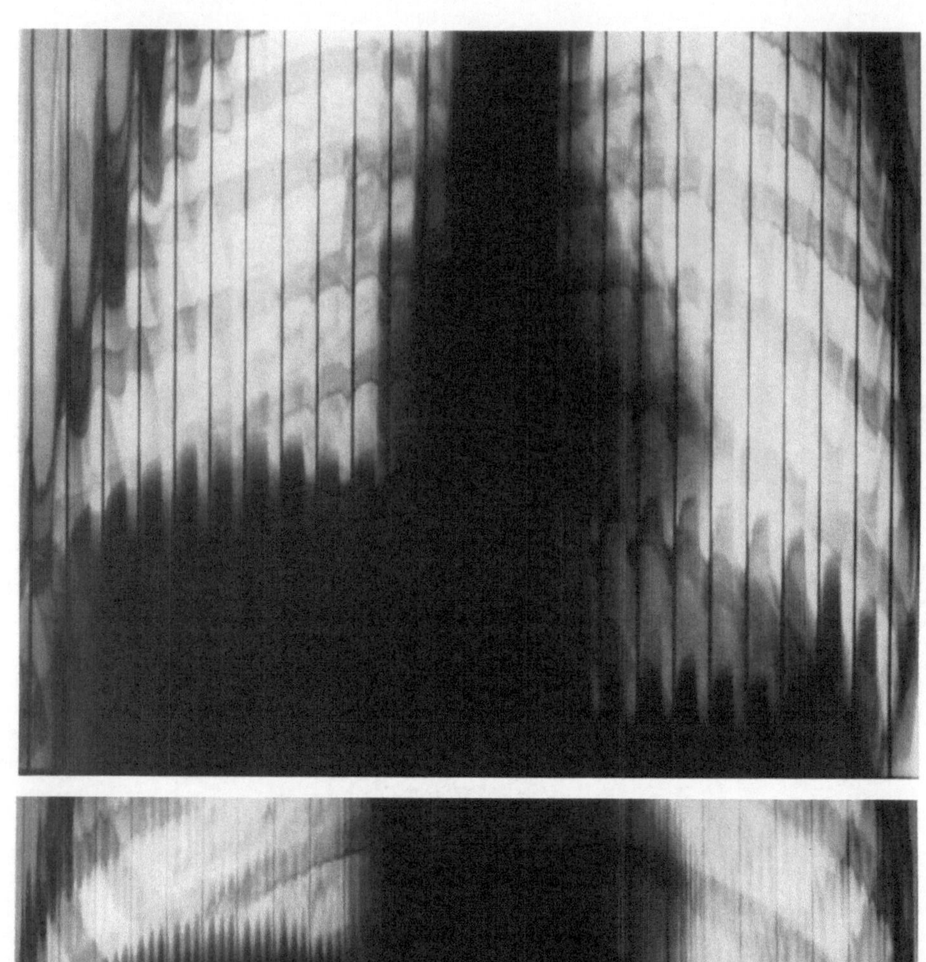

Abb. 107a u. b. Leichte Zwerchfellparese rechts lateral und beidseitige (links stärkere) Intercostal-Parese mit Bauchdeckenlähmung nach Poliomyelitis (s. Text)

in völlig gleicher Weise vorgefunden werden, selbst wenn ihre Irreversibilität sich dann als Zeichen der Paralyse erweist. Damit wird nur unterstrichen, daß bei der Zwerchfelllähmung einer Differenzierung bleibende Grenzen dadurch gesetzt sind, daß sich *Parese und Paralyse nur graduell in ihrer Röntgensemiologie unterscheiden*. Der Hinweis, daß die paradoxe Schleuderung mitunter viel ausgesprochener ist, wenn die ursächliche Schädigung über Jahre zurückliegt, betrifft nur einen Teil der Zwerchfellähmungen (DAHM) und hilft vor allem dort nicht weiter, wo der Zwerchfellhochstand sehr stark ist und Übergänge zur sog. hemidiaphragmalen Relaxation mit erheblicher Überdehnung und Verdünnung des Zwerchfells anzunehmen sind.

Außer den Paresen durch periphere Muskel- oder Nervenschädigungen werden auch *inkomplette spinale Lähmungen* beobachtet. Sie sind nach Poliomyelitis häufiger als komplette Halbseitenparalysen, die mit dem Leben im allgemeinen nicht vereinbar sind, weil fast immer gleichzeitig Lähmungen der costalen Atemmuskulatur und der Bauchdecken bestehen. Im Fall der Abb. 106 bestand mehrere Monate nach der Erkrankung eine Parese der Intercostalmuskulatur und der linken Zwerchfellhälfte, die nach langwöchiger Behandlung in der eisernen Lunge röntgenologisch untersucht werden konnte.

Die Aufnahmen in tiefer Inspiration und tiefer Exspiration zeigten nur sehr geringe Differenzen, die aber doch deutlich zutage traten, wenn man die Bilder aufeinanderkopierte. Die Anfertigung von Kymogrammen war aus klinischen Gründen zu diesem Krankheitstermin noch nicht möglich. 5 Monate später hat sich das paretische Zwerchfell links sehr viel stärker hochgestellt und zeigt im Schnupfkymogramm verkleinerte, zeitlich versetzte bzw. fast paradoxe Ausschläge (Abb. 106a). Bei tiefer Respiration ist diese pathologische Bewegung gleichfalls ausgesprochen, die Rippenbewegung noch beiderseits stark reduziert, eine Mittelfellwanderung tritt nicht ein (Abb. 106b). Es kann kein Zweifel daran bestehen, daß hier eine langdauernde Parese der Intercostalmuskeln zusammen mit einer im Lauf der Beobachtungszeit zunehmenden Zwerchfellparese (und vielleicht schon -paralyse) vorliegt, die in ihrem klinischen Verlauf und ihrer Röntgensemiologie zu diesen wohl selten derart faßbaren Erscheinungen geführt hat. Im allgemeinen herrschen als Folgen der Poliomyelitis indirekte Störungen der Zwerchfelltätigkeit durch eine Bauchdeckenlähmung vor (Dahm). So fanden sich als poliomyelitische Lähmungsresiduen im Fall der Abb. 107a und b klinisch eine Bauchdecken parese und röntgenologisch eine Bewegungseinschränkung an der rechten Zwerchfellhälfte, wie sich an kleinen, etagenartig übereinanderliegenden Plattenatelektasen in der Lungenbasis (in der Reproduktion nicht erkennbar) und an der nach lateral abnehmenden diaphragmalen Bewegungsbreite andeutet. Im Schnupfversuch ist dementsprechend der laterale Zwerchfellanteil rechts in seiner Bewegung zeitlich versetzt, weil die Gegenwirkung zur costalen Respiration mangels normaler Bauchdeckenspannung abgeschwächt wird. Hier sind außerdem die Bewegungsverhältnisse dadurch kompliziert, daß eine links stärkere Intercostalparese vorliegt; sie drückt sich röntgenologisch in einer Verkleinerung der linksseitigen Rippenhebung und einem Mittelfellwandern in die linke, costal weniger belüftete und diaphragmal unauffällige Seite aus.

3. Die sog. Relaxatio hemidiaphragmatica

Unter Zwerchfellrelaxation (idiopathischer einseitiger Hochstand, high position, eventration s. elevation of diaphragm) versteht man den Hochstand einer ganzen, durch Degeneration fibrös oder lipomatös umgewandelten und hochgradig verdünnten Zwerchfellhälfte mit völligem Kontraktilitätsverlust. Ihr *Röntgenbefund ist so eindeutig*, wie die *klinische Symptomatologie vieldeutig* und die Pathogenese bislang umstritten ist. Es ist wahrscheinlich, daß der Relaxation stets eine lange zurückliegende, eventuell congenitale oder postnatale Schädigung des N. phrenicus zugrunde liegt, auch wenn sie anamnestisch-klinisch verborgen bleibt. Beim Neugeborenen ist die Relaxation auf beiden Seiten gleich häufig. Sie bleibt aber links unentdeckt oder wird nur rechts wegen der hier viel dramatischeren Störung der Respiration und Mediastinalverdrängung durch die solide Leber klinisch manifest und oft sogar tödlich. Für den Pädiater scheinen daher die rechtsseitigen, für den Internisten und Chirurgen die linksseitigen Relaxationen weit zu überwiegen.

Das pathogenetische Problem der Relaxation drückt sich schon in der Vielzahl von Benennungen aus, die z.T. ätiologische Ansichten, z.T. klinische Symptome implizieren. Petit und Cruvellhier nannten in der ersten Hälfte des 18. bzw. 19. Jahrhunderts den Zustand „Eventratio diaphragmatica“. Leichtenstern sprach von „Zwerchfellhochstand“ (1874), Königer von „idiopathischem Hochstand“ (1909), Franck von „Zwerchfellinsuffizienz“ (1911), Giffin von einer „high position“ oder „elevation“ (1912); Wieting führte die Bezeichnung „Relaxatio diaphragmatica“ ein (1906), die sich allgemein durchgesetzt hat.

Dillon hat dagegen eingewandt, daß der Begriff der Relaxation einen ursprünglich vorhandenen Tonus voraussetzt bzw. einen Verlust früherer Kontraktilität einschließt, obwohl Wieting den Zustand für angeboren gehalten habe. Dieser Widerspruch löst sich auf, wenn die *Relaxation als Folgezustand einer Phrenicusläsion* aufgefaßt wird, die sowohl unter der Geburt wie im frühen Kindesalter oder noch später erworben sein kann. Diese Annahme hat alle Wahrscheinlichkeit für sich, wie vorweggenommen sei. Sie schließt nur die sehr seltenen Fälle von echter Mißbildung aus, wo eine „embryonale Zwerchfellrelaxation“ bei Fehlen des N. phrenicus oder bei fehlender bzw. rudimentärer Muskelbildung im Septum transversum vorliegt. Alle übrigen Zustände neurogener und muskulärer Degeneration können als postfetale Relaxation bezeichnet und als erworben charakterisiert werden. Die Auffassung der Relaxation als eines Folgezustandes nach neurogener oder muskulärer Degeneration entspricht auch einem klinischen Bedürfnis, da die atrophische Erschlaffung und Hochstellung der betroffenen Zwerchfellhälfte im Spätstadium weder klinisch noch röntgenologisch von dem Befund der sog. idiopathischen s. kryptogenen Relaxation getrennt werden kann (Sauerbruch; Brunner; Felix; Reed u. Mitarb.; Wynn-Williams). Auch gibt es fließende Übergänge vom histologischen Bild der einfachen Atrophie nach Phrenicusläsion zum Bild der für die Relaxation als typisch angesehenen degenerativen Atrophie mit völligem Verlust von Muskelfasern und Sehnengewebe, wie von zahlreichen Autoren bestätigt wurde. Zum andern hat sich bei allen genauer untersuchten Fällen von postembryonaler Relaxation eine Phrenicusschädigung umschriebenen oder diffusen Typs nachweisen lassen (Hitzenberger; Dillon; Felix; Brunner).

Für das Pathogeneseproblem spielen außerdem einige andere Tatsachen eine wichtige, wenn auch z.T. umstrittene Rolle. So scheint es sicher, daß typische Relaxationen sich an einem Zwerchfell entwickeln können, das vorher normal und funktionstüchtig war (GRZAN). Zum andern wurde die totale Relaxation einer Zwerchfellhälfte früher praktisch ausschließlich links beobachtet. Entsprechende Befunde auf der rechten Seite wurden fehlgedeutet oder grundsätzlich aus dem Formenkreis der Relaxation ausgeschlossen (s. auch KATSCH und PICKERT). Noch HITZENBERGER statuierte, daß es eine echte rechtsseitige Relaxation nicht gäbe. Diese Annahme schien durch die tierexperimentellen Befunde von KURÉ und seiner Schule gestützt, nach denen sich eine Relaxation nur links und nur bei Ausschaltung des Phrenicus und des Sympathicus (Plexus coeliacus) hatte erzeugen lassen, so daß HITZENBERGER zu der Annahme neigte, die Relaxation entwickle sich beim Menschen nur dann, wenn die Phrenicusläsion zu einer bereits bestehenden Anomalie des Sympathicus hinzuträte. Diese Meinung steht jedoch im Widerspruch zu einer Reihe neuerer Beobachtungen, denen zufolge die *rechtsseitige Zwerchfellrelaxation ebenso häufig* ist (GRZAN; BINGHAM). Diese Befunde betreffen nicht nur die partielle Relaxation, wo vielleicht sogar die rechtsseitigen Teilerschlaffungen überwiegen, sondern auch die hemidiaphragmale Relaxation. GRZAN hat in Übereinstimmung mit WYNN-WILLIAMS u.a. darauf hingewiesen, daß die augenfälligeren Symptome der Halbseitenerschlaffung links dadurch gegeben sind, daß die zunehmend vergrößerte Magenblase und ausgeweitete Colonflexur das Zwerchfell „hochtreiben“ und den Befund unverhältnismäßig viel eindrucksvoller machen, als es die anatomischen Verhältnisse auf der rechten Seite zulassen. Trotzdem sind mehrfach Coloninterpositionen und andere Verlagerungen rechts unter dem Zwerchfell beobachtet worden — nicht nur bei gleichzeitigem Situs inversus —, denen ein gleichermaßen relaxiertes Hemidiaphragma mit den gleichen Funktionsstörungen auflag.

Die *relative Seltenheit der Relaxation im Kindesalter* ist seit langem bekannt; auch dabei überwiegen die linksseitigen Befunde erheblich. Die Mitteilung über echte rechtsseitige Zwerchfellrelaxationen häufen sich jedoch in den letzten Jahren seit HITZENBERGERs strikt verneinender Auffassung (MORRIS; FELDMAN; NAYER; G. SCHMID; MONOHAN; MAGGI u. Mitarb.; GUDBJERG; NAEF u.a.) und betreffen alle Altersklassen. Die Literaturübersicht ergibt an die 75 sichere und bioptisch-operativ oder autoptisch bestätigte Fälle. BECK und MOTSAY haben unter 15000 Routineuntersuchungen des Thorax 32 Fälle meist erheblicher „Eventrationen“ bei Erwachsenen festgestellt; von 2500 untersuchten Neugeborenen hatten etwa 4% eine „Zwerchfellschwäche“, die von geringer Hochstellung bis zu letal endender Respirationsinsuffizienz reichte und rechts meist klinisch schwerer erschien. KINZER und COOK fanden unter 400000 Thoraxuntersuchungen außer 30 linksseitigen auch fünf Relaxationen der rechten Zwerchfellseite, wovon bei drei Fällen eine Magen- und Dünndarminterposition bestand. Es darf unterstellt werden, daß die Zahl der rechtsseitigen Totalrelaxationen ohne Interposition, d.h. mit weniger auffälligem Röntgenbefund sehr viel höher ist.

Eine Erklärung für die *scheinbare Seitendifferenz* in der Häufigkeit der totalen Relaxation, welche die pathogenetische Diskussion immer wieder stark belastet hat, ist kürzlich von BINGHAM gegeben worden; sie stützt unsere eigene Auffassung um so mehr, als sie von der auffallenden Tatsache ausgeht, daß beim Neugeborenen die meisten Relaxationen rechts beobachtet werden. Diese zunächst überraschende Feststellung, die im Gegensatz zu allen bisherigen Befunden beim Erwachsenen und älteren Kind steht, ist ebenso nur als scheinbare Seitendifferenz anzusehen. BINGHAM weist darauf hin, daß eine rechtsseitige Relaxation des Zwerchfells beim Neugeborenen klinisch sehr viel dramatischer in Erscheinung treten muß, weil die Mediastinalverdrängung durch ein solides Organ (Leber) sich stärker auswirkt und weniger leicht zu kompensieren ist als die Verdrängung von der anderen Seite her durch ein hochgetretenes Hohlorgan (Magen, Dickdarm). Nicht nur beim Erwachsenen, sondern auch beim Kind bleibt die linksseitige Relaxation bekanntlich meist über Jahre oder Jahrzehnte subjektiv unauffällig, bis sie als Zufallsbefund entdeckt wird; die rechtsseitige Relaxation dagegen führt nach BINGHAM entweder beim Neugeborenen zu erheblicher und klinisch nicht übersehbarer Respirationsstörung und überwiegt daher zahlenmäßig im pädiatrischen Beobachtungsmaterial — oder sie ist sogleich tödlich. Das heißt mit anderen Worten, daß die numerische Prävalenz der rechtsseitigen Relaxation beim Neugeborenen und Kleinstkind ebenso wie die der linksseitigen beim Erwachsenen nicht reell, sondern vorgetäuscht ist. Die Häufigkeit ist für beide Seiten gleich, entsprechend der Annahme, daß es sich *pathogenetisch bei praktisch allen Relaxationsfällen um neurogene Zwerchfellatrophien handelt.* Geburtstraumen in und ohne Kombination mit Erbscher Lähmung müssen danach als ätiologischer Hauptfaktor gelten, was auch von vielen anderen früheren Untersuchern an Einzelfällen bereits nachgewiesen worden ist (Literatur s. SPÜHLER; CHRISTENSEN). Dem entspricht des weiteren die pädiatrische Erfahrung, daß viele kindliche (linksseitige) Zwerchfellrelaxationen weniger stark ausgeprägt sind als im allgemeinen beim Erwachsenen. Offenbar ist hier die connatale Nervenschädigung nur inkomplett oder erst unvollkommen restituiert; Zeichen dafür sind geringgradige Hochstellung und nur angedeutete Bewegungsabweichungen, welche Zeichen in gleicher Weise zwanglos auf die wieder normal gewordene Innervation eines Teiles der diaphragmalen Muskulatur zu beziehen sind (s. auch BINGHAM). Bleibt die frühkindlich traumatische oder degenerative Zwerchfellähmung komplett, so muß als Spätstadium im Erwachsenenalter — aus den angeführten anatomischen Voraussetzungen — ein stark verdünntes, hochgestelltes und überdehntes Zwerchfell resultieren. Seine histologische Struktur ist infolge des frühen Eintritts der Paralyse höchstgradig atrophisch verändert und mit den fakultativen Zeichen völliger Degeneration dann identisch mit dem Bild der „idiopathischen“ Relaxation.

Die sog. *Dystopia phrenica* beruht — im Gegensatz zur Relaxation — auf einer Mißbildung mit zu weit cranialwärts gelegener Insertion des Zwerchfells (GRUBER), die mit anderen Anomalien wie partieller Aplasie oder Agenesie der Lungen kombiniert sein kann. Im übrigen sind auch verschiedenartige Mißbildungskombinationen bei der Relaxation bekannt (Literatur s. GRUBER; SPÜHLER; KOSS und REITTER; CHRISTENSEN).

Die *Röntgendiagnose* der sog. Relaxation stützt sich auf zwei Kardinalsymptome: Zwerchfellhochstand und -bewegungsstörung. Was zunächst den Zwerchfellhochstand anlangt, so zeigt Abb. 109, daß die linke Zwerchfellhälfte ganz gleichmäßig hochgestellt ist. Das Herz ist leicht nach rechts verdrängt, die Magenblase vergrößert, der Magen unter Achsendrehung der ganzen medial-ventralen Zwerchfellunterfläche angelegt. Das ist allgemein Regel, weil zur Ausfüllung des vergrößerten Hypophrenium der nachgiebige, gut bewegliche und „dehnungsfähige Magen am geeignetsten" ist (HITZENBERGER). Die Atembewegung ist hier paradox, wie es — im Gegensatz zu höhergradigen Relaxationen — bei weniger ausgeprägten Formen häufiger vorkommt.

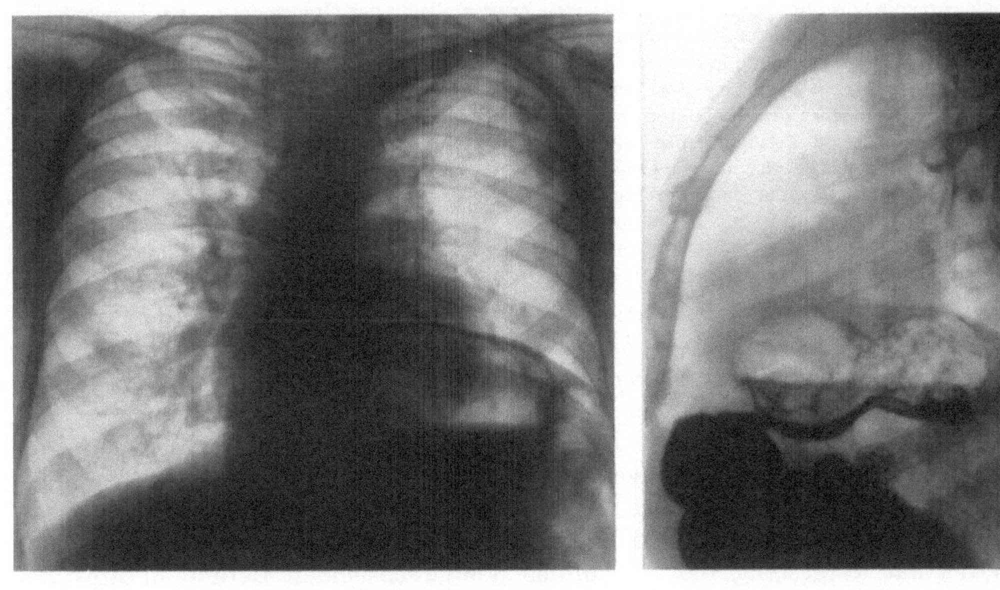

a b

Abb. 108a u. b. „Idiopathische" Zwerchfellrelaxation links (mit Magenvolvulus)

In anderen Fällen ist der Zwerchfellhochstand stärker und führt im Liegen oft zu einer „Eventration" des Magens bis in Höhe des Aortenknopfes; im Stehen läßt sich nicht selten ein Magenvolvulus erkennen wie in Abb. 108a und b. Das erschlaffte Zwerchfell spannt sich dann über dem in mehrere spiegelbildende Abschnitte unterteilten Magen mit vergrößerter Fornixblase als nirgends unterbrochene, stufenlose Grenzlinie zum Thoraxraum aus. Dieser Befund gilt seit langer Zeit als *eines der wichtigsten differential-diagnostischen Kriterien* gegenüber der Zwerchfellhernie bzw. dem Prolaps, kann aber auch irreführen. Eine Doppelbogenbildung in der Frontalansicht entspricht dabei einer verschieden starken Dehnung der einzelnen, nach oben involvierten Fundus- und Kardiaanteile, die je nach Strahlengang Niveaudifferenzen der zugehörigen Zwerchfellabschnitte bedingen (ASSMANN; HITZENBERGER). Solche Bilder zeigen als einen für diesen Typ der Magenverlagerung charakteristischen Verlauf, daß der Oesophagus tief einmündet, der Magen gedreht und die Pylorusregion vorn oben links gelegen ist. Diese Abknickung der unteren Speiseröhre kann zu einem Ventilverschluß führen (BAETGE) und die fast obligate Repulsionsinsuffizienz solcher Fälle erklären; die sog. Dysphagia paradoxa (LEICHTENSTERN) ist weniger häufig. Die Unmöglichkeit, zu erbrechen oder aufzustoßen, ist im Zusammenhang mit der Caudalverlagerung der Kardia eine wichtige Vorbedingung für die zunehmende Ausdehnung der Magenblase, die nicht nur zu erheblichen Herzsensationen (ROEMHELD; SIEBERT) bis zur angiösen Herzangst, sondern schließlich indirekt auch zum Bild des akuten Magenvolvulus oder der Incarceration durch Magentorsion führen kann (BERGMANN; KATSCH und PICKERT; SCHNEIDER). Es läßt sich eine ganze Skala der relaxations- und lähmungsbedingten Magenverlagerungen aufstellen, die vom „einfachen"

Kaskadenmagen bis zum Volvulus reicht (VOGT). Ein Überblick über das gesamte Schrifttum des Magenvolvulus ergibt, daß die Relaxation mindestens in 15% die Ursache für eine hochgradige vordere idiopathische Magenverwälzung ist.

Den *Extremfall der möglichen Organverlagerungen* im Raum unterhalb der relaxierten linken Zwerchfellhälfte stellt die *totale Inversion des Magens* dar. Dafür liefert der nächste Fall ein Beispiel, das gleichzeitig die subjektive Symptomarmut selbst hochgradiger Relaxationen widerspiegelt.

Die Diagnose wurde hier erst gestellt, nachdem der Patient ohne irgendwelche Beschwerden den Krieg als Infanterist mitgemacht hatte und seit kurzer Zeit Magenschmerzen verspürte. Abb. 109a zeigt die saubere und gleichmäßig gewölbte Kontur des relaxierten Zwerchfells an der Grenze des oberen Lungenfeldes; das Herz ist kaum verlagert. Bei tiefer Exspiration tritt das Zwerchfell links um einen halben Intercostalraum höher. Die Herzverlagerung zur gesunden Seite ist jedoch jetzt sehr viel stärker und bedingt dort eine passagere Lungenstauung, eher durch Abknicken der venösen Herzzuflüsse (Abb. 109b) als infolge des auf der zwerchfellgesunden Seite exspiratorisch höheren Druckes. Im Seitenbild zeigte sich, daß der lumbale Zwerchfellabschnitt an der Relaxation nur geringen Anteil nimmt. Wichtig ist, daß bei einer früheren auswärtigen Untersuchung (JUNG) die Mittelfellwanderung im Gegensatz zu unserem Befund inspiratorisch nach rechts, also zur gesunden Seite hin erfolgte und die Zwerchfellbewegung bei tiefer Inspiration links paradox war. Jetzt ist auch bei forcierter Atmung und beim Schnupfen nur eine Verkleinerung der Amplitude am hochgestellten Zwerchfell sichtbar, während die Bewegungsrichtung gleichsinnig mit der gesunden Seite ist und das Mittelfell inspiratorisch zur kranken Seite wandert (Abb. 109c und d).

Diese zeitliche Diskrepanz der funktionellen Untersuchungsbefunde bei dem gleichen Patienten muß deshalb besonders betont werden, weil der *differentialdiagnostische Rang der nachweislichen Bewegungsabweichungen bei der Relaxation gegenüber der Zwerchfellhernie nach wie vor umstritten* ist. Seit HERZ und KIENBÖCK die Auffassung vertreten haben, daß paradoxe Bewegungen nur bei Zwerchfellhernien anzutreffen seien und die Relaxation allenfalls zur exspiratorischen Beschleunigung der Zwerchfellbewegung (Pseudoparadoxie) führe, haben außer ASSMANN auch DAHM u.a. darauf hingewiesen, daß eine inspiratorische Hebung des relaxierten Zwerchfells sehr wohl vorkommt; HITZENBERGER hat festgestellt, daß — ähnlich dem wechselnden Befund unseres Beispiels — eine Paradoxie bei ein und demselben Patienten vorhanden sein oder fehlen kann. Offenbar erklärt sich diese Erscheinung aus dem Wechsel des Atemtypus, wie er vor allem wohl durch den zeitlich wechselnden Füllungszustand der hypophrenischen Hohlorgane gegeben ist. Die Paradoxie bedarf keiner besonderen dynamischen Erklärung, da sie die Kontraktionsschwäche und den Tonusverlust des gelähmten und des „relaxierten" Zwerchfells ganz allgemein kennzeichnet. Normalsinnige inspiratorische Senkungen der relaxierten Zwerchfellhälfte dagegen können zu anderer Zeit beim gleichen Patienten oder permanent in anderen Fällen dann erscheinen, wenn infolge der Mitbewegung durch das gesunde Hemidiaphragma die kranke Seite eine medial andere Bewegung ausführt als lateral, also eine Seitenverschiebung mitspielt. Diese Verhältnisse werden von der Größe der Magenblase und dem Ausmaß der Flexurenblähung abhängig sein. Es kann jedenfalls daran festgehalten werden, daß das Ergebnis der Atemprüfung bei der Relaxation einer differentialdiagnostischen Beweiskraft gegenüber der Zwerchfellhernie ermangelt. Zwar wird häufiger die Paradoxie fehlen, doch ist damit nicht mehr als ein gewisser Hinweis zur Abgrenzung gegenüber den großen Hernien und Prolapsen gegeben; im übrigen ist im Kapitel über die Zwerchfellhernien näher auf diese Differentialdiagnostik eingegangen worden. Hier sei der Befund von ASSMANN und HITZENBERGER angefügt, daß sich am Leuchtschirm eine Überlagerung des relaxierten Zwerchfells durch die Magenperistaltik beobachten läßt, die zeitlich von lateral nach medial abläuft und von DAHM kymographisch festgehalten worden ist. Diese Feststellung läßt sich noch durch die Beobachtung ergänzen, daß auch die Herzaktion sich in aufgelagerten Systolespitzen am relaxierten und paralytischen Zwerchfell ausdrückt.

Im vorliegenden Fall (Abb. 109e) hat der Magen eine totale Inversion um 180° erfahren, wie sie auch für die im Liegen extremen Grade der Zwerchfellrelaxation sehr selten ist; gleichzeitig stellt sich ein Ulcus an „typischer" Stelle als Faltenstern dar, womit die Beschwerden des Kranken erklärt werden. Nach ROSENFELD sowie PECK u. WEBER ist diese „mit der Relaxation angeborene" Magenverlagerung bisher nur in sechs Fällen

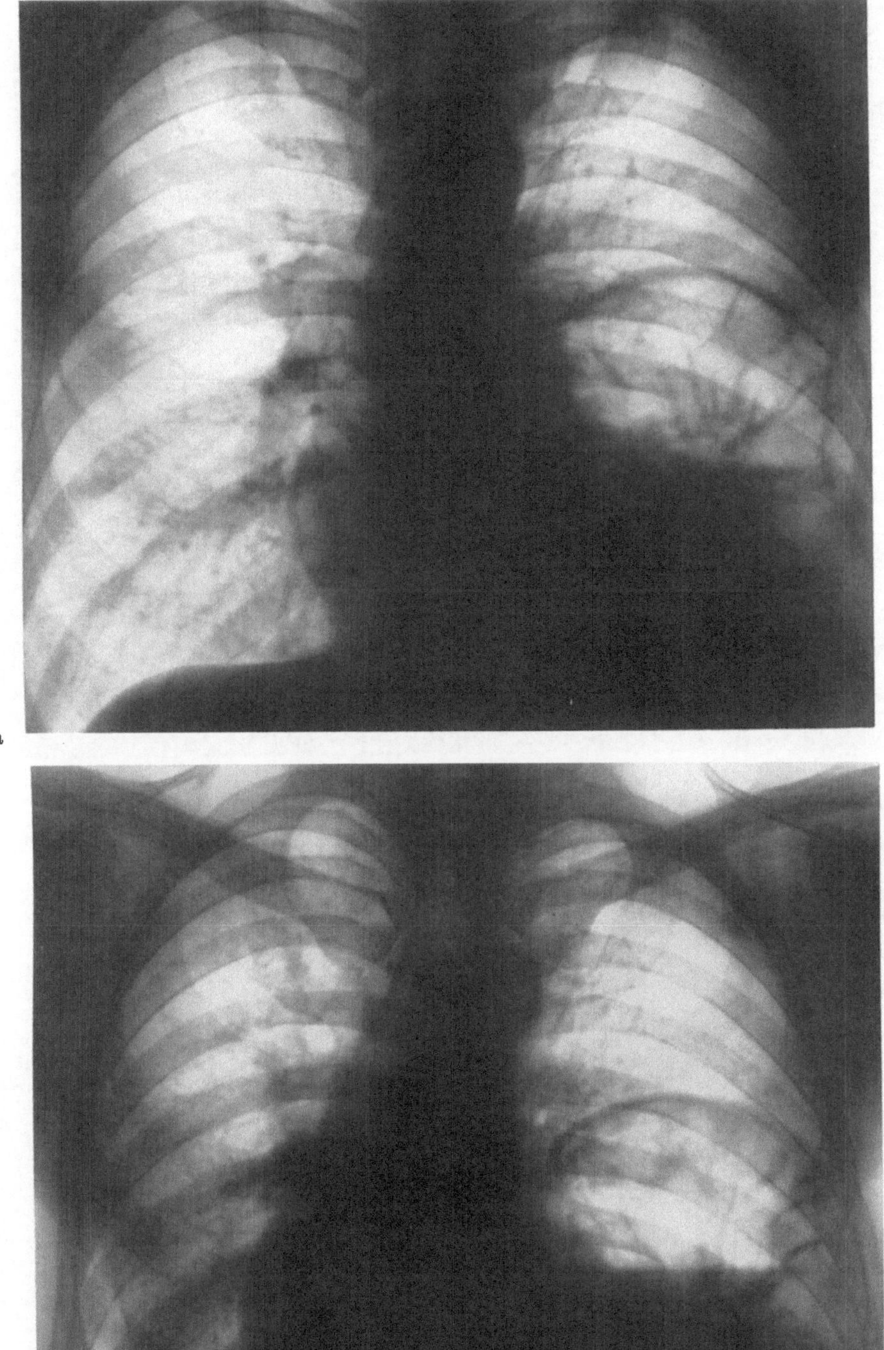

Abb. 109a u. b. Hochgradige Relaxation links, in Inspiration (a) und Exspiration (b)

beobachtet worden. Es verdient erwähnt zu werden, daß dabei fast immer eine normale Magenfunktion mit regelrechter Verweildauer erhalten ist; das gleiche trifft für diesen eigenen Fall von totaler Inversion bei Zwerchfellrelaxation zu.

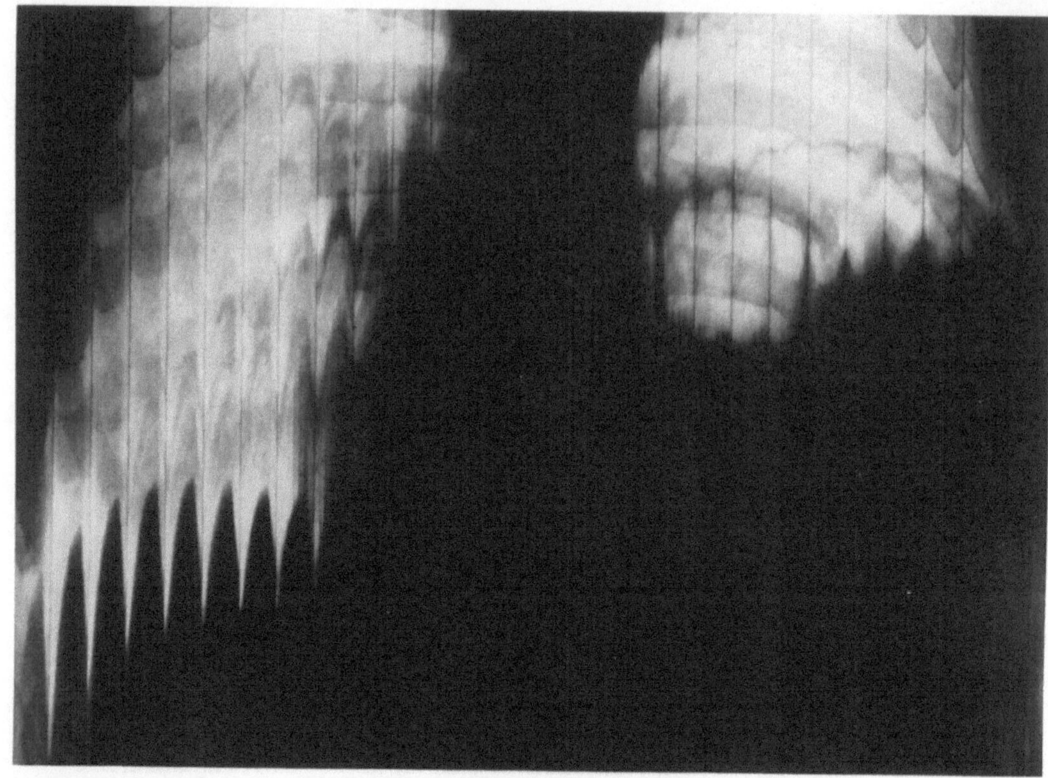

c

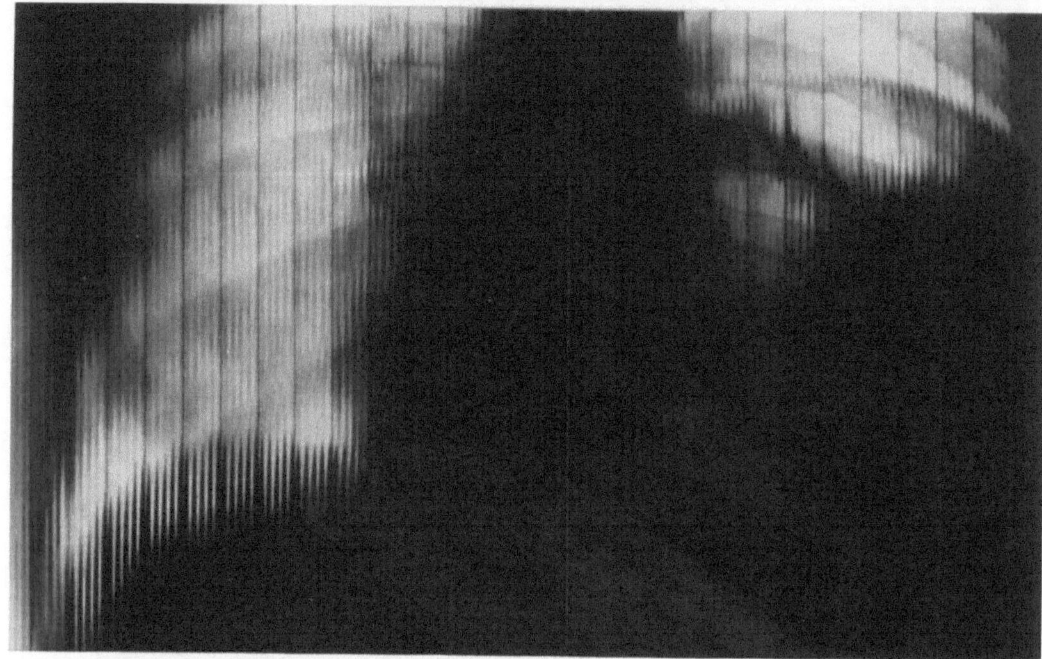

d

Abb. 109c u. d. Gleicher Fall. Bei forcierter Atmung und im Schnupfversuch links kleine Bewegung, aber keine Paradoxie!

Das viel erörterte Problem, inwieweit sich die Relaxation und die Magenverlängerung und -umformung wechselseitig bedingen, kann hier nicht näher erörtert werden. Es sei lediglich auf die Erfahrung hingewiesen, daß der höhere Zwerchfellstand des einen Falls mit geringerer Magenalteration verbunden sein kann als der tiefere Stand in anderen

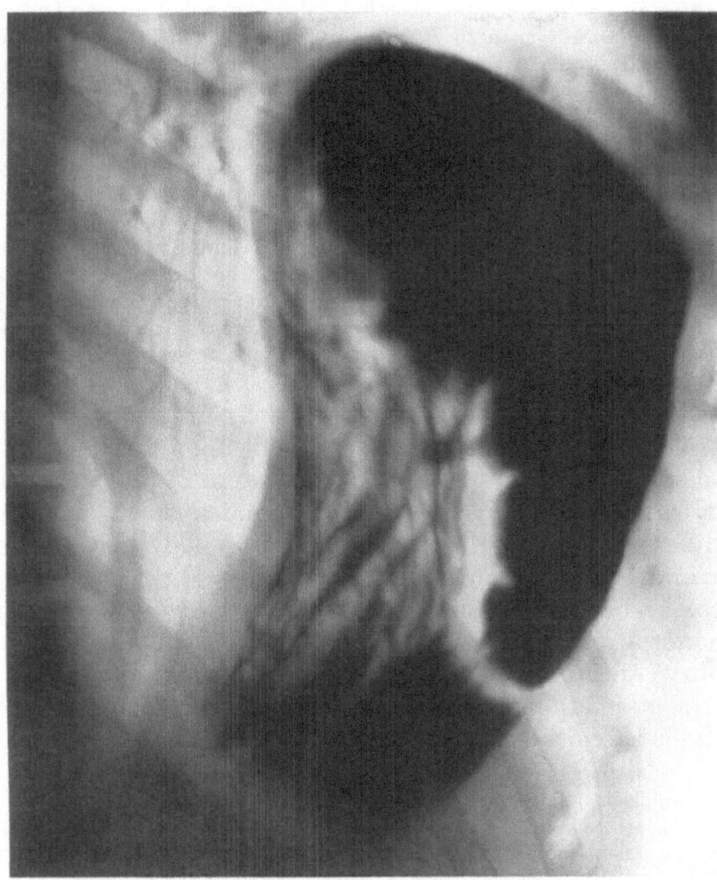

Abb. 109e. Gleicher Fall. Totale Mageninversion um 180°, mit Ulcus an der kleinen Curvatur

Fällen. Außerdem wechselt die Dilatation des oberen Magenanteils ja nach dem Ausmaß der simultanen Colonblähung und ist bei ein und demselben Kranken zu verschiedenen Zeiten verschieden stark. Schon diese Beobachtungen sprechen dagegen, daß die Relaxation durch die Dehnung der Magenblase allein oder wesentlich bestimmt sei (HOFFMANN; REICH; KALBFLEISCH; KATSCH u. PICKERT). Dazu haben HAUBRICH nach HITZENBERGER sowie DAHM ausführlich und entschieden Stellung genommen.

Ein *röntgendiagnostisches Problem ergibt sich somit kaum*, wenn man — klinisch und pathogenetisch erlaubt — die *Relaxation mit einer* lange bestehenden, kompletten *Paralyse des Zwerchfells gleichsetzt*. Um so größer können die klinischen Probleme sein, da es ein typisches Bild hier nicht gibt. Dyspnoe nach dem Essen, spastischer Husten und Neigung zu banalen Infektionen der Atemwege; Kreislaufbeschwerden nach Art eines gastrokardialen Symptomenkomplexes oder pectanginös; Dysphagie, retrosternale und epigastrische Beschwerden, Unvermögen zum Ructus, Oberbauchschmerzen im Stehen und Obstipation; Ermüdbarkeit und Somnolenz bieten eine reichhaltige Palette (SPÜHLER; KOSS u. REITTER).

Wo eine *Anämie* besteht, ist sie meist Folge einer Ulceration im verlagerten oder involvierten Magen (KIENBÖCK; HITZENBERGER). Die Diagnose des Magengeschwürs kann bei der Relaxation röntgenologisch ebenso schwierig wie beim Ulcus in einem prolabierten oder herniierten Magenabschnitt sein und ist gelegentlich trotz aller diagnostischen Sorgfalt erst bei der Operation zu stellen.

Von den anderen Abdominalorganen ist bei der linksseitigen Relaxation besonders der *Dickdarm* verlagert. Die linke Flexur erscheint meist lateral und ventral des vergrößerten cranialen Magenabschnitts, doch kann der Befund je nach Füllungsgrad der beiden Organe stark wechseln. Manchmal nimmt die linke Flexur „interpositionell“ außer dem lateralen auch den medialen Abschnitt der Unterfläche des Zwerchfells ein, das sich dann extrem dünn darstellt oder ganz überlagert und nicht mehr sicher abgrenzbar ist. Colon ascendens und transversum verlaufen oft von rechts unten nach links oben, ohne daß sich die Leberflexur in typischer Weise darstellt. Funktionelle Dickdarmstörungen (Obstipation) fehlen dabei praktisch immer. Die Interposition des Colon kann bei der rechtsseitigen Relaxation als die Regel angesehen werden, während Magen oder Dünndarm als „Füllorgane“ hier im allgemeinen keine Rolle spielen (MAGGI u. Mitarb.). Die gleiche Coloninterposition kommt bei der Zwerchfellähmung nach chirurgischer Ausschaltung des rechten Phrenicus häufig vor (SLAVIN). Nur wenn gleichzeitig ein Situs inversus abdominalis besteht, pflegen außer dem Dickdarm auch der ähnlich vergrößerte Magen und der Dünndarm unter dem hochgestellten Zwerchfell rechts zu erscheinen (KINZER und COOK; NAYER). Ist nur der Magen invers, die Lage der übrigen Bauchorgane aber regelrecht, dann kann ein klinisches Bild resultieren, das mit einem Hydropneumothorax verwechselt wird, weil man an eine rechtsseitige Relaxation gar nicht dachte (HARRIS und STIVELMAN; NAYER). Doch sind alle derartigen Zustände ebenso wie die Kombination einer Relaxation mit einer hohen Nierenektopie (BULGRIN u. Mitarb.; HERINK u. Mitarb.; KÖLE; KOLLWITZ; SCHMITT u. Mitarb.) selten und spielen praktisch nur eine geringe Rolle. Überdies hat es den Anschein, als ob mehrfach zu Unrecht von einer rechtsseitigen Relaxation beim Situs inversus gesprochen wird, in Wirklichkeit aber nur eine Pneumatose des rechts gelegenen Magens ohne Kontraktionsstörung des Zwerchfells vorgelegen hat.

Die *Röntgenuntersuchung der Relaxation* darf sich *nicht* mit der Feststellung der *Zwerchfellalteration begnügen.* Sie muß auch ein Urteil über Ausmaß und Reversibilität der Intestinalverlagerung gestatten und klinisch schwerere Zustände durch den Nachweis eines Ulcus im verlagerten oder involvierten Magen oder einer Passagestörung klären. Das ist für die Indikationsstellung zu der heute technisch und funktionell mehr als früher befriedigenden, operativen Zwerchfellsenkung ebenso wichtig wie der Befund einer schweren Dyspnoe, hochgradiger Herzsensationen oder bleibender Lungenatelektasen. Nur beim Neugeborenen mit rechtsseitiger Relaxation besteht eine absolute Indikation. Mit einer Ruptur bzw. Incarceration braucht nicht gerechnet zu werden; die von GOULSTON mitgeteilte Spontanperforation eines relaxierten Zwerchfells mit akutem Prolaps mehrerer Bauchorgane ist eine absolute Rarität.

Die Operation der hemidiaphragmalen Relaxation besteht in einer Raffung, Duplikatur, Fremdkörper-, Haut-, Fascien- oder Muskelplastik, für deren Technik auf ARNHEIM; BRECHOT; BOTREAU-RUSSEL; DELANNOY u. Mitarb.; DELOYERS u. Mitarb.; HARTL; MICHAUD u. Mitarb.; MONAHAN; NEUMAN u. Mitarb.; PENA-LOPEZ; QUÉNU u. Mitarb.; und vor allem auf FELIX; NISSEN; KOSS u. Mitarb.; SPATH verwiesen werden muß.

4. Partielle Relaxation (Paralyse und Parese)

Während die hemidiaphragmale (totale) Relaxation des Zwerchfells bis vor einigen Jahren in der pathogenetischen, klinischen und röntgenologischen Diskussion eine dominierende Rolle spielte, hat die Relaxation nur eines umschriebenen Abschnitts einer Zwerchfellhälfte erst in den letzten Jahren zunehmende Beachtung erfahren. Sie ist, wie wir heute wissen, sehr viel häufiger als die totale Relaxation und betrifft die rechte und linke Seite gleich oft. Die Pathogenese dieser Sonderform der „Relaxatio diaphragmatica“ entspricht sehr weitgehend den Entstehungsbedingungen der totalen Relaxation, nur daß es sich *in den allermeisten Fällen* um *Zustände nach einer dissoziierten Lähmung* handelt.

Auch hier begegnet man einer nur vom Zwerchfellsymptom abgeleiteten Terminologie, da ganz allgemein dort von einer partiellen Relaxation gesprochen wird, wo eine Teilschädigung der Innervation peripher, radiculär oder spinal als erwiesene Ursache feststeht, pathogenetisch also der Begriff einer partiellen Lähmung (Paralyse oder Parese) mit circumscripter Erschlaffung und Atrophie an einer Zwerchfellhälfte eindeutiger wäre.

Wenn von den Fällen einer embryonalen Fehlentwicklung mit umschriebenem Mangel von Muskel- oder Sehnengewebe abgesehen wird, die eine große thorakale Zwerchfellausstülpung erfahren und ebenso auch als congenitale echte Zwerchfellhernien zu bezeichnen oder den seltenen Fällen von Zwerchfelldivertikeln beizuordnen sind (VOGL u. Mitarb.; SCHMIDT; SWOBODA und WOLF u.a.), so bleiben unter der partiellen Relaxation alle jene Zustände zusammengefaßt, die durch eine fetale oder postfetale Schädigung einzelner Phrenicusanteile verursacht sind. Zentral bedingte Teilrelaxationen sind ebensowenig bekannt wie komplette zentrale Zwerchfellparalysen. Spinale Phrenicusalterationen sind mehrfach beobachtet, seit HITZENBERGER bei einer Patientin mit meningitischer Lues cerebrospinalis bei gleichzeitiger Parese des rechten Armes eine Teillähmung des medialen rechten Zwerchfellabschnitts beschrieb, die sich mit umschriebenem Hochstand und begrenzter paradoxer Bewegung röntgenologisch eindeutig darstellte. GRÄVINGHOFF hat als erster eine partielle rechtsseitige Zwerchfellähmung mit starker Paradoxie des medialen und dorsalen Abschnitts als Folge einer Poliomyelitis bei einem 4 Monate alten Kind beobachtet. Unter den Poliomyelitisfällen von JACOBSON u. Mitarb.

waren mehrere Teilrelaxationen des Zwerchfells; auch WYNN-WILLIAMS hat auf ähnliche Fälle hingewiesen. *Radiculäre Phrenicusschäden* können als häufigste Ursache einer partiellen Zwerchfellrelaxation angesehen werden. Sie spielen als Geburtstrauma bei den Teillähmungen des Neugeborenen und Kleinkindes (BINGHAM; AXLER und REHERMANN) und als Kompressionsfolge bei der cervicalen Osteochondrose des Erwachsenen (GRZAN; KEHLER; RAMSEYER) eine große Rolle, wie noch zu zeigen ist. Auch subradiculäre Nervenschädigungen mit einer Partialrelaxation des Zwerchfells sind nicht selten. PRESMANES-MORAL hat durch Unterbrechung der oberen Phrenicuswurzel eine Parese der mittleren Zwerchfellabschnitte erzielt, und DOUADY u. Mitarb. konnten mehrere dissoziierte Lähmungen nur der vorderen Zwerchfellabschnitte nach artefizieller Phrenicusausschaltung im Pneumoperitoneum nachweisen, die sie auf die Erhaltung tiefer Wurzelzüge zurückführten; ähnliche Befunde haben NETTESHEIMER und KÖSTER; KAUFMANN; STANBURY erhoben. Periphere Phrenicusläsionen im Halsabschnitt mit partiellen Zwerchfellrelaxationen sind von ROSSETTI bei vier Fällen von Struma, im mittleren thorakalen Phrenicusabschnitt von HERZOG bei einem Mediastinaltumor beobachtet worden. Die Tatsache, daß derartige umschriebene Zwerchfellbefunde im Vergleich zur Häufigkeit

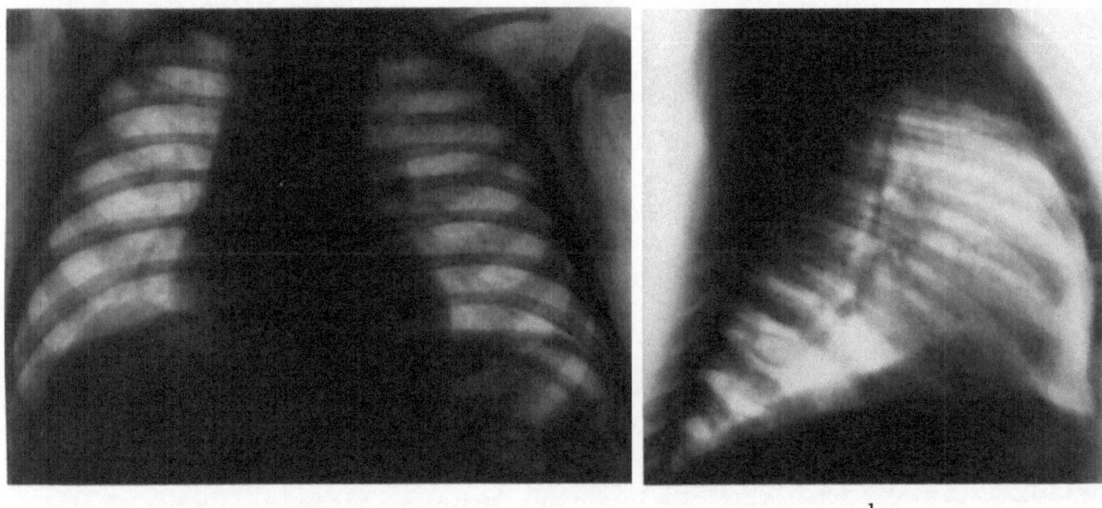

a b

Abb. 110a u. b. Anteromediale, partielle Zwerchfellrelaxation, 5 Monate alter Junge

der hemidiaphragmalen Zwerchfellähmung durch nervennahe Tumoren recht selten sind, erklärt sich aus dem Umstand, daß die Kompression oder Infiltration des Phrenicus durch intrathorakale Tumoren in erster Linie zur Parese oder Paralyse der ganzen betreffenden Zwerchfellhälfte führen muß, wie früher bereits gezeigt wurde; eine isolierte bzw. metamersegmentale Teilschädigung erscheint bei der anatomischen Vermischung der peripheren Fasern jedoch kaum mehr möglich. Außer den Teilrelaxationen nach spinalen, radiculären und (selten) peripheren Nervenschädigungen gibt es auch direkte oder muskuläre Lähmungen eines engbegrenzten Zwerchfellgebietes durch fortgeleitete entzündliche Prozesse im Nachbarbereich oberhalb und unterhalb des Zwerchfells, wie später mit einem Beispiel belegt werden soll.

Zur *topographischen Verteilung* der partiellen Zwerchfellrelaxationen kann festgehalten werden, daß beide Seiten gleich oft betroffen werden; nur FELIX hat die partielle Relaxation häufiger links gefunden. In der überwiegenden Zahl der Fälle ist der medialventrale Zwerchfellabschnitt hochgestellt („antero-mediale partielle Relaxation", ROSETTI; „relaxatio segmentaria", BRUNETTI; GEMMI). Dadurch wird der Befund rechts augenfälliger als links, wo das Herz eine merkliche Aufwärtsbuckelung oft zu verhindern scheint. Die dorsalen und lateralen Zwerchfellabschnitte sind sehr viel seltener relaxiert.

Die *Röntgendiagnose der partiellen Relaxation* ist am leichtesten mit der *Durchleuchtung* zu stellen. Thoraxaufnahmen in zwei Ebenen sind nicht immer gleich eindeutig und können außerdem über die umschriebene Bewegungsstörung keine Auskunft geben. Die geringen Bewegungsanomalien bei der partiellen Parese sind oft im Kymogramm besser zu erfassen als bei der Durchleuchtung.

Typisch für die am häufigsten beobachtete *anteromediale* Relaxation ist Abb. 110a und b von einem 5 Monate alten Säugling. Konturdoppelung im Sagittalbild und isoliert ventrale Buckelung im Frontalbild bedürfen einer besonderen Erläuterung hier nicht. Wo größere Teile einer Zwerchfellhälfte relaxiert sind wie bei dem 5jährigen Kind der Abb. 111a und b, kann die normale Thoraxaufnahme unauffällig sein; erst im Seitenbild ist der vordere Zwerchfellanteil in ganzer Breite nach oben gewölbt zu sehen.

Für die beim Erwachsenen vorkommenden Partialrelaxationen sei Abb. 112a und b wiedergegeben, wo die mäßig gewölbte Ausbuckelung im rechten Herzzwerchfellwinkel, wie die Durchleuchtung zeigt, vorne liegt. Im Kymogramm bei tiefer Atmung erscheint die Bewegung der Zwerchfellkuppenkontur fortlaufend stark und bleibt von der ventralen Vorwölbung unbeeinflußt. Die Bewegung des relaxierten Gebietes schlägt durch und weist mit verringerter Amplitude und zeitlich stark versetztem, vielleicht sogar schon paradoxem Ablauf die charakteristischen Zeichen der Kontraktionsstörung auf (Abb. 112b).

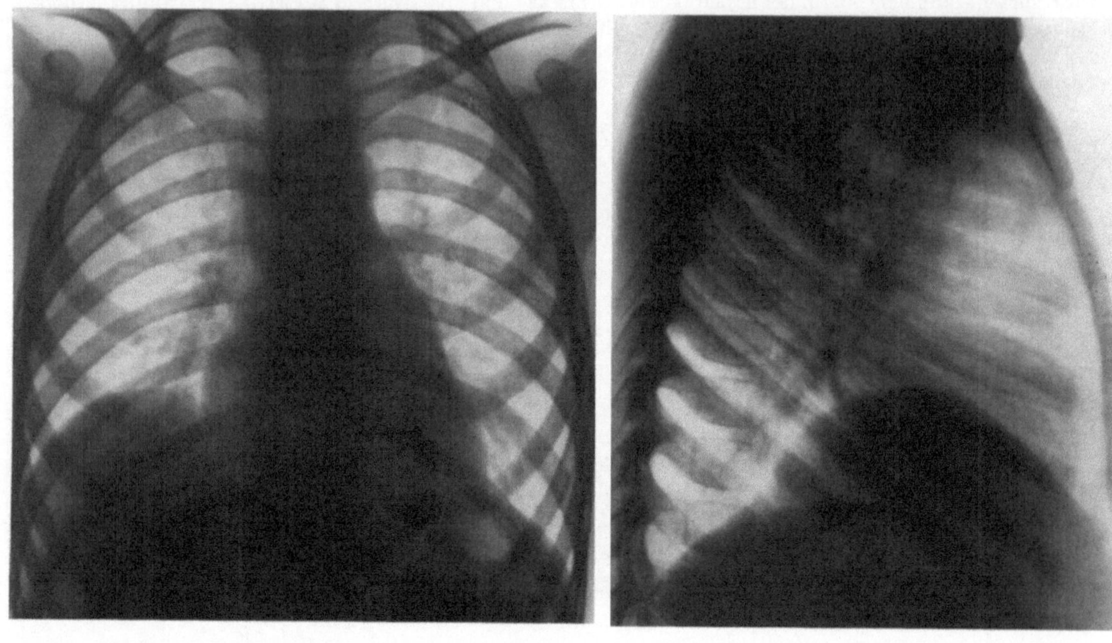

Abb. 111a u. b. Große vordere Zwerchfellrelaxation, nur im Seitenbild erkennbar, 5jähriger Junge

Ausgeprägter ist der Befund im zweiten Beispiel (Abb. 113a und b). Im nächsten Fall zeigt Abb. 114b einen Doppelbogen in der lateralen rechten Zwerchfellkontur, der sich medial eine dritte stärkere Vorwölbung anschließt; nach dem Seitenbild (Abb. 114a) kann sie nach vorn lokalisiert werden. Das Vergleichsbild (Abb. 114c) zeigt diesen medialen Zwerchfell„buckel" nach 14 Monaten sehr viel stärker entwickelt. Die Ursache dieser partiellen Relaxation mit Bewegungseinschränkung und Pseudoparadoxie könnte hier sowohl in einer rechts stärkeren osteochondrotischen Einengung der unteren cervicalen Zwischenwirbellöcher liegen, als auch durch metastatische Drüsentumoren im Halsbereich gegeben sein.

Dieser Fall erscheint außerdem besonders deshalb instruktiv, weil er neben der anteromedialen Relaxation gleichzeitig eine *laterale Bogenbildung* zeigt. Dieses seit langem bekannte Phänomen ist von THOMAS und ASSMANN endgültig geklärt worden. Seine anatomische Grundlage besteht darin, daß die Muskelzüge des vorderen und medialen Zwerchfellanteils kürzer und schwächer sind als die lateralen und hinteren Anteile. Bei stärkerer thorakaler Ansaugung — physiologisch im tiefen Inspirium oder pathologisch bei Bronchostenose, Lungeninfiltration, -schrumpfung und -atelektase — treten diese physiologischen Bogenteilungen deutlicher hervor; sie können besonders ausgesprochen beim Asthma bronchiale und beim Emphysem mit atrophischem Zwerchfell sein, wie bereits früher erörtert wurde. ROSSETTI hat betont, daß daher fließende Übergänge zwischen der noch physiologischen Doppelkonturierung und den schon pathologischen Ausbuckelungen bzw. Relaxationen bestehen müssen. Diese Annahme kann mit dem Hinweis ergänzt werden, daß die von GRZAN bei der cervicalen Osteochondrose erstmalig

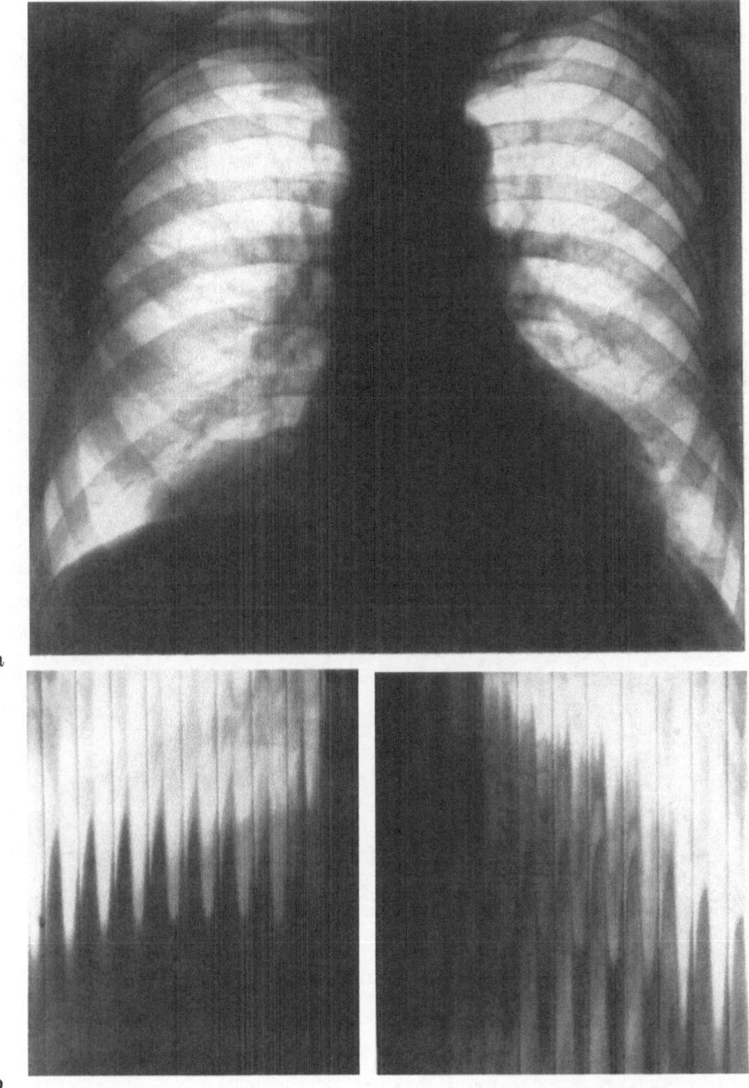

Abb. 112a u. b. Partielle Relaxation im anteromedialen Zwerchfellabschnitt rechts (a). Bei tiefer Atmung lagert sich die Pseudoparadoxie im Relaxationsbereich über die Normalbewegung der Zwerchfellkuppe (b)

nachgewiesenen Teilrelaxationen vorzugsweise in den höheren Altersgruppen vorkommen, wo oft gleichzeitig ein Emphysem besteht und so ein bestimmter Grad der Inaktivitätsatrophie des Zwerchfells angenommen werden muß. Es ist klar, daß in diesen Fällen eine ätiologische eindeutige Klärung daher nicht möglich ist und es unentschieden bleiben muß, ob die anteromediale Vorwölbung schon als partielle Relaxation oder noch als physiologische Konturvariante anzusprechen sei; wo hier eine pseudoparadoxe Bewegung am vorgewölbten Zwerchfellabschnitt nachweisbar ist, wird eine radiculäre Partialparese jedoch sehr viel wahrscheinlicher.

Abb. 115a und b zeigt die Entwicklung einer partiellen Relaxation an typischer anteromedialer Stelle bei einem Patienten mit alter tuberkulöser Spitzencirrhose der rechten Lunge. Da hier als Ursache für den recht auffälligen Befund weder eine radiculäre noch eine periphere Kompression von Phrenicusanteilen festgestellt werden konnte, erscheint die Frage berechtigt, ob die Spitzencirrhose in ätiologischem Zusammenhang mit dem Zwerchfellbefund stehen kann. Becchini hat derartige Teilrelaxationen so gehäuft im Rahmen der Lungentuberkulose gefunden, daß er eine mechanische oder „toxisch-entzündliche Irritation des neuromuskulären Zwerchfellapparates" annahm. Natürlich muß ein rein mechanischer Schrumpfungszug über narbige Zwerchfelladhäsionen ausgeschlossen werden können, ehe eine toxische oder druckmechanische Alteration des Phrenicus unterstellt werden darf. Wenn die relaxierte Zwerchfellpartie rundlich glatt begrenzt ist und Adhäsionsstreifen nach oben nicht von ihr ausgehen, ist die Abgrenzung gegenüber der banalen postpleuritischen Auszipfelung möglich. Da es nach unseren Beobachtungen auffälligerweise nur bei apikal verschwielten Oberfeldcirrhosen zu derartigen Teillähmungen zu kommen scheint, liegt es nahe, auch an eine narbige Kompression des sympathischen Plexus zu denken, der nach FELIX der Pleurakuppe aufliegt und mit dem Phrenicus verbunden ist; diese Frage bedarf jedoch einer pathologisch-anatomischen Überprüfung.

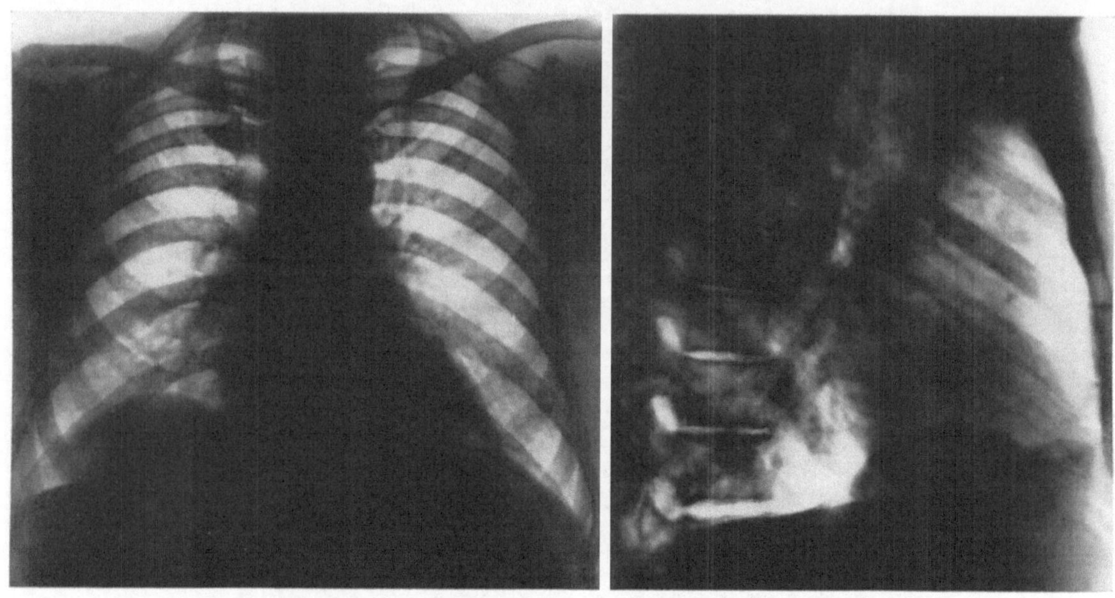

a b

Abb. 113a u. b. Große vordere Partialrelaxation bei 60jährigem Mann

Zur *Differentialdiagnostik* kann festgestellt werden, daß alle anderen Prozesse mit Rundverschattungen im Herzzwerchfellwinkel ausgeschlossen werden müssen, ehe eine anteromediale Teilrelaxation angenommen werden darf. Eine dreieckige oder rundliche Verschattung durch banale Folgezustände nach einer Pleuritis — Verwachsung oder abgesackter Resterguß — kann oft eine umschriebene Relaxation vortäuschen, reicht aber meist an der vorderen Brustwand am höchsten hinauf und läßt sich im Seitenbild daher gut von der allseitigen Erhebung der partiellen Relaxation abtrennen. Als wichtigste Differentialdiagnose haben BECK und MOTSAY die congenitale Segmentatelektase, als schwierigste die echte Zwerchfellhernie bezeichnet. Es ist bereits betont, daß diese letzte Unterscheidung mitunter selbst anatomisch nicht möglich ist und die Erörterung des Begriffs „Zwerchfelldivertikel" einschließt, wie z.B. die Fälle von EPPINGER; K. SCHMIDT; VOGL und SMALL; SWOBODA und WOLF; CRASTNOPOL u. Mitarb.; KOSENOW zeigen, und wie es ganz allgemein für congenitale oder lange bestehende große Teilrelaxationen mit praktisch völligem Verlust der Muskulatur gilt (RAVITSCH und HANDELSMAN). Die kleineren und mittelgroßen partiellen Relaxationen können mit Lipomen, Teratomen, Neurofibromen, Echinococcuscysten der Leber, Cölomcysten oder peripheren Lungen- und Pleuratumoren verwechselt werden und damit differentialdiagnostisch zu den gleichen Überlegungen führen wie die Netzhernie, Leberhernie oder echte intestinale Zwerchfellhernie (STEWART; CHARPIN u. Mitarb.; ERDÉLYI u. Mitarb.; RICHMAN u. Mitarb.). Von der Anlage eines *Pneumoperitoneum*, welches die nicht unterbrochene Zwerchfellgrenze

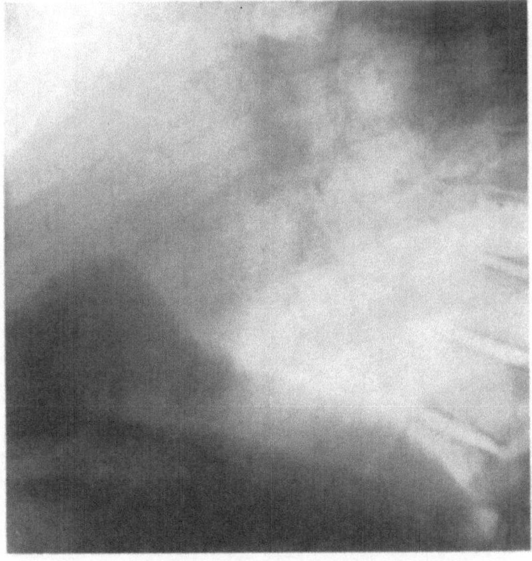

a

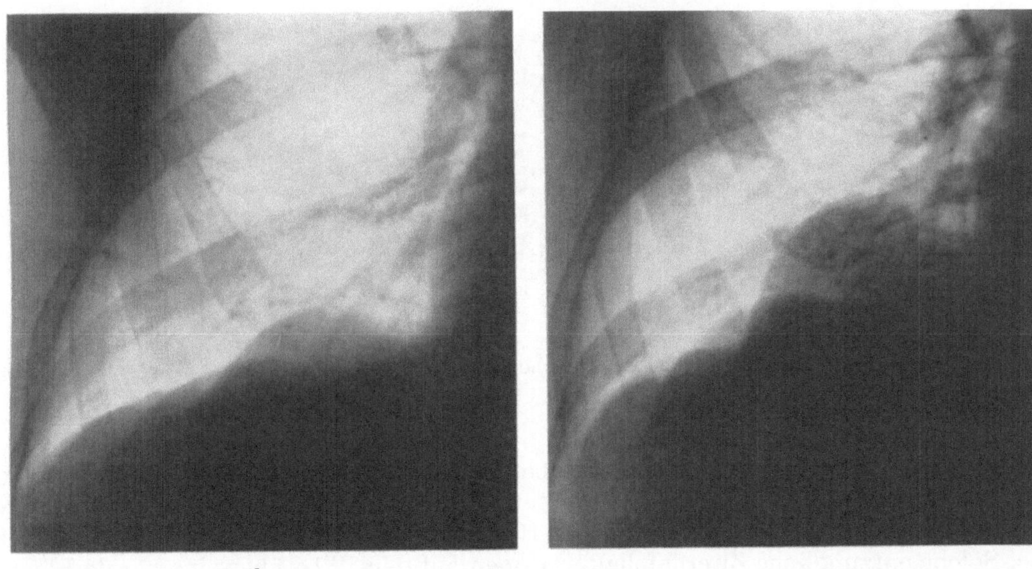

b c

Abb. 114a—c. Lateraler Doppelbogen und anteromediale Partialrelaxation im Seiten- und Vorderbild (a, b). Vergrößerung des „Zwerchfellbuckels" nach 14 Monaten (c), s. Text

auch im relaxierten, mit winkeligem oder flachen Übergang nach oben vorspringendem Lähmungsbereich nachweisen läßt und daher zum Ausschluß epiphrenischer Prozesse besonders wertvoll sein kann, ist eine Differenzierung gegenüber den genannten Hernientypen nur in einzelnen Fällen zu erwarten. Gerade die großen Partialrelaxationen am anteromedialen Abschnitt der rechten Zwerchfellhälfte sind im Pneumoperitoneum und bei der kymographischen Untersuchung mit den sog. Leberdivertikeln und den „congenitalen Leberhernien" völlig identisch, wie es der schon besprochene pathologisch-anatomischen Unmöglichkeit einer Abgrenzung all dieser Zustände entspricht (vgl. S. 72, Gruber; Swoboda und Wolf; Vogl und Small; Epstein; Beck u. Mitarb.).

Mittels eines — allerdings postoperativen — Pneumoperitoneum ließ sich die Diagnose bei dem seltenen Fall einer direkten (muskulären) Partiallähmung des Zwerchfells stellen,

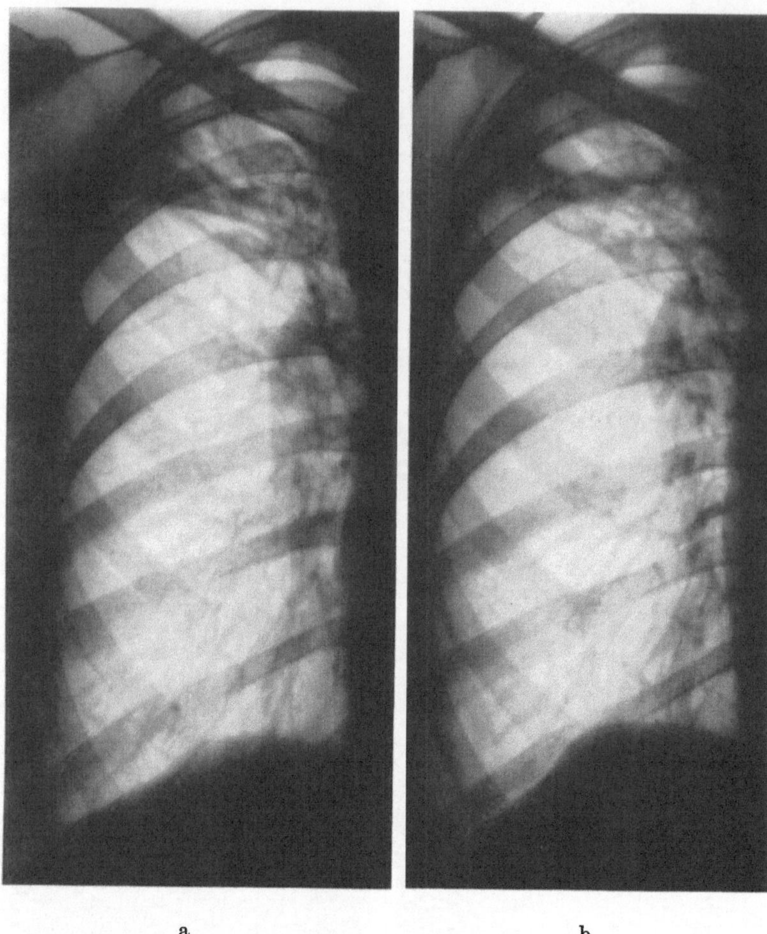

Abb. 115a u. b. Partielle Relaxation bei Oberfeldcirrhose. Zunahme der umschriebenen Parese nach 3 Jahren

den Abb. 116a—d wiedergibt. Hier war nach einer Laparatomie (Gallenblasenoperation) ein pneumonisches Basisinfiltrat der rechten Lunge aufgetreten, das zu einer Parese des benachbarten Zwerchfellabschnitts mit Hochstellung und stärkerer Wölbung geführt hatte. Solche entzündliche Zwerchfellalterationen auf dem Weg über eine basale Pleuritis sind seit STOCKES und HITZENBERGER bekannt, betreffen aber fast immer die ganze zugehörige Zwerchfellhälfte (vgl. Abb. 19 und 21). Im vorliegenden Fall bleibt bei der Rückbildung des postoperativen Pneumoperitoneum ein kleiner Luftrest unterhalb der jetzt (nach 10 Tagen) am stärksten in ihrer Kontraktion geschädigten kleinen Muskelpartie an der Kuppe des rechten Zwerchfells erhalten, also in dem Bereich, welcher der basalen Pneumonie unmittelbar benachbart ist (Abb. 116b). Nach völliger Resorption der Peritonealluft stellt sich an gleicher Stelle eine „typische", umschriebene Zwerchfellbuckelung dar (Abb. 116c), die nach einem weiteren Monat verschwunden ist, so daß jetzt eine normale Zwerchfellkontur resultiert (Abb. 116d). Die Bildserie läßt eindeutig ausschließen, daß es sich etwa um einen abgesackten kleinen Pleuraerguß oder um eine Pleuraverschwielung gehandelt haben könnte. Auf dem Weg über eine hemidiaphragmale entzündlich-muskuläre Parese hat sich hier vielmehr eine reversible Lähmung mit partieller Relaxation ausgebildet, die wenig mehr als 1 Monat lang bestehen blieb, bis mit Abheilung der Basispneumonie auch am Zwerchfell wieder normale Tonus- und Kontraktilitätsverhältnisse gegeben waren. Entzündlich-muskuläre Lähmungen einer ganzen Zwerchfellhälfte wurden bereits früher besprochen (s. S. 134).

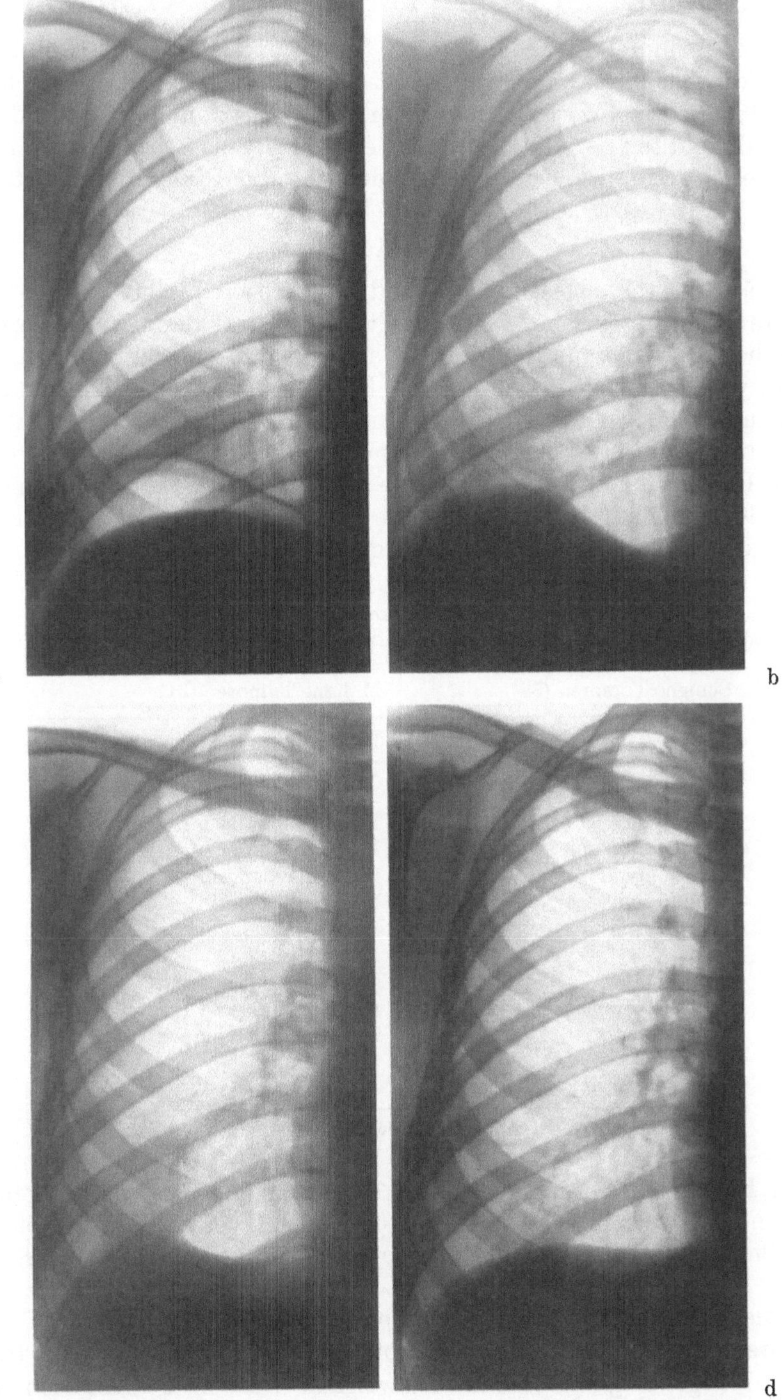

Abb. 116a—d. Angedeutete Zwerchfellparese rechts bei pneumonischem Basisinfiltrat nach Laparatomie (a); nach 10 Tagen partielle Relaxation (Parese) über dem Rest des postoperativen Pneumoperitoneum (b), die nach Luftresorption als Buckelung erhalten bleibt (c); nach 1 Monat normale Wölbung und Bewegung wiederhergestellt (d)

Eine operative Therapie ist bei der bleibenden partiellen Relaxation noch seltener angezeigt als bei der totalen Relaxation, da wesentliche subjektive und klinische Erscheinungen von seiten des Zwerchfells praktisch immer vermißt werden. Wo sie wie beim Kleinkind einmal indiziert scheint, ist ihre Durchführung verhältnismäßig einfach, weil eine Deckung und Verstärkung des relaxierten Zwerchfellabschnitts meist gut möglich ist (Felix; Ravitch u. Mitarb.; Swoboda u. Mitarb.; Pena-Lopez; Koss u. Reitter u.a.).

IX. Tumoren, Cysten und Parasiten des Zwerchfells

Tumoren und tumorartige Bildungen (Cysten und Parasiten) am Zwerchfell sind relativ selten, klinisch meist uncharakteristisch und auch röntgenologisch nur mitunter voneinander abzugrenzen, weshalb sie früher meist zusammen abgehandelt wurden. In den letzten Jahrzehnten ist die Zahl der einschlägigen Beobachtungen soweit angewachsen, daß eine getrennte Darstellung auch für die Röntgendiagnostik zweckmäßig erscheint.

1. Primäre Tumoren

Echte primäre Zwerchfellgeschwülste sind sehr selten; bis vor etwa 35 Jahren waren nur vereinzelte Fälle beschrieben. Seitdem ist ihre Zahl dank verbesserter Diagnostik und chirurgischer Therapie auf 70 und mehr angestiegen, wie sich aus den letzten Zusammenstellungen von DREWES u. WILLMANN; HAUBRICH; KOSS u. REITTER unter Ergänzung durch neue Fälle von LÉROUX; LINDER; BALÁS u. Mitarb.; PAMPARI; WEILGONI; WEISEL u. Mitarb. ergibt. Bei der ersten Beschreibung durch GRANCHER (1868) handelte es sich um ein Fibrom, bei der zweiten durch DALZELL (1887) um ein Rundzellensarkom. Heute stehen 30 benignen Fällen 29 maligne gegenüber, wie sich aus der histologischen Charakteristik der nachfolgenden Tabelle ergibt.

Tabelle 1. *Histologie von 70 beobachteten Zwerchfelltumoren.*
(Modifiziert nach KOSS u. REITTER; HAUBRICH. Autoren s. Literaturverzeichnis)

Benigne Tumoren (39)		Maligne Tumoren (31)	
Teratom[a]	1	Undifferenziertes Sarkom	3
Cystische Tumoren	6	Fibrosarkom	9
Fibrom	2	Fibromyosarkom	1
Fibromyom	3	Rhabdomyosarkom	4
Fibrolipomyxom	1	Leiomyosarkom	1
Rhabdomyofibrom	1	Neurofibrosarkom	2
Angiofibrom	1	Rundzellsarkom	1
Neurofibrom	2	Polymorphzelliges Sarkom	3
Lipom	15	Mischzellsarkom	1
Chondrom	1	Myeloblastentumor	1
Lymphangiom	2	Endotheliome	4
Neurilemmom	2	Leberadenocarcinom[a]	1
Leberadenom[a]	1		
Nebennierenrindenadenom[a]	1		

[a] Von embryonal versprengtem Gewebe ausgehend.

Bei diesen Fällen halten sich nicht nur die gutartigen und bösartigen Geschwülste die Waage, sondern auch ihre Seiten- und Geschlechtsverteilung ist gleich. Zwerchfelltumoren kommen in jedem Lebensalter vor; der jüngste Kranke war 7, der älteste 80 Jahre alt.

Während die ersten 10 dieser Geschwülste nur autoptisch oder operativ diagnostiziert wurden, konnten BURVILL-HOLMES u. BRODY 1932 zum erstenmal die Diagnose (eines Angiofibroms) röntgenologisch stellen. Inzwischen wurden 36 Tumoren am Lebenden diagnostiziert, 34 Fälle operiert und 23 erst bei der Autopsie festgestellt. Die diagnostische Treffsicherheit ist zwar wesentlich verbessert, aber aus mehreren Gründen noch immer unbefriedigend. Einmal ist die subjektive und *klinische Symptomatologie* minimal oder uncharakteristisch. Pulmonale Symptome wie Reizhusten, Dyspnoe, Blutungen, Pleura- oder Rippenschmerz können bei benignen wie malignen Tumoren ganz fehlen. Lokale Befunde wie palpabler und respiratorisch beweglicher Tumor im oberen Abdomen, Brustwandschwellung, Schulterschmerz und ausstrahlender Armschmerz werden nur in einem Teil der Fälle und bei bestimmtem Tumorsitz gefunden. Dem entspricht, daß viele Fälle maligner wie benigner Natur autoptische Zufallsbefunde darstellen. Bei größeren Tumoren, stärker expansivem Wachstum, metastatischen oder begleitenden pulmonalen oder pleuralen Prozessen ist der klinische Befund massiver, oft genug aber uncharakteristisch, so daß auch hier die Diagnose mehrfach erst in tabula gestellt werden konnte. Damit stimmt überein, daß sich aus dem Schrifttum ein klares Bild über die durchschnittliche Krankheitsdauer nicht gewinnen läßt. Benigne Tumoren können offenbar jahrzehntelang bestehen, ohne subjektiv merklich in Erscheinung zu treten; jede Berechnung der Altersverteilung ist daher mehr oder minder fragwürdig. Für die malignen Geschwülste wird eine Anamnesedauer von 1—7 Jahren angegeben (DREWES u. Mitarb.). Über den Endausgang der operierten Fälle ergibt sich aus der Literatur gleichfalls kein Aufschluß; eine Metastasierung ist nur bei den Fällen von DALZELL; BRANWOOD u. Mitarb.; DREWES u. Mitarb.; NICHOLSON u. Mitarb. vermerkt.

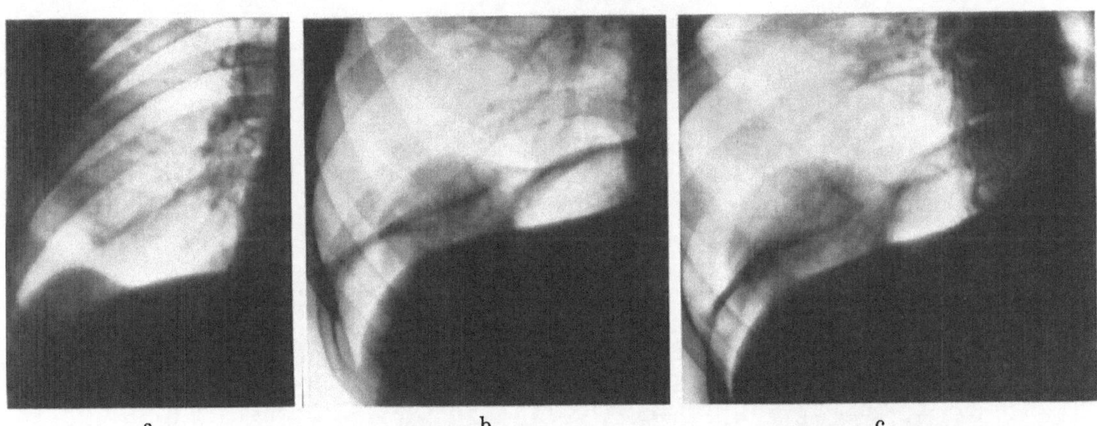

Abb. 117a—c. Primärer Zwerchfelltumor (cystoid), mit „Auflösung" des Zwerchfellbogens im Tumorschatten; diagnostisches Pneumoperitoneum. (Aufnahmen RAUSCH, Hamburg)

Die *röntgenologische Erkennung eines Zwerchfelltumors* setzt voraus, daß eine Überlagerung durch größere Pleuraergüsse nicht vorliegt und eine umschriebene Ausbuckelung der Zwerchfellkontur auf dem Thoraxbild auffällig wird. Für die rechtsseitigen Geschwülste, die etwas häufiger zu sein scheinen, kommt differentialdiagnostisch eine Reihe von tumorähnlichen basalen Halbrund- oder Dreieckverschattungen in Frage, die von abgesackten kleinen oder größeren Ergüssen, peripheren Lungentumoren, basalen Pleurageschwülsten und parakardialen Mediastinaltumoren bis zur Leber- oder Netzhernie und partiellen Relaxation reicht (STEWART; D'ALO u. Mitarb.; TESCHENDORF; ROGERS u. Mitarb.; BROCARD u. Mitarb.; ROCHE; DAUMET u.a.). Für die linksseitigen Zwerchfellgeschwülste bedeutet außerdem die Überlagerung durch den Herzschatten eine diagnostische Erschwerung, die aber infolge der häufigen Sichtbarkeit des in die Aufhellung der Magenblase hineinreichenden unteren Tumoranteils vielfach mehr als ausgeglichen wird. KEIRNS; CLAGETT u. Mitarb. haben ihre Fälle auf diese Weise als Zufallsbefunde bei Reihenuntersuchungen entdeckt, und SWEET und GEPHART weisen in diesem Zusammenhang besonders darauf hin, daß aus gleichem Grund für die Zukunft eine Zunahme der Häufigkeit von Zwerchfelltumoren erwartet werden kann.

Zur *speziellen Röntgendiagnose* des Zwerchfelltumors ist jedoch der Nachweis erforderlich, daß der fragliche Tumorschatten dem Zwerchfell allein gehört und eine Verbindung zu Organen ober- und unterhalb des Zwerchfells fehlt. Das *diagnostische Pneumoperitoneum* ist hier von entscheidender Bedeutung, während auf die gleichzeitige Anlage eines Pneumothorax meist verzichtet werden kann. Stellt sich hierbei der Tumor in den Zwerchfellverlauf eingebettet dar, so dürfte die Diagnose auch ohne Pneumothorax wahrscheinlich werden; eine infiltrierende Geschwulst von der basalen Pleura aus kann allerdings dann immer noch nicht ausgeschlossen werden. Soweit sich aus den eingesehenen Abbildungen der bisher mitgeteilten Fälle aber schließen läßt, reicht die diagnostische

Hilfe des Pneumoperitoneum praktisch immer aus, weil sie eine klare Einsicht nicht nur in die topographische Zuordnung des Tumors, sondern auch in die Art der Zwerchfelleinbettung vermittelt. Abb. 117a—c läßt als typisches Beispiel erkennen, daß der Streifenschatten des von der Leber abgehobenen Zwerchfells sich im Tumor auflöst und der Übergang des Geschwulstschattens zum Zwerchfellbett nicht spitzwinkelig, sondern weitwinkelig sanft und spindelförmig gestaltet ist. Die gleichen Kennzeichen bietet der Fall von Abb. 118a und b, den wir trotz Fehlens eines diagnostischen Pneumoperitoneum für

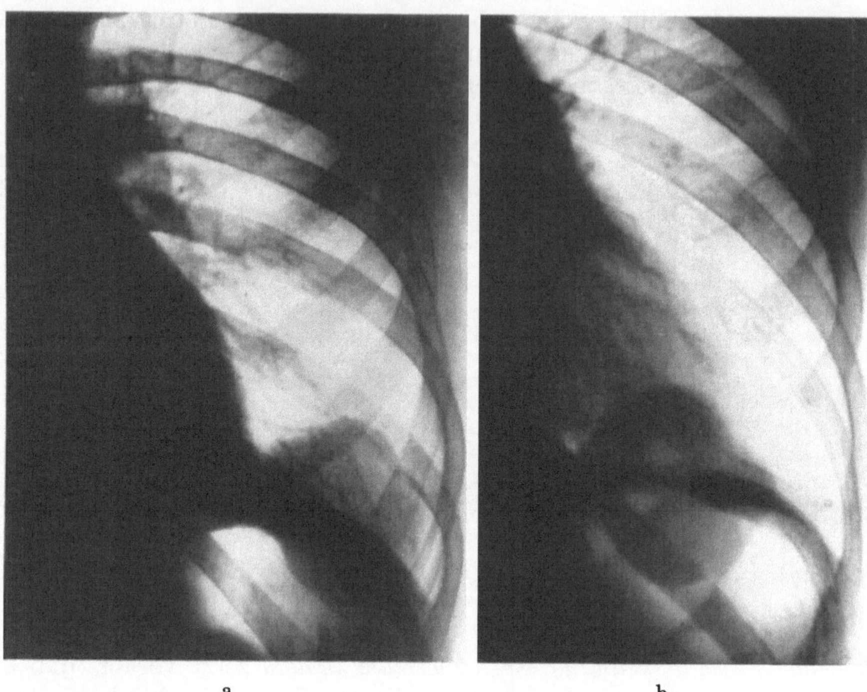

a b

Abb. 118a u. b. Zwerchfelltumor links, gegen Lunge und Magenblase gut abgesetzt. (Aufnahme TESCHENDORF, Köln)

röntgenologisch gesichert halten, weil sich innerhalb der Magenblase die gleiche Auflösung des Zwerchfellstreifens in den Rundschatten und der spindelförmig weitwinkelige Übergang in den Tumorrand gut darstellen. Diese beiden Röntgenzeichen müssen als eindeutig für alle Tumoren gelten, die sich innerhalb und auf Kosten des originalen Zwerchfellgewebes entwickelt haben; sie erlauben aber nicht, tumorähnliche Prozesse differentialdiagnostisch auszuschließen, die sich räumlich in gleicher Weise entwickelt haben. Das trifft nicht nur auf manche Fälle von sekundären Zwerchfellgeschwülsten (Fernmetastasen) zu, sondern kann auch bei der diaphragmalen Echinococcuscyste (BINNEY; D. MARTINI; DIETZ und COTTINI), bei den seltenen Gefäßtumoren oder Aneurysmen des Zwerchfells (CHEVAT u. Mitarb.; ELKIN) und beim Zwerchfelltuberculom (TU und HSIEH) die röntgenologische Abtrennung gegen einen Primärtumor unmöglich machen.

Bezüglich der dorsal gelegenen Zwerchfellgeschwülste sei daran erinnert, daß mit einem diagnostischen *Pneumoretroperitoneum* die lumbalen Abschnitte des Zwerchfells gut abgehoben werden können, wodurch die Tumordiagnostik gerade in diesem Bereich gelegentlich gefördert werden mag; auch die röntgenologische Abgrenzung atypischer „Zwerchfellausbuckelungen“ in den dorsalen Abschnitten, wie etwa durch einen nach oben entwickelten Milztumor (ROSSETTI) oder durch die überaus seltenen, in der Regel am oder im dorsalen Zwerchfell entwickelten Nebenlungen bzw. Lungenhamartome (JELINEK; SCHULZE) dürfte in Zukunft dadurch erleichtert sein. In einigen der bisher beschriebenen Tumorfälle war nicht nur die basale Pleura, sondern auch das anliegende

Peritoneum infiltrativ in den tumorösen Prozeß einbezogen, so daß statt gut abgegrenzter Rundschatten ein unregelmäßiger und atypischer Dreieckschatten vorlag, der sich auch nach einer Insufflation nicht ganz von der Umgebung absetzte. Die umschriebene Affektion des Zwerchfells war im Röntgenbild dennoch auffallend genug, wenn auch das Zeichen der „Auflösung" des Zwerchfellschattens im Tumormassiv dann fehlen muß. Die kymographische Prüfung der Atemverschieblichkeit ist diagnostisch nur von geringer Bedeutung. Zwar beeinträchtigen kleinere und mittelgroße Geschwülste die respiratorischen Bewegungen nicht und unterscheiden sich dadurch von manchen epi- oder hypophrenischen Alterationen; größere Tumoren können aber die Bewegung halbseitig oder umschrieben einschränken, so daß sie entgegen der Ansicht von DREWES u. Mitarb.; KOSS u. REITTER eine partielle Zwerchfellrelaxation oder paraphrenische Prozesse imitieren können (TANEF u.a.).

Abschließend sei darauf hingewiesen, daß der röntgenologische Nachweis eines Zwerchfelltumors im allgemeinen auch die Operationsindikation abgibt, weil mit einer Wahrscheinlichkeit von 1:1 eine Malignität zu erwarten ist; begründeter Tumorverdacht rechtfertigt daher die Probethorakotomie (CLAGETT und JOHNSON; DREWES und WILLMANN; KOSS und REITTER; SPÜHLER).

2. Sekundäre Tumoren

Sekundäre Zwerchfelltumoren durch Fernmetastasierung sind als umschriebene oder isolierte Geschwülste röntgenologisch bisher kaum einmal dargestellt, sondern fast ausschließlich von pathologisch-anatomischer Seite aus vermerkt worden. Zuletzt haben KOSS u. Mitarb. über ein faustgroßes Myosarkom der linken Zwerchfellhälfte berichtet, das röntgenologisch als Solitärtumor imponierte, sich wegen Infiltration von Lunge und Herzbeutel als inoperabel zeigte und autoptisch später als Metastase eines Uterussarkoms erwies.

Das spärliche Schrifttum verzeichnet nur für das Magencarcinom 2—3% Metastasierungen im Zwerchfell (BORRMANN) und für das Mammacarcinom 7% (KITAIN), während die anderen Krebsstatistiken gelegentliches Vorkommen ohne nähere Zahlenangabe mitteilen und in der klinischen Literatur nur sehr seltene kasuistische Hinweise über Metastasen anderer Primärtumoren zu finden sind. In der umfassenden neuen Übersicht von WALTHER sind Metastasen ins Zwerchfell überhaupt nicht verzeichnet. Vielleicht hängt dies mit dem Umstand zusammen, daß das Zwerchfell nicht in die Blut- und Lymphbahn der zahlenmäßig wichtigsten bösartigen Geschwülste eingeschaltet ist, so daß eine wesentliche „Filterwirkung" entfällt; dazu kommt, daß eine röntgenologisch faßbare Zwerchfellbeteiligung im klinischen Bild der meisten Tumoren nicht ins Gewicht fällt. Ungleich häufiger sind dagegen metastatische Infiltrierungen des Zwerchfells *per continuitatem*, von Tumoren seiner unmittelbaren Umgebung ausgehend. In diesem Zusammenhang verdienen vor allem die bösartigen Geschwülste der basalen Pleuraanteile (FISCHER), des oberen Magen- und unteren Oesophagusabschnitts und des oberen Retroperitoneum Erwähnung, während bösartige Lebertumoren hier zurücktreten (BORRMANN; LUCKÉ). Die diaphrenische Infiltration eines Lebercarcinoms in den rechten Herzvorhof ist bisher viermal beobachtet worden, während eine Tumorthrombose der V. cava inf. oder des rechten Vorhofs etwas häufiger ist (VOSSBECK). Auch primäre Rippengeschwülste können in das Zwerchfell einwachsen (DE PONTI). Von den Sekundärinfiltrationen aller dieser Tumorlokalisationen seien im folgenden nur die paraphrenischen und diaphragmalen Folgeprozesse der Kardiatumoren und der bösartigen Tumoren des oberen Retroperitoneum einschließlich der Nieren besonders erörtert.

Kardiacarcinome metastasieren nach WALTHER zu 61% in die regionären Lymphknoten und breiten sich zu 40% kontinuierlich aus; nach BORRMANN setzt das Magencarcinom zu 18% retroperitoneale und zu 43% perigastrische und -pankreatische Metastasen. Es ist wichtig, daß sich röntgenologisch Verdrängungen des cranialen Magenabschnittes nach links und Lymphknoten-Impressionen des Fornix und der kleinen Curvatur nicht nur beim Carcinom des epikardialen Oesophagusanteils und der Kardia selbst, sondern auch beim Corpuscarcinom oft darstellen lassen. Das gleiche gilt für Kardiacarcinome mit Einbeziehung der kleinen Curvatur, wie unlängst GÜTGEMANN in Hinblick auf die Operabilitätsfrage dieser Magentumoren besonders betont hat. Das Zwerchfell stellt sich auch in solchen Fällen zwischen Lunge und Magenblase meist in einem größeren Abschnitt dar und ist vielfach in Kontur und Dicke, seltener auch in seiner Beweglichkeit verändert. Diese bei der Kontrastuntersuchung von Speiseröhre und Magen relativ häufigen Befunde stehen in einem gewissen Gegensatz zu den Fällen, in denen trotz ausgedehnten und gleichzeitig den unteren Oesophagus und oberen Magen

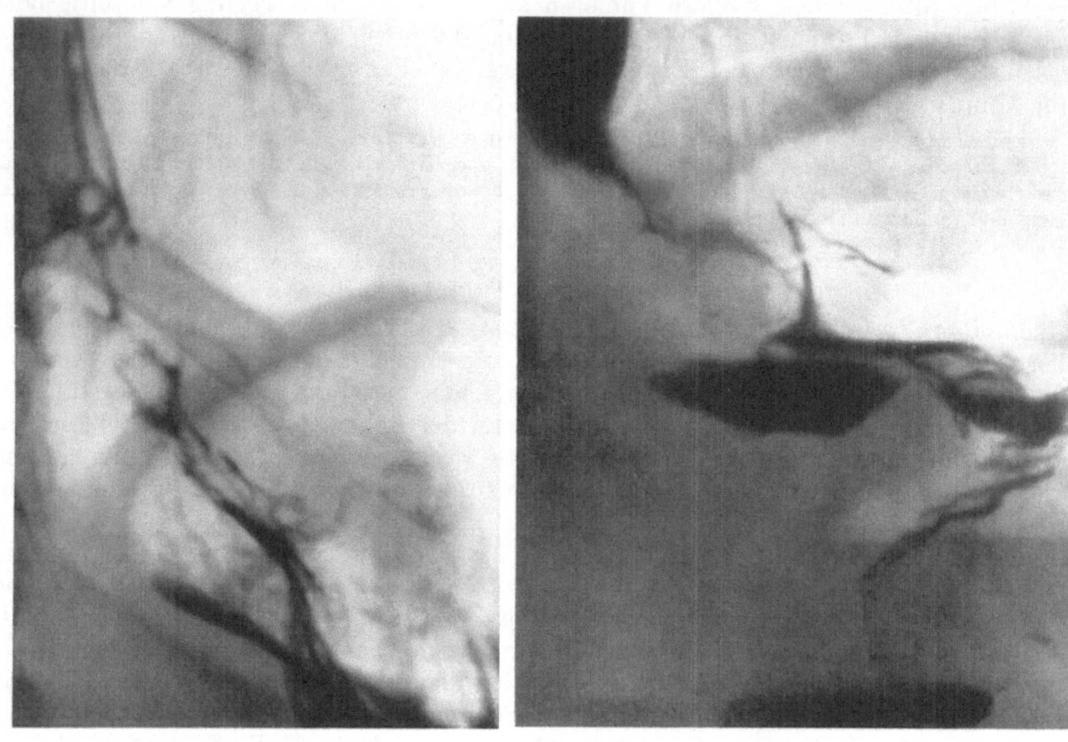

Abb. 119 Abb. 120

Abb. 119. Unauffälliger, gleichmäßig dicker Zwerchfellschatten bei ausgedehntem Carcinom der unteren Speiseröhre und Kardia

Abb. 120. Unregelmäßig verdickter Zwerchfellschatten links medial bei Kardia- und Corpuscarcinom mit Übergreifen auf den unteren Oesophagus

betreffenden Tumorwachstums das dazwischen ausgespannte Zwerchfell ganz unauffällig erscheint, wie im Beispiel der Abb. 119. Wahrscheinlich liegt dies daran, daß nur dann eine Dickenzunahme und Konturunregelmäßigkeit des diaphragmalen Schattenseptum vorliegt, wenn auch Teile des Corpus und der kleinen Curvatur erfaßt und von hier aus die oberen perigastrischen, retroperitonealen und paraphrenischen Lymphknoten und Gewebsanteile kontinuierlich-metastatisch ergriffen sind. Bei dem auf die untere Speiseröhre übergreifenden Carcinom der Kardia und der kleinen Curvatur (Abb. 120) sind die Verkürzung, Drehung und Hochziehung der kleinen Curvatur und die Linksverdrängung des Magens mit einer unregelmäßigen medialen Impression und einem „malignen" Tumor-Weichteilrelief an der Kardia verbunden, während die lateralen Fornixanteile weniger auffällig erscheinen.

Es muß bei allen solchen Bildern unterstellt werden, daß eine reelle Zwerchfellinfiltration damit noch nicht nachgewiesen ist. Was bei ausgedehnten Carcinomen zwischen Lunge und Magenblase als „Zwerchfell" abgebildet ist, stellt ja die Summe von Zwerchfell, tumoröser Magenwand und dazwischen entwickeltem, epikardialem oder hypophrenischem Infiltrationsgewebe dar und darf einer wirklichen metastatischen Zwerchfellalteration nicht ohne weiteres gleichgesetzt werden. Röntgenanatomisch läßt sich eine kontinuierliche Metastasierung von epigastrischen Zwerchfellanteilen nur dann wahrscheinlicher machen, wenn auch der obere

Zwerchfellrand unregelmäßig verläuft und kleinhöckerig begrenzt ist. Sichern ließe sich die spezielle Diagnose einer infiltrativen Zwerchfellbeteiligung nur mittels des Pneumoperitoneum, in dem sich die tumoröse Fixation des unteren Zwerchfellrandes zur Fornixwand als Unterbrechung der hypophrenischen Gassichel darstellen muß. Dieser Nachweis kann jedoch aus klinischen Gründen im allgemeinen nicht gefordert werden. Daß mit dem Pneumoperitoneum tatsächlich eine Verfeinerung der Diagnostik der Magentumoren möglich ist, haben PRICOLO und ANTONIAZZI gezeigt, und CHATTON u. Mitarb. haben ähnliche Erfolge durch die Kombination einer Gasauffüllung des Magens mit einem Pneumoperitoneum oder Pneumoretroperitoneum erzielt. ROTHSTEIN und LANDIS weisen ähnlich auf den Wert des Pneumoperitoneum zur differentialdiagnostischen Abgrenzung gegen infrapulmonale Prozesse und hypophrenische Alterationen hin; ACKERMANN hat durch gleichzeitige Anlage eines Pneumothorax und -peritoneum den singulären Fall einer großen Zwerchfellinfiltration durch ein eosinophiles Granulom klären können, bei dem gleichzeitig entsprechende Prozesse in Lunge und Knochen vorlagen. Für die retroperitonealen Tumoren ist im Gegensatz zum Magencarcinom eine derartige methodische Ergänzung, wie noch zu zeigen ist, jedoch auch klinisch berechtigt, weil — ganz abgesehen von der Frage einer Zwerchfellbeteiligung — wegen des Fehlens einer anderen Kontrastmethode hier vielfach nur das Pneumoretroperitoneum die Geschwulstdiagnose ermöglicht.

Funktionelle Symptome der tumorösen Zwerchfellalteration sind wenig eindeutig. Eine Einschränkung der respiratorischen Verschieblichkeit der linken Zwerchfellhälfte oder ihres medialen, epigastrischen Anteils allein kann nicht allzu häufig festgestellt werden, weil die topographische Beziehung des Magens zum Zwerchfell sich auf den wenigst beweglichen, zentralen Anteil beschränkt und selbst erhebliche diaphragmale Metastasierungen hier respiratorisch ohne Bedeutung bleiben müssen. Umgekehrt sind Störungen der Zwerchfellatmung eher bei den peripheren hypophrenischen und retroperitonealen Lymphknoten und Bindegewebsinfiltrationen möglich, auch ohne daß ein Tumorbefall des Zwerchfells oder eine Durchwanderungspleuritis besteht; Bewegungsstörungen der linken Zwerchfellhälfte sind daher in erster Linie auf eine ausgedehnte perigastrische und paraphrenische Metastasierung zurückzuführen. Eine zusätzliche Eiterung im linken Hypophrenium pflegt die differentialdiagnostische Situation vollends unübersichtlich zu machen, wie das Beispiel der Abb. 121 (ausgedehntes Lokalrezidiv eines früher operierten Magencarcinoms) zeigt; hier war es zu einer Perforation in die Milzgegend und einem linksseitigen subphrenischen Absceß gekommen. Die riesige Verdickung und Unregelmäßigkeit des „Zwerchfell"schattens ist in diesem Falle sowohl durch die hypophrenischen Lymphknoten- und Milzinfiltrationen als auch durch den Absceß bedingt, der schon vor der späteren Durchwanderungspleuritis einen völligen Verlust der respiratorischen Zwerchfellbewegung verursachte.

Mit diesen Einschränkungen kann die Röntgenuntersuchung der oberen Magenabschnitte im Stehen und Liegen zum Nachweis von Metastasen der circumfornikalen, paraphrenischen und retroperitonealen Gewebsanteile sehr aufschlußreich und klinisch-chirurgisch wichtig werden. Dies sei mit der Bildserie eines besonders instruktiven Tumorfalls belegt; dabei handelt es sich um ein Kardiacarcinom bei gleichzeitig bestehendem Milztumor und Lebercirrhose (Abb. 122a—f).

Bei der ersten Röntgenuntersuchung zeigte das Doppelkontrastbild des Fornix eine Lymphknoten-Impression an der Kardia; eine deutliche dorso-laterale Impression an der großen Curvatur des Corpus entspricht dem Milztumor, die Abstandsvergrößerung zwischen Zwerchfell- und Fornixrand der Prallfüllung im Liegen ist durch den Ascites bedingt (Abb. 122a und b). Die Kontrolle nach 5 Monaten ergab eine Vergrößerung der perikardialen und epigastrischen Lymphknotenschatten; im Liegen wird gleichzeitig eine Linksverdrängung deutlich, während das Asciteszeichen abgeschwächt ist (Abb. 122c und d). Nach 15 Monaten ist im Doppelkontrastbild die metastatische Impression an der Kardia und über dem Fornix noch erheblicher geworden (Abb. 122e und f); die Breite des epigastrischen „Zwerchfellschattens" ist schon im Stehen enorm erhöht, seine Dicke ungleichmäßig, seine Kontur auch nach oben gewellt. Das Füllungsbild im Liegen zeigt den Magen bei weiterer Abnahme des Abstandes Fornix-Zwerchfellrand (Ascites) noch stärker verlagert.

Diese Vergleichsserie ist im Nachweis der Metastasenzunahme, der Entwicklung einer Zwerchfellalteration und des gleichzeitigen Rückgangs des koinzidierenden Ascites röntgenologisch eindeutig und klinisch auch deshalb wichtig, weil hier die bioptische Bestätigung der Carcinomdiagnose erst später zu erbringen war. Grundsätzlich ähnliche Röntgenbefunde sind mitunter bei chronischen nichttumorösen Entzündungsprozessen der hypophrenischen Magenumgebung und bei benignen Prozessen des zwerchfellnahen Magenabschnitts festzustellen.

Hier kann als Beispiel ein Fall angeführt werden, in dem während der Beobachtung einer überaus chronisch verlaufenden Lymphogranulomatose ein initialer Tumorbefund im Kardiabereich des Magens auftrat, der sich nach Röntgenbestrahlung völlig zurückbildete und an dessen Stelle erst 5 Jahre später eine metastasenähnliche, drüsige Kardiaimpression mit Deformierung der Magenblase gefunden wurde. Nach 8 Jahren hat sich die kleine Curvatur nach oben verkürzt und ist ulcerös unterbrochen; gleichzeitig sind eine stärkere Linksverlagerung und eine Verbreiterung des diaphragmalen bzw. paraphrenischen Schattenbandes festzustellen (Abb. 123a und b). Die Probeoperation ergab starke Lymphknotenschwellungen an der Kardia, retroperitoneal über dem Fornix und am Zwerchfell jedoch kein Carcinom; diesem tumornegativen Befund entspricht der unterdes normalisierte klinische Befund völlig.

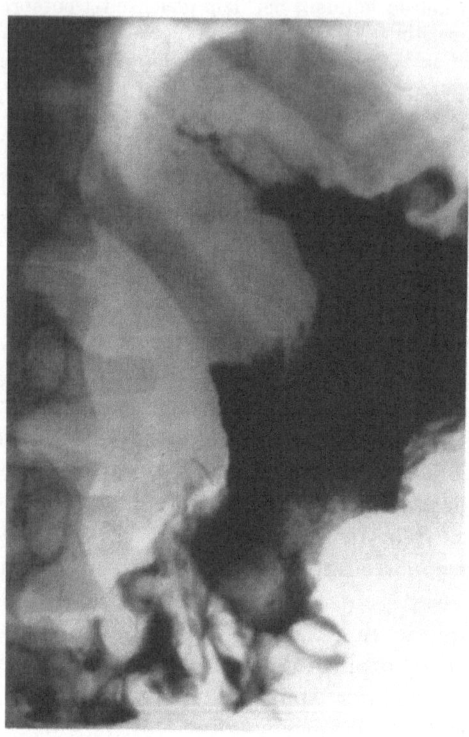

Abb. 121. Lokalrezidiv eines operierten Magencarcinoms mit ausgedehnter hypophrenischer Drüsen- und Milzinfiltration, subphrenischem Absceß und Zwerchfellinfiltration links

Wenn dieses Beispiel auch einen Sonderfall darstellt, so verdeutlicht es doch ebenso wie das Carcinom der Abb. 122 und wie die Zwerchfellbefunde auf den Bildern der zuerst wiedergegebenen Magencarcinome, daß eine „zwerchfellspezielle“ Röntgendiagnostik der Magentumoren möglich ist und wo sie ihre Grenzen findet. In diesem Zusammenhang sei auch auf die anatomisch-röntgenologische Untersuchung von ROY-CAMILLE über die einer Tumorimpression ganz ähnliche atypisch medial-konkave Begrenzung der Magenblase durch den Zwerchfellteil der Speiseröhre und auf POPPEL und ROACH verwiesen.

Gröbere Zwerchfellveränderungen sind im Röntgenbild dann nachweisbar, wenn die Ausbreitung des Magentumors nicht im Zwerchfell haltmacht, sondern auf die basale Lungenpleura übergreift und dadurch diaphragmale Ergüsse setzt oder Zwerchfellperforationen mit Brustraum-Bauchraumfisteln verursacht. Erfahrungsgemäß ist dies nur sehr selten der Fall; die Mehrzahl der gastropleuralen Fisteln entsteht durch perforierte Ulcera des Magens auf dem Weg über einen subphrenischen Absceß (LAWS), der als pathogenetisches Zwischenglied auch bei Fistelbildungen sonstiger nichttumoröser Prozesse zu gelten hat (CASPERS). Bei einem eigenen Fall handelte es sich um ein Retothelsarkom des Magens, das zu einer Infiltration der Milz, des hypophrenischen Gewebes und des Zwerchfells und einer Perforation in die linke Pleurahöhle geführt hatte, wie der autoptische Befund ergab.

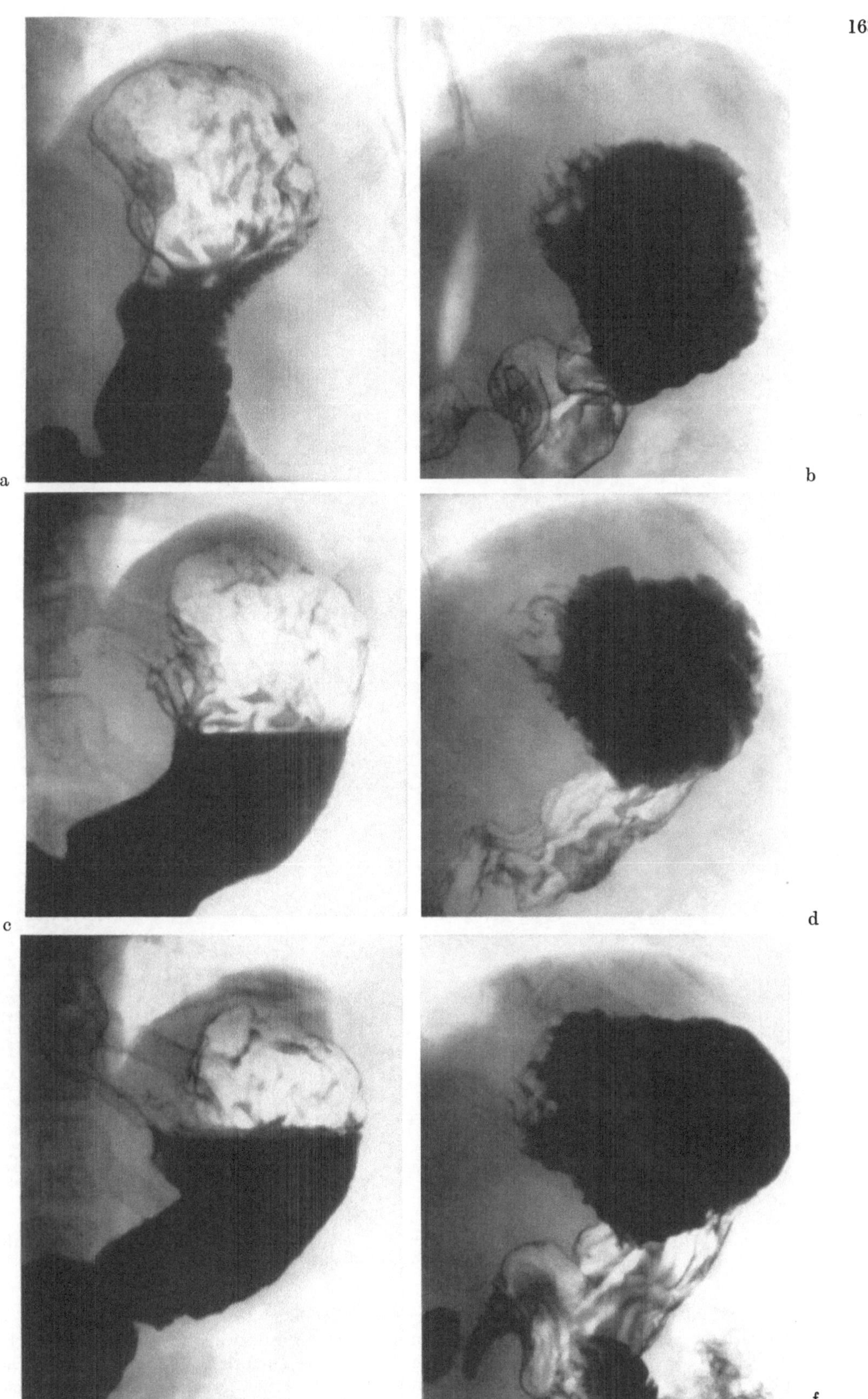

Abb. 122a—f. Kardiacarcinom bei Lebercirrhose und Milztumor. Oben: Drüsige Tumorimpression an der Kardia, im Liegen verbreiterter „Zwerchfellschatten" durch Ascites. Mitte: Nach 5 Monaten Vergrößerung der perikardialen und hypophrenischen Drüseninfiltrate, Rückgang des Ascites. Unten: Nach 15 Monaten starke epigastrisch-diaphragmale Infiltrierung bei nur mehr kleinem Ascites (s. Text)

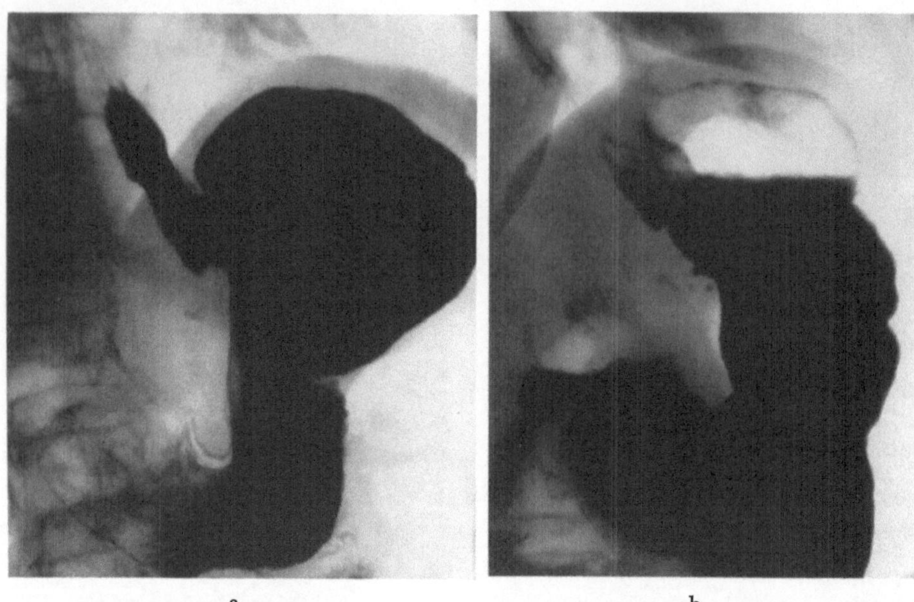

Abb. 123a u. b. Magen-Lymphogranulomatose mit chronisch-entzündlicher Drüseninfiltration perigastrisch und diaphragmal, durch Probelaparatomie bestätigt

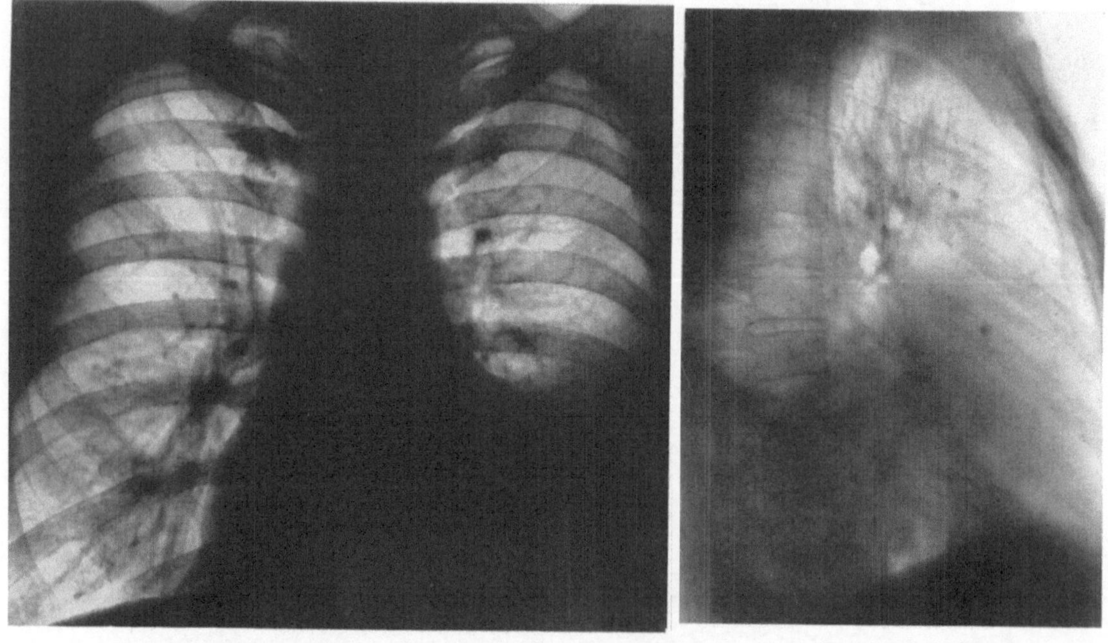

Abb. 124a u. b. Pleuraerguß bei Retothelsarkom des Magens (a). In Seitenlage wird bei ausgelaufenem Erguß die infiltrierte linke Zwerchfellhälfte sichtbar (b)

Der im Thoraxbild (Abb. 124a) dargestellte Pleuraerguß lief in Seiten- und Rückenlage zum größten Teil aus, wobei sich die elevierte linke Zwerchfellhälfte unregelmäßig verdickt und unscharf nach oben begrenzt zeigte (Abb. 124b). Die Kontrastmitteluntersuchung ergab eine Tumorinfiltration der Magenwand mit Ausweitung des Fornix nach oben lateral und eine Fistel dorsal durch das Zwerchfell hindurch in den linken Pleuraraum (124c und d). Einen ganz ähnlichen Fall, gleichfalls bei einem Retothelsarkom des Magens, hat LAWS beschrieben und dabei auf die Zunahme dieser Tumoren hingewiesen (REZEK).

Um Zwerchfellbeteiligungen bei *retroperitonealen Geschwülsten* röntgenologisch nachzuweisen, ist die Anlage eines diagnostischen Pneumoretroperitoneum erforderlich, das

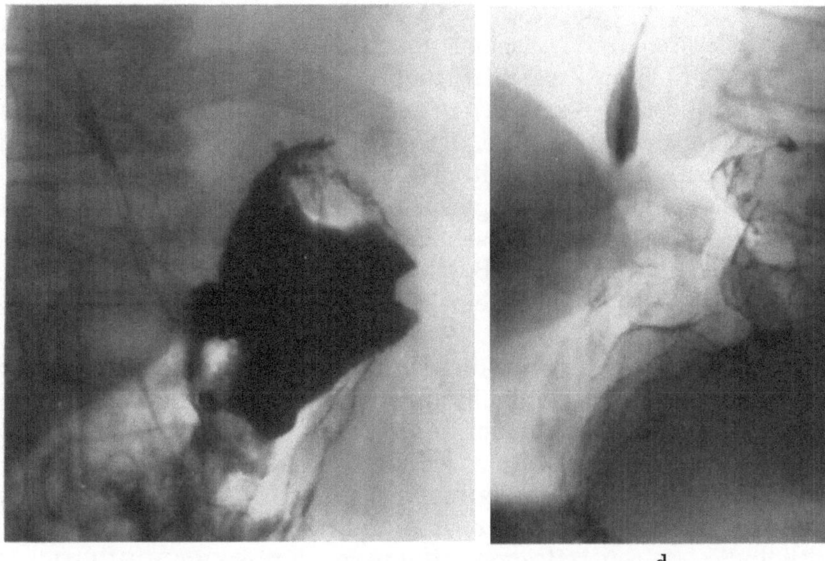

c d

Abb. 124c u. d. Gleicher Fall. Diaphrenische, gastropleurale Fistel

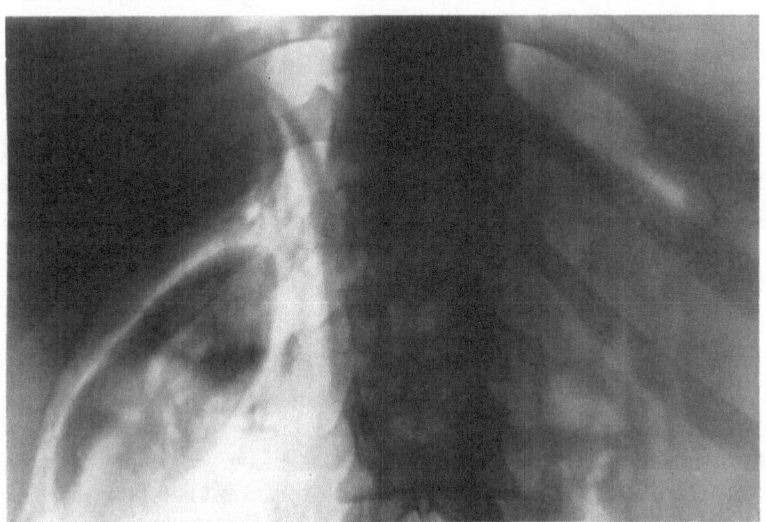

Abb. 125. Retroperitoneales Retothelsarkom links mit Tumorinfiltration in Zwerchfell und Pleura (Pneumoretroperitoneum)

für die Erkennung dieser Tumorlokalisationen eine entscheidende Rolle zu spielen vermag (HAUBRICH; STEINBACH und SMITH). Einen typischen Befund zeigt Abb. 125, wo es sich ebenfalls um ein histologisch gesichertes Retothelsarkom handelt, das aber nicht vom Magen, sondern vom retroperitonealen Gewebe ausging. Die Tumorinfiltration an und in die linke Zwerchfellhälfte ist hier am Fehlen der subserösen Gasaufhellung direkt ablesbar und im Gegensatz zu dem Normalbefund auf der rechten Seite besonders eindrucksvoll. Die von der Niere ausgehenden bösartigen Tumoren beziehen demgegenüber das Zwerchfell selten in ihre Expansion ein; meist kommt es hier nur zum Befall der regionären Lymphknoten. Wenn das retroperitoneale Gewebe in größerem Umfang infiltriert wird, bleibt auch die subseröse Insufflation auf dieser Seite inkomplett und läßt vor allem die Zwerchfellunterfläche unberührt. Wo das Wachstum eines Nierentumors das Zwerchfell nicht per continuitatem erreicht, bleibt dieses auch im Pneumoretroperitoneum unauffällig.

3. Cysten

Echte Zwerchfellcysten (mit Ausgang von den diaphragmalen Serosablättern) sind noch seltener als die primären Zwerchfelltumoren. Die letzte Übersicht des Schrifttums verzeichnet 16 Fälle (KOSS u. REITTER); weitere von DUBECZ; BALÁS u. Mitarb. Meist handelt es sich um Mesothelcysten mit endothelialer Wand (echte Cölomcysten), nur selten um bronchogene Cysten mit Flimmerepithel (Abtrennung von der fetalen Pulmonalleiste). Sie betreffen beide Zwerchfellhälften gleich oft. Da sie oft asymptomatisch verlaufen — die beschriebenen Fälle wurden zwischen dem 22. und 58. Lebensjahr beobachtet — und anderenfalls uncharakteristische Beschwerden wie Schmerzen in Kreuz, Schulter oder oberem Abdomen und nur selten eine Dyspnoe verursachen, stellen sie meist einen Zufallsbefund dar.

Die Röntgenuntersuchung ist für die Diagnose entscheidend. Die meisten Cysten finden sich an oder nahe der Zwerchfellkuppel, vor allem wenn sie aus der pleuroperikardialen und pleuroperitonealen Membran stammen. Nur die selteneren, aus der Bursa infracardiaca stammenden Cysten liegen wie die viel häufigeren Perikardcölomcysten im vorderen Herzzwerchfellwinkel (NYLANDER u. VIIKARI). Die Lokalisation an den seitlichen Zwerchfellabschnitten ist am seltensten (DUBECZ). Allein die bronchogenen Cysten scheinen multilokulär zu sein (BOBBIO; BOLIVAR; KESSELER u. Mitarb.). Aus diesen Unterschieden in der diaphragmalen Lokalisation ließe sich eine gewisse Differenzierung der Cysten ableiten, wenn sie nicht fast immer als glattrandige, rundliche Bildungen erschienen, die von Zwerchfelltumoren ebenso wenig unterscheidbar sind wie etwa eine Netzhernie. Röntgenologisch ist mit Aufnahmen in 2 Ebenen und ergänzender Untersuchung im Pneumoperitoneum oder -thorax daher allenfalls die Vermutungsdiagnose „Cyste oder Tumor des Zwerchfells“ zu stellen.

In der Differentialdiagnostik müssen alle ähnlichen Prozesse berücksichtigt werden, also außer der schon genannten Netzhernie auch basale Lungengeschwülste, partielle Zwerchfellrelaxationen, Tumoren von Speiseröhre, Magen, Leber, Niere und Nebenniere sowie insbesondere Zwerchfellparasiten. Daher können alle zur Darstellung dieser Organe möglichen Untersuchungsmethoden im Einzelfall erforderlich werden.

4. Parasitäre Erkrankungen

Der parasitäre Befall des Zwerchfells ist immer Teilerscheinung einer allgemeinen Erkrankung; so beim Echinococcus alveolaris, der meist unter dem Bild des intrahepatischen oder subphrenischen Abscesses auftritt (HOSEMANN; KOSS u. REITTER; SPÜHLER) und bei der Cysticerkose, die röntgenologisch uninteressant ist bzw. am Zwerchfell allenfalls einen Lähmungshochstand (FLOSSBACH) oder eingelagerte kleine spindelige Kalkschatten (SENEVET) verursacht.

Der Echinococcus hydatosus des Zwerchfells entsteht meist sekundär durch Weiterwachsen eines Leberechinococcus und bricht oft in die Lunge durch (DEL GRANDE u. Mitarb.; MONOD-BROCA u. Mitarb.; TOOLE u. Mitarb.); nur außerordentlich selten scheint das Zwerchfell isoliert befallen zu werden (GABRIELLE; BINNEY; D. MARTINI; DIEZ u. COTTINI), und zwar meist auf der rechten Seite (AMBROSI u. Mitarb.).

Die Röntgendiagnose des Echinococcus ist schwierig und hat Zwerchfelltumoren und -cysten wie auch basale Lungentumoren o.ä. zu berücksichtigen. Die Differentialdiagnose ist nur dann leichter, wenn bereits eine Verkalkung eingetreten ist. So zeigt Abb. 126a und b einen teilverkalkten „epiphrenischen“ Tumor im hinteren rechten Herzzwerchfellwinkel. Er weist eine durchlaufende Zwerchfellkontur und einen spitzwinkeligen Pseudoübergang von Tumorrand in den benachbarten Zwerchfellschatten auf; trotzdem ließ sich der Geschwulstschatten in keiner Durchleuchtungsrichtung völlig vom Zwerchfell trennen. Dieser Befund entspricht einigen Beobachtungen von D. MARTINI an partiell intradiaphragmalen Echinococcuscysten. Ganz ähnliche, vorwiegend intrathorakale Echinococcuscysten des Zwerchfells hat auch MACIOCE beschrieben, deren diaphragmaler Ur-

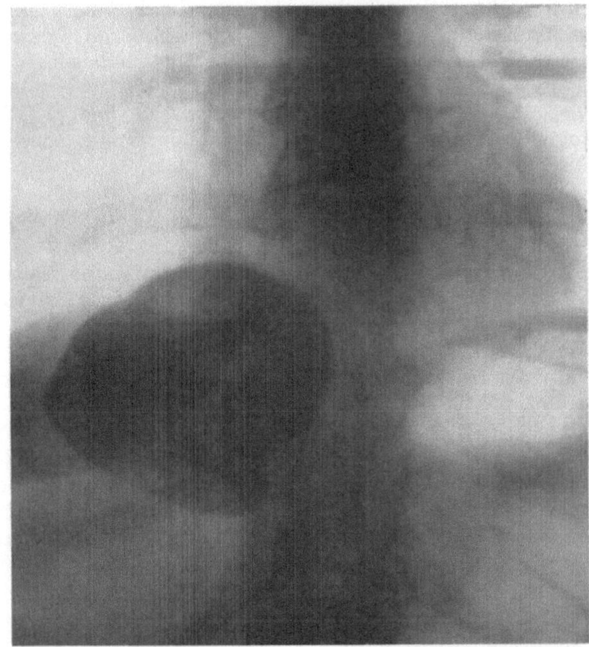

a

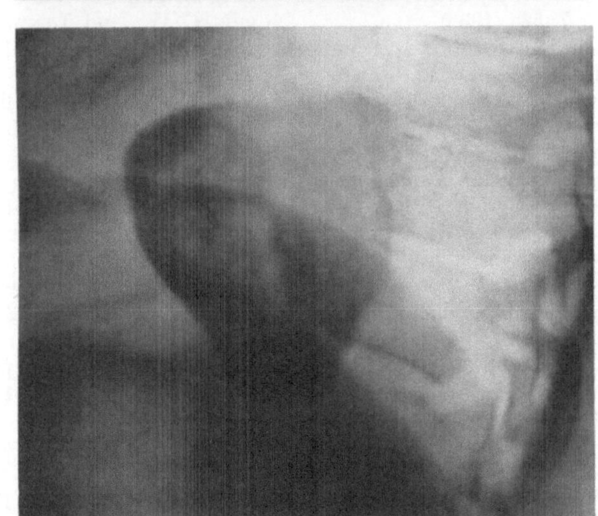

b

Abb. 126a u. b. Epiphrenische Echinococcuscyste, dorsal und z. T. intradiaphragmal gelegen

sprung postoperativ histologisch gesichert wurde. In solchen Fällen kann ein verkalktes basales Restempyem der Pleura durch die kugelige Form und gegebenenfalls durch die Intradermalreaktion ausgeschlossen werden.

Literatur

I. Normaler Röntgenbefund

BARCLAY, A. E.: The position and movements of the diaphragm. Brit. J. Radiol. **3**, 295 (1930).

BARSONY, TH., u. E. KOPPENSTEIN: Die Pars lumbalis des Zwerchfells im Röntgenbild, Zwerchfellstudien. II. Röntgenpraxis **5**, 500 (1933).

— — Die 3 Zwerchfellbögen im Röntgenbilde. Die prae- und die paravertebralen Bögen, Zwerchfellstudien. III. Röntgenpraxis **5**, 679 (1933).

— — Epiphrenal oder subdiaphragmal? Zwerchfellstudien. IV. Röntgenpraxis **6**, 17 (1934).

BITTORF: Paradoxe Zwerchfellbewegung. Münch. med. Wschr. **1910**, 1218.

BYLOFF: Zwerchfellhochstand als Ausdruck degenerativer Veränderungen. Wien. klin. Wschr. **1912**, 503.

— Zur Frage der Bestimmung des Zwerchfellstandes und der Zwerchfellfunktion. Wien. klin. Wschr. **1913**, 1265.

CERQUIRA GOMEZ, M.: Variations des contours diaphragmatiques: Genèse et maladie quile simulent. Rev. exp. Enferm. Apar. dig. **7**, 1 (1948). Ref. Gastroenterologia (Basel) **74**, 117 (1948).

CHRISTIE, G. S.: Diaphragmatic deformation of the liver. Aust. N.Z. J. Surg. **20**, 289 (1951).
DAHM, M.: Rippen- und Zwerchfellbewegung im Röntgenbild. Fortschr. Röntgenstr. **46**, 484 (1932); **47**, 276, 426 (1933).
DIETLEN, H.: Orthodiagraphische Beobachtungen. Münch. med. Wschr. **1908**, 9, 1770, 2077.
— Herz und Gefäße im Röntgenbild. 1923.
ELIAS u. HITZENBERGER: Zit. nach HITZENBERGER.
FARHAD, A.: Über die Röntgenologie des Zwerchfells. Röntgenpraxis **1**, 580 (1929).
FELDNER, A.: Zwerchfelltonus und Schlafstörung. Wien. klin. Wschr. **1933 II**, 1076.
FISHER, L.: Effects of posture on the diaphragm and mediastinum, with special reference to phrenicotomy. Amer. Rev. Tuberc. **24**, 57 (1931).
FLEISCHNER, F.: Zit. nach DAHM.
GEBAUER, A., u. SCHANEN: Das transversale Schichtverfahren. Stuttgart: Thieme 1954.
GOETZE, O.: Die radikale Phrenicotomie als selbständiger therapeutischer Eingriff bei einseitiger Lungen-Phthise. Klin. Wschr. **1922**, 1496, 1544.
GOLONSKO, R. A.: Zerchfellfalten, ihre Diagnostik und klinische Bedeutung (Kymographische Untersuchung). Röntgenpraxis **7**, 525 (1935).
GRÖNROOS, H.: Die Bewegungen des Centrum tendineum. Anat. Anz. **13**, (1897). Zit. nach JAMIN.
HASSELWANDER, A.: Über die Gestalt des Zwerchfells und die Lage des Herzens. Z. Anat. Entwickl.-Gesch. **114**, 375 (1949).
HAUBRICH, R.: Zwerchfellpathologie im Röntgenbild. Berlin-Göttingen-Heidelberg: Springer 1956.
HEIDELMANN, G.: Untersuchungen über die Häufigkeit und Genese der Insertionszacken des Zwerchfells. Fortschr. Röntgenstr. **73**, 488 (1950).
HENSZELMAN: Die Reizung des N. phrenicus durch den faradischen Strom und die röntgenologische Verwertbarkeit dieses Verfahrens. Wien. klin. Wschr. **1914**, Nr 30.
HESS, W. R.: Die Regulierung der Atmung. Leipzig: Thieme 1931.
—, u. O. A. M. WYSS: Die Analyse der physikalischen Atemregulierung an Hand des Aktionsstrombildes des Phrenicus. Pflügers Arch. ges. Physiol. **237**, 761 (1936).
HILGENFELDT, O.: Das Veratmungspyelogramm. Dtsch. Z. Chir. **247**, 411 (1936).
HITZENBERGER, K.: Die respiratorische Verschieblichkeit des Pancreas. Med. Klin. **1929**, 624.
HOFBAUER, L.: Mechanik der respiratorischen Störungen der paradoxen Zwerchfellaktionen. Zbl. inn. Med. **26**, 641 (1905).
— Atmungspathologie und Therapie. Berlin 1921.
— Pathologische Physiologie der Atmung. In: Handbuch der normalen und pathologischen Physiologie, Bd. II/1. Berlin: Springer 1925.
HOLZKNECHT, G.: Atlas, Brusteingeweide. Fortschr. Röntgenstr. Erg.-Bd. **6**. Im übrigen zit. nach HITZENBERGER.
JAMIN, F.: Zwerchfell und Atmung. In: F. GROEDEL, Röntgendiagnostik in der inneren Medizin, Bd. 1, S. 185. München: Lehmann 1925.
JANKER, R.: Röntgenologische Funktionsdiagnostik. Bd. I/II. Wuppertal: Girardet 1954.
JANKER, R., F. GROSSE-BROCKHOFF, R. HAUBRICH, A. SCHAEDE, H. LOTZKES u. H. HALLERBACH: Die Röntgendiagnostik des Herzens. Wuppertal: Girardet 1955.
JOANNIDES, M., and J. J. LITSCHGI: The relation of the diaphragm to gastric peristalsis. Radiology **17**, 723 (1931).
KEITH, A.: Mans posture: Its evolution and disorders. Brit. med. J. **1923 I**, 588. Zit. nach HITZENBERGER.
KOSS, F., u. H. REITTER: Erkrankungen des Zwerchfells. In: Handbuch der Thoraxchirurgie, Bd. II, S. 191. Berlin-Göttingen-Heidelberg: Springer 1959.
LEMON, W. S.: Anatomical and physiological aspects of the diaphragm. Amer. Rev. Tuberc. **22**, 685 (1930).
LIEBSCHNER, K., u. H. VIETEN: Das Veratmungsbronchogramm, eine Möglichkeit zur Erfassung pathologischer Bifurkationsbewegungen. Fortschr. Röntgenstr. **76**, 443 (1952).
MANGELSDORFF, B.: Die Veratmungspyelographie und ihre Verwertbarkeit. Fortschr. Röntgenstr. **77**, 434 (1952).
NÈGRE, A.: Étude radiologique du diaphragme normal chez les noirs. J. Radiol. Électrol. **32**, 607 (1951).
NORRIS, G. W., and LANDIS: Diseases of the chest, 2. ed. London and Philadelphia 1920. Zit. nach HITZENBERGER.
PARONI, G.: Contributo allo studio radiologico del profilo diaframmatico destro. Ann. Radiol. diagn. (Bologna) **23**, 3 (1951).
PFUHL, W.: Zur Mechanik der Zwerchfellbewegung. Z. Konstit.-Forsch. **12**, 158 (1926).
REICH, L.: Zit. nach HITZENBERGER.
RICHMAN, S., and W. F. BARRY, JR.: Localized bulge of the right diaphragm simulating neoplasm. Amer. J. Roentgenol. **72**, 22 (1954).
RICHTER, H.: Atemmechanik und Zwerchfellbewegung im röntgenographischen Bewegungsbild. Fortschr. Röntgenstr. **51**, 357 (1935).
ROHRER, F.: Atmung. In: Handbuch der normalen und pathologischen Physiologie, Bd. II/I. Berlin: Springer 1925.
ROSSETTI, M.: Über die partielle Relaxation des rechten Hemidiaphragma. Radiol. clin. (Basel) **23**, 210 (1954).
RUDDER, B. DE, u. O. HÖVELS: Lungengrenzen und Zwerchfellwinkel im Röntgenbild. Fortschr. Röntgenstr. **84**, 100 (1956).
SINGER, H. A., and W. S. BOIKAN: Physiological variations in the contour of the diaphragm simulating organic disease. Amer. J. Roentgenol. **29**, 600 (1933).
SKLADA, J.: Die Röntgen-Elektrokymographie des Zwerchfells beim Menschen. Čas. Lék. čes. **1956**, 754. Ref. Zbl. ges. Radiol. **52**, 216 (1956).
SPÜHLER, O.: Die Erkrankungen des Zwerchfells. In: Handbuch der inneren Medizin, 4. Aufl., Bd. 4/4, S. 573. Berlin-Göttingen-Heidelberg: Springer 1956.
STENGER, A.: Über den Einfluß der Zwerchfelltätigkeit auf die Magenfunktion. Z. ges. inn. Med. **8**, 546 (1953).
STORM VAN LEEUWEN, W., u. G. A. WELTZ: Über die Zwerchfellfalten im Röntgenbild. Fortschr. Röntgenstr. **46**, 167 (1932).

STRAUSS, H.: Über hiatogene oder phrenogene Oesophagusdilatation. Gastroenterologia (Basel) **61**, 158 (1937).

THOMAS, E.: Anatomisch-physiologische Grundlagen der Bogenteilungen des Zwerchfells im Röntgenbilde. Dtsch. med. Wschr. **1922**, 668.

WEBER, H.: Atmung. In: STUMPF-WEBER-WELTZ, Röntgenkymographische Bewegungslehre innerer Organe. Leipzig: Thieme 1936.

— Atemmechanische Röntgenstudien am Menschen im Kopfstand. Radiol. clin. (Basel) **20**, 6 (1951).

WELLMANN, C.: Die paradoxe Zwerchfellbewegung bei künstlichem Pneumothorax und Zwerchfelllähmung. Dtsch. Arch. klin. Med. **103**, 387 (1911).

— Experimentelle Untersuchungen über die Aktionsströme bei geschlossenem Pneumothorax. Deutsch. Arch. klin. Med. **107**, 397 (1912).

WELTZ, G. A.: Zwerchfellfalten, ein Röntgensymptom bei Emphysem, Asthma und chronischer Bronchitis. Münch. med. Wschr. **1932**, 216.

—, u. R. GLAUNER: Über Furchen in der Leber und ihre Beziehungen zu Zwerchfellfalten. Virchows Arch. path. Anat. **290**, 705 (1933).

WENCKEBACH, K. F.: Über pathologische Beziehungen zwischen Atmung und Kreislauf beim Menschen. Samml. klin. Vortr. **1907**, 465. Zit. nach HITZENBERGER.

WETH, G. V. D.: Krankhafte Veränderungen der Atmungsmechanismen bei Lungentuberkulose. In: STUMPF-WEBER-WELTZ, s. weitere Angaben unter WEBER. S. 350.

II. Röntgenologische Pathophysiologie des Zwerchfells

BACHMANN, M.: Die Veränderungen an den inneren Organen bei hochgradigen Skoliosen und Kyphoskoliosen. Bibl. med., Abt. D, 4, Stuttgart 1899. Zit. nach SCHAUB u. HITZENBERGER.

BAKER, C. G., and A. B. SHAW: Diaphragmatic flutter. Lancet **1951 II**, 985.

BALLANTYNE, D. A.: Disturbed diaphragmatic movement. N.Z. med. J. **51**, 95 (1952). Ref. Zbl. ges. Radiol. **40**, 94 (1953).

BIDOGGIA, H., D. E. COPELLO y J. M. VAYO: Tic diaframmatico. Medicina (B. Aires) **11**, 101 (1951). Ref. Zbl inn. Med. **137**, 83 (1952).

BIERMER, DUCHENNE u. WINTRICH: Zit. nach F. WYSS.

BÖHME, W., u. R. WAWERSIK: Über Herzbewegungen bei Zwerchfellhochstand in Beziehung zum gastrokardialen Symptomenkomplex und der Theorie des Herzspitzenstosses. Fortschr. Röntgenstr. **54**, 476 (1936).

CAMP, DE LA: Beiträge zur Physiologie und Pathologie der Zwerchfellatmung. Z. klin. Med. **49**, 411 (1903).

—, u. MOHR: Zwerchfellähmung. Z. exp. Path. Ther. **1** (1905). Zit. nach HITZENBERGER.

CARLO, C. DI: Aspetti chimografici del diaframma in neuropazienti. Ann. Radiol. diagn. (Bologna) **23**, 319 (1951).

CATEL, W.: Wie entsteht der Singultus? Dtsch. med. Wschr. **1953**, 1684.

—, u. H. HAHN: Entstehungsmöglichkeiten und Einteilung der Apneumatosen (Atelektasen). Beitr. Klin. Tuberk. **109**, 501 (1953).

CRADDOCK, W. L.: Diaphragmatic flutter with symptoms resembling angina pectoris. J. Amer. med. Ass. **146**, 1315 (1951).

DAHM, M.: Rippen- und Zwerchfellbewegung im Röntgenbild. Fortschr. Röntgenstr. **46**, 484 (1932); **47**, 276 (1933).

— Atmungshemmungen bei pathologischen Zuständen. In: STUMPF-WEBER-WELTZ, Röntgenkymographische Bewegungslehre innerer Organe, S. 301. Leipzig: Thieme 1936.

— Persönliche Mitteilung.

DIETLEN, H.: Herz und Gefäße im Röntgenbild. Verh. 23. Kongr. inn. Med. 1923. Zit. nach KITZENBERGER.

FLEISCHNER, F.: Atelektase und gerichteter Kollaps der Lunge. Fortschr. Roentgenstr. **53**, 607; **54**, 315 (1936).

— A. O. HAMPTON, and B. CASTLEMAN: Linear shadows in the Lung. Amer. J. Roentgenol. **46**, 610 (1941).

FRANK: Ein seltener Fall von Zwerchfellkrampf. Zit. nach Boas Arch. **47**, 289 (1930).

GOODMAN, M. J.: Paroxysmal flutter of the diaphragm simulating coronary occlusion. J. Amer. med. Ass. **116**, 1635 (1941).

HANDRON, C. J.: Diaphragmatic tic: a case report. Ann. intern. Med. **14**, 1909 (1941).

HARRIS, R., and D. SCHERF: Amer. J. med. Sci. **210**, 598 (1945). Zit. nach BAKER u. SHAW.

HAUBRICH, R.: Zur Frage der Bewegung der Lungengefäße im Herzkymogramm. Fortschr. Röntgenstr. **76**, 1 (1952).

— Zur Klinik und Therapie der plattenförmigen Lungenatelektase. Fortschr. Röntgenstr. **79**, 32 (1953).

— Zwerchfellpathologie im Röntgenbild. Berlin-Göttingen-Heidelberg: Springer 1956.

HECKMANN, K.: Das Krankheitsbild der Bronchial-Insuffizienz. Fortschr. Röntgenstr. **74**, 23 (1951).

HENNING, N.: Über den Singultus. Dtsch. med. Wschr. **1954**, 1925.

HEUCK, F., u. A. FLACH: Tierexperimentelle und klinische Studie zur Entstehung von plattenförmigen Lungenatelektasen. Z. ges. exp. Med. **121**, 76 (1953).

HITZENBERGER, K.: Bewegungsstörungen des Zwerchfells. Klin. Wschr. **1928**, 315.

—, u. L. REICH: Wien. Arch. inn. Med. **8**, 303 (1924).

HOFBAUER, L.: Atmungs-Pathologie und -Therapie. Berlin: Springer 1921.

— Pathologische Physiologie der Atmung. In: Handbuch der normalen und pathologischen Physiologie, Bd. II/I, S. 337. Berlin: Springer 1925.

HOLZKNECHT, G.: Zit. nach HITZENBERGER.

JANKER, R.: Persönliche Mitteilung.

KÄMMERER, H.: Leitsymptom: Singultus. Münch. med. Wschr. **1955**, 478.

KARELITZ, S.: Unusual manifestations of tetany, cardiospasm and unilateral diaphragm spasm. Libman Anni. vol. 1932. Zit. nach SJOERDSMA.

KIENBÖCK, K.: Auf dem Röntgenschirm beobachtete Bewegungen in einem Pyopneumothorax. Wien. klin. Wschr. **1898**, 22; **1902**, 22. Im übrigen zit. nach HITZENBERGER.

Matson, R. C.: Diaphragmatic irregularities. J. Amer. med. Ass. **97**, 6 (1922).
Nicoladoni: Zit. nach Röhm: Über angeborene Zwerchfelldefekte. Diss. Berlin 1935.
Norris, G. W., and Landis: Diseases of the chest, 2. ed. London and Philadelphia. 1920. Zit. nach Hitzenberger.
Paltrinieri, G.: Funktionelle Untersuchung des Zwerchfells beim Singultus mittels der Phrenographie. Riv. Radiol. Fisica med. **4**, 645 (1932). Ref. Zbl. inn. Med. **70**, 766 (1932).
Polgar, F.: Inspiratorische Zwerchfellkontraktion. Radiol. clin. (Basel) **17**, 42 (1948).
Porter, W. B.: Diaphragmatic flutter with symptoms of angina pectoris. J. Amer. med. Ass. **106**, 992 (1936).
Pottenger: Symptoms of visceral disease, 2. ed. St. Louis. 1922. Zit. nach Hitzenberger.
Richter, K.: Segmentale und plattenförmige Lungenatelektasen. Diss. Bonn 1951.
Rigatto, M., and N. P. de Medeiros: Diaphragmatic flutter. Amer. J. Med. **32**, 103 (1962).
Rosenfeld, F.: Über einseitigen Zwerchfellhochstand. Berl. klin. Wschr. **1914**, 1140. Zit. nach Hitzenberger.
Sauerbruch, F.: Zit. nach Hitzenberger.
Schaub, F., A. Bühlmann, R. Kälin u. T. Wegmann: Zur Klinik und Pathogenese des sog. Kyphoskolioseherzens. Schweiz. med. Wschr. **1954**, 1147.
Senter, W. J., L. F. Timberlake, and R. Nelson: Diaphragmatic flutter, follow-up report. J. Amer. med. Ass. **143**, 174 (1950).
Siebert: Der Zwerchfellhochstand in Praxis und Begutachtung. Leipzig: Thieme 1930.
Sjoerdsma, A., and W. B. Gaynor: Contraction of left leaf of diaphragm coincident with cardiac systole. J. Amer. med. Ass. **154**, 987 (1954).
Smith, H.: Diaphragmatic tic relieved by section of phrenic nerves. Report of two cases. Amer. J. med. Sci. **183**, 837 (1932).
Soeder, M.: Zur Pathogenese und Therapie des Singultus. Medizinische **1952I**, 849.
Söderström, N.: Diaphragm contractions synchronizing with heart movements. Acta med. scand., Suppl. **122**, 95 (1950).
— Clonic spasm of diaphragm. Acta med. scand. **137**, 27 (1950).
Spühler, O., u. E. Zimmermann: Singultus mit Zwerchfellflattern. Z. klin. Med. **154**, 516 (1957).
Steinmann, E. P.: Z. Orthop. **80**, 202 (1951). Zit. nach Schaub u. Mitarb.
Stewart, C. J.: The diaphragm in pregnancy. Tubercle (Edinb.) **32**, 40 (1951).
Strnad, F.: Die gerichtete Atelektase als ein wertvolles Symptom in der röntgenologischen und klinischen Differentialdiagnostik. Dtsch. med. Wschr. **1942I**, 497.
Struckow, A. J.: Histologische Veränderungen des Zwerchfells im Zusammenhang mit der Lehre von seiner Funktion. Virchows Arch. path. Anat. **282**, 643 (1931).
Switzer, J. L.: Unilateral paroxysmal diaphragmatic flutter: response to quinidine. Gastroenterology **31**, 79 (1956).
Thibonneau, M.: Myoclonus du diaphragme. J. Radiol. Electrol. **25**, 143 (1943).
Walsham, H., and Overend: Zit. nach Hitzenberger.
Wawersik, F.: Singultusbehandlung. Dtsch. med. Wschr. **1954**, 1911.
Weber, H.: Die normale Atmung. In: Stumpf-Weber-Weltz, Röntgenkymographische Bewegungslehre innerer Organe, Bd. 2, S. 242. Leipzig: Thieme 1936.
Weltz, G. A.: Die pathologische Atmung. In: Stumpf-Weber-Weltz, Röntgenkymographische Bewegungslehre innerer Organe, Bd. 2. S. 278. Leipzig: Thieme 1936.
Wenckebach, K. F.: Thoraxformen. Wien. klin. Wschr. **1916**. Zit. nach Hitzenberger.
Weth, G. V. D.: Krankhafte Veränderungen der Atmungsmechanismen. In: Stumpf-Weber-Weltz, Röntgenkymographische Bewegungslehre innerer Organe, S. 350. Leipzig 1936.
Widström, G.: Ett egendomligt fenomenon vid tetani. Nord. Med. **23**, 1366 (1944). Zit. nach Sjoerdsma u. Baker.
Wass, F.: Asthma bronchiale. Stuttgart: Thieme 1955.
— E. Lopez u. F. Schmid: Untersuchungen über die Ursache der asthmatischen Dyspnoe. Helv. med. Acta **18**, 537 (1951).
Zuppinger, A.: Das Zwerchfell. In: Schinz-Baensch-Friedl-Uehlinger, Lehrbuch der Röntgendiagnostik, Bd. III, S. 2580. Stuttgart: Thieme 1952.

III. Das Zwerchfell bei Erkrankungen im Brustraum

Alexander, H.: Der künstliche Pneumothorax. Berlin: Springer 1931.
Assmann, H.: Klinische Röntgendiagnostik der inneren Erkrankungen. 6. Aufl. Berlin-Göttingen-Heidelberg: Springer 1949/50.
Brückner, H.: Die Auswirkung des Bronchial-Karzinoms auf die Atembeweglichkeit des Tracheobronchialbaumes, des Zwerchfells und des Brustkorbes. Fortschr. Röntgenstr. **80**, 439 (1954).
Dahm, M.: Rippen- und Zwerchfellbewegung im Röntgenbild. Fortschr. Röntgenstr. **46**, 484 (1932); **47**, 276 (1933).
— Über Zwerchfell- und Mittelfellbewegung bei Lungenkrebs. Klin. Wschr. **1934I**, 17.
— Aufgaben, Ergebnisse und Fragen der Röntgenuntersuchung des Mediastinums (unter Berücksichtigung der kymographischen Methode). Fortschr. Röntgenstr. **72**, 521 (1950).
Daniello, L.: Das Röntgenbild der abgesackten linksseitigen Pleuritis diaphragmatica. Fortschr. Röntgenstr. **56**, 541 (1937).
— Ein neuer, durch Sektion bestätigter Fall von abgesackter Pleuritis diaphragmatica. Fortschr. Röntgenstr. **58**, 76 (1938).
—, u. N. Coman: Neue Beiträge zur röntgenologischen Diagnostik der Diaphragma-Pleuritiden. Ftiziologia **4**, 23 (1955). Ref. Zbl. ger. Radiol. **48**, 340 (1955).
Eppinger, H.: Allgemeine und spezielle Zwerchfellpathologie. In: Handbuch der inneren Medizin, 2. Aufl., Bd. II/1. Berlin: Springer 1928.

FALKENSTEIN: Zur Pathologie des Diaphragmas. Diss. Bonn 1904.

FREEDMAN, B.: Unilateral paralysis of the diaphragm and larynx associated with inflammatory lung disease. Thorax **5**, 169 (1950).

FRIEDMAN, R. L.: Infrapulmonary pleural effusions. Amer. J. Roentgenol. **71**, 613 (1954).

HAUBRICH, R.: Zwerchfellpathologie im Röntgenbild. Berlin-Göttingen-Heidelberg: Springer 1956.

— Über die Pleuritis diaphragmatica und den infrapulmonalen Pleuraerguß. Fortschr. Röntgenstr. **90**, 42 (1959).

HASSELWANDER, A.: Über die Verschieblichkeit der Brust- und Bauchorgane nach Untersuchungen am Röntgenbild. Anat. H. **46**, 255 (1912).

HITZENBERGER, K.: Das Zwerchfell im gesunden und kranken Zustand. Wien: Springer 1927.

— Das Röntgenbild des Zwerchfells bei Pleuritis. Klin. Wschr. **1930 II**, 1732.

HOFBAUER, L.: Atmungs-Pathologie und -Therapie. Berlin: Springer 1921.

— Pathologische Physiologie der Atmung. In: Handbuch der normalen und pathologischen Physiologie, Bd. II/1. Berlin: Springer 1925.

JAMIN, F.: Zwerchfell und Atmung. In: F. M. GROEDEL, Lehrbuch und Atlas der Röntgendiagnostik in der inneren Medizin, Bd. 1, Kap. 11. München 1925.

KIENBÖCK, K: Auf dem Röntgenschirm beobachtete Bewegungen in einem Pneumothorax. Wien. klin. Wschr. **1898**, 22; **1902**, 22.

KRAUS, F.: Die Röntgenuntersuchung von Pleura und Zwerchfell. In: RIEDER-ROSENTHAL 1913. Zit. nach HITZENBERGER.

LAURELL, H.: Der Nachweis minimaler, bei gewöhnlicher Lungenuntersuchung oft unsichtbarer Pleuraexsudate. Zugleich ein Beitrag zur Differentialdiagnose bei „lamellärer Pleuritis" und bei basaler Verschleierung. Acta radiol. (Stockh.) **16**, 691 (1935).

LENK, R.: Röntgendiagnostik der intrathorakalen Tumoren und ihre Differentialdiagnose. Wien: Springer 1929.

MEYLER, L., and E. HUIZINGA: Temporary high position of the diaphragm. J. thorac. Surg. **19**, 283 (1950).

RICHTER, K.: Segmentale und plattenförmige Lungenatelektase. Diss. Bonn 1951.

RIGLER, L. G.: Roentgendiagnosis of small pleural effusions, new roentgenologic position. J. Amer. med. Ass. **96**, 104 (1931).

SCHMIDT, S.: Respiratory kymography in acute pulmonary disease. Acta radiol. (Stockholm) **1**, 1032 (1963).

SCHWARZ, G.: Die Röntgenuntersuchung des Herzens und der großen Gefäße. Wien: 1911. Zit. nach HITZENBERGER u. ZDANSKY.

STRUCKOW, A. J.: Histologische Veränderungen des Zwerchfells im Zusammenhang mit der Lehre von seiner Funktion. Virchows Arch. path. Anat. **282**, 643 (1931).

UDAONDO, C. B., and A. VADONE: The pathogenic mechanism of the KIENBÖCK phenomenon. Amer. Rev. Tuberc. **20**, 741 (1929).

UNVERRICHT, W.: Über paradoxe Zwerchfellbewegung. Berl. klin. Wschr. **1921**.

— Das Pneumoperitoneum, seine Wirkungsweise und Ergebnisse bei der Lungentuberkulose. Ärztl. Wschr. **1950**, **337**.

WELLMANN, C.: Die paradoxe Zwerchfellbewegung bei künstlichem Pneumothorax und Zwerchfelllähmung. Dtsch. Arch. klin. Med. **103**, 387 (1911).

— Experimentelle Untersuchungen über die Aktionsströme bei geschlossenem Pneumothorax. Dtsch. Arch. klin. Med. **107**, 397 (1912).

WENSE, G.: Über die idiopathische Zwerchfelllähmung. Wien. klin. Wschr. **1955**, **417**.

WETH, G. V. D.: Krankhafte Veränderungen der Atmungsmechanismen. In: STUMPF-WEBER-WELTZ, Bd. 2. S. 350. Leipzig: Thieme 1936.

WISCHHOFF, W.: Untersuchungen über Häufigkeit, Art und Genese der Funktionsstörungen des Zwerchfells bei Pneumonien. Z. klin. Med. **125**, 104 (1933).

ZDANSKY, E.: Röntgendiagnostik des Herzens und der großen Gefäße. 2. Aufl. Wien: Springer 1949.

ZUPPINGER: Krankheiten der Pleura. In: SCHINZ-BAENSCH-FRIEDL-UEHLINGER, Bd. III. S. 2465. Stuttgart: Thieme 1952.

IV. Das Zwerchfell bei Erkrankungen im Bauchraum

ADAMI, G. DELL', u. C. MENEGHINI: Die Insufflation des extraperitonealen Bindegewebes in der Röntgendiagnostik der oberen Harnwege mit besonderer Berücksichtigung der Möglichkeiten der Stratigraphie. Fortschr. Röntgenstr. **76**, 78, 181 (1952).

BAUM, G., u. H. GRASSER: Hepato-diaphragmale Interposition des Ileums. Fortschr. Röntgenstr. **77**, 615 (1952).

CASPERS, F.: Über die Entstehung und den röntgenologischen Nachweis von Brustraum-Bauch-Fisteln. Fortschr. Röntgenstr. **75**, 322 (1951).

CHILAIDITI, D.: Fortschr. Röntgenstr. **16**, 173 (1910). Zit. nach BAUM u. KARPATI.

COCCHI, U.: Pneumoperitoneum und Retropneumoperitoneum. In: SCHINZ-BAENSCH-FRIEDL-UEHLINGER, IV, S. 3474. Stuttgart: Thieme 1952.

DASSEL, P. M., and I. E. KIRSH: Non-traumatic pneumopericardium and pyopneumopericardium. Report of two cases. Radiology **63**, 346 (1954).

EPPINGER, H.: Allgemeine und spezielle Zwerchfellpathologie. In: Handbuch der inneren Medizin. 2. Aufl., Bd. II/1. Berlin: Springer 1928.

EPSTEIN, B. S.: Roentgen kymography of diaphragm. Amer. J. Roentgenol. **74**, 70 (1955).

— Diaphragmatic changes incident to hepatic neoplasms. Amer. J. Roentgenol. **82**, 114 (1959).

ERKELENTZ, B. W.: Über röntgenologisch bemerkenswerte Perforationen am Verdauungstraktus. Klin. Wschr. **1937**, 1606.

FRIMAN-DAHL, J.: Roentgen examination in acute abdominal diseases. Springfield (Ill.) 1951.

GENNES, L. DE, J. P. MAY et J. HÉLIE: Le pneumopéritoine. Paris 1952.

HARING, W.: Die Erkrankungen der Bauchspeicheldrüse im Röntgenbilde. Ergebn. med. Strahlenforsch. **6**, 407 (1933).

HARLEY, H. R. S.: Subphrenic abscess. Oxford 1955. Ref. Dtsch. med. Wschr. **1956 II**, 1240.
HAUBRICH, R.: Zwerchfellpathologie im Röntgenbild. Berlin-Göttingen-Heidelberg: Springer 1956.
HAUSER, G.: Peptische Schädigungen des Magens usw. In: Handbuch der speziellen pathologischen Anatomie und Histologie (HENKE-LUBARSCH), Bd. IV/1, S. 481. Berlin: Springer 1926.
HECKMANN, K.: Zur Morphologie und funktionellen Bedeutung der Magenblase. Med. Klin. **1935**, H. 18/19.
HITZENBERGER, K.: Das Zwerchfell im gesunden und kranken Zustand. Wien: Springer 1927.
JOHNSON JR., TH. H.: Chest roentgen findings of subdiaphragmatic abcess with antibiotic therapy. Amer. J. Roentgenol. **104**, 548 (1968).
KNOLL, V.: Postoperative Lungenverschattungen. Fortschr. Röntgenstr. **73**, 537 (1950).
KÖNIG, W.: Der operierte Kranke. Leipzig: Thieme 1941.
KOSS, F., u. H. REITTER unter Mitarbeit von K. H. WILLMANN: Erkrankungen des Zwerchfells. In: Handbuch der Thoraxchirurgie, Bd. II, S. 191—297. Berlin-Göttingen-Heidelberg: Springer 1959.
LAWS, J. W.: Gastro-pleural fistula: review of the literature with a report of a case due to reticulosarcoma of the stomach. Gastroenterology **21**, 351 (1952).
LEYDEN, V.: Pyopneumothorax. Z. klin. Med. **1880**, 320. Zit. nach EPPINGER.
LONGIN, F., u. R. SCHEHL: Die vergrößerte Zwerchfell-Magendistanz im Röntgenbild — Ursache und Täuschung. Fortschr. Röntgenstr. **92**, 20 (1960).
MACARINI, N.: Über hepatodiaphragmatische Interpositionen des Colons. Radiologia (Roma) 8, 131 (1952).
MEYLER, L., and E. HUIZINGA: Temporary high position of the diaphragm. J. thorac. Surg. **19**, 283 (1950).
MONOD: Discussion sur les abscesses sousphreniques. Bull. et membr. Soc. Chir. (Paris) 1897.
MÜLLER, H.: Subphrenische Gasansammlung nach Retropneumoperitoneum. Fortschr. Röntgenstr. **94**, 636 (1961).
OCHSNER, A., and A. M. GRAVES: Ann. Surg. **98**, 961 (1933). Zit. nach CASPERS.
PRÉVÔT, R.: Grundriß der Röntgenologie des Magendarmkanals. Hamburg 1948.
PSENNER, L.: Beitrag zur Röntgendiagnose des subphrenischen Abszesses. Röntgenpraxis **12**, 224 (1940).
RICHTER, K.: Über segmentale und lobäre Atelektasen. Diss. Bonn 1951.
RUDINIKOFF, I., and C. I. HEADLAND: Pulmonary changes following cholecystectomy. J. Amer. med. Assoc. **1946**, 989 (1951).
RUIZ RIVAS, M.: Diagnóstico radiológic. El neumorriñon. Arch. esp. Urol. **4**, 288 (1948).
— Generalized subserous emphysema through a single puncture. Amer. J. Roentgenol. **64**, 723 (1950).
SCHMIDT, S.: Respiratory kymography in acute abdominal conditions. Acta radiol. (Stockh.) **54**, 49 (1960).
SCHWARZ, H.: Perforation eines peptischen Magengeschwürs in die linke Pleurahöhle. Med. Klin. **1932**, 1136.
SOMMER, F., u. K. REINHARDT: Das diagnostische subseröse Emphysem. Fortschr. Röntgenstr. **77**, 54 (1952).
SPÜHLER, O.: Die Erkrankungen des Zwerchfells. In: Handbuch der inneren Medizin, 4. Aufl., IV/4, S. 573—693. Berlin-Göttingen-Heidelberg: Springer 1956.
TESCHENDORF, W.: Lehrbuch der röntgenologischen Differentialdiagnostik. 3. Aufl., Bd. I Brustorgane, 1952; Bd. II Bauchorgane 1954. Stuttgart: Thieme 1952.
WETTERFORS, J.: Subphrenic absecc. A clinical study of 101 cases. Act. chir. scand. **117**, 388—408 (1959).
ZUPPINGER, A.: Das Zwerchfell. In: SCHINZ-BAENSCH-FRIEDL-UEHLINGER, Lehrbuch der Röntgendiagnostik. 5. Aufl., Bd. III, S. 2580. Stuttgart:
— Krankheiten der Pleura. In: SCHINZ-BAENSCH-FRIEDL-UEHLINGER, S. 2465, Bd. III. Stuttgart: Thieme 1952.

V. Zwerchfellverletzungen

ADAMS, H. D.: Pleurobiliary and bronchobiliary fistulas. J. thorac. Surg. **30**, 255 (1955).
BANGA: Zit. nach LANDOIS.
BANYAI, A. L.: Pneumoperitoneum treatment. St. Louis 1946.
—, and G. H. JURGENS: Mediastinal emphysema as a complication of artificial pneumoperitoneum. J. thorac. Surg. 8, 329 (1939).
BARTLEY, O., and J. WICKBOM: Roentgenologic diagnosis of rupture of the diaphragm. Acta radiol. (Stockholm) **53**, 33—41 (1960).
BEALE, E. C.: Zit. nach LANDOIS u. HITZENBERGER.
BERGER, M.: Mediastinal emphysema as a complication of pneumoperitoneum therapy. Dis. Chest **26**, 354 (1954).
BOEVÉ, H. J.: Ruptur von Diaphragma und Pericard bei Beckenfraktur. Ned. T. Geneesk. **94**, 417 (1950).
CARTER, B. N., J. GUISEFFI, and B. FELSON: Traumatic hernia of the diaphragm. Amer. J. Roentgenol. **65**, 56 (1950).
CHAMBERLAIN, J. M., and J. M. FORD: Diaphragmatic hernia produced by indirect violence. Surg. Clin. N. Amer. **1953**, 1505.
CIECHOMSKI: Stichverletzungen des Zwerchfells. Boas Arch. **14**, 339 (1908).
CONNERS, I. F.: Stab-wounds of the chest involving the diaphragm. J. thorac. Surg. **98**, 453 (1933).
CROFTS, N. F.: Pneumothorax complicating therapeutic pneumoperitoneum. Thorax **9**, 226 (1954).
DAXENBERGER: Zit. nach LANDOIS.
DELOYERS, L., et J. VAN DER STICHT: Les éventrations diaphragmatiques. Acta gastro-ent. belg. **13**, 829 (1950).
— — Pathologie du diaphragme. Acta chir. belg. **1952**, 3.
DITTERT, R.: Traumatische Lungenhernie. Röntgenpraxis **13**, 319 (1941).
DUGAN, D., and P. C. SAMSON: Strangulation of the stomach and traumatic diaphragmatic hernia. J. thorac. Surg. **17**, 771 (1948).
EVANS, C. J., and J. A. SIMPSON: Fifty-seven cases of diaphragmatic hernia and eventration. Thorax **5**, 343 (1950).

FREY: Zit. nach HITZENBERGER.

GARRÉ-STICH-BAUER: Lehrbuch der Chirurgie, 15. Aufl. Berlin: Springer 1949.

GRAGE, T. B., L. D. MAC LEAN, and G. S. CAMPBELL: Traumatic rupture of the diaphragm. Surgery **46**, 669 (1959).

GRUBER, G. B.: Über Zwerchfellücken, Zwerchfellhernien und Zwerchfelldefekte. Zugleich Mitteilung einiger Vorkommnisse von Zwerchfellverletzung. Bruns' Beitr. klin. Chir. **186**, 129 (1953).

HARRINGTON, S. W.: Various types of diaphragm. Hernia treated surgically. Surg. Gynec. Obstet. **86**, 735 (1948).

HAUBRICH, R.: Über verschiedene Arten von Zwerchfellhernien. Röntgenpraxis **17**, 264 (1948).

— Zur Röntgendiagnostik der Gasbildung im Gewebe. Fortschr. Röntgenstr. **71**, 475 (1949).

— Über die Röntgendiagnose des Zweihöhlenschusses (Zwerchfellverletzung ohne Intestinalprolaps). Acta radiol. (Stockh.) **35**, 165 (1951).

— Über unkomplizierte Zwerchfellverletzungen (Röntgenologische Untersuchungen mit einfacher und kymographischer Technik) Röntgen-Bl. **4**, 178 (1951).

— Zwerchfellpathologie im Röntgenbild. Berlin-Göttingen-Heidelberg: Springer 1956.

—, u. P. THURN: Über die Röntgensymptomatologie der Pericardverschwielung. Fortschr. Röntgenstr. **73**, 288 (1950).

—, u. E. VERSEN: Über Rupturen und Perforationen der Speiseröhre. Gastroenterologia (Basel) **80**, 364 (1953).

HEDBLOM, C. A.: Diaphragmatic hernia. Ann. intern. Med. **8**, 1956 (1934).

HOFNER, G.: Partielle traumatische Zwerchfellablösung. Röntgenpraxis **12**, 25 (1940).

ISELIN: Die Heilung der Zwerchfellwunde. Bruns' Beitr. klin. Chir. **102**, 433 (1916).

JOHNSON, J. H.: Spontaneous pneumothorax complicating pneumoperitoneum therapy. Brit. J. Tuberc. **48**, 56 (1954).

JUZBASIC: Zur Chirurgie der Zwerchfellruptur. Chirurg **11**, 47 (1939).

KILNER, J. N.: Zit. nach HITZENBERGER.

KOCH: Die traumatisch entstandene Zwerchfelllücke und ihre kriegschirurgische Bedeutung. Med. Klin. **1944**, 100.

KOELSCH, K. A.: Zwerchfellruptur während Behandlung mit künstlichem Pneumoperitoneum. Tuberk.-Arzt **7**, 468 (1953).

KOENNECKE: Zwerchfellhernie durch stumpfe Bauchverletzung. Zbl. Chir. **68**, 48 (1941).

KOSS, F., u. H. REITTER: Erkrankungen des Zwerchfells. In: Handbuch der Thoraxchirurgie, Bd. II, S. 191—297. Berlin-Göttingen-Heidelberg: Springer 1959.

LACHER: Über Zwerchfellhernien. Dtsch. Arch. klin. Med. **27**, 268 (1880).

LAM, C. R.: Treatment of traumatic hernia of the diaphragm. Calif. Med. **78**, 238 (1953).

LANDOIS, G.: Die Chirurgie des Zwerchfells und des N. phrenicus. In: KIRSCHNER-NORDMANN, Die Chirurgie. Berlin u. Wien: Springer 1941.

LIEBERMEISTER: Einige interessante Befunde an den Atmungsorganen. Zbl. ges. Radiol. **2**, 331 (1927).

LINGEMANN, O.: Kasuistischer Beitrag zum Pneumoperitoneum. Med. Klin. **1949**, 20.

LIPPERT, K. M., W. J. ROWE, and H. POTOTZKY: J. S.C. med. Ass. **46**, 5 (1950). Zit. nach RAMSTRÖM u. ALSEN.

MAGULA: Zit. nach LANDOIS.

MANLOVE, CH., and G. BARONOFSKY: Traumatic rupture of both leaves of the diaphragm. Surgery **37**, 461 (1955).

MANN, OLSON, and WALLS: Lung hernia: case report. Surgery **25**, 127 (1940).

MAROLLA, M. M., F. H. COLE, and A. H. ST. RAYMOND, JR.: Spontaneous pneumothorax on the right side following pneumoperitoneum. Amer. Rev. Tuberc. **71**, 295 (1955).

MARSDEN, C. M.: Traumatic diaphragmatic hernia. J. Army med. Corps (Poona) **89**, 71 (1947). Zit. nach RAMSTRÖM.

MOTSCHMANN, H.: Pneumothorax als Zwischenfall bei der Laparoskopie. Med. Klin. **1954**, 401.

MÜLLER, K.: Zit. nach LANDOIS.

PERÄSALO, A., and A. TURUNEN: Rupture of the diaphragm and strangulation of diaphragmatic hernia as a complication of pregnancy. Ann. Chir. Gynaec. Fenn. **45**, 126—134 (1956).

PERTHES-LÄWEN: In: WULLSTEIN-KÜTTNER, Lehrbuch der Chirurgie. 1931.

PONTE, A.: Lungenhernie. Chirurg **25**, 29 (1954).

PRINSTL, K., u. H. HOFER: Beitrag zur Entstehung einer sog. Lungenhernie. Chirurg **26**, 107 (1955).

RAMSTRÖM, S., and S. ALSEN: Diaphragmatic rupture following abdominal injuries. Acta chir. scand. **107**, 304 (1954).

REPA, J. J., and H. R. JACOBSON: Spontaneous pneumothorax, the result of a ruptured diaphragm complicating pneumoperitoneum. Amer. Rev. Tuberc. **63**, 587 (1951).

RIEDER, H.: Die traumatischen Zwerchfellbrüche. Zbl. Chir. **1938**, 2632.

RÖSNER, K.: Mediastinalemphysem bei Laparoskopie. Münch. med. Wschr. **1955 II**, 1367.

ROWE, E. W.: A case of severe injury to chest wall and diaphragm. Radiology **30**, 762 (1938).

SAMUELSON: Zur Frage der traumatischen Zwerchfellhernie und der Bedeutung der Röntgenuntersuchung zum Nachweis. Dtsch. med. Wschr. **1932**, 332.

SCHWADERER, A.: Zur Frage des Mediastinalemphysems als Komplikation bei künstlichem Pneumoperitoneum. Tuberk.-Arzt **5**, 599 (1951).

SMITH, N. C.: Induced pneumoperitoneum: a fatal case. Brit. med. J. **1943 I**, 404.

SPATH, F., u. H. HYDEN: Über subcutane Zwerchfellverletzungen (Rupturen). Klin. Med. (Wien) **4**, 21 (1949).

STEFFENS: Verletzungen der Lunge und des Brustkorbs. Stuttgart: Thieme 1951.

STEIN, J., H. P. COLMORE, and R. A. GREEN: Diaphragmatico-pericardial tear with intrapericardial herniation of the transverse colon. Radiology **60**, 417 (1953).

STRAUCHLER, J.: Zwerchfellkomplikationen bei Pleuraemphysem. Diss. Zürich 1935. Zit. nach KOSS u. REITTER.

STREET: Leakage of air from pneumoperitoneum into pleural cavity. Lancet **1950 I**, 669.

SUTER: In KIRSCHNER-NORDMANN, Die Chirurgie. Berlin u. Wien: Springer 1941.

VEST, S. A.: Diaphragmatic injury complicating nephrectomie. Surg. Gynec. Obstet. **68**, 932 (1939).

WAHL, R.: Klinik und Röntgenologie der Lungenhernie. Fortschr. Röntgenstr. **40**, 665 (1929).

WALTHER, O.: Relaxatio des linken Zwerchfells nach Schußverletzung der linken Thoraxseite mit Lageveränderung und Entleerungsstörung des Magens. Radiol. clin. (Basel) **22**, 119 (1953).

WHEATLEY, L. F.: Traumatic rupture of the diaphragm. Case report. Amer. J. Roentgenol. **24**, 679 (1930).

WOLMA, F. J., JR., and J. R. MOORE: Penetrating wounds of the diaphragma. Surgery **47**, 728 (1960).

VI. Zwerchfellhernien und -prolapse

AABYE, R.: Diaphragmatic hernia (right sided subcostosternal type in a patient with a large gibbus). Acta chir. scand. **108**, 6 (1954).

ACCAR, N. R.: Ectopie intrapéricardique des viscères abdominaux. Mém. Acad. Chir. **80**, 849 (1954).

AIGNER, R.: Gangrän des Magens bei traumatischer Zwerchfellhernie. Wien. klin. Wschr. **1955**, 843.

ALIVISATOS, C. N., M. SARRIS, G. AVLAMIS, N. TSIVOGLOU, and N. DROSSOS: Traumatic diaphragmatic hernia with strangulation and gangrene of the stomach. Brit. J. Surg. **46**, 480 (1959).

ALMASSY, G.: Eine rechtsseitige Hernia diaphragm. traumatica. Röntgenpraxis **13**, 458 (1941).

AMADEI, A.: Riv. Pat. Clin., Suppl. **3**, 7 (1948). Zit. nach LÜSCHER.

ANDRÉ: Zit. nach ELLINGER.

ANÈNU, J., et J. MOREAUX: Les hernies diaphragmatiques traumatiques (non étranglées de l'adulte). Revue Prat. (Paris) **6**, 2547 (1956).

ARNHEIM, E. E.: Congenital hernia of the diaphragm with special reference to right-sided hernia of the liver and intestines. Surg. Gynec. Obstet. **95**, 293 (1952).

ASCARELLI, A., e M. NUTI: Contributo clinico radiologico allo studio dell'ernia a della relaxatio diaframmatica. Gazz. int. Med. Chir. **58**, 912 (1953).

ASCHOFF: Zit. nach GRUBER.

ASTRUP, E. C., u. E. ZIESLER: Hernia diaphragmatica pericardialis. Acta med. scand. **141**, 156 (1951).

BALMES, A., R. PALEIRAC et A. THEVENET: Le contraste gazeux dans le diagnostic de l'épiplocele de la fente de Larry. Arch. Mal. Appar. dig. **44**, 142 (1955).

BARRETT, N. R.: Right retroperitoneal diaphragmatic hernia. Brit. J. Surg. **32**, 421 (1945).

BARTLEY, O., and J. WICKBOM: Roentgenologic diagnosis of rupture of the diaphragm. Acta radiol. (Stockh.) **53**, 33 (1960).

BATES, J. C., and F. Y. LEAVER: Pericardiale Bauchhöhlencysten. Radiology **57**, 330 (1951). Ref. Fortschr. Röntgenstr. **76**, 409 (1952).

BAUDET: La hernie diaphragmatique séquelle de blessure de guerre. Schweiz. ned. Wschr. **1947**, 604.

BAUM, G., u. H. GRASSER: Über die Hernia diaphragm. parasternalis dextra. Fortschr. Röntgenstr. **78**, 750 (1952).

BEILIN, J. S.: Zur Kasuistik der Zwerchfellhernie. Röntgenpraxis **6**, 229 (1934).

BELL, J. C., G. W. HEUBLEIN, and H. HAMMER: Roentgenexamination of urinary tract. Amer. J. Roentgenol. **53**, 527 (1945).

BÉRAUD, C., et P. DEFRENNE: Étude radiologique des hernies par aplasies diaphragmatiques partielles du nouveau-né. J. Radiol. Électrol. **39**, 697 (1958).

BERNHARD, F.: Zwerchfell. In: WULLSTEIN-WILMS, Lehrbuch der Chirurgie. Jena: Fischer 1951.

BERLIN, H. S., J. STEIN, and M. H. POPPEL: Congenital superior ectopia of the kidney. Amer. J. Roentgenol. **78**, 508 (1957).

BETTS, R. A.: Subcostosternal diaphragmatic hernia (with report of five cases). Amer. J. Roentgenol. **75**, 269 (1956).

BEYE, H. L.: Thoracic complications of subdiaphragmatic infektion. J. thorac. Surg. **1**, 655 (1932).

BINGHAM, J. A. W.: Herniation through congenital diaphragmatic defects. Brit. J. Surg. **47**, 1 (1959).

BINGOLD, K.: Zit. nach KÜMMERLE.

BLATT, E. S., H. J. SCHNEIDER, J. F. WIOT, and B. FELSON: Roentgen findings in obstructed diaphragmatic hernia. Radiology **79**, 648—657 (1962).

BOECK, W. C., and W. C. COOK: Traumatic diaphragm. hernia. Amer. J. dig. Dis. **1**, 705 (1934).

BÖHME, W.: Über ein neues Symptom zur Unterscheidung der Zwerchfellhernie von der Relaxatio diaphragm. Med. Klin. **1935 II**, 1460.

BOEVÉ, H. J.: Ruptur von Diaphragma und Pericard bei Beckenfraktur. Ned. T. Genessk. **24**, 417 (1950).

BRECKHOFF, K.: Zur Kasuistik der rechtsseitigen Zwerchfellhernien. Röntgenpraxis **5**, 257 (1933).

BROOKES, V. S.: Intrapericardial diaphragmatic hernia. Brit. J. Surg. **15**, 163 (1953).

BROMAN: Zit. nach GRUBER.

BROWN, C. H., C. H. MOBERG, and D. B. EFFLER: Compound diaphragmatic hernia: report of five cases. Ann. intern. Med. **44**, 534 (1956).

BROWN, R. W.: A case of bilateral parasternal diaphragmatic hernia. Thorax **7**, 266 (1952).

BRUNNER, A.: Zwerchfell. In: Lehrbuch der Chirurgie, Bd. II, S. 1181. Basel: Karger 1950.

BÜTTNER, A.: Über Zwerchfellbrüche hinter dem Brustbein und Fettgewebsgeschwülste des Zwerchfells. Langenbecks Arch. klin. Chir. **202**, 1954 (1947).

CACE, M.: Sui segni radiologici della relassantion e dell'hernia diaphragmatica, con presentazione di alcuni casi. Policlinico, Sez. med. **49**, 256 (1942).

CAMERER, J. W.: Beobachtungen einer rechtsseitigen parasternalen Zwerchfellhernie. Fortschr. Röntgenstr. **62**, 262 (1940).

CAMPBELL, M. F.: Renal ectopy. J. Urol. (Baltimore) **24**, 187 (1930). Zit. nach GONDOS.

CAPURRO, F. G., and M. A. BELLINI: Pseudo-cystic shadows of the right pulmonary base due to diaphragm. Omental hernia. Radiology **55**, 410 (1950).

CARTER, B. N., J. GIUSEFFI, and B. FELSON: Traumatic diaphragmatic hernia. Amer. J. Roentgenol. **65**, 56 (1950).

CHAMBERLAIN. M., and J. M. FORD: Diaphragmatic hernia produced by indirect violence. Surg. Clin. Amer. N., 1505 (1953).

CHILD, M.: Liver herniation simulating intrathoracic tumor. J. thorac. Surg. **21**, 391 (1951).

CHIN, E. F., and E. R. DUCHESNE: The parasternal defect. Thorax **10**, 214 (1955).

CIAUDO, D., et E. HELAU: Hernie diaphragmatique étranglée. Mém. Acad. Chir. **76**, 573 (1950).

CLAUSS, R. H., and D. W. WILSON: Pancreatic pseudocyst of the mediastinum. J. thorac. Surg. **35**, 795 (1958).

CLAY, R. C., and C. R. HANLON: Pneumoperitoneum in the differential diagnosis of diaphragmatic hernia. J. thorac. Surg. **21**, 57 (1951).

CLINTON-THOMAS, C. L.: Congenital diaphragmatic hernia in a premature infant. Lancet **1955 II**, 1155.

COCA, M. A., et F. LANDIN: Malformations congénitals multiples avec absence presque complète de diaphragme. Sem. Hôp. Paris **33**, 3839 (1957).

CODOUNIS: Contribution á l'étude des syndromes anemiques des hernies diaphragmatiques. Acta gastro-ent. belg. **10**, 345 (1947).

COLLIER, W., A. F. HURST u. E. W. SHEAF: Magenulcus in Kombination mit kongenitaler Zwerchfellhernie. Zit. nach Fortschr. Röntgenstr. **40**, 383 (1929).

CONTAT, C.: Ann. Anat. path. **10**, 1 (1933). Zit. nach LÜSCHER.

CRAWSHAW, G. R.: Herniation of the stomach, transverse colon and a portion auf die jejunum into pericardium. Brit. J. Surg. **39**, 364 (1952).

CRUICKSHANK, G.: Diaphragmatic herniation of the kidney. Brit. J. Tuberc. **46**, 223 (1952).

CRUVEILHIER: Zit. nach LÜSCHER, HITZENBERGER.

CURTILLET, E., et R. AUBANIAC: Les hernies diaphragm. droites à forme pseudotumorale. Contribution à l'étude des opacités de la base droite d'origine abdominelle. J. Chir. (Paris) **66**, 257 (1950).

DAMMANN: Diss. Berlin 1882. Zit. nach GRUBER.

DEBRAY, C., et J. P. HARDOUIN: Hernies diaphragmatiques non traumatiques de l'adulte. Rev. Prat. (Paris) **6**, 2517 (1956).

DECKER, F. H., and J. C. FASH: Congenital defect of diaphragm. Radiology **55**, 419 (1950).

DELANNOY, E.: Étranglement des hernies diaphragmatiques. Rev. Prat. (Paris) **6**, 2537 (1956).

DENISART: De la varieté rétro-costo-xiphoidienne des hernies diaphragmatiques. J. Chir. (Paris) **67**, 5 (1951).

DERRA, E.: Zbl. Chir. **1949**, 1. Zit. nach KÜMMERLE; KOSS u. Mitarb.

DETERMANN, A.: Über die Ergebnisse der Röntgenschirmbilduntersuchungen im Vergleich zur Tbk.-Häufigkeit. Tuberk.-Arzt **2**, 577 (1948).

DIVOUX, H.: Spontanpneumothorax durch Ulcusperforation bei linksseitiger Zwerchfellhernie. Fortschr. Röntgenstr. **77**, 235 (1952).

DOLOYERS, L., et J. VAN DER STRICHT: Les éventrations diaphragmatiques. Acta gastro-ent. belg. **13**, 829 (1950).

— — Pathologie du diaphragme. Acta chir. belg. **15**, 3 (1952).

DORFMAN, M.: Carcinoma associated with diaphragmatic herniation of the stomach. Radiology **55**, 254 (1950).

DRAKE u. LYNCH: Zit. nach SPÜHLER.

EBBS, J. H., and H. MCGARRY: Congenital hernia of diaphragm. Canad. med. Ass. J. **67**, 115 (1952).

EKMAN, C. A.: Diaphragmatic hernia in infants. Acta chir. scand. **107**, 218 (1954).

ELLINGER, E.: Eine seltene Form der Zwerchfellhernie (Parasternale Hernie). Röntgenpraxis **11**, 490 (1939).

ELLISON, E. H.: Diaphragmatic hernia. A review of the literature and report of two unusual cases. Amer. J. Surg. **77**, 152 (1950).

EVANS, C. J., and J. A. SIMPSON: 57 cases of diaphragm. hernia and eventration. Thorax **5**, 343 (1950).

EVEN, R., C. SORS et R. CODIS: Les hernies diaphragmatiques rétrocostoxiphoidiennes. Presse méd. **62**, 1302 (1954).

FARRIAUX, J.-P., M. RIBET, P. LEFEBVRE, PH. RYCKEWAERT et G. FONTAINE: Une curieuse forme de hernie diaphragmatique: la hernie péricardo-diaphragmatique. Ann. Pédiat. **42**, 778—787 (1966).

FELIX, W.: Klinischer und experimenteller Beitrag zur Zwerchfellchirurgie. Zbl. Chir. **78**, 1681 (1953).

FLEISCHNER, F. G., S. A. ROBINS, and M. ABRAMS: High renal ectopia and congenital diaphragmatic hernia. Radiology **55**, 24 (1950).

FLORANGE, W.: Tödliche Folge eines Zwerchfellrisses mit Prolaps des Magens in die Brusthöhle durch Perforation eines Ulc. ventric. in den Pleuraspalt 22 Jahre nach Unfall. Zbl. allg. Path. path. Anat. **90**, 117 (1953).

FONTAINE, R., CL. BOLLACK, F. JURASCHECK, J. CL. THIBAULT et E. PAPAEVANGELOU: Les ruptures du diaphragme par traumatisme fermé et leurs conséquences. A propos de 11 observations personelles. Poumon **22**, 2—47 (1966).

FRENZEL, H., u. H. KIRSCHNER: Intrathorakale Nierendystopie. Chir. Praxis **6**, 401 (1962).

FREUD, J., u. E. HORNER: Zur röntgenologischen Differentialdiagnose zwischen Hernia diaphragmatica und Eventratio diaphragmatica und zur rechtsseitigen Eventratio diaphragmatica. Fortschr. Röntgenstr. **29**, 201 (1922).

GAGLIARDI, R. A.: Upside down stomach: Rare form of diaphragmatic Hernia. Gastroenterology **21**, 300 (1952).

GARDNER, K. D.: Diaphragmatic hernia. Amer. J. med. Sci. **185**, 561 (1933).

GARRAUD, R., et P. BASTIEN: Hernies des viscères abdominaux à traves les orifices normaux du diaphragme. Ann. Anat. path. **13**, 603 (1936).

GERLING, E.: Zur Pathogenese, Diagnose und Therapie der Zwerchfellbrüche mit Einschluß der dabei auftretenden Anämien. Med. Mschr. 8, 237 (1954).

GIESCHEN, M., u. W. NELL: Gibt es ein röntgenologisch eindeutig erkennbares Zeichen zur Unterscheidung angeborener und erworbener Zwerchfellhernien? Fortschr. Röntgenstr. **61**, 169 (1940).

GIFFIN, H. Z.: The diagnosis of diaphragmatic hernia. Ann Surg. **55**, 388 (1912).

GLEIZE-RAMBAL, L.: Hernia diaphragmatique droite conténant l'estomac. Arch. Mal. Appar. dig. **41**, 316 (1952).

Gössnitz, v.: Beiträge zur Diaphragmafrage. Semons. zool. Forsch. 4, 207 (1901). Zit. nach Gruber.

Goldstein, G.: Eventratio oder Hernia diaphragmatica dextra. Gastroenterologia (Basel) 80, 20 (1953).

Gondos, B.: High ectopy of the left kidney. Amer. J. Roentgenol. 74, 295 (1955).

Goon, C. D.: Duplication of the stomach with extension into the chest. Amer. Surg. 19, 721 (1953).

Grage, T. B., L. D. McLean, and G. S. Campbell: Traumatic rupture of the diaphragm. Surgery 46, 669 (1959).

Graff, U.: Zwerchfellerkrankungen als Ursache akuter Oberbauchsyndrome. Bruns' Beitr. klin. Chir. 182, 440 (1951).

Greenwald, and Steiner: Amer. J. Dis. Child. 38, 361 (1929). Zit. nach Schmid.

Gremmel, H., u. R. M. Konrad: Postoperative Ergebnisse bei alloplastischem Verschluß von Zwerchfelldefekten. Fortschr. Röntgenstr. 100, 703—710 (1964).

Greyerz, W. v.: On hernia diaphragmatica retrosternalis. Acta radiol. (Stockh.) 18, 428 (1937).

Grill, W.: Nebenlunge bei traumatischer Zwerchfellhernie. Thoraxchirurgie 5, 144 (1957).

Gross, R. E.: Congenital hernia of diaphragm. Amer. J. Dis. Child. 71, 579 (1946).

Gruber, G. B.: Die Mißbildungen des Zwerchfells. In: Schwalbe, Morphologie der Mißbildungen des Menschen und der Tiere. 1927.

— Über Zwerchfellücken, Zwerchfellhernien und Zwerchfelldefekte (zugleich Mitteilung einiger Vorkommnisse von Zwerchfellverletzung). Bruns' Beitr. klin. Chir. 186, 129 (1953).

Gudbjerg, C. E.: Anomalies of the right dome of the diaphragm. Report of two unusual cases. Acta radiol. (Stockh.) 37, 253 (1952).

Gudjons, F.: Beitrag zur Hernia diaphragmatica parasternalis. Fortschr. Röntgenstr. 77, 330 (1952).

Guillerm, H.: Ein Fall einer voluminösen retrosternalen Zwerchfellhernie mit traumatischer Entstehung. J. Radiol. Electrol. 31, 283 (1950). Zit. nach Koss u. Mitarb.

Hajdu, N. H., and J. N. Sidhva: Parasternal diaphragmatic hernia through the foramen of Morgagni. Brit. J. Radiol. 28, 335 (1955).

Hamilton, J. E., and T. W. Phillips: Traumatic hernia of the diaphragm with strangulation and gangrene of the stomach, report of two cases. Amer. J. Surg. 78, 686 (1949).

Harpprecht: Schwere Ulcusblutung bei Zwerchfellhernie. Zbl. Chir. 77, 32 (1952).

Harrington, S. W.: Diaphragmatic hernia. J. Amer. med. Ass. 101, 987 (1933).

— Diagnosis and treatment of various types of diaphragm hernia. Amer. J. Surg. 50, 377 (1940).

— Subcosternal diaphragm hernias. Foramen of Morgagni. Surg. Gynec. Obstet. 73, 601 (1941).

— Various types of diaphragm. hernia traeted surgically. Surg. Gynec. Obstet. 86, 735 (1948).

—, and B. R. Kirklin: The clinical and roentgenologic manifestations and surgical treatment of diaphragm. hernia, with a review of 131 cases. Surg. Gynec. Obstet. 30, 147 (1938).

Harris, W., and W. H. Clayton-Greene: Congenital absence of the left half of the diaphragm, simulating pneumothorax. Proc. roy. Soc. Med. 5, 153 (1912). Zit. nach Kirklin u. Mitarb.

Hartung, A.: Traumatische Zwerchfellhernie. Zbl. Chir. 3, 2986 (1936).

Hatherley, L. J.: Congenital right diaphragmatic hernia associated with Fallot's tetralogy. Thorax 5, 133 (1950).

Haubrich, R.: Über verschiedene Arten von Zwerchfellhernien. Röntgenpraxis 17, 264 (1948).

— Zwerchfellpathologie im Röntgenbild. Berlin-Göttingen-Heidelberg: Springer 1956.

Haugen, J. A., and C. J. Ehrenberg: Diaphragm. hernia in the newborn infant. Amer. J. Obstet. 43, 502 (1942).

Hayer, E.: Seltenere Formen von Zwerchfellhernien und ihre röntgenologische Erfassung. Fortschr. Röntgenstr. 48, 165 (1933).

Hedblom, C. A.: Diaphragmatic hernia. Surg. Clin. N. Amer. 4, 543 (1924). Ann. intern. Med. 8, 156 (1934).

Helsby, R., and C. Wells: Subcostosternal hernia (Hernia trough the foramen of Morgagni). Brit. J. Surg. 42, 274 (1954).

Hendrick, J. W.: Operative techniques for repair of various types of diaphragmatic hernia. Arch. Surg. 77, 763 (1958).

— Results of treatment of diaphragmatic hernia. Arch. Surg. 77, 774 (1958).

Herman, P. G., and J. E. Goldstein: Traumatic intrapericardial diaphragmatic hernia. Brit. J. Radiol. 38, 631—633 (1965).

Herrmann, W. G.: A case of right-sides atypical diaphragmatic hernia. Radiology 22, 241 (1934).

Heydemann, E. R., u. H. Dorfmeyer: Zbl. Chir. 64 (1937). Zit. nach Schmid.

Hitzenberger, K.: Bewegungsstörungen des Zwerchfells. Klin. Wschr. 1928, 315.

Hobbins, G: Incarcerated diaphragm. hernia of the colon occurring during pregnancy. New Engl. J. Med. 249, 19 (1953).

Hodge, K.: Zwerchfellhernie, kompliziert durch Magengeschwür und Schwangerschaft. Brit. J. Radiol. 23, 573 (1950). Ref. Fortschr. Röntgenstr. 74, 373 (1951).

Hoffmann, K. F., and A. J. Chilko: Subcostosternal diaphragmatic hernia. Ann. intern. Med. 41, 616 (1954).

Hoffmann, R.: Rechtsseitige Larreysche Hernien. Dtsch. med. J. 1954. 522.

— M. L. Levy, E. Sole, and A. Lewitan: Strangulated diaphragmatic hernia with gangrene of stomach. Arch. Surg. 69, 125 (1954).

Hollander, A. G., and D. J. Dugan: Herniation of the liver. J. thorac. Surg. 29, 357 (1955).

Holub, E., E. Fargas u. M. Schwarzer: Angeborene Hernien im Bochdalekschen Dreieck und in posterolateralen Zwerchfelldefekten. Zbl. Chir. 86, 1433 (1961).

Huet, and van A. Slooten: Diaphragmatic hernia with displacement of right lobe of liver into thorax, complicated by intestinal tuberculosis. Ned. T. Geneesk. 95, 2614 (1952).

HUGHES, F., E. B. KAY, R. H. MEADE, T. R. HUDSON, and J. JOHNSON: Traumatic diaphragmatic hernia. J. thorac. Surg. **17**, 99 (1948).

HUGUIER, J., CRÈPY et DJIAN: Hernies diaphragm. étranglées. Mém. Acad. Chir. **75**, 737 (1949).

HUME: Brit. J. Surg. **10**, 207 (1922). Zit. nach LÜSCHER.

HUNGER: Diss. Halle 1936. Zit. nach KÜMMERLE.

HURLEY, G. A.: Right-sided diaphragmatic hernia. Canad. med. Ass. J. **60**, 614 (1949).

ISAAC, F., F. B. WILKINS, and J. WEINBERG: Traumatic and related types of diaphragm hernia. Radiology **55**, 527 (1950).

JAUBERT DE BEAUJEU, A., et R. DIDIER: J. Radiol. Électrol. **30**, 161 (1949). Zit. nach KOSS u. Mitarb.

JENKINSON, E. L.: Diaphragmatic hernia. Amer. J. Roentgenol. **62**, 185 (1949).

JOHNSON, E. K., and J. L. MANGIARDI: Diaphragmatic hernia in the newborn. Amer. J. Dis. Child. **84**, 436 (1952). — Amer. J. Surg. **84**, 245 (1952).

JOHNSTON, J. H., JR., and G. E. TWENTE: Perforated gastric ulcer in acute diaphragmatic hernia. Case report. Surgery **31**, 742 (1952).

KAISER, R.: Beitrag zur Kenntnis der Zwerchfellbrüche. Rechtsseitige parasternale Zwerchfellhernie mit Magen als Bruchinhalt. Röntgenpraxis **12**, 180 (1940).

KARÁDY, G., u. E. SZÁNTÓ: Über Fettbrüche des vorderen Zwerchfellteiles. Zbl. Chir. **84**, 849 (1959).

KATSCH, G., u. H. PICKERT: Die Krankheiten des Magens. In: Handbuch der inneren Medizin, Bd. III/1. Berlin-Göttingen-Heidelberg: Springer 1953.

KEENE, C. H., and B. COPLEMAN: Traumatic right diaphragmatic hernia, Case with delayed herniation of liver and gallbladder. Amer. Surg. **122**, 191 (1945).

KEITH, A.: Diaphragmatic hernia. Brit. med. J. **1910**, 1297.

— Human embryology and morphology, 5. ed. Baltimore: 1933.

KERNAU, TH.: Beitrag zur Kenntnis der Zwerchfellbrüche. Ein seltener Fall von beidseitiger, parasternaler Zwerchfellhernie. Röntgenpraxis **12**, 28 (1940).

KIRKLIN, B. R., and J. R. HODGSON: Roentgenologie characteristics of diaphragmatic hernie. Amer. J. Roentgenol. **58**, 77 (1947).

KLEINE, H. O.: Die Bedeutung der intrathroakalen Nierendystopie für die Entstehung kongenitaler Zwerchfellslücken. Beitr. path. Anat. **80**, 609 (1928).

KLEINSORGE, H.: Pilzförmiger Leberprolaps in einer kongenitalen Zwerchfellhernie. Fortschr. Röntgenstr. **74**, 238 (1951).

KLEITSCH, W. P., A. D. MUNGER, and W. J. JOHNSON: Diaphragmatic hernia with complete evisceration of liver. Ann. Surg. **130**, 1079 (1949).

KNOEPP, L. F.: Unusual diaphragmatic hernia with displaced liver. J. thorac. Surg. **21**, 4 (1950).

KOCH, E.: Die traumatisch entstandene Zwerchfellhernie und ihre kriegschirurgische Bedeutung. Med. Klin. **1944**, 100.

KOENNECKE, W.: Zwerchfellhernie durch stumpfe Bauchverletzung. Zbl. Chir. **68**, 2246 (1941).

KONRAD, R. M., u. A. R. FAHMY: Angeborene Zwerchfellhernien und Zwerchfellprolapse im Kindesalter. Langenbecks Arch. klin. Chir. **291**, 253 (1959).

—, u. H. v. MALLINCKRODT: Die Zwerchfellruptur durch stumpfe Gewalteinwirkung. Zbl. Chir. 88, 602 (1963).

—, u. S. TARBIAT: Perforierende Zwerchfellverletzungen und ihre Folgen. Mschr. Unfallheilk. **64**, 41 (1961).

KOSS, F., u. H. REITTER (mit K. H. WILLMANN): Erkrankungen des Zwerchfells. In: Handbuch der Thoraxchirurgie, Bd. 2, S. 191—297. Berlin-Göttingen-Heidelberg: Springer 1959.

KOSS, F. H., H. VIETEN u. K. H. WILLMANN: Morphologie, Diagnose und Therapie der Zwerchfellbrüche. Langenbecks Arch. klin. Chir. **266**, 488 (1950).

KRAYENBÜHL, H.: Atypische Zwerchfellhernie (Morgagni-Hernie) mit recidivierenden Strangulationen. Schweiz. med. Wschr. **92**, 1 (1962).

KÜMMERLE, F.: Zur Inkarzeration traumatischer Zwerchfellhernien. Zbl. Chir. **78**, 496 (1953).

— Zur Klärung der Anaemie bei Zwerchfellbrüchen. Dtsch. med. Wschr. **1953**, 487.

—, u. J. KLÖSS: Rechtsseitige traumatische Zwerchfellverletzungen mit Leberprolaps. Thoraxchirurgie **5**, 150 (1957).

KUSHLAN, S. D.: Strangulated right diaphragmatic hernia with surgical cure. Gastroenterology **18**, 466 (1951).

LACHER, L.: Über Zwerchfellhernien. Dtsch. Arch. klin. Med. **27**, 268 (1880).

LADD, W. E., and R. E. GROSS: Abdominal surgery of infancy and childhood. Philadelphia: 1941.

LADENDORF, M.: Rechtsseitige angeborene Zwerchfellhernie. Fortschr. Röntgenstr. **74**, 342 (1951).

LANDOIS: Die Chirurgie des Zwerchfells und des N. phrenicis. In: KIRSCHNER-NORDMANN, Die Chirurgie. Berlin u. Wien: Springer 1941.

LAPOINTE, H.: Diaphragmatic hernia. J. Canad. Ass. Radiol. **2**, 65 (1951).

LAURENCE, G.: Analyse et synthèse des hernies diaphragmatiques. Rev. Prat. (Paris) **6**, 2497 (1956).

LESZLER, A.: Mit Mageníleus komplizierter rechtsseitiger Zwerchfellbruch. Röntgenpraxis **13**, 267 (1941).

LEWALD, L. T.: Thoracic stomach. Radiology **3**, 91 (1924).

LIAN, C., F. SIGUIER et J. J. WELTI: Le syndrome "Hernie diaphragm. ou éventration diaphragm. et thromboses veineuses". Presse méd. **1953**, 8.

LIEBSCHNER, K.: Die Bedeutung des diagnostischen Pneumoperitoneum. Chirurg **24**, 12 (1953).

LIEPMAN, W.: Arch. Gynäk. **68**, 780 (1903). Zit. nach SCHMID, GRUBER.

LÜSCHER, M.: Über die parasternale Zwerchfellhernie. Langenbecks Arch. klin. Chir. **269**, 183 (1951).

LUND, R. R., E. C. CRISLER, B. P. SAMMONS, and C. GARTENLAUB: Simultaneous occurrence of subcosternal (MORGAGNI) hernia and hiatus hernia. Radiology **70**, 561 (1958).

MARKLE, G. B.: Strangulated right-sided diaphragmatic hernia. Arch. Surg. **72**, 273 (1956).

MARKS, CH.: Diaphragmatic hernia. S. Af. med. J. **28**, 850 (1954).

MARKS, J. H.: Diaphragmatic hernia. Amer. J. Surg. 54, 306 (1941).
MASENTI, E.: Ernie diaframmatiche traumatiche. Chir. torac. 15, 171—192 (1962).
MATTINA, M.: Parasternaler Zwerchfellbruch des rechten Dickdarmwinkels bei einer Frau mit linksseitigem tuberkulösem Fibrothorax. Zbl. inn. Med. 88, 480 (1937).
MCGEE, H. H.: Thoracic stomach. A case report. Amer. J. Roentgenol. 45, 69 (1941).
MENGER, W.: Zur Deutung pathologischer Substrate des Mittelschattens im Röntgenbild (Dextropositio cordis durch hepar lobatum bei parasternaler Zwerchfellhernie). Fortschr. Röntgenstr. 82, 266 (1955).
MEYENBURG, H. v.: Die quergestreifte Muskulatur. In: HENKE-LUBARSCH; Handbuch der Pathologie, Bd. IX/1. 1921.
MEYER, H. W.: Diaphragmatic hernia. J. thorac. Surg. 20, 235 (1950).
MICHON, J.: L'étranglement des hernies diaphragmatiques. J. Chir. (Paris) 65, 25 (1949).
MILLER, G. F., and H. P. DOUR: Ulcer associated with diaphragm. hernia. Amer. J. Roentgenol. 62, 368 (1949).
MILONE, S.: L'hernia diaframmatica del fegato. Minerva chir. 1952, 231.
NAGAI, S.: Scr. Soc. Radiol. Jap. 15, 249 (1937). Zit. nach STUCKI-V. MURALT.
NEAL, J. W.: Traumatic right diaphragm. hernia with evisceration of stomach, transverse colon and liver into the right thorax. Ann. Surg. 137, 281 (1953).
NELSON JR., J. B., H. H. ZIPERMAN, N. M. CHRISTENSEN, and CH. MATHEWSON JR.: Diaphragmatic injuries and post-traumatic hernia. J. Trauma 2, 36—58 (1962).
NEVILLE: Congenital absence of hemidiaphragm and use of a lobe of liver in its surgical correction. Arch. Surg. 69, 3 (1954).
NICOLE, R.: Zur Klinik und operativen Behandlung der angeborenen Zwerchfellücken. Schweiz. med. Wschr. 87, 1415 (1957).
NISSEN, R., u. K. M. PFEIFFER: Zwerchfellhernien. Klinik. Indikation. Chirurgie. In: Aktuelle Probleme in der Chirurgie, hrsg. von MAX SAEGESSER, Bd. 7. Bern u. Stuttgart: Huber 1968.
ORR, J. M.: Acute diaphragmatic hernia associated with intestinal obstruction. Brit. J. Surg. 34, 97 (1946).
PATTON, I., and W. C. HARRIS: Herniation through the foramen of Morgagni. Brit. J. Radiol. 34, 378 (1960).
PEARSON: Eingeklemmte Zwerchfellhernie. J. Amer. med. Ass. 144, 22 (1950). — Arch. Surg. 66 (1953). Ref. nach Zbl. ges. Radiol. 42, 325 (1954).
PECK, G. A.: Right-sided diaphragmatic liver hernia following trauma. Amer. J. Roentgenol. 78, 99 (1957).
PICARD, R., J. CORNIERE et M. HARDY: Sur un cas de hernie diaphragm. antérieur. Arch. Mal. Appar. dig. 41, 100 (1952).
PONTI, C. DE: Ernia diaframmatica di Morgagni. Nunt. radiol. (Firenze) 20, 390 (1954).
POPPE, E.: Hernia diaphragmatica dextra. Acta radiol. (Stockh.) 27, 505 (1948).
POPPE, H.: Die sternocostale Enterocele. Fortschr. Röntgenstr. 80, 723 (1954).
POPPEL, M. H., R. M. ABRAMS, J. HANDELSMAN, and A. SEGAL: Diaphragmatic herniation of the pancreas. Radiology 63, 91 (1954).
POZZAN, A.: Contributo alla conoscenza della ernie diaframmatiche congenite. Ernie diafr. "pseudo-congenite". Ref. Zbl. inn. Med. 80, 344 (1935).
PRESMANES-MORAL, A.: Anormalidades diafragmáticas y su diagnostico radiológico. Rev. esp. Enferm. Apar. dig. 9, 160 (1950).
PUGLIONISI, A.: Ernie diaframmatiche subcostosternali. Chir. thorac. 4, 73 (1953).
QUÉNU, J.: Députage des hernies diaphragmatiques. Radiodiagnostic extemporané. Presse méd. 1947, 642.
RABE, P. A.: Totalersatz des linken Zwerchfells. Chirurg 25, 359 (1954).
RAGANEAU, R., A. PETELOT et H. MOLEY: Hernie diaphragmatique paramédiane droite avec volvulus gastrique viscéro-axial. J. Radiol. Belg. 37, 401 (1956).
RAMSTRÖM, S., and S. ALSEN: Diaphragmatic rupture following abdominal injuries. Acta chir. scand. 107, 304 (1954).
RANSDELL, H. T., and R. G. ELLISON: Volvulus of a lobe of the lung as a complication of diaphragm. hernia. J. thorac. Surg. 25, 341 (1953).
RASPE, R.: Über Mißbildungen des peripheren Zwerchfells. Dtsch. med. Wschr. 1935 I, 703.
RAVELLI, A.: Zur Indikation des diagnostischen Pneumoperitoneums bei Zwerchfellbrüchen. Klin. Med. (Wien) 2, 428 (1947).
RAVITCH, M. M., and J. C. HANDELSMAN: Defects in right diaphragm of infants and children with herniation of liver. Arch. Surg. 64, 794 (1952).
RAYMOND, A. H. ST., F. H. COLE, and M. M. MAROLLA: Congenital diaphragmatic hernia with malrotation of the liver. Dis. Chest 29, No 5 (1956).
REED, J. A., and E. F. LANG: Diaphragmatic hernia in infancy. Amer. J. Roentgenol. 82, 437 (1959).
REICH, L.: Zur Kasuistik der Zwerchfellhernien. Fortschr. Röntgenstr. 30, 305 (1922).
REID, H.: An obscure case of ruptured diaphragm. Brit. med. J. 1957 I, 863.
RICHARDS, L. G.: Non-traumatic hernia of the diaphragm, an embryologic vieuwpoint. Amer. Otol. Rhin. Laryng. 32, 1145 (1923).
RICKHAM, P. P.: Strangulated diaphragmatic hernia in the neonatal period. Thorax 10, 104 (1955).
RIEDER, H.: Die traumatischen Zwerchfellbrüche. Zbl. Chir. 1938, 2632.
RIKER, W. L.: Congenital diaphragmatic hernia. Arch. Surg. 69, 291 (1954).
RITCHEY, and WINSAUER: Anemia and its relation to diaphragmatic hernia. Amer. J. med. Sci. 214, 476 (1947).
ROBBINS, L. L.: The roentgenologic diagnosis of parasternal omental hernia. Radiology 41, 378 (1943).
ROE, B. B., and H. B. STEPHENS: Congenital diaphragmatic hernia and hypoplastic lung. J. thorac. Surg. 32, 279 (1956).

ROGERS, J. V., and T. F. LEIGH: Differential diagnosis of right cardiophrenic angle masses. Radiology **61**, 871 (1953).

ROLLANDI, A.: Diaphragmatic hernia of the spleen. Radiol. med. (Milano) **36**, 642 (1950).

ROSSETTI, M.: Isolierte intrathorakale Milzverlagerung bei Zwerchfellhernie. Schweiz. med. Wschr. **87**, 458 (1957).

ROOT, J. C., and C. P. PRIKETT: Diaphragmatic hernia. Cleveland Clin. Quart. **5**, 203 (1938).

RÜTZ, A.: Traumatische Zwerchfellbrüche. Langenbecks Arch. klin. Chir. **180**, 321 (1934). Zit. nach KOSS u. REITTER.

SAEGESSER, F.: Hernie diaphragmatique congénitale postérieure droite du hiatus pleuro-péritoneale (for. de BOCHDALEK). Gastroenterologia (Basel) **80**, 99 (1953).

SALEK, J.: Diaphragmale Leberhernien. Zbl. Chir. **88**, 1728—1736 (1963).

SALTZSTEIN, H. C., L. M. LINKNER, and S. R. SCHEINBERG: Subcostosternal (Morgani) diaphragm. hernia. Arch. Surg. **63**, 750 (1951).

SAMUELSON, S.: Zur Frage der traumatischen Zwerchfellhernien und zur Bedeutung des Röntgenverfahrens für den Nachweis. Dtsch. med. Wschr. **1932**, 332.

SAUERBRUCH, F.: Chirurgie der Brustorgane. 3. Aufl., Berlin: Springer 1928.

SCHLECHT, H., u. P. WELS: Zur Röntgendiagnose der Relaxatio diaphragmatica (Eventration diaphr.). Fortschr. Röntgenstr. **27**, 244 (1921).

SCHMID, F.: Kongenitale Zwerchfellhernien. Fortschr. Röntgenstr. **71**, 67 (1949).

SCHMIDT, G.: Zit. nach SAUERBRUCH.

SCHOEN, E.: Über Zwerchfellhernien. Röntgenpraxis **7**, 95 (1935).

SCHULTE-TENKHOFF, G.: Diss. Bonn 1956.

SCHWAIGER, M.: Zur Operation angeborener großer Zwerchfelldefekte und der Aplasie des Zwerchfells. Langenbecks Arch. klin. Chir. **277**, 417 (1953).

SEYFARTH, K. A.: Magen-Bronchial-Fistel nach traumatischer Zwerchfellruptur. Fortschr. Röntgenstr. **91**, 408 (1959).

SHOSHKES, M., and F. J. LOVELOCK: Post-traumatic diaphragmatic herniation of a segment of the liver simulating an anomalous lobe of the liver. Amer. J. Roentgenol. **70**, 572 (1953).

SIELMANN: Zit. nach GOLDSTEIN.

SMITH, R. A., and S. SARKISSIAN: Strangulation in a diaphragmatic hernia from indirect violence. Brit. J. Surg. **41**, 73 (1953).

SNODGRASS, J. J.: Transdiaphragmatic duplication of the alimentary tract. Amer. J. Roentgenol. **69**, 42 (1953).

SOUTHBY, R.: Zit. nach KOSS u. Mitarb.

SPENNATI, D.: Due casi di ernia diaframmatica des forame di morgagni. Chir. gen. (Perugia) **3**, 239 (1954).

SPILLANE, R. J., and G. C. PRATHER: High renal ectopy; case report. J. Urol. (Baltimore) **62**, 441 (1949). Zit. nach GONDOS.

SPÜHLER, O.: Die Erkrankungen des Zwerchfells. In: Handbuch der inneren Medizin, 4. Aufl., Bd. 4/4. S. 573—693. Berlin-Göttingen-Heidelberg: Springer 1956.

STEIN, J., H. P. COLMORE, and R. A. GREEN: Diaphragmatic pericardial tear with intrapericardial herniation of the transverse colon. Radiology **60**, 417 (1953).

STERNS, L. P., W. R. SCHMIDT, and N. K. JENSEN: Traumatic rupture of the right leaf of the diaphragm. Report of two cases. Dis. Chest **51**, 205—207 (1967).

STEWART, J. S.: The roentgenologic manifestations of parasternal omental hernia. J. thorac. Surg. **11**, 399 (1950).

STOLL, H. F.: A case of diaphragmatic hernia in which cyanosis and dyspnoea were the predominating symptoms. Ann. intern. Med. **10**, 395 (1936).

STOREY, C. F., and L. D. KURTZ: Congenital hernia through the dome of the right diaphragm in an adult. Amer. J. Surg. **81**, 363 (1951).

STRODE, E. C., and C. A. VANCE: Herniation of the right diaphragm secondary to trauma. Ann. Surg. **137**, 609 (1953).

STUCKI-V. MURALT, P.: Die Abdominalhernien im Röntgenbild. Radiol. clin. (Basel-New York), Suppl. **24** (1955).

SULLIVAN, J. I.: Supernumerary diaphragm with agenesis of upper lobe. J. thorac. Surg. **34**, 544 (1957).

SUSSI: Totale rechtsseitige angeborene Zwerchfellhernie des Magens mit callösem Pylorusulcus. Zit. Boas Arch. **53**, 117.

TANDLER: Wien. klin. Wschr. 1908. Zit. nach LÜSCHER.

TAUBERT, E.: Beitrag zur traumatischen Zwerchfellruptur. Chirurg **36**, 337—342 (1965).

TENNANT: Zit. nach GRUBER.

TESLER, J., M. SCIMECA, and W. GOLDSTONE: Traumatic diaphragmatic hernia with gastric obstruction and jaundice. Rev. Gastroent. (N. Y.) **16**, 635 (1949).

THOMA, R.: Vier Fälle von Hernia diaphragmatica. Virchows Arch. path. Anat. **88**, 515 (1882).

THOMAS, C. C.: Non-traumatic hernia, with a report of a case of congenitale right-sided hernia. Radiology **28**, 608 (1937).

THOMSEN, G.: Case of unilateral pulmonary agenesis with ipsilateral absence of the diaphragm. Acta radiol. (Stockh.) **30**, 191 (1948).

— Congenital hernia of the diaphragm in infancy and childhood. Radiologe **1**, 128—140 (1961).

TOLINS, S. H.: Congenital diaphragm. hernia in the newborn. Amer. Surg. **137**, 276 (1953).

TOUPET, DARIAUX, CASSAN et ORSONI: Un cas d'aplasie du diaphragm avec rotation de l'estomac. J. Radiol. Électrol. **23**, 162 (1939).

UDAONDO, C. B., V. D'ALOTTO et E. CABANNE: Hernie diaphragmatique et volvulus de l'estomac. Acta gastro-ent. belg. **13**, 709 (1950).

UFFREDUZZI, O.: Diaphragmatische Hernie des Foramen Morgagni. Boll. Soc. piemont. Chir. **5**, 1 (1935).

UNGER, S. M.: Right-sided traumatic diaphragmatic hernia simulating a pleural diffusion. J. Amer. med. Ass. **151**, 734 (1953).

VERGER, L.: Ectopie thoracique du rein droite. Poumon **13**, 119 (1957).

VOGEL, F.: Extrahiatal diaphragmatic hernia. Gastroenterologia (Basel) **75**, 9 (1949).

WAGNER, A.: Four cases of diaphragmatic intumescence. Acta radiol. (Stockh.) **26**, 239 (1945).

WASKINS, D. H., F. R. HARPER, and W. B. CONDON: Diaphragmatic hernias with visceral complications. Arch. Surg. **65**, 95 (1952).

WEENS, H. S., and M. J. JOHNSTON: Thoracic renal ectopia. Amer. J. Roentgenol. **70**, 793 (1953).

WEINTRAUB, S.: Diaphragmatic hernia. Advanc. intern. Med. **6**, 301 (1954).

WELLS, L., R. WILLIAMS, and J. HOUSEHOLDER: Anat. Rec. **100**, 233 (1948). Zit. nach GUDBJERG.

WETZEL, H.: Parasternale Zwerchfellhernie mit Verlagerung des Colon in den Herzbeutel. Fortschr. Röntgenstr. **98**, 501—503 (1963).

WIETING, F.: Über die Hernia diaphragmatica. Dtsch. Z. Chir. **82**, 315, 342 (1905).

WILLARD, J. H.: Congenital diaphragmatic hernia. Amer. J. dig. Dis. **7**, 447 (1940).

WILLIAMS, R. G., and A. J. TILLINGHAST: Diaphragmatic herniation of the kidney. Radiology **53**, 566 (1949).

WILSON, A. K., W. R. RUMEL, and O. L. ROSS: Amer. J. Roentgenol. **57**, 42 (1947). Zit. nach STUCKI-V. MURALT.

WOLFSON, S. A., and A. GOLDMAN: Strangulating diaphragmatic hernia of the liver. Surgery **24**, 846 (1948).

ZUCKSCHWERDT, L., W. HAHN u. J. PETERSEN: Die Behandlung der Massenblutung des peptischen Geschwürs. Dtsch. med. Wschr. **1953**, 1725.

ZUPPINGER, A.: Das Zwerchfell. In: SCHINZ-BAENSCH-FRIEDL-UEHLINGER, Lehrbuch der Röntgendiagnostik, Bd. III. Suttgart: Thieme 1952.

ZWICKER, A.: Ein Fall von Hernia diaphragm. dextra hepatis nebst Beispielen zur Differentialdiagnose. Fortschr. Röntgenstr. **40**, 51 (1929).

VII. Hiatushernien

ADAMS, H. D., and A. W. LOBB: Esophagoaortal hiatus hernia. New Engl. J. Med. **250**, 143 (1954).

AKERLUND, A.: Der Hiatusbruch. Verh. dtsch. Röntg.-Ges. **17**, 111 (1926).

— Zur Frage der „reponiblen Hiatushernien". Dtsch. med. Wschr. **1932 II**, 1713, 1794.

— Die anatomische Grundlage des Röntgenbildes der sog. „erworbenen Hiatusbrüche". Acta radiol. (Stockh.) **14**, 523 (1933).

ALLISON, P. R.: Reflux esophagitis, sliding hiatal hernia and anatomy of repair. Surg. Gynec. Obstet. **92**, 419 (1951).

— Non-malignat disorders of the gastro-oesophageal junction. Gastroenterologia (Basel) **78**, 333 (1952).

— The esophagus lined with gastric mucous membrane. Thorax 8, 2 (1953).

ANDERS, H. E., u. E. BAHRMANN: Über die sog. Hiatushernien des Zwerchfells im höheren Alter und ihre Genese. Z. klin. Med. **122**, 763 (1932).

ASTLEY, R., and J. J. CARRÉ: Gastro-oesophageal incompetence in children. Radiology **62**, 3 (1954).

ATKINSON, M., D. A. W. EDWARDS, A. J. HONOUR, and E. N. ROWLANDS: The oesophagogastric sphincter in hiatus hernia. Lancet **1957 II**, 1138.

BAILEY, P.: A case of thoracic stomach. Anat. Rec. Rec. **17**, 107 (1919). Zit. nach KIRKLIN u. Mitarb.

BALL, R. P., and A. C. CRUMP: Mega-oesophagus (cardiospasm). Report of a case with subdiaphragmatic herniation of the esophagus. Radiology **36**, 575 (1941).

BARRAYA, L., D. MINICONI et R. LEBERT: Les hernies diaphragmatiques par glissement. Hypothèses physio-pathologiques et traitement. Arch. Mal. Appar. dig. **41**, 321 (1952).

— — — Hernies hiatales. Arch. Mal. Appar. dig., Suppl. No 5, 43 (1953).

BARRETT, N. R.: Hiatus hernia. Brit. J. Surg. **38**, 175 (1951).

— Hiatus hernia. A review of some controversial points. Brit. J. Surg. **42**, 231 (1954).

BARSONY, TH.: Lit. bei BERNING.

BAUMEL, J., et E. FASSIO: Les hernies hiatales de l'estomac, étude clinique et radiologique. Montpellier méd. **96**, 271 (1953).

BEACONSFIELD, P.: Reflux oesophagitis: its diagnosis and treatment. Gastroenterology **24**, 369 (1953).

BEARDSLEY, J. M.: Esophageal hiatus hernia. New Engl. J. Med. **254**, 409 (1956).

BECK, H. R.: Beitrag zur Röntgenologie der Hiatushernie und der Hiatusinsuffizienz. Fortschr. Röntgenstr. **81**, 276 (1954).

BERG, H. H.: Über die verborgenen Brüche und die Insuffizienz des Hiatus oesophageus. Röntgenpraxis **3**, 443 (1931).

— Röntgenuntersuchungen am Innenrelief des Verdauungskanals, 2. Aufl. Leipzig: Thieme 1931.

BERGMANN, G. v.: Das „epiphrenale" Syndrom, seine Beziehung zur Angina pectoris und zum Kardiospasmus. Dtsch. med. Wschr. **1932** (1), 605.

BERNING, H.: Die Hiatusbrüche (Herniae diaphragmaticae hiatus oesophagei). Ergebn. inn. Med. Kinderheilk. **53**, 523 (1937).

— Zur Pathologie und Klinik der Hiatusbrüche. Fortschr. Röntgenstr. **63**, 195 (1941).

— Beitrag zur Pathologie und Klinik der Hiatusbrüche. Münch. med. Wschr. **100**, 928 (1958).

BERNY, W. C., J. P. HOLBROCK, E. A. LANGDON, and C. W. MATHEWSON: A study of hiatal hernias, using pneumoperitoneum. U.S. Armed Forces Med. J. **6**, 1715 (1955).

BEUTEL, A.: Thoraxmagen (thoracic stomach). Röntgenpraxis **4**, 40 (1932).

BINET, J. P.: Voies d'abord et procédés de réparation des hernies diaphragmatiques de l'adult. Rev. Prat. (Paris) **6**, 2571 (1956).

BLADES, B.: Hiatal hernia. Amer. J. Gastroenterol. **24**, 233 (1955).

BLAHA, H.: Die Hiatushernien der Erwachsenen. I. Allgemeine Gesichtspunkte zu den Hiatusbrüchen und zur Schlußunfähigkeit der Kardia. Bruns' Beitr. klin. Chir. **202**, 441 (1961).

—, u. K. E. SEIFFERT: Die Hiatushernien der Erwachsenen. II: Beiträge zur Klinik und chirurgischen Behandlung. Bruns' Beitr. klin. Chir. **202**, 469 (1961).

BLANK, L., and L. P. WILMER: Cardio-esophageal relaxation (chalasia) studies on the normal infant. Amer. J. Roentgenol. **76**, 540 (1956).

BLATT, E. S., H. J. SCHNEIDER, J. F. WIOT, and B. FELSON: Roentgen findings in obstructed diaphragmatic hernia. Radiology **79**, 648 (1962).

BOCK, H.: Axiale Hiatushernien. Radiologe (im Druck, 1969).

BOEREMA, J., and R. GERMS: Fixation of the lesser curvature of the stomach to the anterior abdominal wall after reposition of the hernia trough the oesophageal hiatus. Arch. chir. neerl. **7**, 351 (1955).

BONHOMME, D.: Chalasie du cardia. J. belge Radiol. **39**, 377 (1955).

BOWDEN, L., and C. H. MILLER: Massive hematemesis from hiatus hernia. Report of four cases with discussion of etiology. Arch. Surg. **63**, 143 (1951).

BOWEN, A.: Volvulus of an inverted intrathoracic stomach complicating diaphragmatic hernia. Case report. Amer. J. dig. Dis. **3**, 923 (1937).

BOYD, D. P.: Esophagitis, hiatus hernia and cardiospasm. Surgical considerations. Arch. intern. Med. **96**, 724 (1955).

BOYD, J. W., J. R. HARRIS, E. B. BUTLER, and S. W. DONALDSON: Evalution of the various methods of demonstrating a hiatus hernia. Amer. J. Roentgenol. **75**, 262 (1956).

BRICK, J. B.: Hiatus hernia and carcinoma of the stomach and esophagus. Gastroenterology **13**, 47 (1949).

— Invidence of hiatus hernia and associated lesions diagnosed by Roentgen-Ray. Arch. Surg. **58**, 419 (1949).

BRINKBROK, G. CH. F.: Hiatus hernia and disturbances of the function of the cardia in the practice of examining infants (with comments on the technique of examination). J. belge Radiol. **41**, 405 (1958).

BROMBART, M.: L'avenir radiologique des hernies hiatales opérées et non opérées. Acta gastroenterol. Belg. **21**, 402 (1956).

— J. GOUTKINE et Y. LAURENT: Les protrusions gastriques à travers l'hiatus oesophagien. Acta gastro-ent. belg. **13**, 222 (1950).

— R. v. LERBERGHE, Y. LAURENT et C. HINS: Nouvelle contribution à l'étude du reflux gastrooesophagien. Acta gastroent. belg. **16**, 21 (1953).

BRÜGGER, Y., R. DELLA SANTA et R. S. MACH: Hernies diaphragmatiques et anemies. Gastroenterologia (Basel) **78**, 264 (1952).

BUCHANAN, A. W., W. F. BOWERS, and B. J. SULLIVAN, JR.: Esophageal hiatus hernia. Arch. Surg. **74**, 276 (1957).

CAREY, J. M., and W. H. HOLLINSHEAD: Anatomy of the esophageal hiatus related of repair of hiatal hernia. Proc. Mayo Clin. **30**, 223 (1955).

CARLO, D. DI, e F. GALLINA: L'importanza della imagine radiologica nel riconoscimento, nella interpretazione patogenetica e nella classificazione delle sindromi digestivohiatali. Radiologia (Roma) **10**, 353 (1954).

CARRÉ, J. J., R. ASTLEY, and J. M. SMELLIE: Minor degrees of partial thoracic stomach in childhood. Lancet **1952 II**, 1150.

CARVER, G. K.: Hiatus hernia, peptic esophagitis, and peptic ulcer. Surg. Gynec. Obstet. **106**, 77 (1958).

CATALANO, D.: Aspetti radiologici dell'esofago interiore: l'ampolla frenica a l'antro cardiale. Radiol. med. (Gennaio) **15**, 1 (1954).

CHAUMERLIAC, H. J.: Le diagnostic radiologique différentiel des hernies hiatales. Arch. Mal. Appar. dig., Suppl., No 5, 21 (1953).

CLEMENÇON, G. H., B. J. E. IHRE, and L. H. PLENGIÉR: Hiatal hernia in bronchial asthma. Gastroenterologia (Basel) **93**, 337 (1960).

—, and PER-OLOF ÖSTERMAN: Hiatal hernia in bronchial asthma: The importance of concomitant pulmonary emphysema. Gastroenterologia (Basel) **95**, 110 (1961).

CLERF, L. H., T. A. SHALLOW, F. J. PUTNEY, and K. E. FREY: Esophageal hiatal hernia. J. Amer. med. Ass. **143**, 169 (1950).

CLOETENS, W., et J. HERBIET: Concomitance d'oesophage flexueux et de hernie hiatale. Acta gastroent. belg. **20**, 77 (1957).

COCCHI, U.: Hiatushernie, Hiatusinsuffizienz und Cardiainsuffizienz. Fortschr. Röntgenstr. **82**, 184 (1955).

COHN, R., M. CLOSE, and G. WESTON: Clinical observations an the function of the gastroesophageal junction. Amer. J. Surg. **92**, 194 (1956).

COLLIS, J. L.: An operation for hiatus hernia with short oesophagus. Thorax **12**, 181 (1957).

— T. D. KELLY, and A. M. WILEY: Anatomy of the crura of the diaphragm and the surgery of hiatus hernia. Thorax **9**, 175 (1954).

COMOLLI, A., u. E. BAGGIO: Neue Gesichtspunkte in der pathogenetischen Beurteilung der Hiatushernien. Ref. Boas Arch. **58**, 76 (1936).

CONWAY-HUGHES, J. H. L.: Oesophageal reflux, an analysis of 453 consecutive barium meal examinations. Brit. J. Radiol. **29**, 331 (1956).

CREAMER, B.: Oesophageal reflux. Lancet **1955 I**, 279.

CREYX, M.: L'anemie des hernies diaphragmatiques transoesophagiennes. Essai d'interpretation physiopathologique. Sem. Hôp. Paris **29**, 1437 (1953).

DAGRADI, A. E., R. N. KILLEEN, and R. SCHINDLER: Esophageal hiatus Sliding hernia; an endoscopic study. Gastroenterology **35**, 54 (1958).

—, and ST. J. STEMPIEN: Symptomatic esophageal hiatus sliding hernia: clinical, radiologic, and endoscopic study of 100 cases. Amer. J. dig. Dis., N. S. **7**, 613—633 (1962).

DAMME, J., VAN: A propos du syndrome anémique de la hernie diaphragmatique. Acta gastro-ent. belg. **19**, 475 (1956).

DAWSON, J., and H. G. RICHARDS: Cardiakrebs in einer Hiatushernie mit gleichzeitigem kurzem Oesophagus. Brit. J. Radiol. **23**, 270 (1950). Ref. Zbl. ges. Radiol. **132**, 269 (1951).

— — Refluxoesophagitis and its radiological differential diagnosis. Brit. J. Radiol. **26**, 306 (1953).

DEBRAY, CH., L. JOURDE, J.-P. HARDOUIN et F. JOUBAUD: Les signes radiologiques indirects des hernies hiatales par l'hiatus oesophagien du diaphragm chez l'adulte. Arch. Mal. Appar. dig. **47**, 453 (1958).

DELOYERS, L., et J. VAN DER STRICHT: Pathologie du diaphragm. Acta chir. belg. Suppl. **5** (1952).

— — L'avenir des hernies hiatales opérées. Act. gastro-enterol. Belg. **21**, 429 (1956).

DESNEUX, J. J., et R. ZALGMAN: Diagnostic gastroscopique des hernies hiatales. Acta gastro-ent. belg. **21**, 696 (1958).
DIETRICH, S., u. H. SCHWIEGK: Das Schmerzproblem bei der Angina pectoris. Klin. Wschr. **1933** (1), 135.
DIETZE, A.: Zur Frage des aetiologischen Zusammenhangs zwischen Zwerchfellhernie und Angina pectoris. Münch. med. Wschr. **1954**, 29.
DITTRICH, J. K., u. OEHME: Hiatushernie als Ursache schwerer Anaemie im Kindesalter. Dtsch. med. Wschr. **1954**, 393.
DONELLY, B.: Gastro-oesophageal regurgitation and oesophageal hiatus hernia. Brit. J. Radiol. **26**, 441 (1953).
DORNIER, R.: Technique nouvelle d'étude télévisée et radiocinématographique des herniees hiatales et des reflux oesophagiens. Manoevre dynamique d'antéflexion. Rev. méd. Liège **19**, 735—737 (1964).
DUBOURG, M. G.: Hernies diaphragmatiques de l'hiatus oesophagien, diagnostic et indications. Arch. Mal. Appar. dig., Suppl., No 5, 35 (1953).
DUPON, H., et E. CORNET: Hernie hiatale par déroulement total de l'estomac. Poumon **14**, 541 (1960).
DUTTON, W. A., and H. J. BLAND: Hiatus hernie and pregnancy. A review of nine cases and the literature. Brit. med. J. **1953 II**, No 4841, 864.
EBERL, J.: Zur röntgenologischen Darstellung und Analyse des Diaphragmas und Foramen oesophagicum. Fortschr. Röntgenstr. **81**, 270 (1954).
EDELSON, Z. C., and M. S. ROSENBLATT: Hiatal hernia and lower esophageal ring. Amer. J. Surg. **104**, 879—882 (1962).
EFFLER, D. B., and CH. BALLINGER: Complications and surgical treatment of hiatus hernie and short esophagus. J. thorac. Surg. **22**, 235 (1951).
—, and L. K. GROVES: Short esophagus. Arch. Surg. **75**, 639 (1957).
ELLIS, F. H., H. A. ANDERSEN, and O. T. CLAGETT: Surgical management of the complications of reflux esophagitis. Arch. Surg. **73**, 578 (1956).
ERBACH, CH.: Die oesophagealen Pulsionsdivertikel unter Berücksichtigung der epiphrenalen. Arch. Verdau.-Kr. **53**, 243 (1933).
EVANS, J. A.: Sliding hiatus hernia. Amer. J. Roentgenol. **68**, 754 (1952).
— Oesophageal contraction and cardiac pain. Lancet **1952 II**, 6745.
FELDMAN, M., and PH. MYERS: The coexistence of carcinoma and esophageal hiatus gastric hernia. Amer. J. med. Sci. **224**, 519 (1952).
FLEISCHNER, F. G.: Hiatal hernia complex. J. Amer. med. Ass. **162**, 183 (1956).
FLOOD, C. A., J. WELLS, and D. BAKER: Insufficiency of cardia in hiatus hernie. Gastroenterology **25**, 364 (1953).
FLYNN, R.: Upside-down stomach in parahiatal hernia. Med. J. Aust. **1953 I**, 925.
FORSHALL, I.: The cardio-oesophageal syndrome in childhood. Arch. Dis. Childh. **30**, 46 (1955).
FREY, E.: Schwere Anämien bei Zwerchfellhernien. Med. Klin. **43**, 650 (1948).
— Perforation eines Magenulkus aus einer Hiatushernie ins Perikard. Fortschr. Röntgenstr. **95**, 852 (1961).
GARDINER, H.: Diaphragmatic hernia with torsion of the stomach and acute obstruction. Brit. med. J. **1944 I**, 114.
GASPAROV, A.: Diaphragmale Hernien des Magens mit gastrooesophagealem Reflux. Med. Rev. (Novi Sad) **7**, 89 (1954).
GAUL, M., u. H. K. PARCHWITZ: Über das Auftreten von Karzinomen im Bereich der intrathorakal verlagerten Kardia. Fortschr. Röntgenstr. **96**, 750 (1962). =
GEMSENJÄGER, E.: Hiatushernie und Karzinom der Kardia. Klinisch-diagnostische Bedeutung. Med. Klin. **61**, 2067—2070 (1966).
GODLEWSKI, S.: Toujours autour du cardia. Fréquence des hernies diafragmatiques. Les «hyperclartés juxtacardials». Arch. Mal. Appar. dig. **41**, 309 (1952).
GOODMAN, H. J., and J. H. PARNES: Epiphrenic diverticula of the esophagus. J. thorac. Surg. **23**, 145 (1952).
GUGLIELMINI, G., e F. CALUZZI: L'ernia diaframmatica complicazione dell intervento per cardiospasmo. Considerazini su quattro casi. Ann. Laring. (Torino) **53**, 19 (1954). Ref. Zbl. ges. Radiol. **47**, 197 (1955).
HAFTER, E.: Die Hiatushernie als differentialdiagnostisches Problem. Schweiz. med. Wschr.; **1954**, 267.
— Zur Diagnose der kleinen und reversiblen Hiatushernien (ihre Abgrenzung von der Norm). Gastroenterologia (Basel) **82**, 76 (1954).
— Die Hiatushernie. Dtsch. med. Wschr. **1957**, 1709.
— Der sogenannte untere Ösophagusring. Dtsch. med. Wschr. **89**, 2338 (1964).
— Hiatal hernia. Its diagnosis and clinical significance. Amer. J. dig. Dis. **3**, 901 (1958).
— Die Hiatushernie, ihre Diagnostik und Therapie. Therapiewoche **9**, 1 (1959).
— Röntgendiagnostik der kleinen Hiatushernien und ihre Abgrenzung von der Ampulla epiphrenica. Bibl. gastroent. (Basel) **1**, 75 (1959).
— Réflexions critiques sur la hernie hiatale. Acta gastro-ent. belg. **1**, 25 (1959).
HALONEN, P. J., O. PERÄSALO, and S. J. VIIKARI: Diaphragmatic hernia and eventration. Developmental studies and clinical report of 93 cases. Ann. Chir. Gyenac. Fenn. **41**, Suppl. 4 (1952).
HARRINGTON, ST. W.: Diaphragmatic hernia. J. Amer. med. Ass. **101**, 987 (1933).
— Diagnosis and treatment of various types of diaphragmatic hernia. Amer. J. Surg. **50**, 381 (1940).
— Roentgenologic considerations in diagnosis and treatment of diaphragmatic hernia. Amer. J. Roentgenol. **49**, 185 (1943).
— Various types of diaphragmatic hernia treated surgically. Surg. Gynec. Obstet. **86**, 735 (1948).
— Esophageal hiatal diaphragmatic hernia. Surg. Gynec. Obstet. **100**, 277 (1955).
—, and B. R. KIRKLIN: Clinical and roentgenologic manifestations and surgical treatment of diaphragmatic hernia, with review of 181 cases. Radiology **30**, 147 (1938).
HASSE, C., u. F. STRECKER: Der Menschliche Magen. Arch. Anat. **1905**, 33. Zit. nach BERNING.

HAUBRICH, R.: Zwerchfellpathologie im Röntgenbild. Berlin-Göttingen-Heidelberg: Springer 1956.
HAYEK, H. v.: Z. Anat. Entwickl.-Gesch. **100**, 218 (1933). Zit. nach EVANS.
HEITMANN, P.: Der gastrooesophageale Verschlußmechanismus bei Hiatusgleithernien. Internist (Basel) **10**, 249 (1969).
HELSINGEN JR., N.: Short oesophagus — a sequel of reflux oesophagitis. Acta chir. scand. **120**, 327 (1961).
HENDRICK, J. W.: Operative techniques for repair of various types of diaphragmatic hernia. Arch. Surg. **77**, 763 (1958).
— Results of treatment of diaphragmatic hernia. Arch. Surg. **77**, 774 (1958).
HERSHENSON, M. A.: Reflux oesophagitis. Amer. J. Gastroent. **23**, 205 (1955).
HILLEMAND, P.: Hernie diaphragmatique et grossesse. Ses rapports avec le pyrosis de la femme. Bull. Soc. méd. Hôp. Paris **69**, 229 (1953).
—, et Y. BARRÉ: A propos de l'étiologie de certaines hernies diaphragmatiques par l'hiatus oesophagien. Presse méd. **1954**, 1791.
— R. WATTEBLED et BENNET: A propos du reflux gastrooesophagien de l'adulte. Presse méd. **1954**, 111.
HILSCHER, W. M.: Neue Gesichtspunkte zur Frage der Hiatushernien. Die oesophageale und paragastrale Hernie. Fortschr. Röntgenstr. **82**, 195 (1955).
HOFFMANN, T.: Störungen der Kardiakontinenz, Kardia- und Hiatusinsuffizienz, Kardiakontinenz, Kardiareflux. Dtsch. med. J. **7**, 305 (1956).
— Primäre und sekundäre Refluxoesophagitis. Dtsch. med. Wschr. **1957**, 1726.
HOLLINGER, P. H.: Endoscopic aspects of esophagitis and esophageal hiatal hernia. J. Amer. med. Ass. **172**, 312 (1960).
HORTON, J., and J. D. S. HAMMOND: Incarcerated and obstructed diaphragmatic hernia. Thorax **15**, 59 (1960).
HUMPHREYS, G. H., J. M. FERRER, JR., and P. D. WIEDEL: Esophageal hiatus hernia of the diaphragm, an analysis of surgical results. J. thorac. Surg. **34**, 749 (1957).
HUSFELDT, E.: Hiatal hernia. Acta chir. scand. **103**, 467 (1952).
IDE, L. W., and J. R. MCDANIEL: Hiatushernie als Ursache massiver Blutungen aus dem oberen Verdauungstrakt. Amer. J. Digest. Dis. **19**, 151 (1952). Ref. Zbl. ges. Radiol. **42**, 98 (1953).
INGELFINGER, F. J., and P. KRAMER: Dysphagia produced by a contractile ring in lower esophagus. Gastroenterology **23**, 419 (1953).
— — The gastroesophagal vestibule, its normal function and its role in cardiospasm and gastrooesophageal reflux. Amer. J. med. Sci. **228**, 417 (1954).
JAFFE, I. A., and F. F. SZABO: Saint's triad: Hiatus hernia, gallstones and diverticulosis, a surgical problem. J. int. Coll. Surg. **26**, 275 (1956).
JOHNRUD, R. L.: The repair of the phrenoesophageal ligament in surgical treatment of hiatal hernia. Surg. Gynec. Obstet. **103**, 708 (1956).
JOHNSON, CHANDRAHASAN, D. E. PATERSON, and IDA B. SCUDDER: Hiatus hernia and hiatal disorder. Eighteen radiological signs. Brit. J. Radiol. **34**, 499 (1961).
JOHNSON, TH. A.: Paraesophageal hiatus hernia and related conditions. Amer. J. dig. Dis. **6**, 106 (1939).
JOHNSTONE, A. S.: Radiological diagnosis of hiatus hernia. Amer. J. Roentgenol. **78**, 346 (1952).
— The diagnosis of early gastric herniation at the oesophageal hiatus. London: 1953.
— Oesophagitis and peptic ulcer of the oesophagus. Brit. J. Radiol. **28**, 229 (1955).
KAINBERGER, F.: Die Häufigkeit der Hiatushernie beim resezierten Magen. Med. Welt, N.F., **18**, 437 und 441 und Bilder 440 (1967).
KAISER, E.: Refluxoesophagitis and Cardiainsuffizienz. Schweiz. med. Wschr. **90**, 381 (1960).
KAISER, E. G.: Das klinische Bild der Hiatushernie. Fortschr. Röntgenstr. **60**, 51 (1936).
KATSCH, G., u. H. PICKERT: Krankheiten des Magens. In: Handbuch der inneren Medizin, Bd. III/I. Berlin-Göttingen-Heidelberg: Springer 1952.
KAUFMANN, W.: Über Hiatushernien bzw. Hiatusprolaps. Medizinische **52**, 2560 (1959).
KHILNANI, M. T., B. I. KORELITZ, R. PARADNY, and B. S. WOLF: Incarceration of the colon in a hiatus hernia producing duodenal obstruction. Arch. Surg. **78**, 586 (1959).
KING, W. E.: The problems of hiatus hernia: Symptoms and medical treatment. Med. J. Aust. **43**, 125 (1956).
KIRKLIN, B. R., and J. R. HODGSON: Roentgenologic characteristics of diaphragmatic hernia. Amer. J. Roentgenol. **58**, 77 (1947).
KLEEBERG, J., and S. SCHORR: Hiatus hernia, cholelithiasis and diverticulosis of the colon (Saint's triad). Radiol. clin. (Basel) **25**, 32 (1956).
KLEITSCH, W. P.: Catastrophic complications of hiatus hernia. Arch. Surg. **65**, 665 (1952).
KLINEFELTER, E. W.: Combined hiatus hernia and jejunal diverticulum: report of a case and review of the literature. Amer. J. Roentgenol. **74**, 472 (1955).
— Invagination of the esophagus in hiatal hernia. Radiology **67**, 562 (1956).
KNOTHE, W.: Die Hiatushernien vom Standpunkt des Röntgenologen. Dtsch. med. Wschr. **1932 I**, 609.
— Zur Differentialdiagnostik der Veränderungen im Bereich der Cardia. Strahlentherapie **90**, 314 (1953).
KOEPPEN, S., u. P. FRANK: Anatomische Untersuchungen über Hernien des Hiatus oesophagues. Dtsch. med. Wschr. **1933 I**, 211.
KOHL, D. R., and C. C. PEARSON: A study of hiatus hernia. Gastroenterology **23**, 294 (1953).
KONRAD, R. M.: Zur Morphologie und Pathogenese der „angeborenen Hiatushernie" und des Thoraxmagens mit kongenital verkürztem Oesophagus. Langenbecks Arch. klin. Chir. **286**, 620 (1958).
— Zwerchfellmißbildungen als Ursache von Hernien im Bereich des Hiatus oesophageus. Thoraxchirurgie **5**, 484 (1958).
—, u. A. R. FAHMY: Angeborene Zwerchfellhernien und Zwerchfellprolapse im Kindesalter. Langenbecks Arch. klin. Chir. **291**, 253 (1959).
KORHON, M., u. VL. RAPANT: Hiatushernien und Kardiakarzinom. Zbl. Chir. **91**, 667—673 (1966)

KOSS, F., u. H. REITTER: Erkrankungen des Zwerchfells. In: Handbuch der Thoraxchirurgie, S. 191—297. Berlin-Göttingen-Heidelberg: Springer 1959.

KOSSMANN, F., u. REINHARDT: Zum Krankheitsbild der Hiatusoesophagushernien mit Anaemie. Medizinische **1952**, 6.

KRAMER, P.: Frequency of the asymptomatic lower esophageal contractile ring. New Engl. J. Med. **254**, 692 (1956).

KUIJPERS, C.: Hernia hiatus oesophagei. J. belge Radiol. **38**, 595 (1955).

KUOSMANEN, O.: Über das Vorkommen von Hiatushernien und Kardiainsuffizienz in Verbindung mit Pleuraschwarte. Act. radiol. (Stockh.), Suppl. **153** (1957).

LA BREE, R. H., and J. FULLER: Esophageal hiatus hernia. Minn. Med. **39**, 141 (1956).

LAM, C. R., and L. J. KENNEY: The problem of the hiatus hernia of the diaphragm. J. thorac. Surg. **27**, 1 (1954).

LAURENCE, G.: Hernies diaphragmatiques du nouveau-né et du nourrison. Rev. Prat. (Paris) **6**, 2561 (1956).

LEATHER, H. M.: The symptoms of hiatus hernia. Brit. med. J. **1955 II**, 934.

LERCHE, W.: The esophagus and pharynx in action. Springfield 1950.

LE WALD, L. T.: Congenital absence of left half of the diaphragm; differential diagnosis from eventration, hernia and thoracic stomach (3 cases). Arch. Surg. **14**, 332 (1927).

LONGIN, F.: Pharmakoradiographische Untersuchungen der oesophagogastrischen Übergangsregion zum Nachweis der kleinen Hiatushernie. Bisherige Ergebnisse der Prüfung von CG 201 Grünenthal. Fortschr. Röntgenstr. **104**, 389—398 (1966).

LORTAT-JACOB, J. R., et F. ROBERT: Arch. Mal. Appar. dig. **42**, 750 (1953). Zit. nach ROBERT u. HOFFMANN.

LUND, R. R., E. C. CRISLER, B. P. SAMMONS, and C. GARTENLAUB: Simultaneous occurence of subcostosternal (MORGAGNI) hernia and hiatus hernia. Radiology **70**, 561 (1958).

LYONS, W. S., F. H. ELLIS, and A. M. OLSEN: The gastroesophageal "spincter" mechanism: a review. Proc. Mayo Clin. **31**, 605 (1956).

MAISEL, B., W. COOPER, and F. GLENN: Pneumoperitoneum in the management of esophageal hiatus hernia. J. Amer. med. wom. Ass. **11**, 299 (1956).

— — — The role of pneumoperitoneum in the nonsurgical treatment of esophageal hiatal hernia. Amer. Rev. Tuberc. **78**, 623 (1958).

MANDART, M., et J. SONNET: La forme anémique de la hernie de l'hiatus oesophagien. Acta gastro-ent. belg. **14**, 536 (1951).

MARCHAND, P.: A study of the forces productive of gastro-oesophageal regurgitation and herniation through the diaphragmatic hiatus. Thorax **12**, 189 (1957).

MARCOZZI, G.: Problemi patogenetic, clinico-radiologici sulle ernie gastriche attraverso lo iatus diaframmatico (ernie iatali). Ann. ital. Chir. **31**, 505 (1954). Ref. Zbl. ges. Radiol. **47**, 63 (1955).

MARKS, J. H.: Diaphragmatic hernia and associated conditions. Amer. J. Roentgenol. **37**, 613 (1937).

— Esophageal hiatus hernia with inversion of the stomach. Amer. J. Roentgenol. **60**, 63 (1948).

MARTIN, A. J.: Esophageal hiatus hernia of the stomach. Amer. J. Roentgenol. **90**, 799—804 (1963).

MASTER, A. M., S. DACK, J. STONE, and A. GRISHMAN: Differential diagnosis of hiatus hernia and coronary disease. Amer. J. Roentgenol. **58**, 428 (1949).

MAURER, E. R., and A. M. KEIRLE: The serious significance of hiatus hernia. Arch. Surg. **75**, 647 (1957).

MCBURNEY, R. P.: Esophageal hiatal hernia. Arch. Surg. **81**, 72 (1960).

MCCONCHIE, I.: Gastro-oesophageal carcinoma in hiatal hernia. Aust. N.Z.J. Surg. **31**, 6—11 (1961).

MCGLONE, F. B., and K. C. SAWYER: Klinische Erscheinungen und Behandlung der Hiatushernie. J. Amer. med. Ass. **152**, 567 (1953).

MEIMBERG, A.: Röntgenologisches und klinisches Bild der Hiatushernie. Diss. Bonn 1957.

MELVILLE, A. G.: An unusual case of hiatus hernia associated with a large diverticulum of the fornix ventriculi. Gastroenterology **17**, 99 (1936).

MENDELSOHN, E. A.: Hiatus hernia of the stomach as a source of intestinal bleeding. Radiology **46**, 502 (1946).

MERENDINO, K. A., R. L. VARCO, and O. H. WANGENSTEEN: Displacement of the esophagus into a new diaphragmatic orifice in the repair of paraesophageal and esophageal hiatus hernia. Ann. Surg. **129**, 185 (1949).

MOBLEY, J. E., and N. A. CHRISTENSEN: Esophageal hiatal hernia: prevalence, diagnosis and treatment in an american city of 30,000. Gastroenterology **30**, 1 (1956).

MÖBIUS, W.: Das Krankheitsbild der Hiatushernie und ihre konservative Behandlung. Medizinische **1955**, 996.

MONGES, H., and C. CAHL: Etiopathogénie des hernies hiatales. Act. gastro-ent. belg. **21**, 333 (1958).

—, et L. GLEIZE-RAMBAL: Diagnostic radiologique des hernies hiatales. Arch. Mal. Appar. dig., Suppl., No 5, 16 (1953).

— A. MONGES et J. GAMBARELLI: Physio-pathologie du reflux oesophagien. Arch. Mal. Appar. dig. **44**, Suppl. au No 6, 3 (1955).

MOREAU, R.: D'une dermatose atypique à une hernie diaphragmatique totale de l'estomac. J. Radiol. Électrol. **37**, 358 (1956).

MORIN, G., et C. HERNANDEZ: Étude statistique de la hernie hiatale et du reflux gastro-oesophagien. J. Radiol. Électrol. **37**, 308 (1956).

MORRIS, K. N.: The problem of hiatus hernia: surgical aspects. Med. J. Aust. **43**, 140 (1956).

MORRISON, L. B.: Diaphragm hernia of the fundus of the stomach trough the esophageal hiatus. J. Amer. med. Ass. **84**, 161 (1925).

MOSLER u. HASS: Hiatushernien und Angina pectoris. Dtsch. med. Wschr. **1933**, 1353.

NAUTA, J.: Movements of the lower oesophageal segment: The cardiac mechanism. Bull. Soc. int. Chir. **15**, 97 (1956).

Nemours-Auguste, S.: L'extrémité inférieure de l'oesophage normal. Presse méd. **1949**, 960.
— Reflux gastro-oesophagien de posture. Brûlure oesophagienne. Hernie gastrique par l'hiatus oesophagien. Presse méd. **1953**, 927.
— Klinische und röntgenologische Bemerkungen über 9 Fälle von Wiederkäuern. Sem. Hôp. Paris **1953**, 4139. Ref. Zbl. ges. Radiol. **43**, 191 (1954).
— Gilbrin et Borgida: Sur deux cas d'ulcère peptique chez les malades atteints de la malformation dite oesophage court et estomac partiellement thoracique. Presse méd. **1955**, 1305.
Neumann, R.: Hiatusinsuffizienzen und sog. „Hiatushernien". Anatomische Untersuchungen und mechanische Prüfungen im Gebiet des Hiatus oesophageus des Zwerchfells. Virchows Arch. path. Anat. **289**, 270 (1933).
Nissen, R.: Funktionelle und organische Störungen nach gastro-ösophagealen Anastomosen. Helv. chir. Acta **19**, 314 (1952).
— Die chirurgisch-klinische Bedeutung der Reflux-Oesophagitis. Thoraxchirurgie **1**, 199 (1953).
— Der pathologisch veränderte Oesophagus. Dtsch. Röntg.-Ges. 36. Kongr. 1954.
— Die Hiatushernie und ihre chirurgische Indikation. Dtsch. med. Wschr. **1955**, 467.
— Chirurgisch-klinische Erfahrungen mit der Röntgenologie des pathologisch veränderten und operierten Oesophagus. Schweiz. med. Wschr. **1955**, 669.
— Die Gastropexie als alleiniger Eingriff bei Hiatushernien. Dtsch. med. Wschr. **1956 I**, 185.
— Gastropexia anterior geniculata wegen Hiatusbruchs des Zwerchfells. Zbl. Chir. **81**, 648 (1956).
— Die Behandlung von Hiatushernien und Refluxösophagitis mit Gastropexie und Fundoplicatio. Stuttgart: Thieme 1959.
— Beziehungen zwischen Hiatushernie und Refluxösophagitis. Münch. med. Wschr. **102**, 1472 (1960).
Nuzum, F. R.: Relationship of esophageal hiatus hernia to angina pectoris. J. Amer. med. Ass. **148**, 1174 (1952).
Oberdalhoff, H.: Beitrag zur traumatischen Genese eines Hiatusbruches. Röntgenpraxis **13**, 288 (1941).
O'Connor, F. J., and M. Ritvo: Diagnosis of hiatus hernia on plain roentgenograms of thorax and abdomen. J. Amer. med. Ass. **157**, 113 (1955).
Ödegaard, H.: Invagination of the esophagus in hiatus hernia. Acta radiol. (Stockh.) **51**, 443 (1959).
Olson, A. M., and St. W. Harrington: Esophageal hiatal hernias of the short esophagus type; etiologic and therapeutic considerations. J. thorac. Surg. **17**, 189 (1948).
Pätiälä, J., O. Kuosmanen, and H. Salmenkallio: Esophageal hiatus hernia related to sequelae of artifical pneumothorax or pleurisy. Ann. Chir. Gynaec. Fenn. **44**, 77 (1955).
Palmer, E. D.: Saint's triad: Hiatus hernia, diverticulosis coli and gallstones. Amer. J. dig. Dis. **18**, 240 (1951).
— An attempt to localize the normal esophagogastric junction. Radiology **60**, 825 (1953).
— Hiatus hernia: the problem of diagnosis. J. thorac. Surg. **27**, 271 (1954).
Palmer, E. D.: Mucosal prolaps at the esophagogastric junction. Amer. J. Gastroent. **23**, 530 (1955).
— Saint's triad (Hiatus hernia, gallstones and diverticulosis coli): The problem of properly directing surgical therapy. Amer. J. dig. Dis. **22**, 314 (1955).
— Achalasia: anatomy of the cardia as it relates to the regional pathophysiology. Radiology **67**, 79 (1956).
Pape, R.: A propos du diagnostic radiologique des hernies hiatales et en particulier des petites hernies et des formes au début dites incipientes. Ann. Radiol. **3**, 11 (1960).
Pattinson, J. U., G. Osborne, and B. C. Morson: Hiatus hernia with adenocarcinoma arising in the region of the cardia. J. Fac. Radiol. (Lond.) **7**, 90 (1955).
Paulson, D. L., R. R. Shaw, and J. L. Kee: Esophageal hiatal diaphragmatic hernia and its complications. Ann. Surg. **155**, 957—970 (1962).
Peters, P. M.: Closure mechanisms at the cardia with special reference to the diaphragmatico-oesophageal elastic ligament. Thorax **10**, 27 (1955).
— The congenital short oesophagus. Thorax **13**, 1 (1958).
Petterson, G.: Hiatal hernia. Brachy-Oesophagus and incompetence of the cardia in children. J. Amer. med. Ass. **102**, 321 (1952).
Pickhard, O. C.: Zit. nach Möbius.
Plarre, F. E.: Gastro-oesophageal reflux in infancy and childhood. Med. J. Aust. **1956**, 241.
Poppel, M., C. Zaino, and W. Lentino: Roentgenologic study of the lower esophagus and the esophagogastric junction. Radiology **64**, 690 (1955).
Proux, Ch., et J. A. Hummel: Röntgenologische Symptome des Brachy-Ösophagus und der Hernia diaphragmatica beim Kleinstkind. Sem. Hôp. Paris **28**, 1131 (1952). Ref. Dtsch. med. Wschr. **1952**, Nr 31.
Putney, F. J.: Thoracic stomach produced by oesophageal hiatus hernia and congenital short esophagus. Ann. intern. Med. **28**, 1094 (1948).
Rawson, S. P.: Some rare causes of vomiting in infancy and childhood. Proc. roy. Soc. med. **49**, 269 (1956).
Reed, J. A., and E. F. Lang: Diaphragmatic hernia in infancy. Amer. J. Roentgenol. **82**, 437 (1959).
Rehbein, F.: Dringliche Operationen beim Neugeborenen und Säugling (einschl. Brachyoesophagus und Hiatushernie). Dtsch. med. Wschr. **1954**, 1299.
Reich, L.: Die Funktion, Anatomie und Pathologie der Kardia. Fortschr. Röntgenstr. **56**, 38 (1937).
Reitter, H., R. Konrad u. K. H. Willmann: Die Hiatusbrüche des Zwerchfells (Die verschiedenen Bruchformen und ihre Therapie im Spiegel der Nachergebnisse operativer Behandlung). Langenbecks Arch. klin. Chir. **290**, 260 (1959).
Richard, C.: Hernies hiatales. Reflux oesophagitis peptique. Rev. Prat. (Paris) **10**, 1077 (1960).
Richards, G. G., and K. A. Crockett: Hiatus hernia. Arch. Surg. **58**, 411 (1949).
Riker, W. L.: Congenital diaphragmatic hernia. Arch. Surg. **69**, 291 (1954).
Robb, D.: Oesophageal hiatus hernia. A clinical study based on 138 cases of which 96 were treated surgically. Aust. N.Z. J. Surg. **24**, 18 (1954).

ROBERT, F., u. TH. HOFFMANN: Zur Frage der Hiatusanomalien und des Kardiarefluxes. Kardia-Fornix-Fehlanlage. Fortschr. Röntgenstr. **81**, 255 (1954).

ROLLANDI, A.: L'ernia dello iato esofageo. Radiol. med. (Torino) **39**, No 10 (1953).

ROSENBERG, H. N., and I. N. ROSENBERG: Simultaneous association of situs inversus, coronary heart disease and hiatus hernia: report of a case and review of literature. Ann. intern. Med. **30**, 851 (1949).

ROSSETTI, M.: Chronisches Ulcus der Kardia und Brachyoesophagus, ein Spätsyndrom der Refluxoesophagitis. Langenbecks Arch. klin. Chir. **286**, 41 (1957).

— Kardiakarzinome bei chronischer Refluxoesophagitis. Langenbecks Arch. klin. Chir. **296**, 361 (1960).

ROSSIEN, A. X., J. R. REULING, and A. STANTON: A study of hiatus hernia. Amer. J. dig. Dis. **17**, 69 (1950).

RUDE, J. C.: Healed gastric ulcer with associated inflammatory fibrotic changes in a diaphragmatic hernia. Radiology **38**, 729 (1942).

RUDSTRÖM, P.: Benign esophagus stictures caused by reflux esophagitis in cases of duodenal ulcer. Acta chir. scand. **10**, 107 (1954).

SAEGESSER, M.: Der Zwerchfellbruch. Langenbecks Arch. Chir. **278**, 1 (1954).

SANCHEZ, G. C., P. KRAMER, and F. J. INGELFINGER: Motor mechanism of the esophagus, particulary of its distal portion. Gastroenterology **25**, 321 (1953).

SANDERS, L. C., and T. FARRAR: Hiatus hernia. Amer. J. Gastroent. **33**, 38 (1960).

SANDMARK, ST.: Hiatal incompetence. Studies on mechanics and principles of examination for hiatus hernia and gastro-oesophageal reflux. Acta radiol. (Stockholm) **219**, 9 (1963).

SANTY, P., et R. MARGOTTEN: Traitement chirurgical des hernies diaphragmatiques de hiatus oesophagien. Rev. Chir. (Paris) **69**, 129 (1950).

— — Les hernies gastriques de l'hiatus oesophagien. Concours méd. **76**, 7 (1954).

SARASIN, R., et A. HOCH: Les invaginations oesophago-gastriques. Arch. Mal. Appar. dig. **41**, 434 (1952).

SAUERBRUCH, F., C. CHAOUL u. A. ADAM: Anatomisch-klinischer und röntgenologischer Beitrag zur „Hiatushernie". Dtsch. med. Wschr. **1932 II**, 1391.

SCHATZKI, R.: Die Beweglichkeit von Ösophagus und Magen innerhalb des Zwerchfellschlitzes beim alten Menschen. Fortschr. Röntgenstr. **45**, 177 (1932).

— Die Hernien des Hiatus oesophageus. Dtsch. Arch. klin. Med. **173**, 85 (1932).

—, and J. E. GARY: Dysphagia due to a diaphragm-like localized narrowing in the lower esophagus ("lower esophageal ring"). Amer. J. Roentgenol. **70**, 911 (1953).

— The lower esophageal ring. Long term follow-up of symptomatic and asymptomatic rings. Amer. J. Roentgenol. **90**, 805 (1963).

SCHILLING, V.: Über Blutungen bei paraoesophagealen Hernien. Dtsch. med. Wschr. **1933 I**, 247.

SCHMID, H., u. G. BIÖRCK: Hiatushernie und Angina pectoris. Klin. Wschr. **1955 II**, 928.

SCHWALBE, E.: Zit. nach BERNING.

SCHWARTZ, J.: Saint's triad. Amer. J. Gastroenterol. **34**, 509 (1959).

SCHWARTZ, S. O., and S. A. BLUMENTHAL: Diaphragmatic hiatus hernia with severe iron-deficient anemia. Amer. J. Med. **7**, 501 (1949).

SEALY, W. C., and G. CARVER: Sliding hiatal hernia-symptoms, pathogenesis and results of treatment. J. Amer. med. Ass. **164**, 655 (1957).

SERRANO, J. M.: Hernias des hiato esofágico. Pediat. Amér. **10**, 193 (1953).

SILVERMAN, F. N.: Gastroesophageal imcompetence, partial intrathoracic stomach, and vomiting in infancy. Radiology **64**, 664 (1955).

SIMMONS, E. E., R. S. LONG, H. B. HUNT, and R. C. MOORE: Hiatus hernia. Analysis of 25 cases. Arch. intern. Med. **85**, 253 (1950).

SMITH, R. A.: Cancer in the thoracic stomach. J. thorac. Surg. **29**, 568 (1955).

SMITHERS, D. W.: The association of cancer of the stomach and oesophagus with herniation at the oesophageal hiatus of the diaphragm. Brit. J. Radiol. **28**, 554 (1955).

SMULEWICZ, J.: Über einen Fall von Kombination einer Hiatushernie mit einem cardianahen echten Magendivertikel. Radiol. clin. (Basel) **22**, 469 (1953); **23**, 273 (1954).

SPRAFKA, J. L., M. AZAD, and I. D. BARONOFSKY: Fate of esophageal hiatus hernia: a clinical and experimental study. Surgery **36**, 519 (1954).

SPÜHLER, O.: Die Erkrankungen des Zwerchfells. In: Handbuch der inneren Medizin, Bd. IV/4, S. 573—693. Berlin-Göttingen-Heidelberg: Springer 1956.

STARCK, H.: Die Krankheiten der Speiseröhre. Darmstadt: Springer 1952.

STEINHOFF, F.: Bemerkungen zur Diagnose der Zwerchfellbrüche mit Magen- und Dickdarmektopien an Hand der Röntgen-Reihenuntersuchung in Niedersachsen. Beitr. Klin. Tuberk. **112**, 265 (1954).

STENGER, A.: Klinik und Röntgendiagnostik der oesophagealen Hiatushernie und Hiatusinsuffizienz beim Säugling und Kleinkind. Mschr. Kinderheilk. **103**, 153 (1955).

STENSRUD, N.: Hiatus hernias. Acta chir. scand. **107**, 58 (1954).

STIENNON, O. B.: The "captive bolus" test and the pinchcock at the diaphragm. An esophageal pump and some non-diseases of the esophagus. Amer. J. Roentgenol. **99**, 223—232 (1967).

STUCKI-V. MURALT, P.: Die Abdominalhernien im Röntgenbild. Radiol clin. (Basel). Suppl. **24**, (1955).

SWEET, R. H.: The repair of hiatus hernia of the diaphragm by the supradiaphragmatic approach. New. Engl. J. Med. **238**, 649 (1948).

— Thoracic surgery. Philadelphia: W. B. Saunders 1951.

— Esophageal hiatus hernia of the diaphragm: the anatomical characteristics, technic of repair and results of treatment in 111 consecutive cases. Ann. Surg. **135**, 1 (1952).

— Analysis of 130 cases of hiatus hernia treated surgically. J. Amer. med. Ass. **151**, 376 (1953).

SYCAMORE, L. K.: Radiologic diagnosis of hiatus hernia. Gastroenterology **31**, 169 (1956).

TANNER, N. C.: Treatment of oesophageal hiatus hernia. Lancet **1955 II**, 1050.

TAYLOR, G. D.: Reflux-esophagitis. Laryngoscope (St. Louis) **65**, 589 (1955).

TEMPLETON, F. E.: X-ray examination of the stomach. Chicago **1944**.

TEXTER, E. C., JR., H. W. SMITH, H. I. SIPPY, and C. J. BARBORKA: Hiatal hernia and related disorders of the esophagogastric junction. J. Amer. med. Ass. **160**, 830 (1956).

THOMSEN, G.: Hiatus hernia in children. Acta radiol. (Stockh.), Suppl. **129** (1955).

TONNDORF, W.: Zit. nach BERNING.

TRUESDALE: Zit. nach SPÜHLER.

TUMEN, H. J., G. N. STEIN, and E. SHLANSKY: X-ray and clinical features of hiatal hernia. Significance of hiatal hernies of minimal degree. Gastroenterology **38**, 873 (1960).

UEBERMUTH, H.: Zur Behandlung der Hiatushernie durch Gastropexie. Chirurg **28**, 17 (1957).

VIDAKOVITS, K.: Über Zwerchfellhernien. Orv. Hetil. **1935**, 22.

VORHAUS, M. G., and W. DE STETTEN: Volvulus and incarceration of stomach in a diaphragmatic hernia with complete acute gastric obstruction. Gastroenterology **2**, 307 (1944).

WAMBERG, E.: Sur le brachy-oesophage. Acta paediat. (Uppsala) **34**, 293 (1947).

WANKE, R.: Brachy-Oesophagus und Hiatushernie. Zbl. Chir. **77**, 1332 (1952).

WARMOES, F., et M. PENNEWAERT: Hernie de l'hiatus oesophagien. Acta gastro-ent. belg. **11**, 242 (1948).

WASKINS, D. H., F. R. HARPER, and W. B. CONDON: Diaphragmatic hernias with visceral complications. Arch. Surg. **65**, 95 (1952).

WEBER, H. H.: Seltene Formen von kongenitaler Magenektopie. Gastroenterologia (Basel) **77**, 93 (1951).

WEGMANN, T.: Beitrag zur Differentialdiagnose der Hiatushernien: recidivierende Thrombosen als Symptom einer Hiatushernie. Schweiz. med. Wschr. **1954**, 1292.

—, u. P. HOCHSTRASSER: Klinik und Therapie der Hiatushernie. Schweiz. med. Wschr. **1954**, 1294.

WEIDENMANN, W.: Zur operativen Behandlung der kongenitalen Zwerchfellhernie mit einem Beitrag zur Hiatushernie. Chirurg **26**, 399 (1955).

WEISSENBORN, W.: Die chirurgische Behandlung der Hiatus-Oesophagushernien mit Anämie. Medizinische 8, 262 (1954).

WELLS, CH., and J. H. JOHNSTON: Hiatus hernia: surgical relief of reflux oesophagitis. Lancet **1955 II**, 937.

WENZ, W.: Cardiaregion. In: Handbuch der medizinischen Radiologie, Bd. XI/1, S. 128—178. Berlin-Heidelberg-New York: Springer 1969.

WETTSTEIN, P., et P. BARDET: Quelques problèmes posés par les hernies à travers le hiatus oesophagien. Radiol. clin. (Basel) **24**, 266 (1955).

WILDEGANS, H.: Die Hernien des foramen oesophagicum. Med. Klin. **1953**, 878.

WOLF, B. S., M. SOM, and R. H. MARSHAK: Short esophagus with esophagogastric or marginal ulceration. Radiology **61**, 473 (1953).

WURNIG, P.: Die intrathorakale Verlagerung der Cardia ohne Hiatushernie. Thoraxchirurgie **3**, 111 (1955).

ZAINO, C., M. H. POPPEL, and C. F. BLAZSIK: Roentgenologic study of the abdominal segment of the esophagus in the presence of pneumoperitoneum. Amer. dig. Dis. **22**, 121 (1955).

— — H. G. JACOBSON, and H. LEPOW: The lower esophageal vestibular complex. Springfield (Ill.): Ch. C. Thomas 1963.

ZAWADOWSKI, W.: Hernie des Hiatus oesophageus. Medycyna **33**, 25 (1934). Ref. Gastroenterologia (Basel) **56**, 95 (1935).

ZDANSKY, E.: Anatomische Grundlagen der Hiatushernien und ihre röntgenologisch faßbaren Folgen. Schweiz. med. Wschr. **96**, 1151—1156 (1966).

— u. E. ELLINGER: Zur Frage der Häufigkeit der Hiatushernien und ihrer Beziehung zur Angina pectoris. Med. Klin. **1933 I**, 47.

— — Die anatomischen und funktionellen Grundlagen des gastroösophagealen Refluxes im Röntgenbild. Dtsch. med. Wschr. **84**, 1325—1328, 1341—1343 (1959).

ZUCKSCHWERDT, L., W. HAHN u. I. PETERSEN: Die Behandlung der Massenblutung des peptischen Geschwürs. Dtsch. med. Wschr. **1953**, 1725.

VIII. Zwerchfellähmung

ALTSCHUL, H.: Temporäre Relaxation des Zwerchfells (Diaphragma molle). Acta radiol. (Stockh.) **6**, 69 (1926).

ASSMANN, H.: Die klinische Röntgendiagnostik der inneren Erkrankungen, 6. Aufl. Berlin-Göttingen-Heidelberg: Springer 1950.

AXLER, M. M., and R. L. REHERMANN: Partial eventration of the right diaphragm. J. Pediat. **42**, 320 (1953).

BAETGE, P.: Dtsch. Arch. klin. Med. **110**, 49 (1913). Zit. nach KATSCH u. PICKERT, u. GRZAN.

BARDENHOFER, K. H.: Spinale halbseitige Zwerchfellähmung. Wien. klin. Wschr. **1934 II**, 1067.

BECCHINI, G.: Radiol. e Fisica med. **1**, 467 (1935). Zit. nach ROSSETTI.

BECK, W. C., D. CLOUGH, and J. BROCHU: Partial eventration of the diaphragm. Differential diagnosis and the use of pneumoperitoneum. Guthrie Clin. Bull. (Sayre) **23**, 212 (1954).

—, and D. S. MOTSAY: Eventration of the diaphragm. Arch. Surg. **65**, 557 (1952).

BENNHOLDT-THOMSON: Zit. nach KNAPP.

BERGMANN, J.: Über Relaxatio diaphragmatica (Eventratio diaphragmatica). Ergebn. inn. Med. Kinderheilk. **12**, 327 (1913).

BINGHAM, J. A. W.: Two cases of unilateral paralysis of the diaphragm in the newborn treated surgically. Thorax **9**, 248 (1954).

BITTORF: Zit. nach DAHM.

BOTREAU-RUSSEL, G.: Eventration diaphragmatique gauche, traitée par pose d'un filet de nylon. Mém. Acad. Chir. **79**, 25 (1953).

BRECHOT, M.: Un cas d'éventration diaphragmatique gauche traité par plicature du diaphragme par voie abdominale. Mém. Acad. Chir. **68**, 331 (1942).

BRUNETTI, L.: Röntgenologische Studien über doppeltes und mehrfaches Profil des Zwerchfells. Von dem dreieckigen Bild des mediastinalen-diaphragmatikalen Brustabschnitts. Begriff der Relaxatio segmentaria. Radiol. med. (Torino) **18**, 1016 (1931).

BRUNNER, A.: Lehrbuch der Chirurgie, Bd. II. Basel: Karger 1950.

BULGRIN, J. G., and F. H. HOLMES: Eventration of the diaphragm with high renal ectopia. Radiology **64**, 249 (1955).

BURKHART, G.: Beiträge zur Pathologie der Zwerchfelldynamik. Münch. med. Wschr. **1924**, 125.

CASSINIS, U., e L. ROCCAS: Osservazioni sulle modificazioni dell' attività diaphrammatica indotte dalla frenico-exeresi. Tubercolosi (Roma) **21**, 423 (1929). Ref. Zbl. inn. Med. **57**, 177 (1930)l

CAUGHEY, J. E., and W. G. GRAY: Unilateral elevation of the diaphragm in dystrophia myotonica. Thorax **9**, 67 (1954).

CHARPIN, J., et J. TARANGER: Kystes hydatiques «fantomes», un type particulier de déformation diaphragmatique. Presse méd. **1951**, 93

CHRISTENSEN, P.: Eventration of the diaphragm. Thorax **14**, 311 (1959).

COLIN, A.: Diaphragm movements and the diagnosis of diaphragmatic paralysis. Clin. Radiol. (Edinb.) **17**, 79—83 (1966).

CONSTANTIN, L., et M. PÉLISSIER: A propos de quelques modifications dynamiques et morphologiques de l'aspect radiologique du diaphragme. J. Radiol. Électrol. **32**, 934 (1951).

CRASTNOPOL, P., L. A. HOCHBERG, and I. G. KROOP: Surgical correction of eventration of diaphragm in patient with arthrogryposis. Arch. Surg. **70**, 114 (1955).

CRUVEILHIER, J. C.: Traité d'Anat. path. gén. **1**, 619 (1849). Zit. nach KATSCH u. PICKERT.

DAHM, M.: Atmungshemmungen bei pathologischen Zuständen. In: STUMPF-WEBER-WELTZ, Röntgenkymographische Bewegungslehre innerer Organe. Leipzig: Thieme 1936.

DELANNOY, E., LANTSOGHT et Y. GUIOT: Eventration diaphragmatique gauche. Cure par plicature et lacage avec une bandelette de peau. Acta. chir. belg. **53**, 339 (1954). Ref. Zbl. ges. Radiol. **45**, 53 (1954).

DELOYERS, L., et J. V. D. STRICHT: Les éventrations diaphragmatiques. Constations radio-anatomocliniques. Acta gastro-ent. belg. **13**, 829 (1950).

DEL TORRE, L.: Osservazioni sulla fisionomia des diaframma paralizato e sul suo significato fisiopathologico. Arch. Tisiol. 8, 346 (1953).

DICKMANS, H., u. E. FRITZE: Zur traumatischen Genese der sogenannten Relaxatio diaphragmatica. Med. Klin. **57**, 1975 (1962).

DILLON, J.: Ein Beitrag zur Klinik der Diaphragmaerkrankungen. Fortschr. Röntgenstr. **34**, 636 (1926). — Ergebn. med. Strahlenforsch. **3**, 289 (1928).

DOUADY, D., LARDANCHET u. VENATOR: Beobachtungen von dissoziierter Lähmung des Zwerchfells nach Eingriffen am Phrenicus, dargestellt durch Pneumoperitoneum. Zbl. inn. Med. **110**, 288 (1942).

EPSTEIN, B. S.: Roentgen kymography of the diaphragm. Amer. J. Roentgenol. **74**, 70 (1955).

ERDÉLYI, M., and G. MARTON: Epiphrenic changes: some aspects of differential diagnosis and their surgical significance. Acta med. Acad. Sci. hung. **1954**, 13.

FELDMAN, M.: Rechtsseitige Eventration des Zwerchfells. Ann. intern. Med. **9**, 62 (1935).

FELIX, W.: Klinischer und experimenteller Beitrag zur Zwerchfellchirurgie. Zbl. Chir. **78**, 1681 (1953).
— Zur Genese der Relaxatio diaphragmatica. Langenbecks Arch. klin. Chir. **276**, 444 (1953).

FRANCK, O.: Über Zwerchfellinsuffizienz. Bruns' Beitr. klin. Chir. **74**, 358 (1911).

GASSER, H. S., u. J. ERLANGER: Zit. nach J. F. FULTON: Physiology of the nervous system. London-New York-Toronto: 1943.

GEMMI, JACCARINO u. IDONE: Zit. nach ROSSETTI.

GIFFIN: The diagnosis of diaphragmatic hernia. Ann. Surg. **55**, 8 (1912).

GOULSTON, E.: Eventration of the diaphragm. Arch. Dis. Childh. **32**, 9 (1957).

GRÄVINGHOFF, W.: Zwerchfellschäden bei Säuglingen. Fortschr. Röntgenstr. **40**, 1114 (1929).

GRZAN, C. J.: Die zervikale Zwerchfellparese (Ein Beitrag zur Pathogenese der sog. Relaxatio diaphragmatica). Fortschr. Röntgenstr. **79**, 369 (1953).
— Das Wurzelsyndrom der mittleren Cervikalsegmente. Dtsch. med. Wschr. **1954**, 954.

GUDBJERG, C. H.: Anomalies of the right dome of the diaphragm. Report of two unusual cases. Acta radiol. (Stockh.) **37**, 253 (1952).

HARRIS, L. J., and B. P. STIVELMAN: Nonrotation of stomach simulating spontaneous hydropneumothorax. Zit. nach NAYER.

HARTL, H.: Muskelplastik nach RIVES bei Defekt und Relaxation des Zwerchfells. Thoraxchirurgie **1**, 510 (1954).

HARVIER, P.: Halbseitige Zwerchfellähmung links, Folgezustand einer Encephalitis epidemica. Zbl. inn. Med. 88, 156 (1937).

HAUBRICH, R.: Zwerchfellpathologie im Röntgenbild. Berlin-Göttingen-Heidelberg: Springer 1956.

HAUKE, H.: Zur Behandlung der Lungentuberkulose mit künstlicher Zwerchfellähmung (Phrenikotomie). Dtsch. Z. Chir. **185**, 395 (1924).

HEINE, F.: Kymographische Studien über den Mechanismus des Waagebalkenphänomens bei gelähmtem Zwerchfell. Beitr. Klin. Tuberk. **116**, 376 (1957).
—, u. M. HEIL: Über den Einfluß der temporären Phrenicusausschaltung auf die Atemfunktion. Beitr. Klin. Tuberk. **109**, 266 (1953).

HENRINK, M., u. V. JAGDSCHIAN: Klinischer Beitrag zur partiellen rechtsseitigen Zwerchfellrelaxation mit dystoper Niere in der rechten Thoraxhöhle. Thoraxchirurgie 8, 464 (1960).

HERZ, A.: Zur Diagnostik der Zwerchfellhernie. Münch. med. Wschr. **105**, I (1925).

HERZOG, A.: Die partiellen Lähmungen des Zwerchfells. Fortschr. Röntgenstr. **38**, 518 (1928).

HITZENBERGER, K.: Bewegungsstörungen des Zwerchfells. Klin. Wschr. **1928**, 315.

HOFBAUER, L.: Zit. nach HITZENBERGER.

HOFFMANN, F. A.: Über chronische idiopathische Magenblase. Münch. med. Wschr. **1905I**, 832; **1907**, 112.

HOLZKNECHT, G.: Mitteilungen aus meinem Laboratorium. Jena: Fischer 1907. Zit. nach DAHM.

JACOBSON, G., S. R. COHEN, and R. A. CARTER: Pulmonary complications of acute bulbar poliomyelitis. Radiology **57**, 629 (1951).

JUNG, H.: Persönliche Mitteilung.

KALBFLEISCH, H.: Weitere Beiträge zur Kenntnis der Relaxatio diaphragmatica und ihre Behandlung. Langenbecks Arch. klin. Chir. **178**, 124 (1933).

KATSCH, G., u. F. PICKERT: Die Krankheiten des Magens. In: Handbuch der inneren Medizin, Bd. III/I. Berlin-Göttingen-Heidelberg: Springer 1953.

KAUFMANN, W.: Linksseitige Zwerchfellähmung. Karidainsuffizienz, Singultus. Röntgenpraxis **6**, 95 (1934).

KEHLER, E.: Die zirkumskripte zervikale Zwerchfelllähmung. Tuberk.-Arzt **9**, 82 (1955).

KIENBÖCK, R.: Über Magengeschwüre bei Hernia und Eventratio diaphragmatica. Fortschr. Röntgenstr. **21**, 322 (1914).

KINZER, R. E., and J. C. COOK: Lesions of diaphragm, with special references to eventration, report of three cases. Amer. J. Roentgenol. **52**, 611 (1944).

KNAPP, E.: Betaxinerfolg bei postdiphtherischer Zwerchfellähmung. Kinderärztl. Prax. 8, 198 (1937).

KÖLE, W.: Über einen Fall von partieller Zwerchfellrelaxation mit thorakaler Dystopie der Niere und isolierter Nebenlunge. Zbl. Chir. **84**, 1986 (1959).

KÖNIGER, H.: Zur Differentialdiagnose der Zwerchfellhernie und des einseitigen idiopathischen Zwerchfellhochstandes (infolge von Zwerchfell-Atrophie). Münch. med. Wschr. **1909**, 282.

KOLLWITZ, A.-A.: Relaxatio diaphragmatica mit thorakaler Nierendystrophie. Z. Urol. **53**, 646 (1960).

KOSENOW, W.: Vieldeutige Röntgenbilder: Relaxatio diaphragmatica. Kinderärztl. Prax. **22**, 519 (1954).

KOSS, F., u. H. REITTER: Erkrankungen des Zwerchfells. In: Handbuch der Thoraxchirurgie, Bd. II. Berlin-Göttingen-Heidelberg: Springer 1959.

KRAUS: Zit. nach HITZENBERGER.

KURÉ, K., T. HIRAMATSU, K. TAKAGI, M. NAKAYAMA u. S. MATSUI: Experimentelle Untersuchung über die Entstehung der Relaxatio diaphragmatica. Z. ges. exp. Med. **26**, 164 (1922).

LASSEN, H. C. A.: Management of life-threatening poliomyelitis. Edinburgh 1956.

LEENDERTZ: Zit. nach DAHM.

LEICHTENSTERN, O.: Zur Diagnose der Hernia diaphragmatica. Berl. klin. Wschr. **1874**, 497. Zit. nach HITZENBERGER.

LENGGENHAGER, K.: Zur Wirkungsweise des Pneumoperitoneums. Schweiz. med. Wschr. **1947**, 283.

LENK, R.: Die Röntgendiagnose der intrathorakalen Tumoren. Berlin: Springer 1929.

LENZ, H., u. H. ROHR: Zur röntgenkymographischen Funktionsbeurteilung des gelähmten Zwerchfells. Röntgen-Bl. **17**, 68 (1964).

LOB, M., et C. GUERDJIKOFF: Les paralysies du diaphragma dans la silicose. Gewerbehyg. **20**, 77—87 (1963).

LORENZ: Zit. nach v. MEYENBURG.

MAGGI, A. L. C., M. MEEROFF u. J. E. SEGAL: Eventratio diaphragmatica congenita. Dystopia coecalis sup. und Ektopia renalis alta. Zbl. ges. Radiol. **42**, 322 (1954).

MEES, L.: Zur Physiologie und Pathologie des Zwerchfells. Beitr. klin. Tuberk. **66**, 236 (1927).

MEYENBURG, H. v.: Die quergestreifte Muskulatur. In: HENKE-LUBARSCH, Handbuch der Pathologie und pathologischen Histologie, Bd. IX/1, S. 299ff. Zit. nach HITZENBERGER.

MICHAUD, P., L. LAROYENNE et J. DE ROUGEMONT: A propos de 13 éventrations diaphragmatiques. Lyon chir. **50**, 673 (1955).

MONAHAN, D. T.: Eventration of the diaphragm repaired with tantalum mesh. New Engl. J. Med. **244**, 475 (1951).

MORITZ: Zit. nach DAHM.

MORRIS, H.: Relaxatio diaphragmatica. Brit. J. Radiol. **2**, 85 (1929).

MÜLLER, ED.: Zit. nach PETTE.

NAEF, G.: Duex cas d'éventration diaphragmatique droite avec ascension pseudo-tumorale d'un lobe du foie. J. franç. Méd. Chir. thor. 8, 2 (1954).

NAEGELI, T., u. H. SCHULTE-TIGGES: Die künstliche Zwerchfellähmung bei der Behandlung der Lungentuberkulose. Leipzig: Thieme 1935.

NAYER, H. R.: Right-sides stomach associated with eventration of the diaphragm simulating hydropneumothorax. Amer. J. Roentgenol. **64**, 50 (1950).

NETTESHEIMER, F., u. F. F. KÖSTER: Partielle Relaxatio diaphragmatica nach Phrenicusquetschung und ihre differentialdiagnostische Bedeutung. Tuberk.-Arzt **6**, 607 (1952).

NEUMAN, H. W., F. H. ELLIS, and H. A. ANDERSEN: Eventration of the diaphragm. Proc. Mayo Clin. **30**, 310 (1955).

NISSEN, R.: Transperitoneale Zwerchfellraffung bei Lähmungshochstand und Relaxation. Thoraxchirurgie **4**, 222 (1956).

NORRIS, G. W., u. LANDIS: Zit. nach HITZENBERGER.

OPPOLZER, R.: Beitrag zur Pathogenese und operativen Therapie des chronischen Magenvolvulus nach Zwerchfellähmung. Chirurg **28**, 20 (1957).

PECK, G. A., and G. W. WEBER: Inversion of the stomach with eventration of the diaphragm. Report of a case. Amer. J. Roentgenol. **67**, 63 (1952).

PENA-LOPEZ, L., u. J. M. MAIZ: Über Relaxatio oder Eventratio diaphragmatica. Ref. Zbl. Chir. **135**, 87 (1954).

PETTE, H.: Poliomyelitis. In: Handbuch der Neurologie. Bd. XIII, S. 89. Berlin: Springer 1936.

PRESMANES-MORAL, A.: Anormalidades diafragmáticas y diagnostico radiológico. Rev. esp. Enferm. Apar. dig. **9**, 160 (1950).

QUÉNU, J., et P. HERLEMONT: Du traitement chirurgical de l'éventration diaphragmatique. J. Chir. (Paris) **69**, 101 (1953).

RAMSEYER, M.: Relaxation diaphragmatique d'origine cervicale. Radiol. clin. (Basel) **24**, 272 (1955).

RAVITCH, M. M., and J. C. HANDELSMAN: Defects in right diaphragm of infants and children with herniation of liver. Arch. Surg. **64**, 794 (1952).

REED, J. A., and D. L. BORDEN: Arch. Surg. 31, 30 (1935). Zit. nach WYNN-WILLIAMS u. CHRISTENSEN.

REICH, L.: Über einseitigen Zwerchfellhochstand. Fortschr. Röntgenstr. 30, 473 (1922).

RICHMAN, S., and W. F. BARRY, JR.: Localized bulge of the right diaphragm simulating neoplasm. Amer. J. Roentgenol. 72, 22 (1954).

ROEHM, C.: Über angeborene Zwerchfelldefekte und ihre Folgezustände. Diss. Berlin 1935.

ROHR, H., und H. LENZ: Zwerchfellähmungen nach traumatischer Schädigung der cervikalen Spinalwurzeln. Acta neurochir. (Wien) 8, 44 (1960).

ROSENFELD, D. H.: Unusual type of inversion of stomach associated with diaphragmatic eventration and other anomalies. Amer. J. Roentgenol. 52, 607 (1944).

ROSSETTI, M.: Über die partielle Relaxation des rechten Hemidiaphragma. Radiol. clin. (Basel) 23, 210 (1954).

SAUERBRUCH, F.: Pathologie und Therapie der Zwerchfellhernie. Zbl. Chir. 1928, 3159.

SCHMID, G.: Rechtsseitige Zwerchfellrelaxation mit Interposition des Magens zwischen Leber und Zwerchfell. Fortschr. Röntgenstr. 73, 178 (1950).

SCHMIDT, K. E. A.: Über Relaxatio diaphragmatica dextra mit laparaskopischer und operativer Kontrolle. Fortschr. Röntgenstr. 78, 37 (1953).

SCHMITT, W., u. H.-H. THIEMANN: Über Zwerchfellrelaxationen im Säuglings- und Kleinkindesalter. Thoraxchiurg. u. Vaskuläre Chir. 10, 638 (1963).

SCHNEIDER: Zit. nach KATSCH u. PICKERT.

SCHULTE-TIGGES, H.: Zur Phrenicotomiefrage. Z. Tuberk. 38, 254 (1923).

SCHWATT, H.: The behavior of the diaphragm after phrenicoexairesis. Amer. J. med. Sci. 187, 338 (1934).

SIEBERT, A.: Der Zwerchfellhochstand in Praxis und Begutachtung. Leipzig: Thieme 1930.

SIMON-APRATH: Über Phrenicuslähmungen durch cervicale und thorakale tuberkulöse Prozesse. Z. Tuberk. 46, 50 (1926).

SLAVIN, P.: Interposition of the colon following induced phrenic paralysis. Amer. J. Roentgenol. 33, 481 (1935).

SÖTRUP, T.: Zit. nach CHRISTENSEN.

SPATH, F.: Die Chirurgie des Zwerchfells. Stuttgart: Thieme 1958.

SPÜHLER, O.: Die Erkrankungen des Zwerchfells. In: Handbuch der inneren Medizin. Bd. IV/4. Berlin-Göttingen-Heidelberg: Springer 1956.

STANBURY, W. S.: Anatomical changes in the diaphragm following phrenicectomy. A report of 11 necropsies. Amer. Rev. Tuberc. 29, 528 (1934).

STEWART, J. S.: The roentgenologic manifestations of parasternal omental hernia. J. thorac. Surg. 19, 399 (1950).

STOCKES: Zit. nach HITZENBERGER.

SUESS, H.: Zur Klinik und Pathologie der spontanen Zwerchfellähmung. Wien. med. Wschr. 106, 546 (1956).

SWOBODA, W., u. H. G. WOLF: Der „Zwerchfell-Leberbuckel" beim Kind. Röntgendiagnostik und Ätiologie einer angeborenen Foramenanomalie. Fortschr. Röntgenstr. 81, 778 (1954).

SWOBODA, W. u. H. G. WOLF.: Der Zwerchfell-Leberbuckel im Rahmen multipler Fehlbildungen. Radiol. clin. (Basel) 24, 218 (1955).

THOMA, R.: Vier Fälle von Hernia diaphragmatica. Virchows Arch. path. Anat. 88, 515 (1882).

THOMAS, E.: Anatomisch-physiologische Grundlagen der Bogenunterteilungen des Zwerchfells im Röntgenbilde. Dtsch. med. Wschr. 1922, 668.

TILMANN: Zit. nach v. MEYENBURG.

VARPELA, E., H. POPPIUS, U. TIKKA, and R. LEHTOVAARA: Relaxation of hemidiaphragm. Ann. Med. intern. Fenn. 55, 33—41 (1966).

VOGL, A., and A. SMALL: Partial eventration of the right diaphragm (congenital diaphragmatic herniation of the liver). Ann. intern. Med. 43, 61 (1955).

VOGT, A.: Die Magenform bei der Relaxatio diaphragmatis. Differentialdiagnose der Relaxatio diaphragmatis. Fortschr. Röntgenstr. 73, 589 (1950).

WELLMANN, C.: Die paradoxe Zwerchfellbewegung bei künstlichem Pneumothorax und Zwerchfelllähmung. Dtsch. Arch. klin. Med. 103, 387 (1911).

WIETING, S.: Über die Hernia diaphragmatica, namentlich ihre chronischen Formen. Dtsch. Z. Chir. 82, 314 (1906); 134, 553 (1915).

WOOD, F. G., and W. B. WOOD: Lancet 1931 II, 392. Zit. nach CHRISTENSEN.

WYN-WILLIAMS, N.: Hemidiaphragmatic paralysis and paresis of unknown aetiology without any marked rise in level. Thorax 9, 299 (1954).

IX. Tumoren, Cysten und Parasiten des Zwerchfells

ACKERMANN, A. J.: Primary tumors of diaphragm roentgenologically considered. Amer. J. Roentgenol. 47, 711 (1942).

— Eosinophilic granuloma of bones associated with involvement of the lungs and diaphragm. Amer. J. Roentgenol. 58, 733 (1947).

ALEXANDER, B.: Magyar owosi arch. 5, 54 (1896). Zit. nach DREWES u. WILLMANN.

ALSTYNE, W. K. VAN: Hemangio-endothelioma of the diaphragm. Report of a fatal case in an infant. Amer. J. Roentgenol. 53, 373 (1945).

AMBROSI, G., e G. G. D'ARAGONA: Ciste da echinococco del diaframma. Chir. thorac 7, 89 (1954).

ARKLESS, H. A.: Coincidence of rhabdomyofibroma of the diaphragm, idiopathic hypoglycemia and retroperitoneal sarcoma. Med. Bull. Veterans' Adm. (Wash.) 19, 225 (1942). Zit. nach DREWES u. WILLMANN.

AUFSES, A., and R. OSEASOHN: Mesothelial cyst of the diaphragm. J. Mt Sinai Hosp. 16, 125 (1949).

BALÁS, A., u. M. KALMÁR: Über die Bronchus-Cyste des Diaphragmas. Thoraxchirurgie 9, 513 (1962).

BALLON, H. C., and L. SPECTOR: Lipoma of the diaphragm. Canad. med. Ass. J. 41, 487 (1939).

BINNEY, H.: Tumors of the diaphragm. Ann. Surg. 94, 524 (1931).

BISHOP, C. A., and R. J. LIPIN: Primary cyst (mesothelial) of the diaphragm. J. thorac. Surg. 29, 577 (1955).

BOBBIO, A.: Zit. nach KOSS u. REITTER.

BOLIVAR, J.: Wuiste ciliado intradiaphragmatico. Bol. Liga Cáncer (Habana) 27, 110 (1952). Zit. nach KESSELER u. MAIER.

BONAMY, R.: Cinq fibrom-myomes du diaphragme simulant un kyst hydatique du foie, myomectomie; guérison de la malade. Soc. Chir. (Paris) **4**, 1051 (1912).

BORCHARD, A.: Verh. dtsch. Ges. Chir. **41**, 161 (1912). Zit. nach DREWES u. Mitarb.

BORRMANN, R.: Geschwülste des Magens. In: HENKE-LUBARSCH' Handbuch der speziellen pathologischen Anatomie und Histologie. Bd. IV/1, S. 812. Berlin: Springer 1926.

BRANWOOD, A. W., and A. J. GLAZEBROOK: Sarcoma of the diaphragm with intraaortic metastasis. J. Path. **58**, 286 (1946).

BROCARD, H., et C. RENAUD: Sur les opacités arrondies de l'angle cardiophrénique anténique antérieur droit. J. franc. Méd. Chir. thor. **8**, 507 (1954).

BURVILL-HOLMES, E., and W. BRODY: Primary angiofibroma of the diaphragm. Amer. J. med. Sci. **183**, 679 (1932).

CASPERS, F.: Über die Entstehung und den Nachweis von Brustraum-Bauchraumfisteln. Fortschr. Röntgenstr. **75**, 322 (1951).

CHATTON, P., M. PÉLISSIER, R. FRANCHEBOIS, L. BELTRANDO et F. LEVÉRE: A propos des tumeurs du pôle supériur de l'estomac. J. Radiol. Électrol. **35**, 321 (1954). Ref. Zbl. ges. Radiol. **45**, 56 (1954).

CHEVAT, H., P. DUPEYRON et J. F. MERLEN: A propos d'une manifestation encore inconnue de la maladie de Rendu-Osler. Fibroangiome capillaris monstrueux du diaphragme. Bull. Soc. méd. Hôp. Paris **67**, 393 (1951).

CLAGETT, O. T., and M. A. JOHNSON: Tumors of the diaphragm. Amer. J. surg. **78**, 526 (1949).

CLARK, F. W.: Subpleural lipoma of the diaphragm. Trans. path. Soc. Lond. **38**, 324 (1887). Zit. nach DREWES u. WILLMANN.

CLOUGH, D. M., and M. BEIRNE: Benign mesothelial cyst of the diaphragm. J. thorac. Surg. **29**, 212 (1955).

CRIMM, P. D., and F. L. KIECHLE: Fibrosarcoma of the diaphragm. J. thorac. Surg. **23**, 360 (1952).

CRUICKSHANK, G., and D. B. CRUICKSHANK: Intradiaphragmatic mesothelial cysts. Thorax **6**, 145 (1951).

D'ALO, R., e C. VECCHI: Difficoltà di interpretazione radiologica di imagini tumorali della base toracica destra. Radiol. med. (Torino) **38**, 521 (1952). Ref. Zbl. ges. Radiol. **38**, 394 (1952).

DALZELL: A round cell sarcoma of the right diaphragm found at autopsy. Glasg. med. J. **27**, 298 (1887). Zit. nach DREWES u. Mitarb.

DAUMET, P.: Tumeurs et pseudo-tumeurs thoraciques antéro-inférieurs. J. franç. Méd. Chir. thor. **8**, 490 (1954).

DEL GRANDE, G., e G. RICCI: Zit. nach KOSS u. REITTER.

DESAIVE, P., et J. CLOSON: Fibro-lipo-myxome du diaphragme. J. int. Chir. **12**, 272 (1952).

DIETZ, J., y G. F. COTTINI: Primitive Hydatidencyste des Zwerchfells. Phrenocystektomie. Rev. Asoc. méd. argent. **63**, 29 (1949). Ref. Zbl. inn. Med. **121**, 375 (1949).

DONATI, M.: Voluminoso tumore des diaframma. Aspotazione. Atti e Mem. Soc. Lomb. Chir. **6**, 519 (1938). Zit. nach DREWES u. Mitarb.

DREWES, J., u. K. H. WILLMANN: Die primären Tumoren des Zwerchfells. Thoraxchirurgie **3**, 75 (1955).

DUBECZ, A.: Die sogenannten Pseudozysten des Zwerchfells. Thoraxchirurgie **4**, 246 (1956).

ELKIN, D. C.: Arteriovenous aneurysma of the phrenic vessels. J. Amer. med. Ass. **141**, 531 (1949).

FISCHER, W.: Die Gewächse der Lungen und des Brustfells. In: HENKE-LUBARSCH' Handbuch der speziellen pathologischen Anatomie und Histologie, Bd. III/3. Berlin: Springer 1933.

FLOSSBACH, F.: Zur Klinik der Cysticercose. Dtsch. Z. Chir. **238**, 522 (1933).

GABRIELLE, E.: Zit. nach KOSS u. REITTER.

GALE, J. W., and S. R. EDWARDS: Malignat tumors of the diaphragm. J. thorac. Surg. **9**, 185 (1939).

GRANCHER: Tumeur végétante du centre phrénique du diaphragme. Bull. Soc. anat. Paris **43**, 835 (1868).

GRIESSMANN, H.: Erfolgreich operativ entfernte teratoide Zyste des Zwerchfells. Zbl. Chir. **77**, 785 (1952).

GROSS, H.: Zur Chirurgie und Pathologie des Zwerchfells. Dtsch. Z. Chir. **109**, 425 (1911).

GROW, J. B., M. L. BRADRORD, and H. W. MAHON: Exploratory thoracotomy in the management of intrathoracic disease. J. thorac. Surg. **17**, 480 (1948).

GÜTGEMANN, A.: Über gut- und bösartige Stenosen des Oesophagus und der Cardia. Fortschr. Röntgenstr. **77**, 315 (1952).

HAUBRICH, R.: Über Nierentumoren im Pneumoretroperitoneum. Fortschr. Röntgenstr. **80**, 242 (1954).

— Zwerchfellpathologie im Röntgenbild. Berlin-Göttingen-Heidelberg: Springer 1956.

HOLCZINGER, L.: Primärtumor des Zwerchfells. Orv. Hetil. **1955**, 1060.

HOSEMANN, G.: Zit. nach KOSS u. REITTER.

HYMAN, M. A., and M. LEDERER: Fibrosarcoma of the diaphragm. Report of a case with review of the literature. Arch. Path. **31**, 204 (1941). Zit. nach DREWES u. Mitarb.

JELINEK, R.: Über das Auftreten einer Nebenlunge, als Mediastinaltumor operiert. Krebsarzt **6**, 290 (1951).

KEIRNS, M. M.: Two unusual tumors of the diaphragm. Radiology **58**, 542 (1952).

KESSELER, H. J., and H. C. MAIER: Intradiaphragmatic cysts. J. thorac. Surg. **30**, 159 (1955).

KINSELLA, T. J.: J. thorac. Surg. 9, 139 (1939). Zit. nach DREWES u. Mitarb.

KIRSHBAUM, J. C.: Myosarcoma of diaphragm. Amer. J. Cancer **25**, 730 (1935).

KITAIN, H.: Zur Kenntnis der Häufigkeit und der Lokalisation von Krebsmetastasen mit besonderer Berücksichtigung ihres histologischen Baus. Virchows Arch. path. Anat. **238**, 289 (1929).

KLASSEN, K. P., R. PATTON and F. M. BEMEN: Neurofibroma of the diaphragm. J. thorac. Surg. **14**, 407 (1945).

KOSS, F., u. H. REITTER: Erkrankungen des Zwerchfells. In: Handbuch der Thoraxchirurgie, Bd. II, S. 191. Berlin-Göttingen-Heidelberg: Springer 1959.

KOSTOLNY, L.: Zit. nach KOSS u. REITTER.
KRAMER, S. P.: Chondrom des Zwerchfells. Virchows Arch. path. Anat. **156**, 188 (1899).
LAWS: Gastropleural fistula: review of the literature with report of a case due to reticulo sarcoma of the stomach. Gastroenterology **21**, 351 (1952).
LÉROUX (Liège): Persönliche Mitteilung.
LINDER, F.: Persönliche Mitteilung.
LUCKÉ, B.: On the morbid anatomy of the diaphragm. Ann. intern. Med. **5**, 750 (1931).
MACIOCE, M.: Contributo allo studio della patologia del diaframma: L'idatosi diaframmatica. Ann. ital. Chir. **31**, 929 (1954).
MARTINI, D.: Über Echinococcuszysten des Zwerchfells. Clin. y Lab. **53**, 256 (1952). Ref. Zbl. ges. Radiol. **38**, 234 (1952).
MILANOVIĆ, D., i S. RAO: Zit. n. SPÜHLER.
MONOD-BROCA, P., et M. HARLÉ: Les Kystes hydatiques du diaphragme (ou de la région phrénique). J. Chir. (Paris) **74**, 44 (1957).
MÜLLER, W.: Myoblastengeschwulst des Zwerchfells. Zbl. allg. Path. path. Anat. **58**, 353 (1933).
NES, C. P. VAN: Tumor of the diaphragm of unusual size. Ned.T. Geneesk. **2**, 583 (1921). Zit. nach DREWES u. Mitarb.
NICHOLSON, F., and R. WHITEHEAD: Tumours of the diaphragm. Brit. J. Surg. **43**, 633 (1956).
NYLANDER, P. E. A.: Ein Beitrag zur Neubildung des Zwerchfells. Zbl. Chir. **69**, 929 (1942).
—, u. S. J. VIIKARI: Zur Genese der dünnwandigen Zysten des Diaphragmas. Thoraxchirurgie **4**, 300 (1956).
PAMPARI, G. C.: I tumori del diaframma. Osped. Ital.-Chir. **16**, 341—352 (1967).
PERRY, T. M., and W. A. SMITH: Rhabdomyosarcoma of the diaphragm. Case report. Amer. J. Cancer **35**, 416 (1939).
PETACCI, M.: Sul sarcoma primitivo del diaframma. Policlinico, Sez. chir. **1940**, 136. Zit. nach DREWES u. Mitarb.
PONTI, C. DE: Fibrolinfangioma del diaframma. Radiol. med. **38**, 426 (1952).
POPPEL, M. H., and J. F. ROACH: Roentgen diagnosis of deformities of the cardia end of the stomach, intrinsic and extrinsic in origin. U.S. Nav. Med. Bull. **45**, 1111 (1945).
PRICOLO e ANTONIAZZI: Il pneumoperitoneo nella diagnostica radiologia dei tumori des fondo gastrico. Radiol. med. (Torino) **38**, H. 5 (1952).
RAUSCH, W.: Primärer Zwerchfelltumor. Fortschr. Röntgenstr. **78**, 88 (1953).
REZEK, P. P.: Über das gehäufte Vorkommen der Retikulumzellsarkome des Magens. Wien. klin. Wschr. **1954**, 612.
ROBSON, K., and J. L. COLLIS: Tumors of the diaphragm, with report of a diaphragmatic cyst. Brit. J. Tuberc. **38**, 3 (1944).
ROCHE, G.: Tumeurs et pseudo-tumeurs du thorax antéro-inférier d'origine sousdiaphragmatique. J. franç. Méd. Chir. thor. **8**, 449 (1954).
ROGERS, J. V., and T. F. LEIGH: Differential diagnosis of right cardiophrenic angle masses. Radiology **61**, 871 (1953).
ROSENTHAL, M., and B. P. FRISELL: Mesothelioma of the diaphragm. Ariz. Med. **2**, 231 (1945). Zit. nach DREWES u. Mitarb.
ROSSETTI, M.: Linksseitige Zwerchfellkonturveränderung durch Milztumor (bei Retothelsarkom). Radiol. clin. (Basel) **23**, 281 (1954).
ROTHSTEIN, E., and F. B. LANDIS: Infrapulmonary pleural effusions. Brit. J. Radiol. **33**, 490 (1953).
ROY-CAMILLE, R.: Remarques sur l'orifice oesophagien du diaphragm. Presse méd. **1955 I**, 971.
ROYAN, E. J.: Rhabdomyosarcoma of the diaphragm. Cleveland Clin. Quart. **6**, 304 (1939). Zit. nach DREWES u. Mitarb.
SAMSON, P. C., and M. E. CHILDRESS: Primary neurofibrosarcoma of the diaphragm. Report of two cases. J. thorac. Surg. **20**, 901 (1950).
SAUERBRUCH, F.: Die Chirurgie der Brustorgane. Berlin: Springer 1913.
SCHULZE, W.: Über Nebenlungen und Lungenhamartome. Radiol. clin. (Basel) **23**, 137 (1954).
SCOTT, O. B., and D. R. MORTON: Primary cystic tumor of the diaphragm. Arch. Path. **41**, 645 (1946). Zit. nach DREWES u. Mitarb.
SENEVAT, G.: Cysticerose. Zit. nach KOSS u. REITTER.
SÖDERLUNG, G.: Beitrag zur Klinik der primären Zwerchfelltumoren, besonders zur Diagnostik. Acta radiol. (Stockh.) **18**, 388 (1937).
SOTO, M. V.: Un caso de lipoma de la cara toracica del diafragma. J. int. Coll. Surg. **6**, 146 (1943). Zit. nach DREWES u. Mitarb.
SPÜHLER, O.: Die Erkrankungen des Zwerchfells. In: Handbuch der inneren Medizin, 4. Aufl., Bd. 4/4, S. 573. Berlin-Göttingen-Heidelberg: Springer 1956.
STEINBACH, H. L., and D. R. SMITH: Extraperitoneal pneumography in diagnosis of retroperitoneal tumors. Arch. Surg. **70**, 161 (1955).
STEWART, J. S.: The roentgenologic manifestations of parasternal omental hernia. J. thorac. Surg. **11**, 399 (1950).
SWEET, R. H., and T. GEPHART: Neurofibroma of the diaphragm. New Engl. J. Med. **249**, 939 (1953).
TANEF, N.: Die Zwerchfelltumoren. Wien. Z. inn. Med. **29**. 222 (1948).
TESCHENDORF, W.: Lehrbuch der röntgenologischen Differentialdiagnostik, Brustorgane. 3. Aufl. Stuttgart: 1953.
TOOLE, H., J. PROPATORIDIS, and N. PANGALOS: Intrapulmonary rupture of hydatid cysts of the liver. Thorax 8, 274 (1953).
TU, C. L, and C. K. HSIEH: Tuberculoma of the diaphragm. Amer. J. Roentgenol. **63**, 822 (1950).
VOLUTER, G.: Le diagnostic bioclinique en radiologie pulmonaire. Basel et New York: 1949.
VOSSBECK, H. P.: Leberzellkarzinom mit Einwachsen in den rechten Herzvorhof. Z. Kreisl.-Forsch. **44**, 56 (1955).
WALTHER, H. E.: Krebsmetastasen. Basel: Karger 1948.
WEILGONI, M.: Zwerchfell-Lipom. Übersicht und Bericht über 7 verifizierte Fälle. Radiologe **3**, 401—404 (1963).
WEISEL, W., D. B. CLAUDON, and D. M. WILLSON: Neurilemmoma of the diaphragm. J. thorac. Surg. **31**, 750 (1956).

H. Erkrankungen und Tumoren des Mediastinums

Von

Rudolf Kraus, Janes Klemencic und Reinhold Keller

Mit 91 Abbildungen

I. Historische Einleitung

Die medizinische Literatur der Antike enthält nur sehr wenige Angaben über Veränderungen des Mediastinums. Die erste Beobachtung einer posttraumatischen, eitrigen Mediastinitis und der erste erfolgreiche Eingriff am Mediastinum bei einem Kind werden von GALEN in seinem dreizehnten Kapitel des VII. Buches „De Anatomicis Administrationibus" veröffentlicht. Weitere Publikationen von Anatomen über Entdeckungen eines „Herzens, das mit Haaren bedeckt war" läßt die Möglichkeit für das Vorliegen einer dysembryoplastischen Geschwulst des Mediastinums zu. Diese Veränderungen wurden im Mittelalter und zu Beginn der Renaissance als göttliche Strafe für verbotene geschlechtliche Praktiken angesehen.

Die Renaissance kann man als den Beginn der anatomischen Ära bezeichnen, in der die Konstitution und die Pathologie der tiefen Thoraxregion genauer analysiert wurden. Hier gibt es einige ältere Angaben, z.B. eines arabischen Arztes des 12. Jahrhunderts mit Namen AVENZOAR.

Zu den frühen Autoren, die über Mediastinalgeschwülste berichten, zählt auch Nikolaus TULPIUS (1593 bis 1674), der eine Abhandlung unter dem Titel „Letalis gulae tumor inter oesophagum ac asperam arteriam (Trachea)" veröffentlicht hat.

Die Einzelleistungen sind eigentlich, ohne Allgemeingut zu werden, in Vergessenheit geraten. Der Mittelfellraum des Thorax wurde erst im 16. Jahrhundert von dem Nachfolger VESALES auf dem anatomischen Lehrstuhl von Padua, dem aus Cremona stammenden REALDO DEL CULOMBO beschrieben. Er hat, ohne die Arbeiten von SERVETO zu kennen, u.a. den Mechanismus der Blutzirkulation entdeckt. Das Aortenaneurysma wurde von seinen Zeitgenossen FERNEL, VESALES, AMBROISE PARÉ beschrieben und schon sehr früh dem Gebiet der Geschlechtskrankheiten zugeordnet. Eingehend haben das Aortenaneurysma noch LANCISI, VALSALVA, MORGAGNI sowie NICHOLL untersucht.

Präzisere Angaben machten dann im 17. Jahrhundert PEQUET, HARVEY, MORGAGNI, MALPIGHI und BARTHOLINI. BOERHAAVE berichtet über eine anläßlich der Sektion des Marquis von St. Alban gefundene 7 Pfund schwere „Speckgeschwulst" des Mediastinums.

Im darauffolgenden Jahrhundert waren es besonders VAN SWIETEN, WILLIAMS, HUNTER, PORTAL, WILLIS und VICQ D'AZYR, die das Mediastinum und seine Erkrankungen genauer studierten.

Die infektiösen Mediastinitiden, die in der Mehrzahl posttraumatisch waren, stehen bis zur Mitte des 19. Jahrhunderts im Vordergrund der Mediastinalpathologie. Entsprechende Operationsmethoden wurden von dem französischen Chirurgen JEAN-LOUIS PETIT und LA MARTINIÈRE und später von VELPEAU und LISFRANC entwickelt. TERRIOU (1807) befaßte sich in seiner Dissertation mit den infektiösen Mediastinitiden in Paris. Etwa zur gleichen Zeit wurde von PEDRO RUBINI aus Parma die erste Beobachtung einer Dermoidcyste des vorderen Mediastinums publiziert, nachdem schon im Jahre 1783 FOTHERGILL im Verlauf einer Autopsie zum ersten Mal ein praecardiales Lipom entdeckt und beschrieben hatte. 1780 hatte LALOUETTE in seinem „Traité des scrofules" die mediastinalen Adenopathien abgetrennt.

Das anatomisch-klinische Syndrom der tracheobronchialen Adenopathie wurde 1840 durch RILLIET und BARTHEZ geklärt. Die klinische Symptomatologie und die topographische Lokalisation der Lymphknotenveränderungen haben GUÉNEAU DE MUSSY (1868) und sein Schüler BARÉTY (1874) untersucht. Die erste, aus mehreren Arbeiten zusammengestellte Pathologie des Mediastinums stammt aus dem letzten Drittel des 19. Jahrhunderts. Wesentliche Beiträge hat hier die anatomisch-pathologische Schule von VIRCHOW, besonders im Hinblick auf das Studium der Tumoren, erbracht.

FRANZ RIEGEL konnte 1870 bereits 42 Fälle von Mediastinaltumoren publizieren, nachdem bereits G. L. BAYLE (1774—1816) in seinen 1810 und 1833 erschienenen Publikationen systematisierter über Mittelfellgeschwülste berichtet hat. Jahrelang wurden Lymphknotengeschwülste und Thymustumoren miteinander verwechselt, bis FRIEDLEBEN die Thymustumoren und lymphogenen Geschwülste gegeneinander abgrenzte. In der zweiten Hälfte des 19. Jahrhunderts erschien eine Monographie der Mediastinalgeschwülste von den Autoren J. R. BENNETT, FR. A. HOFFMANN sowie HARE. Außerdem wird in einer Dissertation aus dem Jahre 1867 von

Ples über primäre Neoplasmen im vorderen Mediastinum berichtet. 5 Jahre später (1872) war es Daudé in Frankreich, der eine kurze „Étude pratique sur les affections du médiastin" veröffentlichte.

Eine Zusammenfassung der Kenntnisse der Pathologie des Mediastinalraumes vor der radiologischen Ära wurde 1889 von Hobart Hare in Philadelphia in seinem 150 Seiten umfassenden Werk „Pathologische Anatomie, klinischer und diagnostischer Überblick über die Erkrankungen des Mediastinums (außer denen des Herzens und der Aorta)" publiziert. Es handelt sich um eine Analyse von 520 verschiedenen Fällen (Tumoren, Mediastinitiden, Adenopathien, Emphysem usw.). Für diese Arbeit erhielt er den Fothergill-Preis der Royal Society of Medicine von London.

Die erste Periode der Mediastinalkenntnisse begrenzt sich auf die Erkrankungen, die klinisch eindrucksvoll waren. Primär wurden die Mediastinitiden, das Aneurysma und schließlich die malignen Tumoren zusammengestellt. Die letztere Gruppe war allerdings erst in weit fortgeschrittenen Stadien faßbar. Gutartige Tumoren sind nur in Einzelfällen und dann meistens bei der Autopsie festgestellt worden. Sie galten als anatomische Rarität. Über viele Jahre hin nahm in der Mediastinalpathologie das Syndrom der Mediastinalkompression den wichtigsten Raum ein (A. Richet, Trousseau, Dieulafoy, Gilbert, Villaret, Chiray). Das Mediastinum erschien als eine geheimnisvolle Region, die schwierig zu untersuchen und praktisch ohne Lebensgefahr nicht zugängig war.

Eine Änderung erfuhr diese Einstellung mit der Entwicklung der Radiologie und der Weiterentwicklung der Thoraxchirurgie. Hierdurch wurden die traditionellen Anschauungen grundsätzlich überholt. Eine erste ausgedehnte, exakte Studie hat Emile Sergent den Mediastinalsyndromen (1925) gewidmet.

Die radiologische Forschung brachte nun bald in der Folgezeit eine große Zahl von „stummen" Mediastinalerkrankungen, die bis dahin praktisch unbekannt waren, zur Darstellung.

Die Weiterentwicklung der wissenschaftlichen Forschung ließ eine Klassifizierung der Mediastinaltumoren unter dem Gesichtspunkt der radiologischen sowie der operativen Erfordernisse und Gegebenheiten unumgänglich erscheinen. Diese Arbeiten, die sich über die letzten 15—20 Jahre erstrecken, wurden besonders von amerikanischen, deutschen und französischen Autoren publiziert. Der Leitfaden in der Einteilung dieser komplexen Materie lag sowohl in der topographischen Anatomie, neben der Ätiologie und Pathogenese, als auch in der anatomischen und klinischen Klassifizierung. Mittlerweile sind die Veröffentlichungen, die sich über das Mediastinum sowie seine Pathologie erstrecken und aus allen Ländern kommen, fast unzählbar geworden. An dieser Stelle möchten wir darauf verzichten, selbst die wichtigsten neueren Arbeiten über die Mediastinaltumoren bzw. ihre Autoren aufzuzählen, da sie an entsprechender Stelle im Text Erwähnung finden.

II. Anatomie und Topographie des Mediastinalschattens

Der Mediastinalraum, der sich zwischen den beiden Pleurahöhlen in der Mitte des Thorax erstreckt, ist eigentlich kein Organ und hat auch keine Organgrenzen. Trotzdem muß das Mediastinum als Doppelmembran zwischen beiden Pleurahöhlen zusammen mit Lungen, Brustwand und Zwerchfell als funktionelle Einheit gewertet werden (Mülly, Vosschulte und Stiller). Die Abgrenzung des Mediastinums nach beiden Seiten erfolgt durch die Pleura mediastinalis, nach dorsal durch die Wirbelsäule und die Rippenköpfchen, während nach ventral das Sternum und die Rippenknorpel den Mittelfellraum abschließen. Ohne eigentliche Grenze geht der Mittelfellraum nach cranial, im Bereich der oberen Thoraxapertur, direkt in die Weichteile des Halses über, während die Grenze zum Bauchraum hin durch das Diaphragma gebildet wird. In der Medianebene erfolgt eine weitere Unterteilung des Mediastinums in einen rechts- und linksseitig gelegenen Mittelfellraum. Eine weitere Unterteilung des Mediastinalraumes in einen vorderen und hinteren, oberen und unteren Abschnitt erfolgt durch zwei sich berührende, virtuelle, horizontale Ebenen, die parallel bzw. senkrecht zu den Körperachsen verlaufen und etwa in Höhe der Bifurkation der Trachea und dem 4. BWK bzw. dem Sternalansatz der 2. Rippe zu denken sind. Der noch von manchen Autoren abgegrenzte mittlere Mediastinalraum (in sagittaler Richtung zu sehen) kann besonders bei verschiedenen Tumoren als topographische Einheit von Bedeutung sein. Die Ausdehnung der einzelnen, in der Unterteilung des Mediastinums entstehenden Räume ist je nach Höhe sehr verschieden. Hinzu kommt die Variationsmöglichkeit der beiden mediastinalen Pleurablätter, die sich beispielsweise vorne in Höhe des 2.—4. Rippenknorpels beinahe berühren oder sogar miteinander verwachsen sein können. In einzelnen Fällen bestehen Defekte in dieser Pleuraduplikatur, so daß der rechte und linke Pleuraraum miteinander kommunizieren. Auch lassen sich

Übergangsformen nachweisen, bei denen die Pleurablätter hinter dem Sternum noch gerade verklebt sind (MADLENER und MADLENER). Eine weitere Unterteilung des hinteren Mediastinums wurde durch BOBROFF getroffen, der ein Spatium costo-vertebrale und ein Spatium mediastinale unterscheidet. Das erstgenannte Spatium wird von den Rippenköpfchen und den seitlich-vorderen Wirbelkörperflächen begrenzt, während das Spatium mediastinale zwischen die beiden costo-vertebralen Räume zu liegen kommt, und damit die Vorderseite der Wirbelkörper seine hintere Begrenzung bildet. Diese Einteilung ist insofern interessant, als sich Tumoren im Spatium costo-vertebrale lange Zeit symptomlos nach lateral und dorsal ausbreiten können und lediglich im späteren Stadium zu Hustenreiz und eventuell zu Atemnot führen.

Im Gegensatz hierzu treten bei Tumoren im Spatium mediastinale schon sehr frühzeitig faßbare Symptome, wie z.B. Lähmung des N. recurrens, des N. phrenicus usw. auf.

Anatomisch betrachtet handelt es sich bei dem Mediastinum um einen Raum, der mit lockerem, elastischen Gewebe angefüllt ist und eine Reihe lebenswichtiger Organe enthält: Die Trachea mit den Hauptbronchien, die Speiseröhre, das Herz mit dem Herzbeutel, die großen arteriellen und venösen Gefäße, den Ductus thoracicus, multiple Lymphknoten, Intercostalnerven, die Nn. vagi, Nn. phrenici und den thorakalen Grenzstrang des Sympathicus mit seinen peripheren Plexus. Durch die Fixierung des Mediastinums am Sternum und an der Wirbelsäule kommt es zur direkten Übertragung von Atembewegungen des Brustkorbs mit den periodischen Änderungen des intrathorakalen Druckes und zur entsprechenden Auswirkung dieser Druckveränderung auf die Hämodynamik. Der Mittelfellraum ist bei raumbeschränkenden Prozessen äußerst anpassungsfähig. Hieraus ist die weitgehende Symptomenarmut selbst ausgedehnter benigner raumbeschränkender Prozesse erklärbar. Große Bedeutung gewinnt das Mediastinum durch die Vielzahl an Lymphknoten und Lymphbahnen, besonders im Bereich der Bifurkation und der Trachea, die in enger Beziehung zu intrathorakalen Organen stehen, mit Anastomosen zu den Lymphbahnen des Halses, der subpectoralen Region, der Achselhöhle und des subdiaphragmalen Raumes.

Damit stellt das Mediastinum nicht nur eine Verteilerbasis der Blut-, Lymph- und Luftwege in die beiden Thoraxhälften, sondern ein ausgesprochenes Sintergebiet aller mediastinalen Organe, der Lungen, der Thoraxwand, der Pleura, der Mamma, der Bauchdecken, der Leber, des Oberbauchperitoneums und der Glottis dar.

Die genauere Lage der einzelnen Organe, bzw. die anatomische Beschreibung, ist in den einschlägigen Standardwerken von CORNING, FELIX, TÖNDURY, HAFFERL und PERNKOPF (1964 herausgegeben von FERNER) so meisterhaft dargestellt, daß wir uns an dieser Stelle ersparen möchten, näher darauf einzugehen.

Da die topographischen Beziehungen der Mediastinalorgane und der angrenzenden Räume für die Differentialdiagnostik entzündlicher und tumoröser Prozesse eine große Bedeutung besitzen, möchten wir uns vom praktisch-röntgenologisch-klinischen Standpunkt aus der Mediastinaleinteilung von TWINNING und ZUPPINGER anschließen, die drei frontale Räume unterscheiden:

1. den retrosternalen oder vorderen Mediastinalraum,
2. den mittleren Mediastinalraum und
3. den hinteren Mediastinalraum (Abb. 1a, b, c).

Aus den Untersuchungen von STIEVE über die Lage und Darstellbarkeit der Mediastinalgrenzen im Röntgenbild geht hervor, daß die Grenzen des Mittelfellraumes sowohl von Form und Größe der Mediastinalorgane als auch von der Ausdehnung der Nachbarorgane, vor allem der Lungen, und nicht zuletzt von der Form und Stellung des Thorax beeinflußt werden. Die Gestalt des vorderen Mediastinums wird vorwiegend durch die Konfiguration des Herzens mit seinen großen Gefäßen bestimmt, die des hinteren Mediastinalschattens insbesondere durch den Aortenverlauf und das Vordringen der linken

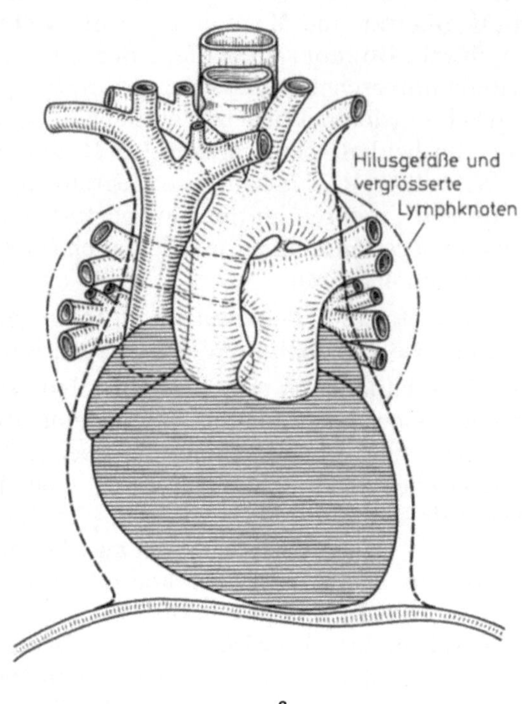

a

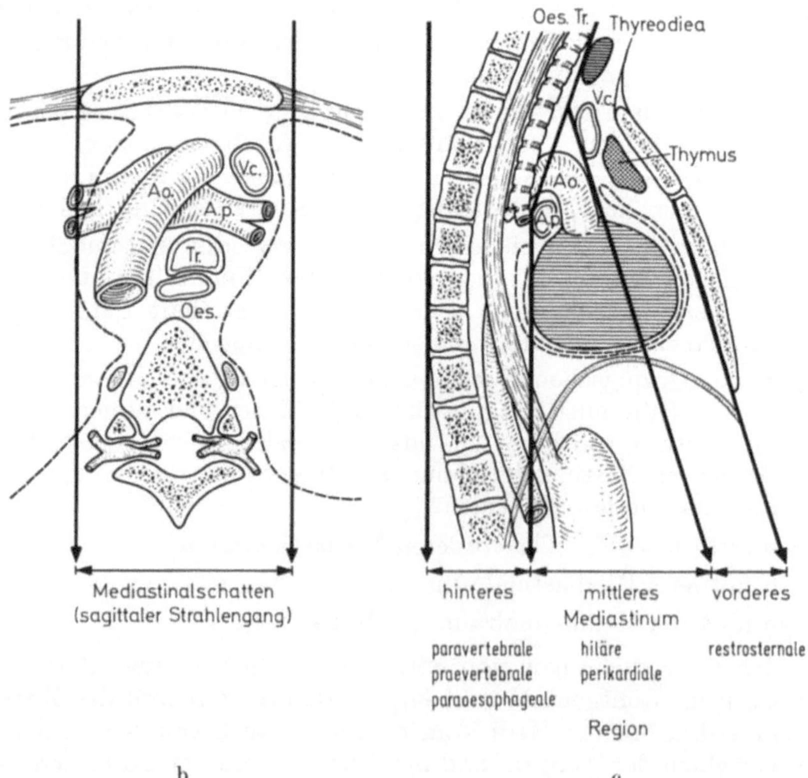

b c

Abb. 1a—c. Schematische Darstellung der Mediastinalräume

Lunge nach rechts, um die Aorta herum. In bezug auf die Höhe unterscheiden wir ein oberes, mittleres und unteres Mediastinum. Von der vielfach gebrauchten Einteilung in einen ante- und retrotrachealen Raum sowie in einen para- und retrokardialen Bezirk und eine supradiaphragmale Region möchten wir Abstand nehmen. Differentialdiagnostisch sehr wichtig erscheint uns der retrosternale Raum in der Gegend des Herzzwerchfellraumes („Herzzwerchfellwinkel"). Hier können durch entwicklungsgeschichtliche Fehlbildungen Spalten persistieren, z.B. die sog. Larrey- oder Morgagnische Spalte.

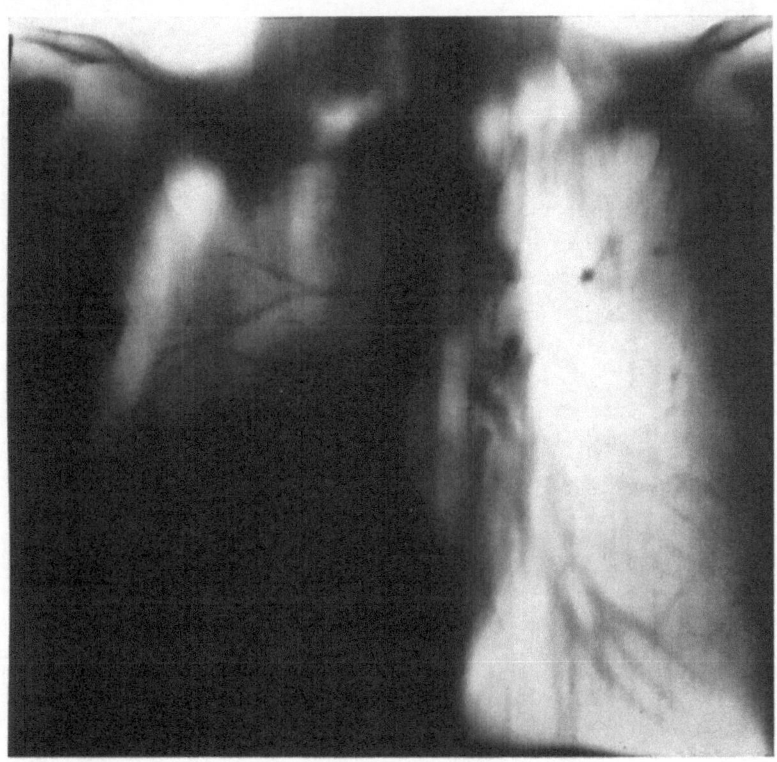

Abb. 2. *Schichtaufnahme der Lunge im a.p. Strahlengang.* Ausgeprägte Verlagerung eines Teiles der linken Restlunge im vorderen oberen Mediastinum nach rechts (beachte den Gefäßverlauf!)

Die anatomische Abhängigkeit des Mediastinums von den Organen des Thoraxraumes ist auch funktionell gegeben. Dadurch wirken sich Veränderungen oder Verletzungen in dieser gesamten Einheit auf alle Teile aus und besonders auf das Mediastinum und seine darin liegenden Organe. Nitsch und Brauer haben bereits darauf hingewiesen, daß es „schwache Stellen" des Mediastinums gibt.

Die eine dieser schwachen Wandstellen findet sich in Höhe der 2.—4. Rippe vorn im Retrosternalraum, d.h. bei Erwachsenen im Bereich des ehemaligen Thymus (Abb. 2). Bei entsprechenden Druckdifferenzen zwischen beiden Pleurahöhlen kann es zu Verlagerungen von Lunge und Pleura aus der Überdruckseite auf die Seite mit geringerem Druck kommen, weil das Mediastinalgewebe an dieser Stelle besonders dünn und nachgiebig ist. In der Literatur wird diese Veränderung als sog. vordere Überblähung oder Hernienbildung der Lunge bezeichnet. Die zweite „schwache Stelle" liegt im hinteren Mediastinum vor der Wirbelsäule und der Aorta sowie hinter der Speiseröhre und dem Herzen. Auch hier kommt es bei größeren Druckdifferenzen zu einer Verschiebung der Lunge nach der Seite des geringeren Druckes hin (hintere Überblähung oder untere Lungenhernienbildung) (Abb. 3).

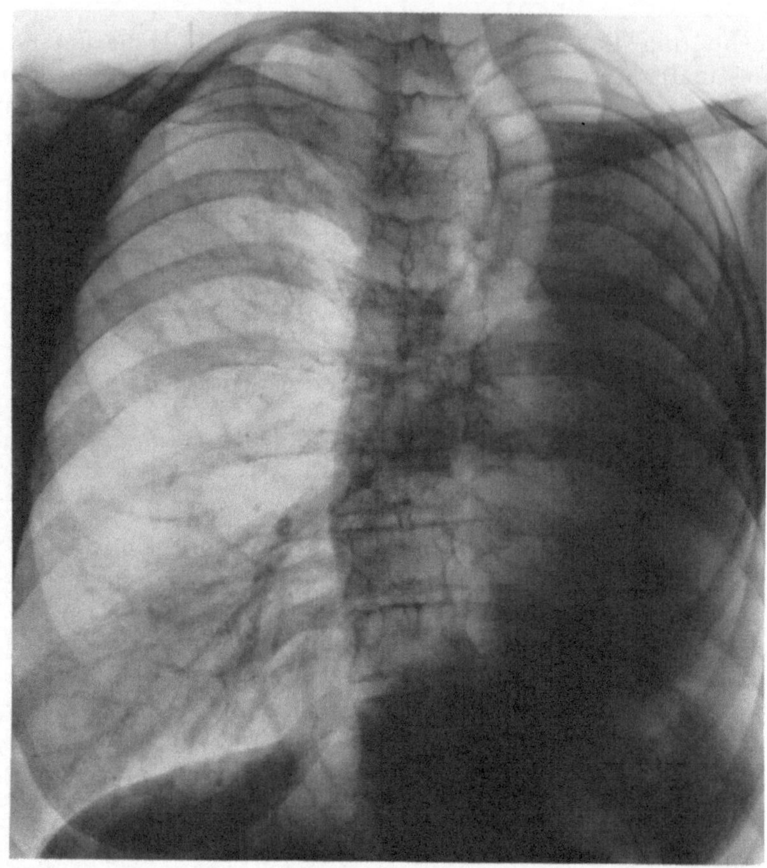

Abb. 3. *Lungenübersichtsaufnahme (durchexponierte Aufnahme) im p.a. Strahlengang.* Zustand nach Pneumonektomie links wegen eines Bronchialcarcinoms. Verlagerung des Herzens und Mediastinums nach links. Bogenförmige Verlagerung der Trachea nach links mit sichtbarem Bronchialstumpf. Große untere „Mediastinalhernie"

III. Röntgendiagnostik des Mediastinums

Folgende röntgenologische Untersuchungsmethoden stehen uns bei der Mediastinalanalyse zur Verfügung:

1. Durchleuchtung und Übersichtsaufnahmen (Nativuntersuchung)
2. Spezialuntersuchungen des Thorax ohne Verwendung von Kontrastmitteln
   a) Röntgenschichtaufnahmen
   b) Kymographie einschließlich Elektrokymographie (Cinédensigraphie)
3. Spezialuntersuchungen unter Verwendung von künstlichen Kontrastmitteln
   a) Negative Kontrastmittel
      α) Diagnostischer Pneumothorax
      β) Pneumomediastinum
         αα) Direkte Wege der Darstellung
         ββ) Indirekte Wege zur Darstellung
   b) Positive Kontrastmittel
      α) Kontrastmitteldarstellung des Oesophagus
      β) Funktionelle Mediastinalanalyse
      γ) Bronchographie einschließlich Trachealdarstellung
      δ) Angiographie der großen mediastinalen Arterien und Venen sowie Lymphographie und Myelographie
      ε) Szintigraphie
      ζ) Probatorische Röntgenbestrahlung

1. Durchleuchtung und Übersichtsaufnahmen (Nativuntersuchung)

Der Einsatz der röntgenologischen Untersuchungstechnik erfolgt nach Abschluß der klinischen Untersuchung. Bei Verdacht auf Mediastinaltumor kann auf breite klinische Untersuchung zugunsten der Röntgendiagnostik verzichtet werden. Die Röntgenuntersuchung beginnt mit einer *Durchleuchtung* in fließender Rotation und *Übersichtsaufnahmen* im sagittalen, frontalen und schrägen Strahlengang. Bei Anwendung der *Hartstrahltechnik* läßt sich die Trachea mit der Bifurkation besser überblicken, Calcifizierungen können eher festgestellt werden.

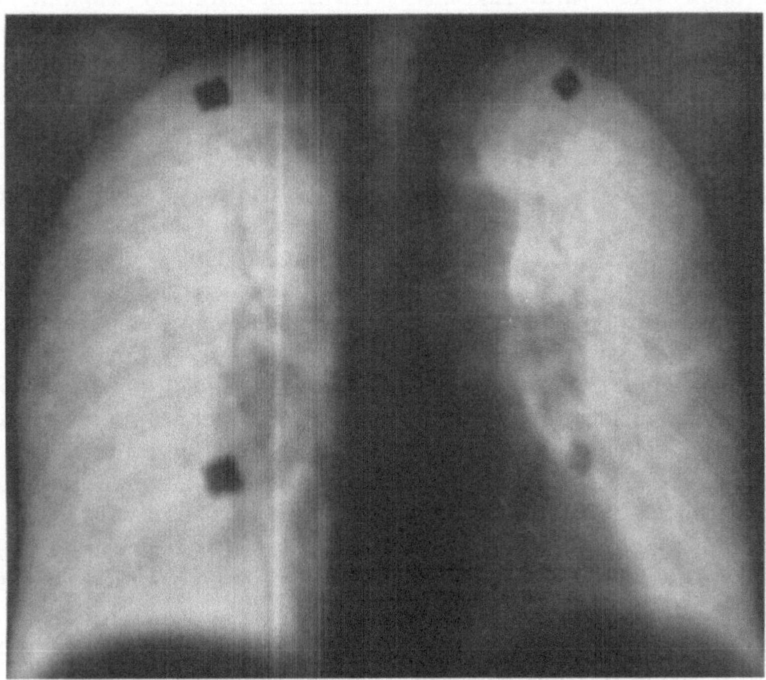

Abb. 4. *Mediastinalfeld-Kontrollaufnahme.* Mit Telegammagerät bei einer Bleiabdeckung vor und hinter der Kassette von 0,5 mm Pb (4 Bleimarkierungen zur Lokalisation des Tumors)

Die Durchleuchtung und Übersichtsaufnahme erlauben zunächst eine orientierende Lokalisation des Tumors, wobei Frontalaufnahmen bei gleichzeitiger Kontrastmitteldarstellung des Oesophagus für die topographische Orientierung besonders wichtig sind. Die respiratorische Beweglichkeit, die mediastinale Verschieblichkeit, eine auffallende Starre oder konstante Verlagerung des Mediastinums nach einer Seite werden beim Durchleuchten erfaßt.

In den letzten Jahren wurde vorwiegend in Amerika der Versuch unternommen, *Lungenaufnahmen mit Hilfe von Hochvolttherapiegeräten* durchzuführen. Die Autoren Joseph, Murray und Mulder benutzten zur Klärung von Mediastinaltumoren einen 6 Megavolt-Linearbeschleuniger für diagnostische Röntgenaufnahmen.

Unseres Erachtens ist aber mit dieser Technik im wesentlichen lediglich eine Lokalisation, aber keine echte Strukturanalyse möglich (Abb. 4).

Zur Beurteilung des vorderen Mediastinums empfiehlt Harper zusätzlich unterbelichtete Frontalaufnahmen bei zurückgezogenen Schultern. Astley sieht die Durchleuchtung für besonders wichtig bei der Thymusdiagnostik von Säuglingen und Kleinkindern an, vor allem bei der Differenzierung angeborener Herzfehler, und fixiert seine Durchleuchtungsbefunde *kinematographisch.* Unseres Erachtens könnte man an Stelle der Kinematographie das *Bildbandspeichergerät* in Anwendung bringen. Bei Kindern wird von zahlreichen Autoren, vor allem auch zur Beurteilung der Thymusgröße, die *Schrägaufnahme* empfohlen (linksschräge Aufnahme bei leichter Drehung). Jedoch soll der pathologische Bezirk filmnahe röntgenographisch fixiert werden. Schweisguth und Chapuis fordern zur Feststellung von Knochenveränderungen in Verbindung mit Tumoren bei Kindern *Aufnahmen des knöchernen Thorax*.

Auf Grund der Durchleuchtung wird uns die Möglichkeit gegeben, die günstigste Projektionsrichtung für eine Thoraxaufnahme und eventuell gezielte Aufnahmen des pathologisch veränderten Mittelschattens vorzunehmen (u.a. Mülly, Gremmel, Ganz und Vieten, Strnad, Zuppinger). Viele Autoren legen auf die *Durchleuchtung im schrägen Durchmesser* großen Wert (u.a. Assmann, Andrus, Chaoul, Eisler, Evans, Hotz, Lahm, Lenk, Pfahler, Strnad, Zuppinger).

Heckmann empfiehlt die *frontale Diagonalaufnahme* für eine besonders gute Darstellung des oberen Mediastinums, der intrathorakalen Trachea und des Aortenbogens. Der Zentralstrahl verläuft dabei von der Höhe der linken Mamille bis oberhalb des rechten Schultergelenks.

Andrus und Evans haben bereits früh die Bedeutung von Schrägaufnahmen hervorgehoben. Für die Röntgenuntersuchung von Kindern empfehlen zahlreiche Autoren, wie Lackner, Dieu und Menut, Schweisguth und Chapuis, neben vier Übersichtsaufnahmen eine Durchleuchtung sowie eine Oesophagusuntersuchung und eventuell auch noch die Kymographie. Spezialuntersuchungen, besonders eine transversale Schichtuntersuchung, werden von ihnen bei Kindern abgelehnt.

Zur Morphologie eines raumbeschränkenden Prozesses sei hervorgehoben, daß schon die Form einer pathologischen Veränderung eines Mittelschattens bis zu einem gewissen Grade mit der Durchleuchtung ohne Zuhilfenahme von Spezialuntersuchungsmethoden abgrenzbar ist. Der Schatten mediastinaler raumbeschränkender Gebilde läßt im allgemeinen eine Struktur, mit Ausnahme einiger weniger Geschwülste, die z.B. mitunter Kalkeinlagerungen zeigen (retrosternale Struma, Cysten, Aneurysmen), nicht erkennen. Die Bestimmung des Tumorsitzes erlaubt dem Röntgenologen bestimmte differentialdiagnostische Erwägungen und Rückschlüsse.

So werden z.B. im oberen Mediastinum häufig intrathorakale Strumen zu suchen sein, die sich beim Schlucken und Husten heben. Sie sind oft verkalkt und vor allem durch die Schilddrüsenszintigraphie diagnostizierbar. Bronchogene Cysten der oberen Thoraxapertur zeigen einen bevorzugten Sitz auf der rechten Seite, ebenso auch Tumoren der Nebenschilddrüse. Im cervico-mediastinalen Bereich sitzen auch Lymphangiome. Die Lokalisation im vorderen Mediastinum läßt an das Vorliegen teratoider Gebilde und thymaler Geschwülste denken. Im Herz-Zwerchfellraum rechts finden sich Perikardcysten (s. Abb. 54) und Morgagnische Hernien. Entlang der Trachea und des Oesophagus sind Vorderdarmcysten zu vermuten, hingegen befallen lymphogene Geschwülste mehr die Hilusgegend. Die neurogenen Tumoren finden sich in über 90% im hinteren Mediastinum.

Die Hartstrahltechnik ist geeignet, die genannten raumbeschränkenden Prozesse im a.p. Strahlengang zu erfassen, jedoch ist hierdurch eine wesentliche Bereicherung der Differentialdiagnostik nicht gegeben. Zu dieser Gruppe von Ausnahmen zählt auch das Bild der sich konvex aus dem Mediastinum in den Thoraxraum vorwölbenden Schattengebilde der vergrößerten Lymphknoten bzw. auch unter Umständen eines stark dilatierten Oesophagus, der auf Grund retinierter Speisen inhomogen strukturiert sein kann.

Ein weiterer wesentlicher Effekt der genauen Durchleuchtung und der Aufnahme des Mediastinums ist die Möglichkeit der Feststellung von Anordnung und Lage der einzelnen Verschattungen, wodurch in manchen Fällen der Ausgangsort und damit die Ätiologie und die Beziehung der pathologischen Prozesse zu den Nachbarorganen geklärt werden können.

An dieser Stelle sei auch auf die von Rundle, de Lambert und Epps angegebene Technik der übertriebenen Lordosierung als Hilfsmittel zur röntgenologischen Lokalisation von cervico-thorakalen Tumoren hingewiesen.

Technik: Nach einer Fettstiftmarkierung an der Vertebra prominens als dorsalem Punkt und an der oberen jugularen Kante des Manubrium sterni als ventralem Punkt wird der Patient aufgefordert, sich mit über dem Kopf verschränkten Armen so weit nach rückwärts zu neigen, bis die erwähnten Punkte und damit die vorderen und hinteren Anteile der 8. Rippe genau horizontal eingestellt sind. Der Zentralstrahl wird auf diese Ebene, evtl. unter Durchleuchtungskontrolle, eingestellt und der Film hierzu senkrecht angelegt. Die Exposition geschieht wie bei den üblichen Lungenaufnahmen ohne Buckyblende. Mit dieser Technik lassen sich cervicale und thorakale Tumoren von retrosternalen Strumen unterscheiden. Hals- und Extremitätenweichteile sowie Schlüsselbeine werden bei dieser Technik ober- und außerhalb des Thorax verlagert und weichteildichte Schatten im Mediastinum weniger leicht übersehen, was durch die Überlagerung etwa eines Drittels des oberen Mediastinums mit Cervicalgewebe auf dem üblichen Thoraxbild leicht möglich ist.

Die Beachtung röntgenologisch faßbarer Qualitäten von Konturen raumbeschränkender Gebilde kann in der Differentialdiagnostik weiterhelfen. Allerdings weisen sowohl benigne als auch maligne raumbeschränkende Prozesse — solange letztere nicht infiltrierend wachsen — das Bild der scharfen Begrenzung auf. Die Größe einer Verschattung spielt für die Diagnose im allgemeinen keine wesentliche Rolle. Die Gesamtform kann nur in seltenen Fällen bestimmt werden, da eine Abgrenzung nach medial hin ohne Zuhilfenahme von Spezialuntersuchungsmethoden nicht möglich ist.

„Die Konturform ist linear angenähert senkrecht verlaufend bei einer vorhandenen Mediastinitis, bogig nach lateral konvex oder rund bei gutartigen Solitärtumoren und polycyclisch bei Lymphknotentumoren" (Herbig, Ganz und Vieten). Eine runde oder ovaläre, glatt abgegrenzte Form besitzen die meisten cystischen, gutartigen Formationen, die außerdem langsames Wachstum erkennen lassen. Die rundliche Form der neurogenen Tumoren wird oft mit einer „Billardkugel" verglichen.

Dermoidcysten können z. B. birnen- oder tropfenförmig sein oder ovoide Formen aufweisen. Höckerung der Randkontur zeigen Teratome und verschiedene maligne Tumoren. Bekannt sind die polycyclischen Formen systematisierter Lymphknotenerkrankungen, hingegen zeigen die Thymusgeschwülste ein vielfältiges Bild mit mehr polygonal kantigem Aussehen, das aber auch maligne Lymphome oder die Lymphogranulomatose aufweisen können. Die symmetrische Verbreiterung spricht für maligne oder granulomatöse systematisierte Lymphknotenerkrankungen. Benigne Wucherungen und Metastasen sind einseitig. Schließlich sei noch auf die Form und Größenveränderung bei Verlaufsbeobachtung hingewiesen oder auf das Ansprechen nach Bestrahlung oder Antibiotica.

Unregelmäßige und unscharfe Begrenzung der Randkonturen lassen an ein invasives Geschehen denken, besonders dann, wenn die Verschattung ein komplexes, der Form nach nicht differenzierbares Aussehen besitzt. Hierbei sind solche Prozesse, die vom Bronchialsystem in das Mediastinum einwachsen, nicht zu vergessen. Unscharfe Randbegrenzungen haben auch manchmal Thymolipome oder diffuse mediastinale Lipomatosen und schließlich die Mediastinitiden. Die Schattenintensität mediastinaler raumbeschränkender Gebilde läßt im allgemeinen Strukturen, mit Ausnahme einiger weniger raumbeschränkender Prozesse des Mittelfells, bei denen Kalkeinlagerungen oder eine knochendichte Verschattung nachweisbar werden, nicht erkennen. Verkalkungen kommen auf Hartstrahlaufnahmen und Schichtaufnahmen am besten zur Darstellung. Kalkablagerungen sind nichts Charakteristisches und werden bei tuberkulösen Lymphknoten, Strumen, Teratomen (manchmal mit typischen Knochenstrukturen oder gar Zähnen) und Thymomen beobachtet. Bei osteochondromatösen Geschwülsten und gutartigen Mesotheliomen sind ebenfalls Kalkeinlagerungen beschrieben worden. Schließlich findet man Verkalkungen nicht selten in neurogenen Tumoren.

Der Nachweis von Phlebolithen ist fast spezifisch für cavernöse Haemangiome. Ist eine Verkalkung randständig, so spricht dies für eine cystische oder cystoide Geschwulstform, hingegen liegen zentrale Kalkansammlungen mehr in Lymphknoten. Osteogene Gebilde gehören oft zu teratoiden Tumoren oder Osteochondromen. Zu Dichteunterschieden kommt es natürlich auch dann, wenn sich Kommunikationen zum Respirationstrakt mit Höhlenbildung und Flüssigkeitsspiegel entwickeln.

Eine der wichtigsten Feststellungen während der Durchleuchtung ist jedoch die Beweglichkeit des Mediastinums oder seiner Organe, und nicht zuletzt eventuell Verschattungen. Neben der inspiratorischen und exspiratorischen Verschieblichkeit des Mittelfellraumes bzw. der Verschattung der Organe müssen in erster Linie die Schluck- und Hustenverschieblichkeit (Strumen) sowie eigene oder mitgeteilte Pulsationen bei Aneurysmen bzw. dünnwandigen Cysten oder das Fehlen derselben als wertvolle Anhaltspunkte für pathologische Veränderungen beobachtet werden.

Wie GIANTURCO empfiehlt, lassen sich die nicht gefäßbedingten Randkonturen des Mediastinums im p.a. Strahlengang mit Hilfe des Valsalva-Versuches besser darstellen. Dies wird dadurch erreicht, daß man eine Röntgenaufnahme im Müller-Trendelenburgschen Inspirationsversuch mit geschlossener Glottis vornimmt und diese dann mit einer zweiten Aufnahme unter den Bedingungen des Valsalva-Versuches (Exspiration bei geschlossener Glottis) vergleicht. Dabei kommt es durch das Auspressen der vorwiegend venösen Gefäße, besonders im cranialen Abschnitt des Mediastinums, zu einer besseren Darstellung der mediastinalen Begrenzung. Unter Umständen läßt sich hierdurch eine substernale Struma aus dem Thoraxraum nach cervical (cranial) verlagern.

Falls keine angeborene Deformierung der Thoraxwand, d.h. der Wirbelsäule, des Sternums und der Rippen besteht, können solche Veränderungen auch auf Tumoren, die im hinteren Mediastinum gelegen sind, wie z.B. auf ein Neurofibrom oder ein Chordom hinweisen.

Destruktive Knochenveränderungen sprechen immer in erster Linie für eine Malignität des Prozesses. Selbstverständlich können auch entzündliche Erscheinungen bis zu einem gewissen Grad eine scheinbare Knochendestruktion im Röntgenbild erzeugen. Bei Skeletmißbildungen kann man annehmen, daß die im Mediastinum gelegenen Prozesse gutartig sind.

Falls die röntgenologische Nativuntersuchung des Mediastinums mit Durchleuchtung und Aufnahmen nicht zum Ziele führt, was oft der Fall ist, muß man röntgenologische Spezialuntersuchungen des Thorax zur Hilfe nehmen.

2. Spezialuntersuchungen des Thorax ohne Verwendung von Kontrastmitteln

a) Röntgenschichtaufnahmen

Als eine den Kranken am wenigsten belastende Methode der Spezialuntersuchungen findet neben der Durchleuchtung und Aufnahme das Röntgenschichtverfahren seine Anwendung. Zu Anfang war diese Methode, die zunächst nur in einer Ebene, d.h. parallel zur Körperachse, durchführbar war (GREINEDER, SMERCHINICH), zwar eng begrenzt, aber bei weitem geeigneter als die reine Durchleuchtung und Aufnahme, einen mehr oder weniger homogenen Mittelschatten zu durchdringen.

Eine Erweiterung dieser Grenzen bzw. der Einsatzmöglichkeit fand die Schichtuntersuchung durch das *transversale Schichtverfahren* (D'ABREU, BUZZI, GEBAUER, STIEVE, VITALE u.a.). Durch diese letztgenannte Methode wird uns die Möglichkeit gegeben, in Form der Körperquerschnittsdarstellung einen guten Einblick in den Mittelfellraum zu bekommen.

Selbstverständlich können die *parallel zur Körperachse gelegenen Schichtaufnahmen* sowohl im sagittalen als auch im frontalen Strahlengang vorgenommen werden und zur differentialdiagnostischen Klärung einer Mediastinalverbreiterung beitragen (Abb. 5a, b). Besonders bei Kindern läßt sich unter Anwendung der Simultanschichtuntersuchung im sagittalen wie im frontalen Strahlengang eine differentialdiagnostische Abgrenzung zwischen Thymus und anderen Mediastinalverbreiterungen, wie z.B. Lymphknotenschwellungen oder Tumoren, ermöglichen, wobei der Thymus nach Lage, Form und Größe relativ gut beurteilbar ist. Der normale Thymus bildet sich etwa 2—3 cm von der vorderen Brustwand entfernt scharf ab (BRYUM). Der Bronchialbaum läßt sich nach FREY im *frontalen Schrägschichtverfahren* besser darstellen als in der streng frontalen Ebene. Darüber hinaus kann man mit dieser Methode paratracheale und mediastinale Lymphknotenschwellungen nachweisen. Bei der radiologischen Exploration des Mediastinums haben sich Schichtuntersuchungen als ausgesprochen vorteilhaft erwiesen, da sich mit ihrer Hilfe die Form und Ausdehnung der Geschwulst, vor allem aber ihre mediale Abgrenzung besser bestimmen lassen. Da die äußeren Konturen und Grenzen gegeneinander deutlicher zur Darstellung kommen, sind Schichtuntersuchungen besonders geeignet zur Feststellung der Lagebeziehung von Tumoren zur Umgebung bzw. den Nachbarorganen. Die letztere Möglichkeit kann durch ein Pneumomediastinum *(Pneumatoschichtaufnahmen)* entscheidend unterstützt werden (s. Abb. 88d, e).

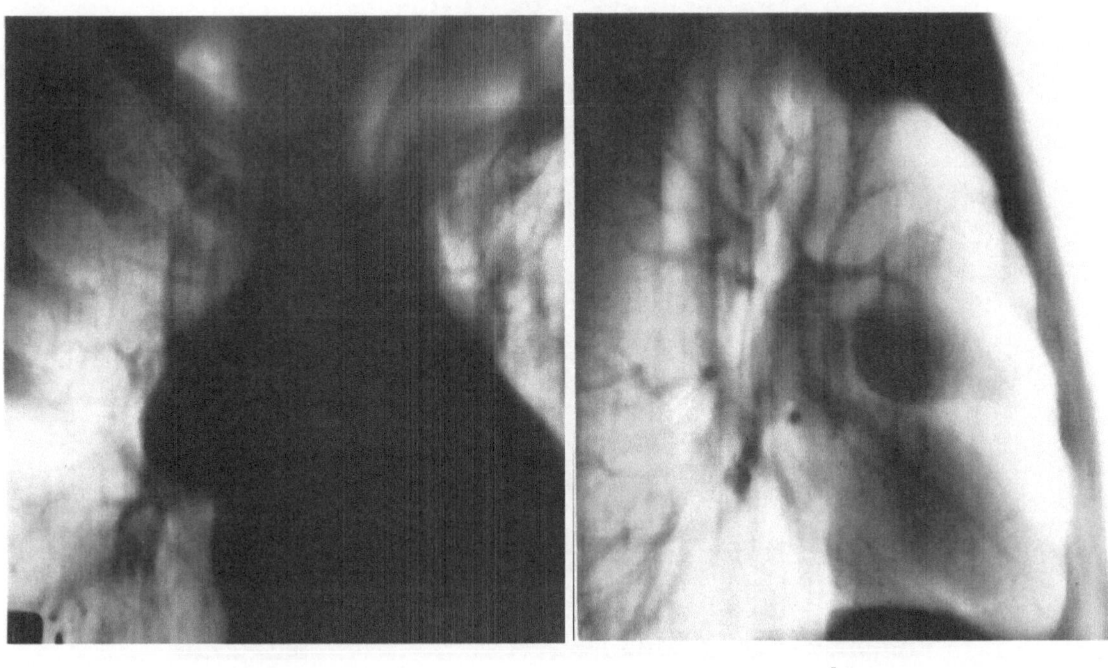

a b

Abb. 5a u. b. Schichtaufnahmen eines raumbeschränkenden Prozesses des vorderen Mediastinums im p.a. und frontalen Strahlengang (histologisch: Thymom)

Ferner bringen die Schichtaufnahmen eine bessere Analyse von Verkalkungen sowie eine gleichzeitige Darstellung der Luftwege, besonders des proximalen Hilusgebietes. Eine begrenzte Anwendung der Schichtuntersuchung im Mittelfellraum ist wohl dadurch gegeben, daß eine gleiche Strahlenabsorption fast aller im Mediastinum liegenden Organe besteht. Erst wenn das angrenzende Gewebe (Tumorgewebe usw.) eine andere Strahlenabsorption aufweist, kommt es zu einem klaren Erfassen von Konturveränderungen, Verlagerungen oder Lumeneinengungen und damit zu einer wesentlich sichereren Differenzierungsmöglichkeit. In welchem Strahlengang die Schichtaufnahmen erfolgen müssen, wird von der auf Grund der Durchleuchtung festgelegten Lokalisation und Ausdehnung des raumbeschränkenden Prozesses abhängig zu machen sein. So wird man z.B. bei Tumoren im hinteren Mediastinum die Schichtuntersuchung im frontalen Strahlengang vorziehen, um die Foramina intervertebralia zwecks Darstellung von Sanduhrgeschwülsten besser abgrenzen zu können. Es besteht die Möglichkeit, außer frontal, sagittal oder schräg, auch axial-transversal zu schichten (Abb. 6).

Auf Grund seiner Untersuchungen über die Topographie der Mediastinalorgane im Röntgenbild, wobei Schichtaufnahmen kontrastmittelgefüllter Gefäße an Leichen mit Schichtbildern Lebender verglichen wurden, kommt STIEVE zu dem Ergebnis, daß sich die Gefäße am besten auf Schichtaufnahmen im ersten und zweiten schrägen Durchmesser beurteilen lassen, die transversalen Schichtaufnahmen aber die besten

Orientierungsmöglichkeiten über das Mediastinum bieten und Einzelheiten zur Darstellung bringen, die auf den Schichten im sagittalen, frontalen und schrägen Durchmesser nicht zu erkennen sind.

STIEVE und SCHAUDICH weisen auf Abweichungen von anatomischen Befunden an Leichen gegenüber dem Transversalschichtbild hin, was durch die Eröffnung des Thorax bei der Erhebung des anatomischen Befundes zurückzuführen sein dürfte. So läßt sich durch das transversale Schichtverfahren die Ausdehnung und Lage pathologischer Prozesse, wie z.B. Tumoren, Lymphome, Mediastinalhernien im vorderen und hinteren

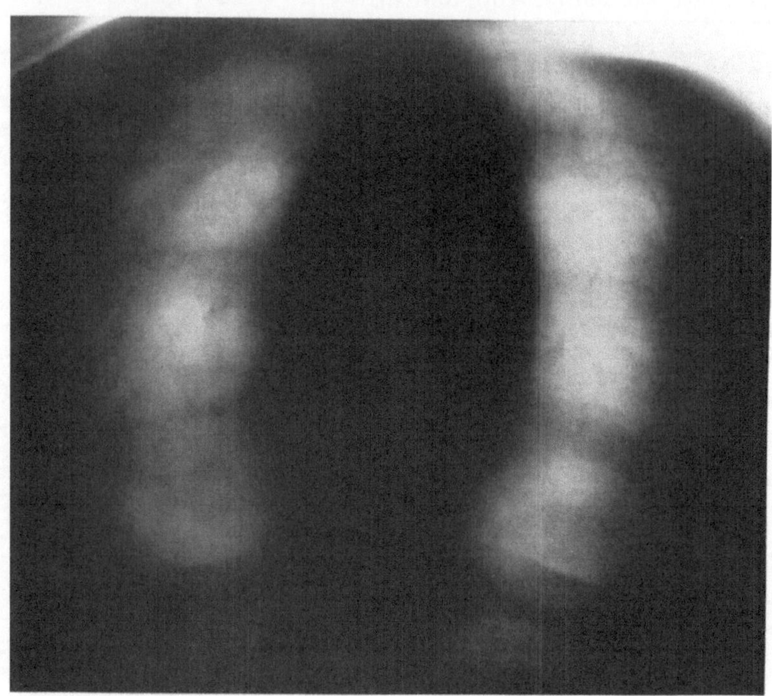

Abb. 6. *Transversalschichtaufnahme* des Thoraxraumes mit Darstellung des Herzens und der Aorta im mittleren Mediastinalbereich

Mediastinum sowie in den costo-mediastinalen Recessus genauer bestimmen (GEBAUER, VALLEBONA, BALESTRA und VIGNOLINI, GERNEZ, RIEUX und BONTE, LODIN, DÜX und THURN).

Durch Beachtung der unterschiedlichen Strahlendichte kann eine Abtrennung eines Tumorschattens von Atelektasen und Flüssigkeitsansammlungen der Umgebung möglich werden (GATZEK und LESSMANN). Beziehungen der Trachea zu den Nachbarorganen im oberen Mediastinum und insbesondere zum kontrastmittelgefüllten Oesophagus lassen sich gut erkennen. Auf den Schichten des unteren Mediastinums kommen die Hilusgefäße und ihre Umgebung sowie der Transversaldurchmesser des Herzens zur Darstellung. Die Schichthöhe entspricht für das vordere obere Mediastinum dem 6.—7. BWK, für das untere hintere Mediastinum dem 9.—10. BWK (PALAZZOLO). Über Beobachtungen von Verlagerungen des Mediastinums bei Pneumothorax, Thorakoplastik und Pneumomediastinum im Schichtbild berichten MATTINA, CURIALE und CRICCHIO. Schließlich dient die Schichtuntersuchung nicht allein diagnostischen Zwecken, sondern ist auch zur Verlaufsbeobachtung pathologischer Prozesse während und nach chemo- und strahlentherapeutischen Maßnahmen in Anwendung zu bringen.

Eine bessere Beurteilung des Mediastinums und seiner Umgebung ist durch die Anwendung eines speziellen Filters gegeben. Hierdurch wird es möglich, einen aus dem Mediastinum auf die Lunge und umgekehrt übergreifenden Prozeß klar im Schichtbild zu erfassen (Abb. 7a—c) (GAJEWSKI, KRAUS u. KLEMENCIC).

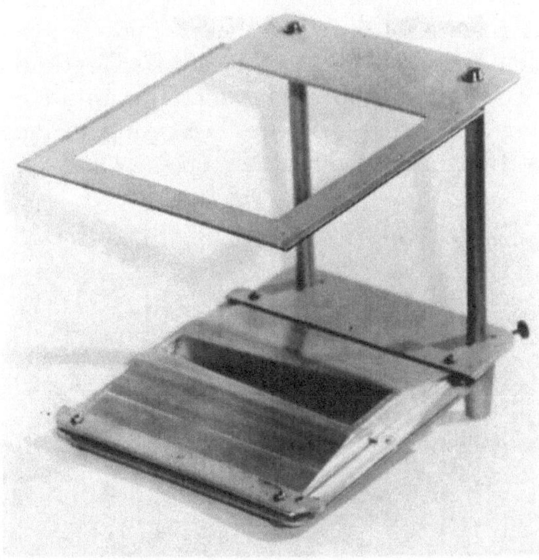

a

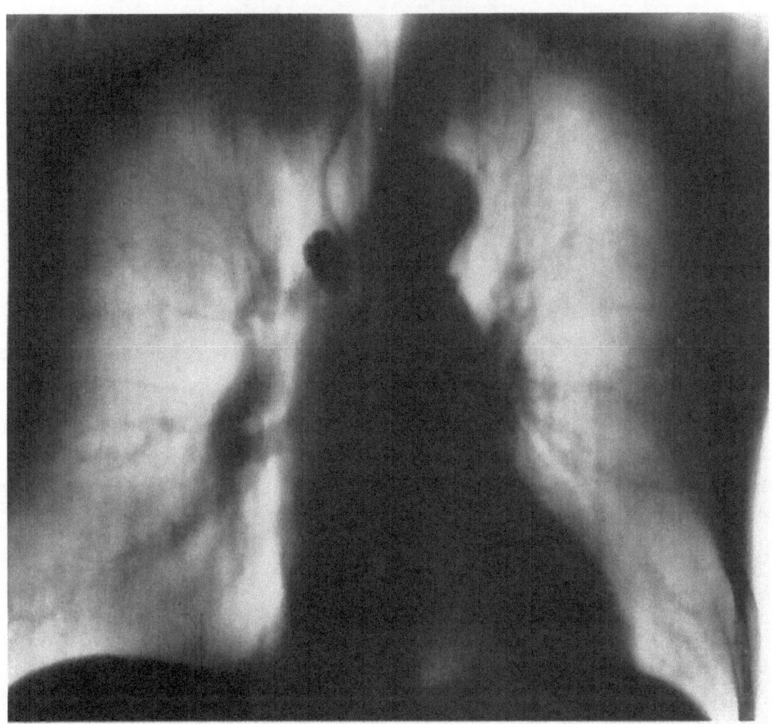

b

Abb. 7a—c. a Abbildung des Ausgleichfilters. b Schichtaufnahme der Lunge mit Ausgleichfilter in der Schichttiefe 12,8 cm im p.a. Strahlengang: Überdattelkerngroßer verkalkter Lymphknoten, der fast zur Hälfte in den rechten Hauptbronchus eintaucht. Atelektatische Veränderungen der rechten Lunge sind nicht nachweisbar

Eine Erweiterung der diagnostischen Möglichkeiten zur Klärung mediastinal gelegener Prozesse ist durch „Neige-Frontalschichten" gegeben (Frain, Martin und Broussin, Markovits, Frey, Sommer und Laubenberger).

Das Hauptziel dieser Methode ist die Darstellung der Trachealebene, die gegen die Vertikalebene um 15—17° beim Erwachsenen geneigt ist, wobei Ober- und Unterlappenbronchien bis zur Segmentabzweigung besser zur Darstellung kommen können.

Bei der „geneigten“ Frontalschichtuntersuchung wird durch koordinierte Drehung von Objekt und Film bei fixierter Röhre mit Hilfe einer vergrößerten Verwischung (bis zu 180°) eine kleine Schichtdicke scharf abgebildet. Die Methode hat den Nachteil, daß Verwischungsfiguren der Rippen abgebildet werden. Ein ähnliches Verfahren ist auch die Schrägschichtuntersuchung mit linearer Röhrenbewegung in longitudinaler Körperachse unter Verwendung eines Lungenausgleichfilters (Gajewski, Kraus und Klemencic).

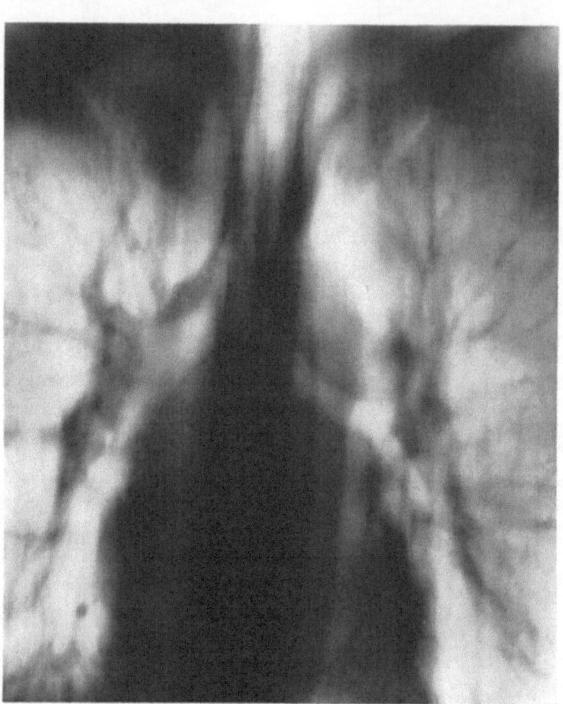

Abb. 7c. Schrägschichtaufnahme des Hilus in Schichttiefe $11^1/_2$ cm mit Ausgleichsfilter

Die Tracheo-Bronchialverzweigungen kommen dadurch in einer Ebene zur Darstellung. Außerdem wird der Dichteunterschied Mediastinum—Lunge durch das Filter ausgeglichen.

Das Verfahren eignet sich besonders zur Darstellung von Mediastinalprozessen, die auf die Lunge übergreifen und dem Nachweis von Erkrankungen der Lunge, die zu Hilusveränderungen führen.

b) Kymographie

Als Technik zur Registrierung von Bewegungsvorgängen (Beobachtung über die Verschieblichkeit von Mediastinaltumoren, Schluck- und Hustenverschieblichkeit, eigene und mitgeteilte Pulsationen usw.) ist die Kymographie die bevorzugte Methode (Dahm, Schoen, Stumpf, Weber und Weltz). Die Kymographie geht auf Sabat sowie Gött und Rosenthal zurück und sollte in erster Linie Bewegungsabläufe am Herzen und an Stammgefäßen erfassen. Die Entwicklung reicht vom *Einschlitzkymogramm* über das *Flächenkymogramm* bzw. *Distanzkymogramm* (Stumpf und Grasser) bis zum *Elektrokymogramm* (Heckmann, Haubrich, Marchal, Lissner). Die Bedeutung der Kymographie für die Diagnose mediastinaler Erkrankungen liegt darin, daß außer der röntgenologischen Bewegungsregistrierung des Herzens und der Gefäße mitunter auch eine Differenzierung zwischen Eigenbewegungen und mitgeteilten Pulsationen möglich ist. Durch den Kymographen nach Stumpf werden in differentialdiagnostischer Hinsicht gute funktionelle Voraussetzungen geschaffen. Allerdings sind auch dieser Methode, wie zahlreiche Arbeiten auf diesem Gebiet beweisen, Grenzen gesetzt (Bullo, Fiske und Grace, Meyer, Scott und Moore, Thoyer-Rozat, Codet und Bonte sowie Zuppinger).

Das pulsierende Gefäß hat eine charakteristische eigene, in alle Richtungen (vertikal und horizontal) gehende Randbewegung (Volumenschwankung) sowie deutliche systolisch-diastolische Dichteänderungen. Die Leistungsfähigkeit dieser Methode wird dadurch eingeengt, daß Aneurysmen infolge ausgedehnter Wandthrombosierungen nicht immer spontan pulsieren (Abb. 8). Dagegen ist es durchaus möglich, daß Tumoren unter Umständen eine mitgeteilte Pulsation aufzeigen. Meist handelt es sich hierbei um nicht gefäßbedingte Tumoren des Mittelfellraumes (HAUBRICH u.a.).

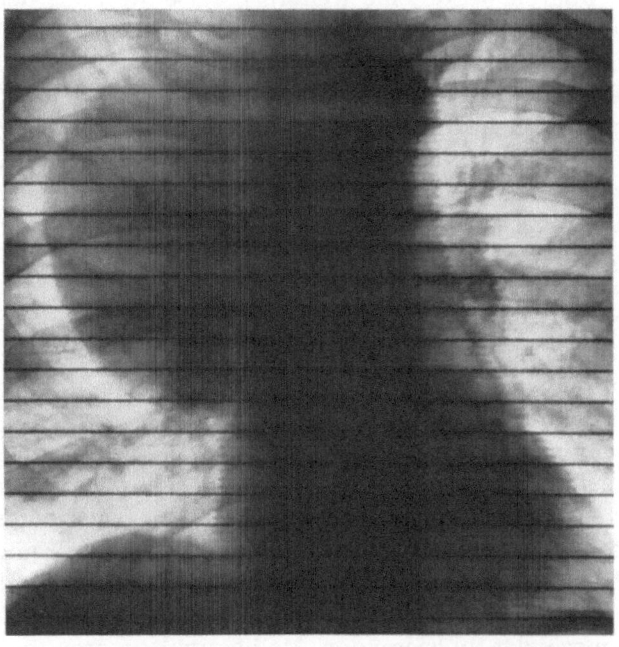

Abb. 8. *Kymographische Aufnahme des Herzens im p.a. Strahlengang.* Überfaustgroßer, vom Mediastinum nicht abgrenzbarer Prozeß, der sich gegen die linke Lunge vorwölbt und keine sicheren Pulsationen aufweist (Aneurysma der Aorta ascendens, thrombosiert)

Nach DAHM und HAUBRICH eignet sich die Kymographie sehr gut zum Studium der Bewegungsvorgänge des Zwerchfells und des Mediastinums.

Tumoren zeigen meist, auch wenn sie passiv bewegt werden, keine Dichteänderungen und haben abgeschwächte, versetzte (mitgeteilte) und deformierte Amplituden. Bei mitgeteilter Pendelbewegung kann es am Berührungsbereich zwischen Gefäß und Tumor zu einer Art „Zahnradphänomen" kommen. Fehlt der Kontakt mit dem Gefäßsystem, so ist ein Nachweis von Pulsationen nicht zu erwarten. Praktisch lassen sich die Verhältnisse kymographisch oft nicht mit genügender diagnostischer Sicherheit deuten. Durch zahlreiche Wechselbeziehungen zwischen Zwerchfell und Mediastinalbewegungen wird die Verwertbarkeit der Kymographie, auch besonders bei stenosierenden Prozessen der Luftwege bzw. des Bronchialsystems stark eingeengt, da eine genaue Analyse eine sehr große Erfahrung voraussetzt. Während Cysten im Mediastinum eine mitgeteilte Pulsation aufweisen, zeigen derbere Tumoren von einer gewissen Größe ab keine mitgeteilten Pulsationen (STUMPF). MIDDELDORPF und ADAM haben daher die Anwendung der Kymographie zur Abgrenzung zwischen soliden Geschwülsten und Cysten vorgeschlagen.

Der Aorta oder dem Herzen eng anliegende Geschwülste können die Kreislaufbewegung derart mitmachen, daß eine Differenzierung kymographisch nicht möglich ist. Eine andere Schwierigkeit bilden die thrombosierten Aneurysmen, die natürlich stark abgeschwächte Pulsationen oder sogar fehlende Pulsationen aufweisen.

Als Hilfe bei der Differentialdiagnose von Aneurysmen und kompakten Mediastinaltumoren geben SCHNEIDER und CEBALLOS die *biaxiale Kymographie* an.

Dabei wird ein Kymogramm mit horizontalem und vertikalem Rasterablauf angefertigt. Bei Aneurysmen finden sich im allgemeinen auf beiden Aufnahmen, also in zwei aufeinander senkrecht stehenden Ebenen, Bewegungsausschläge. Solide Tumoren mit mitgeteilten Bewegungen zeigen dagegen nur in einer Richtung Pulsationen.

Auf die schwierige Beurteilung des kymographischen Bildes des rechten mediastinalen Gefäßbandes weist u.a. Juliani hin, da sich normalerweise schon die Bewegungen aus mehreren Systemen, den Aortenausschlägen, den Eigenpulsationen der Venen und den ihnen mitgeteilten Aortenbewegungen, zusammensetzen.

In den dreißiger Jahren wurde eine weitere präzise Methode der Analyse von Randbewegungen normaler und pathologischer Prozesse des Herzens und des Mediastinums, die Elektrokymographie, erarbeitet. Als erster, der seit 1933 mit dieser Methode Erfahrungen gesammelt hat, wird v. Kalocsay genannt. Es handelt sich um eine graphische Registrierung der pulsationsbedingten Dichteunterschiede der Herzrandgebiete und der Lungengefäßperipherie. Von deutscher Seite war es besonders Heckmann, der die Grundlagen für diese Untersuchungstechnik angegeben hat. In Frankreich ist es M. Marchal, in dessen Veröffentlichung diese Untersuchungsmethode den Namen *Cinédensigraphie* führt.

Die Analyse der Herz- und Gefäßwandbewegung ist mit dieser Methode bereits entwickelt (Heckmann, Haubrich u.a.). Wenig Erfahrung besteht derzeit jedoch hinsichtlich des Bildes der mitgeteilten Bewegungen durch Tumoren des Mediastinums und im Hilusgebiet, da scharf abgegrenzte Tumoren die Pulsationen der benachbarten Gefäße und des Herzens wiedergeben.

Infiltrierend wachsende Prozesse weisen praktisch keine Randbewegung auf. Deshalb muß man bei Mediastinaltumoren immer wieder berücksichtigen, wie weit ein Tumor von den benachbarten Gefäßen entfernt liegt (Lissner). Nach demselben Autor können im Elektrokymogramm manchmal feinere Veränderungen richtungweisend sein, wenn z.B. ein der A. pulmonalis eng anliegender Tumor zu einem im Vergleich mit der Aortenpulsation flacheren systolischen Kurvenanstieg führt und keine Incisur zustande kommt. Zur Differentialdiagnose der pulsierenden Mediastinaltumoren hat Marchal folgende Erfahrungen gesammelt:

1. Im Gegensatz zum primären Bronchialcarcinom zeigen die mediastinalen Tumoren nicht das Phänomen des Pulsationsstops der kleinen peripheren Lungengefäße. Dagegen lassen sich die Mediastinaltumoren auf eigene Pulsation untersuchen, wobei wertvolle Schlüsse daraus zu ziehen sind, auch wenn röntgenologisch bzw. flächenkymographisch diese Tumoren keine Pulsationen erkennen lassen.

2. Es bestehen Unterschiede im elektrokymographischen Bild zwischen Aortenaneurysmen und mediastinalen Tumoren mit übertragbaren Pulsationen, wobei letztere ganz andere Kurven und andere Zeitabstände zwischen den Herzzacken im mitgeschriebenen EKG und in der In- und Exspiration ergeben, während bei den Aneurysmen der Aorta als auch der A. pulmonalis der Zeitabstand zwischen der R-Zacke und dem Kurvenbeginn immer derselbe bleibt.

Die Elektrokymographie hat gegenüber der Angiokardiographie den Vorteil, daß sie unblutig ist und daher so oft wie möglich wiederholt werden kann. Nach Marchal beträgt die Strahlenbelastung etwa $^1/_{10}$ der einer normalen Durchleuchtung des Herzens. Die kymographischen Ergebnisse können bei einem Teil der Fälle diagnostisch weiterhelfen. Wie schon oben gesagt, muß man aber wissen, daß mit diesem Verfahren nicht immer eindeutige Ergebnisse zu erzielen sind. Unter Umständen kann das Kymogramm jedoch bei der Indikationsstellung zur Angiographie bzw. Angiokardiographie weiterhelfen.

Neben der kymographischen Studie des Herzens und der Gefäße läßt sich auch die Beweglichkeit des Zwerchfells und des Mediastinums aufzeichnen. Mit dieser Methode werden die Auswirkungen des Schnupfversuches registriert oder am Zwerchfell eine paradoxe Atemverschieblichkeit nachgewiesen (Haubrich).

3. Spezialuntersuchungen unter Verwendung von künstlichen Kontrastmitteln

a) Negative Kontrastmittel

α) *Diagnostischer Pneumothorax*

Zur Klärung intrathorakaler, d.h. von der Lunge oder eventuell der Pleura wie auch direkt von Mediastinalorganen ausgehender Prozesse, wurde seinerzeit mit großem Erfolg von LENK der diagnostische Pneumothorax eingeführt. Diese Methode soll besonders im Kindesalter in der Differentialdiagnostik zwischen beispielsweise akzessorischem Lungenlappen und mediastinalem Tumor oder beim abgekapselten mediastinalen Erguß, zur Abgrenzung gegenüber einer vom Mediastinum ausgehenden Raumbeschränkung, nach Schrifttumsangaben, von besonderem Nutzen sein. STEPANOV zieht den künstlichen Pneumothorax dem Pneumomediastinum und der Schichtuntersuchung vor.

Der diagnostische Pneumothorax spielt für das Erkennen mediastinaler Geschwülste eine untergeordnete Rolle, denn schon vor der Ära der Thoraxchirurgie wurde dieses diagnostische Vorgehen wieder weitgehend verlassen. Trotzdem gibt es einzelne Autoren, die diese Methode auch in dieser Zeit noch anwendeten und befürworteten (AKMAN, ANDRUS und HEUER, SENGSPIEL, RUZIKA und LODMEL). Komplikationen, wie beispielsweise eine Flüssigkeitsansammlung im Thoraxraum, belasten diese Methode (SAUERBRUCH). Außerdem wird der diagnostische Effekt nur dann voll ausreichend sein, wenn ein kompletter Kollaps der Lunge eintritt und Pleuraverwachsungen ein Kollabieren der Lunge nicht verhindern, so daß eine sichere Abgrenzung des Mediastinums und der Lunge möglich ist (AURIG).

β) *Pneumomediastinum*

Durch das Eindringen eines Gases in den Mediastinalraum, der sich im Röntgennativbild als ein homogener Schatten darstellt, entstehen schmale Aufhellungen um den Mediastinalraum, wodurch eine Abgrenzung und bessere röntgenologische Beurteilung erzielt werden soll. Konnte man sich doch vor Einführung des Pneumomediastinums durch CONDORELLI, auch unter Verwendung von Schichtaufnahmen und durchexponierten Aufnahmen, nur auf die Beurteilung der Begrenzung des Mediastinalschattens beschränken und Dichteunterschiede nur bedingt wahrnehmen. Auch Untersuchungsverfahren wie Kymographie und Elektrokymographie, die zweifellos eine wertvolle Bereicherung in der Differentialdiagnose mediastinaler Prozesse darstellen, lassen diagnostische Schlüsse nur im Hinblick auf die Grenzverhältnisse zwischen Mediastinum und Lunge zu. Da Überlagerungen die Beurteilung einer Pneumomediastinographie erschweren, weisen fast alle Autoren auf die Vorteile der Kombination mit Schichtaufnahmen in verschiedenen Ebenen, einschließlich Transversalschichtverfahren, hin.

Im Laufe der Jahre wurden verschiedene technische Verfahren zur Einführung des Gases in das Mediastinum entwickelt, die alle ihre Vor- und Nachteile bieten. In Anlehnung an das Schema von MACARINI und OLIVA sei im folgenden eine Übersicht über die verschiedenen, in der Literatur aufgezeigten Wege der Gasinsufflation gegeben, wobei nur auf die im Schrifttum am häufigsten beschrittenen Wege näher eingegangen werden wird.

αα) *Direkte Wege*

(Einführung des Gases unmittelbar in das Mediastinum):

a) retrosternal bzw. suprasternal (CONDORELLI, BARIÉTY usw.),
b) prätracheal (CONDORELLI),
c) transtracheal (CONDORELLI),
d) epigastrisch-retroxyphoidal (BACCAGLINI jr., ROSSELLO),
e) latero-dorsal (retrooesophagealer Raum, PAOLUCCI und GIACOBINI),
f) transbronchial (SCHIEPATI, INGENIEROS, VAGO-ZANETTI, PEGRIM u. Mitarb.),
g) transsternal (KREEL, BLENDIS, PIERCY, SANSONE),
h) parasternal (SANSONE).

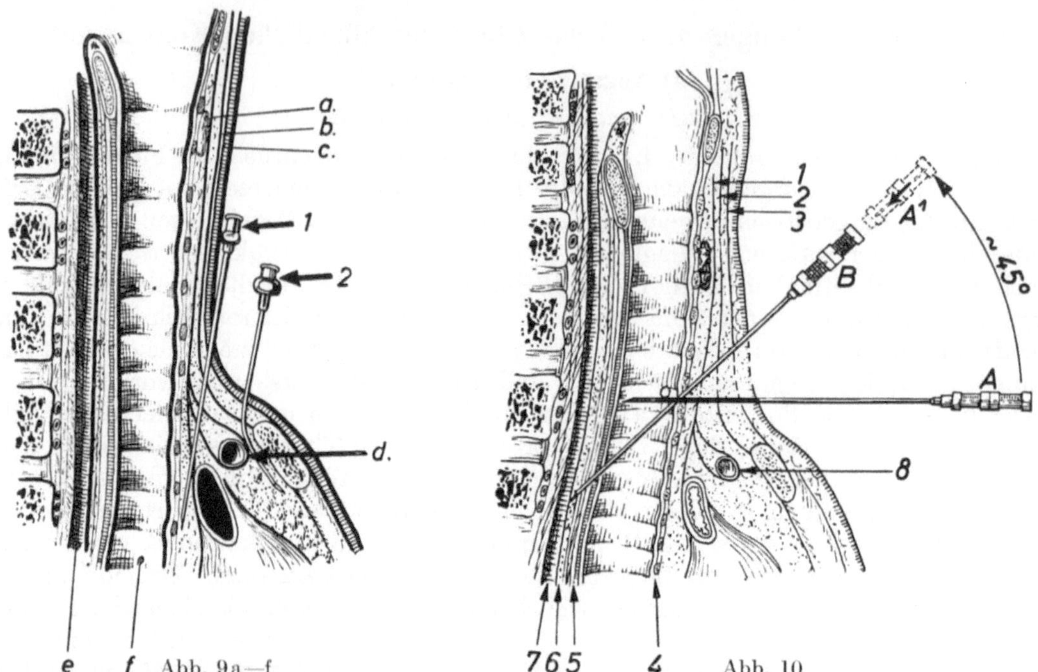

Abb. 9a—f. Einstichstellen zur Gasfüllung des vorderen und hinteren Mediastinums. (Nach CONDORELLI, TURCHETTI und PIDONE.) *1* Lage der Nadel zur Luftfüllung des hinteren Mediastinums (erste Methode). *2* Lage der Nadel zur Luftfüllung des vorderen Mediastinums. a Tiefes Blatt der mittleren Halsfascie. b Oberflächliches Blatt der mittleren Halsfascie. c Oberflächliche Halsfascie. d Truncus venosus brachiocephalicus links. e Oesophagus. f Trachea (retrosternaler, prätrachealer Weg)

Abb. 10. Einstichstellen zur Gasfüllung des hinteren Mediastinums (zweite Methode). (Nach CONDORELLI.) *A* Lage der Nadel zum Einstich in die Haut und die vordere Trachealwand. *B* Lage der Nadel zum Einstich in die hintere Trachealwand. *1* Tiefes Blatt der hinteren Halsfascie, *2* oberflächliches Blatt der hinteren Halsfascie, *3* oberflächliche Halsfascie, *4* vordere Trachealwand, *5* hintere Trachealwand, *6* lockeres Zellgewebe zwischen Trachea und Oesophagus, *7* Oesophagus, *8* Truncus venosus brachiocephalicus links (transtrachealer Weg)

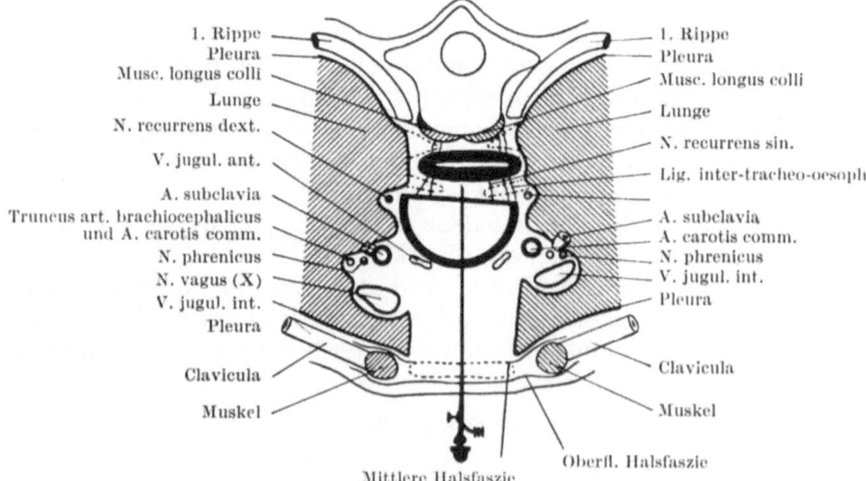

Abb. 11. Schematische Darstellung der Einstichtechnik bei der transtrachealen Technik. (Nach BARIÉTY, COURY, MATHÉ und ABELANET) in der Körperquerschnittsachse

Zu a) retrosternaler bzw. suprasternaler Weg (Abb. 9): Die Punktion erfolgt über dem Jugulum mit einer gebogenen Kanüle, die längs der Rückseite des Sternums eingeführt wird. Zur Luftfüllung gelangt das vordere Mediastinum, dessen Luftkapazität zwischen mit 300—600 ml angegeben wird.

Zu b) prätrachealer Weg: Es gilt dieselbe Technik wie für Punkt a).

Zu c) transtrachealer Weg (Abb. 10, 11): Bei der von CONDORELLI angegebenen Methode wird etwa zwei bis drei Querfinger oberhalb des Manubrium sterni die Vorderwand der Trachea zwischen zwei Ringknorpeln in horizontaler Richtung mit einer normalen Kanüle zur Pneufüllung durchbohrt. Man kippt die Kanüle etwa 45 Grad in cranio-caudaler Richtung und durchstößt die Pars membranacea der Trachea, so daß die Nadelspitze zwischen der Hinterwand der Trachea und dem Oesophagus (hinteres Mediastinum) zu liegen kommt. Nach Insufflation von etwa 200 ml Luft entsteht zunächst ein hinteres Pneumomediastinum, nach weiterer Insufflation von 300—500 ml, je nach Größe des Patienten, dringt die Luft auch in das vordere Mediastinum ein, so daß letztlich ein totales Pneumomediastinum erreicht wird. BARIÉTY und COURY haben für diese Methode eine Spezialkanüle entwickelt, die unangenehme, aber nicht sonderlich gefährliche Zwischenfälle, wie Hustenreiz, Pneumothorax oder ungewollte Punktion der großen retrosternalen Gefäße vermeiden soll.

Zu d) epigastrisch-retroxyphoidaler Weg (BACCAGLINI, ROSSELLO, BALMES, THEVET, HUGHES, HANAFEE und O. LOUGHLIN) (Abb. 12a, b): Die Punktion erfolgt in der Mittellinie unter dem Processus ensiformis des

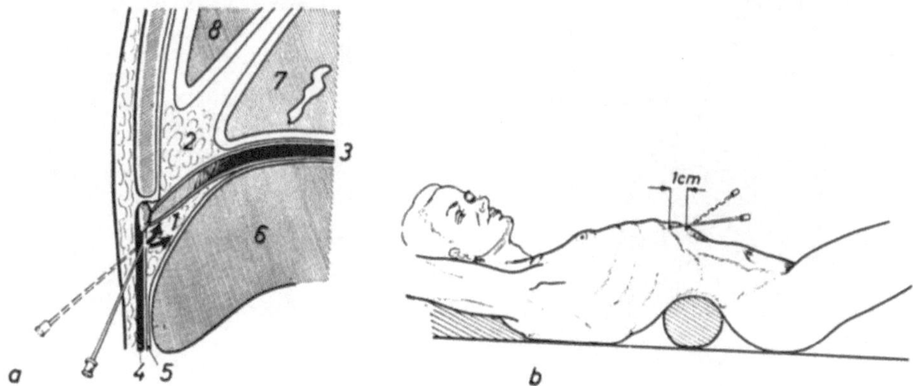

Abb. 12a u. b. Einstichstelle zur Gasfüllung des vorderen und hinteren Mediastinums. [Nach BACCAGLINI und ROSELLO (1951) und BALMES und THÉVENET (1954).] a Schema der Einstichstelle. b Lagerung des Patienten (nach THÉVENET). *1* Subperitonealraum, *2* vorderer unterer Mediastinalraum, *3* Zwerchfell, *4* Linea alba, *5* Peritoneum, *6* Leber, *7* Herz und Perikard, *8* Pleura und Lunge (epigastrisch-retroxyphoidaler Weg)

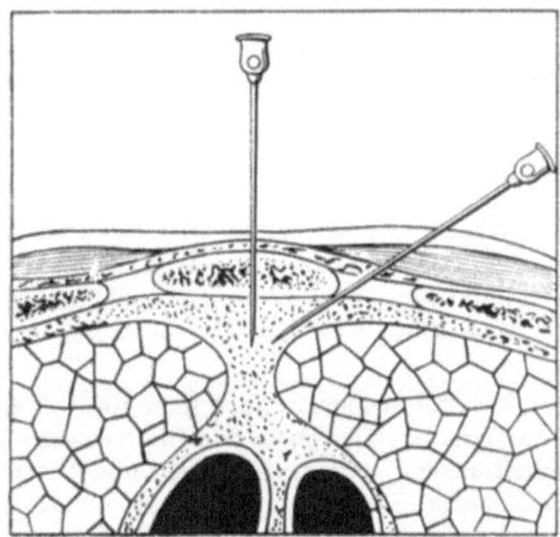

Abb. 13. Schematische Darstellung der Einstichstellen zur Gasfüllung des vorderen Mediastinums mittels transsternaler und parasternaler Technik nach SANSONE. (Aus: DE MAESTRI.) (Transsternaler und parasternaler Weg)

Brustbeins schräg nach oben. Nach Injektion eines lokalen Anaestheticums gelangt man bei vorsichtiger Punktion in die Schicht zwischen Bauchdeckenfascie und Peritoneum. Die nunmehr insufflierte Luft erreicht in Höhe des vorderen Mittelfellraumes ohne Verzögerung das vordere Mediastinum.

Zu e) latero-dorsaler Weg: Diese Methode schlug PAOLUCCI zur Luftdarstellung des hinteren Mediastinums vor. Die Kanüle wird vom Rücken her zwischen den Processus transversi, den Seitenflächen der Wirbelkörper entlanggeführt, bis man knöchernen Widerstand fühlt, um die Luft ventral von der Fascia praevertebralis in den retrooesophagealen Raum einzublasen. BENDANDI injiziert 800—1000 ml Luft in Höhe des 8. BWK von unten her in das hintere Mediastinum, wobei sich die Luft dann im ganzen Mediastinalraum ausbreitet.

Zu f) transbronchialer Weg: Mit Hilfe eines Bronchoskops und einer sehr langen Nadel wird in Höhe der Carina die Trachea durchstoßen und Luft in das Mediastinum eingeblasen.

Zu g) transsternaler Weg (KREEL, BLENDIS und PIERCY, SANSONE) (Abb. 13): Diese Methode eignet sich für die Darstellung der Organe des oberen vorderen Mediastinums. Durch die sternomanubriale Syndesmose werden ein 4 cm langer Troikar unter Röntgenkontrolle vorgeschoben und anschließend 400—500 ml Gas insuffliert.

Zu h) parasternaler Weg (SANSONE): s. Abb. 13.

ββ) Indirekte Wege

Die Einführung des Gases in den Mediastinalraum erfolgt durch Insufflation in Räume, die nicht dem Mediastinum angehören, aber mit ihm in Verbindung stehen (RUIZ-RIVAS, DE GENNES, MAY, SIMON, HERREMANN).

Retro- bzw. extraperitoneal

a) Präcoccygeal bzw. praesacral (RUIZ-RIVAS, BACCAGLINI, DE GENNES, MAY, SIMON, HERREMANN, BOGSCH und PEREDI, GIRAUD, BÉTOULIERES und PÉLISSIER).

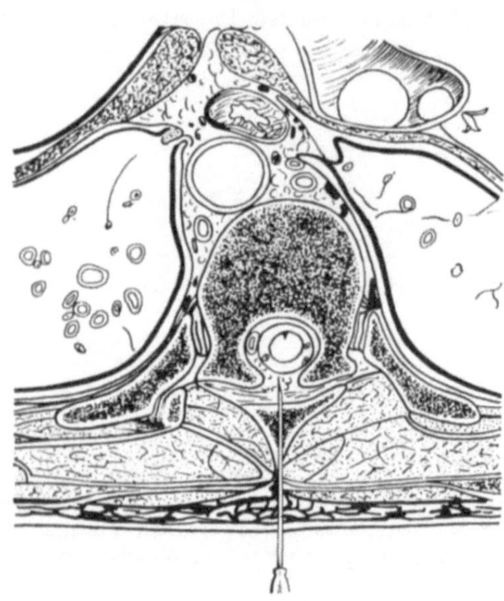

Abb. 14. Schematische Darstellung des Einstiches der Nadel bei der periduralen Gasfüllung nach CIARLA. (Nach DE MAESTRI.) (Endoarachnoidealer-extraduraler oder periduraler Weg)

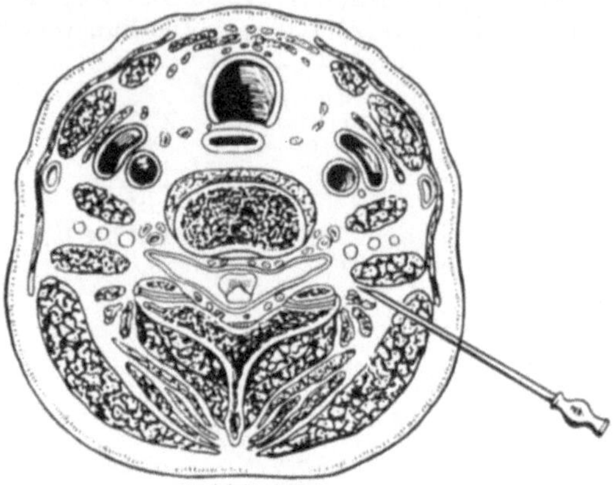

Abb. 15

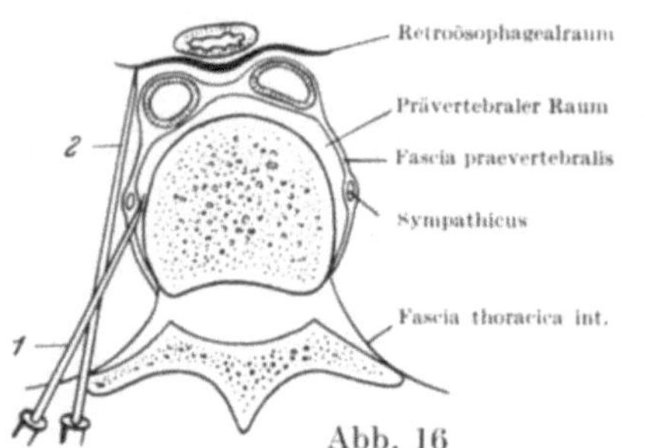

Abb. 16

Abb. 15. Schematische Darstellung der Einstichstelle bei der cervicalen Methode nach TRICOMI und CAPALDO. (Latero-cervicaler Weg)

Abb. 16. Einstichstellen (Lage der Nadeln) für die Gasfüllung des prävertebralen Raumes (*1*) und des hinteren Mediastinums (*2*). (Nach PAOLUCCI und GIACOBINI.) (Paravertebraler Weg)

Nach Punktion unmittelbar vor der Steißbeinspitze läßt man 1000—1500 ml Luft, CO_2 oder Stickoxydul unter leichtem Druck innerhalb von etwa 10—15 min in das Bindegewebe einströmen. BOGSCH und PEREDI studierten an Hand von 200 retroperitonealen Luftinsufflationen und Versuchen an der Leiche den Weg der Luftausbreitung im retroperitonealen Raum. Sie kamen zu dem Ergebnis, daß der Weg, den die Luft nimmt, von der Art und Festigkeit der Fixation des Peritoneums an der Unterlage abhängt. Das Gas breitet sich im retroperitonealen Fettgewebe entlang der Wirbelsäule nach oben aus und tritt über den Hiatus aorticus oesophagi in das Mediastinum über. Das Eindringen der Luft aus dem Retroperitoneum in das Mediastinum hängt von individuellen Gegebenheiten, wie z. B. Beschaffenheit des Bindegewebes und der Menge des lockeren Fettgewebes, ab. In der pneumomediastinalen Diagnostik ist der präsacrale Weg im Endergebnis mit einem gewissen Unsicherheitsfaktor behaftet, auf den auch HUGHES, PEREDI u. a. hinweisen.

b) Retropubisch (BÉTOULIERES, PÉLISSIER, PALEIRAC und THÉVENET, TROC, MARCHAL).

Punktion des Cavum Retzii zwischen Blasenboden und Schambein, 1 cm oberhalb der Symphyse in Rückenlage, und Insufflation von 1500—2000 ml Luft in etwa 20 min.

Gegenüber der präsacralen Methode besteht der Vorteil einer gleich guten Darstellung des hinteren und des vorderen Mediastinums, da die Luft- bzw. Gasmenge nicht nur die dorsalen Zwerchfellöffnungen, sondern auch die ventralen (Larreysche Spalte, Hiatus retroxyphoideus) passiert.

An weiteren indirekten Zugangswegen wurden noch beschrieben:

Endoarachnoidal-extradural oder peridural (CIARLA, SANSONE, DE MAESTRI) (Abb. 14),

laterococcygeal (RUIZ-RIVAS, BACCAGLINI),

latero-cervical (TRICOMI und CAPALDO).

Der Einstich erfolgt in der seitlichen Nackengegend in Höhe C_{4-5} (Abb. 15).

Paravertebral (prävertebraler Raum).

Der Einstich wird in Höhe von Th_{6-8} vorgenommen (PAOLUCCI und GIACOBINI) (Abb. 16).

Nach OLIVA und DE ALBERTIS sind die am häufigsten angewandten Insufflationswege der direkte retrosternale, der direkte transtracheale und der direkte retroperitoneale Weg, weil hierbei fast keine Gefahren für den Patienten bestehen und eine gute Gasverteilung gewährleistet ist.

Der Auffassung, daß Luft bzw. Gas vom hinteren Mediastinum in das vordere, aber nicht oder nur zufällig vom vorderen in das hintere eindringen kann (SCHIROSA und TEDESCHI, OLIVA und DE ALBERTIS), wird von HUGHES u. a. widersprochen. Nach Insufflation in das vordere Mediastinum soll in Bauchlagerung genügend Gas in das dorsale Mediastinum übertreten, weshalb die letztgenannten Autoren auf die transtracheale Methode verzichten und nur den retrosternalen bzw. retroxyphoidalen Weg wählen.

Vorteile der direkten Methode gegenüber der indirekten und umgekehrt. Die Vorteile der direkten Pneumomediastinographie liegen in der Möglichkeit der gleichzeitigen Messung des endomediastinalen Gasdruckes und in der relativ geringen Kontrastmittelmenge (500—600 ml). Ein Nachteil ist in den Kontraindikationen bei Verdacht auf akute oder subakute entzündliche Mediastinal- oder Lungenprozesse oder schwere Respirationsstörungen zu sehen, während es für die indirekten Insufflationsverfahren kaum Kontraindikationen gibt (BARIÉTY, OLIVA und DE ALBERTIS). LISSNER nennt als Kontraindikation der transtrachealen Methode große Strumen, starke Gefäßerweiterungen, z.B. bei congenitalen Vitien und Einflußstauungen, sowie hohes Alter.

BÉTOULIÈRE erwähnt die Gefahr der Kompression lebenswichtiger Organe bei Verklebungen und Anwendung der direkten Pneumomediastinographie, was für das extraperitoneale Verfahren nicht zutrifft, da die Luft in einen oben nicht geschlossenen Raum injiziert wird.

Fast alle Autoren betonen die Gefahrlosigkeit des Pneumomediastinums. BÉTOULIÈRE, PALEIRAC und THÉVENET sehen bei der Anwendung der extraperitonealen suprapubischen Methode selbst bei Schwerkranken keine Gefahr. Über ernstere Zwischenfälle wird kaum berichtet.

PIERRET, BRETON und DUBOIS weisen besonders auf die Unschädlichkeit im Kindesalter hin. COURY, der über Erfahrungen in 450 Fällen berichtet, hält die Anwendung des Pneumomediastinums selbst bei schwer Herzkranken für ungefährlich. MACARINI und OLIVA fanden bei der Durchsicht des Schrifttums über das Pneumomediastinum bei schätzungsweise 10000 Untersuchungen 6 Todesfälle. VIDAL berichtet von einem Todesfall unter 2000 Pneumomediastinographien. Über einen schockartigen Zwischenfall unter 45 Luftfüllungen des Mediastinums auf extraperitonealem Wege berichten GIRAUD et al. Eine Infektionsgefahr besteht unter Beachtung der Regeln der Asepsis nicht, (POHLENZ).

BARIÉTY empfiehlt, um eine Embolie zu vermeiden, anstatt Luft Sauerstoffinsufflation. POHLENZ sieht keine Nachteile in der Verwendung von Raumluft gegenüber Sauerstoff.

An subjektiven Beschwerden können Spannungsgefühl unter dem Rippenbogen und präkardial und geringes Oppressionsgefühl auftreten (OLIVA, BENDANDI, POHLENZ).

Diese Symptome verschwinden mit Resorption der Luft oder des Gases nach 6—8 Std wieder. BARIÉTY, SALAEM und COURY berichten über Beschwerden ähnlich denen des Cervicalemphysems mit Dysphagie und Dysphonie, die sich nach 24—48 Std mit Resorption des Kontrastmittels wieder zurückbilden. POLVAR und BRAGGION beschreiben einen Fall von Diffusion des Gases zwischen den Muskeln des rechten Armes bis zur Ellenbeuge hin. Sie bestätigen gleichzeitig, daß ein Beklemmungsgefühl im Epigastrium und in den Nierenlagern vorkommen kann. Leichtere Zwischenfälle, wie Punktion eines oberflächlichen Gefäßes, Motilitätsstörungen der Speiseröhre bei perforierender Punktion derselben, Hustenanfälle bei ungenügender Anaesthesie und Aushusten geringer Blutmengen, werden von OLIVA und DE ALBERTIS angegeben.

Nach BARIÉTY, SALAEM und COURY treten in etwa 70% Hautemphyseme auf, die sich nach 24—48 Std wieder zurückbilden. Im allgemeinen wird das Pneumomediastinum nur in Lokalanaesthesie vorgenommen. VIETEN glaubt beim vorderen Pneumomediastinum ohne Anaesthesie auszukommen.

Wert und Indikation des Pneumomediastinums in Verbindung mit der Schichtuntersuchung. Vollen diagnostischen Wert gewinnt das Pneumomediastinum erst durch die

Kombination mit der Schichtuntersuchung in verschiedenen Ebenen, wobei seine größte Bedeutung bei der Abgrenzung von Tumoren im vorderen Mediastinum, vor allem der Thymustumoren, liegt. Wie Torsoli angibt, eignet sich für die Thymusdiagnostik besonders die Kombination des Pneumomediastinums mit der axialen transversalen Schichtuntersuchung, und zwar vor allem bei nicht sichtbaren Thymusvergrößerungen oder Veränderungen im Übersichtsbild (z. B. bei Vorliegen einer Myasthenia gravis pseudoparalytica). Oft gelingt der Nachweis eines sog. Thymusstieles, der zur oberen vorderen Thoraxwand führt und charakteristisch für einen Tumor thymaler Genese ist, durch das Anwenden des Pneumomediastinums (Romanini, Masserini, Lissner).

Die Luftfüllung des Mediastinums dient zum Nachweis morphologischer Veränderungen im Mittelfellraum und ihrer topographischen Anordnung. Über die anatomischen und topographischen Verhältnisse des normalen und pathologischen Mediastinums sowie über die Technik geben Condorelli und Cocchi in ihren Veröffentlichungen einen ausgezeichneten Überblick. Im Vergleich mit Nativaufnahmen lassen sich die den Mediastinalschatten bildenden Organteile differenzieren, Tumoren isolieren und in ihrer Ausdehnung bestimmen.

Neben einer Aussage über das Tumorwachstum ergeben sich in nicht seltenen Fällen auch Hinweise über die Tumorart. So lassen sich aus der Morphologie, d.h. der Auflösung der Konturen pathologischer Gebilde gegen die angrenzenden Mediastinalorgane, aus der Lokalisation und der Verlaufsbeobachtung wichtige diagnostische Kriterien ableiten. Was die Morphologie betrifft, so kann schon allein die Form unter Umständen Hinweise auf die Art einer Neubildung geben. Nach den Erfahrungen von Oliva und de Albertis u.a. handelt es sich bei runden und ovalen Neubildungen mit regelmäßigen Konturen im allgemeinen um gutartige Erkrankungen, wie z.B. Cysten, Aneurysmen, neurogene Geschwülste und Abscesse. Periphere Verkalkungen, die die Begrenzung unterstreichen würden, überwiegen bei Neubildungen mit flüssigem Inhalt (Cysten, Aneurysmen). Röntgendichte Einlagerungen innerhalb der rundlichen Gebilde entsprechen meist verkalkten Lymphknoten oder knochenartigen Bildungen im Inneren eines Teratoms. Bariéty und Coury weisen jedoch darauf hin, daß Kalkdepots innerhalb eines Thymustumors eine Bösartigkeit nicht ausschließen (s. Thymuskapitel). Bei Luftblasen und Flüssigkeitsspiegeln sind bronchusdrainierte Cysten, Absceßbildungen oder ein Megaoesophagus differentialdiagnostisch in Erwägung zu ziehen. Polycyclische Begrenzungen sprechen meist für vergrößerte Mediastinallymphknoten. Das maligne Lymphogranulom bzw. Lymphosarkom zeigt beiderseits polycyclisch begrenzte Verschattungen, die zwar zur Verdrängung und Kompression des Bronchialsystems mit glatten und regelmäßigen Konturen führen, jedoch keinen Luftfüllungsabbruch im Schichtbild aufweisen. Noch erkennbare, vergrößerte Lymphknotengruppen mit unregelmäßiger Abknickung, Einengung oder Verlagerung der Luftwege deuten auf Geschwülste der Bronchien bzw. der Lunge oder auf mediastinale Metastasen hin.

Bei der Boeckschen Sarkoidose bleiben die vergrößerten Lymphknoten scharf und einzeln abgrenzbar. Das Bronchialsystem wird im allgemeinen nicht komprimiert (Oliva und de Albertis, Wurm und Reindell). Die tuberkulösen Lymphome zeigen ähnlich wie bei der mediastinalen Sarkoidose eine scharfe Begrenzung, ihre polycyclische Unterteilung ist jedoch weniger ausgeprägt, da die Lymphknoten zuweilen untereinander verbacken. Die Größe der tuberkulös veränderten Lymphknoten schwankt im allgemeinen zwischen der einer Kirsche und einer Kastanie. Große Lymphome sind bei der Tuberkulose im Gegensatz zur Sarkoidose selten (Wurm und Reindell).

b) Positive Kontrastmittel

α) Kontrastdarstellung des Oesophagus

Eine weitere wichtige Untersuchungstechnik in der Analyse des Mediastinums bildet die einfache Kontrastdarstellung des Oesophagus. Sie ermöglicht, die durch Oesophagus-

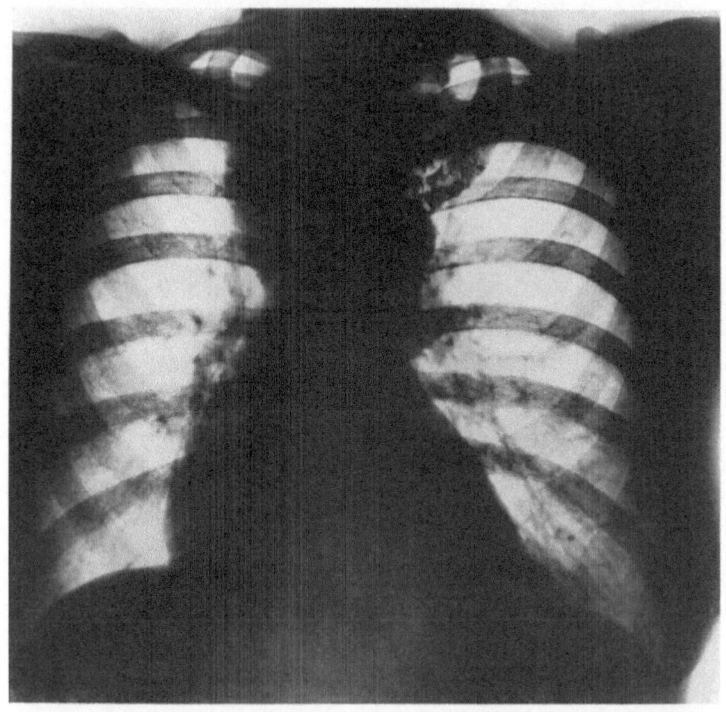

a

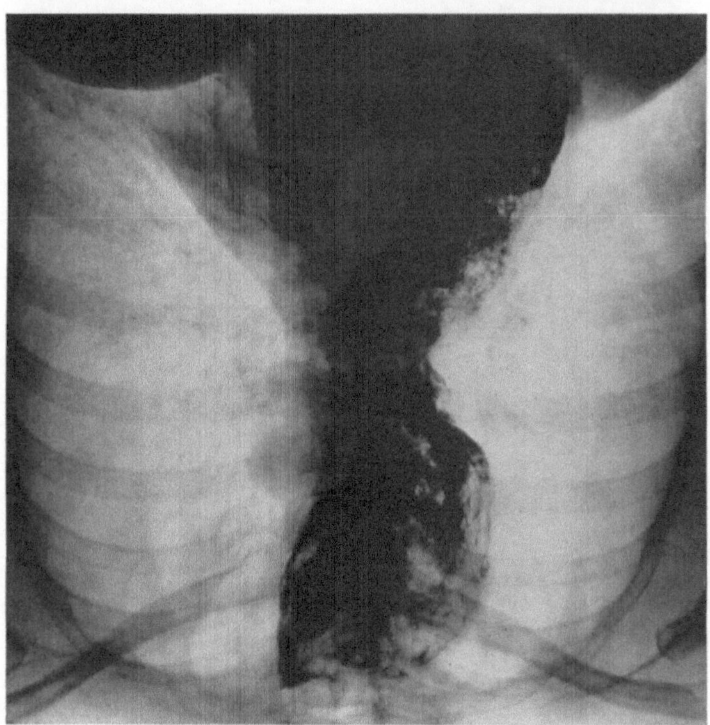

b

Abb. 17a u. b. a *Lungenübersichtsaufnahme im p.a. Strahlengang.* Starke Verbreiterung des oberen Mediastinums, einen Mediastinaltumor vortäuschend. b *Durchexponierte Lungenübersichtsaufnahmen bei gleichzeitiger Oesophagusdarstellung.* Hochgradige Erweiterung des Oesophagus mit multiplen Füllungsdefekten und starker Längenzunahme aufgrund einer Achalasie (idiopathische Oesophagusdilatation oder sog. Kardiospasmus)

dilatation, z. B. Achalasie (Abb. 17a, b), große Divertikelbildungen und Hernien (Abb. 18a, b) bedingte Verbreiterung des Mediastinalschattens gegen einen Mediastinal-

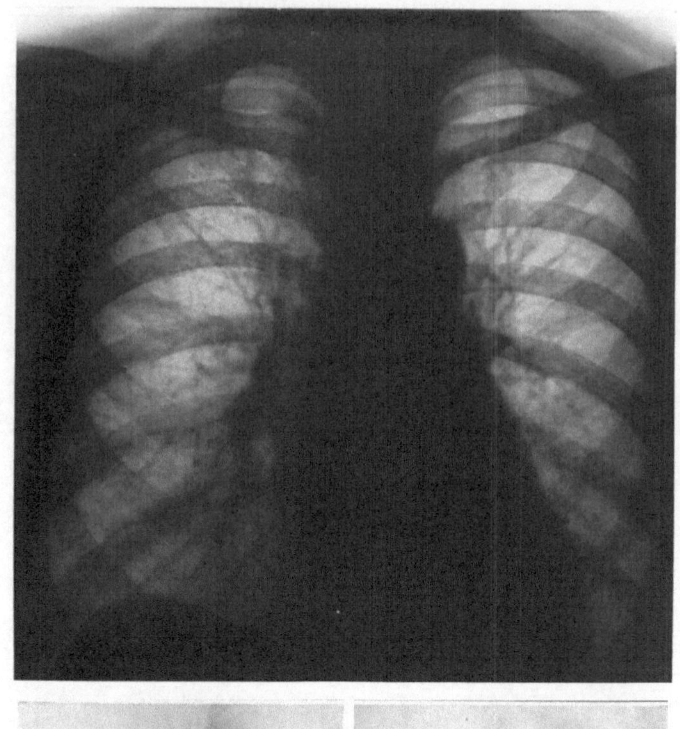

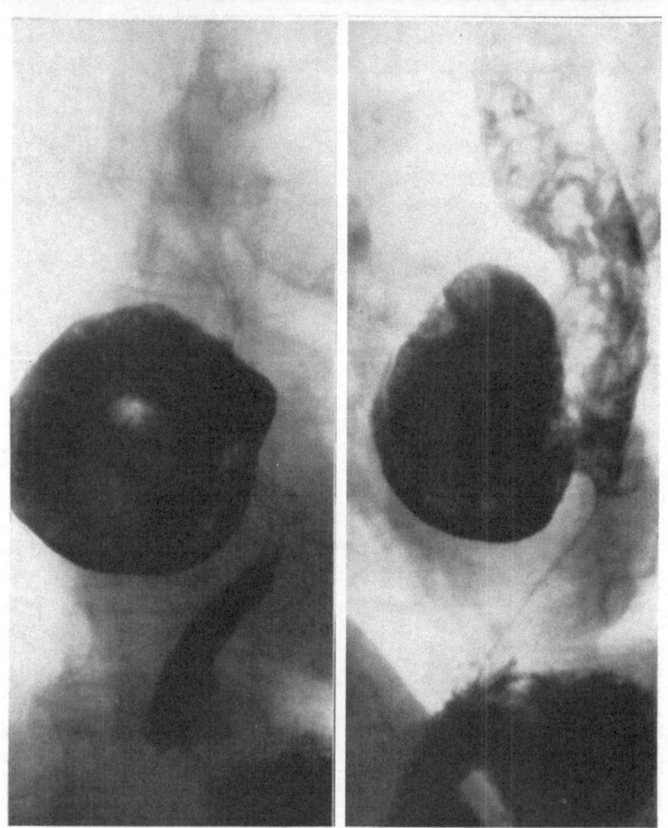

Abb. 18. a *Lungenübersichtsaufnahme im p.a. Strahlengang.* Unterhalb des rechten Hilus findet sich eine etwa 5 mm breite, sich aus dem Herzschatten vorwölbende rundliche Verschattung. Der 74jährige Patient wurde vom Hausarzt wegen anazider Gastritis mit „Verdacht auf Pylorus-Stenose, oder anderem in der gastrischen Region befindlichen raumbeschränkenden Prozeß unter der gleichzeitigen Bitte, eine orientierende Lungendurchleuchtung vorzunehmen, eingewiesen". Aufgrund der Verschattung wurde eine Kontrastmitteldarstellung des Oesophagus vorgenommen. b *Kontrastmitteldarstellung des Oesophagus im p.a. Strahlengang und im zweiten schrägen Durchmesser.* Unmittelbar unterhalb der Bifurkation, nach vorn und rechts gelagert, erkennt man eine von dem in der proximalen Hälfte stark erweiterten, mit multiplen Füllungsdefekten ausgefüllten Oesophagus ausgehende apfelgroße Divertikelbildung

tumor abzugrenzen (LENK u.a.). Ferner können raumbeschränkende, expansiv und auch destruktiv wachsende Prozesse, die vom Oesophagus selbst ausgehen, erkannt bzw. ausgeschlossen werden. Auch Lymphknotenvergrößerungen rufen entsprechend ihrer Lage zum Oesophagus eine Impression an der Speiseröhre hervor. So sind z.B. die Lymphknoten an der Bifurkation durch ihre charakteristischen dellenförmigen Impressionen, eventuell mit Verlagerung des Oesophagus einhergehend, weitgehend diagnostizierbar. Da in der Mehrzahl die Lymphknoten mehr vorn und rechts liegen, wird dann die Impression gewöhnlich vorn im rechten Oesophagusanteil, am besten im zweiten schrägen Durchmesser, sichtbar zur Darstellung kommen.

Congenitale und erworbene kardiovasculäre Veränderungen können sich manchmal ebenfalls am kontrastmittelgefüllten Oesophagus auswirken (z.B. typische Impression des Oesophagus bei hoher Rechtslage der Aorta, Transposition der Gefäße, Kreuzung der Arteria subclavia usw.). Bei einem Bronchialtumor sind Lymphknoten-Impressionen des Oesophagus meist ein Hinweis auf lediglich palliative Operationsmöglichkeiten bzw. auf die Inoperabilität des Tumors (FLEISCHNER). Differentialdiagnostisch wichtig ist bei dem Gesamtproblem jedoch die Kenntnis der anatomisch-physiologischen Engen im Bereich des Oesophagus, wie sie von PALUGUAY schon früher dargelegt wurden. Ferner müssen auch die Zeichen der Verziehung des Oesophagus, z.B. durch ausgeprägte Schwartenbildungen, in die Differentialdiagnose mit einbezogen werden (HOLZMANN).

β) Funktionelle Mediastinalanalyse

Oesophaguskymographie im I. schrägen Durchmesser nach STRNAD

Eine Kombination der Darstellung des Oesophagus und der Registrierung der Übertragungen von Bewegungsvorgängen auf den kontrastmittelgefüllten Oesophagus stellt die Oesophaguskymographie im I. schrägen Durchmesser nach STRNAD dar (Abb. 19).

STRNAD wählte die Einstellung des I. schrägen Durchmessers, weil er annahm, daß durch die Lage des Oesophagus zum Herzen auf diese Art und Weise die Deutungsmöglichkeit der Pulsationsübertragung bestehe.

Die Untersuchung ist technisch sehr einfach. Der kontrastmittelgefüllte Oesophagus wird im I. schrägen Durchmesser mit Hilfe des Kymographen nach STUMPF oder der Kymokassette nach STUMPF-JANUS mit seinen Bewegungen erfaßt. Die Rasterablaufzeit ist auf etwa 2,5—4,5 sec eingestellt. Bei normaler Übertragung der Pulsationen zeigen Oesophagus und vorderer Herzrand gleich hohe Pulszacken, während bei einer Senkung der Pulsamplitude ein Unterschied zwischen der Lateralbewegung und Frequenz des vorderen Herzrandes und der des kontrastmittelgefüllten Oesophagus eintritt.

Im letzteren Fall wird von einer Senkung der Pulsamplitude bei hochgradiger Verkleinerung bis zu fast völligem Löschen der Pulsationszacken gesprochen. Die Fehlerquellen wurden von CASPER und KRAUS untersucht. Nach statistischen Ergebnissen besteht eine Leistungsfähigkeit von mindestens 84% der Fälle von Bronchialtumoren, bei denen eine Treffsicherheit erzielt werden konnte (KRAUS und STRNAD, CASPER und KRAUS). Ähnliche Feststellungen konnten auch von anderen Autoren gewonnen werden (MOLDENHAUER und DIHLMANN).

Der Vorteil dieser Methode besteht darin, daß keine physische und auch keine wesentliche strahlenbiologische Belastung des Patienten erfolgt.

Die Oesophaguskymographie im I. schrägen Durchmesser wird besonders zur Klärung der mediastinalen Verhältnisse angewandt, insbesondere bei der Frage, ob bereits eine Metastasierung beim Bronchialcarcinom in das Mediastinum vorliegt, oder ob eine solche bis zu einem gewissen Grade auszuschließen ist.

Nach KRAUS handelt es sich im Kymogramm des Oesophagus mit den faßbaren Veränderungen um eine graphische Registrierung einer Störung der sensiblen sowie vegetativen Nervenfasern, die für eine Irritation der vegetativen Reflexe verantwortlich zu machen sind. MOLDENHAUER und DIHLMANN bestätigten durch kymographische Untersuchungen der Speiseröhre bei gleichzeitiger Anaesthesie der oberen Dorsalganglien die experimentellen Untersuchungen von KRAUS. Sie haben an Hand eigener Untersuchungen bei Fällen von Bronchialcarcinomen sowie malignen und benignen Lymphknotenerkrankungen des Mediastinums die typischen Veränderungen, den Wert und die differentialdiagnostische Bedeutung des Oesophaguskymogramms dargelegt.

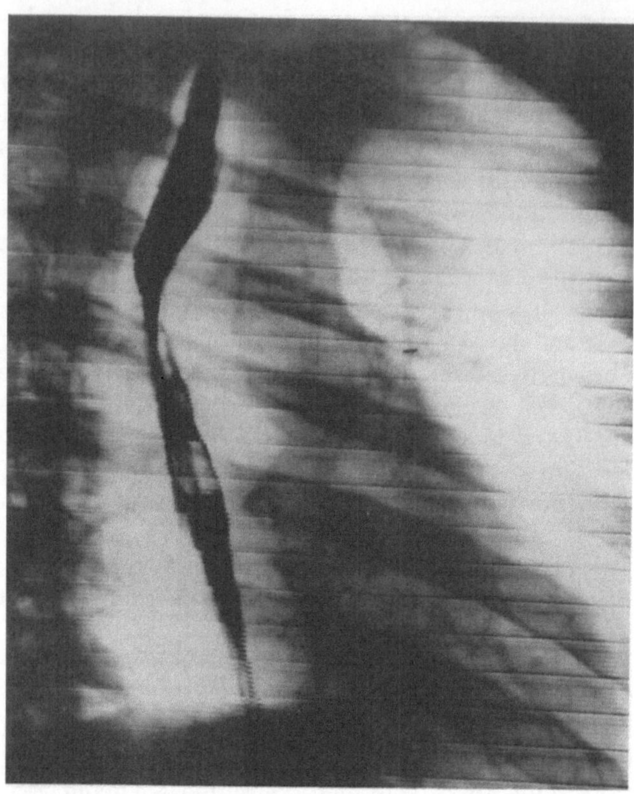

Abb. 19. *Oesophaguskymogramm im ersten schrägen Durchmesser.* Normale Darstellung der Pulsationsamplitude am Oesophagus

Mit dieser Methode dürfte es, falls die im Experiment von KRAUS gewonnenen Ergebnisse sich weiterhin bestätigen, möglich sein, bei Bronchialcarcinomen die Verbreitung der Metastasen in das Mediastinum und eventuell in das Nervensystem auf neurovegetativem Wege zu erfassen.

αα) Kymographie im p.a. Strahlengang

Auf demselben Prinzip wie die Oesophaguskymographie beruht die von DAHM erarbeitete Methode der Mediastinalanalyse. Schon relativ früh unternahm er den Versuch, mit Hilfe der Kymographie des kontrastmittelgefüllten Oesophagus im p.a. Strahlengang pathologische Veränderungen im Mediastinum, besonders bei malignen Tumoren, festzuhalten. Diese Methode hat sich deswegen nicht durchgesetzt, weil sie sehr zeitraubend ist (BRÜCKNER) und das Erkennen der Veränderungen meist sehr schwierig ist, worauf DAHM schon hingewiesen hat, obwohl sie eine subtile diagnostische Möglichkeit darstellen kann (SCHOENHEINZ).

ββ) Veratmungsoesophagogramm

Unter den weiteren Methoden der Mediastinalanalyse mit positiven Kontrastmitteln seien das sog. Veratmungsoesophagogramm (SCHOENHEINZ) und das Veratmungsröntgennativbild (BRÜCKNER) sowie das modifizierte Veratmungsoesophagogramm (LÖRINC und BAUMANN) genannt. Diese angegebenen Methoden stellen eine graphische Registrierung der in der Untersuchungsmethodik des Mediastinums schon lange bekannten pathologischen Bewegungsvorgänge (inspiratorisches Ansaugen des Mediastinums in die kranke Seite, sog. positives Holzknecht-Jakobsonsches Phänomen) dar. Bei Anwendung des Schnupfversuches nach HITZENBERGER kommen diese Bewegungsphänomene besonders deutlich zur Darstellung.

γγ) *Veratmungsbronchographie*

Von LIEBSCHNER und VIETEN wurde das Veratmungsbronchogramm, eine sehr einfache Methode, die im Anschluß an die eigentliche Bronchographie durchgeführt werden kann, eingeführt. Mit diesem Verfahren wird die Verschieblichkeit des kontrastmittelbeschlagenen Bronchialbaumes im Anschluß an die Bronchographie überprüft und auf Grund einer fehlenden respiratorischen Verschiebung eine Mitbeteiligung des Mediastinums beim Bronchialtumor angenommen.

Das diagnostische Ergebnis aller dieser Methoden ist im Hinblick auf die Differentialdiagnostik des Mediastinums aus mehreren Gründen nicht ausreichend. Es ist nicht wichtig, eine röntgenographische Fixation bekannter und als Folge ausgedehnter Mitbeteiligung des Mediastinums beim primären Bronchialtumor immer eintretender Phänomene vorzunehmen. Vielmehr muß mit einer einfachen und den Patienten wenig belastenden Methode die Möglichkeit gegeben sein, diejenigen Symptome herauszuarbeiten, die das Fehlen einer Mitbeteiligung des Mediastinums anzeigen bzw. eben den Beginn des Ereignisses registrieren. Aus folgenden Gründen dürften die aufgezeigten Methoden mit Ausnahme der Oesophaguskymographie für die Fragestellung an den Röntgenologen unzureichend sein:

1. Das Veratmungsbronchogramm (LIEBSCHNER und VIETEN) ist für den Patienten nicht immer so schonend wie die von STRNAD angegebene Oesophaguskymographie im I. schrägen Durchmesser, die im Zuge einer einfachen Nativanalyse der Lunge schon durchgeführt werden kann. Auch sind bei der Klinikaufnahme viele Patienten schon bronchographiert. Die Durchführung der Veratmungsbronchographie erfordert dann eine Nachbronchographie.

2. Mit der Veratmungsbronchographie ist ebensowenig wie mit dem Veratmungsröntgennativbild oder dem Veratmungsoesophagogramm eine differentialdiagnostische Unterscheidung zwischen entzündlichen und tumorösen Veränderungen des Mediastinums möglich. Bekanntlich wird durch entzündliche Raumbeengung wie durch entzündliche Verklebungen die Pulsationsübertragung im Oesophaguskymogramm nicht gehemmt, während maligne Prozesse eine ausgeprägte Symptomatologie der Störung aufweisen. Nach BRÜCKNER erfaßt man im Veratmungsoesophagogramm erst den Einbruch eines Tumors in das Mediastinum bzw. die Ummauerung der Mittelfellorgane durch Metastasen, d.h. also die absolute Inoperabilität.

Bei allen aufgezeigten Methoden, mit Ausnahme der Oesophaguskymographie, handelt es sich um eine röntgenologische Fixation schon bekannter und bei der Durchleuchtung immer wieder geprüfter pathologischer Bewegungsphänomene des Mediastinums bei bronchusstenosierenden Prozessen (Holzknecht-Jakobsonsches Phänomen, irrtümlicherweise „Hitzenberger" genannt).

Der Wert der Oesophaguskymographie für den Thoraxchirurgen wurde von STRNAD dahingehend formuliert:

1. Die normale Übertragung der Herz- und Gefäßpulsation, insbesondere an den Prädilektionsstellen metastatischer Lymphknoten am Hilus und im Mediastinum bei röntgenologisch, d.h. im Nativbild und Bronchogramm gesichertem Neoplasma der Lunge, bedeutet in fast allen Fällen das Fehlen größerer Metastasen in der Umgebung des Oesophagusverlaufes und damit besonders das Fehlen der Lymphangiosis carcinomatosa. Diese Fälle sind dann meist operabel.

2. Die nachweisbare Senkung der Pulsationsamplitude bzw. das völlige Löschen der Pulsationsübertragung an umschriebener Stelle ist die Folge eines absoluten Fehlens der Übertragungsmöglichkeit der Pulsation auf den Oesophagus und damit gleichbedeutend mit dem Bilde der Ummauerung des Oesophagus durch Lymphknotenmetastasen. Solche Befunde bedeuten fast immer den Zustand einer höhergradigen Mitbeteiligung der Mediastinalorgane und damit für den Operateur die Unmöglichkeit eines operativen Vorgehens.

3. Rein entzündliche Prozesse der Lunge unter Mitbeteiligung der Mediastinalorgane, breite mediastinale Schwarten spezifischer oder unspezifischer Genese, Lymphome und vor allem anthrakotisch indurierte Lymphknoten, scheinen die Pulsationsübertragung nicht zu hemmen.

4. Die kymographisch nachweisbare Mitbeteiligung des Mediastinums meßbaren Grades dürfte im Hinblick auf die Operabilität eines Lungen- oder Bronchialtumors, auch bei Störung oder gar Stillstand der Übertragung der Pulsation im Kymogramm, dem Operateur wichtige Hinweise geben.

Durch die Einführung der Mediastinoskopie, über die in einem besonderen Kapitel (s. Blaha) berichtet wird, sind die genannten Methoden gerade im Hinblick auf die Beurteilung der Operabilität in den Hintergrund getreten.

γ) Bronchographie einschließlich Trachealdarstellung

Im Schrifttum wird von Fällen der Frühdiagnostik von Mediastinaltumoren berichtet, die durch die Bronchographie geklärt werden konnten (Jacod, Cokkayne, Gallinaro). Andere Autoren sehen in der Bronchographie eine Möglichkeit, Rückschlüsse auf Ausgangsort und Pathogenese raumbeengender Prozesse des Mediastinums zu ziehen (Beutel und Strnad).

Lenk und Zuppinger dagegen stehen der diagnostischen Bedeutung der Bronchographie bei Geschwülsten des Mittelfellraumes zurückhaltender gegenüber. Einigkeit besteht weitgehend darüber, daß im Rahmen der Bronchographie eine Trachealdarstellung unerläßlich ist, da die Kontrastdarstellung der Luftröhre „sehr brauchbare diagnostische Aufschlüsse" geben kann (Zuppinger und Ruidi, Beutel u. Mitarb.). Eine genauere Differenzierung der Mediastinaltumoren aus dem Bronchogramm ist nur selten möglich (Hohn). Trotzdem kann die Bronchographie wichtige und unerläßliche Hinweise auf eventuell bestehende Verdrängungen oder Verlagerungen, Stenosen oder Destruktionen am Bronchialsystem (M. Hohn) bzw. genaue Lokalisationsmöglichkeiten von konsekutiven Bronchusstenosen erbringen.

δ) Angiographie der großen mediastinalen Arterien und Venen

Die Angiographie (Arterio- und Venographie) stellt eine wertvolle zusätzliche Untersuchungsmethode in der Differentialdiagnose von raumfordernden mediastinalen Prozessen dar und besitzt besonderen Wert in der differentialdiagnostischen Abgrenzung gegenüber Anomalien und Aneurysmen der großen Gefäße. Gefäßverdrängungen und -verschlüsse sowie der Nachweis anomaler Gefäße sind für Geschwülste charakteristisch. Nicht zuletzt erlaubt die Kontrastmitteldarstellung der mediastinalen Gefäße eine bessere Beurteilung der zu erwartenden Operationssituation maligner oder gutartiger Tumoren (Abb. 20).

Hervorzuheben ist auch der Wert der Angiokardiographie bei der Differentialdiagnose zwischen kardiovasculären Abnormitäten und Mediastinalgeschwülsten. Dies beweist eine Statistik von Oldham und Sabiston.

Bei 164 Fällen mit primären mediastinalen Tumoren und Cysten wurde 12mal der Befund als eine kardiovasculäre Erkrankung zunächst fehlgedeutet und erst durch das Angiokardiogramm richtig erkannt. Bei 5 Fällen wurde fälschlicherweise ein Herzfehler und bei 7 eine kardiovasculäre Veränderung angenommen. Die Fehldiagnose wurde beeinflußt durch:

a) Trauma in der Anamnese,

b) Vorliegen einer Herzveränderung neben einem Tumor,

c) Symptome oder einen physikalischen Befund, der auf eine Herzveränderung hinwies und der „Tumormasse" zugeschrieben wurde (besonders im Bereich der Pulmonalarterie).

Hinsichtlich Einzelheiten der Gefäßdarstellung, ihrer Technik und diagnostischen Bedeutung, sei auf das entsprechende Kapitel des Handbuchs hingewiesen (Band X/3+4).

Im Rahmen der diagnostischen Untersuchungsmethoden des Mediastinums sei hier lediglich eine Übersicht über die verschiedenen Möglichkeiten der Darstellung der großen mediastinalen Gefäße und ihrer Bedeutung für die pathologischen Mediastinalprozesse gegeben.

Die nachfolgende Tabelle gibt einen Überblick von SCHMITZ/DRÄGER über Darstellungsmethoden der thorakalen Aorta und ihrer Äste wieder.

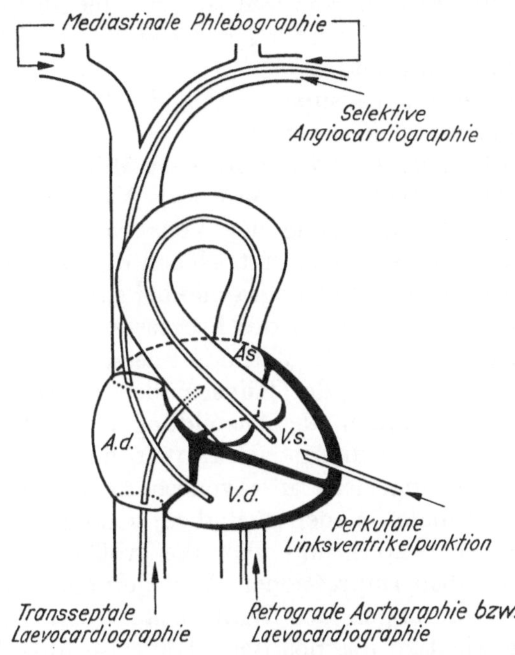

Abb. 20. Die verschiedenen Möglichkeiten der Darstellung der Herzhöhlen und thorakalen Gefäßdarstellungen. Nach STEIM, WEISSLEDER, REINDELL und EMMRICH

1. *Angiokardiographie:*
   venös (FORSSMANN, CASTELLANOS, PEREIRAS und GARCIA, ROBB und STEINBERG)
   selektiv (CHAVEZ, DORBECKER und CELIS, JÖNSSON, BRODÉN und KARNELL)
   Punktion des linken Ventrikels (PONSDOMENECH und NUNEZ)
   Punktion des linken Vorhofs (BJÖRCK)
   transseptale Lävographie (ROSS, STEINHART, ENDRYS)
2. *Retrograde Aortographie:*
   Arteria carotis communis:
      percutane Nadelmethode (JÖNSSON)
      Freilegung und Katheteranwendung (PORSTMANN, GEISSLER und WOLF)
   Arteria brachialis:
      Freilegung und retrograde Nadelinjektion bei Kindern (CASTELLANOS und PEREIRAS)
      Kathetermethode und Freilegung oder percutan nach SELDINGER
   Arteria radialis:
      Kathetermethode mit anschließender Gefäßligatur (RADNER)
   Arteria femoralis:
      Kathetermethode nach Freilegung (PEIRCE)
      percutane Methode (SELDINGER)
   Aorta D XII:
      Percutane Kathetermethode nach translumbaler Aortenpunktion (SCHMITZ, DRÄGER)
3. *Aortenpunktion:*
   transsternal (NUVOLI)
   jugular (WICKBORN)
4. *Subclaviapunktion:*
   blutig (MONIZ, PINTO und ALVES)
   percutan (SHIMIDZU)
   retrograd (BAKER)
   percutan (BAKER)

Bei der Darstellung der großen venösen Mediastinalgefäße unterscheidet sich die von den Armvenen (Vena cubitalis oder Vena basilica) ein- oder beidseitig ausgeführte Phlebographie, bei der es sich im Prinzip um die *intravenöse Angiokardiographie* handelt, von der *transossalen Phlebographie* der Vena azygos *(Azygographie)* und von dem System der Vena mammaria interna. Die Phlebographie vermag Auskunft über die Lokalisation, die Ausdehnung und oft auch über die Art eines Strömungshindernisses zu geben. In vielen Fällen von Cava superior-Syndrom läßt sich mit der röntgenologischen Darstellung der Vena cava superior eine Thrombosierung des Gefäßes nachweisen, die vielfach auch einen intrathorakalen Tumor anzeigt.

Die Abdrängung der Vena cava superior von der Trachea weist auf paratracheale Lymphknotenvergrößerungen hin (Castano).

Verdrängungen, Gefäßabbrüche und anomale Gefäßbildungen sind charakteristische Veränderungen bei Tumoren (Castono, Demoulin). Nach Krall, Hoffheim und Wilhelm spricht die zirkuläre Einmauerung der Vena cava superior für einen malignen Tumor, der die Operabilität überschritten hat. Neben den indirekten Tumordarstellungsmöglichkeiten gibt die mediastinale Phlebographie bei expansiv wachsenden Mediastinaltumoren Aufschluß über Art und Verlauf des Prozesses. Zur Abgrenzung venöser Aneurysmen des Mediastinalraumes ist diese Methode unersetzlich. Die Gefäßdarstellung erleichtert häufig auch die Beurteilung der Hilusgefäße, insbesondere bei bilateralen Veränderungen, da schon bei Gesunden die Ausbildung der Hilusgefäßzeichnung starken Variationen unterworfen ist (Weissleder, Reindell und Emmrich).

Demoulin bevorzugt die ungezielte intravenöse Angiokardiographie, um nicht nur ein Bild der großen mediastinalen Venen zu haben, sondern auch über den Abfluß aus den Lungenvenen in das linke Herz und über die großen Arterien informiert zu sein. Nach Otto und Werner geben Impressionen, Verlagerungen und Füllungsabbrüche der großen Venen sowie Veränderungen des Winkels aus dem Zusammenfluß der beiden Venae brachiocephalicae wichtige diagnostische Hinweise über Raumverdrängungen im Bereich des Mediastinums. Häufig wirken benigne und maligne retrosternale Strumen und auch hier gelegene, expansiv wachsende Mediastinaltumoren anderer Genese auf die Vena brachiocephalica ein und rufen je nach Größe und Sitz charakteristische, caudal- und lateralkonvexe Verdrängungen dieser Gefäße hervor. Es kommt dabei zur Spreizung des normalerweise 60—70° betragenden Winkels, der aus dem Zusammenfluß der beiden Venae brachiocephalicae gebildet wird (Abb. 21a—d).

Bei stärkerer Kompression der Vena brachiocephalica füllen sich die oberen Halsvenen, Supraclavicularvenen und unteren Jugularvenen. Je nach der Lokalisation eines Verschlusses der großen Mediastinalvenen kommt es zu einem ausgedehnten Kollateralkreislauf über die vordere oder hintere Thoraxwand. Otto und Werner fanden unter 23 Mediastinalprozessen 15 pathologische Venenbefunde, darunter eine Halsphlegmone, 3 Strumen, eine maligne Struma, 7 Mediastinaltumoren verschiedener Genese und 4 Bronchialcarcinome mit Beteiligung des Mediastinums.

Weitere venöse Stauungshindernisse im Mediastinum sind nach einer Zusammenstellung von Otto und Werner in der Literatur bei posttraumatischen und postoperativen Narbenbildungen, entzündlichen Prozessen wie Mediastinitis, Pericarditis, spezifischen Lymphknotenentzündungen (Tbc, Lues, Aktinomykose), unspezifischer Lymphadenitis, Lymphogranulomatose, Osteomyelitis von Sternum, Clavicula, Wirbeln und Rippen, Metastasen verschiedener Genese, Cysten und Aneurysmen beschrieben.

Juliani, Maggi und Rolfo weisen auf den Wert einer kombinierten phlebographischen Darstellung der Vena azygos und der Vena cava superior bei Tumoren des Mediastinums hin. Durch zwei Serienphlebogramme in 2 Ebenen werden beide Phasen erfaßt, die Vena azygos und die Vena cava superior kontinuierlich dargestellt und die Tumorbeziehung zum Venensystem eindrucksvoll sichtbar. Auf Grund ihrer Erfahrungen an 60 Patienten mit intrathorakalen Malignomen glauben sie mit diesem Verfahren eine bessere Aussage über die Operabilität der Tumoren zu erhalten.

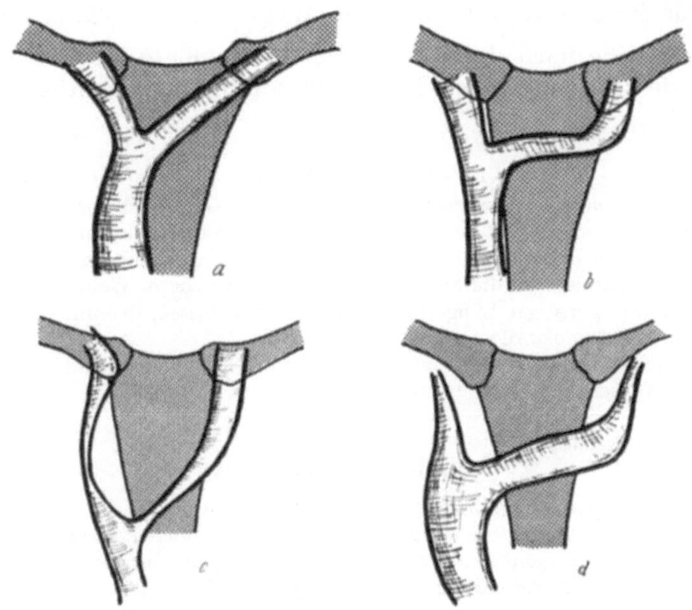

Abb. 21a—d. Schematische Darstellung des Zusammenflusses der beiden Vv. brachiocephalicae nach OTTO und WERNER. a Normaler Zusammenfluß der beiden Venae brachiocephalicae (Winkel 60—70°). b Verdrängung der linken Vena brachiocephalica mit Spreizung des Winkels. c Verdrängung der rechten Vena brachiocephalica nach rechts und der Vena cava superior nach caudal. d Starke Verdrängung und Einengung beider Venae brachiocephalicae mit Spreizung des Winkels

IV. Die transossale Phlebographie bei Mediastinalerkrankungen

Von

G. Tori und G. F. Garusi

Ein relativ neues Verfahren stellt die *transossale Phlebographie* dar. Diese Methode hat es ermöglicht, die Röntgenuntersuchungen auf andere venöse Elemente des Mediastinums auszudehnen.

Die Technik der transossalen Phlebographie, die bereits bei der Untersuchung des tiefen venösen Kreislaufs der unteren Extremitäten und des Beckens angewandt wurde, besteht im Einbringen von Kontrastmitteln in die Spongiosa des Knochens. Beim Mediastinum gestattet sie vor allem die Untersuchung des Systems der Vena azygos und ihrer Äste. Dieses System stellt bekanntlich eine Gefäßverbindung zwischen der Vena cava cranialis und der Vena cava caudalis dar, die von besonderer Bedeutung ist.

Die Vena azygos ist darüber hinaus mittels ihrer Äste ventral mit dem System der Venae mammariae internae und der Venae thorako-abdominales und dorsal mit den Plexus venosi vertebrales verbunden. Letztere sind besonders in der Längsrichtung entwickelt und erstrecken sich vom Foramen occipitale magnum bis zum Os coccygis.

Die technische Durchführung der transossalen Phlebographie zur Untersuchung der Mediastinalgefäße ist relativ einfach, wenn auch die Stelle für das perossale Einbringen des Kontrastmittels variabel ist und von dem besonderen Gefäßgebiet abhängt, das untersucht werden soll.

In praktischer Hinsicht teilen wir folgendermaßen ein:

1. *Die transossale Phlebographie der Vena azygos oder die Azygographie,*
2. *die transossale Phlebographie des Systems der Venae mammariae internae.*

1. Transossale Phlebographie der Vena azygos oder Azygographie-Technik

(Es werden der Reihe nach dargestellt: Die Instrumente, das Serienaufnahmegerät, die Vorbereitung des Patienten, die Injektionstechnik im eigentlichen Sinne und die möglichen Nachteile.)

a) Instrumente

Die für die transossale Punktion verwendete Apparatur ist fast dieselbe wie bei der Sternalpunktion. Es handelt sich demnach um eine Punktionskanüle von wechselndem Kaliber und wechselnder Länge (entsprechend dem Körperbau des Patienten und der Stärke des Knochens), die mit einem Mandrin und einer beweglichen Schraube versehen ist, um die Stabilität der Nadel zu sichern. Wenn die Nadel eingestochen ist, wird ein Plastikschlauch von günstiger Länge (60—80 cm) angeschlossen, der mit dem Hebelinjektionsgerät verbunden ist, wie es in der Angiokardiographie benutzt wird.

Als Kontrastmittel verwenden wir 15—25 cm³ einer 50%igen N-Methylglucaminlösung, die vor der Injektion zweckmäßigerweise auf Körpertemperatur erwärmt wird.

b) Serienaufnahmegerät

Die Apparatur von SCHÖNANDER für 2 orthogonale Projektionen ist für die Azygographie am besten geeignet, auch wenn nicht in allen Fällen die doppelte Projektion unbedingt notwendig ist. Mit diesem Serienaufnahmegerät ist es möglich, eine genügend große Zahl von Röntgenaufnahmen in günstigen Zeitabständen anzufertigen, um die Füllung und Entleerung der Vena azygos zu beurteilen.

c) Vorbereitung des Patienten

Der Patient wird ungefähr 1 Std vor der Untersuchung mit Barbituraten in einer Dosierung von 0,10 bis 0,15 g vorbereitet. Wenn die Knochenstelle ausgewählt ist, an der der Einstich erfolgen soll, führt man eine Novocain-Infiltration lokal und an den entsprechenden nervösen Dorsalwurzeln durch, damit der folgende Einstich der Nadel in einen Wirbeldornfortsatz oder in ein hinteres Rippensegment dem Patienten keine Schmerzen verursacht.

d) Injektionsmethode

Es gibt zwei hauptsächliche Injektionsmethoden:

1. *Die vertebral-transspinale Azygographie,* die an die Originaltechnik von FISCHGOLD u. Mitarb. anknüpft und in der intraossalen Injektion von Kontrastmitteln durch einen Wirbeldornfortsatz besteht.

2. *Die costal-transossale Azygographie,* die auf der anatomischen Tatsache beruht, daß das in die Rippenspongiosa eingebrachte Kontrastmittel sich rasch verteilt, die venösen Knochengefäße injiziert und anschließend die entsprechende Intercostalvene und andere benachbarte Intercostalvenen, die Seitenäste der Vena azygos sind, darstellt.

Für die Durchführung beider Methoden wird der Patient in Seitenlage oder Bauchlage gebracht. SCHOBINGER führt die transcostale Azygographie auch in Rückenlage durch.

α) Vertebral-transspinale Azygographie

Die Dornfortsätze der Wahl sind die der letzten 3 Brust- oder der des 1. Lendenwirbels. Wenn man den Dornfortsatz aufgesucht hat, sticht man die Punktionskanüle ein. Der Einstich wird am prominentesten Teil des Dornfortsatzes vorgenommen. Man hält die Nadel leicht schräg nach oben und genau in der Mitte, damit sie nicht an einer der Seitenwände des Dornfortsatzes herauskommt, wenn die Corticalis durchbohrt ist.

Der feste Sitz der Nadel in dem Dornfortsatz ist ein Zeichen für das Eindringen in die Spongiosa, aber die letzte Sicherheit, daß man dieses Ziel erreicht hat, erhält man erst, wenn man nach Entfernung des Mandrins aus der Nadel einige Tropfen Blutes spontan oder eventuell nach Provokation, d.h. nach Aspiration mit einer gewöhnlichen Spritze, herausfließen sieht.

Um sich weiter zu sichern, kann man den intraossalen Sitz der Punktionsnadelspitze röntgenologisch kontrollieren und eine Probeinjektion mit einer physiologischen Lösung, eventuell verbunden mit einer kleinen Menge Anaestheticum, durchführen. Wenn die Flüssigkeit leicht abfließt, ohne dem Patienten Schmerzen zu bereiten, kann man des exakten Sitzes der Kanüle sicher sein. Man injiziert nunmehr das Kontrastmittel und fertigt Röntgenaufnahmen mit dem Serienaufnahmegerät an. Die Injektion wird in einem Zeitraum von ungefähr 2 sec durchgeführt.

Die Angiogramme werden gewöhnlich in Dreiergruppen für jede Projektion angefertigt: Die erste in der Mitte der Injektion, die zweite gegen Ende, die dritte kurz danach. Wenn die Aufnahme der Röntgenbilder beendet ist, zieht man die Kanüle rasch aus dem Dornfortsatz heraus und der Patient wird nach lokaler Versorgung der kleinen Wunde entlassen.

β) *Costale transossale Azygographie*

Auch bei dieser Technik stellt die Einführung der Nadel in die Knochenspongiosa einen der wichtigsten Augenblicke der Untersuchung dar, denn der exakte Sitz der Nadel, ohne daß die Einstichstelle oval verformt wird, die genügend feste Fixation der Nadel im spongiösen Gewebe und der spontan oder durch Aspiration provozierte Abfluß einiger Tropfen Blutes aus der Kanüle, stellen besondere technische Einzelheiten von grundlegender Bedeutung dar, die eine korrekte Injektion des Kontrastmittels gestatten. Als Sitz der Injektion kann der dorsale Abschnitt der 7.—8. rechten oder linken Rippe oder auch der mittlere Anteil der 9.—10. rechten oder linken Rippe in der mittleren Axillarlinie gewählt werden (in diesem Fall soll sich der Patient auf dem Röntgentisch in Rückenlage befinden). Man läßt die Punktionskanüle in die Rippenspongiosa in einem Winkel von 30—45° eindringen, wobei man mit dem Instrument eine schrauben- oder spiralenförmige Bewegung ausführt. Es ist günstig, sich in der Nähe des oberen Randes des ausgewählten Rippenabschnittes zu halten, da dort die Dichte der Spongiosa größer ist und man das Risiko einer Verletzung der intercostalen Nerven und Gefäße vermeiden kann, die entlang des unteren Rippenrandes verlaufen.

e) Schwierigkeiten

Sie sind praktisch technischer Natur, insofern als das Einbringen des Kontrastmittels in die Spongiosa keine besonderen Schwierigkeiten mit sich bringt. Von den mit der Technik verbundenen Schwierigkeiten ist die wichtigste die Ausbreitung des Kontrastmittels in den Weichteilen, die im allgemeinen mit einem starken Schmerz und einer mäßigen lokalen Entzündungsreaktion verbunden ist. Ein derartiger Zwischenfall ist vermeidbar, wenn man die oben beschriebenen technischen Vorschriften beachtet und vor allem, wenn man systematisch vor der Injektion des Kontrastmittels die Aspiration von Blut und die Injektion einer physiologischen Lösung als Kontrolle des Abflusses vornimmt.

α) *Grundlagen der Röntgenanatomie des Azygossystems*

Obwohl man mit beiden Methoden Injektionsbilder des Azygossystems und seiner Seitenäste erhalten kann, die nicht selten von Fall zu Fall verschieden sind, halten wir es für gerechtfertigt, die röntgenologische Morphologie dieser venösen Systeme als Einheit zu behandeln. Das in die Knochenspongiosa injizierte Kontrastmittel verteilt sich rasch in den venösen, lacunären Zwischenräumen, um sich in Venen zu sammeln, die an der Oberfläche der Corticalis münden, untereinander breit anastomosieren und so Sammelgefäße größeren Kalibers bilden.

Wenn die Injektion in die Spongiosa eines Wirbeldornfortsatzes vorgenommen wird, erhält man unmittelbar die Darstellung der Plexus vertebrales externi dorsales. In seitlicher Projektion werden diese von dünnen Venen gebildet, die einen gewundenen Verlauf besitzen, entlang den Seitenflächen der Dornfortsätze angeordnet sind und ausgedehnt untereinander anastomosieren.

Die Plexus vertebrales externi dorsales verlaufen nach vorn zu den Foramina intervertebralia, wo sie mit den Plexus vertebrales interni anastomosieren. Von diesen Plexus sind die vorderen am stärksten entwickelt und verlaufen auf der Dorsalfläche der Wirbelkörper und der Intervertebralscheiben (Abb. 22). Sie werden hauptsächlich von zwei dicken, längsverlaufenden Venen gebildet, die sich in der seitlichen Projektion fast überlagern und nicht zu unterscheiden sind, während sie sehr deutlich in der dorsoventralen Projektion hervortreten und über transversale Verbindungsäste miteinander anastomosieren (Abb. 23). Diese letztgenannten Plexus stellen sich bei der transspinalen Phlebographie häufig in einer beträchtlichen Entfernung ober- und unterhalb der Injektionsstelle dar. Die Ausdehnung des injizierten Abschnittes hängt auch von den technischen Umständen ab, von der Injektionsgeschwindigkeit, von der verwendeten Kontrastmittelmenge, von der Lagerung des Patienten, von der Stärke des intraabdominellen Drucks, von den verschiedenen Phasen der Atmung usw. Mit der costalen Phlebographie erhält man gleichwohl häufig die Darstellung dieser Venenplexus, wenn auch nur bruchstückhaft.

Die Plexus vertebrales interni stehen mit dem extravertebralen Kreislauf über die Venen der Verbindungsäste in Beziehung. Diese Venen münden im Brustabschnitt der Wirbelsäule in die Intercostalvenen.

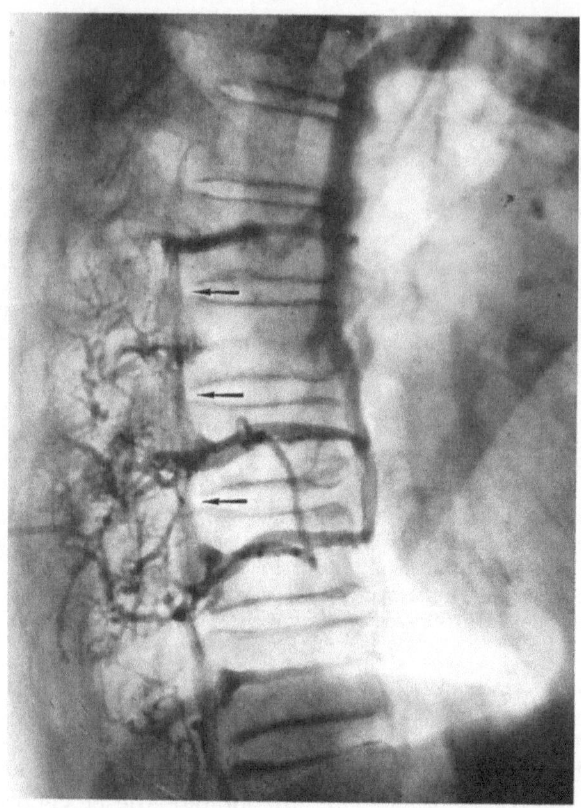

Abb. 22. Transspinale Phlebographie — Latero-laterale Projektion. Injektion der Plexus venosi vertebrales interni, die ausgedehnt mit den Plexus vertebrales externi posteriores anastomosieren. Die Plexus vertebrales interni anteriores stehen vorne mit den Venae intercostales und somit mit der Vena azygos in Verbindung, deren Truncus vor den Wirbelkörpern verläuft

Die *Intercostalvenen* (Abb. 23a, b) werden durch den Zusammenfluß zweier Äste gebildet, die sich vor dem Foramen intervertebrale vereinigen: Dem dorsospinalen Ast und dem intercostalen Ast im eigentlichen Sinne.

Sie umgeben die Wirbelkörper ringförmig und münden rechts direkt (5.—12. Intercostalvene) oder über große venöse Sammelgefäße in die Vena azygos: Oben rechts die Vena intercostalis suprema, links die Vena hemiazygos, die Vena hemiazygos accessoria und die Vena intercostalis suprema. Zwischen den Venen, die die Wirbelkörper ringförmig umgeben, existieren longitudinale Verbindungsgefäße, die ein weiteres Anastomosensystem zwischen diesen Gefäßringen darstellen.

Wenn die Injektion in den hinteren Abschnitt einer Rippe erfolgt, verteilt sich das Kontrastmittel mehr oder minder stark in der Spongiosa und stellt dann über einige Knochenvenolen die entsprechende Intercostalvene und weiterhin Kollateralen dar, die benachbarte Intercostalvenen miteinander verbinden. Man kann deshalb die Injektion mehrerer Intercostalvenen bekommen, auch wenn man nur eine einzige Rippe punktiert. Das Kaliber dieser Intercostalgefäße ist variabel und hängt wahrscheinlich von technischen Faktoren ab. Hauptsächlich sind die Injektionsgeschwindigkeit und die injizierte Kontrastmittelmenge von Bedeutung.

Die *Vena azygos* (s. Abb. 23a, b) wird mit beiden Methoden konstant dargestellt und zwar in hervorragender Weise immer beim normalen Individuum. Trotzdem ist die Injektion der Vena azygos bei Anwendung der transspinalen vertebralen Methode weniger elektiv als bei Durchführung der transcostalen Technik, da das Kontrastmittel sich in andere venöse Systeme verteilen kann (Plexus venosi vertebrales externi und interni).

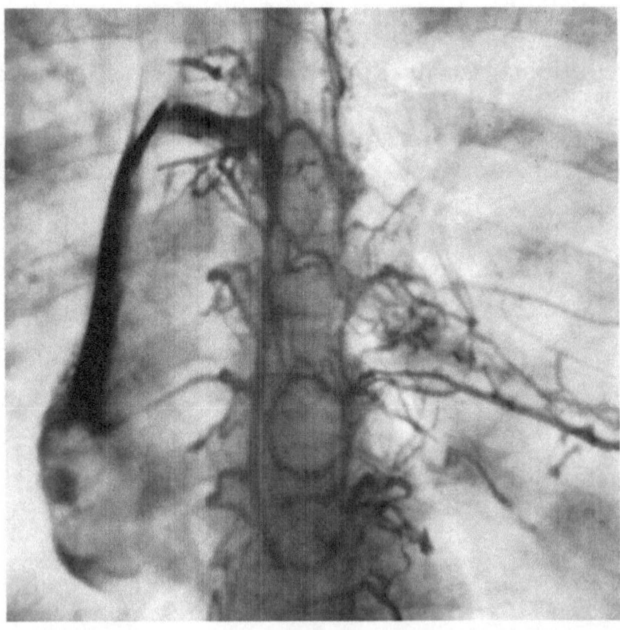

a

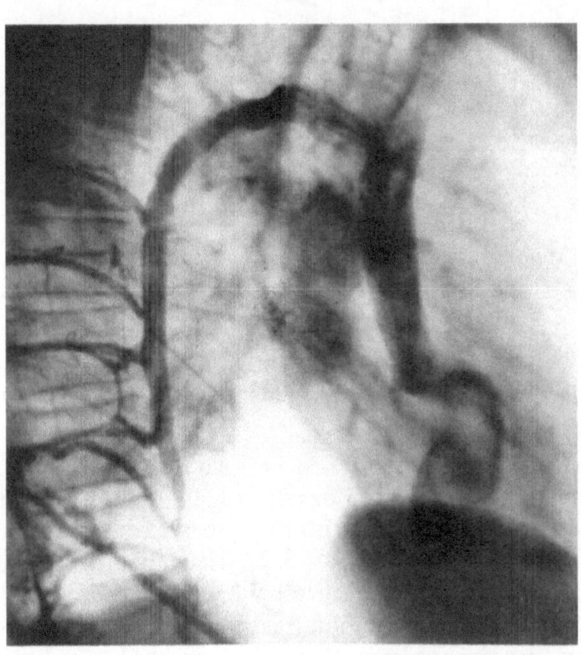

b

Abb. 23a u. b. Transcostale Phlebographie. a Dorso-ventrale Projektion. Injektion in den hinteren Abschnitt der 8. linken Rippe. Deutliche Injektion der miteinander anastomosierten Intercostalvenen. Die Plexus venosi vertebrales interni anteriores sind in beträchtlicher Ausdehnung injiziert. Die Vena azygos erscheint sehr deutlich, obgleich sie ein dünnes Kaliber hat. Sie verläuft auf der rechten Seite der Wirbelsäule und beschreibt einen Bogen mit stärkerer Krümmung nach außen. Das Kontrastmittel, injiziert von der Vena azygos aus, durchfließt partiell die Vena cava cranialis und den rechten Vorhof. b Dasselbe Bild in latero-lateraler Projektion. Es sind die Intercostalvenen deutlich zu erkennen, die die Wirbelkörper ringförmig umgeben und in die Vena azygos münden. Von der Vena azygos sieht man deutlich den Truncus und den Arcus mit Abfluß des Kontrastmittels in die Vena cava und den rechten Vorhof

Die Vena azygos verläuft bei jungen und erwachsenen Individuen fast immer vor der Wirbelsäule in der Medianlinie oder etwas rechts davon (PROPERZI).

Es gibt aber auch Fälle bei älteren Personen, bei denen das Gefäß leicht nach links verlagert ist. Diese Tatsache findet eine Bestätigung in anatomischen Untersuchungen, die von H. NATHAN durchgeführt wurden. Das Kaliber des Gefäßes nimmt progredient und gleichmäßig bis zur Einmündung in die Vena cava cranialis zu. Es ist bei alten Menschen und bei erwachsenen Individuen mittleren Alters dicker. In seitlicher Projektion zeigt es nicht selten entlang seiner Hinterwand Incisuren. Wenn sich diese in der Höhe des Mittel-

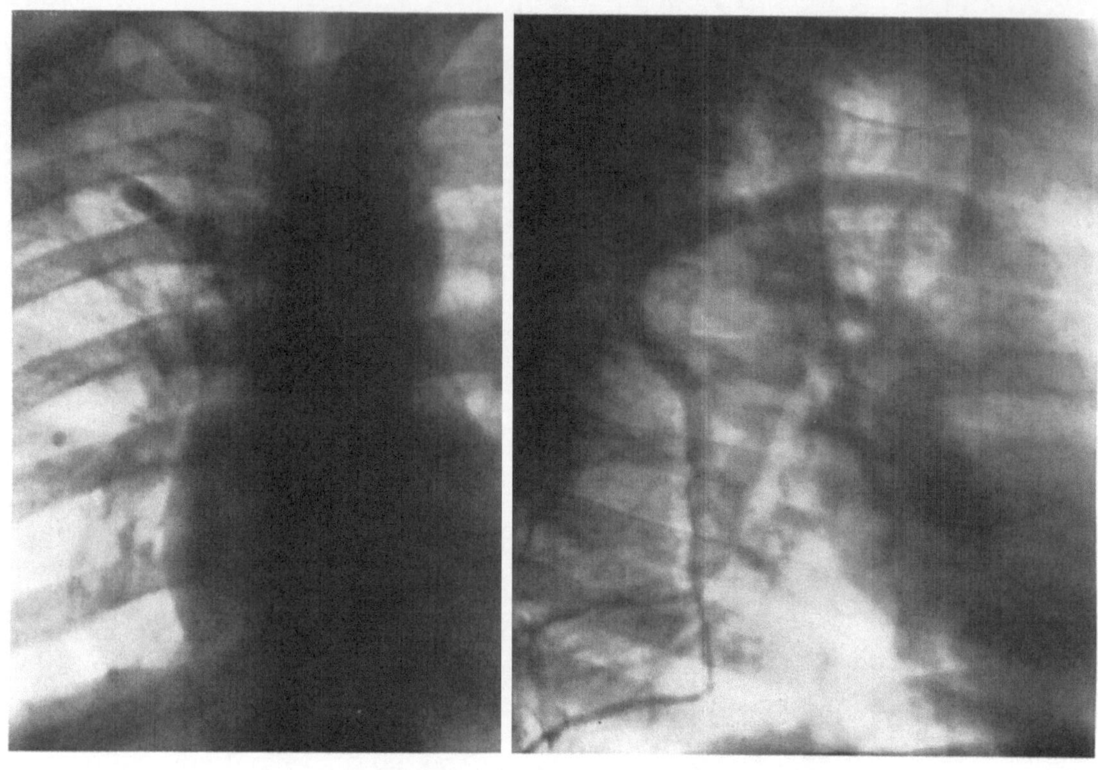

a b

Abb. 24. a Transcostale Azygographie in dorso-ventraler Projektion. Der Arcus der Azygos hat einen extrapleuralen Verlauf. b Dasselbe Bild in latero-lateraler Projektion: „Griffphänomen" des Arcus der Azygos

punktes des Wirbelkörpers befinden, entsprechen sie den Einmündungen der Intercostalvenen, während sie von den vorderen Vorwölbungen der Intervertebralscheiben verursacht werden, wenn sie sich in Höhe des Intervertebralraumes befinden. Der Truncus der Vena azygos wendet sich in Höhe des 4.—5. Brustwirbels nach vorn, um in die Vena cava cranialis einzumünden. Dabei beschreibt er einen nach unten konkaven Bogen unterschiedlicher Stärke. Gleichzeitig zieht das Gefäß über den rechten Hauptbronchus und macht einen Bogen, dessen konkave Seite nach medial gerichtet ist. Der Verlauf und der Grad der Krümmung werden von der mehr oder minder deutlichen Kyphose der Brustwirbelsäule, dem anterior-posterioren Durchmesser des Thorax, der Lage und der Richtung des Herzens und der Lage des Aortenbogens beeinflußt.

Ein besonderes Verhalten des „grifförmigen" Bogens liegt dann vor, wenn das Gefäß einen extrapleuralen Verlauf hat (Abb. 24a, b) und den sog. Lobus venae azygos vom übrigen Oberlappen trennt (SÜSSE und KULITZ).

Die Einmündung in die Vena cava cranialis erfolgt etwas unterhalb des Bogenscheitels. Weniger häufig kommt sie in der gleichen Höhe vor oder etwas unterhalb des hinteren Ursprungspunktes. Der Arcus der Vena azygos besitzt gewöhnlich zwei Klappen, die ungefähr in der Mitte des Bogens, d.h. an der Kreuzungsstelle mit dem rechten Stammbronchus, oder auch in seinem hinteren Drittel gelegen sind. Diese Klappen sind nach vorn gerichtet und das Gefäß zeigt in ihrer Höhe eine besondere, in der latero-lateralen Projektion gut erkennbare Erweiterung (Abb. 25). Sehr charakteristisch ist das Bild der Klappen in der dorso-ventralen Projektion. Wenn die postvalvulären Taschen mit Kontrastmittel gefüllt sind, bieten sie ein Bild, das wir als „Kaffeebohne" bezeichnen.

Von den *Seitenästen der Vena azygos* wird die Vena hemiazygos elektiv injiziert, wenn man die transcostale Methode in den hinteren Abschnitten der 7.—10. Rippe oder in der 9.—10. linken Rippe in der mittleren Axillarlinie durchführt. Diese Vene, die gewöhnlich

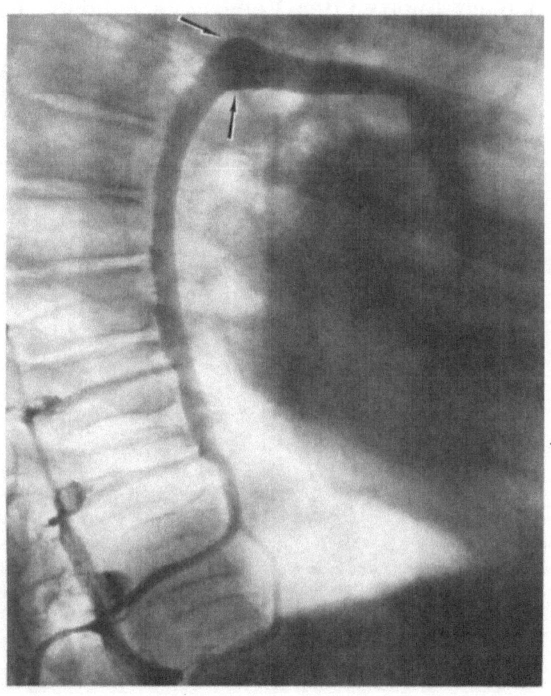

Abb. 25. Transcostale Azygographie — Latero-laterale Projektion. Das Kaliber der Vena azygos nimmt nach oben stetig zu. Der Arcus der Azygos hat einen fast horizontalen Verlauf. Im hinteren Drittel des Arcus erkennt man eine sehr deutliche Erweiterung, welche auf die mit Kontrastmittel gefüllten postvalvulären Taschen zurückzuführen ist (↑↑)

in die Vena azygos in Höhe des 8.—9. Brustwirbels einmündet, zeigt erhebliche Variationen. Sie kann auch weiter oben in die Vena azygos münden oder sogar in die Vena anonyma der gleichen Seite.

Die ersten Intercostalvenen rechts sammeln sich gewöhnlich in einem einzigen Stamm, der einen absteigenden Verlauf nimmt und sich in den Arcus der Vena azygos ergießt. Manchmal fließt diese obere Intercostalvene in die rechte Vena anonyma oder direkt in die Vena cava cranialis. Links sind die ersten Intercostalvenen Seitenäste der obersten linken Intercostalvenen und der Vena hemiazygos accessoria.

Wenn man den transcostalen Weg benutzt, kann man manchmal die Injektion von Zwerchfellvenen, von Venen des oberen Mediastinums und von Oesophagusvenen feststellen. In einigen seltenen Fällen werden auch venöse Äste, die die Thoraxwand durchdringen, oder costoaxillare Venen injiziert, die aus einer Intercostalvene entspringen und gewöhnlich gegen die Axilla zu verlaufen, um in die Vena axillaris der gleichen Seite oder in die Vena anonyma zu münden.

β) Die transossale Azygographie bei Mediastinalerkrankungen

Da der größte Teil der pathologischen Prozesse des Mediastinums zu Verdrängungs- oder Verziehungserscheinungen oder nacheinander zu beidem führt, werden dadurch ziemlich leicht Veränderungen des Azygossystems verursacht. Diese bestehen in:

αα) Verlagerungen,

ββ) Deformierungen,

γγ) Obstruktionen mit eventuellen Kollateralkreisläufen.

Daneben können wir andere Erscheinungen beobachten wie:

δδ) Stase im Zusammenhang mit Herzerkrankungen und

εε) Hyperefflux, der die Hämodynamik bei portaler Hypertension charakterisiert oder bei Obstruktion der Vena cava cranialis (oberhalb der Einmündung der Vena azygos) auftritt oder schließlich nach Ligatur der Vena cava caudalis beobachtet wird.

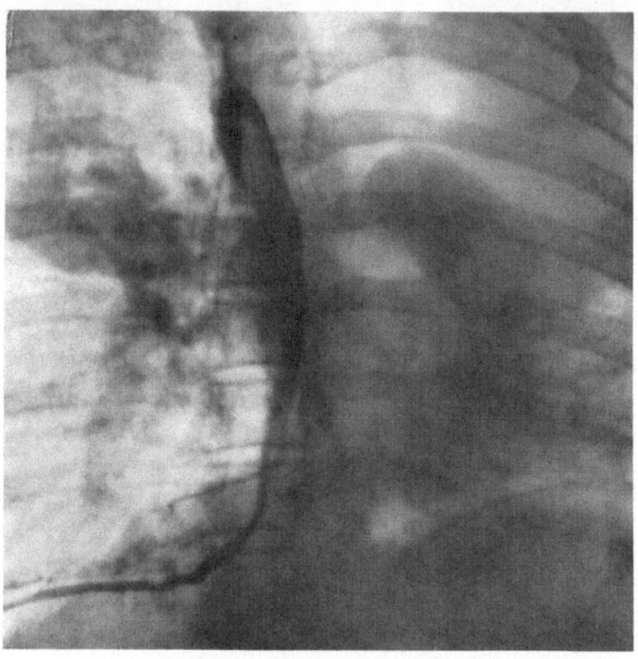

Abb. 26. Transcostale Azygographie bei einem an Silikose fortgeschrittenen Grades erkrankten Patienten mit linksseitigem Fibrothorax und Verlagerung des Herzschattens nach links. Verlagerung des ganzen Truncus der Azygos, der erweitert erscheint, nach links; der Endabschnitt des Gefäßes ist auch nach medial verlagert und zeigt einen Bogen mit kurzem Radius

αα) *Verlagerungen*

Die *Verlagerungen* des Vena-Azygos-Systems können generalisiert oder lokalisiert sein. Wenn wir voraussetzen, daß von den beiden Abschnitten der Vena azygos, dem Truncus und dem Arcus, der letztere sehr viel beweglicher ist, können wir sagen, daß sich eine generalisierte Verlagerung relativ selten findet.

Man kann sie trotzdem in Fällen von schwerer Skoliose mit ausgedehnten Thoraxdeformierungen oder bei einem kompletten Fibrothorax beobachten (Abb. 26).

Ein sehr einfaches Verhalten trifft man bei massiven Atelektasen der Lunge mit Verlagerung des Mediastinums an. Schließlich besteht manchmal eine Verlagerung des Azygossystems und anderer Mediastinalorgane zu der der Läsion entgegengesetzten Seite hin, wenn angeborene oder parasitäre Cysten großer Ausdehnung oder maligne Tumoren vorhanden sind (Abb. 27a, b).

Die lokalisierten Verlagerungen können sich wegen ihrer größeren Beweglichkeit häufiger am Arcus der Vena azygos ausbilden. So führen fibrosklerotische, pleuropulmonale Prozesse verschiedener Natur (Tbc., Silikose usw.) zu Verlagerungen des Arcus nach der Seite der Läsion hin. Dabei treten Veränderungen der Krümmungen und eventuell Torsionsphänomene auf, die den Abfluß verhindern können. Die Anwesenheit von verschiedenen raumverdrängenden Prozessen des Mediastinums (Mediastinalcysten, retrosternale Strumen, Teratome, tuberkulöse Lymphknotenerkrankungen) ist häufig die

Ursache für Veränderungen des Sitzes und der Morphologie des Arcus. Im Gegensatz dazu verursachen die infiltrativen malignen Prozesse neben Verlagerungen im allgemeinen auch mehr oder minder ausgeprägte Kaliberveränderungen.

Bei den Herzerkrankungen sei schließlich daran erinnert, daß in manchen Fällen von Mitralstenose eine sehr beträchtliche Vergrößerung des linken Ventrikels die Verlagerung des Truncus der Vena azygos nach links bewirken kann (SCHOBINGER).

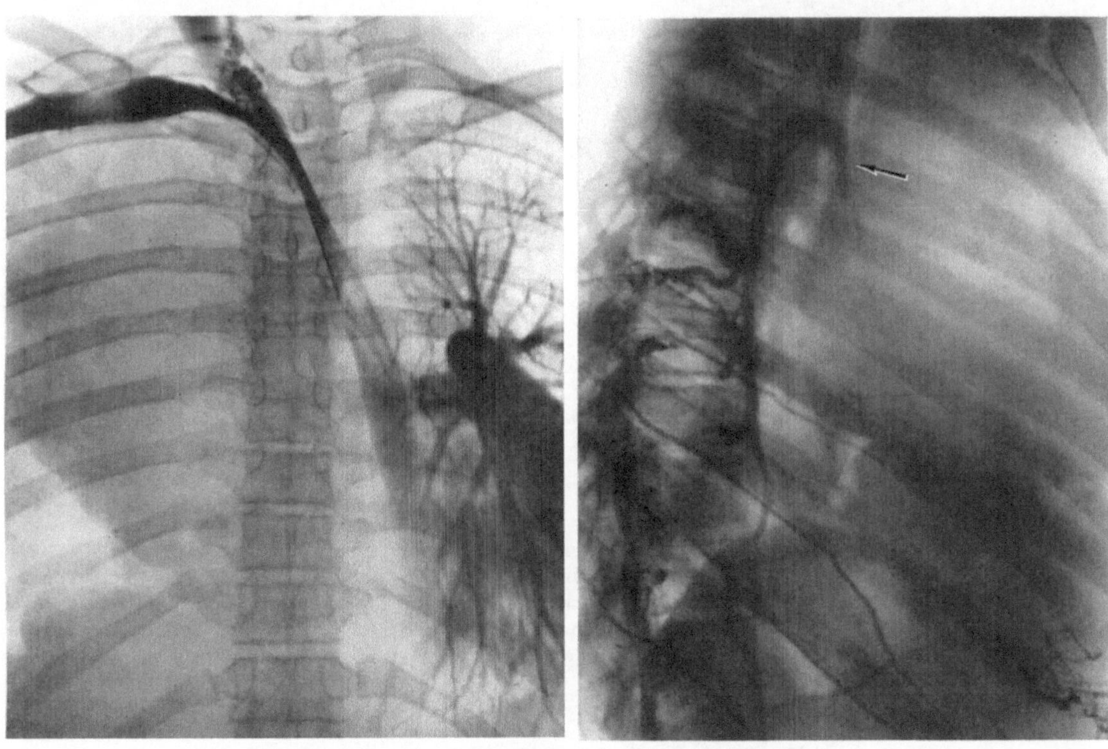

a b

Abb. 27a u. b. Ausgedehnte paramediastinale Masse rechts reticulosarkomatösen Ursprungs mit supradiaphragmatischen Metastasen rechts. a Starke Verlagerung des Mediastinums, des Herzens und der großen Gefäße nach links. Die intravenöse Angiokardiographie zeigt die totale Verlagerung des Herzschattens, der in seinen rechten Anteilen injiziert erscheint und auch die Arteria pulmonalis erkennen läßt. Die Vena cava cranialis ist stark über die Medianlinie hinaus verlagert. b Transspinale Azygographie. Der Truncus der Vena azygos zeigt ein normales Kaliber vor der Brustwirbelsäule, während der Arcus einen kurzen Radius besitzt wegen der Verlagerung nach links (↑). Mäßige Stase mit Injektion des Kollateralkreislaufs und Anwesenheit der Venae diaphragmaticae anteriores

So mag auch ein Aneurysma der Aorta ascendens eine seitliche Verlagerung des Arcus bedingen (Abb. 28a, b), während ein Aneurysma der Aorta descendens den Verlauf des Truncus der Azygos oder Hemiazygos verändern kann.

ββ) Deformierungen

Unter diesen Begriff fallen die Veränderungen der Gefäße im Azygossystem, die in Impressionen, Lacunenbildungen, Unregelmäßigkeiten der Wände und Veränderungen des Kalibers von meist segmentalem Charakter bestehen. Von besonderem diagnostischem Interesse ist die Feststellung, ob die Deformierung auf eine Kompression, eine Traktion oder eine innere Wandveränderung zurückzuführen ist. Impressionen mit relativ regelmäßigen Konturen können von raumbeschränkenden Prozessen herrühren, die sich wahrscheinlich nur in der Nachbarschaft befinden, wie dies häufig bei Lymphknotenmetastasen der Fall ist (Abb. 29).

Die Deformierungen durch Traktion sind meistens durch Kaliberveränderungen, die oft mit Verlagerungen verbunden sind, charakterisiert. Segmentale Dilatationen des

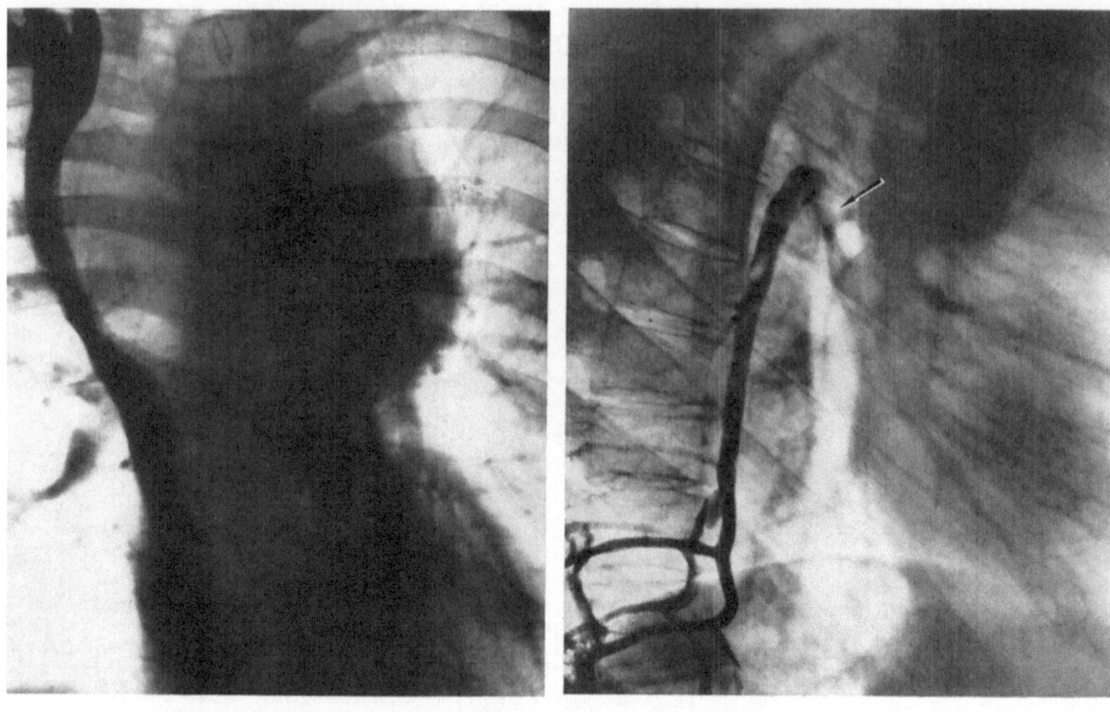

Abb. 28a u. b. Doppeltes Aneurysma des Aortenbogens. a Die Angiokardiographie zeigt eine erhebliche Verlagerung der Vena cava cranialis nach rechts, die durch das Aneurysma der Aorta ascendens und des Arcus Aortae hervorgerufen wird. b Transossale Azygographie. Der Arcus der Azygos zeigt die Form eines sehr engen Hakens wegen der seitlichen Verlagerung der vorderen Hälfte, die auf die rechtsseitige Verlagerung der Trachea und der Vena cava cranialis durch das Aneurysma zurückzuführen ist (↑)

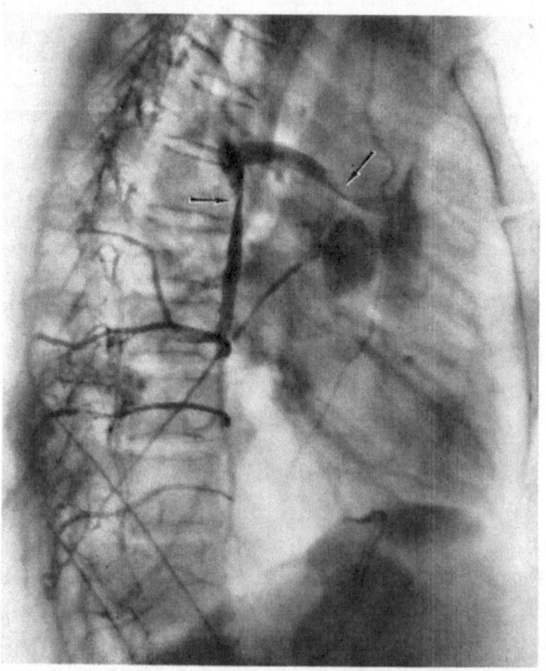

Abb. 29. Mediastinale Metastasen bei einer an einem rechtsseitigen Mammaneoplasma leidenden Patientin. Transspinale Azygographie. Latero-laterale Projektion. Injektion der Intercostalvenen und der Vena azygos, die im oberen Drittel des Truncus dorsal eine Impression zeigt (↑); auch der Arcus ist in seinem vorderen Drittel eingedellt und zeigt eine sehr deutliche Kaliberverkleinerung (↑). Beide Füllungsdefekte sind durch Lymphknotenmetastasen bedingt

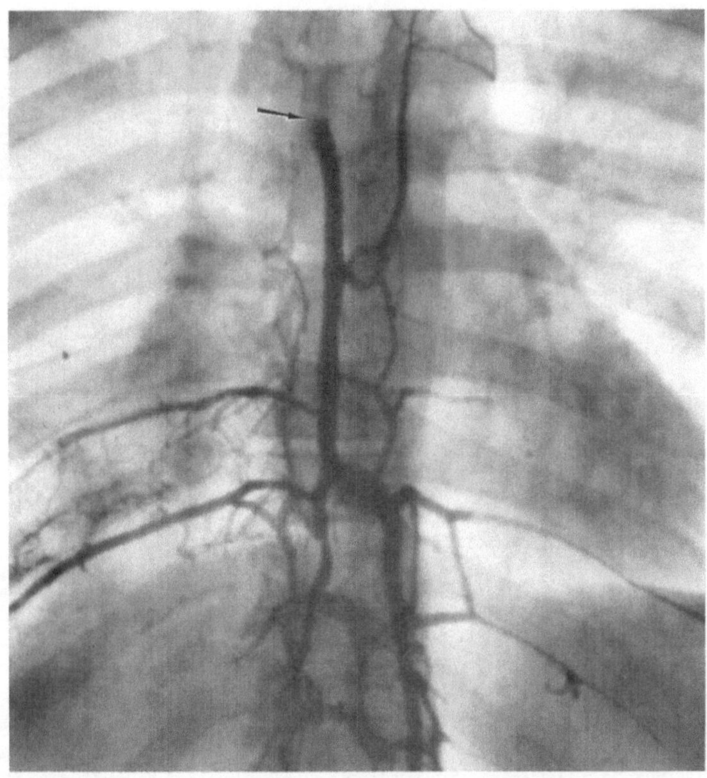

Abb. 30. Obstruktion der Vena azygos durch mediastinale Metastasen eines rechtsseitigen Hilustumors. Der Truncus der Vena azygos ist in seinem oberen Drittel unterbrochen (↑). Injektion der Plexus vertebrales anteriores und auch der Intercostalvenen der Gegenseite. Umkehrung des Blutstromes zu den Lumbalvenen hin

Arcus der Vena azygos gehören zur selben Gruppe von Veränderungen und stehen in Beziehung zu fibrosklerotischen Prozessen des perivasculären Bindegewebes und des mediastinalen Zellgewebes.

Die inneren Wand- und Lumenveränderungen der Vena azygos können im Initialstadium durch eine segmentale Rigidität gekennzeichnet sein, die in aufeinanderfolgenden Röntgenaufnahmen konstant bleibt. Deutlichere Zeichen bestehen in Füllungsdefekten mit unregelmäßigen Konturen und in mehr oder minder ausgeprägten Kaliberverkleinerungen.

Diese Veränderungen bekommen eine größere Bedeutung, wenn sie von einer Distorsion des Gefäßes oder der Nachbargefäße begleitet sind. Es ist besonders die Vena cava cranialis, die durch Füllungsdefekte und Unregelmäßigkeiten ihres Kalibers verändert wird, die in engem Zusammenhang mit den Veränderungen des Azygossystems stehen.

In den meisten Fällen werden Alterationen dieser Art durch maligne Prozesse verursacht, die die Wand infiltrieren oder in das Gefäßlumen proliferieren. Lymphogranulomatöse Prozesse des Mediastinums führen häufiger zu Kompressionen. Allerdings sind auch Rigidität der Gefäßwände und Füllungsdefekte infolge einer Infiltration nicht selten.

γγ) Obstruktion mit eventuellem Kollateralkreislauf

Vollständige Stenosen können am Arcus der Vena azygos, am Truncus oder an den Seitenästen der Azygos vorkommen. Die Ausdehnung der Obstruktion kann variabel sein und manchmal absolut unvorhergesehene Ausmaße erreichen, wenn man sich auf die Standard-Röntgenuntersuchungen stützt, die einen fast normalen Mediastinalschatten zeigen können. Die Obstruktion wird in den meisten Fällen von Primär- oder Sekundärtumoren maligner Genese hervorgerufen (Abb. 30). Aber auch

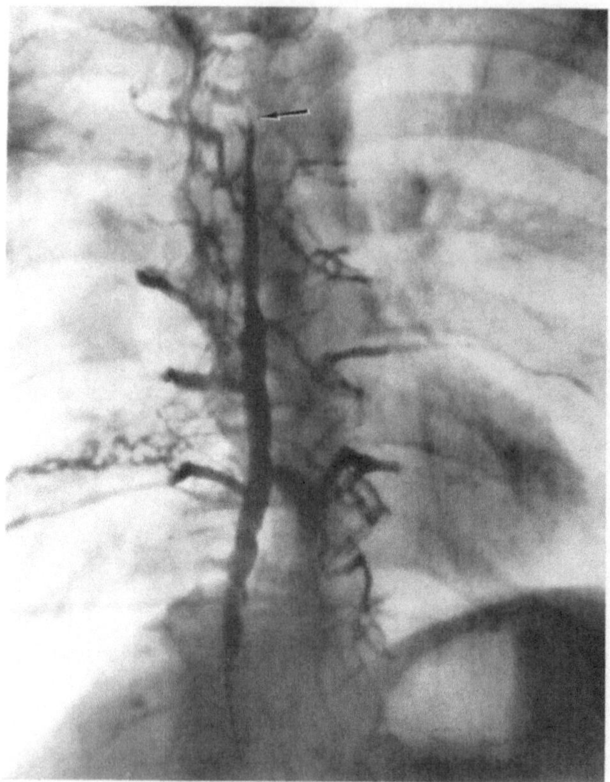

a

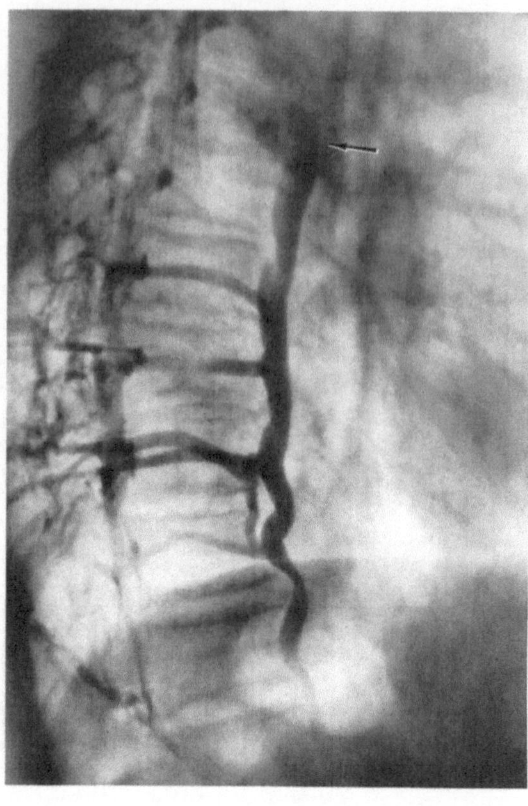

b

Abb. 31a u. b. Vollständige Obstruktion der Azygos bei einem Patienten, der an einer pulmonalen und mediastinalen Silikose leidet. a Die transcostale Azygographie zeigt in ventro-dorsaler Projektion eine vollkommene Stenose des Truncus der Azygos in Höhe seines oberen Drittels (↑). Deutlich ist der Kollateralkreislauf, der von den Plexus venosi vertebrales gebildet wird. b Dasselbe Bild in latero-lateraler Projektion

benigne Tumoren und fibrosklerotische Prozesse können komplette Stenosen bedingen (Abb. 31a, b).

Bei den vollständigen Stenosen der Azygos entwickeln sich in der Regel Kollateralkreisläufe, deren Ausdehnung und Wirksamkeit im allgemeinen zum Sitz und der Dauer der Obstruktion in Beziehung stehen.

Ein Block des Arcus der Vena azygos geht gewöhnlich mit einem sehr ausgedehnten Kollateralkreislauf einher, wenn der infiltrative Prozeß, der zur Obstruktion führt, gleichzeitig die Durchgängigkeit der Vena cava cranialis gefährdet. In diesem Fall findet der kompensatorische Kollateralkreislauf entweder über tiefe oder oberflächliche Anastomosen statt. Das resultierende patho-physiologische Bild gleicht dem eines Verschlusses der Vena cava cranialis in der Höhe oder unterhalb der Einmündung der Vena azygos. Folgende Kollateralen kommen in Frage:

a) Das System der Vena azygos und hemiazygos, in denen der Abfluß des Blutes hauptsächlich über die Anastomosen mit den Venae lumbales ascendentes in umgekehrter Richtung zur Vena cava caudalis erfolgt.

b) Das System der oberflächlichen Gefäße der Thoraxwand, die einerseits mit den Venae mammariae internae, den Venae thoracicae longae und andererseits mit den Venae epigastricae superficiales et profundae, Seitenästen der Venae iliacae, anastomosieren.

c) Das System der Plexus vertebrales.

In diesen Fällen zeigt die Azygographie das Fehlen der Injektion nicht nur des Arcus, sondern auch eines mehr oder minder ausgedehnten Abschnittes des Truncus (Abb. 32a, b).

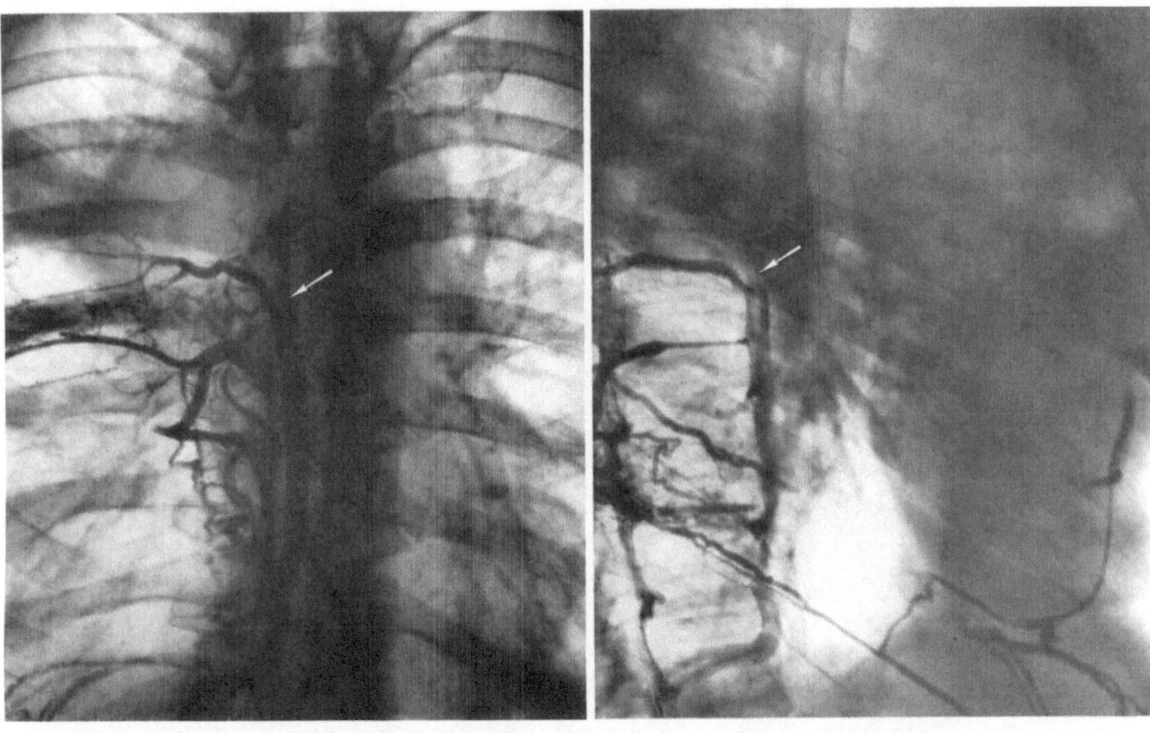

a b

Abb. 32. Patient, der an einem rechtsseitigen Lungenneoplasma mit Metastasen im Mediastinum leidet. Block des Arcus der Azygos, der sich auf den Truncus ausdehnt mit gleichzeitiger Obstruktion der Vena cava cranialis (↑). Kräftiger, kompensatorischer Kollateralkreislauf über die Plexus venosi vertebrales, die Venae intercostales und Venae diaphragmaticae. Man beachte das beträchtliche Kaliber des Truncus der Azygos unterhalb der Obstruktion

Das Kaliber der Vena azygos ist unterhalb des nicht dargestellten Abschnittes beträchtlich erweitert und scheint von oben nach unten zunehmend zu wachsen, d.h. im Sinne des umgekehrten Blutabflusses.

Neben der Dilatation der Vena azygos und Vena hemiazygos, welche die wichtigste funktionelle Anastomose zwischen Vena cava cranialis und Vena cava caudalis darstellen, zeigt die perossale Phlebographie (transspinal oder transcostal) eine größere Entwicklung der Plexus venosi vertebrales, der Venae intercostales, der Venae mammariae internae und der Venae diaphragmaticae. Diese Venen haben alle ein vergrößertes Kaliber und einen mehr oder weniger geschlängelten Verlauf.

In den Fällen einer isolierten Stenose des Truncus oder Arcus der Vena azygos ohne gleichzeitigen vollständigen Verschluß der Vena cava cranialis erscheint das Kaliber der Vena azygos und hemiazygos unterhalb der Obstruktion verstärkt, jedoch nur in mäßigem Ausmaß und ohne daß diese Gefäße gewunden sind. Auch in diesem Falle ist der Abfluß umgekehrt, so daß das aus dem Azygossystem kommende Blut den rechten Ventrikel meist über die Vena cava caudalis erreicht (Abb. 33a, b). Auch hier sind die Plexus venosi vertebrales, die Venae intercostales, die Venae mammariae internae und die oberflächlichen Thoraxvenen immer mehr oder minder deutlich erweitert. Die Injektion dieser venösen Systeme kann auch von Faktoren abhängen, die durch die technischen Umstände bei der Ausführung der transossalen Phlebographie bedingt sind (für die Injektion verwendeter Knochenabschnitt, Menge des injizierten Kontrastmittels, Injektionsgeschwindigkeit, verschiedene Phasen der Atmung usw.). Es muß aber gesagt werden, daß bei den genannten isolierten obstruktiven Syndromen die Gefäße diffuser injiziert werden als dies unter normalen Bedingungen erfolgt.

Wenn die Obstruktion den Truncus der Vena azygos betrifft, ohne daß der Arcus gefährdet ist, kann der Abfluß des Blutes über Kollateralen in der normalen Richtung erfolgen, d.h. mit Abfluß in die Vena cava cranialis.

Dasselbe gilt für die Obstruktion der Vena azygos, die meistens durch einen Primär- oder Sekundärtumor bedingt ist. In diesem Falle ergießt sich das Blut, das aus der Vena hemiazygos kommt, über Anastomosen in den Truncus der Vena azygos und von hier in die Vena cava cranialis.

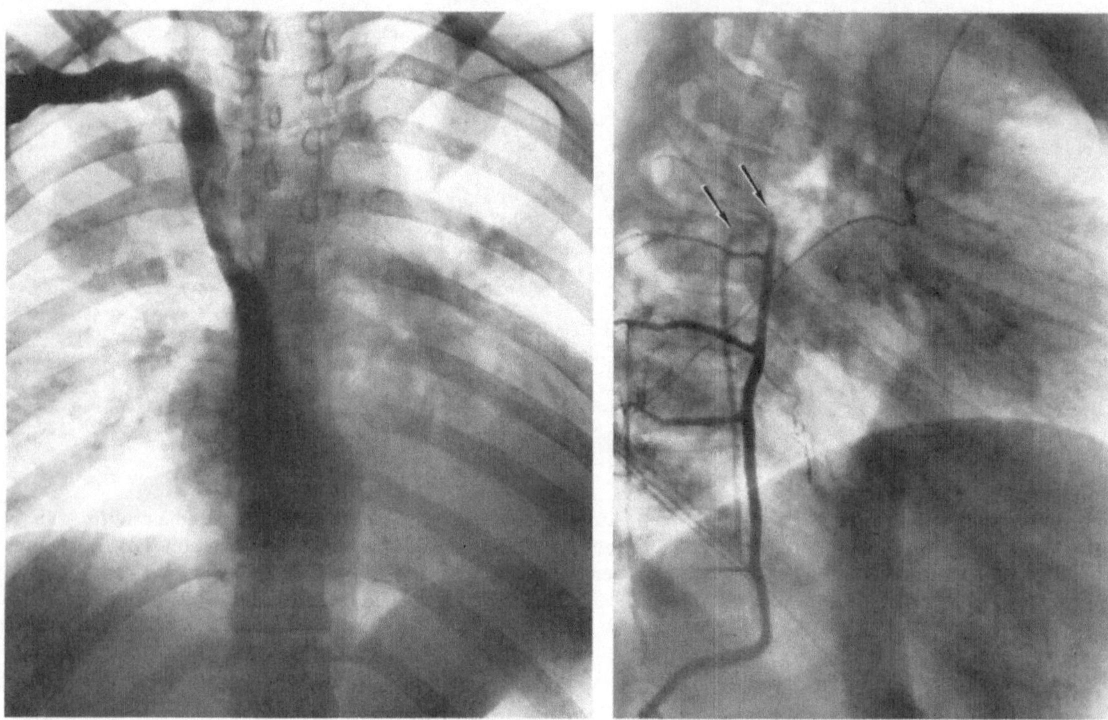

Abb. 33a u. b. Lungen- und Mediastinalmetastasen eines Seminoms des linken Hodens. Isolierte Obstruktion des Truncus der Azygos mit Umkehrung des Blutstroms zur Vena cava caudalis hin. a Die intravenöse Angiokardiographie zeigt, daß die Vena cava cranialis in ihrem mittleren Anteil eine Impression mit Verkleinerung des Kalibers aufweist. Der Abfluß in das rechte Herz ist dagegen nicht beeinträchtigt. b Transspinale Azygographie. Kompletter Block der Azygos und der Hemiazygos in Höhe des oberen Drittels (↑↑). Nachweis eines Kollateralkreislaufs mäßiger Stärke. Umkehr des Blutstroms nach unten und Darstellung der Vena cava caudalis

δδ) Stase im Zusammenhang mit Herzerkrankungen

Die Zunahme des Druckgradienten in der Vena cava cranialis, die von einer Herzinsuffizienz mit rechtsseitiger Einflußstauung oder von einer organischen und funktionellen Tricuspidalstenose, Pericarditis usw. abhängen kann, stellt gleichzeitig ein Hindernis für den Abfluß aus der Vena azygos in die Vena cava cranialis dar. In diesen Fällen zeigt die Azygographie sofort, daß das venöse Azygossystem dicht mit Kontrastmittel angefüllt ist und der Arcus der Vena azygos erweitert ist.

Die Stase betrifft nicht nur die Vena azygos, sondern auch die venösen Gefäße, die direkt und indirekt mit ihr verbunden sind, d.h. die Venae intercostales, die Venae diaphragmaticae, die Venae mammariae und die Plexus vertebrales venosi, die eine mehr oder minder starke Kaliberzunahme zeigen. Dieses Bild bleibt in aufeinanderfolgenden Angiogrammen weitgehend unverändert. In den Fällen einer sehr schweren, schon lange Zeit bestehenden Stase kann man sogar einen retrograden Abfluß beobachten.

εε) *Hyperefflux*

Bei der portalen Hypertension, die auf einem intra- oder extrahepatischen Block beruht, zeigt die Azygographie in der Phase der Kompensation nicht selten eine erhöhte Füllung der Seitenäste der Vena azygos (Venae intercostales, Plexus venosi vertebrales, Venae diaphragmaticae, Venae thoracicae superficiales).

Das Kaliber der Vena azygos hat zugenommen, aber im Gegensatz zu ihren Seitenästen, die bei aufeinanderfolgenden Angiogrammen mehr oder minder lange injiziert bleiben können, entleert sich die Vena azygos wegen ihrer erhöhten Durchflußrate, die

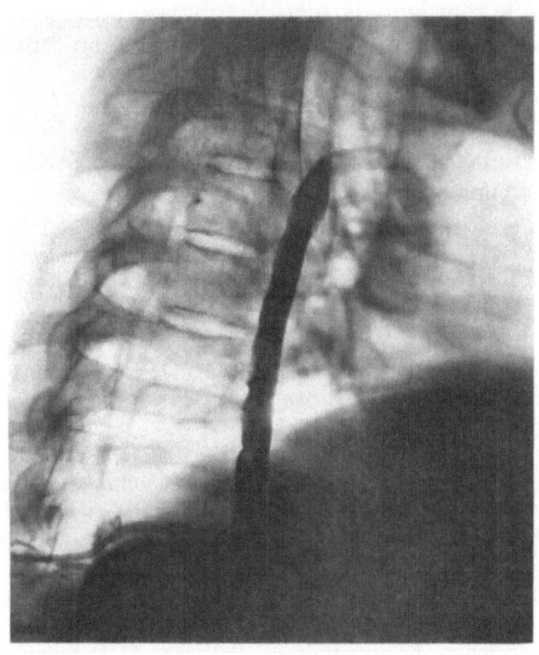

Abb. 34. Lebercirrhose mit Ascites. Die transcostale Azygographie zeigt eine deutliche Zunahme des Kalibers der Azygos, die hauptsächlich den Truncus betrifft

mit einem erhöhten Zustrom von portalem Blut zusammenhängt, im allgemeinen schnell und erscheint auf der dorsoventralen Röntgenaufnahme sehr zart gefüllt (SCHOBINGER).

Bei Patienten mit dekompensierter portaler Hypertension, die durch Ascites kompliziert ist, zeigen die Venogramme eine weniger rasche Entleerung des Truncus der Vena azygos, dessen Kaliber immer beträchtlich erweitert ist (Abb. 34).

Erscheinungen, die auf einen Hyperefflux des Systems der Vena azygos und ihrer Seitenäste zurückzuführen sind, treten bei Okklusionen der Vena cava cranialis oberhalb der Einmündung der Vena azygos auf. In diesem Falle ist das Blut, das vom Kopf, vom Hals und den oberen Extremitäten kommt und normalerweise über die Venae jugulares und subclaviae in die Vena anonyma und Vena cava cranialis fließt, gezwungen, die Vena cava unterhalb des Hindernisses über die Vena azygos zu erreichen. Der Truncus und Arcus der Vena azygos erscheinen deshalb erweitert und die Kollateralkreisläufe, die in Funktion treten können, sind besonders deutlich (Venae intercostales, Venae mammariae internae, Plexus venosi vertebrales).

Analoge Bilder kann man auch nach chirurgischer Ligatur der Vena cava caudalis beobachten. Das Blut aus den unteren Extremitäten, dem Becken und der Brustwand wird zu einem großen Teil zur Vena cava cranialis hin über die Plexus vertebrales und somit über die Vena azygos kurzgeschlossen.

Die Untersuchung der venösen Gefäße des Mediastinums mit der beschriebenen Methodik, die relativ einfach und ohne besondere Schwierigkeiten durchzuführen ist, bietet die Möglichkeit einer praktischen Anwendung. Um die pathologischen Veränderungen besser beurteilen zu können, muß man sich aber einerseits über die zahlreichen Variationen des Verlaufs, der Einmündung und des Kalibers der Mediastinalgefäße im klaren sein, wie sie bei normalen Individuen vorkommen, und über die funktionellen Veränderungen, die durch die komplexe Dynamik des Mediastinums bedingt sind. Andererseits muß die Technik in ihren Einzelheiten korrekt durchgeführt und die Injektion des Kontrastmittels zeitlich mit einer entsprechenden Zahl von Serienaufnahmen in beiden orthogonalen Ebenen festgehalten werden. Wir unterstreichen die Wichtigkeit der Technik deshalb, weil wir die Erfahrung gemacht haben, daß bei nicht strenger Anwendung der Methodik röntgenologische Ergebnisse erhalten werden können, die von der Wirklichkeit abweichen und zu falscher Interpretation führen können.

γ) Phlebographie der Venae mammariae internae

Die transsternale Phlebographie ist die Methode der Wahl, um die beiden Venae mammariae internae sichtbar zu machen.

Die erforderlichen Instrumente sind dieselben wie bei der Azygographie. Die günstigste Lage des Patienten auf dem Röntgentisch ist die Rückenlage mit erhobenen Armen. Der Einstich der Punktionskanüle in das Sternum wird in mit 1%iger Novocain-Lösung durchgeführter Lokalanaesthesie vorgenommen.

Der günstigste Punkt für den Einstich der Nadel ist eine Stelle im unteren Drittel des Sternums, die in der Medianlinie liegt.

Eine mögliche technische Variation besteht darin, daß man die Nadel im vorderen Drittel einer rechten oder linken 5.—10. Rippe einsticht. Das so injizierte Kontrastmittel macht einige Intercostalvenen und die Vena mammaria der gleichen Seite sichtbar.

Der Einstich wird so vorgenommen, daß man die Nadel schräg zur Knochenfläche in caudo-cranialer Richtung hält und vorsichtige schraubenförmige Bewegungen ausführt. Der exakte Sitz der Nadelspitze im Sternum wird durch Aspiration mit einer Spritze kontrolliert, die direkt mit der Nadel verbunden ist. Bevor man die Injektion des Kontrastmittels durchführt, kann es nützlich sein, 1—2 cm^3 Novocain in das Mark zu injizieren.

Es ist von Vorteil, die Injektion mit einem Hebelinjektionsgerät vorzunehmen, nachdem man die Nadel durch einen Plastikschlauch mit der Apparatur verbunden hat.

Die Menge des zu injizierenden Kontrastmittels (50%ige N-Methylglucamin-Lösung) beträgt etwa 15—20 cm^3.

Das Kontrastmittel wird mit konstantem Druck und beträchtlicher Geschwindigkeit eingebracht. Die Injektion von 20 cm^3 darf nicht mehr als 1—1,5 sec benötigen. Wenn man ein Serienaufnahmesystem mit zwei orthogonalen Projektionen benutzt, werden die ersten beiden Röntgenaufnahmen belichtet, wenn die Hälfte des Kontrastmittels injiziert ist.

Die nächsten beiden sind am Ende der Injektion und ein drittes Paar ungefähr 1 sec danach anzufertigen.

δ) Röntgenanatomie der Venae mammariae internae

Wenn die Injektion des Kontrastmittels exakt in der Medianlinie durchgeführt wird, sind die beiden Venae mammariae zusammen injiziert. Sie verlaufen parallel dem Sternalrand und zeigen einen etwas wellenförmigen Verlauf wegen des unmittelbaren Kontaktes mit den Rippenknorpeln (Abb. 35a, b). Die Venae mammariae internae werden durch die Vereinigung der Venae epigastricae craniales und der Venae musculo-phrenicae gebildet und zeigen nicht selten zwei Wurzeln, die in Höhe der 3.—4. Rippe, d.h. weiter unten als von den Anatomen angegeben wird, zu einem einzigen Truncus zusammenfließen. Manchmal vereinigen sich diese Wurzeln nicht, so daß auf der einen Seite die Vena mammaria doppelt erscheinen kann, während sie auf der anderen Seite einfach vorhanden ist. Auch das Kaliber der beiden Venae mammariae kann schwanken. CHIAPPA u. Mitarb. haben mitgeteilt, daß die Vena mammaria dextra in den meisten Fällen ein stärkeres Kaliber besitzt als die linke. Der Endabschnitt der Venae mammariae zeigt einen Bogen mit der Konkavität nach medial und unten. Die Vena mammaria dextra mündet in den Zusammenfluß der beiden Venae anonymae, die Vena mammaria sinistra in die Vena anonyma der gleichen Seite.

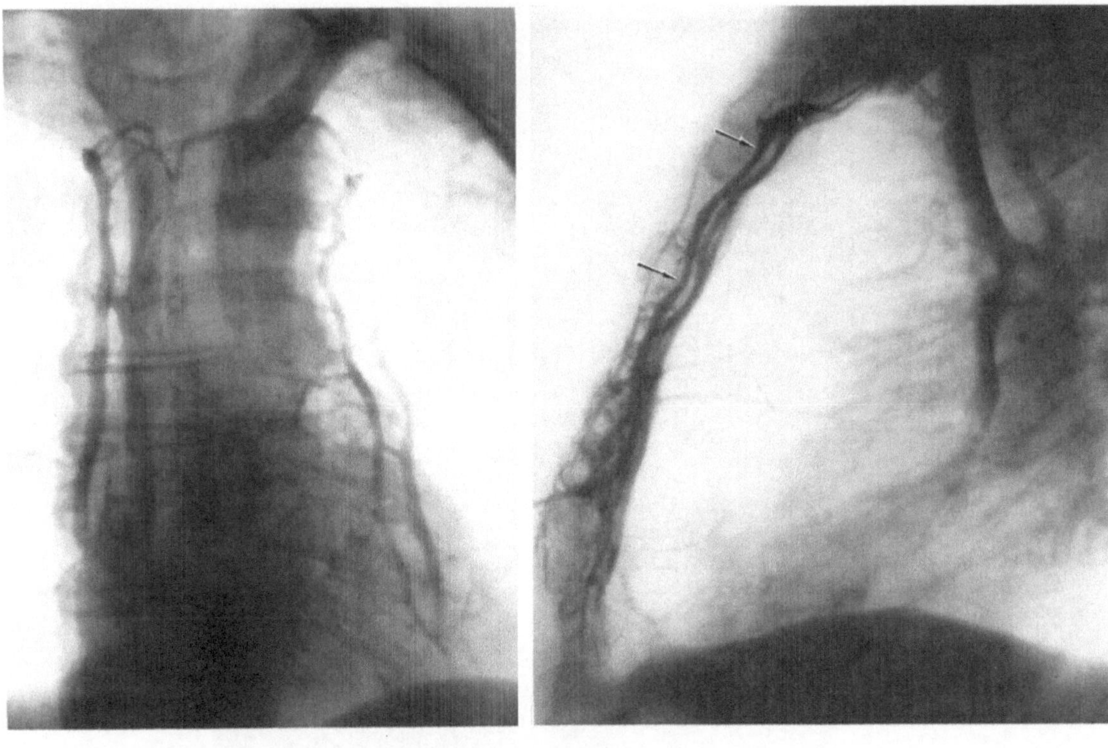

a b

Abb. 35a u. b. Phlebographie der Mammaria interna bei einem normalen Individuum. a Dorso-ventrale Projektion. Die Venae mammariae beider Seiten verlaufen parallel zu den Rändern des Sternums und wenden sich in ihrem Endabschnitt, d.h. vor der Einmündung nach medial. b Dasselbe Bild in lateraler Projektion. Man beachte die Impressionen in Höhe der Rippenknorpel (↑↑)

ε) *Die Phlebographie der Venae mammariae internae bei Mediastinalerkrankungen*

Es wurde schon besprochen, daß diese Venen bei der Azygographie injiziert werden, wenn sie bei Obstruktion der Vena cava cranialis oder des Azygossystems als Kollateralkreislauf dienen.

Die transsternale Phlebographie bedingt die selektive Darstellung der Venae mammariae internae und kann in einer gewissen Zahl von Fällen eine Ergänzungsmethode für die Untersuchung pathologischer Prozesse des vorderen Mediastinums, besonders von Tumoren, darstellen. Nach CHIAPPA u. Mitarb. können wir von einem symptomatologischen Gesichtspunkt aus folgende Veränderungen unterscheiden:

αα) Unregelmäßigkeit des Verlaufs,
ββ) Impressionen der Gefäßwände mit mehr oder minder deutlichen Füllungsdefekten,
γγ) Kaliberverkleinerung bis zur kompletten Stenose.

αα) *Unregelmäßigkeit des Verlaufs*

Da die Venae mammariae internae durch eine dünne Fascia endothoracica relativ stark fixiert werden, hat eine deutliche Verlagerung dieser Gefäße, meist nach außen hin, pathologische Bedeutung und kann von fibrosklerotischen mediastino-pulmonalen Prozessen herrühren (Abb. 36a, b) oder durch retro- oder parasternale Massen verursacht werden, bei denen es sich um primäre Geschwülste oder Metastasen handelt.

ββ) *Impressionen der Gefäßwände*

Regelmäßige Zähnelung im Bereich der Rippenknorpel stellt einen normalen Befund dar. Sie darf nicht mit der isolierten Zähnelung oder mit den Füllungsdefekten verwechselt werden, die durch eine Kompression von seiten metastatisch vergrößerter

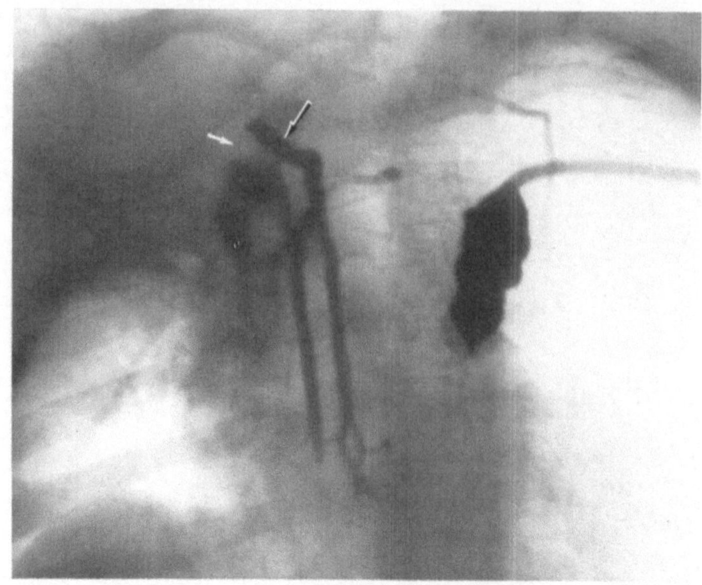

a

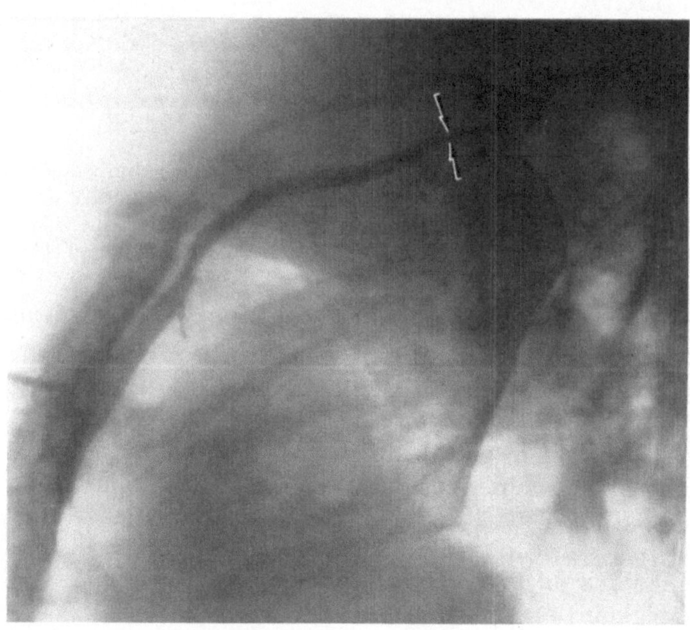

b

Abb. 36. a Phlebographie der Vena mammaria interna bei einem Patienten, der wegen eines Carcinoms des Lungenoberlappens bestrahlt wurde. b Verlagerung des Arcus der Vena mammaria dextra (↑) nach außen, die besonders auf die Fibrosklerose der rechten Lungenspitze zurückzuführen ist. Neben der Traktion des Mediastinums nach rechts existieren aber auch Zeichen für ein Rezidiv des Neoplasmas. Diese Vermutung wird gestützt durch den Nachweis eines Füllungsdefektes mit unregelmäßigen Rändern, der die anterolaterale Wand der Vena cava cranialis betrifft (↑) und sich in nächster Nachbarschaft der Einmündung der Vena mammaria interna dextra befindet. Letztere ist bei der lateralen Projektion an dieser Stelle erheblich verdünnt (↑↑)

Lymphknoten bedingt sind. Das Vorkommen derartiger Bilder ist allerdings nicht absolut pathognomonisch für die Existenz eines Schilddrüsenprozesses.

In der Tat beweist die histologische Untersuchung des durch Biopsie entnommenen Materials an der Stelle eines Füllungsdefektes, der bei der transsternalen Phlebographie klar zu erkennen ist, daß es verschiedene Ursachen gibt, die derartige Erscheinungen hervorrufen können. So vermochte SCHOBINGER bei Patientinnen, die an einem Mamma-

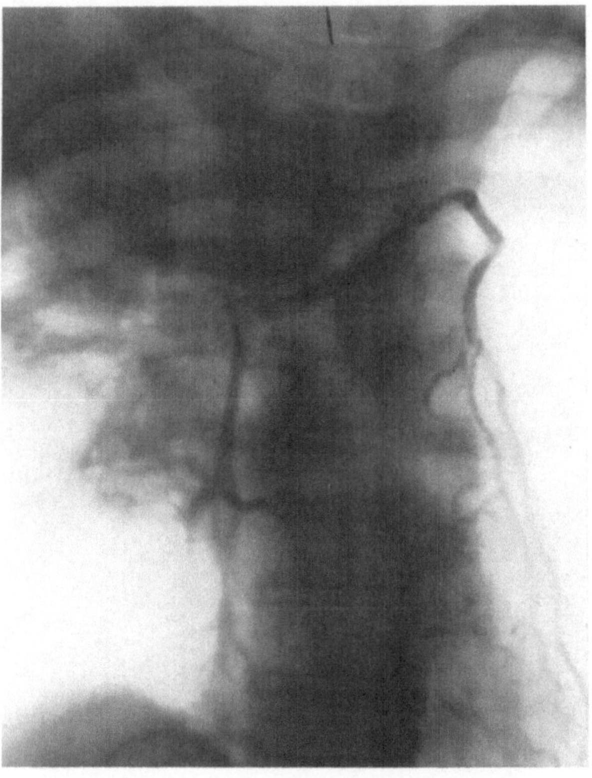

a

Abb. 37a u. b. Fast komplette Obstruktion des Endabschnittes der Vena mammaria dextra, die in der lateralen Projektion besser herauskommt (↑) und auf eine Infiltration von mediastinalen Metastasen eines rechtsseitigen Bronchialcarcinoms zurückzuführen ist. Die Vena anonyma sinistra ist nach vorne gedrängt, wahrscheinlich im Zusammenhang mit demselben metastatischen Prozeß des oberen Mediastinums. Man beachte den beträchtlichen Kollateralkreislauf, der durch die retrograde Injektion der Venae intercostales und der Venae diaphragmaticae dargestellt wird

Tumor litten, durch chirurgische Untersuchungen zu zeigen, daß deutliche Füllungsdefekte, die Lymphknotenmetastasen zugeschrieben wurden, in Wirklichkeit durch Fettknötchen verursacht waren.

γγ) Kaliberverkleinerung bis zur kompletten Stenose

Eine gleichmäßige Verdünnung der Vena mammaria ist an sich noch kein pathologischer Befund, da diese Tatsache von einer fehlerhaften Injektionstechnik abhängen oder, wenn sie linksseitig auftritt, einen völlig normalen Befund darstellen kann. Gleichmäßige Verdünnungen haben dagegen Gewicht, wenn sie mit einer Unregelmäßigkeit des Kalibers, unzweifelhaften Füllungsdefekten und Kollateralkreisläufen einhergehen. Bei vollständiger Obstruktion einer Vena mammaria kann im allgemeinen die Anwesenheit eines infiltrativen Prozesses der Gefäßwände vermutet werden (Abb. 37a, b). Wenn die komplette Stenose den oberen Abschnitt des Gefäßes betrifft, so führt dies zu einer oberhalb davon gelegenen Stase mit Zunahme des Kalibers. Außerdem stellen sich mehr oder minder deutliche Kollateralkreisläufe ein mit retrograder Injektion der Intercostalvenen (der gleichen Seite oder der Gegenseite), der Venae epigastricae craniales und der Venae musculo-phrenicae. Negative Bilder, auch in Fällen, bei denen mit Sicherheit pathologische Veränderungen im vorderen Mediastinum vorliegen und bestimmte Diskrepanzen zwischen den röntgenologischen, den operativen und den autoptischen Befunden stehen, zeigen ohne Zweifel die Grenzen der Diagnostik, die mit der Phlebographie der Venae mammariae möglich ist.

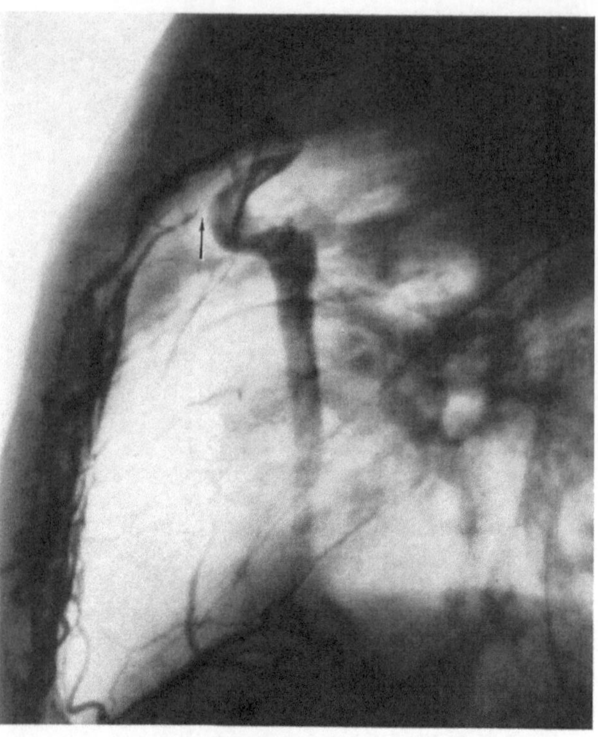

Abb. 37b

Trotzdem kann die Anwendung dieser Methode bei der Behandlung von Patienten mit einem Brustkrebs angeraten werden, um die eventuelle Metastasierung in die Lymphonodi mammarii interni zu untersuchen, die der Palpation oder anderen Untersuchungsmethoden nicht zugänglich sind.

Andere Anwendungsmöglichkeiten dieser Methode bestehen in der Untersuchung des supradiaphragmatischen Kreislaufs bei pleuro-kardialen Prozessen oder im Verlaufe von portalen Hypertensionen.

V. Klinische Untersuchungsmöglichkeiten

Auf Grund der topographischen Lage ist es verständlich, daß das Mediastinum für alle Untersuchungsverfahren nur schwer zugänglich ist. Die Perkussion führt nur zum Ergebnis bei weit fortgeschrittenen Krankheitsveränderungen, während Anfangsstadien im Sinne einer nur geringgradigen Verbreiterung des Mediastinums in der Regel nicht erkannt werden. Die Auskultation bringt nur dann einen verwertbaren Befund, wenn die Gefäße des Mediastinums eingeengt sind und dadurch Stenosegeräusche im Gefäßsystem oder in den Bronchien und der Trachea auftreten.

Unter den *nicht röntgenologischen Methoden* hat die *Tracheo-Bronchoskopie* eine gewisse, die Mediastinoskopie eine sehr große Bedeutung gewonnen. Mit ihrer Hilfe ist es möglich, feinste pathologische Veränderungen, vor allem im Hinblick auf die Beweglichkeit des Mediastinums, zu registrieren, ganz abgesehen davon, daß man beim Atemstillstand die Möglichkeit besitzt, auch Punktionen mediastinaler Prozesse, die im mittleren Mediastinum liegen und die leicht von vorn oder von hinten zugänglich sind, vorzunehmen.

Besonders im Hinblick auf eine cytologische Diagnostik des bei Mediastinaltumoren auf diese Art und Weise gewonnenen Punktates ist diese Methode erfolgversprechend. Es sei ferner der Hinweis gestattet, daß auch die Aorta und der linke Vorhof durch das Bronchoskop vom Bronchialbaum her oder durch das Oesophagoskop von der Speiseröhre aus punktiert werden können. Eine Gefahr der Nachblutung soll nach Facquet

u. Mitarb., Lemoine u. Mitarb. und Allison nicht bestehen. Bei Veränderungen im oberen Mediastinum wird man am ehesten mit Hilfe der Mediastinoskopie vorgehen, soweit möglich auch in den caudal gelegenen Abschnitten. Eine Oesophagoskopie kann möglicherweise Auskunft über Lokalisation und Ausdehnung einer mediastinalen Erkrankung geben. Falls ein Einwachsen des Mediastinaltumors in den Bronchus oder Oesophagus erfolgt ist, kann man hier eine direkte Probeexcision zur histologischen Diagnose des Prozesses vornehmen. Im übrigen läßt sich relativ leicht während der Mediastinoskopie eine Probeexcision durchführen. Beim Übergreifen der mediastinalen Geschwulst auf das Herz oder die Gefäße besteht die Möglichkeit der elektrokardiographischen Untersuchung, die uns eigentlich sekundär die Bösartigkeit dieser Affektion im Mediastinum aufweist (Brem, Mülly, Turunen und Kyllönen). So können bei Kompression des rechten Vorhofs, aber auch bei einer Reizung des Sympathicus oder einer Lähmung des Vagus durch die Infiltration eines mediastinalen Prozesses Überleitungsstörungen oder noch häufiger Tachykardien auftreten. Weitere Möglichkeiten der elektrokardiographischen Veränderungen bestehen in Form der Extrasystolen und Herzrhythmusstörungen.

Eine klinisch wertvolle Untersuchungsmethode ist die sog. Venendruckmessung, die häufig im Rahmen einer Herzkatheterisierung vorgenommen wird. Mit ihrer Hilfe läßt sich klären, ob sich die mediastinalen Veränderungen in irgendeiner Form auf die Vena cava superior auswirken.

Die klinischen Untersuchungsmethoden haben heute nicht mehr die Bedeutung wie vor Jahrzehnten. Inspektion, Palpation und Perkussion sowie Auskultation gestatten nur die Diagnose grober Verlagerungen oder Verbreiterungen. Gleichwohl sind diese einfachen Untersuchungen wichtig, weil sie manchmal ohne umständliche Maßnahmen eine Diagnose gestatten, z.B. beim Spannungspneumothorax, bei der Atelektase, beim offenen Pneumothorax, bei Mediastinaltumoren, bei Mediastinalemphysem, bei postoperativen Zuständen und dergleichen.

Die klinische Symptomatologie der Mediastinalerkrankungen, die entzündlich, vasculär oder durch einen benignen oder malignen Tumor bedingt sein können, ist leider unzuverlässig. Dyspnoe mit asphyktischen Krisen, Schmerzen und venöse Stauungen sind relativ häufig. Neurologische Ausfälle kommen vor. Häufig treten Symptome erst durch die Komplikationen auf. Wegen der zahlreichen latenten und symptomarmen Fälle steht die Röntgendiagnostik mit den soeben beschriebenen Methoden — angefangen von der Nativaufnahme und der rotierenden Durchleuchtung über Aufnahmen in verschiedenen Durchmessern, Schichtverfahren, Oesophagogramm, Kymogramm, Bronchogramm bis zum Pneumomediastinum — an erster Stelle. Arteriographien, Angiokardiographien und Phlebographien, die an anderer Stelle dieses Buches ausführlich behandelt werden, können je nach Lage des Falles zur diagnostischen Klärung erforderlich werden. An humoralen Untersuchungsmethoden stehen Hautteste, Blutbild, Blutsenkung, Serumreaktionen u.a. zur Verfügung.

Schließlich erlaubt die Isotopendiagnostik, z.B. das Schilddrüsen-Szintigramm, unter Umständen weitere diagnostische Schlüsse.

VI. Lage- und Volumenveränderungen. Funktionelle Mediastinalveränderungen

1. Pathophysiologische Funktionsänderungen der Lage und Bewegungen

Der Mediastinalraum mit seinen pathologischen Funktionsänderungen ist nur zu verstehen, wenn man ihn als Ganzes betrachtet, wie dies schon von Sauerbruch gefordert wurde. Die beiden Mediastinalblätter werden als eine Doppelmembran aufgefaßt, die sich zwischen den beiden Lungen ausspannt. Auf Grund der großen Elastizität ist ein Pendeln nach beiden Seiten möglich. Bei intrathorakalen Druckänderungen kommt es dann nicht zu vollkommen gleichmäßigen Membranbewegungen, sondern an verschiedenen Stellen zu größeren Verlagerungen („schwache Stellen", Vosschulte und Stiller). Die letztgenannten Autoren sehen daher in erster Linie die Aufgabe dieser verschiedenen Elastizität in einer Pufferung zwischen den beiden Pleurahöhlen. Schon bei einer normalen Durchleuchtung mit entsprechender Atmung wird das Mediastinum gewisse Veränderungen aufweisen; bei Inspiration wird es schmäler und länger und bei Expiration verbreitert und verkürzt, verbleibt aber in seiner Mittelstellung. Eine sehr tiefe Atmung ruft eine minimale Druckschwankung nach rechts hervor, entsprechend dem größeren Volumen der rechten Lunge (Killian, 1940). Die respiratorischen Schwankungen im Mediastinum gleichen in etwa denen des intrapleuralen Druckes.

Der Druck in Hilushöhe beträgt in der Vena cava cranialis normalerweise 0—20 mm H_2O. Bei horizontaler Lagerung liegt der periphere Venendruck in der Ellenbeuge bei 60 bis 80 mm H_2O. Es besteht somit von der Peripherie bis zum rechten Herzen ein kontinuierlicher Druckabfall. Bei Untersuchungen von Vena-cava-Stenosen haben Krall, Hoffheinz und Wilhelm festgestellt, daß kein kontinuierlicher Druckabfall vorliegt, sondern, daß er unmittelbar hinter der Stenose abrupt abfällt. Dieses Symptom wird von den genannten Autoren als Differentialdiagnostikum zwischen kardialbedingten Venenstauungen und einer mechanischen Cavastenose angesehen. Ihre differentialdiagnostische Anwendung hat sich auf Fälle beschränkt, die eine periphere Venendruckerhöhung auf mindestens 120 mm H_2O erreichten. Etwa in Höhe der oberen Thoraxapertur liegt die Grenze zwischen negativem und positivem Venendruck. Die oben genannten Druckwerte sind bei horizontaler Körperlage als Mittelwerte anzusprechen. In aufrechter Haltung oder in Kopftieflagerung ändern sich selbstverständlich die Druckwerte.

Physiologische Verlagerung des Mediastinums bei forcierter Atmung nennt man Mediastinalschwingen, während man unter Mediastinalverlagerung eine von der Respirationsphase unabhängige krankhafte Lageabweichung des Mediastinums versteht.

Bei tiefer Inspiration erfolgt eine Veränderung der Lage des Mediastinums in sagittaler und longitudinaler Richtung durch die Bewegung der Rippen mit dem Sternum nach vorn oben und der Zwerchfellmuskulatur nach abwärts. Das Mediastinum erscheint dann verschmälert. Änderungen in der Körperlage führen ebenfalls zu einer Veränderung der Form des Mediastinums. So kommt es bei Flachlagerung und besonders bei Kopftieflagerung zu einer Verbreiterung des Mittelfells, während es bei aufrechter Körperhaltung schmal erscheint.

Selbstverständlich ist die Größe des Mediastinums auch durch den entsprechenden Konstitutionstyp vorgegeben. So besitzt ein Astheniker ein schmaleres Mediastinum als ein Pykniker. In seitlicher Körperlage folgen die Mediastinalorgane der Schwere ihres Gewichtes, wodurch es ebenfalls zu einer Verlagerung des Mediastinums kommt.

2. Pathologische Lageveränderungen des ganzen Mediastinums

Unphysiologisch ist das sog. Mediastinalwandern oder -pendeln, das durch die Respiration hervorgerufen werden kann und das Herz mitbeteiligt. Holzknecht und Jacobson haben als erste die Bedeutung dieses krankhaften Zeichens erkannt und beschrieben.

Normalerweise läßt sich das Mediastinum beim liegenden Patienten im Röntgenbild breiter zur Darstellung bringen als im Stehen, während im Stehen eine Verbreiterung des Mediastinums nur bei krankhaften Vorgängen im Mittelfellraum gefunden wird. Ein stärkeres Ausladen während der Respiration nach der Seite hin wird als „Mediastinalflattern oder -schnellen" bezeichnet.

Körperliche Deformierungen, wie z.B. eine Kyphoskoliose, führen zu einer starken Verlagerung des Mittelfellraumes in den entsprechend größeren Anteil des Thorax, d.h. zur konkaven Seite der Skoliose hin. Dadurch können bei schweren Wirbelsäulenverkrümmungen im Röntgenbild Herz- und Gefäßschatten sowie die Luft- und Speiseröhre fast nebeneinander projiziert werden.

Eine Trichterbrust zeigt eine Verkürzung des Mediastinums, vor allem in sagittaler Richtung. Sehr oft ist das Herz dabei steilgestellt und nach links verlagert. Die Herztaille kann durch eine oft gleichzeitig bestehende Linksdrehung flacher werden.

Durch die Abnahme des Tiefendurchmessers des Thorax und des Herzens kommt es infolge Vergrößerung der Herzfläche auf der Sagittalaufnahme zu einer scheinbaren Vergrößerung des Herzvolumens. Auch der Oesophagus kann nach links verlagert sein. Durch die Deformierung des Brustkorbes entsteht eine Herabsetzung der Strahlendurchlässigkeit einzelner Lungenabschnitte, die mit einer pulmonalen Infiltration verwechselt werden kann. Es ist deshalb bei solchen Fällen eine rotierende Durchleuchtung unerläßlich (EDLING).

Eine Änderung des pleuralen Druckes, wie z.B. bei Luftansammlungen in der Pleurahöhle, macht sich sowohl in der Ruhelage als auch bei der Bewegung des Mittelfells bemerkbar. VOSSCHULTE und STILLER unterscheiden folgende Arten des Pneumothorax:

a) den nach innen weit offenen Pneumothorax,
b) den Ventilpneumothorax,
c) den nach außen offenen Pneumothorax,
d) den geschlossenen Pneumothorax (einschließlich des extrapleuralen Pneumothorax),
e) den doppelseitigen Pneumothorax.

a) Nach innen weit offener Pneumothorax

Der nach innen offene Pneumothorax besitzt durch die Luft in der Pleurahöhle eine breite Öffnung zum Bronchialsystem. Er unterscheidet sich vom Ventilpneumothorax durch die in beide Richtungen bestehende Verbindung zwischen Pleurahöhle und Bronchialbaum. Als Ursachen kommen in der Hauptsache Abscesse und Cavernen, die perforiert sind, in Frage. Selbstverständlich gehören auch Durchbrüche von zerfallenen Bronchialtumoren hierher. Als weitere Folge kommt es zu einem Empyem und es kollabiert die Lunge, soweit es das Lungenparenchym zuläßt, falls keine Pleuraverwachsungen bestehen.

Der Druck im Pleuraraum entspricht dem atmosphärischen. Durch die Ein- und Ausatmung ist keine wesentliche Änderung in der Lage des Mediastinums zu erwarten, da eine breite Verbindung mit dem Bronchialsystem besteht. Auch die kollabierte Lunge zeigt keine Schwankungen während der Respiration. Die starke Druckdifferenz zwischen den beiden Pleuraräumen hat zur Folge, daß das Mediastinum sich zur gesunden Seite hin verlagert. Diese Verlagerung macht sich besonders bei der Inspiration durch ein stärkeres Pendeln zur gesunden Seite bemerkbar. Nachfolgende entzündliche Veränderungen im Thoraxraum mit Verschwartung, besonders der Pleura mediastinalis, haben einen Verlust der Elastizität des Mittelfells im Gefolge, so daß die Pendelbewegung fast wie bei der künstlichen Mediastinalversteifung nicht mehr oder kaum nachweisbar ist.

b) Ventilpneumothorax

Der Ventilpneumothorax tritt besonders bei Verletzungen der Pleura visceralis mit geschlossener Thoraxwand auf. Diese Veränderungen werden am häufigsten bei Rippenfrakturen, bei geplatzten Emphysemblasen und auch bei in die Pleura perforierten Cavernen nachweisbar. Der Vorgang des Ventilpneumothorax ist durch das leichte Eindringen der Luft beim Inspirium zu erklären, während im Exspirium die Luft nur teilweise oder nur sehr schwer wieder den Weg über die defekte Pleura zurückfinden kann. Dadurch kommt es zu einem Überdruck mit totalem Kollaps der Lunge und einer Verlagerung des Mediastinums zur gesunden Seite. Durch die zunehmende Atemnot wird der Kranke noch veranlaßt, tiefer zu inspirieren, wodurch dann das Bild des sog. Spannungspneumothorax mit Überdruck in der Pleurahöhle entstehen kann.

Durch die starke Verlagerung der Mediastinalorgane in die gesunde Seite und die respiratorischen Pendelbewegungen, die zur gesunden Seite gerichtet sind, kann es zum Einreißen des Mediastinums mit Pneumothorax der gesunden Seite kommen (SAUERBRUCH). Es ist bekannt, daß Druckerhöhungen, Mediastinalverlagerungen und Lungenkollaps zu besonders bedrohlichen Zuständen führen können.

c) Nach außen offener Pneumothorax

Einen nach außen offenen Pneumothorax findet man bei schweren Brustwandverletzungen. Hierdurch stellen sich erhebliche atemphysiologische Folgen ein. Durch den atmosphärischen Druck kollabiert die Lunge, und es kommt zu paradoxen Atembewegungen. So wird bei der Inspiration ein Teil der Residualluft aus den Alveolen der verletzten Seite über die Bifurkation in die gesunde Seite eingesaugt und bei der Exspiration kehrt die CO_2-reiche Luft von der gesunden Seite auf Grund des Exspirationsdruckes in die kollabierte Lunge zurück. Da diese Pendelluft (BRAUER) sowohl innerhalb der kollabierten als auch innerhalb der normalen Lunge sauerstoffarm und mit CO_2 übersättigt ist, kommt es zu einer Sauerstoffverarmung und Kohlensäureüberladung des Blutes. Der Patient selbst versucht durch ausgiebigere Atembewegungen einen Ausgleich zu schaffen, wodurch dann das gefürchtete Mediastinalflattern mit seinen bedrohlichen hämodynamischen Auswirkungen auftreten kann.

Im Gegensatz zu dem nach innen offenen Pneumothorax entstehen hier stärkste respiratorische Veränderungen des Mediastinums, so daß während der Inspiration das Mediastinum weit zur gesunden Seite gesogen wird, um dann während der Exspiration nach der kranken Seite verlagert zu werden. Die rasch eintretende Atemnot wird durch die Exkursionen des Mediastinums beim Husten und Pressen sowie durch die forcierte Atmung noch verstärkt.

d) Geschlossener Pneumothorax

Der geschlossene (therapeutische) Pneumothorax (mit Überdruck) hat ganz andere Auswirkungen auf das Mediastinum als der bisher aufgeführte Pneumothorax. Bei vorhandenem negativem Druck im Pleuraraum kommt es zu keinem kompletten Kollaps, sondern die Lunge nimmt mit verminderter Fähigkeit an der Atmung teil (SERAFINI). Die respiratorischen Bewegungen und die Verlagerung des Mittelfells entsprechen im wesentlichen der normalen Funktion. Inspiratorisch führt es zu geringer Verlagerung zur Seite des Pneumothorax, im Exspirium kehrt das Mediastinum in seine Ausgangslage zurück (HAUBRICH u.a.). Die Ursache dieser geringen Verlagerung bilden die respiratorischen Exkursionen der beiden Zwerchfellhälften, die auf der Seite des Pneumothorax im allgemeinen etwas ausgiebiger als auf der gesunden Seite sind. Pleuraergüsse beeinträchtigen die Zwerchfellbeweglichkeit, so daß bei großen Flüssigkeitsansammlungen während der Respiration paradoxe Zwerchfellbewegungen auftreten können, die auf das Mediastinum übergreifen.

Bei stärkerer Luftauffüllung kann es im Pleuraraum zu einem Überdruck kommen, bei dem sich das Mediastinum wie beim Spannungspneumothorax verhält. Allerdings sind die respiratorischen Bewegungen und die Verlagerung des Mediastinums nicht so deutlich, zumal die ständige Zunahme des Druckes durch die Atmung wie beim Ventilmechanismus fehlt.

Der extrapleurale Pneumothorax zeigt im Hinblick auf die Mediastinalverlagerung im wesentlichen dieselben Veränderungen wie der geschlossene Pneumothorax mit einer gewissen Möglichkeit zu Pendelbewegungen.

Höhergradige funktionelle Auswirkungen werden allerdings hierbei nicht erreicht. Meist ist nur der obere Teil des Mediastinalraumes geringgradig betroffen.

e) Doppelseitiger Pneumothorax

Der doppelseitige Pneumothorax ist nur dann mit dem Leben vereinbar, wenn wenigstens auf einer Seite ein gewisser Unterdruck zur Aufrechterhaltung der Atmung bestehen bleibt. Sind die Druckverhältnisse in beiden Pleuraräumen seitengleich, so kommt es zu keinen wesentlichen funktionellen Veränderungen am Mediastinum. Lediglich Druckdifferenzen bedingen eine geringgradige Verlagerung zur Seite des größeren Unterdrucks mit entsprechenden respiratorischen Bewegungsausschlägen.

Ein länger bestehender Pneumothorax kann die Gewebselastizität durch entsprechende Pleuraverschwartungen bzw. -verdickungen beeinträchtigen, wodurch die Mediastinalbewegungen kleiner werden oder komplett ausfallen.

Die Lage und die Bewegung des Mittelfellraumes sind ein äußerst feiner Indikator für das pathologische Geschehen der Lunge, der Bronchien, der Pleura, der Brustwand und des Zwerchfells, die ja als eine Einheit betrachtet werden müssen.

BRUNNER hat auch auf die praktische Bedeutung dieser pathologischen Lageveränderung des Mediastinums bzw. der pathologischen Beweglichkeit sowie der möglichen Rückschlüsse auf das ursächliche Geschehen hingewiesen. Eine Mediastinalverlagerung kann erfolgen:

1. durch Sog (bei Atelektasen und Pneumonektomien als Verziehung),
2. durch Druck (bei Ergüssen, Tumoren, exspiratorischen Ventilstenosen, Distensionen von Magen und Darmschlingen, Eventrationen infolge Zwerchfellruptur als Verdrängung),
3. durch Narbenzug (bei schrumpfenden Lungenprozessen),
4. durch Wirbelsäulen- und Thoraxdeformitäten (Kyphoskoliose).

Unterschiedliche Druckverhältnisse im Pleuraraum bedingen eine Verlagerung des gesamten Mediastinums nach der Seite des geringeren Druckes, solange kein Druckausgleich besteht. Dieser Druckausgleich kann über oder auch unter dem atmosphärischen Druck liegen. Das Einwachsen tumoröser Prozesse in das Mediastinum und entzündliche Veränderungen des Mediastinums führen zu einer Versteifung. Damit werden die Verlagerung bzw. die Beweglichkeit des Mittelfells aufgehoben oder deutlich geringer. Eine Atelektase eines Lungenlappens führt zu einem gewissen Unterdruck gegenüber der anderen Pleurahöhle, so daß es zu einer Verlagerung des Mediastinums zur kranken Seite kommt. Bei Totalatelektase ist diese Verlagerung sehr deutlich, bei Lappen- oder Segmentatelektase weniger stark ausgeprägt.

Die pathologische Verlagerung des Mittelfelles ist in Form des sog. „Mediastinalschnellens" auch bei kleinen Lungenatelektasen faßbar. Hier kann man mit dem sog.

Schnupf- bzw. Hustenversuch (irrtümlicherweise „Hitzenberger" genannt) unter Durchleuchtung die pathologische Verlagerung des Mittelfelles überprüfen. Weniger ausgeprägte Verlagerungen des Mediastinums werden unter Umständen mit Hilfe der Bronchoskopie nachweisbar, und zwar dadurch, daß eine Verlagerung der Carina zwischen den beiden Hauptbronchien zustande kommt.

Zur genauen Beurteilung der durch die Mediastinalverlagerung geschaffenen Verhältnisse ist die transversale Schichttechnik besonders geeignet (PALAZZOLO, PORRO, STIEVE, GEBAUER u.a.).

Nach PORRO können die Sinus costo-mediastinales anteriores nur mit dieser Methode untersucht werden. Diese Sinus sind in erster Linie von der Verlagerung betroffen, während das hintere Mediastinum relativ fixiert und nur wenig verschieblich ist. Finden sich Adhärenzen in den vorderen Sinus oder wirkt ein Retraktionszug allein in den hinteren Lungenabschnitten, so wird das Mediastinum in toto verlagert. Es verliert seine Trapezform und nimmt eine nieren- oder kommaförmige Konfiguration an.

Wesentliche klinische Symptome sind bei den chronischen Atelektasenbildungen nicht vorhanden, während bei akuter Atelektase Atemnot und Beklemmungsgefühl nachweisbar werden. Ernstere Zustände mit respiratorischer und kardialer Insuffizienz können bei einer hochgradigen und raschen Verlagerung, z.B. beim plötzlichen massiven Lungenkollaps einer Seite auftreten, wobei neben Überblähung der gesunden Lunge der Rückfluß des venösen Blutes über die Hohlvene, wahrscheinlich durch Abknickung, erschwert wird (LÖFFLER).

Ein Druckausgleich bei vorhandener Atelektasenbildung kann durch die Gegenseite zustande kommen, bei der sich mit der Zeit, z.B. bei der Totalatelektase einer Lunge, eine vordere und hintere Überblähung der nicht atelektatischen Seite herausbildet bzw. sekundär ein kompensatorisches Emphysem der nicht atelektatischen Lungenanteile der gleichen Seite. Auf Grund dieses Ausgleiches ist dann eine weniger starke Mediastinalverlagerung vorhanden, und die Pendelung des Mediastinums tritt bei der Exspiration nicht so klar zutage wie sonst.

Bei einer langsam fortschreitenden Stenosierung der Bronchien und der Entstehung einer chronischen Atelektasenbildung geht die Mediastinalverlagerung ohne klinisch schwerwiegende subjektive Symptome einher.

Eine Dauerverlagerung des Mediastinums tritt beim postoperativen Zustand nach Pneumonektomie auf, so daß Mediastinum und Herz in die operierte Seite hineinverlagert werden und rein morphologisch im p.a. Strahlengang nicht mehr zu beurteilen sind. THURMAYER und BRÜCKNER, die in 80% ihrer 115 nachuntersuchten Patienten Mittelfellverziehungen nach der Operationsseite beobachteten, weisen darauf hin, daß sich die meisten im ersten postoperativen Jahr entwickelten, und daß eine zusätzliche Thorakoplastik (29 Fälle) zu einer stabilisierenden Wirkung auf das Mediastinum geführt hat. Tritt diese Verlagerung sehr akut nach der Operation auf, so kommt es zu stärkeren dyspnoischen Beschwerden des Patienten. Bei langsam, innerhalb von Monaten oder Jahren, vor sich gehenden Verlagerungen kommen durch die gute Adaption des Herzens und des Kreislaufs an die neuen Verhältnisse keine schweren Störungen zustande. Im Spätstadium tritt bei solchen starken Mediastinalverlagerungen neben einer Überblähung der Restlunge, die sich in einer schlechten Lungenfunktion äußert, vor allem ein Cor pulmonale auf. Nach Ansicht von THURMAYER und BRÜCKNER scheidet jedoch die Mediastinalverziehung als Ursache für ein postoperatives Emphysem aus. Einen Dauerzustand der Mediastinalverlagerung nach Pneumonektomie sehen wir in Abb. 3.

Angeborene oder erworbene Kyphoskoliosen (LÖFFLER, UEHLINGER) zeigen den Dauerzustand der Mediastinalverlagerung mit nur geringer pathologischer Bewegung bei Respiration. Ihre praktische Bedeutung wurde vor allem von NISSEN und BRUNNER diskutiert. Ähnliche Verhältnisse finden sich auch bei der seltenen Agenesie einer Lunge (KARTAGENER).

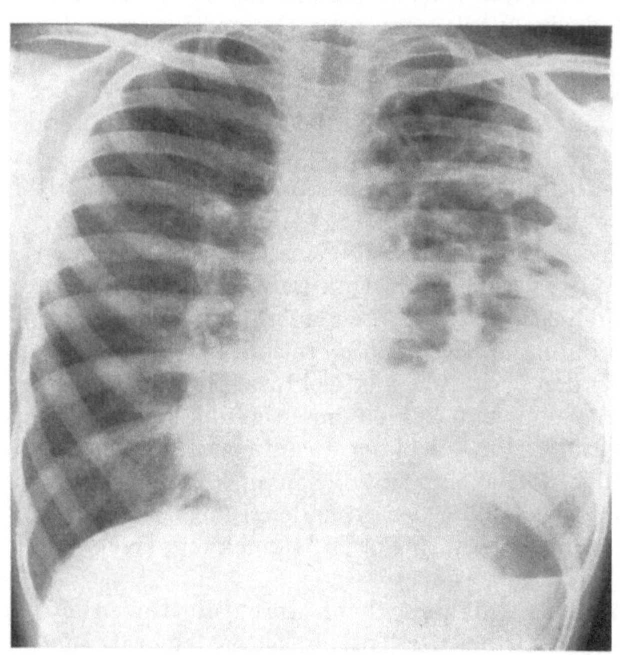

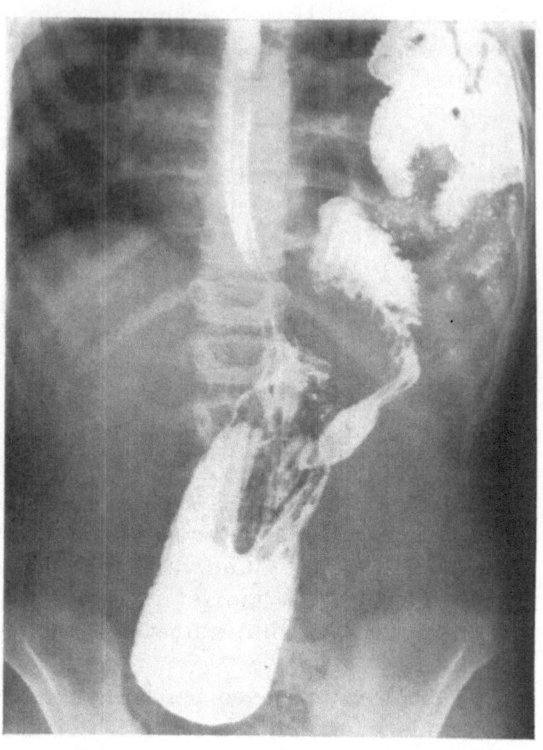

a b

Abb. 38. a *Lungenübersichtsaufnahme im p.a. Strahlengang.* Bei fehlender Abgrenzungsmöglichkeit der linken Zwerchfellhälfte zeigt der linke Thoraxraum multiple cystische Gebilde mit angedeuteter Spiegelbildung. b Derselbe Patient, Magendünndarmdarstellung. Die auf der Lungenübersichtsaufnahme vermeintlichen Cysten entsprechen luftgefüllten Dünndarmschlingen mit geringer Flüssigkeit, die durch die Magenuntersuchung im vorliegenden Falle, mit Kontrastmittel, nachgewiesen werden. Es handelt sich hier um eine angeborene Zwerchfellmißbildung links

Das Mediastinum kann auch in seiner Längsachse verlagert bzw. verzogen sein, z.B. bei narbigen Spitzenoberfeldprozessen oder bei ausgeprägten Atelektasenbildungen in beiden Unterlappen.

Verdrängungen des Mediastinums nach der gesunden Seite können durch Spannungspneumothorax bzw. Hämatothorax oder durch einen Erguß bedingt sein (LÖFFLER). Bei totalen exspiratorischen Stenosen kann der Überdruck so hoch steigen, daß eine komplette Verlagerung des Mediastinums in den gegenseitigen Thoraxraum zustande kommt, und die Lunge infolge der starken Kompression atelektatisch wird. Solche Zustände führen meist rasch zum Exitus.

Auch bei Tuberkulose der Hauptbronchien werden entsprechende Ventilmechanismen mit Mediastinalverlagerung bzw. -verdrängung im Exspirium beobachtet. Denselben Mechanismus können wir bei Cystenlungen und Lungencysten beobachten (KARTAGENER, PALAZZOLO). Dabei liegt die exspiratorische Stenose distal im Bereich des Überganges der Cysten in die Bronchien. Bei hochgradiger Drucksteigerung in den Cysten kann differentialdiagnostisch fälschlicherweise ein Spannungspneumothorax angenommen werden. Die Veränderungen sind oft so schwer, daß es durch die Mediastinalverlagerung zu erheblichen Herz- und Kreislaufstörungen sowie Atembehinderung kommt, die zum Exitus führen.

Auch angeborene Zwerchfellhernien und traumatische Hernienbildungen können zu einer entsprechenden Verlagerung des Mediastinums beitragen, wobei die Differentialdiagnose zwischen Spannungspneumothorax oder Eventration von Magen- bzw. Darminhalt in den Thorax nicht immer leicht zu stellen ist. Man sollte in solchen Fällen immer vor einer geplanten Punktion eine kurze Kontrastmittelgabe verabreichen und die Passage des Kontrastmittels verfolgen, die dann oft schlagartig die Diagnose klärt (Abb. 38a, b). MENGER beschreibt eine Dextropositio cordis durch Hepar lobatum bei parasternaler Zwerchfellhernie.

VII. Doppelseitige Kompression

Eine Kompression beider Lungen kommt nur bei beidseitigen Ergüssen mit entsprechendem doppelseitigen Druck auf das Mediastinum vor.

MÜLLY berichtet über eine beidseitige Kompression des Mediastinums durch Lungenblähung infolge exspiratorischer Ventilstenose in der Trachea. Es handelte sich um ein Cylindrom der Trachea im mittleren Drittel, das jahrelang die Symptome eines echten Bronchialasthmas vortäuschte und, da die Bronchographie der Lungen einen Normalbefund ergab, als Asthma behandelt wurde. Der Patient kam in einem „Status asthmaticus" ad exitum. Die Autopsie zeigte eine beidseitige Lungenblähung und Kompression des Mediastinums infolge exspiratorischer Ventilstenose der Trachea durch ein Cylindrom. Diese Geschwülste der Trachea können leicht übersehen werden, da sie lokal keinerlei Erscheinungen verursachen und erst bei hochgradiger Stenosierung subjektiv und objektiv lokale Symptome aufweisen.

VIII. Pathologische Bewegungen bei der Atmung

Bei vorhandener Atelektasenbildung wird das Mediastinum während der Inspiration nach der Seite der Atelektase gezogen. Exspiratorisch wird diese Verlagerung geringer, ohne daß diese Deviation des Mediastinums aufgehoben würde. Auf diese Art und Weise kommt es synchron mit der Atmung zu einer Pendelbewegung. Kleine atelektatische Veränderungen einer Lunge lassen die Verlagerungen sowie die Pendelbewegungen kaum zur Darstellung bringen.

Möglicherweise wird diese nur im Husten- oder Schnupfversuch durch das sog. Mediastinalschnellen faßbar. Sehr geringe Pendelbewegungen des Mediastinums sind bei der Durchleuchtung nicht nachweisbar. Eventuell läßt die Bronchoskopie noch eine pathologische Bewegung der Carina erkennen.

Das Mediastinalflattern kann durch eine ausgedehnte pathologische Beweglichkeit der Brustwand infolge einer Fraktur der 8.—10. Rippe zustande kommen, aber auch bei breit offenem Pneumothorax. Diese Mediastinalbewegungen sind abhängig von der Atmung, wobei in der Exspiration das Mediastinum nach der gesunden Seite verlagert wird. Hierdurch kommt es neben einer Störung des venösen Rückflusses zum Herzen zu einer Verschlechterung für die Ventilation durch die Pendelung von Luft zwischen den beiden Lungen. Die Pendelluft enthält nur wenig oder gar kein O_2, dafür reichlich CO_2. Neben der mechanischen Behinderung der Blutzufuhr zum Herzen und der Abflußstörung in die großen Gefäße tritt meist eine Hypoxämie und eine Acidose auf. Diese lebensbedrohlichen Zustände können nur durch den Verschluß der Lücke in der Brustwand bei offenem Pneumothorax oder durch Stabilisierung des knöchernen Thorax behoben werden. Das Mediastinalflattern kann auch, allerdings nicht so ausgeprägt, bei einer einseitigen Zwerchfellparese zustande kommen.

Im Rahmen der Thoraxchirurgie war das Mediastinalflattern die größte Schwierigkeit bei Operationen an der offenen Brusthöhle. Um diese Schwierigkeit zu umgehen, wurde von SAUERBRUCH die Unterdruckkammer geschaffen. Eine weitere Lösung war die Überdrucknarkose. Auf der Suche nach einer Überwindung dieser Schwierigkeit wurde von REHN und KUHLMANN versucht, die Beweglichkeit des Mediastinums durch eine künstliche Versteifung mit Hilfe einer Injektion von Polyvenylen herabzusetzen. Allgemein spielt das Mediastinalpendeln heute keine Rolle mehr, da man durch die künstliche Atmung mit Hilfe von Tracheal- oder Bronchialtubus im geschlossenen oder offenen System arbeitet (ROWBOTHAM, MAGILL, CRAFOORD u.a.).

IX. Umschriebene Verlagerung des Mediastinums in Form der sogenannten Mediastinalhernie

Unter einer Mediastinalhernie versteht man abnorme Lageveränderungen des Mediastinums im Bereich der von Ebert, Göbel und Nitsch beschriebenen sog. schwachen Stellen des Mediastinums bei Druckdifferenzen zwischen der rechten und linken Thoraxhälfte. Es handelt sich bei diesen anatomisch schwachen Stellen um Mediastinalabschnitte, die keine Mediastinalorgane enthalten, im wesentlichen mit lockerem Bindegewebe ausgefüllt sind und in deren Bereich sich die Lungen beider Seiten weitgehend nahekommen, wobei durch die Ausdehnung der Lungen das Mittelfell in einer bestimmten Mittellage gehalten wird. Rein topographisch werden drei solcher Stellen unterschieden: eine ventrale und zwei dorsale.

Die vordere sog. schwache Stelle liegt retrosternal, etwa in Höhe des 2.—4. Rippenknorpels, im Bereich des ehemaligen Thymus. Hier werden beide Lungen nur durch das Septum mediastinale getrennt, das im Schichtbild — besonders im transversalen — gut zu erkennen ist (Stieve).

Die beiden hinteren schwachen Stellen befinden sich im Bereich des von Heiss erstmals beschriebenen Recessus mediastino-vertebralis, der vor der Wirbelsäule gelegen ist und in Höhe des 4. und 5. Brustwirbelkörper (BWK) durch die das schmale Mediastinum durchziehende V. azygos in eine kleinere obere und eine größere untere weiche Stelle getrennt wird. Der vor der Wirbelsäule gelegene Recessus mediastino-vertebralis entsteht dadurch, daß die Pleura vertebralis der rechten Lunge von rechts her bis an die Medianlinie heran — teilweise sogar über diese hinaus — auf die linke Thoraxseite hinüberreicht.

Die linke Lunge kann sich wegen der Lage der Aorta descendens weniger weit zur Mittellinie hin ausdehnen. Im Schichtbild, und hier wiederum besonders im transversalen, lassen sich die prävertebralen Lungengrenzen gut erkennen, die rechte Seite jedoch besser als die linke. Die ersten Veröffentlichungen über das Auftreten und die Entstehung von Mediastinalhernien stammen von Pieraccini, Baduel und Siciliano sowie auf deutscher Seite von Nitsch, Brauer und Spengler. Es handelt sich dabei meist um Beobachtungen bei therapeutischem Pneumothorax. Druckdifferenzen in den Thoraxräumen führen entweder zu totaler oder partieller Verlagerung des Mediastinums mit entsprechender Lungenüberblähung im Sinne der Mediastinalhernie, wodurch ein gewisser Druckausgleich, der über die äußere Thoraxbegrenzung kaum möglich ist, wiederhergestellt wird. Im Gegensatz zu den Ansichten von Grandgéard, Weber, Alexander, Pierre u.a. sollen nach Dumarest und Brette, Alix y Alix u.a. die totalen Mediastinalverschiebungen wesentlich häufiger auftreten als die umschriebenen Verlagerungen, die als Mediastinalhernien bezeichnet werden, streng genommen jedoch keine Hernien sind, da ein echter Bruchsack und eine Bruchpforte fehlen. Je nachdem, ob die Druckdifferenz in den beiden Thoraxräumen durch Druck oder Sog entsteht, unterscheidet man hinsichtlich ihrer Entstehung die sog. Pulsions- und Traktionshernien (Killian). Brunner hält diese Unterscheidung nicht für zweckmäßig, da der ausschlaggebende Faktor für die Mediastinalverschiebung die Druckdifferenz zwischen beiden Pleurahöhlen ist. Den Pulsionshernien liegt die sog. Überdrucktheorie zugrunde: Geht der negative Druck im Pleuraraum einseitig in einen Überdruck über, was beim Pneumothorax der Fall sein kann, beim Ventilpneumothorax die Regel ist, versucht die Lunge dem überblähten Druck auszuweichen, wobei ihr dies am besten im Bereich der schwachen Stellen des Mediastinums gelingt.

In zahlreichen älteren Arbeiten wird als Ursache ein zu starkes Nachfüllen eines therapeutischen Pneumothorax angesehen (Abramowitsch, Almansa de Cara, Avezzu). Glaum hat die stärkste Lungenüberblähung beim Ventilpneumothorax beobachtet. Zahlreiche andere mit einseitiger Drucksteigerung einhergehende Pleura- und Lungenprozesse können ebenfalls zu Hernienbildungen führen, wie z.B. große Pleuraergüsse (Brauer und Spengler, Bruno Cantieri, Cividali, Dumarest und Brette, Gasparini,

Ebert, Durand und Sergent, Iraci, Nitsch, Sarano, Sella, Vajano, Zinn und Geppert), Empyeme und Lungenabscesse (Blum, Groedel, Maier), Cystenlungen (Ruckensteiner und Hörtnagel, Dahm und Schmitt, Maier, Nicotra) und riesige Lungencysten (Palazzolo), Bronchial- bzw. Lungen- und Pleuratumoren (Heise und Trudeau, Stieve). Eine zweite, die sog. Unterdruck- oder auch Traktionsverlagerung beim Pneumothorax wurde von Zinn und Geppert aufgestellt. Der negative Druck in einem normalen Thoraxraum übt auf die Gegenseite, in der infolge eines Pneumothorax entweder ein Überdruck oder ein Unterdruck herrscht, der jedoch gegenüber der gesunden Seite geringer ist, eine Sogwirkung aus. Hierdurch wird eine Verlagerung des Mediastinums zur Seite des Unterdrucks herbeigeführt. Während zahlreiche Autoren sich diesen Theorien angeschlossen haben, glauben Contieri und Locatelli, daß es sich bei den meisten Mediastinalhernien um sog. Pulsionshernien handelt und die Entstehung einer Hernie durch Sogwirkung seltener ist. Schrumpfende Prozesse der Lunge oder Pleura, wie sie z.B. bei Tumoren, Bronchusstenosen, Bronchiektasen, Fibrosen, Sklerosen, Cystenlungen und Pleuraschwarten auftreten können, vermögen Verziehungen des Mediastinums (Aloigi, Augi, Longo, Gassmann), ebenso wie auch Atelektasen (Alexander, Dahm, Maier und Sella) zu bewirken. Eine dritte sog. Lungenperforationstheorie, die 1926 von Bernard, Valtis und Farret aufgestellt wurde, ist nach der Ansicht von Stieve faktisch mit der Überdrucktheorie identisch.

Hier gelangt die den Überdruck erzeugende Luft nicht über die Pleura parietalis, sondern durch eine pleuro-pulmonale Fistel in den Interpleuralspalt. Neben diesen mechanischen Faktoren werden in der Literatur, abgesehen von den anatomischen sog. schwachen Stellen, weitere anatomische bzw. pathologisch-anatomische Momente angeführt, die für die Entstehung einer Mediastinalhernie eine Rolle spielen so z.B. abnorme oder angeborene Schwäche der Befestigung der Pleurablätter an der Fascia endothoracica der Brustwand (Cantieri, Gasparini, Guerricchio, Iraci, Locatelli u.a.), Starrheit der Thoraxwand (Alexander, Almansa de Cara, Costanzi, Glaum, Göbel, Oekonomopoulos) und Thoraxform (Colognesi). Über das Vorkommen von Mediastinalhernien bei Säuglingen haben Balocco und Rossetto berichtet. Sie unterscheiden zwischen, infolge besonderer Labilität und Nachgiebigkeit der Mediastinalwand, angeborenen sowie erworbenen Hernien. Letztere treten spontan bei Wandschwäche oder endothorakaler Druckerhöhung nach Traumen oder pathologischen Prozessen entzündlicher Natur mit Bronchusobstruktion und konsekutiver Atelektasen- oder Emphysembildung auf. Schließlich wird auf die Beschaffenheit der Pleura hingewiesen. Schwartenbildungen und adhäsive Veränderungen verringern die Möglichkeit einer Hernienbildung durch den Elastizitätsverlust, während man der unversehrten Pleura ein die Hernienbildung begünstigendes Moment zubilligt. In jüngster Zeit hatte Stieve in einer umfangreichen zusammenfassenden Untersuchung über das Auftreten von Mediastinalverlagerungen seine eigenen Erfahrungen mit den Beobachtungen aus dem Schrifttum verglichen und dabei nicht unerhebliche Unterschiede festgestellt. Die Untersuchungen von Stieve beruhen auf den Studien von Transversalschichtaufnahmen bei 264 Patienten mit verschiedenen Krankheitsprozessen. Die Zahl der dabei gefundenen Mediastinalhernien belief sich auf 76, wovon 44 operiert und bestätigt wurden.

In den von Stieve verwandten Literaturfällen waren Schichtuntersuchungen, insbesondere Transversalschichtverfahren, nicht durchgeführt worden. Dies dürfte ein wesentlicher Grund für die unterschiedliche Meinung hinsichtlich des Auftretens der Lokalisation von Mediastinalhernien sein. Typische Zeichen einer Mediastinalhernie auf der Lungenübersichtsaufnahme können fehlen, besonders wenn eine extreme Lappenschrumpfung vorliegt oder durch Atelektase, Infiltration oder Schwiele eine Thoraxseite verschattet ist. Düx und Thurn weisen in diesem Zusammenhang auf die Möglichkeit der Erfassung mediastinaler Hernien im Schichtbild hin, und zwar durch den Nachweis der das Mediastinum kreuzenden Gefäße. Die Ergebnisse der Schichtuntersuchung seien so eindeutig, daß sich zusätzliche Untersuchungen wie Bronchographie und

Angiokardiographie erübrigen (Abb. 2). PALAZZOLO teilte mit, daß sich zur Darstellung der Mediastinalhernie das Transversalschichtverfahren besser eignet als die üblichen Standardaufnahmen und Schichtverfahren im sagittalen und frontalen Strahlengang. Durch diese Methode sei neben der Lokalisation der Hernie auch eine Beurteilung des Bruchinhaltes (Lunge, Erguß, Luft) möglich. Als Schichthöhe gibt er für das vordere obere Mediastinum den 6.—7. BWK, für das hintere untere den 9.—10. BWK an. Die Mitteilung von STIEVE, daß von den 76 mit dem Transversalschichtverfahren diagnostizierten Hernien retrospektiv auf den Übersichtsaufnahmen nur 18 eindeutig zu erkennen waren, unterstreicht die Bedeutung dieser Untersuchungsmethode. Während die Pulsionshernien gegenüber den Traktionshernien in der Literatur und nach den Beobachtungen von STIEVE bei weitem überwiegen, wird die bisherige Auffassung im Schrifttum, daß die hintere Mediastinalhernie wesentlich seltener sei als die vordere, von STIEVE widerlegt (Tabelle 1, 2).

Tabelle 1. *Aufschlüsselung der Mediastinalhernien nach* STIEVE *aufgrund von Schrifttumsangaben*
Zahl der Autoren 109; Zahl der beobachteten Fälle 403.

	Insgesamt	Vordere obere		Hintere untere		Beide	
		re.→li.	li.→re.	re.→li.	li.→re.	re.→li.	li.→re.
Pulsionshernien	369	134	147	9	8	7	5
Traktionshernien	34	17	6	—	—	—	—

Tabelle 2. *Lokalisation der Mediastinalhernien nach* STIEVE

	Insgesamt	Vordere obere		Hintere obere		Hintere untere		Beide	
		re.→li.	li.→re.	re.→li.	li.→re.	re.→li.	li.→re.	re.→li.	li.→re.
Pulsionshernien	71	19	10	6	4	35	15	14	4
Traktionshernien	5	—	2	1	2	1	2	1	2

In dieser Tabelle sind sowohl die isoliert vorhandenen einzeln wie die doppelt vorhandenen zweimal aufgeführt.

STIEVE ist der Ansicht, daß der Unterschied in der Lokalisation der Mediastinalhernien zwischen den Angaben im Schrifttum und seinen Beobachtungen dadurch bedingt ist, daß sich die ventralen Hernien auf der Übersichtsaufnahme besser erkennen lassen als die dorsalen. Ebenso wie der Sitz des für die Hernienbildung maßgebenden Prozesses für die Lokalisation der Hernie entscheidend sein dürfte, scheint dies auch für die Verlaufsrichtung zu gelten. Eine anatomische Besonderheit für die Bevorzugung einer Seite liegt offenbar nicht vor. Hernien treten wahrscheinlich im gleichen Maße in der rechten wie in der linken Thoraxseite auf (STIEVE). Schließlich geht aus den Untersuchungen von STIEVE hervor, daß die bisherige Anschauung, daß im Mediastinum Hernienbildungen nur von rechts nach links auftreten, weil die Aorta descendens und der Oesophagus sich bei linksseitiger Druckerhöhung übereinanderlegen und so ein Vordringen des Mediastinums bzw. der Lunge auf die rechte Seite verhindern, nicht stimmt. Wie aus Tabelle 3 hervorgeht, konnte STIEVE mit dem Transversalschichtverfahren in 21% der Fälle hintere Mediastinalhernien mit einer Verlaufsrichtung von links nach rechts nachweisen. Auch diese Verschiedenheit dürfte damit zu begründen sein, daß die linke hintere Mediastinalgrenze im allgemeinen schwer zu erkennen ist und in pathologischen Fällen nicht mit der Lage des Oesophagus übereinstimmt (DAHM). Die von BARSONY und WALD erstmals beschriebene hintere obere Mediastinalhernie ist gar nicht so selten (STIEVE), wie es in der Literatur angenommen wird (PRUVOST, RYMER und PESCAROLO). STIEVE fand unter seinen 71 Pulsationshernien immerhin 10 (14%) hintere obere Hernienbildungen, von denen 3 isoliert und die restlichen 7 teils mit den unteren hinteren, teils mit vorderen oberen Hernien kombiniert waren.

Die im Schrifttum fast einheitlich vertretene Auffassung, daß Mediastinalhernien am häufigsten beim Pneumothorax und häufiger bei der Tuberkulose als bei Tumoren vorkommen, wurde von STIEVE ebenfalls widerlegt. Hier ist jedoch zu berücksichtigen, daß den meisten Beobachtungen aus den Publikationen ein überwiegendes Krankengut an Tuberkulosen zugrunde lag. Von 79 Bronchialcarcinomen und 25 sonstigen Tumoren (Lungensarkome, Lymphosarkome, periphere Carcinome, pulmonale Granulomatose und Pleuraendotheliome) konnte in etwa der Hälfte der Fälle von STIEVE eine Hernienbildung nachgewiesen werden, während sich unter 99 Lungentuberkulosen nur eine Hernie befand. Selbst bei unspezifischen chronisch-entzündlichen Lungenerkrankungen lag der Prozentsatz der Hernienbildung deutlich über dem der Tuberkulose (Tabelle 3). Aus dem Untersuchungsgut von STIEVE, welches das umfassendste im bisherigen Schrifttum darstellt,

Tabelle 3. *Übersicht über die bei Bronchialcarcinomen und entzündlichen Prozessen der Lunge beobachteten Hernienbildungen nach* STIEVE

Art der Erkrankung	Zahl der Fälle	Zahl der beobachteten Hernien	Operativ gesichert	Nicht gesichert	%
Bronchialcarcinom	79	41	31	10	51
Sonstige Tumoren	25	11	7	4	44
Entzündliche Prozesse ohne Tuberkulose	14	7	3	4	50
Lungen-Tuberkulose	99	1	1	—	1,01
Herz- und Gefäßerkrankungen	19	1	—	1	5,2
Zustand nach Lobektomie bzw. Pneumektomie	28	15	2	13	53,5
Insgesamt	264	76	44	32	28,71

geht hervor, daß das Auftreten einer Mediastinalhernie bei der Tuberkulose (in der Literatur mit 3,5% angegeben) ein relativ seltenes Ereignis ist. Bei unspezifisch chronisch-entzündlichen Lungenaffektionen und Lungen- oder Pleuratumoren ist jedoch das Vorkommen von Mediastinalhernien mit etwa 50% relativ häufig. STIEVE führt dies auf die wesentlich ausgeprägtere Gasaustauschstörung in begrenzten Lungenabschnitten zurück, während sich bei der mehr diffusen Durchsetzung der Lunge bei der Tuberkulose die Minderbelüftung schon im Segment besser auszugleichen scheint. Die Ursache für nur eine nachweisbare Hernie unter den wenigen Pneumothoraxfällen erklärte STIEVE damit, daß es sich hierbei um sog. Spätfälle handelt, bei denen durch Pleuraverschwartungen und Mediastinalversteifungen Hernienbildungen viel seltener sein sollen als beim frisch angelegten Pneumothorax. Das Auftreten von Mediastinalhernien nach Lobektomie bzw. Pneumonektomie wird von KÖLLING als ein nicht seltenes Ereignis bezeichnet und die Erfassung im Transversalschichtbild als besonders instruktiv dargestellt.

THURMAYER und BRÜCKNER fanden unter 115 Nachuntersuchungen in 80%, STIEVE bei 28 Fällen (53,5%) Mediastinalverziehungen. Eine Altersabhängigkeit für das Auftreten von Hernien, insbesondere ein bevorzugtes Auftreten bei Jugendlichen, konnte von STIEVE nicht bestätigt werden. Während nach ALEXANDER eine totale Verlagerung des Mediastinums vorwiegend durch Traktion bei hochgradigen Schrumpfungsprozessen einer Thoraxseite und weniger bei einem Pneumothorax vorkommt, sieht STIEVE keinen prinzipiellen Unterschied zwischen einer totalen und partiellen Mediastinalverlagerung. Es handelt sich dabei lediglich um verschiedene Grade ein und desselben Vorganges. Die Ausdehnung der Mediastinalhernien ist im vorderen Teil stets ausgeprägter als im hinteren, was damit zusammenhängen dürfte, daß das Mediastinum im mittleren und hinteren Bereich durch die großen Gefäße weniger flexibel ist. Eine spezielle klinische

Symptomatik gibt es für die Mediastinalhernien nicht, und bei weniger stark ausgeprägten Fällen sind sie ohne klinische Bedeutung (Stieve, Benedick). Lediglich in Fällen einer stärkeren Verlagerung des Herzens und der großen Gefäße ist mit Kreislaufstörungen zu rechnen. Nach Benedick ist das Erkennen von Mediastinalhernien zum Ausschluß von Verwechslungen mit Emphysemblasen, Cysten, einem Lobus venae azygos und Trachealverlagerungen nötig. In diesem Zusammenhang dürfte die im Schrifttum bisher wohl einmalige Beobachtung von Garnung, Denepoux, Jacquemain, Schmitt und Hiltenbrant interessant sein, die für die Pathogenese einer vorderen oberen Mediastinalhernie ein bullöses Emphysem verantwortlich machten. Schließlich ist es auch eine wichtige Aufgabe des Röntgenologen, auf die vorhandenen Hernienbildungen, besonders bei Zustand nach Pneumonektomie hinzuweisen, damit nicht während einer Punktion diese überblähten Lungenanteile anpunktiert werden und es im Anschluß daran zu einem Pneumothorax der noch gesunden Lunge mit entsprechend schwerem Ausgang kommt.

Diese Komplikation kann auch eintreten bei Druckkontrollen sowie Luftnachfüllungen in der Pneumonektomie-Resthöhle. Hierbei handelt es sich besonders um die vorderen Hernien, die verletzt werden können (Brunner).

Therapeutisch wird im allgemeinen bei Überblähungen versucht, einen entsprechend positiven Druck in der Pneumonektomie-Resthöhle zu erzeugen, sei es mit Hilfe einer großen Thorakoplastik, in dem durch die Einengung der Brusthöhle der Überblähung der anderen Lunge entgegengetreten wird, oder durch Aufrechterhaltung eines entsprechend positiven Druckes in der operierten Seite. Besonders durch die Thorakotomie ergibt sich oft eine Verbesserung der Funktion der überdehnten noch gesunden Lunge. Bei vorhandenen Totalatelektasen einer Lungenhälfte kann man zum Ausgleich einen Pneumothorax der atelektatischen Seite anlegen. Praktisch wird dieser therapeutische Eingriff aber kaum durchgeführt.

X. Entzündliche Veränderungen des Mittelfellraumes

Die respiratorischen Druckschwankungen des Mediastinums sowie die Bewegung der Speiseröhre, die Pulsation des Herzens und der großen Gefäße fördern die Ausbreitung einer Infektion wesentlich. Außerdem kann sich in den lockeren Bindegewebsspalten die Infektion sehr leicht und rasch ausbreiten, bevor Abwehrkräfte mobilisiert sind. Die Toxine werden rascher resorbiert als in der Pleura und im Peritoneum, und eine eitrige Thrombophlebitis kann die Ausbreitung auf dem Blutwege fördern. Über die direkten Verbindungen des lymphatischen Apparates werden Halslymphknoten, axilläre, supra- und infraclaviculäre sowie subpectorale und Hiluslymphknoten befallen.

Auch die Lymphknoten des Bauchraumes können mit einbezogen sein. Umgekehrt dienen die gleichen Wege aber auch dem Vordringen einer Infektion von Nachbarregionen in das Mediastinum. Die Frühdiagnose einer Mediastinitis ist daher eine wesentliche Voraussetzung für den therapeutischen Erfolg (Adams, D'Abreu u.a.).

Wir unterscheiden zwischen akuten und chronischen Mediastinitiden. Bei den chronischen handelt es sich meist um lokalisierte entzündliche Veränderungen des Mediastinums, deren Symptomatologie kaum von der eines Tumors verschieden ist. Die akute Entzündung des Mediastinums ist nicht sehr häufig, aber umso gefährlicher, da es sich meistens um Mediastinalphlegmonen mit einer diffusen Ausbreitung handelt. Es kommt leicht zu einer toxischen Allgemeinschädigung mit foudroyantem Verlauf, wodurch dann die Abwehrfunktion des Organismus bedroht ist. Lindskog und Liebow sowie Vandever u. Mitarb. unterscheiden für die Ausbreitung eitriger Prozesse im Mediastinum vier Gewebsspalten:

a) Das Spatium praevertebrale oder retroviscerale.

b) Das Spatium viscerale, das durch den Oesophagus, die Trachea, die Thyreoidea, die Nn. vagi und die Nn. recurrentes von besonderer Bedeutung ist.

c) Das Spatium praetracheale, das als Infektionsweg weniger wichtig ist, da es gegenüber dem Mediastinum durch den Ansatz der prätrachealen Fascie und der tiefen Halsfascie am Sternum und Perikard begrenzt wird.

d) Das Spatium im Bereich der Carotiden, das eigentlich nur infektiöse Prozesse des Mittelohres ins Mediastinum fortleitet.

Calvet, Coll und Plantade ermittelten durch Versuche an Leichen mit Kontrastmittelinjektionen die Diffusionstendenz einer lokalisierten Mediastinitis, jeweils nach Perforation des Oesophagus und des Tracheobronchialgebietes. Dabei waren der posterosuperiore Mediastinalraum rechts und der supradiaphragmale Bereich links besonders leicht injizierbar. Der rechte Hilus und die Medianlinie stellten sich als dichte Barriere heraus.

XI. Akute unspezifische Mediastinitis

1. Pathogenese

Pathogenetisch unterscheiden wir bei der akuten Mediastinitis auf Grund der anatomischen Gegebenheiten im wesentlichen vier Hauptgruppen:

a) Direkte Infektion oder traumatische Mediastinitis

Direkte Verletzungen und ihre Folgen sowie Perforationen und Strikturen der Mediastinalorgane sind die häufigsten Anlässe zur Entstehung einer Mediastinitis. So können traumatische Veränderungen des Sternums im Sinne der offenen Fraktur oder Frakturen der knöchernen Rippenansätze und direkte Verletzungen durch Schuß, Granatsplitter oder Stich Ursachen dieser entzündlichen Veränderungen im Mittelfellraum sein (Killian, Sauerbruch, Wendel, Wessely, Guleke, Weber u.a.). Ebenso wichtig und auch gefährlich sind Perforationen des Oesophagus infolge Verbrennungen oder Verätzungen, durch Körperverletzungen sowie durch ulceröse Prozesse, oder auch durch diagnostische oder therapeutische Eingriffe. Man denke nur an die gefährliche Komplikation der Bougierung einer Oesophagusstriktur mit nachfolgender Perforation. Ebenso können nicht beobachtete Verletzungen bei einer Oesophagoskopie eine Mediastinitis zur Folge haben (Seiffert, Neuhof).

Ein chirurgischer Eingriff am Oesophagus und an der Kardia kann unter aseptischen Operationsbedingungen praktisch nur bei Nahtinsuffizienz zur Mediastinitis führen. Im Gefolge dieser Erkrankung kommt es dann meist zu einem mediastinalen Absceß, weniger zu fortschreitender, diffuser Entzündung. Häufig entsteht ebenfalls eine Reaktion der Pleura durch Eiteransammlung oder durch Exsudat. Geringe Nahtinsuffizienzen, wie sie bei Oesophagogastrostomien nicht allzu selten sind, können aber bei Ruhigstellung des Oesophagus durch eine Duodenalsonde für 2—3 Wochen spontan ausheilen (Vosschulte).

Die traumatischen Verletzungen der Speiseröhre führen meist zu Mischinfektionen mit Mediastinalphlegmonen, während Perforationen bei einem Carcinom des Oesophagus, der Trachea und der Bronchien eher umschriebene Entzündungen mit Absceßbildungen nach sich ziehen (Calvet, Coll, Plantade). Pearse hat eine statistische Aufgliederung von akuten Mediastinitiden gegeben; hiervon entfielen 58% auf eine Verletzung der Speiseröhre. Neuhof fand unter seinem Krankengut 50% als Folgen von instrumentellen Läsionen des Oesophagus; 25% waren entstanden durch infektiöse Prozesse in der Halsregion und nur 25% hatten ihre Ursache im Mittelfellraum selbst. Unter den modernen chirurgischen Eingriffen kommen als Ursache von akuten Mediastinitiden Lobektomien, Pneumonektomien, Kardia- und Oesophagusresektionen in Frage, jedoch sind ausgedehnte Mediastinitiden infolge mangelhafter Stumpfversorgung nach Vossschulte heute wohl kaum mehr zu beobachten. Er selbst berichtet über einen Fall einer rechtsseitigen Pneumonektomie, bei der der Bronchialstumpf durch die V. azygos gedeckt war, und im Gefolge einer eitrigen Thrombophlebitis durch Übergreifen eine phlegmonöse Mediastinitis entstand.

Überhaupt sind diffuse Mediastinitiden seit Einführung der Antibiotica selten geworden. So hatte z.B. Zenker an der Chirurgischen Universitätsklinik Marburg während einer 7jährigen Beobachtungszeit nach 1950 keinen eigenen Fall aufzuweisen (Schlegel, Heberer).

Peptische Geschwüre des Oesophagus oder Spontanrupturen der Speiseröhre (Barret, Allison, Lortat, D'Abreu u.a.) sind weitere Ursachen einer meist lokalisierten Mediastinitis (Schlegel und Heberer). Nicht selten kommt es beim Oesophagus-Carcinom nach Röntgenbestrahlung bzw. Bestrahlung mit ultraharten Strahlen im thorakalen Anteil der Speiseröhre zur Spontanperforation oder zur Einschmelzung unter gleichzeitiger Fistelbildung. Diese entzündlichen Veränderungen des Mediastinums zeigen einen foudroyanten Verlauf, der innerhalb weniger Tage ad exitum führen kann. Angeborene Oesophago-Trachealfisteln sind eine seltene Infektionsquelle für entzündliche Veränderungen des Mediastinums. Eine weitere, nicht sehr häufige mediastinale Infektion kann von einer Osteomyelitis des Sternums oder der Wirbelsäule ihren Ursprung nehmen (Busch, Armitage).

b) Indirekte (fortgeleitete) infektiöse Prozesse

Durch die Anordnung der Fascien im Halsbereich können eitrige Prozesse des Unterkiefers, des Mundbodens, des Rachens und des Halses durch indirekte Fortleitung entlang der Gewebsspalten in das Mediastinum herabsinken und sich ausbreiten, da die Gewebsspalten des Halses breit mit dem Mediastinum in Verbindung stehen. Diese Möglichkeit ist besonders häufig (Brunner und Nissen, Brunner, D'Abreu u.a.). Unter den eitrigen Erkrankungen sind insbesondere zu nennen: Anginen, Peritonsillarabscesse, Phlegmonen des Retropharynx und des Mundbodens, Abscedierungen der Ohrspeicheldrüse, Halsphlegmonen und Mastoiditiden (Keefer, de Simone, Behrman, Wessely, Donald, Dabasi, Burnett, Wilmoth und Calvet, Neuhof, Hausmann, Szeker, Voss, Vitols und Kelterborns, Wendel, Killian, Sauerbruch u.a.). Dabei ist zu erwähnen, daß die pharyngogene Mediastinitis im Anschluß an eine phlegmonöse peritonsilläre Entzündung oft erst zu Symptomen führt, wenn die primäre Tonsillenerkrankung abgeklungen ist und nur noch ein Ödem des Waldeyerschen Rachenringes besteht (Schlegel und Heberer). Entzündliche Veränderungen im Zahnbereich (Burnett, Wilmoth und Calvet u.a.) sowie Strumitis (Dabasi, Killian, Wendel, Sauerbruch u.a.) und Thymitis führen unter außergewöhnlichen Umständen zu mediastinalen Entzündungen. Weniger selten ist die Gefahr einer Infektion nach Strumektomie, Tracheotomie und Laryngektomie (Burnett, Killian, Sauerbruch, Mainzer u.a.). Eine Mediastinitis kann auch nach einer Operation eines Zenkerschen Divertikels des Oesophagus entstehen.

Vom Brustraum her ist eine fortgeleitete Mediastinitis durch Pleuraempyeme, Lungenabscesse und Lungengangrän möglich, jedoch sehr selten (Keefer, Killian, Lerche, Neuhof, Scrivaneli und Simovic, Sauerbruch, Wendel, Wessely u.a.).

Auch das Übergreifen von entzündlichen Veränderungen des Bauchraumes durch das Diaphragma und seine Lücken ins Mediastinum, wie z.B. beim subphrenischen Absceß mit oder ohne Pleuritis diaphragmatica, stellt ein seltenes Ereignis dar. Ausnahmsweise sollen auch bei Furunkeln oder Karbunkeln der Brustwand Entzündungen des Mediastinums entstehen können (Wagner).

c) Direktes Übergreifen einer Infektion von den Nachbarorganen

Zu den Seltenheiten gehört die Ausbreitung einer Pericarditis auf das Mediastinum. Auch das direkte Übergreifen von Lungenabscessen oder Empyemen ist nicht so häufig, wie man geneigt ist anzunehmen. Rein differentialdiagnostisch kann es oft sehr schwer sein, ein abgekapseltes Pleura-Empyem von einem mediastinalen Absceß zu trennen. Dunham fand bei 561 Autopsien mit Empyem 67mal eine Mediastinitis. Die Häufigkeit einer mediastinalen Entzündung bei eitrigen pleuralen Prozessen ist nach den Literaturangaben (Mülly) und auch nach unseren eigenen Erfahrungen sehr gering.

Lymphogene Streuungen bakterieller Prozesse der intrathorakalen Organe, des Bauchraumes, des Halses, des Pharynx, der Brustwand und Achselhöhle als Ausgangspunkt einer akuten Mediastinitis sind relativ selten. Sie äußern sich meist in mediastinalen Lymphknotenvergrößerungen (Killian, Utzschneider, Mülly u.a.). Entzündliche

Mediastinallymphome finden sich nicht nur bei bakteriellen Prozessen, sondern auch bei Viruspneumonien, Scharlach und Masern (LERCHE, KILLIAN, SAUERBRUCH, HYAMADA, WENDEL u.a.). Gelegentlich können auch akut entzündlich vergrößerte Lymphknoten durch Kompression der Bronchien zu Atelektasenbildungen führen, so daß ein echter Bronchialtumor vorgetäuscht wird. Über Perforationen eingeschmolzener, unspezifisch entzündlicher Lymphome liegen im Gegensatz zur Tuberkulose nur einzelne Beobachtungen vor (VOSSSCHULTE). Ebenso selten dürften akute eitrige Mediastinitiden nach Perforation einer superinfizierten teratoiden Geschwulst sein (s. Geschwulstkapitel). So kann beispielsweise ein perforiertes Oesophagusdivertikel zu einer Absceßbildung führen, die sich entweder einseitig oder doppelseitig umschrieben aus dem Mediastinum vorwölbt (STRNAD und KRAUS). Äußerst selten und fast ausnahmslos in der vorantibiotischen Ära wurden Mediastinitiden durch hämatogene Streuung bei Osteomyelitiden (MALENKOFF, MAURO), Scharlach, Masern, Erysipel, Typhus und Otitis media (STRAVINO, KILLIAN) beobachtet.

Eine besondere Form der Entzündungen im Mittelfellraum sei an dieser Stelle noch genannt, die wir unter dem Bild der unspezifischen *Mediastino-Pericarditis* kennen. Es handelt sich hierbei um eine schleichende Entwicklung eines im unteren Mediastinum sitzenden entzündlichen Prozesses, wobei durch zunehmende Schwielenbildung der Pleura mediastinalis eine Einmauerung der Hohlvenenmündung erfolgt, die ihrerseits wiederum eine Stauung im Bauchraum und in den unteren Körperabschnitten hervorruft. Sobald dieses Krankheitsbild voll entwickelt ist, sprechen wir von einer Pericarditis adhaesiva.

α) Röntgenologisches Erscheinungsbild

Röntgenologisch läßt sich ein verbreiterter Mittelschatten mit nicht ganz geradliniger, bisweilen etwas bogenförmiger Begrenzung nachweisen. Mit Fortschreiten der Erkrankung wird die Begrenzung unscharf, weil Ödem und Hyperämie auf die Pleura mediastinalis und die Lunge übergreifen (ZUPPINGER) (Abb. 39a, b, c). Außerdem läßt sich in

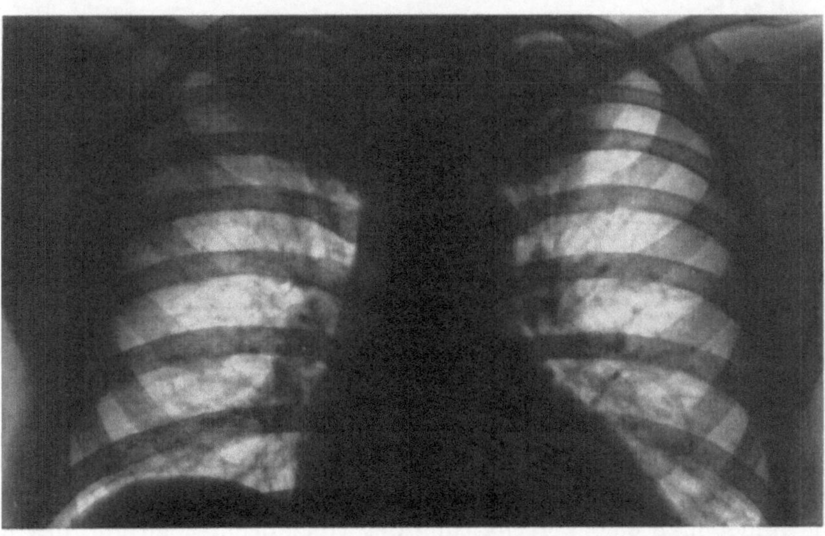

a

Abb. 39. a *Lungenübersichtsaufnahme im p.a. Strahlengang (8. 6. 67).* Fast symmetrische Verbreiterung des oberen Mediastinums nach links und rechts, mit einer ausgeprägten umschriebenen Hyperämie in beiden Oberlappen und besonders rechtsseitig zur Peripherie hin. b *Schichtaufnahme beider Lungen* in der Schichttiefe von 10 cm: Man erkennt einen von mediastinal sich nach links und rechts vorwölbenden, zur Peripherie hin unscharf begrenzten, überpflaumengroßen Schatten mit auffallender Verbreiterung der Gefäße des linken und besonders des rechten Oberlappens, wobei die Gefäße bis zur Peripherie der Lunge hin zu verfolgen sind. c *Lungenübersichtsaufnahme im p.a. Strahlengang (27. 6. 67).* Nach antibiotischer Behandlung sind die im linken und rechten oberen Mediastinum faßbaren pflaumengroßen Schatten nicht mehr nachweisbar. Die Verbreiterung der Gefäße hat sich zurückgebildet. Es besteht noch eine minimale Vermehrung der kleinen Gefäße als Restzustand

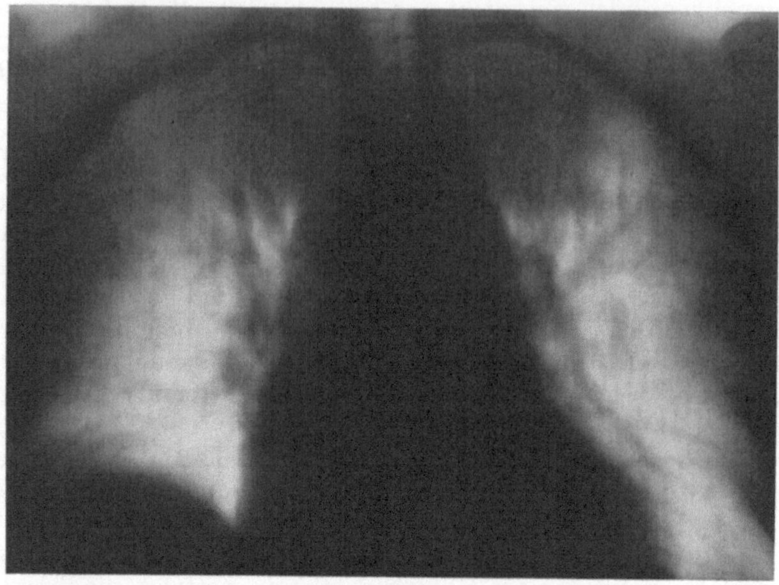

Abb. 39 b

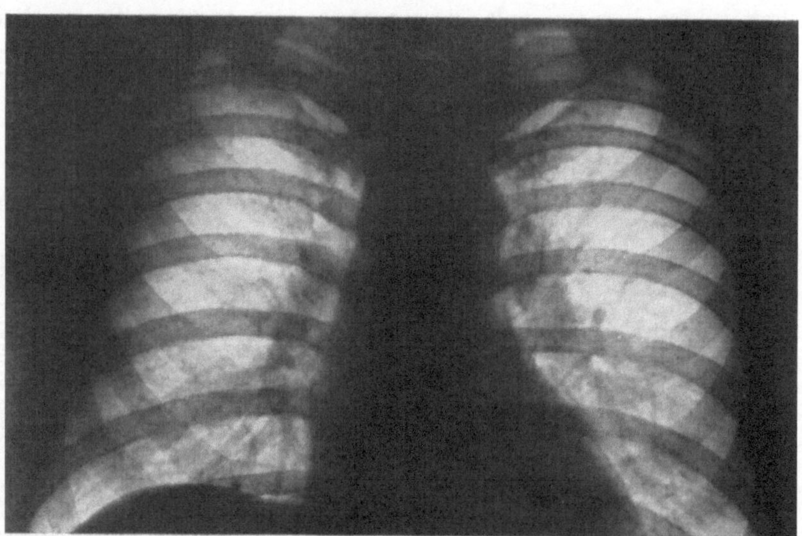

Abb. 39 c

den dem Mediastinum nahegelegenen Lungenabschnitten eine vermehrte Gefäßzeichnung erkennen.

Meist kommt es dann ziemlich schnell auch zu einer Flüssigkeitsansammlung im Pleuraraum. Bei der Durchleuchtung im schrägen Durchmesser oder im seitlichen Strahlengang findet man eine Verschattung des Holzknechtschen und des Retrosternalraumes.

Barcan weist auf ein besonderes röntgenologisches Zeichen hin, das er als pathognomonisch für die akute eitrige Mediastinitis hält: Es handelt sich dabei um bandförmige, kommaähnliche Schatten, die sich als eine symmetrische, ovaläre, homogene Verbreiterung des Mediastinums beiderseits cranialwärts wandständig und ohne Unterbrechung zur Pleurakuppel fortsetzen und diese haubenartig bedecken. Dieser sichtbare Streifen im Bereich der Pleurakuppel wird als Infiltration des schlaffen Bindegewebes der endothorakalen Fascie, die direkt mit dem Mediastinum in Verbindung steht, gedeutet. Falls die Entzündung des Mediastinums durch eine Perforation des Oesophagus oder der

Trachea entstanden ist, können Luftblasen als Zeichen eines kleinen und lokalen Mediastinalemphysems nachgewiesen werden oder das Emphysem reicht dann bis zur Cervicalregion. Handelt es sich um eine kleine Perforation mit Luftblasen nur im Mediastinum, so läßt sich dies allein röntgenologisch und nicht klinisch diagnostizieren. Der Nachweis der Perforationsstelle im Oesophagus darf nur mit Hilfe wasserlöslicher Kontrastmittel (kein Barium!) vorgenommen werden. Unter Umständen läßt sich von vornherein die Mediastinitis nicht diagnostizieren. In solchen Fällen besteht die Möglichkeit, durch röntgenologische Kontrolluntersuchungen in entsprechend kurzen Abständen die Diagnose zu klären.

Alle diese röntgenologischen Zeichen sind keineswegs immer so klar, daß man auf den ersten Blick die Entzündung im Mittelfellraum diagnostizieren könnte. Eine Verbreiterung des Mediastinums ist nicht immer vorhanden oder nicht immer ganz klar und deutlich nachweisbar.

Mediastinale Schwartenbildungen können das Zustandekommen röntgenologischer Zeichen einer frischen Mediastinitis verhindern. Die Auswertung dieser Röntgen-Nativaufnahmen setzt eine besondere Erfahrung in der Röntgenologie voraus. Starke Verwachsungen zwischen Oesophagus, Trachea und Aorta erfordern, falls man sie bei der Durchleuchtung und entsprechender Respirationsphase nicht sicher im Sinne einer gleichsinnigen Bewegung erkennt, spezielle Untersuchungen durch Kymographie, Schichtuntersuchung, Bronchographie und Darstellung des Oesophagus usw. Das Bild einer akuten oberen Einflußstauung ist durch eine sekundäre Thrombose der V. cava cranialis möglich und eventuell durch das Cavogramm zu klären.

Verlagerungen und Einengungen der Trachea oder des Oesophagus sind mit entsprechender Kontrastmitteldarstellung im Nativbild, gegebenenfalls im Schichtbild zu erfassen. Bei der Schwere des Krankheitsbildes und dem meist schlechten Allgemeinzustand des Patienten sind nach Möglichkeit nur solche Röntgenuntersuchungen durchzuführen, die keine große Beeinträchtigung des Allgemeinbefindens der Kranken hervorrufen. Ist die mediastinale Entzündung durch eine Perforation eines vereiterten Lymphknotens bedingt, so werden die Lymphknoten am Hilus und an der Bifurkation deutlich vergrößert, wölben sich aus dem Mediastinum hervor und kommen im Schichtbild gut zur Darstellung.

Mangelhafte Verschieblichkeit des Mediastinums im In- und Exspirium lassen sich durch das Veratmungsröntgennativbild oder das Veratmungsbronchogramm erfassen. Folgeerscheinungen einer akuten Mediastinitis sind in der Regel Schrumpfungen, Vernarbungen und Verziehungen. Der röntgenologische Nachweis hängt von dem Grad der Auswirkungen auf die Pleura mediastinalis, die großen Venen, die Luftwege und den Oesophagus ab.

β) Klinische Symptomatologie der akuten Mediastinitis

Klinisch bietet die akute Mediastinitis ein schweres Krankheitsbild mit hohen, oft septischen Temperaturen, Schüttelfrösten, Tachypnoe und retrosternalen, in die Schulter, das Epigastrium und das Jugulum ausstrahlenden Schmerzen. Oft bestehen Schluckbeschwerden, schmerzhaftes Erbrechen und trockener Husten. Von seiten des Kreislaufs stehen Tachykardien und Cyanose im Vordergrund. Arrhythmien und Kollapszustände sind beschrieben. Die Atmung ist beschleunigt und vielfach stoßend. Das Blutbild zeigt eine akut entzündliche Konstellation mit Leukocytose, Linksverschiebung und nicht selten toxischen Granulationen. Die BSG ist deutlich erhöht. Bei Perforation des Oesophagus und der Trachea ist mit einem mehr oder minder stark ausgeprägten Mediastinalemphysem zu rechnen, das in das Unterhautzellgewebe des Halses eindringt und dort das typische Crepitieren hervorruft. Seitliche Pleuraschmerzen und pleuritisches Reiben weisen auf ein Übergreifen des entzündlichen mediastinalen Prozesses auf die Pleura hin und lassen bei Auftreten einer Pleuraergußbildung wieder nach. Als eine Komplikation, besonders bei der vorderen oberen Mediastinitis, ist die Thrombose der V. cava superior zu nennen, die unter dem Bild der oberen Einflußstauung mit Oedem und livider

Verfärbung des Halses und des Kopfes (Stokesscher Kragen) in Erscheinung tritt. Je nach Ausgangspunkt der Infektion ist im Anfangsstadium zwischen einer oberen vorderen oder einer hinteren Mediastinitis zu unterscheiden. Man spricht dabei von einer Mediastinalphlegmone, die sich im weiteren Verlauf diffus im ganzen Mediastinum ausbreiten kann. Bei Abscedierung ist neben allgemeinen Entzündungserscheinungen mit Schluckbeschwerden und Schmerzen in der Tiefe des Brustraums zu rechnen.

Differentialdiagnostisch muß man bei Mediastinitiden im unteren Anteil des Mittelfellraumes an Affektionen denken, die im Oberbauch gelegen sind, wie z.B. an ein perforiertes Ulcus duodeni oder ventriculi oder eine akute Pankreatitis.

Umgekehrt kann eine basale Mediastinitis unter dem Bilde der akuten Oberbaucherkrankung in Erscheinung treten (VIETEN). Auf diese Art und Weise sind Fehldiagnosen zu vermeiden, die zu einer nicht indizierten Laparotomie führen könnten. Der akute Beginn einer Mittelfellentzündung kann auch einen Herzinfarkt vortäuschen. Falls keine Sicherheit bei der Diagnosestellung der retrosternal lokalisierten Mediastinitis besteht, wird eine Probepunktion durch das Sternum von BRUNNER angegeben. Bei der Lokalisation im hinteren Mediastinum kann man diese Punktion paravertebral vornehmen, während Prozesse im mittleren Mediastinum eventuell mit Hilfe der Bronchoskopie oder der Mediastinoskopie anpunktiert werden können.

Die Differentialdiagnose zwischen einer im Mediastinum gelegenen Cystenbildung, die infiziert ist, und einem mediastinalen Absceß, kann eventuell durch Vergleich mit früheren Röntgenaufnahmen, auf denen bereits eine Cystenbildung erkennbar war, geklärt werden. Die Abgrenzung des mediastinalen Abscesses gegenüber der akuten diffusen Mediastinitis ist oft auf Grund der Anamnese möglich. So können instrumentelle Verletzungen des Oesophagus zur mediastinalen Absceßbildung führen. Das akute Auftreten von Schluckbeschwerden und Schmerzen in der Tiefe des Thoraxraumes differenziert die Mediastinitis von einem Neoplasma.

γ) Behandlung der akuten Mediastinitis

Da die akuten Entzündungen des Mediastinums eine ernste Prognose mit 60—80% Mortalität (VOSSSCHULTE) haben, ist ein sehr baldiges Eingreifen unbedingt erforderlich. Bei der Wahl der Maßnahmen sind die Krankheitsursache, das Zustandsbild, der Eintrittsort der Infektion und die Art der Erreger zu berücksichtigen.

An erster Stelle steht eine bakteriostatische und antibiotische Therapie über längere Zeit und in hoher Dosierung. Je nach der Ursache der Mediastinitis ist zusätzlich ein operatives Vorgehen erforderlich. Mediastinalphlegmonen oder Mediastinalabscesse bedürfen ebenso wie eine Verletzung des Oesophagus und der Trachea eines operativen Eingriffes. Auf keinen Fall sind Antibiotica als genereller Ersatz für einen chirurgischen Eingriff zu betrachten bzw. wahlweise für ein operatives Vorgehen in Anwendung zu bringen (ADAMS, BRUNNER, LINDSKOG und LIEBOW).

Die Indikation zum operativen Eingriff wird je nach dem ursächlichen Geschehen im Mediastinum sehr rasch erfolgen müssen, da z.B. für den Verlauf einer Mediastinalphlegmone die ersten 24—48 Std entscheidend sind. Auch bei einer nachgewiesenen Perforation des Oesophagus mit entsprechenden Entzündungserscheinungen muß sofort operiert werden, wobei die Perforationsstelle übernäht und das Mediastinum bzw. die Pleurahöhle drainiert werden.

Die örtliche Therapie sollte vor allen Dingen eine gute Entleerung der Eiteransammlung erreichen, d.h. die Eröffnung muß genügend weit sein, um eine ausreichende Drainage des pathologischen Prozesses im Mediastinum zu gewährleisten. Je nach Lage des Infektionsherdes wird man unter Umständen eine Rippenresektion im sternalen Bereich oder eine Brustbeinresektion durchführen müssen. Denn bei fehlender Eröffnung, z.B. umschriebener mediastinaler Abscesse, kann es zu Komplikationen, wie zum Einbruch in den Bronchus, die Trachea oder in die Aorta kommen, wodurch dann ernste Zustände eintreten können, die, falls sie nicht ad exitum führen, doch zumindest beispielsweise eine Oesophago-Tracheal-Fistel nach sich ziehen.

Da rein klinisch meist kein sicherer Hinweis für die Lokalisation und den besten Weg des operativen Vorgehens besteht, muß man sich mit Hilfe des Röntgenbildes orientieren. Eitrige Abscesse im oberen vorderen Mediastinum werden am besten durch die Mediastinotomie im Halsbereich oder parasternal eröffnet. Ebenfalls parasternal wird man auch bei den infektiösen Veränderungen im vorderen unteren Mediastinum vorgehen. Dabei hängt es von der Untersuchung ab, von welcher Seite her operativ einzugehen ist. Eiterungen im hinteren Mediastinum werden durch die dorsale paravertebrale Mediastinotomie freigelegt.

Liegt der Prozeß weiter caudal, so kann man mit Hilfe der Resektion der 6.—9. Rippe, bei höher liegenden durch Resektion der 2.—5. Rippe, vorgehen. Eine Phlegmone erfordert unter Umständen mehrere Öffnungen vorzunehmen. SEIFFERT hat eine oesophagoskopische Speiseröhrenschlitzung zur Behandlung vorgeschlagen;

auch vom Pharynx aus ist dieser Weg bei hochgelegenen Prozessen möglich und es treten keine Schluckbeschwerden trotz der sehr ausgedehnten, langen Schnitte ein. BERENDES, METIVET, PAAS, VOGEL, VOSS u.a. berichten über sehr gute Ergebnisse mit diesem operativen Vorgehen bei Mediastinitis.

SAUERBRUCH hat einen Fall veröffentlicht, bei dem er den Eiterherd im unteren hinteren Mediastinum vom Magen her eröffnet hat, wie dies von KILLIAN vorgeschlagen wurde. Bei der Behandlung der entzündlichen Veränderungen des Mittelfellraumes auf Grund von Oesophagusverletzungen wird man nach denselben Grundsätzen vorgehen, wie sie oben ausgeführt wurden. Zusätzlich muß eine Magensonde in den Oesophagus eingeführt werden.

XII. Chronisch entzündliche Prozesse des Mediastinums

HACHE, WOOLNER und BERNATZ teilten die chronische Mediastinitis — im amerikanischen Schrifttum unter fibröser Mediastinitis bekannt — nach folgenden ätiologischen Gesichtspunkten ein:

1. Chronische Mediastinitis bekannten Ursprungs
   a) infektiös
      α) spezifisch
         αα) Syphilis: diffuse Gummen, fibröse Veränderungen um thorakale Aneurysmen
         ββ) Tuberkulose: primär im Mediastinum (Lymphknoten); sekundär bei Lungen-Tuberkulose, Spondylitis
         γγ) Mycosis: Histoplasmose, Aspergillose, Aktinomykose usw.
      β) unspezifisch: sekundär bei akuter Eiterung bzw. Absceßbildung durch Oesophagusperforation, Lungenabsceß, Mediastinaltrauma
   b) rheumatisch
   c) hämorrhagisch bei stumpfem Trauma
   d) Koniosen
2. Chronische Mediastinitis unbekannter Ursache (idiopathisch)
   a) begrenzt auf das Mediastinum
   b) in Verbindung mit fibröser Pericarditis
   c) in Verbindung mit fibrösen Veränderungen in anderen Körperteilen (Retroperitonealfibrose, fibröse Thyreoiditis (Riedel-Struma)

αα) *Mediastinale Lues*

Die Lues besitzt im Rahmen der Mediastinalerkrankungen keine praktische Bedeutung. Die vorhandenen Lymphknotenschwellungen, hinter denen sich Gummen verbargen, waren höchstens durch die Seroreaktion als solche verdächtig. Eine eindeutige Diagnose ließ sich damit nicht stellen. Solche Veränderungen wurden von SAYERS, MEINHARD und KUSCHEFF beschrieben.

ββ) *Tuberkulose*

An erster Stelle unter den chronisch entzündlichen Prozessen des Mediastinums steht in der Praxis, besonders in der kinderärztlichen Praxis, die Tuberkulose. In der Regel hat sie einen subakuten Verlauf. Ihr Ausgangsort ist einmal die Lymphknotentuberkulose und zum anderen der spondylitische Senkungsabsceß. Diese Veränderungen können wiederum Folgeerscheinungen einer primären Lungentuberkulose sein. Tuberkulöse Veränderungen am Hals, in den Supraclaviculargruben oder in den Abdominalorganen spielen bei dem entzündlichen Geschehen des Mediastinalraumes kaum eine Rolle. Nach SCHWARTZ bestehen große Gefahren bei vorhandener Lymphknotentuberkulose des Mediastinums. Allerdings sind andere Autoren wie ADELBERGER, BEHRENDT, BRÜGGER, KÖNN, HAUSSER, UEHLINGER und WURM nicht derselben Auffassung. MÜLLY ist der Ansicht, daß eine Einschmelzung einer Lymphknotentuberkulose des Mediastinums mit nachfolgender Fistelbildung nur ausnahmsweise entsteht, während VOSSSCHULTE meint, daß diese Veränderungen öfter vorkommen, als man früher angenommen hat.

Immer wieder wird im Schrifttum diskutiert, ob die mediastinalen Lymphknoten die Quelle einer hämatogenen Aussaat in die parenchymatösen Organe und Knochen bilden können. UEHLINGER betont nachdrücklich diese Möglichkeit, während VOSSSCHULTE dieses Ereignis als selten bezeichnet. VOSSSCHULTE berichtet über einen Fall einer mediastinalen Lymphknotentuberkulose, bei der es zu einer autoptisch nachgewiesenen miliaren Aussaat kam.

Unter die zum Mediastinum gehörigen Lymphknoten fallen die sog. paratrachealen und paraaortalen Lymphknoten, von denen die eigentliche mediastinale tuberkulöse Erkrankung ausgehen soll und andererseits die Gruppe der Hiluslymphknoten, zu denen die broncho-pulmonalen, tracheobronchialen und die im Bifurkationswinkel gelegenen Lymphknoten zu rechnen sind (Tabelle 4). Die erstgenannte Gruppe ist für das operative

Tabelle 4. *Topographie der mediastinalen Lymphknotentuberkulose nach* WURM *und* REINDELL

Lokalisation	Fälle absolut	%
Hilus: rechte Seite	6	10,5
Hilus: linke Seite	9	15,6
Hilus: beide Seiten	2	3,5
Hilus und paratracheal: beide Seiten	5	8,7
Hilus und paratracheal: linke Seite	1	1,7
Hilus und paratracheal: links hilär und rechts paratracheal	2	3,5
Hilus und paratracheal: links hilär und paratracheal beidseitig	2	3,5
Paratracheal: rechte Seite	25	43,7
Paratracheal: linke Seite	3	5,3
Paratracheal: beide Seiten	2	3,5
Insgesamt 57 Fälle = 100%		

Vorgehen im Sinne einer isolierten Exstirpation sehr geeignet. Eingeschmolzene tuberkulöse Lymphknoten können in den Bronchialbaum einbrechen oder zu Fisteln führen, die sich dann im vorderen Mediastinum durch die Brustwand nach außen entleeren (Empyema necessitatis). Selten können diese Lymphknoten auch einmal in die freie Pleurahöhle durchbrechen.

In diesem Zusammenhang sei über einen Fall berichtet: Eine etwa 60jährige Frau wird mit einer kompletten Atelektase des rechten Oberlappens eingewiesen unter der klinischen Diagnose des Bronchialtumors. Die Diagnose ist histologisch nicht gesichert. Die vorgenommene Kobaltbestrahlung zeigt nach etwa 300 rad einen plötzlichen totalen Kollaps der rechten Lunge, und die Oesophagusdarstellung läßt eine Fistelbildung erkennen, die in das Mediastinum reicht.

Nach Anlegung einer Witzelfistel kam die Patientin 2 Tage später ad exitum. Autoptisch fand sich ein in den Bronchus eingebrochener Lymphknoten mit Fistelbildung in das Mediastinum. Die Totalatelektase war wahrscheinlich durch eine Kompression des rechten Oberlappenbronchus bedingt.

Im allgemeinen sind klinisch die Kompressionserscheinungen an der Trachea und den großen Bronchien durch große tuberkulöse Lymphknotenpakete bedingt. Am häufigsten kommen solche Veränderungen mit nachfolgendem Einbruch in den Bronchus im Kindesalter auf Grund der wenig widerstandsfähigen Knorpelringe vor. Diese Veränderungen werden am besten bronchoskopisch geklärt. Spätere sekundäre Tuberkulosen des Bronchialgebietes nehmen meist von hier ihren Ausgang. Die Perforation mit Einbruch eines Lymphknotens in den Bronchus geht unter asthmaähnlichen Anfällen vonstatten und kann zu einer kompletten Atelektase führen oder auch zur sog. Infiltrierung (Epituberkulose).

Die Symptome der Mediastinallymphknotentuberkulose sind im allgemeinen ebenso wie der Verlauf dieser spezifischen Erkrankung nicht sehr auffällig. Es besteht meistens eine gewisse Störung im Allgemeinbefinden, besonders bei Kindern; ferner findet sich eine Vergrößerung der paratrachealen oder der Bifurkationslymphknoten. Falls diese ausgeprägt vergrößert sind, so kann ein Reizhusten oder ein bitonaler Krampfhusten ein Hinweis dafür sein. Im Gefolge von tuberkulös infizierten bronchopulmonalen Lymphknoten im Kindesalter kann es lymphogen zu einer erheblichen Vergrößerung der rechtsseitigen paratrachealen Lymphknoten kommen, die sich im Röntgenbild als sog. Assmannsche Vorwölbung manifestiert (Abb. 40a). Eine tumorartige Lymphknotenschwellung der linken Seite ist durch eine Vergrößerung paraaortaler Lymphknoten möglich (Abb. 40b).

Die uni- oder bilaterale Verbreiterung des oberen Mediastinums mit geradlinigen Konturen — in der Literatur als sog. „Schornstein- oder Kaminschatten" bekannt — kann unter Umständen auch durch eine Lymphknotentuberkulose hervorgerufen werden (Abb. 89).

Differentialdiagnostisch müssen dann diese Lymphknotenvergrößerungen gegenüber anderen Erkrankungen, wie z.B. Lymphogranulomatose und Morbus Boeck, abgegrenzt werden. Diese Abgrenzung ist meist nicht sehr einfach und läßt sich am sichersten durch

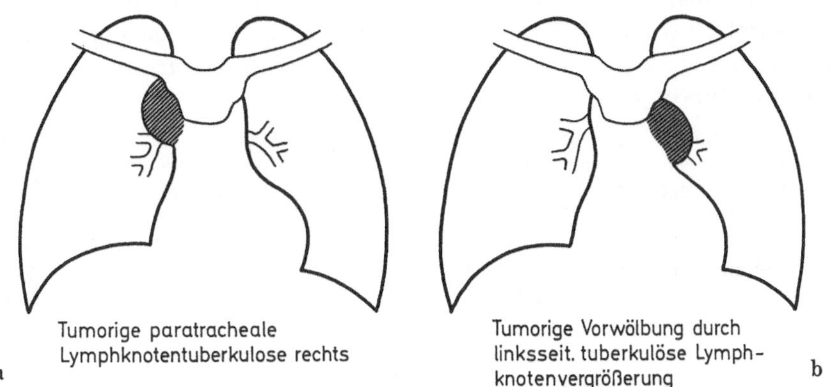

Abb. 40a u. b. Assmannsche Vorwölbung (paratracheales tuberkulöses Lymphom bei Kindern)

die Mediastinoskopie klären. Da vergrößerte und röntgenologisch nachweisbare Hilus- bzw. Paratracheallymphknoten bei Keuchhusten, Masern und Grippe vorkommen, hilft zur differentialdiagnostischen Klärung auch die Tuberkulinreaktion, die bei der Tuberkulose fast immer positiv ist.

Sobald Zeichen einer Atemnot und Erstickungsanfälle auftreten, muß man an eine Perforation denken. Nach einem stattgehabten Durchbruch in das Bronchialgebiet können Eiter und käsige Massen ausgehustet werden. Diese Symptomatologie trifft man meistens bei käsig umgewandelten oder eitrig eingeschmolzenen Lymphknoten, die häufiger rechts als links liegen, da die Lymphbahnen aus dem linken Lungenunterlappen in Höhe der Bifurkation die Mittellinie nach rechts überkreuzen. Die oben bereits diskutierte, seltenere tumorige Form der Lymphknotentuberkulose geht mit soliden, steinharten, taubenei- bis kleinapfelgroßen Lymphknoten einher, welche hohe remittierende Temperaturen verursachen können. Nach Exstirpation der Lymphknoten kommt es zur Rückbildung der klinischen Erkrankung.

Die Einschmelzung von käsigen Lymphknoten führt in seltenen Fällen zu einer Perforation in das mediastinale Gewebe mit Ausbildung eines kalten Abscesses oder einer ausgedehnten granulierenden Mediastinaltuberkulose. Auch tuberkulöse Lungen- oder Pleuraherde perforieren nur ausnahmsweise in das Mediastinum, wenn die Abwehrkräfte völlig geschwunden sind. VOSSCHULTE berichtet über eine Perforation eines tuberkulösen mediastinalen Lymphknotens, dessen Durchbruchsöffnung oberhalb der Clavicula lag. Durch Exstirpation des Lymphknotens und längere Streptomycin-Instillationen in das Lymphknotenbett erfolgte eine komplette Ausheilung.

Die Diagnose der Bronchiallymphknotentuberkulose kann bei geringgradiger Ausdehnung oft nur auf Grund der Erfahrung, fast vermutungsweise gestellt werden. Bei stärkerer Vergrößerung läßt sich diese Veränderung im Röntgenbild erfassen. Eine Kompression der Luftwege durch die Lymphknoten ist im Schichtbild darstellbar. Das Veratmungsröntgennativbild (BRÜCKNER) sowie das Veratmungsbronchogramm (LIEBSCHNER und VIETEN) geben Aufschluß über die Bewegungseinschränkung des Tracheobronchialsystems. Der Einbruch der Lymphknoten mit entsprechender Ulcerierung der

Schleimhaut kann am ehesten durch die Bronchoskopie geklärt werden, ebenso wie die damit im Zusammenhang stehende drohende Perforation. LEFÈBRE, CREMER, CHAUMONT und BISSON fordern auf Grund ihrer Erfahrung bei 1000 Kindern zur Diagnose der Mediastinallymphknotenerkrankung die Schichtuntersuchung. Sie bevorzugen die kreisförmige Verwischung wegen der besseren Darstellung des Bifurkationsgebietes und der kürzeren Belichtungszeit. Im allgemeinen lassen sich die mediastinalen Lymphknotenvergrößerungen in der Tracheo-Bronchial-Ebene erfassen (BERNARD).

Bei mehr lateral und zum Teil außerhalb dieser Ebene gelegenen Prozessen sind zusätzliche Schichtaufnahmen im frontalen Strahlengang wertvoll. Schließlich bietet oft auch das Pneumomediastinum in Verbindung mit der Schichtuntersuchung diagnostische Vorteile (s. Kapitel Pneumomediastinum). Um die Strahlenbelastung bei Kindern möglichst gering zu halten, wenden wir, wie auch andere Autoren, fast ausschließlich das Simultanschichtverfahren an.

Therapie der mediastinalen Lymphknotentuberkulose. Im allgemeinen kommt eine konservative Behandlung in Frage. Nur in Fällen, in denen diese versagt und Erstickungsanfälle bzw. eine Perforationsgefahr vorliegen, muß operativ eingegriffen werden. Hierbei kann die Lymphknotenexstirpation das Krankheitsgeschehen entscheidend beeinflussen (HOFMEISTER, GRAY und SKINNER, GRACE, SAMSON, HALLE und BLITZ, GOLDMANN und PAULSON, YAMADA, VOSSSCHULTE, KERÉNYI und KERÉNYI). Bronchusstenosen infolge einer mediastinalen Lymphknotentuberkulose erfordern ebenso einen operativen Eingriff im Sinne der Resektion, allerdings nur bei Erwachsenen. Bei Kindern kommt es oft zur Ausheilung über die Atelektasenbildung und Schrumpfung der Lunge.

Raumbeengende Prozesse durch extrapulmonale Tuberkulose

Eine besondere Bedeutung unter den sich im hinteren Mediastinum entwickelnden Raumbeschränkungen haben die paravertebralen Senkungsabscesse gewonnen, die meist von einer Wirbelcaries im Halswirbelsäulenbereich ausgehen (SGALITZER, BRUNNER und NISSEN). So fand STEINDLER unter 180 Spondylitisfällen 25% Abscesse im hinteren Mediastinum. DE CANDIDA wies sogar in 84% einen Absceß im Mittelfellraum nach.

Die Absceßbildung im vorderen Mediastinum kann von einem Einbruch eines Knochenherdes des Brustbeins, der Rippenknorpel, des Sternoclaviculargelenkes und der vorderen Rippenanteile ausgehen. Manchmal brechen Abscesse, die im vorderen Mediastinum gelegen sind, lokal nach außen durch, während sie sich im hinteren Mediastinum caudalwärts senken. Eine stärkere Störung des Allgemeinbefindens der Patienten ist meist nicht gegeben. Die Diagnose wird an Hand des Röntgenbefundes bzw. der Thoraxübersichtsaufnahme gestellt, auf der eine spindelförmige Verschattung erkennbar ist, die die Wirbelsäule in der Regel nach beiden Seiten hin gleichmäßig überragt. Differentialdiagnostische Schwierigkeiten entstehen dann gegenüber der Abgrenzung von Tumoren, wenn diese Vorwölbung nur einseitig gegeben ist (UEHLINGER). Kalte Absceßbildungen, die von der Halswirbelsäule ausgehen, senken sich meist nach rechts, da Trachea und Aorta ein gewisses „ableitendes Hindernis" bilden (MÜLLY).

Die Diagnose eines osteolytischen Prozesses in den Wirbelkörpern bei gleichzeitiger Verschattung im hinteren Mediastinum, die nicht pulsiert, spricht für das Vorliegen eines Senkungsabscesses. Falls an den Wirbelkörpern kein Anhaltspunkt für eine Destruktion erkennbar ist und die Zeichen einer chronischen Entzündung mit entsprechender mediastinaler Verschattung vorliegen, muß man ebenfalls an einen kalten Absceß denken. In diesen Fällen wird man am ehesten durch eine Punktion, und zwar von dorsal her, zur endgültigen Diagnose kommen. In vereinzelten Fällen greifen Senkungsabscesse auf den Durasack über und rufen radiculäre oder Kompressionserscheinungen des Rückenmarks hervor.

Die Therapie der Senkungsabscesse des Mediastinums wird sich in erster Linie auf den Ausgangsort richten. Nach entsprechender Ausräumung des tuberkulösen Knochenherdes (KASTERT, REINHARD) und Einlegen eines dünnen Gummidrains wird man 4—6 Wochen lang täglich Spülungen mit Tuberkulostatica durchführen. Sehr große Abscesse des Mediastinums, die sich schwer von den lebenswichtigen Organen im Mediastinum ablösen lassen, können am besten konservativ durch Punktion und Instillation von Tuberculostatica behandelt werden.

Oft reichen die Druckentlastungen schon aus, um aufgetretene Lähmungserscheinungen rückgängig zu machen. Eine möglichst frühzeitige Behandlung, bevor noch neurologische Erscheinungen aufgetreten sind, zeigen den besten Erfolg (SICK, BRUNNER, SCHEDE, zitiert nach KILLIAN).

Senkungsabscesse im vorderen Mediastinum, die in der Regel vom Sternum und von den Rippen ausgehen, und zwar von einer Rippencaries an der Knorpelknochengrenze, sollen chirurgisch durch Resektion des entsprechenden pathologischen Gebietes angegangen werden.

γγ Pilzerkrankungen des Mediastinums

An erster Stelle sei die *Aktinomykose*, eine im Mediastinum relativ seltene Veränderung genannt, bei der es durch Senkung oder Fortschreiten aktinomykotischer Abszesse im Bereich des Halses durchaus zu einer Beteiligung des Mittelfellraumes kommen kann (VON DEN WILDENBERGEN, KILLIA). Eine Infektion des Mediastinums durch die Aktinomykose von der Lunge oder von der Pleura her ist nur in Ausnahmefällen möglich. Die Beteiligung des Mediastinums kann durch Übergreifen aktinomykotischer Entzündungen des Oesophagus und der Trachea erfolgen. Länger bestehende Fisteleiterungen durch die Aktinomykose im Mittelfellgewebe führen im Laufe von Monaten und Jahren zu entsprechenden Schrumpfungen, wie sie eine Mediastinalfibrose aufweist.

Die konservative Therapie erstreckt sich auf Sulfonamide und Antibiotica, am besten kombiniert. Die Röntgenbestrahlung gilt als überholt. Im allgemeinen kommt man allerdings ohne chirurgische Maßnahmen auch bei der *Aktinomykose* im Mediastinum nicht aus, wobei alle Fisteln breit gespalten und die Eiterherde ausgeräumt werden müssen.

Blastomykosen sind höchst selten. Einen einzigen Fall hat KILLIAN 1940 beschrieben. Der Tumor ging vom Brustbein aus, war zerfallen und reichte bis weit in das Mediastinum. Nach entsprechendem chirurgischen Eingriff kam es zur Heilung.

Sporotrichosen des Mittelfelles wurden aus zwei Mitteilungen von BENEDETTI, FIORITO und NICOTRA bekannt. Auch hier bestanden ausgedehnte Fistelbildungen des Mediastinums, ähnlich wie bei der Aktinomykose.

Die Diagnose ist nur durch den Nachweis der Erreger zu stellen und die Therapie entspricht der bei der Aktinomykose.

HUNT, BRODERS jr., STINSON und CARABASI beschrieben 1961 einen Fall von primärer *Lungenaspergillose* mit Befall des Mediastinums und der Lymphknoten. *Röntgenologisch* fand sich eine dichte Verschattung des linken Lungenbereiches mit Verlagerung des Mediastinums. Bioptisch waren Granulome mit verzweigten Mycelen nachweisbar. Kulturell handelte es sich um eine Aspergillusart. Der gleiche Pilz wurde auch im Sputum gefunden. Bei der Sektion waren das gesamte Mediastinum, die Herzbasis und das Perikard von dichtem, fibrösem, mykotischem Gewebe erfüllt.

SALYER, HARRISON, WINN und TAYLOR berichteten über eine durch *Histoplasmose* bedingte, chronisch fibröse Mediastinitis mit Vena-cava-superior-Syndrom.

Drei chirurgisch behandelte Fälle von mediastinalen cystischen Granulomen, bedingt durch Histoplasma capsulatum, wurden von DORENBARGER, TSUBURA, SCHWARZ und BAUM beschrieben.

Von einer Seltenheit des *Echinococcus* im Mediastinum schreibt COLOMBANI, der in einer Zusammenstellung von 147 Fällen von Echinokokken nur einmal die Lokalisation im Mediastinum fand. Dagegen befanden sich unter 89 Cysten und Tumoren des Mediastinums, die von 1928—1954 an der Chirurgischen Klinik in Rom vorkamen, immerhin 10 Echinococcuscysten (MONTI). STOJANIVIC und ZOGOVIC, BALAS und BIKFALVI berichten über Echinococcuscysten im vorderen Mediastinum, die gegenüber dem Aortenaneurysma nur durch die Angiokardiographie abgegrenzt werden konnten. Mehrere Autoren haben von einem Übergreifen der Echinococcuscysten in der Lunge, der Leber, der Wibelsäule und der Schilddrüse auf das Mediastinum berichtet (KILLIAN, KALMANOVSKIJ, ORLOV, BOLOGNESI und CHRISTMANN).

Rentgenologisch finden sich kugelige, scharfrandig begrenzte, homogene Verschattungen im vorderen oder hinteren Mediastinum, die bis an die Lunge heran oder in sie hineinragen können. Die Cystenwand ist häufig verkalkt. Die kugelige bzw. kreisrunde

Form kann im Inspirium und bei zunehmender Größenausdehnung durch Anspassung an die gegebenen Raumverhältnisse verlorengehen. Pathognomonische Erscheinungen für Echinococcuscysten sind im Röntgenbild nicht vorhanden, so daß die Abgrenzung gegenüber Mediastinalcysten, Neurinomen und Thymomen sogar mit Anwendung einer Seroreaktion und dem Intracutantest unsicher ist. Denn bei der fast spezifischen Komplementbindungsreaktion lassen sich unspezifische Reaktionen nicht ganz ausschalten, und der weniger spezifische Intracutantest verliert durch häufigeres Auftreten pseudopositiver Reaktionen weiter an seinem Wert. Bis auf gewisse Druckwirkungen sind die Echinococcuscysten im Mediastinum symptomenarm. Eine Eosinophilie braucht nicht vorhanden zu sein. Die eigentliche Diagnose wird meist im Rahmen der Entfernung dieser Cysten durch Thorakotomie, die heute auf jeden Fall angestrebt werden sollte, gestellt. Eine Punktion der Echinococcusblasen ist unbedingt zu unterlassen, da die Gefahr einer Generalisierung (KILLIAN) besteht.

Röntgenbestrahlungen führten ebensowenig wie eine cytostatische Behandlung oder eine aktive Immunisierung zu einem überzeugenden Dauererfolg. Dasselbe gilt für die intramusculäre Injektion von Thymol-Jodöl. Als äußerst seltene Lokalisation von differential-diagnostischer Bedeutung gegenüber anderen mediastinalen und kardialen Tumoren gilt der Sitz der Echinococcuscysten im Pericard. ZOBOLI und ZERBINI, die 1953 einen derartigen Fall beschrieben haben, fanden in der Literatur nur drei Fälle dieser Art. Eine konstriktive Pericarditis bei einer Echinococcuscyste zwischen Herz beutel und Zwerchfell beschrieben GAVET u.a. Ein Fall von Echinokokken im Thymus wurde von BORELLO und MARINO veröffentlicht (s. Pseudotumoren).

1. Chronische Mediastinitis durch Fremdkörper

Chronische Eiterungen des Mediastinums können durch Fremdkörper, die im Mediastinum liegen, unterhalten werden. Bei einem chronischen, über Jahre sich hinziehenden eitrigen Prozeß besteht selbstverständlich die Gefahr einer Gefäßschädigung.

Auf Grund dieser Gegebenheiten sollte, wenn irgend möglich, ein Fremdkörper im Mediastinum entfernt werden. Im wesentlichen handelt es sich bei den im Mediastinum liegenden Fremdkörpern um Kriegs- bzw. Unfallverletzungen.

2. Idiopathische fibröse Mediastinitis

Es handelt sich hierbei um diffuse oder lokalisierte Anreicherungen kollagenen Gewebes unbekannter Ätiologie im Mediastinum. In zahlreichen Arbeiten über die fibröse Mediastinitis — erschienen um die Jahrhundertwende in Frankreich, England, Italien und Spanien sowie Amerika, Canada und Deutschland — wurde die chronische Mediastinalfibrose auf die Lues und die Tuberkulose als die beiden Hauptursachen zurückgeführt. Die Diagnosen stützten sich zu dieser Zeit allein auf nachgewiesene verkäste Lymphknoten und positive Seroreaktionen. EHRLICH u.a. sowie GRAY und SKINNER stellten auf Grund chirurgischer Beobachtungen unspezifische Formen der Mediastinalfibrose (chronische fibröse Mediastinitis) in den Vordergrund. ERGANIAN und WADE bestätigten die Existenz der idiopathischen Form. Makroskopische wie histologische Untersuchungen, die auf Grund des raschen Fortschritts der Thoraxchirurgie immer häufiger wurden, brachten keine ausreichende ätiologische Klärung. Bakteriologisch war bisher ein spezifisches ätiologisches Agens nicht zu finden. HACHE, WOOLNER und BERNATZ berichteten über 20 Fälle von chronischer fibröser Mediastinitis unbekannter Ätiologie aus der Mayo-Klinik. Makroskopisch unterschieden sie besonders im vorderen Mediastinum diffuse von umschriebenen fibrösen Veränderungen. Histologisch fand sich bei allen 20 Fällen eine gleichförmige, chronisch-entzündliche Reaktion des Bindegewebes mit Entzündungszellen, vermischt mit Fibroblasten-Proliferationen verschiedener Ausdehnung und inselartig eingestreuten, polymorphkernigen Leukocyten, Lymphocyten und Plasmazellen.

Bakterien und Pilze waren nicht nachweisbar. Primärerkrankungen der Lunge und der Pleura, des Pericards, der Bronchien und des Oesophagus lagen nicht vor. Es wird vermutet, daß unspezifische, chronisch rezidivierende Infektionen in Regionen, die ihr lymphatisches Abflußgebiet im Bereich der mediastinalen Lymphknoten haben, eine ätiologische Rolle spielen und über eine Lymphadenitis zu entzündlichen Reaktionen im Mediastinum führen können (ERGANIAN und WADE, MCINTIRE und SYKES, LOHMANN und BIKFALVI u.a.). Die Möglichkeit einer kontinuierlichen Ausbreitung entzündlicher Prozesse des Halses, begünstigt durch die Verbindung des viscero-vasculären Halsraumes mit dem Mediastinum, wurde besonders von COLLER und YGLESIAS studiert, und die Frage des Ausgangspunktes von der Lunge wurde von LERCHE diskutiert.

Röntgenologisch findet sich eine mehr oder minder ausgedehnte Verbreiterung des Mediastinalschattens im Lungenübersichtsbild, gelegentlich vergesellschaftet mit vergrößerten Mediastinallymphknoten. In einigen Fällen konnte durch das Phlebogramm gezeigt werden, daß die Verbreiterung des Mediastinalschattens teilweise durch die gleichzeitig dilatierte V. azygos bedingt war. CONDORELLI, BARIETY und COURY weisen auf das Pneumomediastinum als wertvolles diagnostisches Mittel bei der chronischen Mediastinitis hin und erwähnen insbesondere die verminderte Mediastinalkapazität als einen diagnostischen Hinweis.

Die häufigste Begleiterscheinung ist das obere Vena-cava-Verschlußsyndrom. Nach Schätzungen verschiedener Autoren ist das obere Vena-cava-Verschlußsyndrom in 10 bis 23% der Fälle auf eine chronische, fibröse Mediastinitis zurückzuführen.

FAILOR fand unter seinem Untersuchungsgut der Mayo-Klinik 12%. Unter den 20 Fällen einer idiopathischen fibrösen Mediastinitis, über die HACHE, WOOLNER und BERNATZ berichteten, gingen 12 mit einem Vena-cava-superior-Syndrom einher, bedingt durch Kompression, Verziehung oder Obliteration der V. cava superior durch das fibröse Gewebe. HANSEN weist an Hand von vier eindrucksvollen Fällen auf die Bedeutung der mediastinalen Phlebographie zur Differentialdiagnose der mediastinalen Fibrose hin. In drei der beschriebenen Fälle konnte die Diagnose der idiopathischen Mediastinalfibrose histologisch gesichert werden. Als andere Ursachen der Stenose der V. cava superior kommen Tumoren, Aneurysmen und Thrombosen in Frage.

Die ersten *klinischen Zeichen* des Vena-cava-superior-Syndroms sind Schwellungen von Gesicht und Hals, dann folgen Cyanose, Injektion der Conjunctiven, Atemnot, Druckgefühl im Kopf, manchmal Nasenbluten und Haemoptysen. Die fibrösen Mediastinalveränderungen können einer derartigen klinischen Manifestation jahrelang vorausgehen. An weiteren Komplikationen sind Pulmonalvenenstenosen (BINDEGLASS und TRUBOWITZ, HACHE, WOOLNER und BERNATZ), ein Fall von Pulmonalarterienverschluß und Cor pulmonale, bedingt durch chronisch-fibröse Mediastinitis (NELSON, LUNDBERG, DICKERSON), beschrieben. Der letztgenannte Fall konnte durch Katheterangiographie geklärt werden und wurde autoptisch bestätigt. Klinisch standen Haemoptoe, anfallsweise Dyspnoe und Husten im Vordergrund. HACHE, WOOLNER und BERNATZ fanden unter ihren 20 Fällen unspezifischer chronischer Mediastinitis außerdem 5 mit Einbrüchen in das Tracheo-Bronchial-System und 2 mit Oesophagusstrikturen. SÖDERBERG berichtet über 2 Fälle, bei denen er als Ursache eine „*mediastinale Koniose*" annahm.

Ein Fall einer chronischen Mediastinitis und Pericarditis mit Verschluß der oberen Hohlvene und Drosselung der unteren Hohlvene konnte durch ein Cavogramm von der rechten und linken Ellenbeuge und der V. femoralis her präoperativ geklärt und operativ bestätigt werden (MARINO, MICOZZI, VENTURINI). Im deutschen und scandinavischen Schrifttum berichten FISCHER, EDENS und LOHMANN über Thoraxschmerzen und Deformierung bei chronischer fibröser Mediastinitis. Schließlich seien noch die Möglichkeiten von Phrenicus- und Recurrensparesen infolge Einmauerung der entsprechenden Nerven durch das fibröse schwartige Gewebe erwähnt. Über mediastinale Prozesse als Ursache tödlicher abdomineller Krankheitsbilder berichtete NEUMANN. Akute Magen- und Gallenblasendilatationen waren hier die Folge einer Vagusirritation im Mediastinum. Das gleichzeitige Vorkommen mediastinaler und retroperitonealer Fibrosen und das gleiche histologische Bild eines dichten kollagenen fibrösen Gewebes mit einzelnen Herden chronischer Entzündungszellen lassen CAMERON, ING, BOYE, MATHEWS an Variationen eines einheitlichen Krankheitsgeschehens denken. Die Prognose der chronischen Mediastinitis ist infolge des äußerst langsam fortschreitenden Prozesses und der operativen Möglichkeiten, die eingemauerten Gefäße zu befreien, relativ günstig. Lediglich die Fälle, die mit Obstruktion der Pulmonalvenen und Pulmonalarterien einhergehen, nehmen, wie aus der Literatur ziemlich einstimmig hervorgeht, über das chronische Cor pulmonale relativ rasch einen tödlichen Ausgang.

Die Therapie erstreckt sich im wesentlichen auf die operative Beseitigung des Vena-cava-superior-Syndroms durch Befreiung der eingemauerten Gefäße oder gegebenenfalls durch Gefäßplastik.

HANSEN hält eine Strahlentherapie für contraindiziert, da dadurch die Fibrose verstärkt würde. HACHE, WOOLNER und BERNATZ sehen in der Röntgenbestrahlung mit Entzündungsdosen keinen schädlichen Effekt. Inwieweit der Verlauf jedoch dadurch günstig beeinflußt wird, ist sicher schwer zu entscheiden.

3. Aseptische Entzündungen des Mittelfelles

Unter den aseptischen Entzündungen im Mittelfell verstehen wir die sich besonders in den Lymphknoten des Hilusgebietes abspielende Kumulation kleinster feiner Fremdkörperteilchen, wie sie bei der Anthrakose, der Silikose und der Calcinose der Lymphknoten entsteht. Auch durch Ölablagerungen nach Inhalation ölhaltiger Substanzen sind diese Veränderungen beobachtet worden (FISCHER-WASELS). Schwartenbildungen und Schwielen im Mediastinum im Sinne strangförmiger oder flächenhafter Verwachsungen können auch die Folge einer ausgedehnten aseptischen Entzündung sein, die durch traumatische Blutungen in das mediastinale Gewebe oder auch nach einer Röntgentiefenbestrahlung entstanden sind.

Massive Schwarten- und Schwielenbildungen kommen bei den künstlichen Mediastinalversteifungen aus therapeutischen Gründen zustande. Allerdings ist diese Methode heute vollkommen verlassen. Eine ähnliche Auswirkung besitzt auch die extrapleurale Kollapsbehandlung im Rahmen der Lungentuberkulose durch das eingebrachte Paraffin oder Öl, das mit dem mediastinalen Gewebe in Berührung kommt und in seine Spalten eindringen kann (DIETHELM).

Die Folge dieser Veränderungen sieht man dann in derben fibrösen Narben und Schwielen. Diese Alteration wurde „Ölschwartenmediastinum" genannt (NAGEL). Die durch Ölschwartenbildung in Mitleidenschaft gezogenen Organe können beträchtliche mechanische Lage- und Formveränderungen erfahren, wie es sie bei anderen Formen der Mediastinalfibrose nicht gibt.

Die Therapie der Mediastinalfibrose ist ganz und gar durch die Krankheitssymptome bedingt. Ergibt die konservative Behandlung auch keinen Teilerfolg, so kommt nur ein operativer Eingriff in Frage, wie bereits im Kapitel der idiopathischen fibrösen Mediastinitis diskutiert wurde.

KRAUSS berichtet über drei Kranke mit Mediastinalschwarten nach Paraffinplomben und hochgradiger Oesophagusstenose. Da mit Hilfe einer Bougierung keine Besserung der Beschwerden des Patienten zustande kam, wurden die operativ freigelegten Narbenstränge, die den Oesophagus umklammerten, zum Teil entfernt. Nach VOSSSCHULTE scheint es ausreichend zu sein, wenn ein Drittel der Circumferenz des stenosierenden Oesophagusabschnittes von der Umklammerung befreit wird.

Pleuritis mediastinalis

Die Bezeichnung Pleuritis mediastinalis geht auf LAENNEC zurück. Diese Erkrankung wurde in Deutschland erstmals von PEL beobachtet. Später machten in Deutschland ASSMANN, HERRNHEISER, RIEDER, GRÖDEL, REHBERG und LORETZ auf dieses Krankheitsbild aufmerksam.

Den bisher umfassendsten Überblick über die Pleuritis mediastinalis, die vorwiegend eine Erkrankung des Säuglings- und Kleinkindesalters darstellt, geben F. SCHMID und F. JUNKER (Abb. 41). Sie fanden unter 18000 Röntgenuntersuchungen aus den Jahren

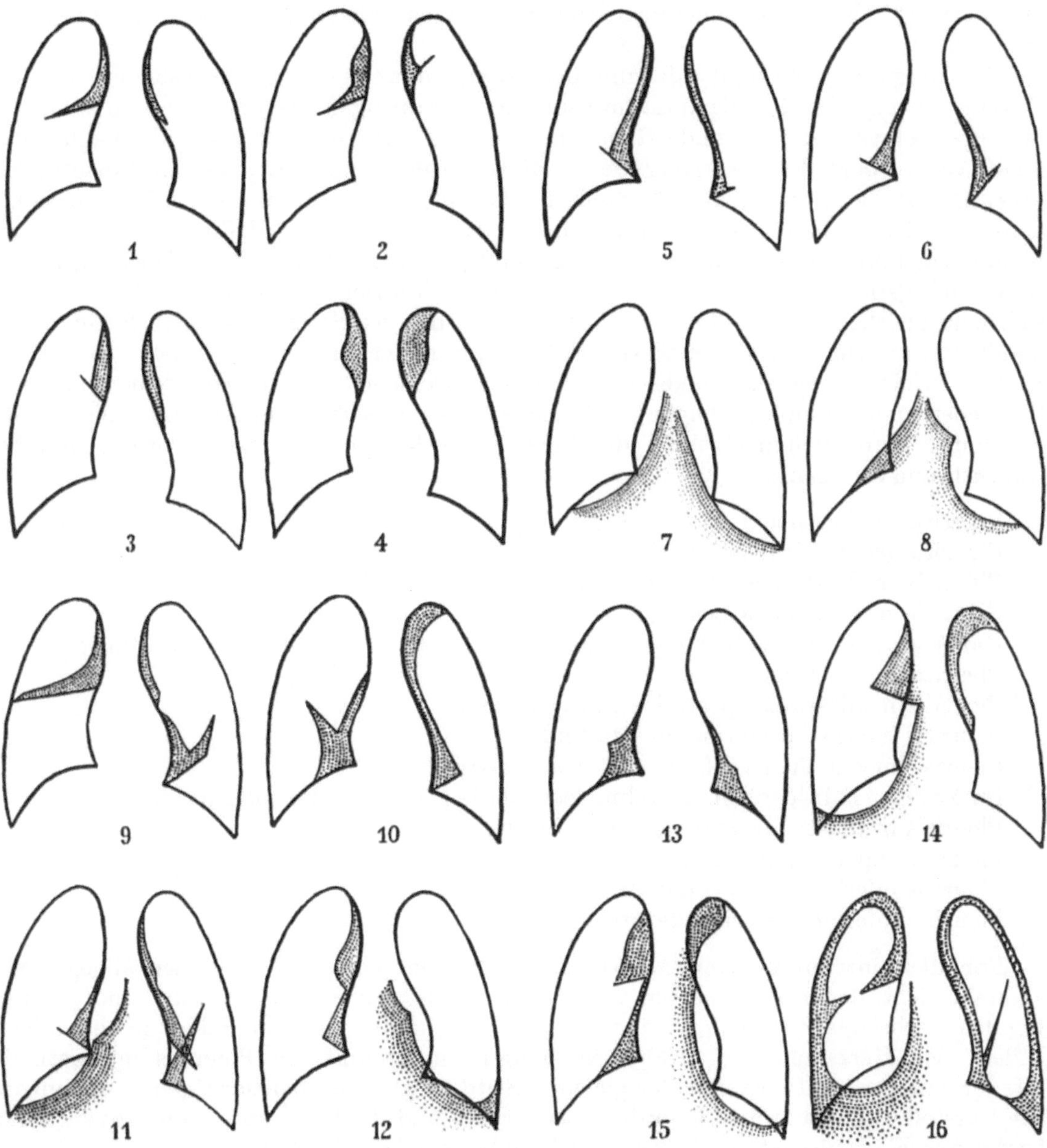

Abb. 41. Skizzen der häufigsten Formen von Pleuritis mediastinalis und ihrer Kombinationen mit anderen Pleuritiden nach SCHMID und JUNKER. *1, 2, 3* Die häufigsten Formen von Pleuritis mediastinalis superior anterior dextra (Wimpel, Lyra-Form) und sinistra. *4* Pleuritis mediastinalis superior posterior dextra, Pleuritis mediastinalis superior posterior sinistra. *5* Pleuritis mediastinalis anterior (superior et inferior) dextra, Pleuritis mediastinalis anterior (superior et inferior sinistra). *6* Pleuritis mediastinalis anterior inferior dextra et sinistra. *7* Pleuritis mediastinalis inferior posterior dextra, Pleuritis mediastinalis inferior posterior sinistra. *8* Pleuritis mediastinalis inferior posterior dextra, Pleuritis mediastinalis inferior posterior sinistra. *9* Pleuritis mediastino-interlobaris superior anterior dextra, Pleuritis mediastino-interlobaris anterior (superior et inferior) sinistra. *10* Pleuritis mediastino-interlobaris-diaphragmatica inferior anterior dextra, Pleuritis mediastinalis posterior superior et inferior sinistra. *11* Pleuritis mediastinalis inferior anterior et posterior dextra, Pleuritis mediastinalis anterior et interlobaris sinistra. *12* Pleuritis mediastinalis anterior dextra superior (Nasenform) et inferior, Pleuritis mediastino-diaphragmatica-marginalis sinistra. *13* Pleuritis mediastino-diaphragmatica (et interlobaris) inferior anterior bilateralis. *14* Pleuritis mediastinalis superior anterior dextra (Dreiecksform) et inferior posterior dextra, Pleuritis mediastinalis et marginalis superior posterior sinistra. *15* Pleuritis mediastinalis superior anterior (Segelform) et inferior anterior dextra, Pleuritis mediastinalis posterior superior et inferior sinistra. *16* Pleuritis peripulmonalis dextra, Pleuritis peripulmonalis sinistra

1947—1959 332 Kinder mit einer Pleuritis mediastinalis und verglichen sie mit 164 Literaturangaben.

Die Diagnose steht und fällt mit der Röntgenuntersuchung, insbesondere mit der Durchleuchtung. Da die Diagnose im sagittalen Strahlengang jedoch kaum zu stellen ist und die Mehrzahl der Befunde dabei im Mittelschatten aufgeht oder als diagnostisch nicht verwertbare Verbreiterung des Gefäßschattens imponiert, weisen Schmid und Junker auf die Untersuchungstechnik im halbschrägen Durchmesser hin, wobei sich dann die Mediastinalergüsse gesondert neben dem eigentlichen Mediastinalschatten abbilden. Im schrägen Durchmesser dagegen pflegt die Intensität des Pleuritisschattens wesentlich geringer und die Form weniger charakteristisch zu sein. Als nützlich erweist sich eine gleichzeitige leichte Kreuzhohlstellung, die bei Säuglingen oder Kleinkindern damit zu erreichen ist, daß man die Füße etwas näher zu sich heranzieht, so daß der Körper in einem spitzen Winkel zum Röntgendurchleuchtungsschirm steht. Nach anatomischen und vor allen Dingen röntgenologischen Gesichtspunkten läßt sich mit der genannten Untersuchungstechnik die Pleuritis mediastinalis in acht Formen einteilen (Schmid und Junker):

Pleuritis mediastinalis anterior superior, dextra und sinistra.
Pleuritis mediastinalis posterior superior, dextra und sinistra.
Pleuritis mediastinalis anterior inferior, dextra und sinistra.
Pleuritis mediastinalis posterior inferior, dextra und sinistra.
Dabei werden im ersten halbschrägen Durchmesser folgende Formen erfaßt:
Pleuritis mediastinalis superior anterior, sinistra.
Pleuritis mediastinalis posterior superior, dextra.
Pleuritis inferior, posterior sinistra und
Pleuritis mediastinalis inferior anterior, sinistra.
Im zweiten halbschrägen Durchmesser werden folgende Formen dargestellt:
Pleuritis mediastinalis superior anterior, dextra.
Pleuritis superior posterior, sinistra.
Pleuritis inferior anterior, dextra und
Pleuritis inferior posterior, dextra.

Für die hinteren unteren Mediastinalpleuritiden gelingt es mit der angegebenen Technik nicht, den Ergußschatten vom Gefäßschatten zu trennen. Schmid und Junker wenden hierbei das Prinzip der Summation an, um charakteristische Bilder zu bekommen. Indem sich Herz- und Ergußschatten summieren, kommt die Pleuritis mediastinalis inferior anterior und posterior der gleichen Seite im gleichen halbschrägen Strahlengang zur Darstellung, und zwar die vorderen außerhalb und die hinteren als intensiver, scharf begrenzter Flächenschatten (Schmid und Junker) (Abb. 42a, b).

Durch die Tatsache, daß sich die mediastinalen Pleuraspalten nicht allein auffüllen, sondern die Ergüsse meist versuchen, sich über die benachbarten Interlobärspalten in die anliegenden Pleuraräume auszudehnen, entstehen charakteristische Bilder, von denen die häufigsten aus der Abb. 41 (Schmid und Junker) zu entnehmen sind.

Differentialdiagnostisch ist die Abgrenzung der Pleuritis mediastinalis gegen Thymushyperplasie, paratracheale Lymphknotenschwellungen, retrosternale Strumen und Atelektasen nicht leicht und in manchen Fällen unmöglich. In den Mittelpunkt der Diskussion um die „Mittelschattenverbreiterung" werden neben der Pleuritis mediastinalis (F. Schmid und Junker, Kirchhoff, Engel, Habermann, Wechsler, Fanconi) vor allem zwei Diagnosen gerückt: Thymushyperplasie (Gefferth, Esser und Hilgert, Reyher, Dünner, Twining und Kerley, Harvey und Bromer, Veselinov, Vladikina, Horiuchi) und Oberlappen- oder Segmentatelektasen (P. Ch. Schmid, Dieu und Menut).

Auch wenn es für keine der genannten Substrate absolut pathognomonische radiologische Symptome gibt, so doch hinweisende Kriterien von hohem diagnostischem Wert.

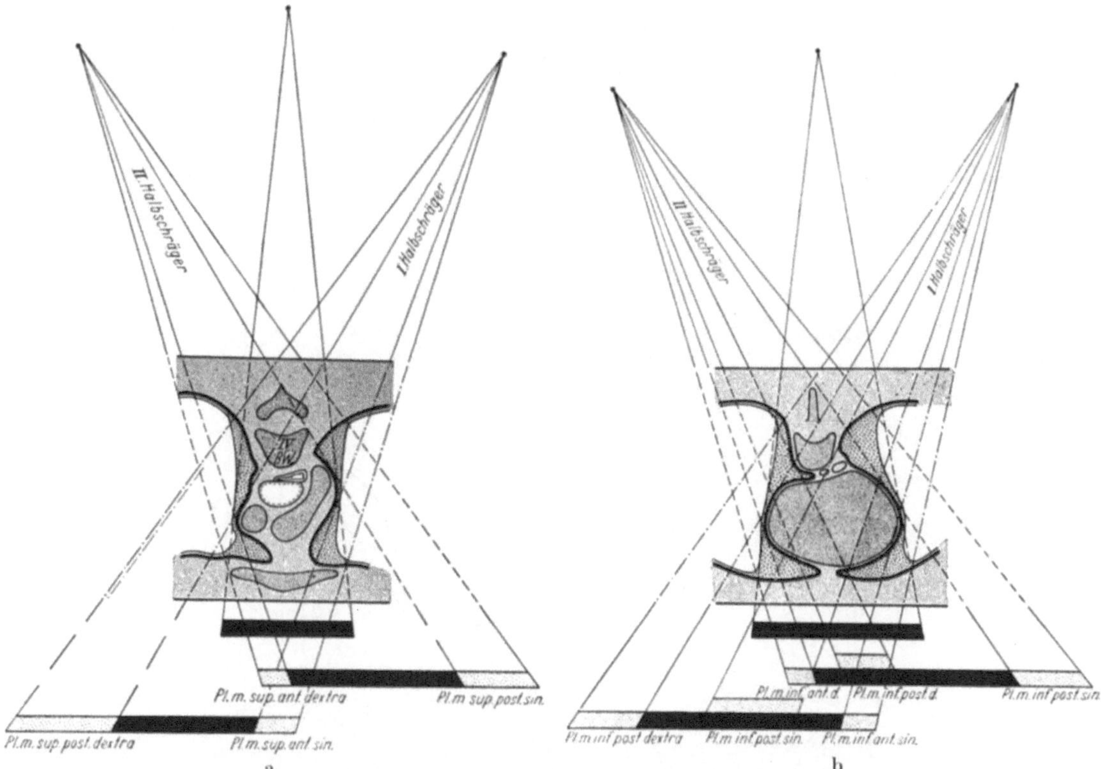

Abb. 42. a Röntgentechnische Darstellung der oberen mediastinalen Pleuraexsudate, schematisch wiedergegeben an einem Thoraxquerschnitt in Höhe des 4. Brustwirbels (SCHMID und JUNKER). Anstelle des Körpers wurde jeweils der Fokus so gezeichnet, daß die Strahlen im ersten bzw. zweiten halbschrägen Durchmesser durchgehen. Punktierte Flächen = Mediastinalexsudate und die jeweilige Projektion auf dem Röntgenschirm. Tiefschwarze Flächen = Silhouetten der Mittelschattengebilde auf dem Röntgenschirm. b Röntgentechnische Darstellung unterer mediastinaler Pleuritiden nach SCHMID und JUNKER und Thoraxquerschnitt in Höhe des 8. Brustwirbels. Die hinteren Mediastinalpleuritiden werden hier durch Schattensummation mit der Herz-Silhouette dargestellt.

Tabelle 5. *Röntgenologische Kriterien der Thymushyperplasie und Pleuritis mediastinalis nach* KIRCHHOFF

	Röntgenologische Kriterien der	
	Thymushyperplasie	Pleuritis mediastinalis superior
Beschreibung der häufigsten Formvarianten (Vorderbild)	pelerinenartig knollig asymmetrisch oft Lappung erkennbar	dachfirstartig kaminartig zelt-, segelförmig wimpelförmig
Begrenzung	rundlich stumpfwinklig Überlagerung des rechten Vorhofgefäßwinkels	scharf spitzwinklig S-förmig konkav
Seitenbetonung	oft beidseitig	unilateral, rechts mehr als links
Seitenbild	diffuse, inhomogene Verschattung	homogene Verschattung, oft am Interlobärspalt endend
Im Durchleuchtungsbild	Formänderung während der Atemphase exspiratorisches Hinab- und inspiratorisches Hinaufwandern	keine Formänderung bei der Atmung
Interlobärspalt	oft nicht dargestellt	häufig verbreitert mit Übergang in die mediastinale Pleura
Struktur der Lunge	normales Lungenbild	häufig begleitende Oberfeldprozesse, besonders rechts Bronchitits

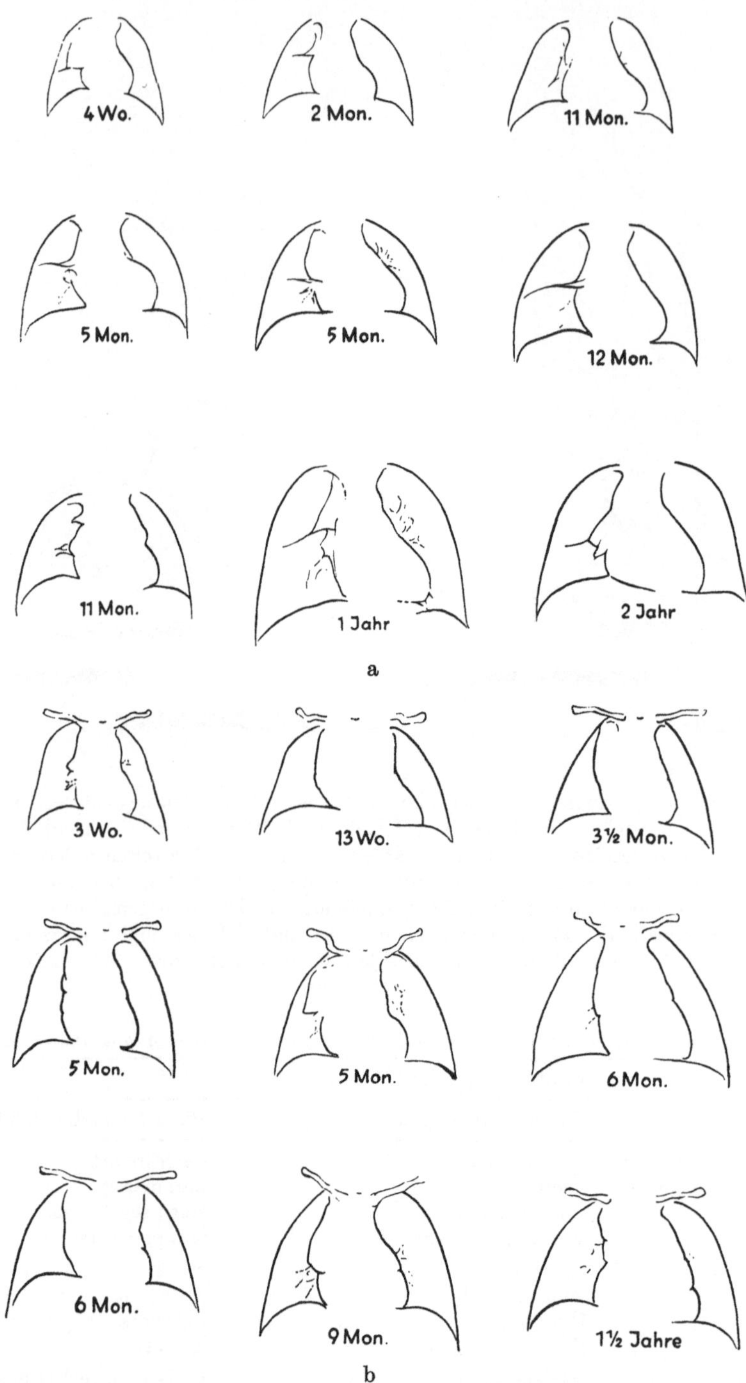

Abb. 43. a Formvarianten der Pleuritis mediastinalis superior et anterior dextra nach KIRCHHOFF. b Formvarianten der Thymushyperplasie nach Pausaufnahmen von Originalfilmen

KIRCHHOFF hat 1954 die Charakteristica der Thymushyperplasie und der Pleuritis mediastinalis superior tabellarisch und in Pausaufnahmen von Originalfilmen verglichen (Tabelle 5, Abb. 43a und b)

F. SCHMID ergänzte 1963 einige Gesichtspunkte bei der Diagnostik der Mediastinalpleuritis: Er sagt von der Mittelschattenverbreiterung, daß sie ähnliche Dichte wie der Mittelschatten selbst hat (Exsudat), daß sie den topographischen Gesetzmäßigkeiten der mediastinalen Pleuraräume unterliegt mit der wichtigen Unterbrechung der Verbreiterung im Hilusgebiet und daß ihre Übergänge in benachbarte Pleuraschatten (Kuppenpleura, Interlobärpleura, Pleura diaphragmatica) für eine Mediastinalpleuritis sprechen. Beim Thymus betont er:

die Einengung oder Ausfüllung des Retrosternalraumes,

die geringe Dichte der Schattenverbreiterung in den lateralen und cranialen Randpartien,

die Kerbenbildung zwischen Thymusanteil des Mittelschattens und den darunter liegenden Herzkonturen,

die nur bedingt verwertbare Unabhängigkeit von anatomischen Lokalisationsgrenzen der Lungen und Pleura.

Der letzte Punkt zeigt eine gewisse Wandlung in der Anschauung des Autors. Noch 1950 stimmte er mit ENGEL und HABERMANN überein, die den horizontalen, caudalen Abschluß des Schattens und die Fortsetzung in eine zarte interlobäre „Haarlinie" als kennzeichnend für eine Pleuritis im vorderen oberen Mediastinum bezeichneten. Nach der Veröffentlichung GEFFERTHS glaubte er, die früher bei der Thymushyperplasie geforderte Unabhängigkeit der Grenzen von Pleuraspalten nur noch bedingt verwerten zu können.

GEFFERTH, der 1939 noch das Bild der Pleuritis mediastinalis „als so typisch bezeichnete, daß es mit nichts anderem zu verwechseln ist", beschrieb 1955 drei nach den Regeln von ENGEL als Mediastinalpleuritis diagnostizierte Fälle. Er sah sich zweimal durch den Verlauf und einmal durch das Sektionsergebnis eines Thymus bei Leukämie getäuscht. Der Verfasser erklärt die röntgenographisch sichtbare Interlobärlinie damit, daß der vergrößerte Thymus in Hilushöhe die Lungenlappen auseinanderdrängt und sichtbar macht. Sekundär können sich dann auch einige Milliliter Transudat ansammeln, die den Eindruck der fortgeleiteten Interlobärpleuritis verstärken.

Die Problematik einer einseitigen Interpretation der sog. Interlobärlinie wird deutlich: 1. wenn man bedenkt, daß der Oberlappen-Unterlappenspalt beim Kleinkind in fast 90% aller Lungenbilder orthoröntgenographisch getroffen wird und schon bei geringer katarrhalischer Infektion entzündlich mitreagiert und sichtbar wird (KIRCHHOFF); 2. wenn nach HASLEY die Thymusdrüse die Eigenschaft hat, in Höhe des Interlobärspaltes einen Zipfel zu bilden, außerordentlich ähnlich einer interlobären Pleuraverdickung; 3. wenn auch bei völlig unauffälligem Befund der Ober-Mittellappenspalt bei Drehung in die schrägen Durchmesser und bei starker Lordosierung zur Darstellung kommt (ESSER und HILGERT).

Die beiden letztgenannten Verfasser fallen in das andere Extrem, wenn sie definieren: „Bei dem im Kindesalter häufig neben dem oberen Thoraxmittelschatten festzustellenden zipfeligen Dreieckschatten, dessen untere Grenze in eine Interlobärlinie übergeht, handelt es sich in den allermeisten Fällen, und zwar immer dann, wenn die Verschattung seitlich scharf begrenzt ist, um eine Darstellung des Thymus." Sie lehnen überhaupt die Existenz von Ergüssen, die unter den beschriebenen Schattenbildern auftreten, ab und sehen sich durch die Arbeiten VOGTS und SAUPES bestärkt, die erstmals 1921 bzw. 1931 die zipfelförmigen Dreieckschatten im oberen Lungenraum als Abbildung des kindlichen Thymus ansahen, ohne allerdings die Beziehung zur benachbarten Lappenspaltfläche zu bemerken.

ESSERS alternativelose Deutung wird durch eine autoptische Beobachtung widerlegt. FANCONI und WECHSLER berichten über einen $2^1/_2$ Monate alten Säugling, bei dem ein dem rechten Margo superior anterior der Pleura entsprechender Mediastinalstreifen durch ein Exsudat bedingt war.

Andererseits stellte es sich nach ERDÉLYI bei einem Teil der für Pleuritis mediastinalis anterior superior gehaltenen Fälle heraus, daß es sich um Thymushyperplasie oder aber auch um eine Atelektase des ersten Segmentes handelte. Der Autor berichtet ferner von einem 10 Monate alten Säugling, bei dem sich links am oberen Rand des Mediastinums ein nach außen konvexer Schatten zeigte, der sich auf der Frontalaufnahme ins mittlere Mediastinum projizierte. Der präoperativ diagnostizierte überzählige Lungenlappen bzw. Tumor im oberen Teil des Oberlappens erwies sich histologisch bei der Operation als Thymushyperplasie.

Die Oxforder Autoren Morley, Emrys-Roberts und Kemp sind bei 44 beobachteten Fällen erstmalig konsequent der Ursache der Dreieckschatten nachgegangen. Bei zwei Autopsien (9 Wochen alter Säugling, Tod nach Splenektomie wegen haemolytischer Anaemie bzw. Tod nach Geburt) konnte die vor der Sektion röntgenologisch dargestellte Verschattung als Korrelat des Thymus nachgewiesen werden. Nach Ablösung des Sternums und Markierung der seitlichen Thymusränder durch Metallclips wurde eine zweite Aufnahme gemacht, welche die Identität der Schatten ergab.

Aber auch in den wenigen Fällen, in denen die Vergleichsmöglichkeit des Röntgenbefundes mit dem Sektionspräparat besteht, kann die Differentialdiagnose schwierig sein; denn einerseits ist gerade der Thymus außerordentlich formlabil und involviert schon innerhalb weniger Stunden nach dem Tode, zum anderen gelingt der Nachweis der Pleuritis mediastinalis nur mit der besonderen von Engel angegebenen Sektionstechnik, die meist nicht routinemäßig durchgeführt wird (Kirchhoff).

Gleichfalls als Thymusdrüse haben die englischen Röntgenologen Twining und Kerley den „sail-like-shadow" im oberen Mediastinum definiert. Auch die anatomischen Arbeiten von Harvey und Bromer haben gezeigt, daß es sich bei den typischen, zipfelig dreieckigen Gebilden des oberen Mittelfeldes zum Großteil um den Thymus handelt.

Die bevorzugte Lokalisation der Pleuritis im rechten vorderen oberen Mediastinum (Hartmann-Stehelin, Thurau, Reyher) wird in einer perifocalen Pleuraaffektion der subpleural gelegenen und rechtsseitig stark ausgebildeten tracheobronchialen Lymphknotenpakete begründet.

Der Befund dieser im Schichtbild nachweisbaren Lymphknotenvergrößerung hat nach Kirchhoff eine sichere Beweiskraft für das Vorliegen mediastinaler Prozesse; denn im Gegensatz dazu vermißt er bei der Thymushyperplasie jegliche entzündliche Mitreaktion. Der Autor fertigt Schichtbilder in zwei Ebenen an, womit pleuritische Prozesse, Lymphknotenvergrößerungen und eine dadurch eventuell bedingte Trachea- und Bronchienkompression abgegrenzt werden können. Der vergrößerte Thymus ergibt substernal eine strukturlose Verschattung, die auf den rückennahen Schichtaufnahmen fehlt. Die Diagnose Thymushyperplasie wurde in jedem Fall gesichert durch nachfolgende Röntgenbestrahlung bzw. ACTH-Behandlung.

Mit seinen Ausführungen steht Kirchhoff im Widerspruch zu Dieu und Menut: Diese fanden in 42% von 246 wegen eines Primärinfektes untersuchten Kindern einen vergrößerten Thymusschatten. Bei der Häufigkeit der tracheobronchialen Begleitlymphadenitis im Rahmen eines banalen Infektes beim Kind ist nicht einzusehen, warum gerade bei den Kindern mit Thymushyperplasie die Lymphknotenvergrößerung ausbleiben sollte.

Fontan, Verger, Battin und Landrau sehen in der Schichtuntersuchung und der Anwendung des Pneumomediastinums keine Vorteile.

Die Röntgentiefenbestrahlung besitzt keine differentialdiagnostische Bedeutung für die Thymushyperplasie, da sie auch eine beschleunigte Rückbildung von Infiltration, Lymphknoten und Ergüssen bewirkt (Malluche). Außerdem steht die Strahlenbelastung in keinem Verhältnis zur Harmlosigkeit des klinischen Befundes.

Italienische Autoren (Torsoli, Sarteschi, Mele und Sbrana) sehen als beste Möglichkeit einer direkten röntgenologischen Beurteilung des Thymus die axiale transversale Schichtuntersuchung, am günstigsten in Verbindung mit der Pneumomediastinographie. Bei der Thymushyperplasie findet man pathognomonische Bilder mit einer ausgedehnten, dichten Verschattung des Retrosternalraumes, wobei die seitlichen, scharf begrenzten Ränder parallel verlaufen oder trapezförmig nach hinten konvergieren.

Eingeschränkte differentialdiagnostische Bedeutung kommt der Seitenbetonung der diskutierten Schatten zu. Bevorzugt die Pleuritis mediastinalis überwiegend die rechte Seite (HARTMANN-STEHELIN, THURAU, SCHMID, REYER, ENGEL, WECHSLER), so bildet sich der Thymus häufig beidseitig (WEBER, KIRCHHOFF, TESCHENDORF) oder hauptsächlich links vom Mittelschatten ab (MALLUCHE).

Das exspiratorische Hinauf- und inspiratorische Hinabwandern des Thymus (REHN) ist jedoch als Diagnostikum unzuverlässig, ebenso wie eine Vergrößerung beim Liegen und Schreien (CASELLAS), die von der dabei auftretenden Vorwölbung der sich stauenden Gefäße abzugrenzen ist (KIRCHHOFF). Auch die verschiedentlich zitierte Flüchtigkeit des Befundes ist nicht charakteristisch für die Mediastinalpleuritis, da nach SCHMID die Veränderungen über Wochen und Monate (idiopathische, para- und metapneumonische Form) bis maximal 4 Jahre (Schwartenbildung bei tuberkulöser Genese) nachweisbar sind.

In einem 1952 veröffentlichten Artikel deutet P. CH. SCHMID die der Mediastinalpleuritis zugeschriebenen typischen Verschattungen mittels Bronchographie als schrumpfende oder atelektatische Lappen oder Segmente. Wenn die Pleura an der Spitze und paratracheal adhärent ist, verursachen schrumpfende Atelektasen des Oberlappens oder seines apikalen Segmentes bandförmige Verschattungen vom Hilus zum medialen Spitzenfeld, die eine Pleuritis mediastinalis superior vortäuschen.

Die Sonderform eines schrumpfenden atelektatischen Oberlappens wird, bei lateral und apikal freiem, medial und caudal verklebtem Pleuraspalt, fast immer als Pleuritis mediastino-interlobaris angesehen.

Auch die von SCHMID und JUNKER als typische Formen der Pleuritis mediastinalis inferior zusammengestellten Verschattungen erweisen sich bronchographisch oft als ein atelektatischer bzw. geschrumpfter Unterlappen, oder als ein Lobus cardiacus bzw. als kardiales Segment. Auch von dreieckigen Verschattungen am rechten Hilus, die früher vielfach als Erguß diagnostiziert wurden, weiß man heute auf Grund des Nachweises von kontrastmittelgefüllten Bronchiektasen innerhalb derartiger Dreieckschatten und dank lungenchirurgischer Beobachtungen (DÜNNER), daß es sich um Atelektasen des Mittellappens handelt.

DÜNNER lehnt zwar, ebenso wie P. CH. SCHMID, die Mediastinalpleuritis als Substrat der segelförmigen paramediastinalen Verschattungen ab; er deklariert aber die sog. Atelektasen im oberen Mediastinum als Thymushyperplasie und stützt sich dabei auf die Sektionsbefunde der zitierten englischen Autoren.

Nach DIEU und MENUT ist ebenfalls bei Dreieckschatten, die dem Mediastinum aufsitzen, mehr an Ventilationsstörungen der Lunge als an mediastinale Prozesse zu denken.

Für sehr selten möglich hält F. SCHMID eine Verwechslung zwischen kompletten Oberlappenatelektasen, welche sich an den Mittelschatten anlehnen, und hinteren Mediastinalpleuritiden. Segmentatelektasen geben charakteristische Formen und Lokalisationen. Inhomogenität, Unschärfe der Begrenzung und Ausdehnung der Mittelschattenverbreiterung sind dafür weitere differentialdiagnostische Hinweise.

Abschließend möchten wir F. SCHMID beipflichten, daß es auch mitunter bei Inanspruchnahme aller diagnostischen Möglichkeiten, häufiger noch bei Inanspruchnahme der vertretbaren diagnostischen Möglichkeiten, nicht möglich sein wird, ein radiologisches Urteil zu fällen, welches jedem kritischen Einwand standhält. Meistens wird die Diagnose erst unter Einbeziehung der klinischen und laborchemischen Befunde zu stellen sein.

Ätiologisch lassen sich nach F. SCHMID und JUNKER drei große Gruppen abgrenzen:

1. Idiopathische Form:

Keine hinreichende Ursache für den Exsudationsprozeß. Eine allgemein exsudative Diathese scheint hier eine große Rolle zu spielen. So fanden F. SCHMID und JUNKER unter ihren 332 Beobachtungen 65 Fälle auf dem Boden einer exsudativen Diathese. Bei exsudativen Stigmen an den Schleimhäuten des Respirationstraktes (chronisch-rezidivierende Tracheo-Bronchitis) liegt ein Entstehungsweg über die entzündeten Lymphknoten nahe. Auch wurden Fälle im Rahmen exsudativer Erscheinungen an der Haut (Intertrigoekzem, Scrophulus) beobachtet, die wahrscheinlich auf der Basis konstitutioneller Exsudationsbereitschaft beruhen. 3 Fälle traten im Zusammenhang mit allergischen Erscheinungen (asthmoide Bronchitis, Pseudocroup, Quincke-Ödem) auf. In Begleitung lediglich unspezifischer Infekte der oberen Luftwege (Bronchitiden, Anginen, Rachenkatarrhe, Otitiden, vorausgegangene grippale Infekte) fanden sich 61 Fälle. Dabei wurden röntgenologisch nicht selten peribronchiale Infiltrate und unspezifische „Hilusschwellungen" nachgewiesen.

2. Para- und metapneumonische Formen:

Die genannten Autoren berichten über 73 Fälle.

3. Tuberkulös bedingte Mediastinalpleuritiden:

Sie machen etwa ein Drittel der Pleuritis mediastinalis-Fälle aus, treten aber im Gegensatz zur idiopathischen Form erst im späteren Kindesalter auf und sind im Säuglings- und „Kriechlingsalter" unbedeutend.

Was die Seitenlokalisation betrifft, fanden F. Schmid und Junker an Hand ihrer 332 eigenen und der 164 Literaturfälle eine ausgesprochene Bevorzugung der rechten Körperseite (etwa dreimal so häufig), wobei hier wiederum die Pleuritis mediastinalis anterior superior überwiegt. Nur ein Drittel der Fälle kam in Kombination mit anderen Pleuraergüssen vor.

Im Hinblick auf die Altersverteilung tritt die Pleuritis mediastinalis am häufigsten in den ersten beiden Lebensjahren, mit besonderer Bevorzugung des 2. und 3. Lebensquartals auf (49,6% Literaturfälle und eigene Beobachtungen von F. Schmid und Junker). Die übrigen 50,4% verteilen sich auf die restlichen 12 Jahre des Kindesalters. Die relativ große Zahl im Säuglings- und Kleinkindesalter ist nach F. Schmid und Junker wohl durch den Umstand bedingt, daß die Autoren bei den Untersuchungen vorwiegend das Säuglings- und Kleinkindesalter berücksichtigt haben.

Klinische Symptomatik. Die klinische Symptomatologie der Pleuritis mediastinalis ist relativ arm. Bei der tuberkulösen und parapneumonischen Genese wird sie von der Grundkrankheit überschattet. Bei den idiopathischen Formen sind objektive Symptome unzuverlässig.

Weder die Perkussion noch die Auskultation bieten diagnostische Hinweise. Anhaltspunkte ergeben ein pertussisähnlicher Reizhusten, begleitet von stridoröser Atmung („Röcheln, Schnorcheln, Norcheln"). Das Allgemeinbefinden ist meist wenig gestört. Geringes Fieber kann zu Beginn der Erkrankung bestehen. Im Säuglingsalter wurde die mediastinale Pleuritis als Auslösungsursache parenteraler Dyspepsien beobachtet. Der Verdacht auf eine Pleuritis mediastinalis wird bei exsudativer Diathese, Racheninfekten und Bronchitiden bestärkt. Die BSG ist bei den idiopathischen Formen nicht oder nur gering beschleunigt, im Gegensatz zu symptomatischen Formen. Rotes und weißes Blutbild sind meist unbeeinflußt, gelegentlich finden sich leichte Anaemien, relativ häufig Lymphocytosen (30—70%). Bei schweren Allgemeinerscheinungen (hohes Fieber, hochgradige Dyspnoe) ist eher an eine Mediastinitis oder ein Mediastinalempyem zu denken.

In diesem Zusammenhang sei auf die Veröffentlichung von Grewe und Martini-Pape über die eitrige Mediastinitis im frühen Säuglingsalter hingewiesen.

Der röntgenologische Exsudatnachweis soll nach F. Schmid und Junker bei der tuberkulösen Genese am längsten (bis zu 4 Jahren) anhalten und bei der idiopathischen Form zwischen 2 Wochen und 1 Jahr liegen, bei den meta- und parapneumonischen Formen zwischen 1—4 Wochen. Gelegentlich kommt es bei der parapneumonischen und idiopathischen Form zu Schwartenbildungen, die aber selten so ausgeprägt sind, daß sie sich röntgenologisch noch erfassen lassen. Die Prognose ist durchaus günstig. F. Schmid und Junker beobachteten in ihrem großen Krankengut von 332 Fällen keinen Todesfall, der durch eine Pleuritis mediastinalis allein bedingt war.

XIII. Verbreiterung des oberen Mediastinums durch Gefäßveränderungen

Bei einer Verbreiterung des Mediastinums soll man stets an Gefäßanomalien denken, zumal die echten Mediastinaltumoren nach IRMER und GREMMEL an Hand von 3000 Thorakotomien nur 7,3% ausmachten. Folgende Lage- und Verlaufsanomalien oder Wandveränderungen der Aorta thoracica und ihrer großen Äste können Tumoren vortäuschen (Abb. 44):

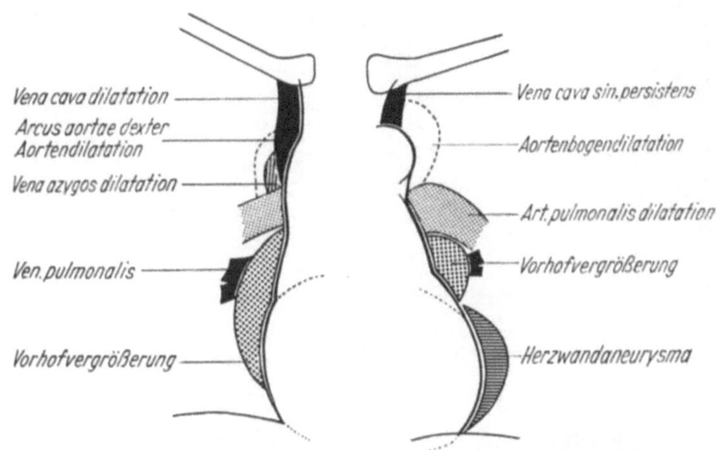

Abb. 44. Schematische Darstellung der möglichen Herz- und Gefäßveränderungen, die einen Mediastinaltumor vortäuschen können. (Nach STEIM, WEISSLEDER, REINDELL und EMMRICH)

1. Kinking-Aorta (starke Schlängelung) (Abb. 45a),
2. abnorme Elongation und Krümmung der Aorta thoracalis (Abb. 45b),
3. Arcusaneurysma (Abb. 45c, d),
4. Arcus aortae duplex (Abb. 45e),
5. Arcus aortae dextrocircumflexus (Abb. 45f),
6. Riesenazygos,
7. Erweiterung der V. hemiazygos (Steinberg),
8. „Figure of eight"-Syndrom,
9. Aneurysmen der Pulmonalarterien (Abb. 46).

Zur diagnostischen Klärung, insbesondere gegenüber echten tumorösen Prozessen, kommt bei diesen Fragestellungen, neben den im allgemeinen Teil erwähnten Untersuchungsmethoden, der Angiographie eine besondere Bedeutung zu, wodurch sich Gefäßveränderungen gegenüber echten Tumoren differenzieren lassen.

1. Kinking-Aorta

[Synonyma: Arcus aortae bicurvatus (STECKEN u. Mitarb.), „Buckling" (BRUWER und BURCHELL, STEFFENS, SAMUEL und MORRIS), Pseudo-Coarctation (DOTTER und STEINBERG; STEINBERG und HAGSTROM; STEINBERG).]

Subklinische Coarctation (SOWNDERS u. Mitarb.), atypische Coarctation (ROBB).

Unter Kinking-Aorta versteht man eine relativ seltene Verlaufsanomalie der Aorta thoracica mit Doppelkrümmung im Aortenbogenbereich, infolge Zugwirkung durch ein verkürztes Ligamentum arteriosum ohne Einengung des Aortenlumens. Dabei ist der Aortenbogen abnorm verlängert. Die Form der Kinking-Aorta ist durch die doppelte Bogenbildung mit einer schräggestellten arabischen Drei vergleichbar (DÜX und THURN). Auf der Übersichtsaufnahme ist der untere Bogen meist unterhalb und medial vom oberen abzugrenzen und in selteneren Fällen liegen sie auch nebeneinander (STECKEN u. Mitarb.).

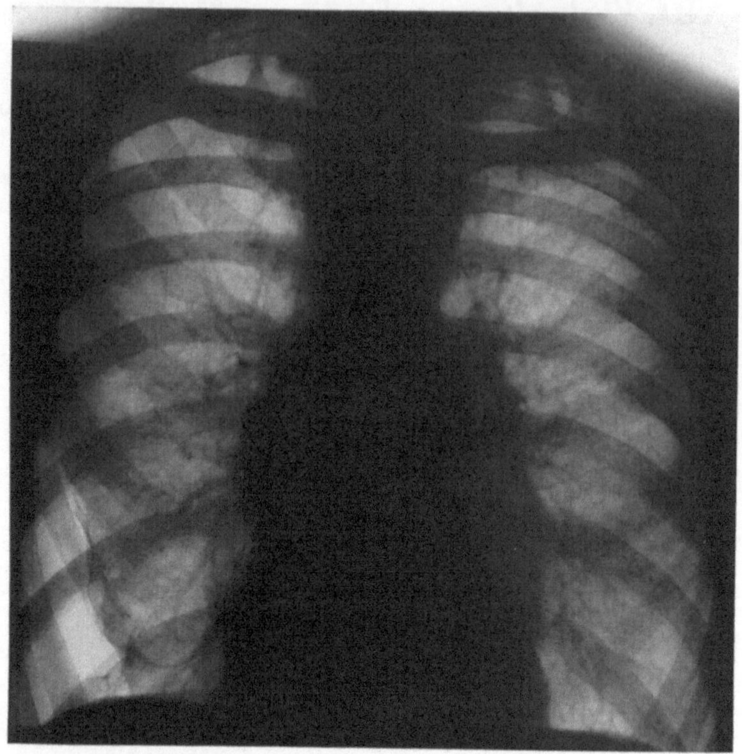

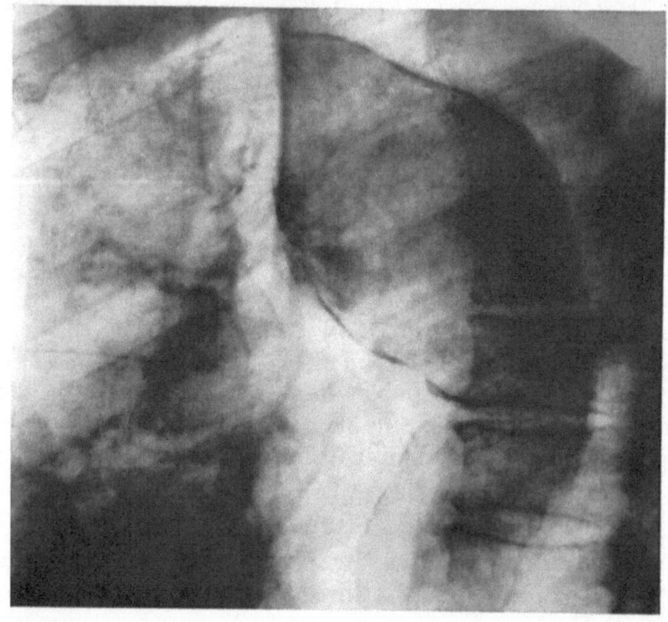

Abb. 45. a Lungenübersichtsaufnahme im p.a. Strahlengang. Konvexbogige Vorwölbung links und rechts paramediastinal durch eine stark geschlängelte Aorta bedingt (sog. Kinking). Rechts Spontanpneumothorax. b Schrägaufnahme der Aorta im zweiten schrägen Durchmesser: Umschriebene spindelförmige Erweiterung der Aorta thoracalis im Arcusgebiet bei schwerer Sklerosierung. c und d Lungenübersichtsaufnahme im p.a. Strahlengang sowie kymographische Aufnahme des Herzens im p.a. Strahlengang: Ausgedehnte Erweiterung des Arcus aortae und der Aorta thoracica descendens (Aneurysma). e Skizze des Arcus aortae duplex (mit rudimentärem linkem Schenkel). f Einige Aortenbogenanomalien: *I* linksseitiger Aortenbogen (normal), *II* rechtsseitiger Aortenbogen (Arcus dextrocircumflexus), *III* nach links verlegter Abgang der rechten Arteria subclavia (vor oder hinter dem Oesophagus), *IV* nach rechts verlegter Abgang der linken Arteria subclavia (vor oder hinter dem Oesophagus)

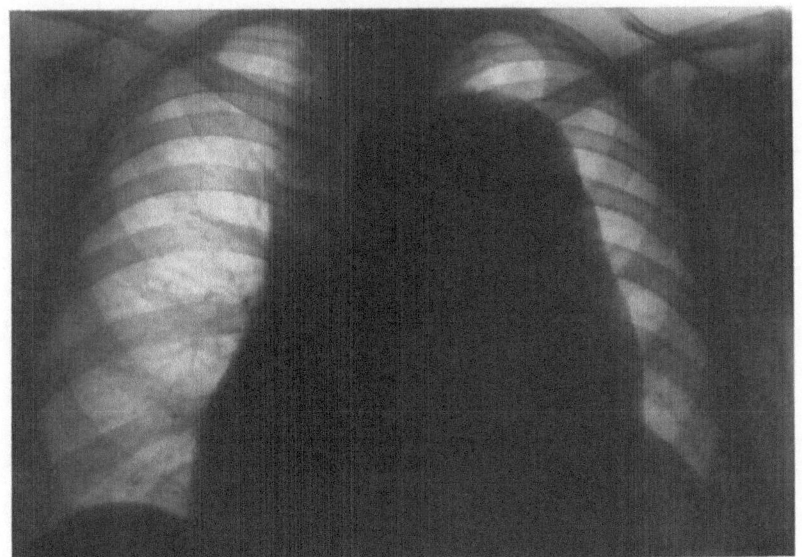

Abb. 45c

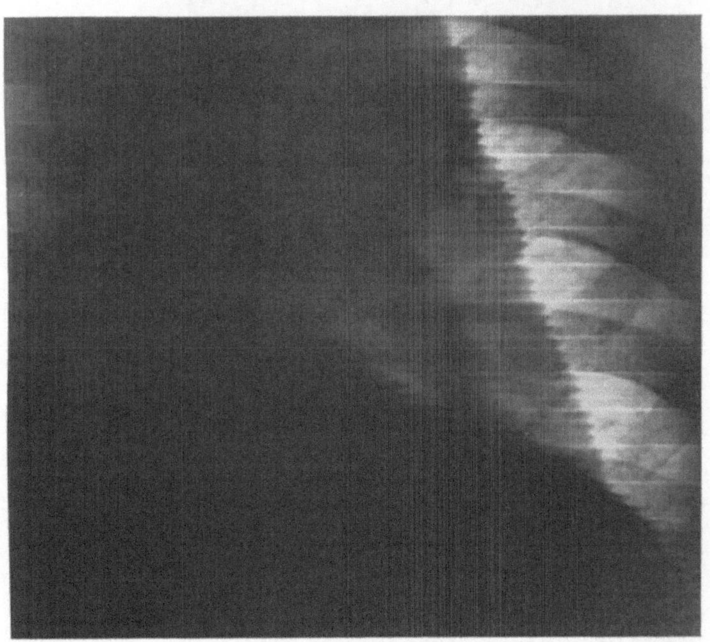

Abb. 45d

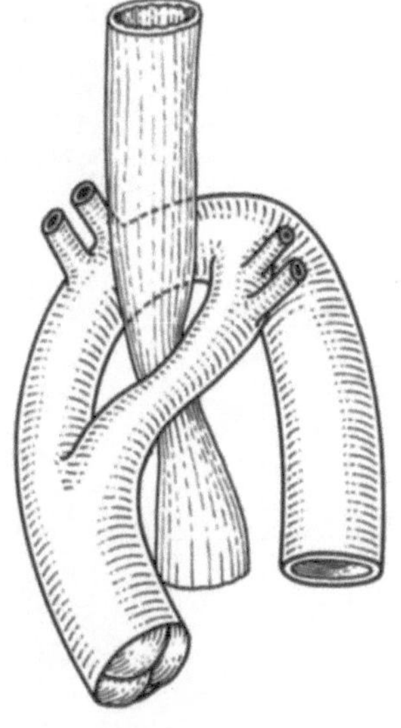

Abb. 45e

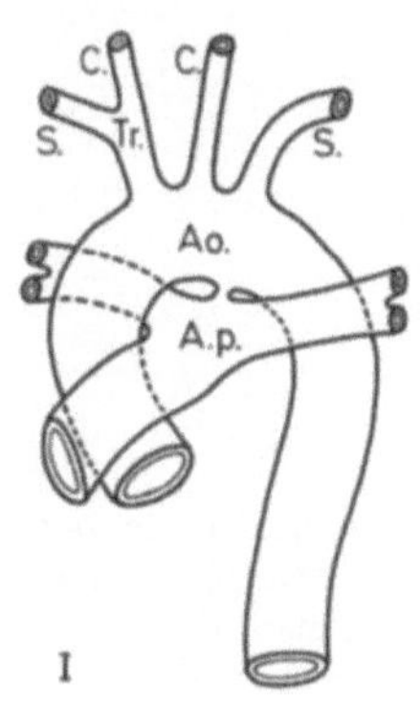

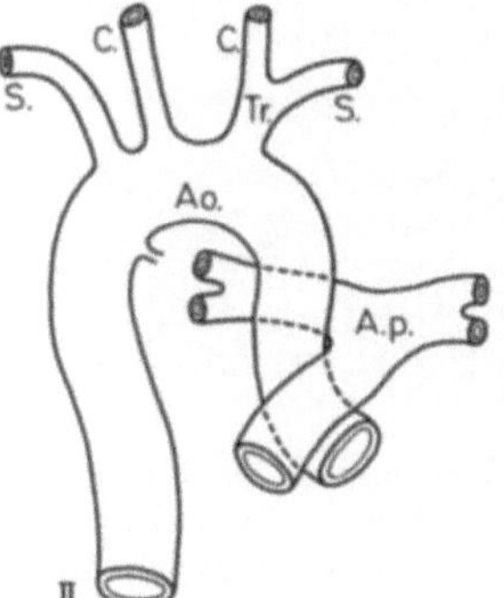

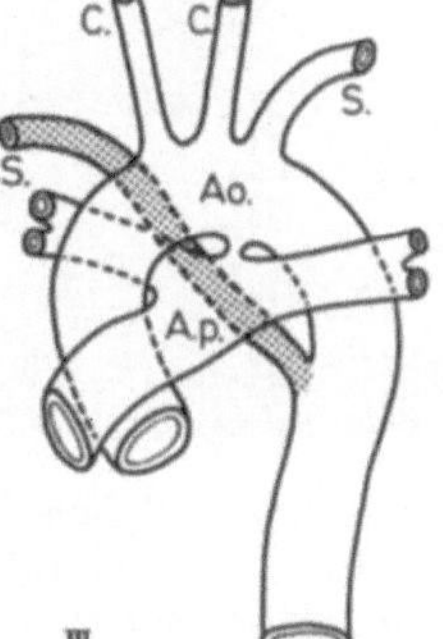

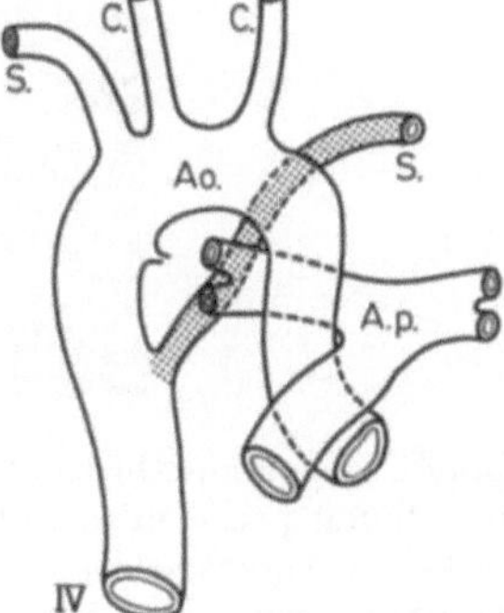

Abb. 45f

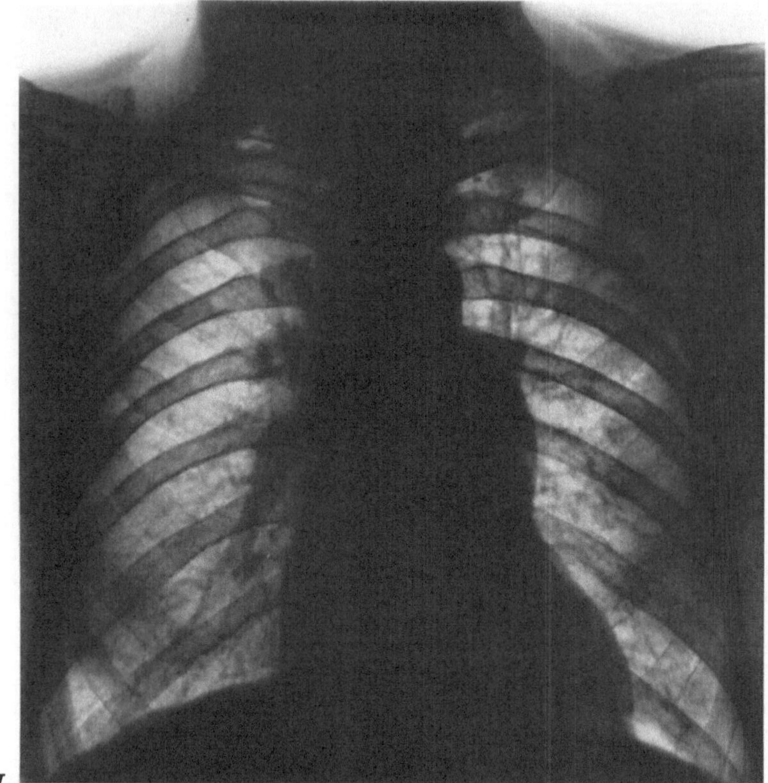

I

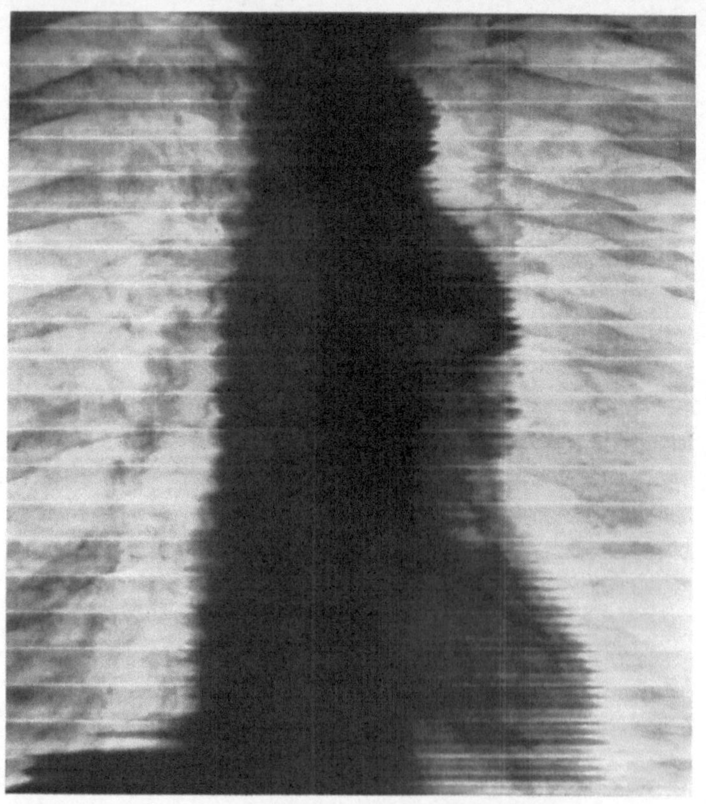

II

Abb. 46. Sog. idiopathische Pulmonalektasie. *I Lungenübersichtsaufnahme im p.a. Strahlengang:* Konvexbogige Vorwölbung paramediastinal links in Projektion auf den Hilusschatten (Pulmonaliserweiterung). *II Kymographische Aufnahme im p.a. Strahlengang:* Aortensynchrone, etwas unregelmäßige Pulsationen als Ausdruck der Erweiterung der Arteria pulmonalis. *III a* und *b Dextrokardiographie in zwei Ebenen:* Ausgeprägte Erweiterung des Hauptstammes der linken Arteria pulmonalis

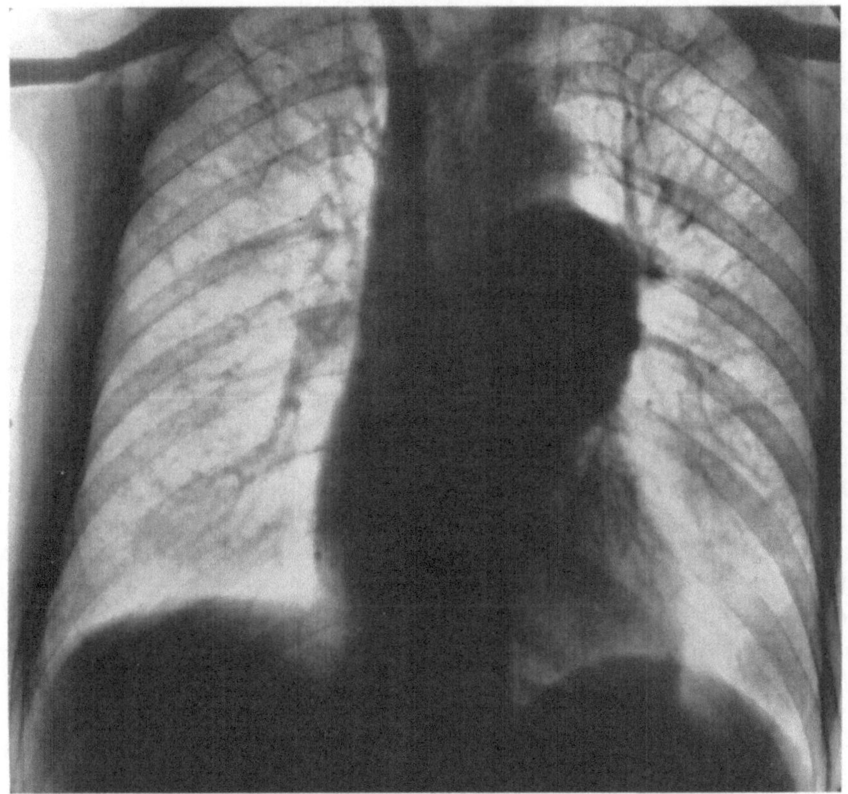

Abb. 46 *IIIa*

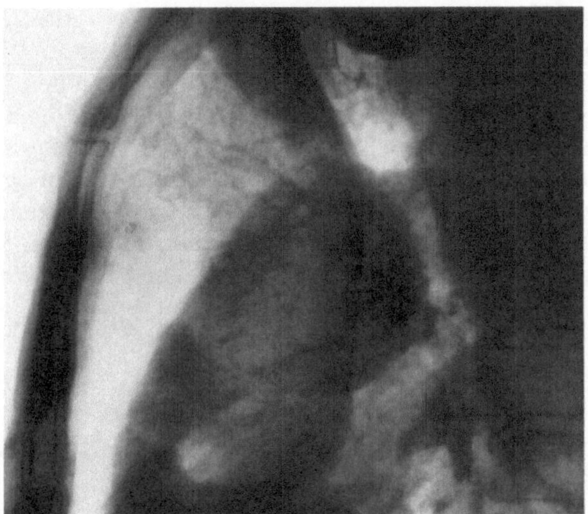

Abb. 46 *IIIb*

Im p.a. Strahlengang erkennt man am linken Mediastinalrand in Höhe des Aortenbogens eine halbbogenförmige Verschattung, die bei der Durchleuchtung und im Kymogramm eigene Pulsationen erkennen läßt.

Durch Schichtaufnahmen im a.p. und seitlichen Strahlengang lassen sich die abnormen Lageverhältnisse und der Aortenverlauf weiter klären.

Die umschriebene rundliche pulsierende Vorwölbung am linken Mediastinalrand, die durch den stärker elongierten oberen Aortenbogen dargestellt wird, kann bei nur geringer

Verlängerung des Aortenbogens fehlen. Unterhalb des unteren Bogens ist häufig eine leichte Dilatation der Aorta descendens zu erkennen, die zu einer flachbogigen Impression des Oesophagus nach rechts führen kann.

Differentialdiagnostisch läßt sich die regelrechte Pulsation der Aorta descendens im Kymogramm gegenüber einer poststenotischen Dilatation bei der Aortenisthmusstenose verwerten.

Von den etwa 65 in der Literatur beschriebenen Fällen waren nicht wenige mit anderen angeborenen Angiopathien kombiniert, so daß pathogenetisch an eine Entwicklungsstörung zu denken ist. So fanden sich Kombinationen mit offenem Ductus Botalli (SOUNDERSEN u. Mitarb.), Valvulärer Aortenstenose (STEINBERG; STECKEN u. Mitarb.), Aneurysma des Sinus Valsalvae (GUDBJERG und PETERSEN, DI GUGLIELMO und GUTTADAURO), Transposition der großen Gefäße (STEINBERG), Ventrikelseptumdefekt (DI GUGLIEMO und GUTTADAURO) und eine Arteriocoronarfistel (STEINBERG).

Klinische Symptome bestehen bei der alleinigen Kinking-Aorta nicht, auch keine haemodynamischen Beeinträchtigungen des peripheren Blutkreislaufs. Ein nicht selten auftretendes systolisches Geräusch über der Herzbasis ist nach DI GUGLIELMO und GUTTADAURO, BRUWER und BURCHELL, STEVENS, SARIĆ u. Mitarb., STECKEN u. Mitarb., und STEINBERG strömungsdynamisch durch Wirbelbildungen im deformierten Aortenbogen bedingt. Auch wenn die Diagnose mittels Durchleuchtung, Kymogramm und Schichtuntersuchungen im allgemeinen zu klären ist, sollte eine Aortographie bzw. Angiokardiographie zur exakten anatomischen Beurteilung, insbesondere auch zum Ausschluß anderer Angiokardiopathien durchgeführt werden (DÜX und THURN).

2. Abnorme Elongation und Krümmung der Aorta thoracalis

Sie kommt wohl am ehesten infolge arteriosklerotischer Wandprozesse zustande.

3. Arcusaneurysmen

Von einer gewissen Größe ab überragen diese das Mediastinum und machen im allgemeinen röntgenologisch keine diagnostischen Schwierigkeiten.

Lassen sich jedoch infolge Thrombosierung keine Pulsationen im Kymogramm nachweisen oder sind die Lateralbewegungen durch herabgesetztes Schlagvolumen im erheblich dilatierten Aortenabschnitt beeinträchtigt (KAISER und THURN), so ist eine Abgrenzung gegenüber einem tumorösen Prozeß durch die Aortographie möglich. Hierbei ist nach DÜX und THURN wegen der pathologischen Wandveränderungen der Aorta die venöse Angiographie (FORSSMANN, CASTELLANOS, PEREIRAS und GARCIA, ROBB und STEINBERG) der Aortographie vorzuziehen. Als seltene Ursache einer Verbreiterung des oberen Mediastinums wurde von FLÖTE ein spindelförmiges Aneurysma der linken A. subclavia bei gleichzeitiger Erweiterung des descendierenden Anteils des Arcus aortae beschrieben (Abb. 47a, b, c, d).

4. Arcus aortae duplex

Es handelt sich hierbei um eine Teilung der Aorta ascendens in zwei Schenkel, die sich dorsal zur Aorta descendens wieder vereinigen. Die beiden Aortenbögen können sehr unterschiedlich ausgeprägt sein, der rechte meist stärker als der linke. Zu klinischen Symptomen kommt es im allgemeinen nur dann, wenn der Arcus aortae duplex sehr kurz ist und zu Einengungen der Trachea und des Oesophagus führt. Diese Entwicklungsstörung der Aorta kann durch umschriebene Mediastinalverbreiterung und doppelseitige Impression des Oesophagus einen raumfordernden Prozeß vortäuschen. Im allgemeinen lassen sich die beiden Aortenbögen in Form einer umschriebenen doppelseitigen Vorwölbung im oberen Mediastinum auf der p.a. Aufnahme und ihr Verlauf sowie die Lagebeziehung zum Oesophagus und zur Trachea auf Schräg- und Frontalaufnahmen mit Oesophagusdarstellung ohne Schwierigkeit erkennen, wobei eine Oesophagusimpression von dorsal typisch ist.

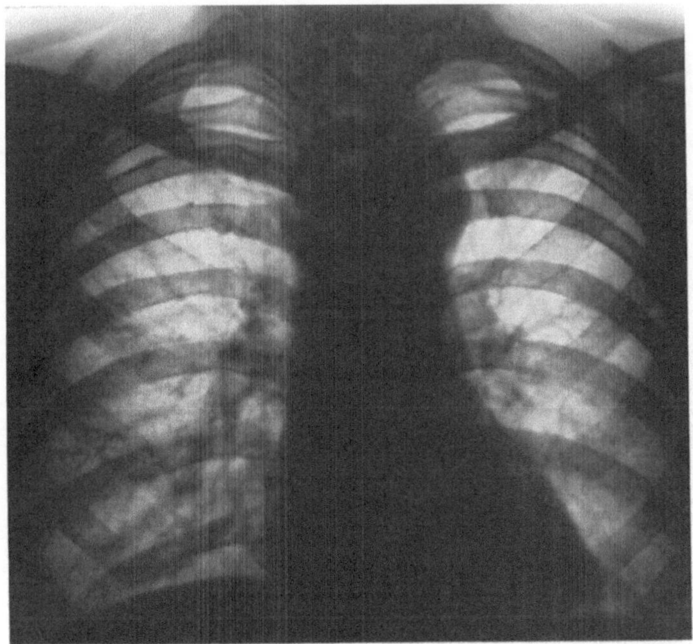

a

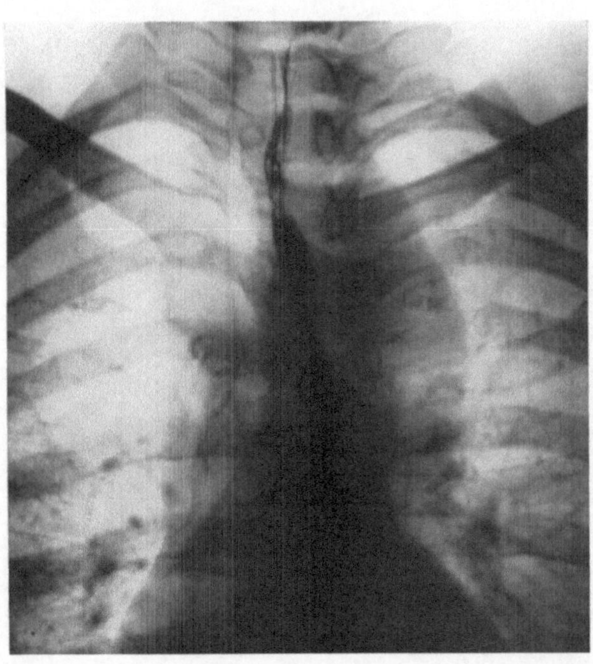

b

Abb. 47. a *Lungenübersichtsaufnahme im p.a. Strahlengang und* b *durchexponierte Aufnahme des oberen Mediastinums im p.a. Strahlengang bei gleichzeitiger Kontrastdarstellung des Oesophagus.* Vom oberen Mediastinum nicht abgrenzbar erkennt man auf der Lungenübersichtsaufnahme eine relativ schmale, länglich konfigurierte Verschattung, die sich gegen das linke Spitzenoberfeld konvexbogig vorwölbt. Die durchexponierte Aufnahme zeigt eine Verlagerung der Trachea nach rechts und Impression des Oesophagus von links her. c *Selektive Angiographie des Aortenbogens transfemoral mit Darstellung der oberen Stammarterien im sagittalen Strahlengang bei geringer Anhebung der linken Seite.* d *Transbrachiale Katheterdarstellung von rechts im frontalen Strahlengang.* Auffallend weiter Abgang der linken Arteria subclavia mit angedeuteter spindelförmiger Erweiterung (aneurysmatische Dilatation der linken Arteria subclavia, die einen raumbeschränkenden mediastinalen Prozeß im Nativbild vortäuscht)

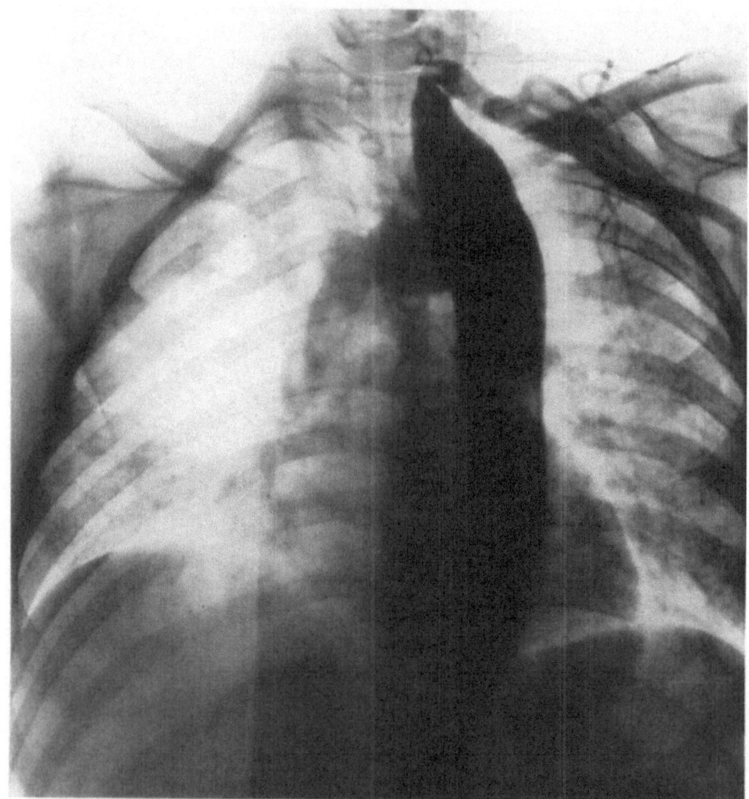

Abb. 47 c

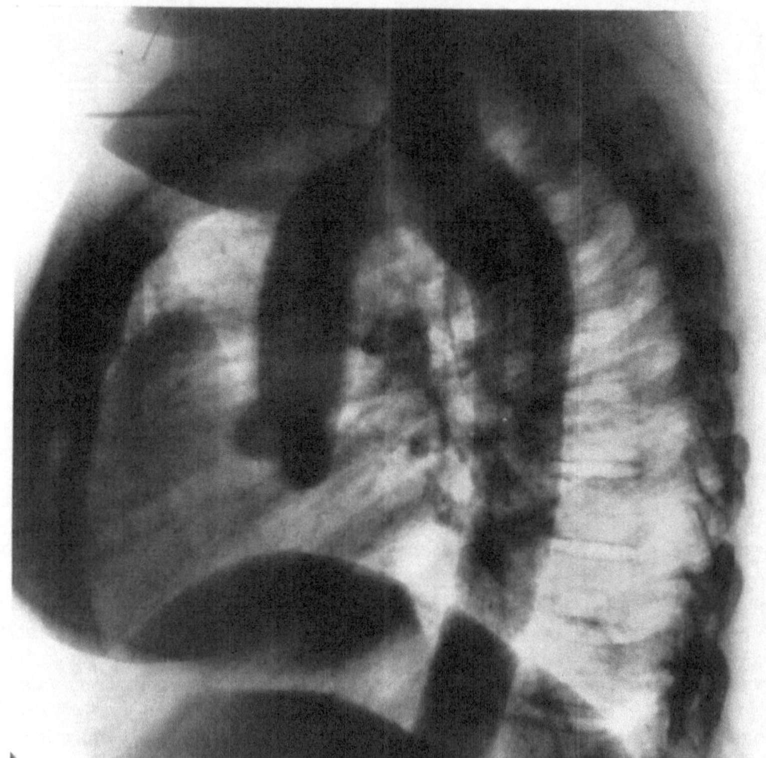

Abb. 47 d

Im Kymogramm zeigen beide Aortenbögen eine aortensynchrone Pulsation. Letzte Zweifel lassen sich durch die Aortographie beheben. Gleichzeitig ist eine Beurteilung der Aortenbogengefäße und eventuell von Anomalien derselben möglich (Düx und Thurn).

5. Arcus aortae dextrocircumflexus

Auf diese Verlaufsanomalie der Aorta wird man schon durch das Fehlen des normalerweise zur linken Seite hin vorspringenden Aortenbogens aufmerksam. Bei der Oesophagusdarstellung findet sich die physiologische Aortenimpression auf der rechten Seite und bei retrooesophagealem Verlauf eine umschriebene Verlagerung des Oesophagus nach ventral, was zu Fehldeutungen im Sinne eines mediastinalen raumfordernden Prozesses führen kann. Im Kymogramm ist die Aortenpulsation statt auf der linken auf der rechten Seite nachweisbar.

6. Riesenazygos

Eine Erweiterung der V. azygos, die sich normalerweise als rundlicher, ovaler, mandel- bis kürbisähnlicher oder tränenförmiger Schatten am rechten Stammbronchus darstellt, dessen maximaler Längsdurchmesser bis 2,5 cm und größter Querdurchmesser bis 0,5 cm angegeben werden (Lutz), kann ebenfalls einen Mediastinaltumor vortäuschen. Als Ursache kommen in Frage: Rechtsinsuffizienz des Herzens, Pfortaderhypertension (Stern und Bloomberg), Verschluß der V. cava superior oder inferior (Stern und Bloomberg, Shuford und Weens), Fehlen der V. cava inferior (Stern und Bloomberg), Phlebektasie auf der Basis rheumatischer Wandschädigung, angeborene oder erworbene Stenosen mit prästenotischer Erweiterung, anlagemäßige Ausweitung (Lutz).

Zur differentialdiagnostischen Klärung gegenüber mediastinalen Lymphomen oder Tumoren ist die Azygographie am geeignetsten (s. Kapitel: Transossale Phlebographie).

7. Erweiterung der Vena hemiazygos

Über drei Fälle einer Erweiterung der V. hemiazygos durch Verschluß der V. cava superior, die einen Mediastinaltumor vortäuschte, berichtet Steinberg. Sie stellt sich auf der dorso-ventralen Übersichtsaufnahme als bogige Ausbuchtung des linken oberen Mediastinums in Höhe des Aortenbogens dar, die meist kleiner als der sog. „Aortenknopf" ist. Die Diagnose läßt sich durch die Venographie, die Steinberg von beiden Armen aus durchführt, sichern.

8. „Figure of eight"-Syndrom

Es handelt sich um eine bikonvexe obere Mediastinalverbreiterung, meistens nach links, die mit dem darunterliegenden Herzen als eine 8-Konfiguration imponiert. Diesem sog. „Figure of eight"-Syndrom liegt ursächlich ein Abfluß des gesamten Lungenvenenblutes über die distal persistierende linke V. cava, die V. innominata und die rechte obere Hohlvene zugrunde, wobei eine Ausweitung dieser Gefäße erst postfetal nach einiger Zeit auftritt. Zur Diagnosestellung wird von Stecken, der über ausführliche differentialdiagnostische Erwägungen berichtet, die Schichtuntersuchung im anteriorposterioren, sinistro-dextralen und dextro-sinistralen Strahlengang herangezogen.

9. Aneurysmen der Pulmonalarterie

Das echte Aneurysma der Pulmonalarterie, sowohl des Hauptstammes als auch der Seitenäste, stellt sicher ein sehr seltenes Ereignis dar. Die Diagnose ist nur mit großer Zurückhaltung zu stellen, selbst bei hochgradiger Dilatation der Arteria pulmonalis, die lediglich auf den Hauptstamm beschränkt ist. In der Regel findet man auch bei den ausgeprägtesten Erweiterungen der Arteria pulmonalis congenitale Herzanomalien mit und ohne pulmonale Hypertonie. Extreme Vorbuckelungen des Pulmonalbogens sind auch bei Erkrankungen anzutreffen, die mit einem weiten Truncus oder Conus pulmonalis einhergehen, wie z.B. beim offenen Ductus arteriosus Botalli, bei luischen Erkrankungen und bei Pulmonalklappeninsuffizienz, wo ein weiter Truncus oder Conus pulmonalis röntgenmorphologisch faßbar wird.

Röntgenmorphologisch findet man das Aneurysma des Conus pulmonalis am besten im frontalen Strahlengang oder im zweiten schrägen Durchmesser. Hier kann man eine Erweiterung der Aorta dadurch abtrennen, daß es sich in die Gegend der Abgangsstelle der Arteria pulmonalis lokalisieren läßt. Außerdem ist durch diese Lokalisation die Möglichkeit auszuschließen, daß ein Aneurysma des Sinus Valsalvae der Aorta in den Stamm der Arteria pulmonalis perforiert ist und dann zu einer aneurysmatischen Pulmonaliserweiterung geführt hat. Im Rahmen dieser Erkrankung können Gefäßerweiterungen entstehen, die bis zur Peripherie reichen und auf den Druck in der Arteria pulmonalis zurückzuführen sind.

XIV. Das mediastinale Emphysem

Es handelt sich dabei um eine Luftansammlung im interstitiellen Bindegewebe des Mittelfells.

DUPUYTREN soll bereits 1837 als erster ein mediastinales Emphysem beschrieben haben. Schon ROKITANSKY unterschied zwischen einem Mediastinalemphysem infolge ulceröser Prozesse im Kehlkopfgebiet und der Trachea und nach Alveolarruptur.

Hinsichtlich des Entstehungsmechanismus läßt sich das Mediastinalemphysem in drei große Gruppen einteilen:

1. Emphyseme, die auf dem inneren Weg entstehen *(primäres Mediastinalemphysem)*;
2. Emphyseme, die sich über den äußeren Weg bilden *(sekundäres Mediastinalemphysem)*;
3. Entstehung des *interstitiellen Emphysems* durch gasbildende Erreger.

SCHMIETA teilt die verschiedenen Formen des Mediastinalemphysems folgendermaßen ein:

I. *Spontanes Mediastinalemphysem*
  1. idiopathisches Mediastinalemphysem
  2. symptomatisches Mediastinalemphysem
     a) im Rahmen bronchopulmonaler Erkrankungen
     b) bei körperlicher Anstrengung

II. *Sekundäres Mediastinalemphysem*
  1. nach diagnostischen und therapeutischen Eingriffen
  2. nach Traumen

1. Primäres Mediastinalemphysem (innerer Weg)

Die sich im interstitiellen Bindegewebe des Mediastinums ansammelnde Luft stammt aus dem Lungenbindegewebe; sie tritt am Lungenhilus in das Mediastinum über, oder von den lufthaltigen Mediastinalorganen. Zu der Frage, wie die Luft von den Lungenalveolen in das Mediastinum gelangt, vertritt KELMAN auf Grund der Beobachtungen gehäufter Gewebsemphyseme während einer Grippeepidemie und tierexperimenteller Untersuchungen die Ansicht, daß infolge einer akuten Lungenüberblähung einige Alveolen platzen und die austretende Luft subpleural zum Lungenhilus wandert.

KILLIAN ist der Meinung, daß bei der Alveolarruptur die Luft entlang des Bronchialbaumes durch den Hilus in das Mediastinum gelangt. Über die Bedingungen des alveolären Luftaustrittes und den Weg der Luft durch das Lungengewebe kamen Macklin bzw. Macklin und Macklin auf Grund ihrer experimentell untermauerten Untersuchungen zu folgender Anschauung:

Der Alveolardurchbruch geschieht in einer überblähten Lunge bzw. lediglich in einem überblähten Lungenabschnitt. Bei der Überblähung herrscht ein Druckgradient von den Alveolarräumen in das anliegende Bindegewebe, da der Blähungsdruck nur die Lufträume, nicht aber die Bindegewebsräume betrifft. Im Bindegewebe entsteht ein relativer Unterdruck, da es die Möglichkeit hat seinen Raum, der Dehnung der ihm anliegenden Alveolarwände nachkommend, zu vergrößern. Das hat zur Folge, daß bei einem Defekt in der Alveolarmembran Luft in das Lungeninterstitium angesogen wird.

Da das interalveoläre Bindegewebe auch gleichzeitig das perivasculäre Bindegewebe darstellt, kann die erwähnte Druckdifferenz zwischen Alveolar- und Bindegewebsraum auch dann entstehen, wenn durch Verkleinerung von Gefäßkalibern das interstitielle Gewebe mehr Raum auszufüllen hat. Für den Luftaustritt kommen nur die Alveolen in Frage, deren Wand wenigstens teilweise dem Lungenbindegewebe aufliegt. Die geschilderte Anschauung macht es verständlich, warum das interstitielle Emphysem nicht das peribronchiale Bindegewebe, sondern nur das perivasculäre betrifft. Da die Bronchien bei einer Überblähung in gleichem Maße wie die Alveolen gedehnt werden, kann kein Druckgefälle zwischen dem Alveolarlumen und dem die Bronchien umlagernden Bindegewebe auftreten.

Bei hinreichend großem Nachschub an Luft in das interstitielle Bindegewebe wird sich diese auf dem Wege des geringsten Widerstandes ausbreiten und nach Ansicht von Macklin in erster Linie entlang der Gefäße in Richtung Lungenhilus wandern. Bei anhaltender Überblähung wird also ein kontinuierlicher Luftstrom von der Lungenperipherie durch das Bindegewebe zum Lungenhilus unterhalten.

Dieser Vorgang soll durch einen Pump- oder Melkeffekt unterstützt werden, indem die vom Lungenhilus strahlenförmig ausgehenden Strukturen der Gefäße und Bronchien bei der Inspiration in die Länge gezogen und bei der Exspiration verkürzt werden. Durch diese ständige Längenänderung werden die Luftblasen vorwärtsgetrieben.

Die am Lungenhilus in das mediastinale Bindegewebe übertretende Luft kann unter einen höheren Druck geraten als die atmosphärische, wenn der Luftdruck in den Alveolen durch Husten oder Pressen entsprechend erhöht wird. Nach Morere u.a. ist das Mediastinalemphysem in den meisten Fällen auf eine Alveolarruptur zurückzuführen. Die Bedingungen der Alveolarruptur, der Weg der Luft zum Mediastinum, sind jedoch noch Gegenstand der Diskussion.

2. Sekundäres Mediastinalemphysem (äußerer Weg)

Hierbei gelangt die Luft entweder direkt durch eine Läsion der Körperoberfläche oder aus lufthaltigen Organen, die außerhalb des Mediastinums gelegen sind, in den Mittelfellraum. In diese Gruppe des sekundären Emphysems zählen auch das descendierende Emphysem (Jehn und Nissen) bzw. das retrograde Mediastinalemphysem (Killian). Letzteres entsteht am häufigsten bei Emphysemen im Halsbereich, nach Verletzungen der oberen Luftwege oder nach subcutanem Emphysem bei Rippenfrakturen, das nach dem Halsbereich Abfluß bekommen hat. Eine dritte, jedoch seltene Möglichkeit für das retrograde Emphysem ist die Luftauffüllung des Mediastinums aus dem retroperitonealen Raum nach Emphysem des Nierenlagers oder nach Perforation des Bauchfells bei bestehendem Pneumoperitoneum.

Auf die vielen Möglichkeiten der Entstehung eines Mediastinalemphysems wird im Kapitel „Ätiologie und Pathogenese des Mediastinalemphysems" noch näher eingegangen.

Bei der aus diagnostischen Gründen durchgeführten Luftfüllung des Mediastinums spricht man im allgemeinen nicht vom Emphysem, sondern vom Pneumomediastinum (s. Kapitel: Pneumomediastinum).

XV. Ätiologie und Pathogenese des Mediastinalemphysems

1. Mediastinalemphysem durch Veränderungen der Lunge

a) Spontanes Mediastinalemphysem

Es handelt sich hierbei um ein spontan aufgetretenes mediastinales Emphysem bei offenbar Gesunden, ohne vorausgegangenes Trauma. Diesen besonderen Typ des Mediastinalemphysems beschreibt HAMMAN (1939) auf Grund seiner Beobachtungen an 7 Fällen. Seit dieser Mitteilung, die als Erstbeschreibung des Spontanpneumomediastinums gilt, werden immer wieder neue Beobachtungen veröffentlicht. DRAPER und SCOTT konnten 42 bzw. 98 Fälle aus der Literatur und dem eigenen Krankengut zusammenstellen. BODEY fand unter rund 635000 Klinikaufnahmen seines Hauses im Zeitraum von 1926 bis 1959 15 Fälle von Mediastinalemphysem, von denen er 6 als spontan aufgetreten wertete. DICKIE nimmt an, daß hier das Emphysem sich über ein interstitielles Lungenemphysem bildet. Warum aber die Lungenalveolen platzen, sei völlig unerklärlich. In seinen Fällen, wie auch in der Kasuistik der anderen Autoren, habe es sich um gesunde Individuen gehandelt. Dem Emphysem sei kein Trauma vorausgegangen und auch keine besondere physische Anstrengung, schon gar nicht eine Anstrengung, die in der Lage gewesen sei, den intrapulmonalen Druck abnorm zu erhöhen und auf diese Weise einige Lungenalveolen zu sprengen.

HAMMAN hält für die Fälle die Bezeichnung „spontanes Mediastinalemphysem“ für gerechtfertigt, wenn man sich auch fragen müsse, wie er hinzufügt, ob normale Lungenalveolen so leicht platzen können.

Eine spontane Alveolenruptur bei normalem intrabronchialem Druck lege die Vermutung nahe, daß die Alveolenwand irgendwie verändert war. Es sei aber nicht möglich, die Art der Veränderung aufzuzeigen. Auch sei es denkbar, daß Alveolarmembranen bei einer Anstrengung überdehnt werden, aber erst Stunden danach reißen und somit der Zusammenhang verschleiert wird. Der Mechanismus abnormer intrapulmonaler Druckerhöhung liegt nach WÜRTERLE und BRETSCHER den während oder nach Entbindungen auftretenden Emphysemen zugrunde. WÜRTERLE will dies mit der Bezeichnung „Respiratorisches Emphysem unter der Geburt“ andeuten. Im Kindesalter scheint die spontane Alveolarruptur besonders häufig zu sein (STRANSKY). Man nimmt in der überwiegenden Mehrzahl der Fälle eine konstitutionelle Schwäche des im Kindesalter besonders zarten und empfindlichen Lungengewebes an. So wurde das spontane Mediastinalemphysem besonders bei Früh-, Miß- und Zwillingsgeburten beobachtet.

b) Mediastinalemphysem des Neugeborenen

Das Mediastinalemphysem des Neugeborenen ist allgemein bekannt. Es tritt bei 1—2% der Neugeborenen auf, die eine Atemstörung zeigen (LILLARD und ALLEN).

Es ist auch hier wieder die Folge eines interstitiellen Lungenemphysems. Als dessen Ursache werden die mangelhafte Entfaltung einzelner Lungenabschnitte mit resultierender Überblähung der Nachbarregion (MACKLIN und MACKLIN), eine behinderte Beatmung durch Aspiration und Obstruktion (MACKLIN und MACKLIN, EMERY, CHASLER, MARTIN und ALBERTY) und die erheblichen Druckschwankungen während der ersten Atemzüge (RUDHE und OZONOFF) angeschuldigt. Nach CHASLER mögen daneben noch viele prädisponierende Faktoren bestehen. Die exakte Ursache bleibt nach seiner Ansicht unbekannt.

MARTIN und ALBERTY machen darauf aufmerksam, daß das Mediastinalemphysem bei Neugeborenen leicht iatrogen hervorgerufen werden könne, wenn forciert beatmet wird. Die Neugeborenenlunge benötige einen Druck von 70 cm H_2O für ihre Entfaltung. Dieser Druck sei aber auch schon der Grenzdruck der Alveolenruptur. Schon bei den spontanen Atembewegungen könne er überschritten werden. Eine nur wenig darüberhinausgehende Unterstützung von außen vollende jedoch die Ruptur.

c) Erkrankungen der Lunge als Ursache

Die Mitteilungen über das Auftreten eines Mediastinalemphysems bei Lungenerkrankungen sind ungewöhnlich zahlreich. Dies ist damit zu erklären, daß jeder unmittelbar oder mittelbar den Alveolendruck erhöhende oder jeder die Alveolarmembran überdehnende Vorgang in der Lage ist, die Emphysementwicklung in Gang zu bringen.

Bei einer Obstruktion kommt es im überblähten poststenotischen, bei einer Atelektase im überdehnten vikariierenden Lungenabschnitt zur Alveolenruptur mit den oben beschriebenen Folgen des interstitiellen Lungen- und Mediastinalemphysems.

Neben der einfachen Überdehnung und Überlastung der Alveolen werden Hilfsursachen diskutiert, die die Ruptur begünstigen sollen. KELMAN nennt zwei Faktoren, die bei einer durch Erreger bedingten Erkrankung wegbereitend hinzukommen können: Die toxische Erregerwirkung auf das Lungenparenchym, die eine Schwächung der Alveolenwände nach sich zieht und die toxische Erregerwirkung auf das Atemzentrum, wodurch eine Dyspnoe entsteht, die auch für sich allein schon genüge, ein interstitielles Emphysem zu verursachen.

Daß aber solche Faktoren nicht notwendigerweise hinzukommen müssen, zeigt die geradezu einem Experiment gleichkommende Fremdkörperaspiration. Es tritt in einer wohl gesunden Lunge eine partielle Obstruktion ein, die eine Dyspnoe mit einer Regionalüberblähung mit sich bringt, die allein genügt, um ein Gewebeemphysem auszulösen (CLERF, FISHER und MACKLIN, COOLEY und GILLESPIE). Aber nicht nur bei Stenosen in den oberen Luftwegen mit konsekutiver Überdehnung des Lungengewebes, sondern auch durch krampfhafte Anstrengung der Atemmuskulatur, Pressen, häufiges Nießen und starke Hustenanfälle kann es bei Glottisverschluß zu einer plötzlichen Alveolarruptur kommen. Schließlich führen nicht selten abnorme, traumatische Kompressionen der Lungen zu einer Alveolarruptur. Im allgemeinen reißt die Alveolenmembran jedoch nur, wenn eine angeborene oder erworbene Gewebsschwäche vorliegt (KILLIAN).

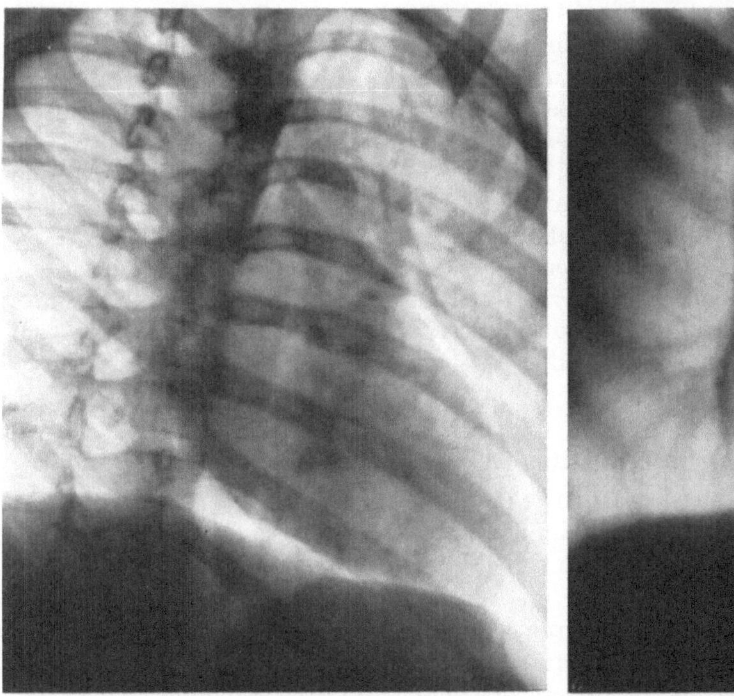

a

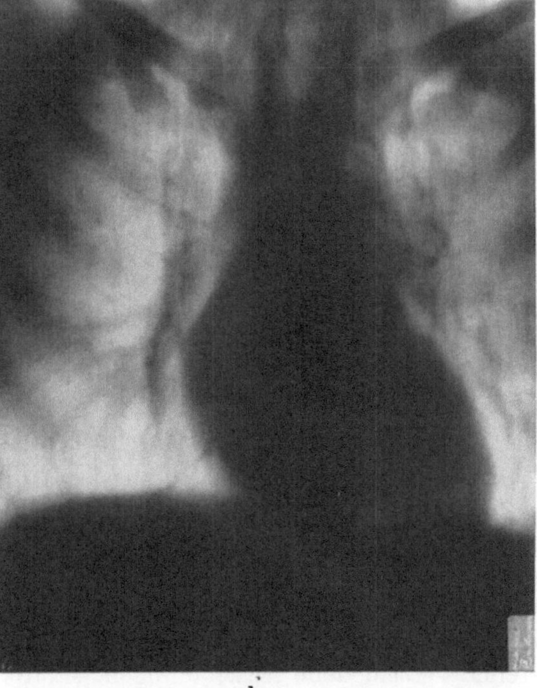

b

Abb. 48a u. b. Schrägaufnahme des Mediastinums im ersten schrägen Durchmesser sowie Schichtaufnahmen des Mediastinums im a.p. Strahlengang in 10 cm Schichttiefe. Um das Herz und die Hilusgefäße sowie im Verlauf des oberen Mediastinums erkennt man eine schmale Luftaufhellung als Ausdruck eines spontanen Emphysems bei klinisch akuter Bronchitis

Aus der Vielfalt der Einzelbeobachtungen seien folgende herausgegriffen. Mit ihnen sollen die Krankheiten genannt werden, in deren Verlauf die Komplikation des Mediastinalemphysems auftreten kann. Zuerst sind die Pneumonien verschiedener Ursache zu nennen. GEHRT, JANBON et al. und MIGUERES u.a. beschreiben das Mediastinalemphysem bei Grippepneumonie, WEBER bei Masernpneumonie und BREHM und SEVERIN bei Bronchopneumonie im Verlauf eines schweren Erythema exsudativum multiforme. BUISINE und MONTAIGNE beobachteten das Gewebeemphysem bei akuter Bronchitis (Abb. 48a und b), CRIMM bei Bronchiolitis und SCHWARTZ, GROSSMAN und CRAMER, BROSSIER und TURIAF et al. bei Asthma bronchiale.

2. Mediastinalemphysem nach Kontinuitätstrennung des Atmungstraktes

Hier sollen die Rißbildungen des Atmungstraktes, beginnend am Kehlkopf, besprochen werden. Im Hinblick auf die Entstehung eines Mediastinalemphysems besitzt folgende Unterteilung einen gewissen Wert: Die Trennung in einen cervicalen, mediastinalen und intrapleuralen Anteil.

a) Im cervicalen Bereich

Über die verschiedenen Verletzungsarten des Larynx und der Halstrachea geben MELIK und STRUPLER einen guten Überblick. Sie unterscheiden Verletzungen, die durch eine direkte Gewalteinwirkung entstehen und solche, die von einer indirekten Gewalt verursacht werden. Die Läsionen, die auf einem indirekten Trauma beruhen, sind ihrem Wesen nach innere, geschlossene Verletzungen. Sie sind auf zwei Hauptursachen zurückzuführen (MELIK und STRUPLER):

a) „Auf einen plötzlichen, massiven endobronchialen Druckanstieg mit gleichzeitigem reflektorischem Glottisschluß (schwere Thoraxkompression, heftigste Hustenanfälle) oder

b) auf plötzlichen Längszug an den Halsorganen (z.B. unfallbedingte, extreme Dorsalflexion des Kopfes, Sturz aus großer Höhe)“.

Das direkte Trauma ist unterteilbar in ein inneres geschlossenes (unsachgemäße Intubation und Endoskopie, Verletzung durch aspirierte Fremdkörper, Verbrennung, Verbrühung und Verätzung), in ein äußeres offenes (Stich-, Schnitt- und Schußverletzungen) und in ein äußeres geschlossenes (stumpfe Gewalteinwirkung auf den Hals oder auch, nach SCHNEIDER und SAEGESSER, auf den Thorax, wobei die Trachea zwischen Manubrium sterni und Wirbelsäule abgeschert wird).

Alle diese Verletzungsarten können ein Mediastinalemphysem vom absteigenden Typ verursachen, besonders aber die geschlossenen.

Diese sind häufiger als die offenen (FITZ-HUGH, MELIK und STRUPLER). Das interstitielle Emphysem zunächst der Haut und später des Mediastinums ist also bei entsprechender Anamnese ein Hauptsymptom der Larynx- und Trachealläsion im Cervicalbereich (FESTNER, MELIK und STRUPLER).

b) Im mediastinalen Bereich

Die Verletzungsmöglichkeiten der Atemwege im mediastinalen Bereich kann man ebenso einteilen in direkte und indirekte, innere und äußere, geschlossene und offene. Herrschen bei Larynx und Halstrachea entsprechend der Exposition die direkten äußeren geschlossenen Traumen vor, so überwiegen im thorakalen, mediastinalen Anteil wegen der geschützten Lage die indirekten inneren geschlossenen Verletzungen. Über das Zustandekommen dieser in jüngerer Zeit immer häufiger werdenden Verletzungsart bestehen verschiedene Anschauungen. MAJOR unterscheidet die drei folgenden:

a) die schon für Larynx und Halstrachea erwähnte Theorie des erheblichen Druckanstieges in den Atemwegen bei Thoraxkompressionen und reflektorischem Glottisschluß;

b) die Theorie des Effektes der auf den Körper auftreffenden Druckwelle, wobei dem Glottisschluß keine Bedeutung beigemessen wird;

c) die Theorie, nach der durch eine sagittal auf die Mitte des vorderen Thorax auftreffende stumpfe Gewalt die Lungen nach der Seite ausweichen, da sie der Thoraxdeformierung folgen müssen und dabei ein Bronchusriß oder -abriß entsteht.

Eine Kombination der Vorgänge, wie sie unter a) und c) genannt sind, nehmen SCHÖNBERG und STREICHER an. Weiterhin ist man der Meinung, daß auch die intrathorakalen Abschnitte der großen Atemwege bei maximaler, sagittaler Kompression des Thorax zwischen Sternum und Wirbelsäule abgeschert werden können (SCHRÖDER, RICHARDS und COHN, zitiert nach CARTERER et al.). Diese Anschauung mache verständlich, warum der linke Hauptbronchus bevorzugt betroffen wird. Der Grund liegt in seinen besonderen anatomischen und topographischen Gegebenheiten (SCHRÖDER).

Die übrigen Verletzungsmöglichkeiten sind analog denen, die bei der Halstrachea vorkommen. Die Kontinuitätstrennung der Atemwege im mediastinalen Bereich verursacht das foudroyanteste und massivste Mediastinalemphysem. Nur dann, wenn nicht alle Wandschichten von der Rißbildung betroffen sind, wie bei der Bronchusruptur (GRIFFITH), kann das Emphysem fehlen. Es entwickelt sich aber genauso stürmisch in dem Augenblick, in dem die bis dahin noch intakte Schicht, die Schleimhaut und der membranöse Anteil des Bronchus, sekundär einreißt.

c) Im intrapleuralen Bereich

Die verschiedenen Traumen, die zu einer Kontinuitätstrennung der Atemwege im intrapleuralen Bereich führen (Aufspießverletzungen durch Rippenfragmente, Stich-, Schnitt- und Schußverletzungen, Lungenquetschung), verursachen notwendigerweise eine Durchtrennung der Pleura, je nach Art eines oder beider Blätter. Die Folge ist hier der Pneumothorax. Zu einem Mediastinalemphysem kann es dann kommen, wenn die Pleura mediastinalis von der Verletzung mitbetroffen ist. Die Frage eines sekundären Mediastinalemphysems ist oben diskutiert. Nur in besonders gelagerten Fällen scheint nach Verletzung von Lunge und Lungenfell bei intakt gebliebener mediastinaler Pleura ein Mediastinalemphysem auftreten zu können, nämlich dann, wenn die Lunge durch ausgedehnte Verschwartungen gehindert wird zu kollabieren. So wird der aus der Läsion ausgetretenen Luft die Möglichkeit gegeben, auf dem Weg über das Narbengewebe der Schwarte das Mediastinum zu erreichen.

Die Bedingungen für die Entstehung eines Pneumomediastinums, die durch Verletzungen im Bereich des Atmungstraktes geschaffen werden, können auch von Krankheitsprozessen erfüllt werden.

Die Wand der großen Atemwege kann durch ein zerfallendes Carcinom (FRIK und HESSE) durchbrochen werden. Eine Verbindung der intrapleuralen Lufträume mit dem Mediastinum entsteht bei der Ruptur bzw. Perforation von Emphysemblasen, Abscessen, tuberkulösen Cavernen und miliaren Knötchen (BARIÉTY und COURY). Die Voraussetzung ist auch hier wieder, daß der normalerweise resultierende Pneumothorax wegen einer Verklebung der Pleurablätter nicht zustandekommt, und daß genügend Narbengewebe vorhanden ist, das die Luft fortleitet, wenn der Riß nicht schon in der Pleura mediastinalis liegt.

3. Mediastinalemphysem nach Kontinuitätstrennung des Verdauungstraktes

a) Rachen und Oesophagus

Luft, die die Rachen- oder Oesophaguswand durchdringt, kann direkt in das Mediastinum gelangen. Aus diesem Grunde werden Kontinuitätstrennungen in diesem Bereich häufig von einem Mediastinal- und Hautemphysem begleitet.

Weisen Schmerzen oder Blutungen auf den oberen Abschnitt des Verdauungstraktes hin, so ist das Erscheinen eines Emphysems geradezu pathognomonisch für eine Rißbildung (BARRETT).

Als Ursache der Kontinuitätstrennung im Rachen- und Oesophagusbereich kommen in Frage: die Spontanruptur, die Ruptur bzw. Perforation bei zugrundeliegenden Erkrankungen, die traumatische und die iatrogene Perforation. Die instrumentelle Perforation ist die häufigste, ein stumpfes Trauma die ungewöhnlichste direkte Ursache eines Risses in der Speiseröhre (SEALY).

Tritt ein interstitielles Emphysem bei oder nach einer Operation im Rachen auf, so kann es schwierig sein zu entscheiden, auf welchem Wege es entstanden ist. Auf der einen Seite muß oft eine Verletzung der Pharynxwand angenommen werden, durch die die Luft hindurchzudringen vermag, auf der anderen Seite sind aber auch oft gleichzeitig die Bedingungen für eine Alveolenruptur mit ihren Folgen gegeben. Diese beiden Möglichkeiten der Emphysementstehung werden gerade in diesem Zusammenhang immer wieder diskutiert (FERGUSON).

KEEN neigt zu der Ansicht, daß eher eine Alveolenruptur für das nach Tonsillektomien auftretende Mediastinal- und Hautemphysem verantwortlich zu machen ist, als die unmittelbare Eröffnung der Bindegewebsräume durch das Wundbett hindurch.

Bei der vollständigen Entfernung der Tonsillen werde zwar immer ein Teil der inneren Muskelscheide des Pharynxconstrictors (Tonsillenkapsel) mit entfernt; damit aber Luft zwischen den Muskelfasern hindurchdringe, müsse schon eine erhebliche Druckerhöhung im Sinne der Ausatmung bei geschlossenem Mund und geschlossener Nase stattfinden.

FERGUSON nimmt dagegen in dem von ihm beobachteten Fall an, daß die Luft den direkten Weg durch das Wundbett nahm, weil dieses durch Blutungen, die während der Operation auftraten, eine größere Ausdehnung erlangte. Die treibende Kraft sei die Kombination von vorübergehend partiell verlegten Atemwegen bei Husten und Schlucken gewesen.

Nach dem von MORITSCH beobachteten Fall einer digitalen Eröffnung des Mediastinums durch den Pharynx hindurch besteht wohl kein Zweifel, daß die Emphysemluft den direkten Weg durch die Perforationsöffnung genommen hat.

Einen Überblick über die Mitteilungen von spontanen Oesophagusrupturen geben BARRETT und ANDERSON. BARRETT referiert 50 Beobachtungen. Als spontane Ruptur wertet er die Fälle, bei denen der Riß durch die musculäre Kraftentfaltung bei Erbrechen entsteht, ohne daß eine krankhafte Veränderung der Struktur zugrundeliegt. Es trete keineswegs immer Luft aus der oberen Thoraxapertur aus und in vielen Fällen werde das Hautemphysem erst spät beobachtet. Dies sei so zu erklären: Die Ruptur braucht die Pleura nicht sofort in Mitleidenschaft zu ziehen; der Austritt von Flüssigkeit und Gas beschränkt sich auf das Mediastinum, was ein frühes Erscheinen der Luft am Jugulum und in den Supraclaviculargruben bedingt. Wird die Pleura mediastinalis jedoch früh durchbrochen, was häufiger der Fall ist, so erscheint die Luft, wenn überhaupt, erst spät am Hals und zwar dann, wenn der Druck in der Pleurahöhle den atmosphärischen übersteigt. Unter den Beobachtungen BARRETTS finden sich Beispiele für jede dieser Möglichkeiten. In einem Fall sah der Autor nach einer spontanen Oesophagusperforation einen Spannungspneumothorax, aber kein chirurgisches Emphysem.

In einem anderen Fall wurde man auf das Hautemphysem praktisch erst bei der Sektion aufmerksam. Hier wurde ein Riß in der Pleura nachgewiesen. Und in einem dritten Fall schwoll sofort nach der Ruptur der Speiseröhre der Hals emphysematös an, während die klinische Untersuchung keinen Anhalt für einen Pneumothorax ergab.

Das finale Stadium der Oesophagusruptur ist nach BARRETT in der Regel durch einen völligen Lungenkollaps, mit einer vollkommen mit Gas und Flüssigkeit angefüllten Pleurahöhle, unabhängig vom anfänglichen Verlauf, gekennzeichnet.

ANDERSON überblickt 108 Oesophagusrupturen, von denen 86 röntgenologisch untersucht wurden. Bei 62% fand sich ein begleitendes Mediastinalemphysem. Diese Zahl unterstreicht die Bedeutung der Oesophagusruptur als ätiologischen Faktor für das Gewebsemphysem. Weitere Einzelbeschreibungen aus jüngerer Zeit sind bei MITCHELL et al., SEALY, BÜTTNER und UHLMANN und MCKEOWN zu finden.

Als Ursache der iatrogenen Oesophagusperforation kommen nach einer Aufstellung von 177 Fällen bei ZITTEL und BODEN folgende Manipulationen in Frage: Gastroskopie, Oesophagoskopie (besonders mit gleichzeitiger Fremdkörperentfernung oder Biopsie), Bougierung und Sondierung von Stenosen, Dilatation der gutartigen Kardiaeinengungen und einige weitere Eingriffe, die anteilmäßig eine geringere Rolle spielen. Das Haut- und Mediastinalemphysem sei eine häufige Folgeerscheinung der instrumentellen Oesophagusperforation. SMITH und TANNER fanden in 27 von 29 Oesophagusperforationen nach Gastroskopie und Oesophagoskopie interstitielle Gasansammlungen. Luft wird durch die endoskopische Insufflation in das Mediastinum gepreßt.

Liegt die Perforation im cervicalen Abschnitt der Speiseröhre, wie häufig bei instrumentell bedingten Läsionen, so besteht die Möglichkeit, daß zusätzlich noch verschluckte Luft durch die Wandöffnung hindurchgedrückt wird (ZITTEL und BODEN). Dies kommt auch bei tieferliegenden Wanddefekten in Frage, wenn gleichzeitig eine Dysfunktion der Cardia (sog. Cardiospasmus, idiopathische Oesophagusdilatation, Achalasie) besteht (SEALY).

b) Magen und Darm

Aus Magen und Darm kann ein Gas nicht, wie aus Rachen und Oesophagus, direkt in das Mediastinum übertreten. Es muß hier erst einem mehr oder weniger langen Weg durch Leitstrukturen, physiologische und abnorme Öffnungen folgen. Dementsprechend ist die Erscheinung des Mediastinalemphysems bei Läsionen im Magen- und Darmbereich, bezogen auf die Häufigkeit der Perforationen, seltener.

Die Kontinuitätstrennungen in diesem Bereich sind im wesentlichen bedingt durch Perforationen auf Grund ulcerierender Prozesse, durch instrumentelle Perforationen oder durch Rupturen bei akzidenteller Insufflation.

Die Pathogenese eines von POENSGEN beobachteten mediastinalen Emphysems nach Geschwürsperforation diskutieren KUSSMAUL und von RECKLINGHAUSEN. Da das Ulcus gerade die Grenze von Cardia und Oesophagus erreichte, nimmt KUSSMAUL an, daß die Luft einen Weg durch die gespaltene Oesophagusmuskulatur hindurch ins Mediastinum gefunden hat.

Von RECKLINGHAUSEN dagegen zieht die Möglichkeit in Betracht, die Luft könne von der Ulcusstelle aus subperitoneal das Zwerchfell erreicht haben und zwischen dessen Anheftungsstellen am Sternum in das Mediastinum gelangt sein.

FABER sieht in seiner Beobachtung einen weiteren Mechanismus: Die Perforation des Geschwürs direkt in das Mediastinum nach vorausgegangenen Verwachsungen. PODLAHA geht der Frage, auf welchem Wege ein Gewebsemphysem im Mediastinum und am Hals nach Ulcusperforation entsteht, mit Versuchen an Menschenleichen nach. Er findet, daß das Gas, dessen Quelle an der Cardia und im subserösen Raum beim Ligamentum phrenico-oesophageum liegt, durch das lockere subseröse Bindegewebe fortschreitet „und zwar am häufigsten durch den Hiatus aorticus in das hintere Mediastinum und das lockere Gewebe hinter dem Oesophagus, und von da hinter die hintere Rachenwand zwischen die tiefen Halsfascien und dann den Gefäßen und Nerven entlang in das subcutane Bindegewebe der linken Supraclaviculargrube".

PODLAHA nennt drei Bedingungen, die erfüllt sein müssen, damit der geschilderte Ablauf eintreten kann:

1. muß die Perforation an der Cardia liegen,

2. muß die Perforationsöffnung klein sein und in Form einer langen Zickzackfissur oder klappenartig und

3. darf das interstitielle Gewebe nicht zu fettreich sein.

Auch nach Perforation von Duodenalgeschwüren werden Mediastinalemphyseme beobachtet. MCCORKLE und STEVENSON und O'DONOGHUE berichten über je einen Fall. Bei beiden lag die Durchbruchsstelle an der Vorderwand des Duodenums. Beide Patienten zeigten neben dem Pneumomediastinum ein ausgeprägtes Pneumoperitoneum. Der Weg der in den Thorax übergetretenen Luft konnte nicht rekonstruiert werden.

O'DONOGHUE nimmt an, daß der hohe abdominale Druck die entscheidende Rolle gespielt hat. Das leitet zu Gesichtspunkten über, die im Zusammenhang mit dem künstlichen Pneumoperitoneum zur Sprache kommen sollen.

Unter den Perforationen iatrogenen Ursprungs stehen die des Sigmoids und Rectums im Vordergrund. BROWN und FINE berichten über ein diffuses Emphysem nach einem Doppelkontrasteinlauf. Nach vorsichtigem Einführen des Luftschlauches in das Rectum war die Füllung des Dickdarms behindert. Als der Patient ein Druckgefühl im Abdomen angab, wurde eine Röntgenaufnahme angefertigt, die eine Luftfüllung des retroperitonealen Raumes zeigte, besonders im Bereich der Nieren, während der Darm keine Luft enthielt. Eine Untersuchung in aufrechter Stellung ergab keine freie Luft in der Bauchhöhle. Nach einigen Stunden entwickelte sich ein ausgeprägtes Mediastinalemphysem und ein Hautemphysem am Hals. Die rectale Untersuchung ergab außer inneren Hämorrhoiden keinen pathologischen Befund, insbesondere keine Fistelbildung im Analbereich. Es konnte keine Perforation im unteren Darmabschnitt aufgedeckt werden, wenn auch eine solche bestanden haben müsse. Der weitere Verlauf war jedenfalls komplikationslos.

JONES beobachtete ein interstitielles Emphysem des Halses und des oberen Anteils der vorderen Brustwand nach einer Sigmoidoskopie bei Colitis mucosa. Die anschließende Operation deckte eine Perforation des Sigmoids 3 cm oberhalb der Umschlagstelle des Peritoneums auf.

In dem von BORGSTRÖM beschriebenen Fall handelte es sich um eine Rectumperforation bei Proctoskopie. Dabei trat ein subcutanes Emphysem an Hals und Gesicht schon 5 min nach der Verletzung auf, und später wurde röntgenologisch auch Luft in der freien Peritonealhöhle und im Mediastinum nachweisbar.

OETTING et al. erklären das mediastinale und subcutane Emphysem in einem Fall, bei dem ein peritonealer Absceß eröffnet worden war, mit der Annahme, daß die Incision eine Verbindung zwischen Darm, Lungen und retroperitonealem Raum hergestellt hat. Durch die Bauchpresse und die Darmperistaltik seien bei bestehendem Spasmus des Sphincter ani Gase in das Zwischenzellgewebe gepreßt worden. HINRICHS berichtet über das Emphysem infolge Nahtinsuffizienz einer End-zu-End-Anastomose des Sigmoids. Es sei durch eine akzidentelle Eröffnung des retroperitonealen Raumes begünstigt oder gar erst ermöglicht worden.

FORTIER macht auf die Tatsache aufmerksam, daß eine bestimmte Körperlänge den Weg für ein generalisiertes interstitielles Emphysem bereiten kann. Nach seinen Angaben findet man bei der Douglasskopie, die in Knieellenbogenlage durchgeführt wird, im Douglasraum einen Unterdruck von etwa 20 cm H_2O. Es wird durch das nach oben wandernde Zwerchfell mit der entsprechenden Verschiebung der Abdominalorgane verursacht. Auch bei der Cysto- und Proctosskopie in der genannten Stellung sei dieser Unterdruck meßbar. Es sei nur folgerichtig, wenn man annehme, daß der Saugdruck nicht nur in diesen Hohlräumen auftrete, sondern auch in dem Bindegewebe, das sie einschließt. Wenn die Öffnung eines Tubus oder eines Sichtrohres aus irgendeinem Grund in dieses Bindegewebe zu liegen kommt, werde die Luft gleichfalls angesaugt. Nach Meinung FORTIERS ist also bei den beschriebenen Untersuchungen in Knieellenbogenlage die aktive Luftinsufflation keine Voraussetzung für das Entstehen eines interstitiellen Emphysems. Seine Beobachtungen bestätigen diese Ansicht: Bei mißglückter Douglasskopie, wenn der Troikar in das Beckenbindegewebe eingeführt worden sei, habe sich ein Gewebeemphysem gebildet, dessen Ausmaß von der Zeitdauer abhängig war, welche die Patientinnen in der Untersuchungsstellung verharrten.

Das Emphysem betraf entweder nur das Beckenbindegewebe, oder aber es breitete sich weiter aus in den Retroperitonealraum, in das Mediastinum und das Unterhautgewebe der oberen Körperhälfte.

Eine weitere Möglichkeit der Emphysementstehung ist die massive, rectale Insufflation von Preßluft. ANDREWS spricht von einem „neuen Typ des Industrieunfalles" (1911). Der aus einem Preßluftschlauch austretende Luftstrahl könne in den Darm eindringen, auch wenn das Schlauchende in einiger Entfernung vom Körper gehalten werde. Die Kleidung bildet dabei kein Hindernis. Darmrupturen verschiedenen Ausmaßes, meist im Bereich des Colons, sind die Folge (Andrews, Burt). Das resultierende Pneumoperitoneum steht unter einem extremen Druck, die eingeschlossene Luft sucht sich, mit entsprechender Gewalt in andere Körperregionen auszubreiten.

Erstaunlich ist dabei, daß das Mediastinalemphysem in solchen Fällen nicht regelmäßig auftritt (Andrews, Cotton, Bendixen und Blything). Nur wenn die Perforationsstelle extraperitoneal liegt, scheint es gesetzmäßig aufzutreten. In einer Beobachtung von Finnegan betraf der Riß den vom Peritoneum nicht überzogenen Anteil des Rectums, und die austretende Luft erschien am Hals und in den Supraclaviculargruben. Nach diesen und den übrigen Symptomen (Dyspnoe und Cyanose) hatte sie also auch Eingang in das Mediastinum gefunden. Dagegen konnte nach Ansicht des Autors eine Beteiligung der Peritonealhöhle ausgeschlossen werden. Die akzidentelle perorale Insufflation zieht die gleichen Komplikationen nach sich.

4. Mediastinalemphysem nach Kontinuitätstrennung der äußeren Haut

Jede Kontinuitätstrennung der äußeren Körperoberfläche, die eine direkte Verbindung zwischen Außenwelt und Mediastinum herstellt, oder eine solche über einen relativ kurzen Weg, birgt die Gefahr in sich, daß Luft durch sie in den Mittelfellraum angesaugt wird.

Dieses Ereignis kann bei Halswunden und bei Verletzungen eintreten, die die Integrität der Thoraxwand grob zerstören. Vorwiegend aber wird es bei der breiten, operativen Eröffnung der Halsregion und bei der Tracheotomie beobachtet.

a) Breite, operative Eröffnung der Halsregion

Die Strumaresektion und Carcinomoperation sind diejenigen Eingriffe im Halsbereich, bei denen ein großes Operationsfeld entsteht. Über ihre Komplikation durch ein mediastinales Emphysem liegen zahlreiche Mitteilungen vor: Buford, Gold, Jehn und Nissen, Keis, Barrie, Ackermann und Bricker, Seed, Bowden und Schweitzer, Aiken und Smith, Russell, Thomas und Hox u.a.

Über den Mechanismus des Lufteintrittes hat man folgende Vorstellung: Im Falle einer partiellen Obstruktion der Atemwege (z.B. Säbelscheidentrachea) gleicht sich der durch die Inspirationsbewegung erzeugte Unterdruck im Thorax nicht allein über die Luftröhre, sondern auch über die operativ gesetzte Verbindung des Mediastinums mit der Außenwelt aus. Dabei wird der Mittelfellraum lufthaltig. Dieser Ablauf der Emphysementstehung ist dann erwiesen, wenn im Wundbett des Halses Aspirationsgeräusche festgestellt werden (Buford, Gold, Barrie sowie Ackermann und Bricker).

b) Tracheotomie

Im Zustand nach Tracheotomie können gleichfalls die Bedingungen erfüllt sein, damit der eben geschilderte Mechanismus der Emphysementstehung ablaufen kann. Die Verbindung zwischen Mediastinum und Außenwelt besteht namentlich bei tiefer Tracheotomie Erwachsener sowie bei tracheotomierten Kindern. Die Obstruktion der Atemwege liegt entweder primär vor, oder sie wird durch eine verstopfte oder aus der Trachea herausgerutschte Kanüle verursacht.

Auch hierfür liegen zahlreiche Beobachtungen vor (Champneys, Leiner, Michels, Graebner, Barrie, Goldberg, Forbes und Salmon, Neffson, Work, Forbes u.a.).

Es darf aber lange nicht jedes bei oder nach einer Operation am Hals auftretende Mediastinalemphysem als ein descendierendes gewertet werden. Die Indikationsstellung zu den genannten Operationen bedeutet ja eine Auslese der Fälle, die schon zu einer Emphysembildung über den inneren Weg neigen. So ist es verständlich, daß gerade Tracheotomie und Pneumomediastinum gehäuft ohne direkten ursächlichen Zusammenhang gemeinsam vorkommen (Macklin und Macklin).

5. Mediastinalemphysem und Pneumothorax

Die Beobachtung zeigt, daß das Mediastinalemphysem und der Pneumothorax sehr häufig gemeinsam auftreten. So wurde bei den von DRAPER zusammengetragenen 42 Fällen mit spontanem Mediastinalemphysem in 23 Fällen ein gleichzeitiger Pneumothorax röntgenologisch gesichert. Der von SCHENDSTOK mitgeteilte Fall entwickelte rezidivierend ein Mediastinalemphysem mit Pneumothorax. SCOTT trägt aus der Literatur 98 Mitteilungen von spontanem Mediastinalemphysem zusammen, das in 53 Fällen von einem Pneumothorax begleitet war. SCOTT vermutet allerdings, daß die Diagnose Mediastinalemphysem in den Fällen der Literatur vielfach dann nicht zutrifft, wenn sie sich nur auf das herzsynchrone Geräusch stützt. Nach seinen Erfahrungen kann ein Pneumothorax in bestimmten Fällen einen ähnlichen Auskultationsbefund ergeben wie ein Mediastinalemphysem.

Die gleiche Kombination tritt auch häufig bei dem Emphysem unfall- und iatrogentraumatischer Genese auf (EVANS und SMALLDON, BOWDEN und SCHWEITZER), desgleichen bei dem Neugeborenenemphysem (CHASLER, RUDHE und OZONOFF).

SAUERBRUCH, JEHN und NISSEN, KILLIAN, LICHTENAUER und SCHRÖDER vertreten die Ansicht, daß durch einen unter Spannung stehenden Pneumothorax Luft in das Mediastinum eindringen kann, wenn sich ihr keine andere Möglichkeit zum Entweichen bietet. Nach dieser Vorstellung ist das Mediastinalemphysem in bestimmten Fällen eine Folge oder Komplikation des Pneumothorax.

MACKLIN sucht die Frage experimentell zu lösen: Durch lokale Überblähung der lebenden Katzenlunge erzeugt er eine Luftfüllung des Mediastinums und einen sekundären, bilateralen Pneumothorax mit vollständigem Lungenkollaps. Bläst er jedoch Luft unter Druck direkt in die Pleurahöhle ein, so entsteht zwar auch ein contralateraler Pneumothorax, es gelingt ihm aber nicht, auf diese Weise ein Mediastinalemphysem zu erzeugen. Er stellt also fest, wie auch später HAMMAN, daß Luft wohl aus dem Mediastinum in die Pleurahöhlen einbrechen kann, aber nicht umgekehrt.

KEIS kommt auf Grund seiner Versuche an Menschenleichen auch zu dieser Feststellung. Bei mediastinaler Luftfüllung werde die Pleura vom mediastinalen Bindegewebe angehoben und dabei aufgelockert. Durch den mediastinalen Druck, der aus der pathologischen Luftansammlung resultiert, presse sich die Luft durch das so geschwächte Lungenfell hindurch. Beim Lebenden komme noch der bei der Inspiration auftretende intrapleurale Saugdruck unterstützend hinzu. Bei pleuraler Luftfüllung dagegen werde die Pleura mediastinalis auf ihre Unterlage aufgepreßt und gäbe der Luft keine Gelegenheit, sie zu durchdringen. BARRIE, ANTONI und PONKA verifizieren die Versuche von KEIS und erhalten die gleichen Ergebnisse. BARRIE beobachtet, daß die Luft gewöhnlich erst oberhalb des Hilus der linken Lunge entweicht.

Dieser Umstand könnte verständlich machen, warum der mit dem Mediastinalemphysem kombinierte Pneumothorax viel öfter linksseitig lokalisiert ist als rechts. Von den von SCOTT gesammelten 98 Fällen mit Mediastinalemphysem zeigten 48 einen linksseitigen und nur 4 einen rechtsseitigen Pneumothorax; einmal trat er beiderseitig auf. ANTONI und PONKA glauben, daß der in der mediastinalen Pleura auftretende Defekt meist ventilartig ist, so daß entsprechend oft mit einem Spannungspneumothorax gerechnet werden müsse.

HAMMAN faßt das Problem zusammen und sagt, der Einbruch von Luft aus der Pleurahöhle in das Mediastinum bleibe eine hypothetische Annahme. Ob die Luft diesem Weg folgt, sei nicht zwingend aufgezeigt. Der Nachweis des umgekehrten Weges kläre dagegen nicht nur die Beziehung des gemeinsam auftretenden Mediastinalemphysems und des Pneumothorax, sondern werfe darüber hinaus auch ein neues Licht auf die weithin unbekannte Ätiologie des Spontanpneumothorax. Man müsse daran denken, daß ihm in manchen Fällen ein interstitielles Lungenemphysem zugrundeliegt, dessen Luft über das Mediastinum in die Pleurahöhle gelangt. Das Mediastinalemphysem brauche dabei nicht manifest zu werden. Es sei zwar denkbar (so auch MACKLIN), daß die interstitielle Luft der Lunge den Weg zur Lungenperipherie hin nimmt und dort durch die Pleura visceralis in den Pleuraraum durchbricht. Diese Annahme sei aber experimentell nicht erwiesen, abgesehen davon, daß die klinische Beobachtung vielmehr für die erstere Möglichkeit spricht.

6. Mediastinalemphysem nach künstlicher Luftfüllung der großen Körperhöhlen

Bei dem im Zusammenhang mit dem künstlichen Pneumothorax und Pneumoperitoneum zu diagnostischen und therapeutischen Zwecken auftretenden Mediastinalemphysem unterscheidet man Fälle, bei denen die Komplikation provoziert wird, die Luftfüllung der Pleura- bzw. Peritonealhöhle selbst aber fehlschlägt und in Fälle, bei denen die gewünschte Luftfüllung zwar erreicht wird, darüber hinaus aber eine Ausbreitung ins Mediastinum stattfindet.

a) Im Zusammenhang mit dem Pneumothorax

Matsuzawa nennt drei Wege, über die Pneumothoraxluft in das Mediastinum gelangen kann:

a) durch einen Riß in der visceralen Pleura über das interstitielle Lungengewebe;

b) auf subfascialem, submusculärem oder subcutanem Weg, wenn ein Riß in der parietalen Pleura auftritt;

c) auf direktem Weg durch einen Riß in der mediastinalen Pleura.

Diese Pleuradefekte können entstehen, wenn bei dem Lungenkollaps Verwachsungsstränge abreißen, wie Schill es für seine Beobachtung annimmt, oder wenn Instrumente in die Pleurahöhle zum Zweck der Pleuroskopie oder der Lösung von Verwachsungen eingeführt werden (Melletier). Macklin und Macklin nehmen an, daß auch der Pneumothorax ursächlich eine Rolle bei der Entstehung des interstitiellen Lungenemphysems spielen kann, nämlich dann, wenn die Lunge wegen bestehender Adhäsionen nicht vollständig kollabiert, und es in dem nicht kollabierten Teil zu einer Überblähung kommt. So seien auch beim Pneumothorax Mediastinalemphyseme zu erwarten, die über den inneren Weg entstanden sind. Ein Mediastinalemphysem ist natürlich auch möglich, wenn bei mißglückter Pneumothoraxanlage die Luft primär in das Lungeninterstitium subfascial, submusculär oder subcutan insuffliert wird (Sercer und Peicic, Macklin und Macklin).

b) Im Zusammenhang mit dem Pneumoperitoneum

Für die ungewohnte Luftausbreitung in das Mediastinum in Verbindung mit einem Pneumoperitoneum werden folgende Erklärungen aufgeführt (Berger):

a) die fehlerhafte, d.h. extraperitoneale Insufflation;

b) entweichende Luft durch die physiologischen Zwerchfellücken;

c) Entweichen durch congenitale oder traumatische Zwerchfellücken.

Mediastinalemphyseme nach versehentlicher extraperitonealer Luftinsufflation haben mehrere Autoren gesehen (Lemanissier, Peabody und Buechner, Weiss, Finckenwirth). Peabody und Buechner meinen auf Grund der Tatsache, daß das Zwerchfell an der vorderen Bauchwand kontinuierlich in die hintere Fascie des M. rectus und M. transversus abdominis übergeht, daß ein potentieller Weg geschaffen sei, auf dem Luft, die superfiziell zu dieser fibromusculären Schicht insuffliert werde, ohne weiteres das Mediastinum erreichen könne. Lemanissier et al. glauben, daß zwei Faktoren für eine extraperitoneale Luftfüllung fördernd sind: Ein bei adipösen Personen verdicktes Peritoneum parietale (I) und dessen leichte Abhebbarkeit von der Unterlage (II).

Bei Überwandern von Luft aus der Peritonealhöhle in das Mediastinum wird angenommen, daß am ehesten die physiologischen Zwerchfellücken die Durchtrittspforten darstellen (Jehn und Nissen, Banyai und Juergens, Anderson und Winn, Aslett und Jarman, Simmonds, Banyai, Mojer, Lemanissier et al., Small und Fremont,

HÖRMANN, RÖSNER. Als Ursachen der Durchlässigkeit des Peritoneums werden Rupturen infolge plötzlich stark erhöhten intraperitonealen Druckes angegeben, Einrisse bei Druckatrophie im Bereich von Hernien (HÖRMANN) und Defekte durch abgerissene Adhäsionen oder durch instrumentelle Verletzungen (WENDEROTH). Auch ein extrem erhöhter Druck im Peritonealraum führt aber nicht notwendigerweise zu einer Ruptur des Peritoneums. Das zeigen die bereits beschriebenen Unfälle durch Preßluft.

Congenitale bzw. traumatische Zwerchfellücken als Ursache der Luftdiffusion aus der Peritonealhöhle haben SMITH u. a. beschrieben. Hier scheint der Pneumothorax die Hauptkomplikation zu sein.

α) Klinik des Mediastinalemphysems

Ganz zu Beginn eines Mediastinalemphysems verspüren die Patienten manchmal ein Beklemmungs- oder Druckgefühl im Brustbereich (JEHN und NISSEN, VOSSSCHULTE). Meist sind jedoch die Schmerzen hinter dem Brustbein die erste Klage und überhaupt das erste Symptom, das auf ein Mediastinalemphysem hinweist (BARIÉTY und COURY). Es handelt sich um ein sehr konstantes Zeichen, das nur in wenigen Fällen vermißt wird, in der Regel plötzlich einsetzt und in seinem Charakter den Schmerzen der Angina pectoris vergleichbar ist (TOWBIN, BARIÉTY und COURY).

Aus der substernalen, präkardialen Region strahlt der Schmerz häufig in den Hals, in die Schultern, in den Rücken und in die Arme aus (HAMMAN, DRAPER, EVANS und SMALLDON, TOWBIN, BARIÉTY und COURY, VOSSSCHULTE). Der linke Arm wird dabei bevorzugt betroffen (DRAPER, BARIÉTY und COURY).

Klinisch läßt sich das Mediastinalemphysem direkt durch zwei Symptome nachweisen:

1. Bei der Perkussion des Brustkorbes findet man eine verkleinerte oder aufgehobene Herzdämpfung, an ihre Stelle tritt ein hypersonorer Klopfschall (HAMANN).

2. Bei der Auskultation hört man gewöhnlich während der Systole, gelegentlich auch in der Diastole ein herzsynchrones, grobblasiges Knistergeräusch (Hamannsches Zeichen oder Mühlengeräusch). Das Geräusch ist oft lageabhängig und in einzelnen Fällen mit dem bloßen Ohr zu hören (WOLFERTH und WOOD, MCGUIRE und BEAN, GREENE).

BARIÉTY und COURY unterstreichen den diagnostischen Wert der plötzlich einsetzenden Brustschmerzen, der mediastinalen Krepitation und der aufgehobenen Herzdämpfung, indem sie diese drei Symptome zu einer charakteristischen, klinischen Trias zusammenfassen.

Der physikalische Nachweis einer Luftansammlung im Mittelfellraum ist aber oft nicht zu erbringen, sei es, daß die Schmerzen trotz vorhandenem Mediastinalemphysem nicht auftreten (JEHN und NISSEN), sei es, daß die Untersuchung aus irgendwelchen Gründen nicht durchgeführt werden kann (z.B. wegen ausgedehnter Verletzung oder starkem Hautemphysem über dem Thorax).

Aber auch eine Reihe sekundärer, teilweise sehr charakteristischer Symptome erlauben die klinische Diagnose. Bei mäßiger Luftfüllung des Mediastinums wird die Atemmittellage in Richtung zur Inspirationsstellung des Thorax verschoben. Dabei brauchen keine weiteren Zeichen einer behinderten Atmung aufzutreten. Gewöhnlich besteht ein abdominaler Atmungstyp mit Hinweisen auf eine Behinderung (RUSSELL). Wird der Brustkorb durch Zunahme der emphysematösen Schwellung des Mediastinums in eine stärkere Inspirationsstellung gedrängt, so versucht der Patient, ihn mit Hilfe einer forcierten Exspiration auszupressen. Diese Preßatmung hat aber zur Folge, daß entsprechend dem erhöhten Ausatmungsdruck noch mehr Luft in das Mediastinum übertritt und sich somit der Zustand meist akut verschlechtert (JEHN und NISSEN). Bei einem in maximaler Einatmung fixierten Brustkorb wird die Atemtätigkeit unmöglich (DRAPER).

Neben den Auswirkungen auf die Atmung hat die intrathorakale Druckerhöhung entscheidenden Einfluß auf den Kreislauf und die Herztätigkeit. Dieser Einfluß wird früh an einer Stauung der Halsvenen sichtbar.

Die bei stärkerem Druck auftretenden Symptome vergleichen JEHN und NISSEN mit der Herztamponade. Der einzige Unterschied besteht darin, daß die zuführenden Gefäße des Herzens nicht bis zu ihrem Eintritt in den Herzbeutel gestaut sind, sondern nur bis zum Eintritt in das Mittelfell, während sie im intramediastinalen Abschnitt kollabiert sind (extrakardiale Herztamponade). Am Herzen selbst kommt es zu einer Kompression der Vorhöfe und zu einer mangelhaften diastolischen Füllung der Kammern (MACKLIN und MACKLIN). Die klinischen Zeichen sind die des Schocks. Sie werden durch die beschriebenen Atemstörungen verstärkt und ergänzt.

Bei umschriebener Drucksteigerung im Mittelfellraum können Teilsymptome mehr oder weniger isoliert auftreten. So wird es für möglich gehalten, daß die pectanginösen Schmerzen bei einem Pneumopericard zum Teil durch eine direkte Kompression der Coronargefäße hervorgerufen werden (MACKLIN, MACKLIN und MACKLIN, TOWBIN).

Beschränkt sich die Luftansammlung vornehmlich auf das hintere Mediastinum, wie häufig zu Beginn eines diffusen Emphysems, so wird der Lungenkreislauf gedrosselt, bevor andere Symptome auftreten, da die Lungenvenen schon bei geringer Druckerhöhung ihrer Umgebung kollabieren (JEHN und NISSEN). Es treten dann allein die Zeichen der akuten Lungenstauung auf.

Den Zustand einer erheblichen Behinderung oder des Stillstandes von Atmung und Kreislauf infolge der interstitiellen Luft in Lunge und Mediastinum nennen MACKLIN und MACKLIN „air block“. Sehr eindrucksvoll ist eine vorhandene Schwellung verschiedener Körpergebiete mit emphysembedingter Crepitation der Subcutis.

Das Auftreten eines Hautemphysems ist bei einem Mediastinalemphysem nicht obligat (DRAPER). Es fehlt dann, wenn die obere Thoraxapertur durch einen Tumor (Kropf) oder infolge Verschwartung verlegt ist, oder wenn das Entweichen der Luft in die Pleurahöhle, die Peritonealhöhle oder das Retroperitoneum leichter möglich ist (JEHN und NISSEN, VOSSSCHULTE) und dadurch ein Druckausgleich im Mediastinum erreicht wird. Das Ausmaß des Hautemphysems kann schwanken: Auf der einen Seite ist es gerade in der Lage, die Fossa jugularis und die Supraclaviculargruben verstreichen zu lassen, wobei es dann leicht dem Nachweis entgeht (VOSSSCHULTE), auf der anderen Seite kann es sich auf das subcutane Gewebe des gesamten Körpers erstrecken, wobei die Gebiete mit besonders lockerem Gewebe — wie das Gesicht, hier vornehmlich die Augenpartie —, das Scrotum bzw. die großen Labien grotesk aufgetrieben sein können. Bei einer Einflußstauung kann im Oberkörperbereich, besonders im Gesicht, die emphysematöse Schwellung durch ein Stauungsödem überlagert werden. Ferner treten Gewebsblutungen auf. Kann ein vom oberen Verdauungstrakt ausgehendes Hautemphysem nicht auf eine äußere Verletzung des Larynx, der Halstrachea oder des Oesophagus zurückgeführt werden, so gilt die Diagnose des Mediastinalemphysems als gesichert (JEHN und NISSEN, HAMMAN, EVANS und SMALLDON). Die gelegentlich zu beobachtenden Schluckstörungen beruhen auf einer Oesophaguskompression durch das Emphysem der tiefen Schichten des Halsbereiches. Eine gestörte Stimmbildung ist nicht auf eine Recurrensschädigung, sondern auf ein Kehlkopfödem zurückzuführen (VOSSSCHULTE), nach RUIZ-RIVAS auf eine Luftinfiltration.

β) Röntgenologischer Befund

Neben der klinischen Untersuchung trägt die Röntgenuntersuchung entscheidend zur Diagnose des Mediastinalemphysems bei. Kleinere Luftansammlungen können unter Umständen nur durch sie nachgewiesen werden.

Auf der posterior-anterioren Übersichtsaufnahme des Thorax werden als Zeichen eines Luftgehaltes des Mittelfellraumes streifenförmige Aufhellungen der Begrenzung des Mediastinalschattens beschrieben (NEFFSON, EVANS und SMALLDON, VOSSSCHULTE). Nach EVANS und SMALLDON sind besonders die im oberen Mediastinum sichtbaren Streifen und fleckförmigen Aufhellungen Ausdruck der um die großen Gefäße und entlang der Fascien gelagerten Luft.

Als klassisches Zeichen gilt der am Mittelschatten entlanglaufende Randstreifen (Hamman, Draper, Seed, Evans und Smalldon, Towbin, Bariéty und Coury, Vossschulte, Lillard und Allen, Bretscher). Er wird als eine schmale Aufhellungszone beschrieben, die nach der Seite von der Schattenlinie begrenzt wird. Die Aufhellung stellt den luftgefüllten Mediastinalraum dar, der aus dem Herzgefäßschatten hervortritt. Die Schattenlinie entsteht durch die mit Hilfe der Luft abgebildete Kante der Pleura mediastinalis. Der Randstreifen kann auf beiden Seiten des Mittelschattens entlanglaufen; links vom Aortenbogen bis zur Umschlagstelle der Pleura mediastinalis am Zwerchfell, rechts vom ersten Sternocostalgelenk bis zum Zwerchfell.

Oftmals wird er aber auch nur an einzelnen Abschnitten sichtbar.

Wenn nur eine frontale Röntgenaufnahme angefertigt wird, kann ein mäßiges Mediastinalemphysem unerkannt bleiben, da der Randstreifen nur bei stark geblähtem Mediastinum auftritt. Deshalb fordern die genannten Autoren zur vollständigen Diagnostik auch eine seitliche Aufnahme, teilweise auch eine Aufnahme im schrägen Strahlengang. Ohne sie werden 50 % der Mediastinalemphyseme nicht sichtbar. Wenn sie routinemäßig angefertigt werden, kann man fast alle mediastinalen Luftansammlungen aufdecken (Lillard und Allen). Besonders die präcardialen Lufttaschen werden hier gut sichtbar und auch die retrocardiale Region verrät durch eine Aufhellung ihren Luftgehalt.

Verschiedene, sekundär röntgenologisch erkennbare Veränderungen geben einen Hinweis auf ein Mediastinalemphysem.

Da ein Pneumothorax häufig ein Mediastinalemphysem begleitet, sollte sein Auftreten den Verdacht auf eine mediastinale Luftansammlung wecken. Einen weiteren Anhalt gibt eine Lageveränderung der Mediastinalorgane. Bei Luftgehalt des Mediastinums wird das Herz von der vorderen Brustwand abgedrängt. Es kann nach der Seite verlagert werden oder eine Drehung erfahren (Vossschulte). Bei Säuglingen wird der Thymus durch unterliegende Luft abgehoben; der Grad der Verlagerung ist ein Maß für die Menge der freien Luft (Moseley, zitiert nach Lillard und Allen). Dagegen behält die Trachea in allen Fällen ihre normale Lage. Sie wird auch nicht sonderlich eingeengt (Vossschulte).

Oft ist über das Mediastinum hinaus diffundierende Luft erkennbar. Sie ist entlang der tiefen Halsfascien und der Muskulatur, im retro- und subperitonealen Raum und im Unterhautgewebe zu finden. Hat sie sich vom Mediastinum aus zwischen die parietale Pleura und das Zwerchfell gedrängt, so wird röntgenologisch eine Lufttasche sichtbar, die nach oben durch ein feines Band und nach unten durch den Zwerchfellschatten abgegrenzt wird („Extrapleural air sign", Lillard und Allen). Im Übersichtsbild kann man weiterhin einen im ganzen vergrößerten Mediastinalschatten (Seed, Bariéty und Coury) und entsprechend der Zirkulationsstörung eine vermehrte Gefäßzeichnung der Lungen feststellen. Das manchmal sichtbare interstitielle Lungenemphysem gibt einen Hinweis auf den Erstattungsmechanismus des Pneumomediastinums.

XVI. Die Bedeutung der Röntgenuntersuchung für die Klärung der Ursache des Mediastinalemphysems

Die diagnostischen Erwägungen dürfen nicht bei einem gesicherten Mediastinalemphysem enden. Es muß weiter versucht werden, die Ursache zu differenzieren. Wie die Ätiologie zeigt, ist die mediastinale Luftansammlung nur in einem gewissen Teil der Fälle ein idiopathisches Vorkommnis, bei dem eine causale Therapie nicht möglich ist.

In vielen anderen Fällen, wenn nicht in den meisten, muß dagegen die Ursache spezifisch behandelt werden. Das Pneumomediastinum hat hier nur den Charakter eines Leitsymptomes oder einer Komplikation.

Zur Klärung der Ursache leistet die Röntgenuntersuchung den entscheidenden Beitrag.

KRAUS und STRNAD betonen, daß die Röntgenuntersuchung bei Verdacht auf eine mediastinale Erkrankung entgegen der Regel am Beginn einer umfassenden Diagnostik steht.

Folgende Untersuchungsmethoden stehen zur Verfügung:

1. Übersichtsaufnahme,
2. Schichtbildtechnik und
3. Darstellung mit Hilfe von Kontrastmitteln.

1. Übersichtsaufnahmen des Brust- und Bauchraumes

Bei der Frage nach der Ursache eines Mediastinalemphysems ist neben der Thoraxaufnahme auch eine Übersichtsaufnahme des Abdomens anzufertigen. Auf dem Röntgenbild des knöchernen Thorax wird man darauf achten, ob eine Fraktur in diesem Bereich feststellbar ist. Rippenfrakturen können unter den oben diskutierten Bedingungen Ursache eines Mediastinalemphysems sein. Man ist also besonders dann geneigt, sie als Ursache zu betrachten, wenn die röntgenologische Untersuchung gleichzeitig ausgedehnte Verschwartungen aufdeckt, die die Frakturstelle berühren.

Die Lungenaufnahme sollte wenigstens in zwei Ebenen angefertigt werden. Die Trachea ist auf der Übersichtsaufnahme regelmäßig zu erkennen, im schrägen Strahlengang werden auch meist noch die beiden Hauptbronchien sichtbar.

Man wird deshalb schon im Nativbild die Konturen dieser Abschnitte des Atmungstraktes zu beurteilen suchen, um eventuell Formveränderungen oder Diskontinuitäten aufzudecken. Ein Fremdkörper im Bereich des Atmungstraktes, der im Übersichtsbild durch seine Schattengebung auffällt, ist ein entscheidender Hinweis auf die Ursache des Mediastinalemphysems.

Aber auch eine der obengenannten ätiologisch für das Mediastinalemphysem bedeutsame Lungenerkrankung kann durch dieses einfache Untersuchungsverfahren aufgedeckt oder bestätigt und somit als mögliche Ursache erkannt werden. Das interstitielle Lungenemphysem — das vermittelnde Glied zwischen Alveolarruptur und Mediastinalemphysem — wird in seiner ausgeprägten Form röntgenologisch sichtbar.

Die Abdomenübersichtsaufnahme soll in erster Linie Auskunft darüber geben, ob sich freies Gas in der Peritonealhöhle befindet und deshalb eine Kontinuitätstrennung im Darmbereich anzunehmen ist.

Da sich das Gas am stehenden Patienten unter den Zwerchfellkuppeln sammelt, wird es auf der Aufnahme in dieser Position als subdiaphragmale Luftsichel sichtbar. Ein lufthaltiges Retroperitoneum weist auf einen Defekt in den retroperitoneal gelegenen Darmabschnitten hin.

2. Schichtuntersuchung

Hat man den Verdacht, daß dem Mediastinalemphysem eine Ruptur im Bereich der großen Atemwege zugrunde liegt, so führt man eine Schichtuntersuchung des Halses und des Mediastinums durch. Mit Hilfe dieser Methode werden der Larynx, die Trachea und die Haupt- und Lappenbronchien sichtbar. Stufenbildung oder Abbruch der Schattenkontur weisen auf einen Wanddefekt hin. Ganz besonderes Augenmerk sollte hier auf die Hauptbronchien gerichtet werden, die häufiger als die übrigen Abschnitte der Ort der Läsion sind.

3. Darstellung mit Hilfe von Kontrastmitteln

Zur Sicherung der auf Grund der Auswertung der Übersichts- und Schichtaufnahmen gewonnenen Verdachtsdiagnose einer Ruptur im Bereich der großen Atemwege steht die röntgenologische Darstellung mit Kontrastmitteln zur Verfügung.

Man wird im Falle eines alle Wandschichten betreffenden Defektes sehen, daß Kontrastmittel außerhalb des Lumens im Mediastinum liegt. Eine große Bedeutung kommt der Kontrastmitteluntersuchung bei der Oesophagusdiagnostik zu. Bei Verdacht auf eine Oesophagusläsion sollte man mit Hilfe wasserlöslicher Kontrastmittel den Wanddefekt nachzuweisen suchen.

Differentialdiagnose. Von der Klinik her muß differentialdiagnostisch eine große Anzahl von Erkrankungen gegen das Mediastinalemphysem abgegrenzt werden. Es sind praktisch alle, die mit Schmerzen im Thoraxbereich einhergehen. TOWBIN und BRETSCHER zählen folgende auf: Angina pectoris, Myocardinfarct, Mediastinitis, Pericarditis, Pneumopericard, Pleuritis, Pleurodynie, Pneumothorax, Aneurysma dissecans, Aneurysmaruptur, Lungenembolie, Rippenfraktur, Darmruptur.

Verlauf und Prognose eines Mediastinalemphysems richten sich nach der Dauer des Luftzustromes, nach der Menge der pro Zeiteinheit eindringenden Luft und nach der Wirksamkeit der sich spontan auftuenden Entlastungsventile.

Bei der sog. benignen Form (MACKLIN und MACKLIN, BARIÉTY und COURY) handelt es sich um ein Mediastinalemphysem, das durch einen einmaligen Luftübertritt oder, bei guten Entlastungsmöglichkeiten, nur durch einen geringen fortlaufenden Luftzustrom gespeist wird. Das Entscheidende dieser Verlaufsform ist, daß es nicht zu einem stärkeren Druckanstieg im Mittelfellraum kommt.

Entsprechend der geringen oder sogar fehlenden Drucksteigerung bei der gutartigen Form des Mediastinalemphysems werden Atmung und Kreislauf wenig oder gar nicht beeinflußt. Meist sistiert der Luftzustrom auch spontan, so daß Verlauf und Prognose auch ohne Therapie absolut günstig sind.

Anders ist es bei der sog. klassischen, dramatischen (BARIÉTY und COURY), oder malignen Form (MACKLIN und MACKLIN), die auch in Analogie zum Spannungspneumothorax als Spannungsmediastinum bezeichnet wird (CLASS und PACHECO).

Nach MACKLIN und MACKLIN kommt es schnell zu einer akuten Lebensbedrohung wenn:

1. die mediastinale Luft infolge ihres Druckes den Blutstrom im Herz und den großen Gefäßen behindert;

2. die Lunge durch ein massives, interstitielles Emphysem in Inspirationsstellung fixiert und die Atmung erschwert oder gar unmöglich wird;

3. sich der mediastinalen Luft die gewöhnlichen Entlastungswege in das Halsgewebe und den Retroperitonealraum nicht eröffnen und

4. die Luft in beide Pleurahöhlen einbricht und einen doppelseitigen Pneumothorax verursacht.

Ohne eine schnelle und wirksame Hilfe tritt in diesen Fällen meist bald der Tod ein. Die unmittelbare Todesursache ist das Atmungs- und Kreislaufversagen.

Es ist immer zu beachten, daß ein harmloses Mediastinalemphysem, besonders wenn es durch ein Trauma entstanden ist, jederzeit und sehr rasch in die bedrohliche Verlaufsform übergehen kann (JEHN und NISSEN).

Therapie. Bei dem benignen Mediastinalemphysem richtet sich die Therapie in den wenigsten Fällen auf das Emphysem selbst, vielmehr zielt sie darauf ab, daß sich der Luftübertritt nicht wiederholt. Die einfachste Behandlung ist die körperliche Ruhigstellung, die, wenn nötig, durch Sedativa unterstützt wird. Eine weitere Maßnahme hat zum Ziel, den intrabronchialen und intrapulmonalen Druck möglichst niedrig zu halten. Bei starkem Husten werden Antitussiva eingesetzt, bei Asthma bronchiale wird versucht, einen bestehenden Anfall zu durchbrechen oder einen neuen zu verhindern.

Handelt es sich um ein durch den mediastinalen Druckanstieg bedrohliches Emphysem, so ist unmittelbar eine Druckentlastung herbeizuführen.

Bei Vorliegen eines Pneumomediastinums, das seine Luft aus dem Lungeninterstitium bezieht, schlägt MACKLIN vor, auf der Seite des alveolären Luftaustrittes einen künstlichen Pneumothorax zu setzen, damit durch den Lungenkollaps die Öffnung verschlossen wird und kein weiterer Luftzustrom in das Mediastinum stattfindet. VOSSSCHULTE warnt jedoch dringend vor der Anwendung dieses Verfahrens in allen Fällen, bei denen eine traumatische Rißbildung der Lungen vorliegt.

Es darf nicht vergessen werden, daß zusammen mit einem Mediastinalemphysem sehr oft ein Spannungspneumothorax auftritt. Er kann schon frühzeitig ausgebildet sein oder auch im Verlauf eines bis dahin gutartigen Emphysems nach einer gewissen Latenzzeit sich plötzlich einstellen und die Wende zum Schlechten bringen (JEHN und NISSEN).

Eine wirksame Beeinflussung des Emphysems wird erst möglich, wenn dieser beseitigt ist (KILLIAN). Auf Vorschlag KILLIANs soll die Luft aus der Pleurahöhle bis zur Wiederentfaltung der Lunge abgesaugt werden. Es ist zwar möglich, daß sich der Pneumothorax nachfüllt, es hat sich aber erwiesen, daß in der Mehrzahl der Fälle die Rißstelle sich dennoch verschließt.

Handelt es sich um ein descendierendes Mediastinalemphysem, bei dem die Luft durch eine äußere Wunde während der Inspiration abgesaugt wird, so ist für eine unbehinderte Atmung zu sorgen und die Lufteintrittsstelle abzudichten (BUFORD). Liegt eine Tracheotomie vor und ist eher die Exspiration erschwert, so ist die Hautöffnung im Gegenteil offen zu halten, damit die außerhalb der Kanüle aus dem Tracheostoma ausgepreßte

Luft ins Freie entweichen kann. LABAYLE gibt eine Einteilung der Schweregrade des Mediastinalemphysems und ordnet ihnen die verschiedenen therapeutischen Möglichkeiten zu, die jeweils zur Anwendung kommen sollen:

1. das leichte Emphysem — es verursacht keine erhebliche Atembehinderung und rechtfertigt keinerlei Therapie,
2. das mittelstarke Emphysem — es wird mit Sauerstoffgabe und Herz- und Kreislaufmitteln behandelt,
3. das starke Emphysem — bei ihm kommen neben der medikamentösen Therapie je nach Lage des Falles die verschiedenen chirurgischen Maßnahmen zum Einsatz.

Der Autor betont, daß im Hinblick auf eine Mediastinitis jede Art des Mediastinalemphysems in seinen Folgen zweifelhaft bleibt. Die Therapie richtet sich deshalb oft mehr auf die drohende oder eingetretene Infektion als auf die Luftansammlung.

XVII. Verletzungen des Mediastinums

Durch die geschützte Lage des Mittelfellraumes innerhalb des Brustkorbes sind die Mediastinalverletzungen meist nur indirekter Art und mit Schädigungen des knöchernen Thorax, der Thoraxorgane, aber auch des Abdomens und des Halses vergesellschaftet. Je nach der Art des Traumas lassen sich stumpfe (subcutane) von offenen (perforierenden) Verletzungen unterscheiden (KILLIAN). Letztere können sowohl von außen durch Geschosse, Geschoßsplitter, Stiche und Pfähle, als auch von innen durch perforierende Verletzungen vom Lumen der Trachea oder des Oesophagus aus (verschluckte Fremdkörper, instrumentell bei diagnostischen oder therapeutischen Eingriffen) erfolgen.

Die perforierenden Verletzungen, aber auch stumpfe Thoraxtraumen können zu folgenden Mediastinalveränderungen führen:

1. Mediastinalemphysem — unter Umständen begleitet von Pneumothorax,
2. Mediastinalblutung,
3. Infektion (akute Mediastinitis).

Die Symptomatologie und Prognose traumatischer Mediastinalveränderungen sind in erster Linie abhängig von der Mitbeteiligung der im Mediastinum gelegenen Organe wie Herz, große Gefäße, Trachea und Oesophagus, sowie der Lunge und der Pleura und nicht zuletzt von dem Ausmaß der Verletzung dieser Organe.

Wegen der geschützten Lage ist das Mediastinum bei perforierenden Thoraxverletzungen weit weniger beteiligt als die Lunge und die Pleura.

So fanden z.B. JEHN und NAEGELI unter 300 Schußverletzungen des Thorax nur 19 Mediastinalverletzungen, wobei in nur 5 Fällen das Herz und die großen Gefäße beteiligt waren. ZELLER sah bei 29 Brustschüssen nur 1 Steckschuß im Mediastinum. Weitere Mitteilungen über Schußverletzungen der Lungen mit Mediastinalverletzungen finden sich unter anderen bei KUMMANT, DOUMER, BRUGEAS, STRAUCH, MEIER, LE FORT und DECLOUX.

Je nach Mitverletzung der im Mediastinum gelegenen Organe und vegetativen Nervengeflechte bietet die penetrierende Verletzung des Mittelfellraumes eine äußerst verschiedenartige Symptomatik.

Ein symptomenarmer Verlauf kommt höchst selten, am ehesten bei einem Steckschuß ohne Organbeteiligung vor (BARBIERI)[1]. Nicht selten treten schwerere Symptome erst nach einer gewissen Latenzzeit auf, so z.B. bei einer Verletzung des oberen Mediastinums mit Perforation des Oesophagus, wo erst nach 24—48 Std Temperaturerhöhungen eine Mediastinitis ankündigen. Schluckbeschwerden können bereits auf eine Oesophagusbeteiligung hinweisen und verlangen eine rasche Klärung durch eine Kontrastmitteluntersuchung der Speiseröhre mit wasserlöslichen Kontrastmitteln (z.B. Gastrografin), oder durch eine Oesophagoskopie. Nur durch ein unverzügliches operatives Eingreifen lassen sich in solchen Fällen schwerere Komplikationen (Mediastinitis) vermeiden. Bei Verletzungen des unteren Oesophagusabschnittes ist die Gefahr der Mediastinitis geringer, die der Pleurainfektion dagegen größer (VOSSSCHULTE). Oft verraten sich derartige Verletzungen auch durch eine Haemoptoe infolge kleinerer Blutungen.

---

1 Einer der Autoren (KRAUS) fand anläßlich einer Lungendurchleuchtung einer Epileptikerin während seiner Tätigkeit an der Röntgenabteilung der Chirurgischen Universitätsklinik Frankfurt a. M. eine symptomlos im oberen Mediastinum liegende Stricknadel (Abb. 49a u. b.).

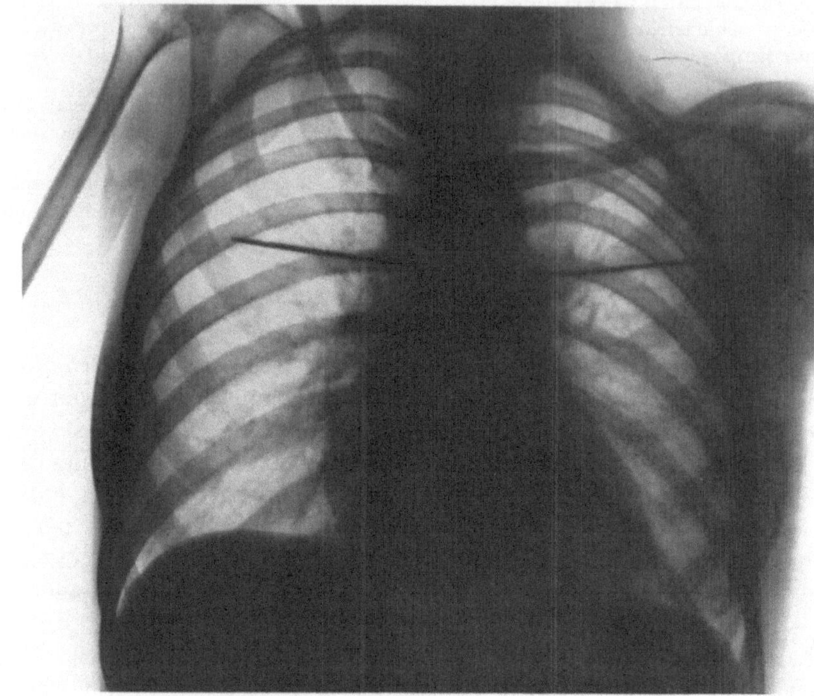

a

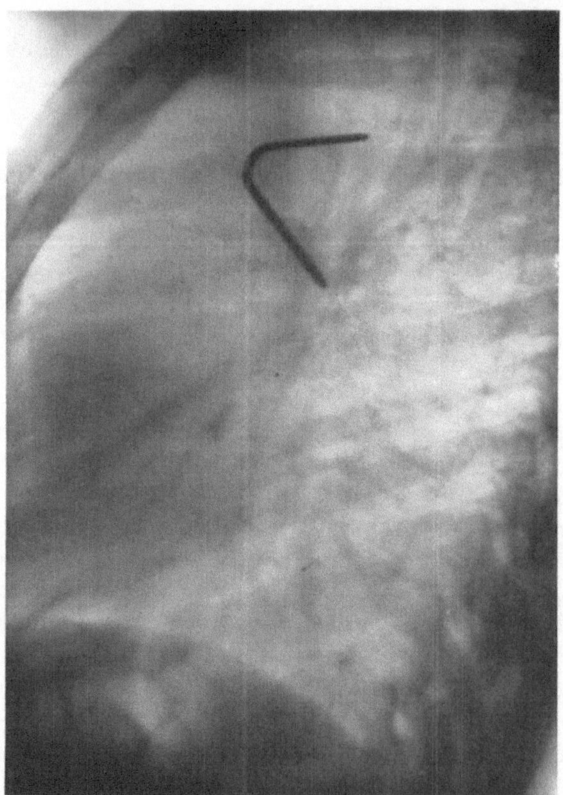

b

Abb. 49a u. b. Lungenübersichtsaufnahme sowie frontale Aufnahme der linken Lunge. Quer durch den Thoraxraum, im frontalen Strahlengang etwas konvexbogig nach ventral verlaufend, liegt ein an beiden Enden spitzzulaufendes dünnes drahtförmiges Gebilde (Stricknadel, die während eines epileptischen Anfalles eingedrungen sein muß, da anamnestisch kein sonstiges Trauma zu eruieren war). (Röntgenabteilung der Chirurgischen Universitätsklinik Frankfurt a. M.; Vorstand: Prof. Dr. Strnad)

Ein Mediastinalemphysem wird meist bald nachweisbar bei Mitverletzung des Oesophagus, der Trachea, der Bronchialäste, der Lungen oder der Pleura. Wenig später finden sich dann schwerste Atemnot, Beklemmungsgefühl, gedunsenes Gesicht, Cyanose, eventuell obere Einflußstauung mit praller Füllung der Halsvenen und der Venen an Schulter und Arm, Kollapserscheinungen und ein kleines, aus dem Mediastinum in das Jugulum aufsteigendes Hautemphysem. Darüber hinaus können eine Haemoptoe, ein Pneumothorax und eventuell ein Haematothorax vorhanden sein. Blutungskollaps und Mediastinalhaematom führen zu einem äußerst lebensbedrohlichen Zustand bei gleichzeitiger Verletzung des Herzens und der großen Gefäße. Kleinere Verletzungen der Aorta und der großen Venen können überlebt werden, auch wenn das Mediastinalhaematom größeren Umfang annimmt (ZEHBE und STAMMLER u.a.). Die traumatische Eröffnung des Ductus thoracicus ist ein sehr seltenes Ereignis und führt zu einem chylösen Pleuraerguß, der nicht mit einem Pleuraempyem verwechselt werden darf.

Auf die Ursache sowie die klinische und die röntgenologische Symptomatologie des Mediastinalemphysems, des Mediastinalhaematoms und der akuten Mediastinitis wird in den entsprechenden Kapiteln näher eingegangen.

1. Mediastinalhaematom

Blutungen in das Mediastinum sind in erster Linie traumatisch bedingt und Folgen von Stich-, Schuß- oder Pfählungsverletzungen, Thoraxkompressionen, Frakturen der Wirbelsäule, des Sternums und der Rippen. Seltener ist das Mediastinalhaematom bei Rupturen von Aortenaneurysmen.

Als Blutungsquelle kommen neben der Aorta ihre großen Äste, die großen Venen, aber auch kleinere mediastinale Gefäße, insbesondere die Aufzweigungen der Arteria mammaria interna und die Intercostalarterien in Frage.

Traumatische Aortenrupturen kommen nach BERGHAUS insbesondere bei stumpfen Thoraxkompressionen vor. VOSSSCHULTE ist dagegen der Meinung, daß Mediastinalblutungen bei stumpfen Thoraxtraumen im allgemeinen durch Zerreißungen großer Venen erfolgen, nicht pathologisch veränderte Arterien komprimierenden Gewalteinwirkungen meistens standhalten und nur durch direkte Zerrung oder Aufspießung verletzt werden. Über einen Fall einer traumatischen Vorhofruptur ohne äußere thorakale Verletzung berichteten GÖBBELER und KAUFMANN. Dabei fielen auf der Thoraxübersichtsaufnahme neben einer linksseitigen Rippenserienfraktur eine Verbreiterung des Mediastinums in Höhe des Aortenbogens nach links mit einer Verlagerung der Trachea nach rechts, sowie eine Verbreiterung des Herzschattens nach links auf. Wegen der Schwere des klinischen Bildes (Bewußtlosigkeit, schlechte Kreislaufverhältnisse) wurde auf eine weitere Diagnostik verzichtet. Durch die sofortige Thorakotomie konnte das Mediastinalhämatom ausgeräumt und der Vorhofdefekt verschlossen werden.

Die klinischen Erscheinungen können zwischen völliger Symptomenfreiheit und schwerstem lebensbedrohlichen Zustand bis zur extrapericardialen Herztamponade schwanken (MÜLLY). Ein ausgedehntes traumatisches Haemomediastinum ist gekennzeichnet durch Blutungsschock und akute Druckerhöhung im Mediastinum mit entsprechender Auswirkung auf die Mediastinalorgane, wobei schwere Beeinträchtigungen von Kreislauf und Atmung klinisch im Vordergrund stehen.

Röntgenologisch findet sich eine diffuse, unregelmäßige Verbreiterung des Mediastinums, eventuell mit Komprimierung oder Verlagerung von Trachea und Oesophagus, was klinisch zu Atemnot und Dysphagie führen kann. Als ein typisches Zeichen für Mediastinalhaematome bzw. größere Flüssigkeitsansammlungen im Mediastinum sieht RAPHAEL eine linksseitige Verbreiterung des Mediastinums mit einer Lappung oder Höckerung der kardio-mediastinalen Kontur an. Er beobachtete diese Mediastinalveränderungen bei zwei autoptisch gesicherten Fällen und erhielt identische Befunde in einer Reihe von Untersuchungen mit Bariumauffüllungen des Mediastinums an der Leiche. Die unter die linke mediastinale Pleura in das Mediastinalgewebe am Aortenbogen injizierte Bariumaufschwemmung breitete sich zunächst im vorderen Mediastinum aus und drang dann nach dorsal über den Aortenbogen und nach links über die linke Pericardbegrenzung vor. Als Erklärung für die Einkerbung am linken, manchmal auch am rechten Mediastinalrand führt RAPHAEL die Beobachtung an, daß sich bei Ergüssen oder Haematomen im Mediastinum zwei größere Hohlräume darstellen lassen, die knapp oberhalb des Mediastinums durch querverlaufende Bindegewebszüge eine gewisse Septierung aufweisen und dadurch das Bild einer gelappten Mediastinalbegrenzung auf der Lungenübersichtsaufnahme entsteht. Durch Einreißen der Pleura mediastinalis kann unter Umständen gleichzeitig ein Haematothorax entstehen.

Eine begrenzte mediastinale Blutung vermag ihren Ursprung in einer Fraktur des Sternums mit subperiostaler Blutung haben. Die paravertebrale, intramediastinale Blutung, wie sie zuerst von EISELSBERG und GOLD beschrieben wurde, erscheint als eine unscharf begrenzte Verdichtung, die mit der maximalen Breite in Höhe eines frakturierten Wirbels liegt.

Als eine ungewöhnliche Erscheinung bei einem mediastinalen Haematom wurde von LAFFORT ein Horner-Syndrom und von DUYSTER eine Blutdruckdifferenz in den oberen Extremitäten beschrieben.

Der Verlauf des Mediastinalhaematoms ist von der Blutungsquelle abhängig. Haematome, die ihre Ursache in der Fraktur des Sternums oder eines Brustwirbels haben, werden im allgemeinen schnell resorbiert. In einzelnen Fällen kommt es jedoch vor, daß Monate nach dem Trauma noch verbreiterte Mediastinalschatten nachgewiesen werden können. Blutungen aus kleineren Gefäßen des Mediastinums werden innerhalb von 2—3 Wochen resorbiert.

Bei Blutungen, die durch eine Aortenverletzung verursacht sind und überlebt werden, gibt es zwei Verlaufsmöglichkeiten: Einmal kann es zu einer zunehmenden Rückbildung der mediastinalen Verschattung kommen, wobei dann ein Aortenaneurysma zutage treten kann. Zum anderen besteht die Möglichkeit einer weiteren Zunahme der Mediastinalverbreiterung, was auf ein Fortbestehen der Blutung hinweist. Über eine entsprechende Verlaufsserie im Zeitraum von 3 Monaten, mit einer zunehmenden Mediastinalverbreiterung während der ersten 8 Std nach einem Trauma, berichtet WYMAN. Nach 24—48 Std zeigte sich dann eine Rückbildung der Mediastinalverbreiterung, bis nach 3 Monaten keine pathologischen Mediastinalveränderungen röntgenologisch mehr nachweisbar waren. Die röntgenologischen Untersuchungsmethoden beschränkten sich nach frischen Thoraxtraumen auf Nativaufnahmen in mehreren Ebenen, die eventuell durch Schichtaufnahmen und Oesophagogramm nach einigen Tagen oder Wochen ergänzt werden konnten. Eine Angiokardiographie bzw. Aortographie ist bei der Mediastinalverbreiterung nach frischen, stumpfen Thoraxtraumen contraindiziert, da der Patient infolge Druckerhöhung äußerst gefährdet wird und zum Exitus kommen kann.

2. Das traumatische Aortenaneurysma

Dem Untersucher müssen sowohl die frühen als auch die späten Erscheinungen einer Aortenverletzung gegenwärtig sein, damit er den Kliniker auf die Möglichkeit einer fatalen Blutung hinweisen kann. Wie bereits erwähnt wurde, ist eine Mediastinalverbreiterung nach einem stumpfen Brusttrauma immer hinweisend auf eine Blutung, entweder von kleineren Arterien oder Venen, von den Lungenarterien, Lungenvenen oder, was am wichtigsten ist, von der Aorta. Die Aortenverletzungen bei stumpfen Thoraxtraumen können eingeteilt werden in vollständige Ruptur, akute und chronische Aneurysmabildung. Ein größerer Riß aller drei Schichten der Aortenwand führt im allgemeinen rasch zum Tode, noch ehe eine wirksame Hilfe möglich wird. Der Verletzte mag überleben, wenn sich bei einem Riß aller drei Schichten nur ein kleiner Defekt gebildet hat und die Blutung durch Eigentamponade des Mediastinalhaematoms zum Stehen kommt. J. A. RYAN hat im Jahre 1962 51 bisher bekannte Fälle nicht sofort tödlicher Aortenrupturen tabellarisch zusammengestellt (Tabelle 6). Falls nur zwei Schichten der Aorten-

Tabelle 6. *Tabellarische Zusammenstellung von 51 traumatischen Aortenaneurysmen aus der Literatur von* J. A. Ryan *(in englischer Sprache)*

This table lists the reported cases (51) of traumatic aneurysm which occurred in major mediastinal vessels following closed chest injury and survived 11 hours or longer. With 2 exceptions (Temple's and Gordon-Taylor's cases), the vessel involved in all cases was the aorta. Automobile drivers and passengers, involved in road accidents, formed the vast majority of the victims. The isthmus of the aorta was by far the commonest site for aneurysm formation in these deceleration accidents. It will be noted that successful reconstructive surgery was performed in 9 instances and that 8 cases remained asymptomatic for varying periods of years after diagnosis, without treatment.

Author	Age years	Sex	Mode of presentation	Total known duration of aneurysm	Site of aneurysm	Nature of accident	Treatment	Result
1. Kuhn (1925)	49	M.	Substernal pain and malaise	10 d.	Ascending aorta	Kick-back of wood from rip-saw	None	Death. Diagnosis at P.-M.
2. Kahn (1929)[a]	45	M.	Pain L., chest, cough, dyspnoea, aortic systolic murmur. Radiograph showed aneurysm	2 yr.	L. limb of arch	Cart handle struck chest. K.O.'d	None	Anginal pain I yr. later
3. Shennan (1929)[a]	57	M.	Fracture of L. 1st rib and clavicle. Swelling of face and neck 10 days after accident	8 wk.	Descending aorta	Knocked down by bicycle	None	Death. Diagnosis at P.-M.
4. Corbitt and Matthews (1937)	74	M.	Fractured tibia and severe chest pain. Sudden collapse	20 hr.	Arch, distal to L. common carotid artery	Struck by auto	None	Death. Diagnosis at P.-M.
5. Forbes (1944)	37	M.	Struck in epigastrium by plough-handle. Chest pain and collapsed 2 d. later	1 d.	Ascending aorta	Severe blow by plough-handle	None	Death. Diagnosis at P.-M.
6. Leonard (1945)[a]	60	M.	Dyspnoea, cough, chest pain, collapsed 15d. after admission	15 d.	Isthmus	Auto	None	Death. Diagnosis at P.-M.
7. Strassman (1947)	?	?	At P.-M.	12 hr.	?	? Road traffic accident	—	Death. Diagnosis at P.-M.

[a] Denotes cases not included in Malm and Deterling's paper. Several of the cases listed by them might be more properly termed "delayed rupture" of the aorta, as their survival time was so short; however, they have been included in the table for the sake of completeness. Cases which survive less than one or two days, but long enough to make a diagnosis at least a possibility, are probably more common than the literature would suggest.

Table 1 (continued)

Author	Age years	Sex	Mode of presentation	Total known duration of aneurysm	Site of aneurysm	Nature of accident	Treatment	Result
8. STRASSMAN (1947)	?	?	At P.-M.	12 hr. +	?	? Road traffic accident	—	Death. Diagnosis at P.-M.
9. STRASSMAN (1947)	?	?	At P.-M.	12 hr.	?	? Road traffic accident	—	Death. Diagnosis at P.-M.
10. STRASSMAN (1947)	?	?	At P.-M.	18 hr.	?	? Road traffic accident	—	Death. Diagnosis at P.-M.
11. HENNING and AGMAR (1948)	33	M.	L. haemothorax, substernal pain	10 d.	Ithmus	Auto passenger	Supportive	Death. Diagnosis at P.-M.
12. STRYKER (1948)[a]	18	F.	Chest pain, distended neck veins, pyrexia, dyspnoea, 5 mth. after injury	6 mth.	Ascending aorta	Auto	None	Death. Diagnosis at P.-M.: Aneurysm and subacute bacterial endocarditis
13. STRYKER (1948)[a]	20	M.	Head and chest injuries—unconscious. Sudden collapse 5 d. later	5 d.	Isthmus	Auto	None	Death. Diagnosis at P.-M.: fat embolism + aneurysm
14. BRADFORD and JOHNSTON (1950)	21	M.	Chest pain 5 wk. after accident. Dysphagia	81 d.	Descending thoracic aorta	Auto	Diagnostic thoracotomy	Death
15. GORDON-TAYLOR (1950)[a]	38	M.	Fractured R. clavicle and R. 2nd rib, surgical emphysema. Machinery murmur in aortic area. Cardiac catheterization. A.V. aneurysm	5 mth.	Fistula between 1st part of R. subclavian artery and junction of R. internal jugular and subclavian veins	Fall 30 ft. from ladder	Ligation of innominate artery	Cure
16. RICE and WITTSTRUCK (1951)	20	F.	Hypertension in pregnancy-rupture	20 d.	Isthmus	Auto	Caesarean section 8 d. after accident	Death from rupture of aneurysm. Diagnosus at P.-M.
17. HOLLINGSWORTH and others (1952)	27	M.	Chest pain on coughing 6 d. after injury	3 yr.	Descending aorta 5 cm. from isthmus	Auto	Thoracotomy. Cellophane wrapping of aneurysm	Still at work 3 yr. later

Table 1 (continued)

18. HOLLINGSWORTH and others (1952)	27	M.	Routine radiograph 1 yr. after injury	7 yr.	Isthmus	Passenger in ambulance	Diagnostic thoracotomy	No symptoms 7 yr. after injury
19. HOLLINGSWORTH and others (1952)	19	M.	Routine radiograph 1 yr. after injury	20 mth.	Isthmus	Jeep	Diagnostic thoracotomy	Asymptomatic 20 mth. after injury, but mass larger on radiography
20. HOLLINGSWORTH and others (1952)	33	M.	Substernal pain. (Fractured sternum.) 17 d. after injury. Angiocardiogram	1 mth.	L. side of aortic arch	Auto	None	Discharged 1 mth. after accident
21. WYMAN (1953)	49	F.	Collapse 8 d. after injury; mediastinal widening on radiography	8 d.	Isthmus	Auto	None	Death. Diagnosis at P.-M.
22. WYMAN (1953)	51	M.	Collapse 14 hr. after admission. Mediastinal widening on radiography	15 hr.	Ascending aorta	*Pedestrian* — knocked down	None	Death. Diagnosis at P.-M.
23. WYMAN (1953)	91	M.	Collapse 9 hr. after admission. Mediastinal widening on radiography	11 hr.	Descending aorta	*Pedestrian* — knocked down	None	Death. Diagnosis at P.-M.
24. BAHNSON (1953)	49	F.	Hoarseness and chest pain 9 mth. after accident. Differential B.-P. R. and L. arms	9 mth.	Aorta at origin of L. subclavian	Auto	Reconstructive surgery	Cure
25. KASTL (1953)[a]	33	M.	L. haemothorax, substernal pain	10 d.	Isthmus	Auto passenger	Supportive	Death. Diagnosis at P.-M.
26. JAY and FRENCH (1954)[a]	20	M.	Haemoptysis 6 mth. after injury	7 mth.	Isthmus	Auto	Thoracotomy; deemed inoperable	Death from massive haemoptysis 6 wk. after surgery
27. DE BAKEY and COOLEY (1954)[a]	31	M.	Asymptomatic for 8 yr., then chest pain and dyspnoea developed	8 yr.	Isthmus	Plane crash	Reconstructive surgery	Cure
28. HARDIN (1954)	32	M.	Routine radiograph 2 yr. after injury	10 yr.	Descending thoracic aorta	Struck by coal conveyor	Surgery (10 yr. after injury)	Death in theatre
29. GOYETTE and others (1954)	22	M.	Routine radiograph 2 yr. after accident	4 yr.	? Isthmus	Auto	Diagnostic thoracotomy	Symptomless 4 yr. after accident

Table 1 (continued)

Author	Age years	Sex	Mode of presentation	Total known duration of aneurysm	Site of aneurysm	Nature of accident	Treatment	Result
30. GOYETTE and others (1954)	20	M.	Routine radiograph 8 mth. after accident. Angiocardiography confirmed diagnosis	8 yr.	Descending aorta	Auto	None, Aneurysm showed calcification	Symptomless 8 yr. after accident
31. GOYETTE and others (1954)	23	M.	Routine radiograph 3 mth. after injury. Angiocardiography confirmed diagnosis	5 mth.	Descending aorta	Auto	Reconstructive surgery	Death 2 mth. after surgery (rupture into bronchus)
32. STRANAHAN (1955)	25	M.	Chest pain, dyspnoea, systolic murmur	5 yr.	Isthmus	Auto	Reconstructive surgery	Cure
33. SAROT and LAZZARINI (1955)	38	F.	Chronic cough L. shoulder pain. Mediastinal mass on radiography. Angiocardiogram confirmed diagnosis	14 yr.	Isthmus	Auto	Reconstructive surgery	Cure
34. WARE and others (1955)	19	M.	Dyspnoea, chest pain, and fatigue	$3^1/_2$ mth.	Isthmus	Auto	Reconstructive surgery	Death on 7th post operative day (oesophagopleural fistula)
35. STOREY and others (1956)	37	M.	Collapsed 12 d. after injury (rupture)	12 d.	Isthmus	Auto	Surgery	Death
36. STOREY and others (1956)	35	M.	Routine radiograph	4 yr.	Isthmus	Twenty-foot fall on left chest	Reconstructive surgery	Cure
37. ZEHNDER (1956)	21	M.	Dysphagia. Collapse 3 d. after injury	3 d.	Isthmus	Auto	None	Death $4^1/_2$ d. after injury. Diagnosis at P.-M.
38. STEINBERG (1957)	19	M.	Routine radiograph 15 yr. after injury-asymptomatic	15 yr.	Isthmus	Auto	None	Asymptomatic 5 yr. after diagnosis
39. STEINBERG (1957)	48	F.	Routine radiograph	27 yr.	Isthmus	Auto	None	Asymptomatic
40. STEINBERG (1957)	45	M.	Asymptomatic. Higher B.-P. in arms than legs 1 yr. after accident	3 yr.	Isthmus	Auto	None	Asymptomatic 2 yr. after diagnosis

Table 1 (continued)

41. Steinberg (1957)	43	M.	Routine radiograph 20 yr. after accident	20 yr.	Isthmus	Auto	None	Asymptomatic
42. Steinberg (1957)	29	M.	Routine radiograph	4 yr.	Isthmus	Auto	Surgery	Death
43. Eiseman and Ranier (1958)	42	M.	Routine radiograph 1 yr. after accident	16 yr.	Isthmus	Auto	None	Asymptomatic 16 yr. after accident
44. Eiseman and Ranier (1958)	24	M.	Routine radiograph 2 yr. after injury	4 yr.	Isthmus	Auto	None	Asymptomatic 4 yr. after accident
45. Eiseman and Ranier (1958)	20	M.	Asymptomatic for 9 d., then collapse	9 d.	Isthmus	Auto	Surgery	Death
46. Eiseman and Ranier (1958)	44	M.	Mediastinal widening following injury. Fluctuating femoral pulses	3 wk.	Isthmus	Fall from third storey	Surgery	Death
47. Eiseman and Ranier (1958)	53	M.	Routine radiograph 9 yr. after accident. Chest pain	13 yr.	Descending aorta, T. 7 level	Auto	Reconstructive surgery	Cure
48. Eiseman and Ranier (1958)	63	M.	Routine radiograph 47 yr. after injury	47 yr.	Descending aorta	Kick from mule	No surgery (carcinoma of bladder present)	Aneurysm enlarging
49. Johannsen (1959)[a]	?	M.	Routine radiograph	?	Isthmus	Auto	Reconstructive surgery	Cure
50. Johannsen (1959)[a]	?	M.	Routine radiograph	?	Isthmus	Auto	Reconstructive surgery	Cure
51. Malm and Deterling (1960)	48	M.	As coarctation of aorta-hypertension in arms, hypotension in legs	3 mth.	Isthmus	Auto	Reconstructive surgery	Cure

Since this table was prepared, several other cases of successful repair of traumatic aortic aneurysms have come to light: Spencer, Guerin, Blake, and Bahnson (1961) report 7 personal cases and list 10 further cases from the literature; MacIntyre (1960) reports 7 personal cases; Passara and Pace (1959) describe 1 case. Thus a total of 34 cases have been fund in the literature.

wand verletzt werden, kann das mediastinale Haematom einen sich ständig vergrößernden Aortenschatten zeigen. Die sich verhältnismäßig schnell entwickelnden Aortenaneurysmen haben gewöhnlich ihre Ursache in einem Riß und einer Retraktion der Intima und Media mit Ausweitung der Adventitia. Solche Aneurysmen können innerhalb der ersten Stunden oder Wochen rupturieren, falls sie nicht diagnostiziert und chirurgisch angegangen werden. Traumatische Aneurysmen können sich auch langsam entwickeln und bis zu einem Zeitraum von etwa 1 Jahr ständig vergrößern. Danach tritt jedoch eine weitere Vergrößerung oder Ruptur nur selten auf.

Die pathologischen Veränderungen können bei Aortenverletzungen zwischen minimaler subintimaler Blutung und vollständiger Ruptur aller drei Schichten der Aortenwand schwanken (PARMLEY, SCHONHOLZ und JAHNKE). PARMLEY wies darauf hin, daß die meisten Aortenverletzungen seiner beobachteten Fälle senkrecht zur Längsachse der Aorta erfolgten, und daß die zirkulär verlaufenden Risse dieser Art die Bildung eines diffusen Aneurysmas zur Folge hatten. Waren jedoch die Wanddefekte sehr klein, traten sackförmige Aneurysmen auf. Am häufigsten liegt die Aortenverletzung gerade distal vom Abgang der linken Arteria subclavia und vom Ligamentum arteriosum (42 % bei 296 Fällen berichtet von PARMLEY).

Nach RICE und WITTSTROCK ist dieser Teil der Aorta am meisten fixiert und verhältnismäßig steif, während der anschließende Teil der Aorta descendens verhältnismäßig beweglich ist. Es wird angenommen, daß durch das Trauma der Teil der Aorta, der distal von der Fixationsstelle liegt, vorwärts bewegt und von der übrigen Aorta abgeschert wird. Diese Wirkung tritt an der Stelle der größten Rigidität der Aorta auf, so daß die Aortenwand auch am ehesten an dieser Stelle rupturiert.

MAC INTYRE faßte die Theorien von MAC DONALD und CAMBELL sowie die von MAC DONNEL zusammen und ist der Ansicht, daß die anatomische Stelle der Aortenfixation bei der relativ wenig komprimierbaren Blutsäule, die die zähe Wirkung überträgt, verwundbar ist. Nach BERGHAUS betreffen die traumatischen Aortenrupturen zu etwa 60 % den Isthmus, zu 23 % die Aorta ascendens und zu 15 % die Aorta descendens.

Kompressionen des Thorax sind nach CEHNDER ein wichtiger Faktor bei der Aortenverletzung. Er weist darauf hin, daß bei der Kompression eine Zunahme des intravasculären Drucks mit nachfolgender Ruptur verursacht wird. Diese Druckzunahme hängt ab von Systole oder Diastole, dem peripheren Widerstand und der Dauer der Traumaeinwirkung. Eine Aortenruptur infolge indirekter Krafteinwirkung beobachteten PARMLEY u. Mitarb. bei einem Patienten, der durch Erde verschüttet wurde und dabei von den Erdmassen bis zur mittleren Thoraxhöhe begraben war. Die Autoren nahmen an, wie bereits von CEHNDER ausgeführt, daß das Blut plötzlich in der Aorta komprimiert wurde, wodurch ein Druck von solcher Größe entstand, daß die Ruptur erfolgte.

Die röntgenologischen Zeichen einer posttraumatischen Aortenschädigung wurden von STEINBERG und EVANS ausführlich beschrieben. Sie weisen darauf hin, daß traumatische Aortenaneurysmen aus einem sich auflösenden Mediastinalhaematom hervorgehen. Weitere im allgemeinen nachweisbare Befunde sind ein sofort oder später auftretender Haematothorax, Frakturen des Sternums, der Rippen oder der Brustwirbel. Ein Haematothorax, falls er nachzuweisen ist, wird gewöhnlich auf der linken Seite gefunden. Wenn die Blutung nicht weiter fortschreitet, wird sich das mediastinale Haematom innerhalb mehrerer Wochen resorbieren. Während dieser Zeit kann das Aortenaneurysma auftreten und als umschriebene Ausweitung der Aorta am besten auf frontalen oder schrägen Aufnahmen erkennbar werden. Dabei muß der Aneurysmaschatten in allen Ebenen mit dem Aortenschatten in Verbindung stehen. So ist eine länger bestehende Aorten- bzw. Mediastinalverbreiterung nach einem Thoraxtrauma immer auf eine Aneurysmabildung verdächtig. Gelegentlich kann eine Gerinnselbildung ein traumatisches Aortenaneurysma vortäuschen.

Andere Hinweise für die Diagnose eines posttraumatischen Aortenaneurysmas sind Verlagerungen des Oesophagus oder der Trachea, die sich unter der Durchleuchtung der Lunge mit Kontrastmitteldarstellung des Oesophagus finden lassen. Schichtuntersuchungen in zwei Ebenen erlauben oft schon eine genauere Aussage über Lokalisation und Ausdehnung des Mediastinalhaematoms bzw. Aneurysmas.

Die endgültige Diagnose wird jedoch durch die Angiokardiographie bzw. Aortographie gestellt. Damit läßt sich nicht nur die gefäßbedingte Mediastinalverbreiterung von echten Mediastinaltumoren abgrenzen und die exakte Lokalisation bestimmen, sondern auch das Aneurysma falsum vom Aneurysma dissecans differenzieren. Letzteres zeigt bei Kontrastmittelfüllung ein doppeltes Aortenlumen. Die Perforations- und Reperforationsstelle läßt sich nicht selten darstellen. Bei thrombosiertem Aneurysma dissecans kann neben dem mit Kontrastmittel gefüllten Aortenlumen eine kontrastschwache Doppelkontur erkennbar werden, zumindest aber kann eine Konturunregelmäßigkeit der Kontrastmittelsäule im verdächtigen Bereich auf das Aneurysma hinweisen. Bei der posttraumatischen Aorten- oder Mediastinalverbreiterung ist die Aorta- bzw. Angiokardiographie jedoch nur Spätfällen vorbehalten. In der sog. Frühphase ist die Angiokardiographie contraindiziert, da sie durch Druckerhöhung zum Exitus führen kann (Kremer).

Infolge der allmählichen Entwicklung vieler traumatischer Aortenaneurysmen sind sie häufig erst nach Monaten oder Jahren zu erkennen und werden dann durch eine routinemäßige Röntgenuntersuchung bei asymptomatischen Patienten nachgewiesen. Steinberg und Evans haben Fälle berichtet, bei denen zwischen dem Trauma und der Diagnosestellung ein Zeitraum bis zu 27 Jahren lag.

Falls ein chronisches Aortenaneurysma nachgewiesen wird, werden Verlaufskontrollen empfohlen, da nach einer Periode der Latenz eine weitere Größenzunahme des Aneurysmas erfolgen kann, was möglicherweise auf eine erneute Blutung oder auf ein Aneurysma dissecans mit bevorstehender Ruptur hinweist. Ein Fall eines traumatischen Aneurysmas mit sekundärer Perforation wurde unter anderem von Zehbe und Stammler beschrieben.

Als signifikantes röntgenologisches Zeichen der Ruptur der Aorta oder eines thorakalen Aneurysmas werten T. Steinberg, Dotter und Niles die zunehmende Vergrößerung und den Verlust der scharfen Abgrenzung der Aorta oder des Aortenaneurysmas, besonders wenn infiltrative Lungenveränderungen oder plötzlich entstehende und schnell zunehmende Pleura- und Pericardergüsse sich hinzugesellen.

VIII. Stumpfe Thoraxtraumen

Geschlossene Verletzungen des Mediastinums

1. Commotio thoracis

Hierunter versteht man einen Schockzustand infolge schwerer stumpfer Gewalteinwirkung auf den Thorax durch Stoß oder Sturz, ohne daß gröbere anatomische Verletzungen des Thorax oder der Mediastinalorgane vorliegen müssen. Kollapserscheinungen mit Totenblässe, Störungen der Herztätigkeit und Atemnot mit frequenten, oberflächlichen Atemzügen kennzeichnen das klinische Bild, das gelegentlich mit Bewußtlosigkeit einhergehen kann. Als Ursache kommen Reizungen des im Mediastinum verlaufenden vegetativen Nervengeflechtes und eine akute Druckerhöhung im Mediastinum in Frage. Die außerordentliche Empfindlichkeit der die Herztätigkeit regulierenden Nerven auf Berührung, Druck und Zerrung wurde von Rütz experimentell nachgewiesen.

Danach sind Funktionsstörungen (meist Rhythmusstörungen) des Herzens bis zum Herzstillstand bei der Commotio thoracis auf reflektorischem Wege durch Reizung der Aortennerven nicht verwunderlich. Der plötzliche Tod infolge eines schweren stumpfen Thoraxtraumas unterliegt nach Killian ähnlichen Reflexmechanismen wie der nach Druck oder Schlag auf den Sinus caroticus (Vagustod).

2. Compressio thoracis

Führt eine stumpfe Gewalteinwirkung am Thorax zu sekundären Verletzungen des Mittelfells oder der im Mediastinum gelegenen Organe, so spricht man von einer Compressio thoracis.

Durch Überdehnung der mediastinalen Pleurablätter infolge plötzlicher Lageveränderung ihrer Fixpunkte am knöchernen Thorax und besonders infolge der Richtungsänderung des Zwerchfelles kann es zu Zerreißungen bzw. Einrissen der Pleurablätter und des mediastinalen Bandapparates kommen. Nach Killian spielen hierbei auch das Beharrungsvermögen der im Mediastinum gelegenen Organe bei Stoß, oder starke Pendelausschläge der Mediastinalorgane auf die Fortpflanzung der Stoßwelle eine nicht unbedeutende Rolle. Größere Zerreißungen der Mediastinalblätter mit mehr oder minder starker Blutung in das Mediastinum bei stumpfem Brusttrauma, ohne Verletzung des knöchernen Thorax und der Mediastinalorgane, dürften wohl zu den Seltenheiten gehören. Zwei eindrucksvolle Fälle wurden unter anderem von Fryzs beschrieben, wobei der eine mit Gefäßzerreißungen im Bauchraum, der andere mit einer Milzruptur einherging. Auch Vossschulte weist darauf hin, daß eine Compressio thoracis nicht selten mit abdominellen Verletzungen einhergeht. Leichtere Einrisse des mediastinalen Gewebes führen meist nur zu geringgradigen Blutungen, gehen oft ohne besondere Symptome einher und lassen sich kaum diagnostizieren.

Der reine Mediastinalriß, ohne begleitende Organverletzung, bedarf ebenso wie geringgradige Blutungen in das Mediastinum oder in die Pleurahöhle keines chirurgischen Eingriffes (Sauerbruch, Vossschulte).

Eine stärkere Thoraxkompression wirkt sich nicht selten auf die großen Venen und deren Inhalt aus. Das sich daraus ergebende Krankheitsbild wurde von Perthes, Braun, Sick, Wendel und Killian als *Druckstauung* bezeichnet. Es entsteht dabei zum Ausgleich eines akuten Druckanstieges eine Umkehr des Blutstromes in den klappenlosen Hohlvenen, wobei die Flüssigkeit der venösen Gefäße in umgekehrter Richtung im Sinne eines Rückstoßes in das Abdomen und die obere Körperhälfte ausweicht. Die so durch die Gewalteinwirkung entstandene und auf die Gefäße übertragene Druckwirkung wird durch einen reflektorischen Glottisverschluß unterstützt und kann in der Körperperipherie zu Zerreißungen kleinster Gefäße führen. So erklärt sich das Auftreten von Suggillationen und Haematomen an Hals, Kopf, Conjunctiven und am Augenhintergrund, was das Sehvermögen vorübergehend stören kann. Auch muß mit einer Blutung in das Mediastinum gerechnet werden, die bei entsprechender Ausdehnung röntgenologisch durch eine Verbreiterung des Mediastinalschattens nachweisbar wird. Vossschulte berichtet in diesem Zusammenhang über einen eindrucksvollen Zwerchfellhochstand, der ebenso wie die Mediastinalverbreiterung unter konservativer Behandlung nach 2 Wochen wieder verschwand. Im Zuflußgebiet der unteren Hohlvene lassen sich die Blutaustritte weniger deutlich erkennen, es sei denn, daß retroperitoneale Haematome oder Blutungen aus Pfortaderästen in das Mesenterium darauf hinweisen.

Im Rahmen eines stumpfen Brustbauchtraumas auftretende Atonien des Magendarmtraktes sind in dieser Hinsicht zu verwerten (Vossschulte).

a) Ruptur der Trachea und der Bronchien

Unter den mediastinalen Organverletzungen bei Thoraxkompressionen kommt der Ruptur der Trachea und der Bronchien insofern eine besondere Bedeutung zu, als durch rechtzeitiges Erkennen der Verletzte einer lebensrettenden Behandlung zugeführt werden kann, wobei durch eine plastische Operation unter Umständen eine Heilung sogar unter Erhaltung der Lungenfunktion möglich ist.

Webb beschrieb als erster 1848 eine Bronchusruptur. Intra vitam wurde erstmals von Biemer (1862) eine Bronchusruptur diagnostiziert. Inzwischen sind etwa 80 Fälle bekannt, die eine Bronchusruptur überlebten (Streicher). Als Ursache kommen zu etwa

60 % Verkehrsunfälle mit Stoß gegen den Brustkorb, Anprall des Thorax gegen Steuerrad und Lenksäule oder Überfahrenwerden in Frage. In etwa 20 % liegt dem Bronchusverschluß eine Thoraxquetschung zugrunde. Die restlichen Fälle verteilen sich auf Absturzunfälle und penetrierende Verletzungen durch Schuß oder Stich. Eine Seltenheit stellen Bronchusabrisse nach Bronchoskopie oder infolge eines intrathorakalen Eingriffes dar (STREICHER). HOOD und SLOAN fanden bei 98 Fällen von Verletzungen des Tracheobronchialbaumes in 18 Fällen eine Trachealruptur und in 80 Fällen eine Bronchusruptur, wovon 74mal ein Hauptbronchus betroffen war. Bei den Bronchien fand sich häufig ein vollständiger Abriß. Die Trachea zeigte gewöhnlich einen linienförmigen, vertikal verlaufenden, dorsal gelegenen Riß. Eine für den Bronchusabriß charakteristische klinische Symptomatologie gibt es nicht, doch weisen Schmerzen, Dyspnoe, Cyanose und Kollaps auf die Schwere der Thoraxverletzung hin. Erste Hinweise auf eine Bronchusruptur geben im allgemeinen ein mediastinales bzw. dem nachfolgend ein subcutanes Emphysem, wenn die Ruptur intramediastinal gelegen ist, oder ein Pneumothorax — meist Spannungspneumothorax — wenn sie extramediastinal liegt.

KINSELLA und JOHNSTRUD berichteten, daß 42 % ihrer Patienten einen Pneumothorax aufwiesen. Es muß jedoch erwähnt werden, daß während der ersten posttraumatischen Periode beide Zeichen fehlen können. Eine Atelektasenbildung kann sehr bald nach dem akuten Ereignis auftreten. Besteht gleichzeitig eine Haemoptoe und konnte eine Rippen- oder Sternalfraktur ausgeschlossen werden, muß der Verdacht auf eine Bronchusverletzung geäußert werden und die Diagnose nach Behandlung der akuten Symptome (Schockbekämpfung, Pneumothoraxbehandlung und eventuell Mediastinotomie) durch die Bronchoskopie geklärt werden. Größere Defekte an den großen Bronchien lassen sich häufig schon an Hand von Schichtaufnahmen nachweisen. Diese Methode ist jedoch nicht in der Lage, kleinere Verletzungen aufzudecken. Die Bronchographie, falls sie klinisch durchführbar ist, wird nicht nur eine vorhandene Ruptur zur Darstellung bringen, sondern auch die Ausdehnung der Verletzung und den Zustand des Bronchus distal von der Verletzung aufzeigen. Sie soll jedoch immer erst nach einer Bronchoskopie erfolgen, da das Kontrastmittel kleine Verletzungen der Trachea oder der Bronchien verdecken kann.

Wird eine unbehandelte Bronchusruptur überstanden, resultiert eine massive Atelektase der betreffenden Seite mit Verlagerung des Mediastinums nach der verletzten Seite und Überblähung der Lunge der Gegenseite. Als Ursache für die Atelektasenbildung finden sich Blutungen an der Rupturstelle, Kollaps oder Stenose des Bronchus, oder Entwicklung eines Granulationsgewebes mit Bronchusverschluß während der physiologischen Reparation. Die Atelektase besteht solange fort, bis der Bronchialverschluß beseitigt und die Kontinuität des Bronchus wieder hergestellt ist. Bei langandauernder Atelektase ist mit Bronchiektasen, interstitieller Pneumonie und Ulcerationen im betroffenen Lungenabschnitt zu rechnen. Ein entsprechender Fall wurde von PAULSON beschrieben.

Differentialdiagnostisch kann die Unterscheidung einer chronischen Bronchusruptur von der Hypo- oder Aplasie der Lunge Schwierigkeiten bereiten. Entsprechende Fälle wurden unter anderem von BAUMGARTL und PRIEST sowie VOSSSCHULTE beschrieben. Eine eindeutige Klärung bringt dann die Angiokardiographie. Während bei der Lungenhypo- oder -aplasie Kontrastmittelfüllungen der Lungengefäße fehlen bzw. hypoplastisch zur Darstellung kommen, wird im Falle der Bronchusruptur mit nachfolgender Atelektase ein normales Lungengefäßbild zu finden sein (STEINBERG und MISCALL).

Bei etwa der Hälfte der Verletzten finden sich Nebenverletzungen, die ungefähr zu $^1/_2$ im Thoraxbereich gelegen sind (Rippen- und Sternumfrakturen, Oesophagusverletzungen). Gleichzeitige Lungen- und Gefäßverletzungen sind selten. Daß bei etwa $^2/_3$ der Patienten mit Bronchusabriß Frakturen im Thoraxbereich fehlen, dürfte mit dem Entstehungsmechanismus des Bronchusabrisses und dem Alter des Verletzten zusammenhängen.

Wie aus der Literatur hervorgeht, betrifft die Bronchusruptur nach stumpfem Brusttrauma am häufigsten junge Individuen mit noch verformbarem Thorax. Bei stärkster

Kompression wird der sagittale Thoraxdurchmesser verkleinert, der transversale entsprechend vergrößert. Dadurch weicht die Lunge bei geschlossenem Thorax nach der Seite aus. Bei voller Inspiration und Glottisschluß rupturiert der unter starkem Innendruck stehende Bronchus an der Stelle, die durch die Seitwärtsbewegung der Lungen am stärksten mechanisch beansprucht wird. Diese Stelle liegt meist dicht hinter der Bifurkation (Streicher).

Über den Entstehungsmechanismus bestehen jedoch noch keine einheitlichen Meinungen.

Courtois, Kirkpatrik, Sauerbruch und Zuckermann halten die Bronchusruptur für eine Berstungsfraktur infolge endobronchialer Drucksteigerung bei gleichzeitiger Einengung des Thoraxraumes und reflektorischem Glottisschluß. Eine andere Reihe von Autoren wie Degasa, Hasche, Rössle, Schröder, Tiegel, Vierheilig und Zuckermann messen dagegen der endobronchialen Drucksteigerung bei Glottisschluß keine Bedeutung bei und halten das Auftreffen der Druckwelle auf die Körperoberfläche für entscheidend. Tiegel glaubt, daß sich die elastische, mittlere, vordere Thoraxpartie zwischen die beiden geblähten Lungen drängt, das Mediastinum dadurch auseinanderdrückt und das Bronchialsystem dabei erheblich gedehnt und gezerrt wird. Er hat in seinem Fall keine Lungenparenchymverletzungen gefunden, was nach einer endobronchialen Drucksteigerung noch vor einer Bronchusruptur bei der leichten Verletzbarkeit des Lungenparenchyms hätte der Fall sein müssen. Vierheilig ist der gleichen Meinung und sieht die Ursache allein in der den elastischen Thorax deformierenden Gewalteinwirkung, in dem der Sagittaldurchmesser verkleinert und der Transversaldurchmesser vergrößert wird. Durch den im Pleuraraum herrschenden negativen Druck folgen die Lungen dem seitlichen Zug. Es kommt dabei zu einer Spannung und Zerrung der beiden Hauptbronchien, die dann zerreißen, wenn ihre Elastizitätsgrenze überschritten wird.

b) Ruptur des Oesophagus

Eine Oesophagusruptur infolge eines stumpfen Thoraxtraumas ist außerordentlich selten (Sealy) und meist mit tödlicher Läsion der großen Gefäße kombiniert. Gelegentlich wird eine Ruptur am Oesophagus zusammen mit Rupturen der Trachea oder Bronchien gefunden.

Falls die Ruptur am Oesophagus isoliert auftritt, ist sie häufig Folge eines Traumas im thorakoabdominalen Bereich. In diesem Fall wird die Ruptur gewöhnlich im unteren Drittel des Oesophagus, knapp oberhalb des Hiatus gefunden. Murdoch berichtete 1928 über einen Fall, bei dem der Patient durch ein Motorrad verletzt wurde. Bei der Sektion fanden sich keine Frakturen im Bereich des knöchernen Thorax. Der Oesophagus zeigte einen längsverlaufenden Riß, der eine Länge von 3 cm aufwies und sich von einer Stelle 3 cm oberhalb des Zwerchfells nach aufwärts erstreckte. Außerdem wurde noch eine Zwerchfellruptur am Hiatus nachgewiesen. Ein Fall eines Oesophagusrisses 1 cm oberhalb des Zwerchfelles mit linksseitigem Spannungspneumothorax infolge einer tödlichen Quetschverletzung wurde von Pembleton veröffentlicht. Über die Oesophagusperforationen anderer Ursachen sowie über die Spontanrupturen wurde im Kapitel „Mediastinalemphysem" berichtet.

Die Röntgenbefunde bei Patienten mit Oesophagusrupturen zeigen ein Mediastinalemphysem mit sich daraus entwickelndem subcutanem Emphysem, ein Haemomediastinum oder auch einen Pneumothorax. Eine Mediastinitis kann als Spätkomplikation auftreten. Wie bei der Tracheobronchialruptur können alle diese Erscheinungen überraschenderweise fehlen. Die endgültige Diagnose einer Oesophagusruptur wird durch die Darstellung des Oesophagus mit wasserlöslichen Kontrastmitteln gestellt. Dabei zeigt sich ein Austritt des Kontrastmittels in das Mediastinum. Da isolierte Rupturen gewöhnlich im unteren Drittel des Oesophagus gefunden werden, sollte dieser Bereich besonders sorgfältig untersucht werden, um eine Verbindung zwischen dem Oesophaguslumen und dem Mediastinalraum auszuschließen.

c) Tracheooesophageale Fistel

Die gleichzeitige Ruptur der Trachea oder eines Bronchus und des Oesophagus tritt häufiger als ein isolierter Oesophagusriß auf. Wenn der Oesophagus zusammen mit der Trachea oder einem Bronchus verletzt wurde, liegt die Ruptur gewöhnlich im mittleren oder oberen Oesophagusdrittel. Nach einer Tabelle von HEBERER und CASTRUP (1965) waren bis dahin nur 16 traumatische Oesophagotrachealfisteln beschrieben. Die Problematik der Erkennung von Oesophagotrachealfisteln nach stumpfen Thoraxtraumen geht aus einem von HEBERER und CASTRUP veröffentlichten Fall hervor:

Ein 32jähriger Mann kam nach einem Auffahrunfall bewußtlos zur stationären Aufnahme und mußte wegen erheblicher Atemnot tracheotomiert werden. Ein Pneumothorax bei Rippenfrakturen machte eine Monaldidrainage erforderlich. Vier Tage nach dem Unfall trat bei der Nahrungsaufnahme erstmals Hustenreiz auf. Trotz eindeutiger Symptomatik wurde bei wiederholten Oesophagusdarstellungen eine Fistelbildung nicht erkannt. Erst 8 Monate nach dem Trauma, nachdem ein Lungenabsceß den Verdacht einer Fistelbildung verstärkte, wurde eine breite Fistel röntgenologisch dargestellt und der Patient durch Fistelverschluß geheilt.

VOLK u. Mitarb. berichten bei ihren Fällen von Tracheobronchialfisteln, daß die Verletzung im membranösen Teil gelegen ist und gewöhnlich vertikal verläuft, ebenso wie der Einriß an der benachbarten Oesophagusvorderwand. Es wird angenommen, daß bei dem Trauma die Trachea und der Oesophagus gegen die Wirbelsäule gepreßt werden. Möglicherweise erfolgt zuerst die Ruptur der Luftwege. Der Oesophagus wird dann vermutlich durch die scharfen Ränder der Trachea aufgeschlitzt. Während der Ausheilung kann sich eine Fistel ausbilden. Die Entwicklung einer Fistel ist eine Spätkomplikation und wird oft erst nach einer Latenzzeit von mehreren Wochen bemerkt. Die Diagnose wird durch Kontrastmitteluntersuchung des Oesophagus gestellt.

XIX. Mediastinalgeschwülste

1. Vorbemerkungen

Der Begriff des Mediastinaltumors ist dem Pathologen zwar bekannt, wird aber nicht von ihm geschätzt, denn für den Morphologen spielt bei den Geschwülsten die Gewebsherkunft eine entscheidende Rolle und nicht die Lokalisation in einer röntgenologisch-topographisch als Einheit angesehenen Region wie z.B. das Mediastinum. Allerdings ist diese histologische Diagnostik nach einer entsprechenden Gewebsentnahme durchzuführen. Der Kliniker und Radiologe braucht für die vielen Tumoren des Mediastinums mit ähnlicher Symptomatologie eine Nomenklatur.

Zur Definition des Begriffes „Mediastinaltumor“ sind unseres Erachtens deshalb folgende Fakten zu berücksichtigen:

1. Die Bezeichnung „Mediastinaltumor“ ist ein röntgenologisch-diagnostischer Sammelbegriff für bestimmte raumfordernde Prozesse im Mediastinalgebiet. Der Begriff umfaßt keine nach einheitlichen pathologisch-anatomischen Gesichtspunkten charakterisierbare Geschwulstgruppe. Es handelt sich hier folglich um keine nach feingeweblichen Kriterien abgrenzbare Tumorform. BAUER und STOFFREGEN sprechen deswegen auch vom Syndrom des Mediastinaltumors mit dem Hinweis auf gemeinsame Symptomatologie, Diagnostik und Therapie der verschiedenartigen raumfordernden Prozesse.

2. Geschwülste bestimmter, im Mediastinum liegender Organe wie Oesophagus, Trachea, Stammbronchien, Lymphknoten und Herz reihen wir nicht in die hier diskutierte Gruppe der Mediastinalgeschwülste ein.

3. Nicht alle klinisch und röntgenologisch unter dem Begriff „Mediastinaltumor“ zusammengefaßten Erkrankungen sind im pathologisch-anatomischen Sinne echte Geschwülste. Manche Prozesse imponieren nur auf Grund ihrer klinischen und röntgenologischen Symptomatologie als Geschwülste. In diesen Fällen sprechen wir von Pseudotumoren. Hier zeigt erst eine bioptische Untersuchung die entzündliche oder parasitäre

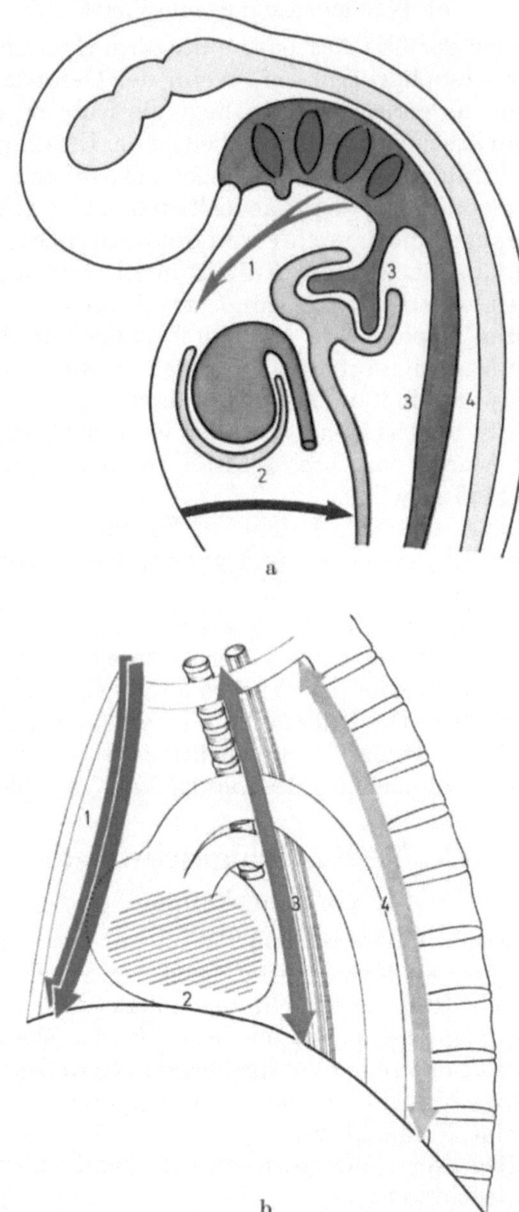

Abb. 50. a, b, c Entstehungsmöglichkeiten mediastinaler Fehlbildungen (dysembryonale Geschwülste und Pseudotumoren) im Rahmen entwicklungsgeschichtlicher Organverlagerungen. *1* Descensus branchiogener Organe (Thymus aberrans, Thymus anularis, Thymuscysten, Teratoide, Struma aberrans, mediastinale Nebenschilddrüsenadenome). *2* Entwicklung und Ausbildung seröser Häute des Thoraxraumes und des Septum transversum (Cölomcysten). *3* Entwicklung des Vorderdarms und Bronchialbaumes (bronchogene und enterale Cysten). *3* und *4* Spinale Fehlentwicklungen, Wirbelsäulen-Anomalien und Vorderdarmcysten (Chorda dorsalis-Syndrom)

Natur der geschwulstvortäuschenden Gebilde. Auch Gefäßanomalien müssen berücksichtigt werden.

4. Ein großer Teil der mediastinalen Geschwülste ist teratogenen Ursprungs (Abb. 50a, b, c). Eine genaue Differenzierung zwischen echter teratoider Geschwulstbildung und Hamartom bzw. Hamartie ist oftmals im Einzelfall nicht möglich.

Außerordentlich groß ist die Diskrepanz zwischen dem das Mediastinum bildenden Gewebe (Gleitbindegewebe, Gefäße, Lymphknoten und Lymphgefäße) und der Vielzahl der auf diesem Boden entstehenden bzw. nachweisbaren Tumorformen.

Praktische Bedeutung hat der Begriff des Mediastinaltumors erst in den letzten Jahrzehnten durch die Entwicklung der Thoraxchirurgie erlangt. So kommt es, daß große repräsentative Statistiken fast ausschließlich aus thoraxchirurgischen Kliniken stammen. Wie wichtig eine gezielte, zum Teil auch sehr umfassende Diagnostik mediastinaler Geschwülste ist, ergibt sich nach Bozetti, Batistini und Botti sowie Mülly aus folgenden Tatsachen:

1. Aus der Erfahrung, daß relativ kleine und zwar gutartige Geschwülste infolge ihrer zentralen Lage lebensgefährlich werden können.

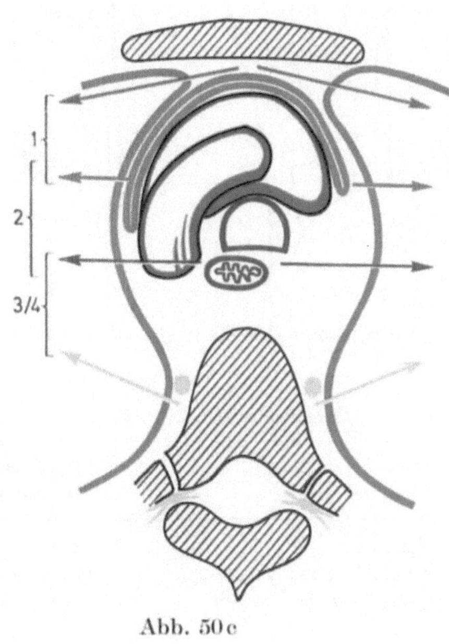

Abb. 50c

2. Infolge der Möglichkeit, diese Geschwülste praktisch gefahrlos zu entfernen, bevor irreparable Schädigungen an Mediastinalorganen und Lunge aufgetreten sind.

3. Durch die Tatsache, daß Gut- oder Bösartigkeit solcher Geschwülste oft erst durch die histologische Untersuchung bewiesen wird.

2. Einteilung der Mediastinaltumoren

Bei der Einteilung und speziellen Klassifizierung der Mediastinaltumoren sind zu berücksichtigen:

a) Histogenese und Morphologie der Gewebsdifferenzierung.

b) Häufigkeit und bevorzugte Lokalisation der Geschwulst.

c) Klinische und radiologische Symptomatologie unter Berücksichtigung der besonderen Tumoreigenschaften im Mediastinalbereich.

Reifferscheid und Smollinski unterscheiden bei Tumoren im Thoraxraum:

I. Neubildungen des extrapleuralen Raumes (Brustwand, Zwerchfell, Mediastinum),

II. Neubildungen des intrapleuralen Raumes (Lunge und Bronchien, Pleura).

Die Mediastinalgeschwülste werden zur Gruppe der extrapleuralen Thoraxtumoren gezählt.

Huzly teilt die Mediastinaltumoren in Abhängigkeit von ihrer Lokalisation zum Herzen, Oesophagus sowie Trachea in retrotracheale, paraoesophageale, retrokardialesubkardiale, prä- und parakardiale Geschwülste ein.

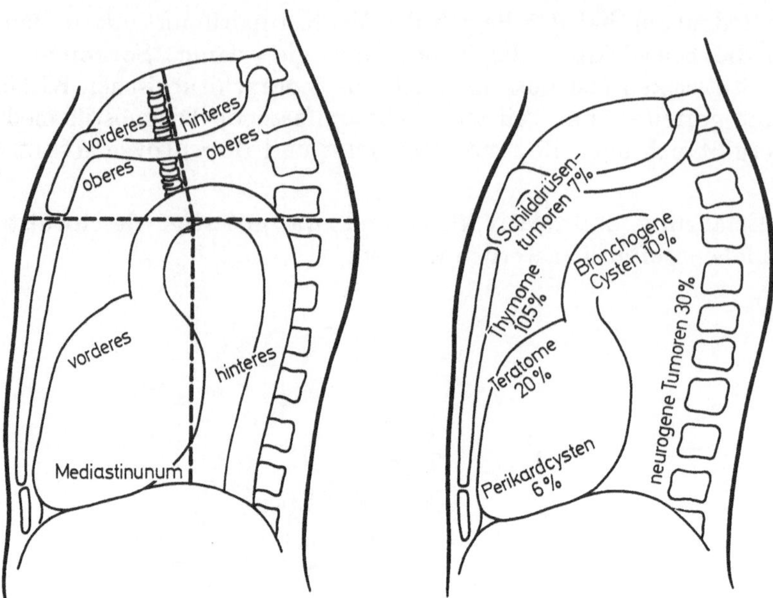

Abb. 51. Lokalisation der Mediastinaltumoren nach Peabody

Tabelle 7. *Lokalisation von Tumoren und Cysten im Mediastinum nach* Schlumberger

Vorderes Mediastinum	Oberes Mediastinum	Mittleres Mediastinum	Hinteres Mediastinum
Thymom	Struma	bronchogene Cyste	Paragangliom
Teratom	bronchogene Cyste	Lymphom	Neurilemmom
Struma	Parathyreoidadenom	Pericardcyste	Neurofibrom
Parathyreoidadenom	Myxom		Neuroblastom
Lymphom	Lymphom		Fibrosarkom
Lipom	Neurilemmom		Lymphom
Fibrom			Struma
Lymphangiom			enterogene Cyste
Haemangiom			Chondrom
Chondrom			Myxom
Thymuscyste			Meningocele
Rhabdomyosarkom			

Tabelle 8. *Lokalisation der Mediastinaltumoren und Cysten nach* Herbig, Ganz *und* Vieten

Vorderes Mediastinum

oben: 1. Thymus-, Schilddrüsen- und Epithelkörperchentumoren
2. benigne Tumoren der Bindegewebsreihe
3. maligne Tumoren der Bindegewebsreihe
4. teratoide Cysten

mitte: 1. maligne Ektoblasttumoren
2. benigne Tumoren der Bindegewebsreihe
3. maligne Tumoren der Bindegewebsreihe
4. teratoide Cysten

unten: 1. teratoide Cysten
2. dünnwandige Cysten (auch gestielt seitlich zum Halse hinziehend)

Hinteres Mediastinum

oben: Neurogene Tumoren, Aberrierende Strumen
mitte: Bronchogene Cysten
unten: Vorderdarmcysten

MÜLLY trifft folgende Klassifizierung:

1. Primäre Geschwülste des Mediastinums, d.h. Tumoren, die vom Mediastinum selbst oder von den im Mediastinum gelegenen Organen ausgehen.
2. Sekundäre Geschwülste, das sind Tumoren, die sich von den Organen der Nachbarschaft des Mediastinums entwickeln.
3. Angeborene Fehlanlagen.

Wenn von sog. primären Mediastinalgeschwülsten gesprochen wird, verstehen die meisten Autoren, wie z.B. BAUER und STOFFREGEN, mesenchymale Geschwülste des Mediastinalbereiches. Von verschiedenen Autoren werden diese meist nach Gut- und Bösartigkeit sowie nach den Ursprungsorganen differenziert (HEUER, 1924 und 1940; LENK, 1929; LAIPPLY, 1945; BRADFORD u. Mitarb., 1947). Von der Embryogenese ausgehend teilen HERBIG, GANZ und VIETEN die Tumoren in Ekto-, Meso-, Entoblast- und Mischgeschwülste ein (Tabelle 9).

Tabelle 9. *Embryogenetische Einteilung der Mediastinaltumoren nach* HERBIG, GANZ *und* VIETEN

A. Mesoblastgeschwülste
   1. Fibrome, Lipome, Chondrome, Osteome, Xanthome, Myxome, Angiome, Sarkome (einschließlich deren Mischformen)
   2. Rhabdo- und Leiomyome
   3. Neurofibrome

B. Ektoblastgeschwülste
   1. Papillome, Adenome, Epitheliome, Carcinome
   2. Neurogene Geschwülste (außer Neurofibrome)

C. Endoblastgeschwülste: Endotheliome

D. Mischgeschwülste
   1. Teratoide Blastome und Cysten
      a) Epidermoidcysten (eigentlich Ektoblastgeschwülste)
      b) Dermoidcysten (Ekto- und Mesoderm)
      c) Teratome, z. T. cystisch (Ekto-, Meso- und Entoderm)
   2. Vorderdarmcysten (Meso- und Entoderm)
      a) Cysten des Digestionstraktes
      b) Cysten des Respirationstraktes
   3. Sog. dünnwandige oder Mesothelcysten (eigentlich Mesoblastgeschwülste)
      a) Pericardcölom-, Pleuracölomcysten
      b) cystische Lymphangiome

E. Thymusgeschwülste

F. Schilddrüsengeschwülste

Wir haben bei unserer tabellarischen Einteilung (Tabelle 10) die embryogenetischen Faktoren wegen folgender spezieller entwicklungsgeschichtlicher Probleme nicht so vordergründig behandelt: Beispielsweise leiten sich neurogene Zellelemente im Thorakalbereich fast ausschließlich von der Neuralleiste ab (Neuroektoderm!). Aus derselben Matrix entstehen auch mesenchymale Anteile (Mesektoderm). Letztere sind nicht identisch mit dem Mesoblast. Eine weitere Schwierigkeit besteht z.B. in der Differenzierung thymaler Zellen nach ihrer entwicklungsgeschichtlichen Herkunft.

In der nachfolgenden Tabelle sind einige größere Statistiken über Mediastinaltumoren zahlenmäßig im einzelnen aufgegliedert. In dieser Tabelle sind stark schwankende Angaben seltener Tumoren wie Adenome der Nebenschilddrüse nicht berücksichtigt. Desgleichen wird auf eine zahlenmäßige Wiedergabe der lymphogenen Tumoren verzichtet, da diese nur von einzelnen Autoren aufgezählt werden und außerdem dabei zwischen den entzündlich-granulomatösen Veränderungen und Systemerkrankungen sowie echten lymphatischen Tumoren nicht unterschieden wird. Metastasen, Aneurysmen und

Tabelle 10. *Mediastinaltumoren*

Geschwulstgruppe	Bevorzugter Sitz	Gewebsdifferenzierung		Häufigkeit Zusammenstellung aus der Weltliteratur
		gutartig	bösartig	
1. Neurogene Tumoren	hinteres Mediastinum (über 90%)	a) Nervenscheidentumoren: Neurinome Neurofibrome b) Sympathische Nervenzellgeschwülste: Ganglioneurome	 Neuro-(fibro-) sarkome Neuroblastome Paragangliome Chemodectome	über 30%
2. Teratome	vorderes Mediastinum	a) Mono- und bidermale Cysten: Epidermoidcysten Dermoidcysten b) Tridermale Teratoide: adulte Teratome (sog. großcystisches Dermoid; meist gutartig) embryonale Teratome (solide oder kleincystische, primär oder sekundär maligne; embryonal oder trophoblastär differenzierte)		20—30%
3. Cysten und Pseudocysten	paraoesophageal, mittleres bis hinteres Mediastinum pericardial, cardiophrenisch (vorderes und mittleres Mediastinum) hinteres Mediastinum	Vorderdarmcysten: 1. frühembryonale Mißbildungen (gemischte Epithelauskleidung) (Chorda dorsalis-Syndrom) 2. spätere Teratogenese: oesophageale, gastrale, enterogene und bronchotracheale Cysten Mesothelcysten (Synonyma: Serosa-, Cölom-, Pericardial-, Pleuropericardialcysten) mediastinale Meningocele		10—15%
4. Thymustumoren und mediastinal entwickelte Geschwülste der Schilddrüse und Nebenschilddrüse	vorderes Mediastinum	a) Thymushyperplasie b) gutartige und bösartige Thymome c) mesenchymale Thymusgeschwülste d) Thymusmißbildungen gutartige und bösartige Struma mediastinalis (Adenome und Carcinome) gutartige und bösartige mediastinale Tumoren der Nebenschilddrüse (Adenome und Carcinome)		10—15%
5. Tumoren des Binde- und Stützgewebes (lymphogene Tumoren *nicht* berücksichtigt!)	vorderes Mediastinum keine typische Lokalisation vorderes Mediastinum cervico-mediastinal Bereich rechts vorderes Mediastinum	a) solide Tumoren Lipome Fibrome, Myxome, Myome, Xanthome Chondrome, Mesenchymome, verschiedene Mischformen b) Gefäßtumoren: cavernöse Hämangiome cystische Lymphangiome Haemangioendotheliome (Angiosarkome) Glomustumoren	 bösartig: Sarkome verschiedener Differenzierung	etwa 8%

Tabelle 10 (Fortsetzung).

Geschwulstgruppe	Bevorzugter Sitz	Gewebsdifferenz: gutartig / bösartig	Häufigkeit Zusammenstellung aus der Weltliteratur
6. Pseudotumoren		1. Herz- und Gefäßmißbildungen, Aneurysmen 2. Chronisch entzündliche Veränderungen und Narben: Tuberkulome Syph. Gummen Abscesse unspezifische Lymphadenitiden abgekapselte Ergüsse, Schwarten 3. Parasiten (Echinococcus) 4. Hernien (verschiedene Diaphragmalhernien, bes. Morgagnische Hernien, Oesophagushernien) 5. Posttraumatische Veränderungen: Haematome, Fremdkörper 6. Oesophagusachalasie, epiphrenale Divertikel, Oesophagusdivertikel	
7. Metastatische Tumorabsiedlungen unter dem Bilde eines primären Mediastinaltumors		a) lokales Lymphabflußgebiet: Bronchialcarcinom, Mammacarcinom, Oesophaguscarcinom b) Fernmetastasen	

andere Pseudotumoren wie Haematome haben wir ebenfalls aus der Aufzählung weggelassen. Es ist ferner zu bezweifeln, ob die Angaben über Gut- oder Bösartigkeit der Thymustumoren immer stimmen, da dies einerseits aus dem histologischen Erscheinungsbild oft schwer zu entscheiden ist und andererseits die Gewebsdifferenzierung nicht immer mit dem Wachstumsverlauf übereinstimmt (Tabelle 11).

Im Hinblick auf die Definition und die Klassifizierung der Mediastinaltumoren sei auf einige Unterschiede im Schrifttum hingewiesen:

Tabelle 11. *Tabellarische Darstellung größerer Statistiken von Mediastinaltumoren*

	Neurogene Tumoren		Teratome		Cysten			Thymustumoren		Struma intrathoracica	Mesenchymale Tumoren		Haemangiome und Lymphangiome
	benigne	maligne	benigne	maligne	bronchogene	enterogene	seröse	benigne	maligne		benigne	maligne	
Bariéty und Coury	20	0	19	4	4	0	8	15	3	21	5	3	1
Blades	29	1	14	6	23	1	10	4	2	2	4		
Burnett u. Mitarb.	12	7	8 (7)	2	1	2	6	2	2	10	4	4	1
Crafoord	52	6	14	2	24		6	16	4	25	3	8	10
Harringtom	48	3	34	6	10		7	8		5	6	6	13
Key	6	4	28	3	4		4	2	2		4	8	1
Sabiston	15	5	8	4	5	2	2	12	5	5	4	5	
Santy und Galy	53	11	37	4	21		10	18	11	19	2		3
Sellors	20	2	17	4	8	4	3	18		10	4		
Urich	53	1	29	4		(18)			17	3	13	12	

Bariéty und Coury teilen ein in:

a) Nichtlymphogene Tumoren,

b) Lymphogene Tumoren.

Letztere machen etwa 25—30% ihres gesamten Materials aus.

Wir finden ferner im französischen Schrifttum den Begriff des homo- und heteroplastischen Dysembryoms. Heteroplastische Dysembryome sind bi- oder tridermale Teratoide; homoplastische Dysembryome sind einfache cystische Mißbildungen wie Vorderdarmcysten, Serosacysten, Meningocelen, Lymphangiome und Hämangiome.

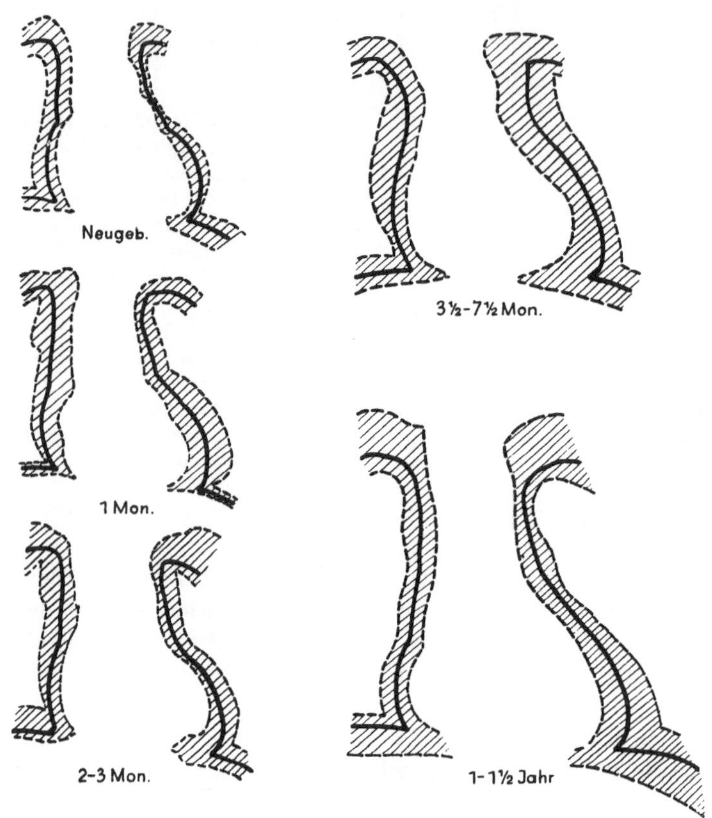

Abb. 52. Skizze: Mediastinalumrisse bei Kindern vom Neugeborenenalter bis zu $1^1/_2$ Jahren nach Kirchhoff

Eine befriedigende Lösung bei der Klassifizierung mediastinaler Mißbildungen ist bisher nicht gelungen, da auch eine Reihe neurogener und mesenchymaler Tumoren (v. Recklinghausensche Neurofibromatose) z.B. teratogene Zeichen tragen.

Einige Besonderheiten sind beim Vergleich mediastinaler Tumoren zwischen Kindes- und Erwachsenenalter zu beachten.

Röntgenanatomisch unterscheidet sich, besonders hinsichtlich der Lungenübersichtsaufnahme im sagittalen Strahlengang, der Mediastinalschatten und der Thoraxraum des Kindes von dem des Erwachsenen durch ein anderes Verhältnis zwischen Breite, Form und Höhe (Abb. 52). Starke Schwankungen finden sich innerhalb des ersten Lebensjahres. Die mediastinalen Konturen unterliegen im Säuglings- und Kleinkindesalter durch Form- und Größenschwankung des Thymus einer erheblichen Variationsbreite (Abb. 53). Infolge der großen Elastizität der Mediastinalorgane im Kindesalter können bei Tumoren bis zum Auftreten der klinischen Symptomatik oft erhebliche Verlagerungen entstehen. Meist kommt es aber bei Kindern frühzeitig und plötzlich zu lebensbedrohlichen Situationen. Besonders schwerwiegend sind Komplikationen seitens der Atemwege oder beim Auftreten einer Begleitmediastinitis. Symptomlos oder symptomarm verlaufen meist gutartige neurogene und vasculäre Geschwülste. Maligne Tumoren sowie Teratome und Cysten treten klinisch meist ausgeprägt in Erscheinung. Charakteristisch sind auch Skeletverformungen durch Tumoreinfluß auf das Körperwachstum. Beim Erwachsenen wie bei Kindern sind neurogene Tumoren im Mediastinalbereich am häufigsten und liegen in über 90% im hinteren Mediastinum. Bei Kindern herrschen aber zahlenmäßig Geschwülste des sympathischen Nervensystems eindeutig vor (Ganglioneurome und Neuroblastome).

Neuroblastome sind ausgesprochene Tumoren des Säuglings- und Kleinkindesalters (dysembryonal entstanden). 40—50% dieser Geschwülste kommen bei Kindern unter

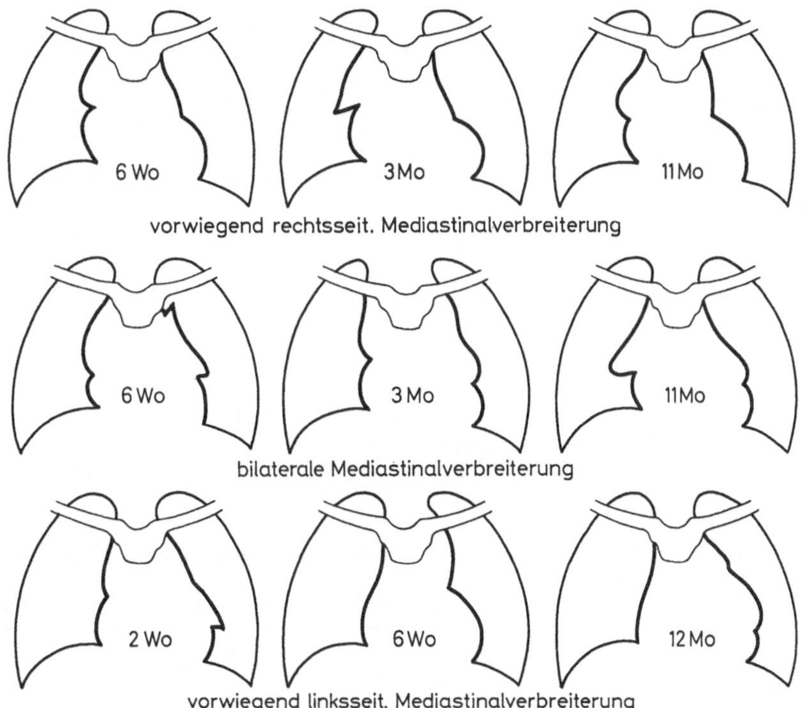

Abb. 53. Typische Thymusrandkonturen auf Lungenübersichtsaufnahmen im p.a. Strahlengang im Hängen bei Säuglingen und Kleinkindern bis zu 12 Monaten

12 Monaten vor. Levèvre u. Mitarb. gaben in der folgenden Tabelle eine Übersicht über die Häufigkeit von Mediastinaltumoren bei Kindern und Säuglingen (Tabelle 12).

Hecker und Rüter fanden bei 64 kindlichen Mediastinaltumoren (Tabelle 13):

1. Eine Betonung neurogener Geschwülste (26,5%) und Sarkome (23,4%).
2. Einen bevorzugten Befall in der Altersklasse 10—15 Jahre.
3. Keine unterschiedliche Geschlechtsverteilung.
4. Die teratoiden Geschwülste vornehmlich im ersten Lebensjahrfünft.

Thymustumoren sind im ersten Dezennium eine Seltenheit. Beim Erwachsenen von über 40 Jahren sind sie am häufigsten. Ein Problem ist die röntgenologisch gestellte Diagnose einer Thymushyperplasie bei fehlender klinischer Symptomatik. Zu ihrer Verifizierung werden eine Anzahl von Röntgenmethoden vorgeschlagen.

Nach Kirchhoff sind die Thymushyperplasie und die Pleuritis mediastinalis superior die häufigsten Ursachen einer Mediastinalschattenverbreiterung beim Kleinkind. Erdelyi weist darauf hin, daß ein Teil der sog. Pleuritis mediastinalis-Fälle (Pleuritis mediastinalis anterior und superior) in Wirklichkeit solche mit Thymusvergrößerungen sind oder unter Umständen auch mit Oberlappenatelektasen.

Tabelle 12. *Verteilung der Mediastinaltumoren bei Kindern und Säuglingen.* (LEVÈBRE, BLAY, GUY und SAUVEGRAIN)

Tumeurs nerveuses	Gross	Ellis	Gally	Cas pers.	Total
Sympathomes	10	2	3	10	25
Ganglio-neuromes	2	9	4	1	16
Formes intermédiaires	3	0	0	1	4
Neurinomes	0	0	5	0	5
Recklinghausen	1	3	2	0	6
Total	16	14	14	12	56
Dysembryomes					
Homoplastiques	18	6	4	6	34
Hétéro-plastiques malins	2	2	0	0	4
Hétéro-plastiques bénins	3	12	0	1	16
Total	23	20	4	7	54
Tumeurs thymiques					
Kystes	0	0	1	1	2
Tumeurs bénignes	1	0	1	3	5
Tumeurs malignes	2	0	1	0	3
Total	3	0	3	4	10
Lymphangiomes	5	4	1	0	10
Divers	2	4	1	0	7
Total	49	42	23	23	137

Tabelle 13. *Tumorart und Altersverteilung bei 64 kindlichen Mediastinaltumoren* (HECKER und RÜTER)

	0—4 Jahre	5—9 Jahre	10—15 Jahre	Gesamt
Neurogene Tumoren	7	5	5	17
Teratoide Tumoren	6	—	2	9
Cystische Tumoren	3	4	2	9
Gefäßtumoren	2	3	1	6
Carcinome und Sarkome	1	4	10	15
Nicht zu klassifizierende Tumoren	2	5	1	8
Gesamt	22	21	21	64

3. Klinische Symptomatik mediastinaler Geschwülste

Auf die meist uncharakteristische und vielgestaltige Symptomatik mediastinaler Geschwülste weisen alle Autoren hin. Diese Tatsache findet ihre Erklärung in der erheblichen Anpassungsfähigkeit des elastisch verschieblichen Mediastinums.

Langsam wachsende Gebilde führen im allgemeinen spät zu Beschwerden. Rasch entwickelte Symptome deuten auf Malignität hin.

Der durch Verdrängung, Kompression und Invasion bedingte Beschwerdekomplex wird durch Lokalisation, Größe und Wachstumsgeschwindigkeit der Tumoren bestimmt. Gutartige Geschwülste sind oft lange Zeit symptomlos oder symptomarm. Häufig werden langsam wachsende Wucherungen rein zufällig bei Routineuntersuchungen entdeckt. KAY gibt an, daß von seinen 101 Fällen 20% zufällig gefunden wurden. BURNETT, ROSEMOND und BUCHER warnen aber ausdrücklich vor solchen harmlos erscheinenden, langsam wachsenden Geschwülsten, die manchmal im weiteren Verlauf durchaus stärkere Beschwerden mit Todesfolge hervorrufen können. An Hand seiner eigenen großen Statistik stellte DERRA fest, daß alle überfaustgroßen Tumoren ausnahmslos Beschwerden bereitet haben, wobei allerdings die Größe des Tumors für die Stärke der Krankheitserscheinungen nicht immer ausschlaggebend war. Er konnte ferner beobachten, daß die Durchschnittszeit zwischen Auftreten der ersten Beschwerden und dem Beginn der klinischen Behandlung bei benignen Tumoren $5^1/_2$ Jahre und bei malignen Tumoren 1 Jahr betrug. Es ist offenbar, daß die bösartigen Geschwülste infolge markanter Symptome die Patienten früher zur Untersuchung treiben. Selbstverständlich schließt das Fehlen stärkerer Beschwerden eine Malignität nicht aus. Bis auf wenige Einzelfälle läßt sich vom Beschwerdekomplex her nicht auf die Art des Tumors schließen.

Die Symptomatologie wird in allgemeine Krankheitszeichen und in lokalisationsabhängige Organsymptome (gemeint ist Tumorlokalisation) eingeteilt.

Über solche Krankheitszeichen haben SABISTON und SCOTT aus eigenem Beobachtungsgut von 101 Fällen folgende tabellarische Übersicht zusammengestellt:

Symptom	Benigne Tumoren	Maligne Tumoren
Schmerzen	34	58
Husten	18	50
Dyspnoe	22	30
Haemoptoe	12	10
Dysphagie	7	15
Gewichtsverlust	5	37
Heiserkeit	55	12
Abnormer physikalischer Befund	55	75

Bestehen Anhaltspunkte für mediastinales Geschwulstwachstum, so kann das Alter manchmal einen Hinweis bieten. Beispielsweise werden im Kleinkindesalter im hinteren Mediastinum neurogene Geschwülste, und zwar sympathische Nerventumoren und vor allem Neuroblastome zu erwarten sein.

Von der Gesamtstatistik her gibt DERRA folgende Reihenfolge des Auftretens von Organsymptomen an: Zuerst kommt es zum Auftreten neurogener und venös-vasculärer Störungen, später zu respiratorischen und dysphagischen Erscheinungen und zuletzt zu kardialen Zeichen. Bei der neurogenen Symptomatik unterscheiden BARIÉTY und COURY das Erscheinungsbild der Irritation und das der Paralyse bzw. Plegie. Nervale Irritationen sind mehr bei benignen Geschwülsten zu erwarten, hingegen kommt es vorwiegend bei malignen Tumoren infolge Nervenzerstörung zu Lähmungserscheinungen.

Im allgemeinen sind mediastinale Schmerzzustände selten charakteristisch und noch seltener genau lokalisierbar. Sie werden meist als komplex neuralgiform beschrieben, sind häufig anfallsartig, manchmal auch pseudoanginös oder intermittierend.

Sie lokalisieren sich oft intercostal, cervico-brachial, thorako-abdominal oder sind diffus, nicht abgrenzbar. Die Schmerzqualität wird als „drückend oder brennend“ von den Patienten angegeben.

4. Klinische Symptomatik seitens einzelner Mediastinalorgane

1. Grenzstrang. Die häufigsten Mediastinaltumoren sind neurogenen Ursprungs und sitzen im hinteren Mediastinum. Es ist deshalb auch anzunehmen, daß der Grenzstrang meist von diesen Geschwülsten tangiert wird. Es kann dabei z.B. zur sog. Horner-Trias kommen. Halbseitige Hautrötung des Gesichtes, Hyperhidrosis und Speichelfluß werden beobachtet. Reizungen sympathischer Nervenfasern führen zu Tachycardien.

2. N. vagus. Entsprechend der nervalen Versorgung und vielseitigen Funktion können sich vagale Irritationen oder Ausfälle im gesamten Cervico-abdominal-Bereich auswirken.

In der Literatur werden vielfach asthmoide Dyspnoe, Erstickungsanfälle, Schluckbeschwerden, Bradykardie, Speichelfluß, Erbrechen, Übelkeit, Hyperacidität, Magen-Darm-Atonien bis zur Ileusbildung, Obstipation und kolikartige Hypermotilität mitgeteilt. In dieser Hinsicht ist ein Fall von GAYOLA besonders lehrreich. Er konnte bei einem Vagusneurinom ausgeprägte Beschwerden mit Husten, Heiserkeit und Dysphagie beobachten. Bei vollständigem Ausfall des Vagotonus kann der vorherrschende Sympathicotonus zur Tachykardie führen, unter Umständen auch zur paroxysmalen Hypertonie.

Durch Irritation oder Ausfall der Nn. recurrentes kommt es zu Dysphonie, Glottisspasmen und Heiserkeit. Wenn es durch einen raumbeschränkenden Prozeß im Mittelfellraum zu Irritationen des Vagus kommt, mit Störungen im Bereich des Magens und Duodenums, kann man den Symptomenkomplex nach BRUMMELKAMP als mediastino-abdominales Syndrom bezeichnen. BRUMMELKAMP konnte bei 4 Patienten (Erwachsene) solche Störungen beobachten, wobei 1 Kranker Zeichen eines Pylorospasmus aufwies. Von den 4 Mediastinaltumoren waren 3 maligne.

3. Intercostalnerven und Rückenmark. Charakteristische Zeichen dieser Nervenregion sind ein- oder auch doppelseitige neuralgiforme Beschwerden oder persistierende Schmerzen in Höhe der Schulterblätter. Die segmentäre Schmerzausdehnung ist oft gut objektivierbar. Spinale Erscheinungen weisen auf das Vorliegen von Sanduhrgeschwülsten hin. Es sind sogar cerebrale Symptome bei solchen Tumoren beschrieben worden. Der hohe Sitz neurogener Mediastinalgeschwülste, aber auch anderer Tumoren dieser Region, kann zu Ausfallserscheinungen im Bereich des Plexus cervico-brachialis führen mit nachfolgender Sensibilitäts- und Motilitätsstörung im Bereich der oberen Gliedmaßen.

4. N. phrenicus. Retrosternale Schmerzattacken, Singultus und Zwerchfellähmungen sind typische Beschwerden einer Phrenicusirritation oder -plegie.

5. Respirationstrakt und Digestionstrakt. Die Kompression der Trachea führt zu Dyspnoe, Reizhusten, Stridor, Auswurf. Eine Kompression der Bronchien und der Lunge führt zu Atelektasenbildungen mit entsprechender Symptomatik. Bei Einwirkung mediastinaler Geschwülste auf den Oesophagus kann es zu nervaler und mechanischer Irritation kommen, die dysphagische Beschwerden verursacht. Besonders charakteristisch sind Perforationen von Cysteninhalt nach Wandeinschmelzung in die Trachea oder in den Oesophagus. Bei Aushusten oder Erbrechen von Talg und Haaren kann man mit Bestimmtheit auf Dermoidcysten schließen. Der Tumor zeigt dann, abhängig vom Füllungszustand, einen röntgenologisch erkennbaren Größenwechsel.

6. Herz. Über kompressionsbedingte kardiale Beschwerden berichtet MÜLLY ausführlich in seiner Monographie. Neben Tachykardien und Rhythmusstörungen sind auch infarktartige Bilder beschrieben worden. MÜLLY beobachtete ferner eine Reihe von tumorbedingten EKG-Veränderungen. Die kardiale Symptomatik dürfte in erster Linie auf Irritation des Plexus cardiacus zurückzuführen sein oder eine Druckwirkung auf die Herzkranzgefäße mit gleichzeitiger Einengung der Gefäße. Eine direkte Tumoreinwirkung auf das Herz und die Stammgefäße kommt seltener vor. Eine Ummauerung der großen Gefäße in Herznähe kann zur entsprechenden Einflußstauung mit sog. Pickscher Pseudolebercirrhose führen. Eine extraperikardiale Herztamponade ist äußerst selten. Auch die Klappen können durch eine Herzverlagerung beeinträchtigt werden und Klappenfehler vortäuschen. Stenokardische Beschwerden bis zu Angina-pectoris-Anfällen beschreiben EDEIKEN und ROSE (1938).

TURUNEN und KYLLÖNEN sowie BREM konnten außer Tachykardien und Extrasystolen sogar Bilder des Herzinfarktes feststellen. Anamnestisch werden von Patienten im allgemeinen uncharakteristische Herzsensationen angegeben. In manchen Fällen wächst der Tumor in den Herzbeutel oder in das Myokard ein. KEAT und TWYMAN berichten über eine Spontanruptur des Herzens bei einem 76jährigen Patienten mit einem Lymphosarkom des Mediastinums.

7. Pleura. Besonders rasch soll es bei Mediastinaltumoren im Kindesalter zu Ergußbildungen kommen. Gelegentlich konnte auch eine spontane Cystenentleerung in die Pleurahöhle beobachtet werden (HANTEN und SEBESTENY). Eine Cystenruptur nach Bestrahlung eines vermeintlichen Thymoms sah BURACZEWSKI. Der Spontanpneumothorax kann durch Tumoreinbruch in die Luftwege zustande kommen.

8. Gefäße. Eine Tumorkompression wirkt sich im Bereich des venösen Systems weitaus schneller aus als an den Arterien. Neben der massiven Kompression der V. cava cranialis mit oberer Einflußstauung können auch der Truncus brachiocephalicus oder gar die V. cava caudalis isoliert betroffen werden. Selten kommt es zu isolierten Abklemmungen der V. azygos mit ihren Anteilen oder der Pulmonalvenen. Die Einengung oder der Verschluß von kleinen Venen ist klinisch im allgemeinen nicht feststellbar.

9. Knochen. Gelegentlich können Mediastinaltumoren am knöchernen Thorax oder an der Wirbelsäule Veränderungen hervorrufen. Die Skelettdeformitäten sind beim wachsenden Knochen der Kleinkinder manchmal das führende Krankheitszeichen. Besonders sind hier neurogene Tumoren im hinteren Mediastinum zu nennen.

Nach topographischen Gesichtspunkten teilen BARIÉTY und COURY die Symptomatik mediastinaler Geschwülste ein. Diese Einteilung hat gegenüber der Aufzählung einzelner Organzeichen größere praktische Bedeutung. Folgende verschiedene lokalisationsabhängige Syndrome wurden hierbei erarbeitet:

1. Syndrom des vorderen Mediastinums. Para- und retrosternale Schmerzen sowie venöse Zirkulationsstörungen der V. cava cranialis, pectanginöse Beschwerden und Zeichen einer trachealen Einengung gehören zum Symptomenkomplex eines raumbeschränkenden Prozesses im vorderen oberen Mediastinums. Kardiale und pleurale Zeichen lassen einen Tumor mehr in das vordere untere Mediastinum lokalisieren.

2. Syndrom des mittleren Mediastinums. Hier kommt es in erster Linie zu Erscheinungen seitens der Luftwege mit Dyspnoe, Husten, Heiserkeit, Atelektasenbildung und Pneumonie. Hinzu kommen Reiz- oder Ausfallserscheinungen des N. phrenicus und N. vagus bzw. der Nn. recurrentes. Seltener sind Veränderungen im Bereich des Aortenbogens.

3. Syndrom des hinteren Mediastinums. Die Krankheitserscheinungen gehen vom Oesophagus, dem Grenzstrang, den Intercostalnerven, den spinalen Nervenwurzeln und dem Rückenmark aus.

Liegt der Prozeß mehr cranial, so kommt es zu Veränderungen an der Trachea, an den Venen sowie am Sympathicus (Hornersche Trias). Bei dorsolumbaler Lokalisation sind neuralgische Zeichen mit Auftreten von Pleuraergüssen oder einem Chylothorax zu erwarten.

4. Diffuses Mediastinalsyndrom. Es wird schließlich von einem diffusen Mediastinalsyndrom gesprochen, wenn ausgedehnte mediastinale Tumorwucherungen vorliegen und komplexe, kaum unterscheidbare Krankheitszeichen.

BRÜCHER berichtete auch über „leukämische" Verläufe maligner Mediastinaltumoren, GILMARTIN über thymogene leukämische Reaktionen bei Kindern. Nach BARNA manifestieren sich Mediastinaltumoren klinisch in 3 verschiedenen Formen:

1. Fast symptomlos verlaufende Fälle, unabhängig davon, ob sie feingeweblich maligne oder benigne differenziert sind.

2. Die zweite Form ist charakterisiert durch Müdigkeit, Abmagerung, Husten, Haemoptysen, Arrhythmie, Dyspnoe, Cyanose und Dysphagie.

3. Die dritte Form zeigt alarmierende Symptome der Kompression der Luftwege und der Gefäße und bestimmte Komplikationen, wie z.B. Vereiterung einer Cyste oder Perforation einer solchen Cyste mit Entleerung ins Mediastinum, in die Bronchien, in den Oesophagus oder in die Pleura.

XX. Allgemeine röntgenologische Symptomatologie raumbeengender Prozesse des Mediastinums

Rein theoretisch ist die Diagnostik im Mediastinalraum sehr einfach. Allerdings kann sie in der Praxis schwierig sein, weil verschiedene Mediastinalverschattungen sich nur durch kleinste differentialdiagnostische Hinweise abgrenzen lassen.

Röntgenanatomisch findet sich dieser Organkomplex auf Lungenübersichtsaufnahmen im sagittalen Strahlengang als sog. „Mittelschatten". Die einzelnen Organe und Organabschnitte sind ohne Hilfsmaßnahmen röntgendiagnostisch im homogenen mediastinalen Schattenfeld nicht trennbar. Auf Frontalaufnahmen ist röntgentopographisch dieses Gebiet besser analysierbar:

Im oberen Abschnitt erlaubt die Darstellung des trachealen Aufhellungsbandes die Unterteilung in ein vorderes und hinteres Mediastinum. In der unteren Mediastinalregion können wir den herz- und hilusnahen Bezirk als mittleres Mediastinum bezeichnen und vom vorderen und hinteren abtrennen. Eine Kontrastmitteldarstellung des Oesophagus erleichtert dabei die Lokalisation. Räumlich kann man besonders herausstellen:

1. den Retrosternalraum und
2. den Paravertebralbereich, in dem sich die meisten Mediastinaltumoren finden;
3. den kardiophrenischen Raum.

Die röntgenologische Analyse des Mediastinums wird immer den Verdacht auf einen Tumor erheben können. Die Artdiagnose wird mit Hilfe der Biopsie gestellt, sei es durch Bronchoskopie, Mediastinoskopie, direkte Lymphknotenexstirpation, Thorakotomie oder Autopsie.

Obwohl die Röntgendiagnostik im Rahmen einer klinischen Untersuchung erst nach Ablauf aller klinischen Möglichkeiten eingesetzt werden soll, kann man bei dem Verdacht auf Mediastinaltumor hier eine Ausnahme machen. In einem solchen Fall beginnt man mit einer *Röntgendurchleuchtung* und *Aufnahmen* in beiden Ebenen, um ein eventuelles Abweichen von der Norm im Mediastinum nachzuweisen und eine nähere Lokalisation pathologischer Prozesse vorzunehmen. Ferner ist mit Hilfe der Durchleuchtung eine fehlende Beweglichkeit, bzw. eine eventuelle Mitbewegung pathologischer, raumbeschränkender Gebilde beim Atmen, Husten, Schlucken und Niesen zu erfassen. Es ist möglich, daß uns eine Verschattung im Mediastinum durch Eigenpulsation oder fortgeleitete Pulsation einen Hinweis auf den ursächlichen Prozeß gibt. Gegebenenfalls kann man primäre Lymphknotentumoren (Lymphosarkom, Lymphogranulom, Leukämie) sowie maligne Thymustumoren oder eine retrosternale Schilddrüsenvergrößerung auf Grund ihrer Symmetrie differentialdiagnostisch gegen eine Mediastinitis abgrenzen.

Falls es sich um einen asymmetrischen Prozeß handelt, könnten metastatische Lymphknotentumoren, oder ein benigner Tumor vorliegen. Ferner muß man differentialdiagnostisch an das Aneurysma denken.

Nicht nur die Lymphknotentumoren im vorderen Mediastinum führen zu polycyclisch begrenzten Verschattungen, differentialdiagnostisch kommen ein Thymus- oder Schilddrüsentumor, Teratom und auch ein benigner Bindegewebstumor in Frage. All diese Tumoren sind wiederum differentialdiagnostisch gegen das Aneurysma im Arcusgebiet abzugrenzen. Raumbeschränkende Gebilde im *hinteren* Mediastinum sprechen am ehesten für einen vom Nervengeflecht ausgehenden Tumor, oder auch für Vorderdarmcysten.

In der Differentialdiagnostik müssen besonders häufige pseudotumoröse Prozesse wie Oesophagusdilatation und Oesophagusdivertikel, oder ein Aneurysma der Aorta descendens, unter Umständen auch eine intralobäre Lungensequestrierung, berücksichtigt werden. Scharfrandig begrenzte, konvexbogige Verschattungen sprechen nicht unbedingt für benigne Tumoren. Viele Tumoren haben eine in sich geschlossene Kontur. Wie benigne zeigen auch maligne Tumoren eine scharfe Begrenzung, solange sie kein infiltratives Wachstum aufweisen. Auch Mediastinitiden können unter Umständen vorübergehend eine scharfe Konturierung aufweisen.

Das Symptom der Phrenicuslähmung spricht mehr für Carcinommetastasen, seltener für mediastinale Geschwülste. Die Schluckverschieblichkeit eines raumbeschränkenden, retrosternal im oberen Mediastinum gelegenen Prozesses ist im Sinne einer retrosternalen Struma zu werten. Pulsationen eines raumbeschränkenden, angedeutet kugeligen Gebildes sind charakteristisch für ein Aneurysma, andererseits darf nicht vergessen werden, daß auch Aneurysmen, falls sie thrombosiert sind, keine Pulsationen aufweisen.

Je klarer und genauer röntgenologisch der pathologische Prozeß lokalisiert wird, um so besser vorbereitet kann ein notwendiger operativer Eingriff vor sich gehen.

Alle hier besprochenen raumbeschränkenden Gebilde des Mediastinums verursachen trotz ihrer verschiedenen Genese im wesentlichen die gleichen Störungen der Verdrängung, der Einengung und Kompression lebenswichtiger Organe.

Da eine Reihe von Tumoren des Mittelfellraumes die Neigung zu maligner Degeneration aufweist, soll, soweit wie möglich, jeder Zufallsbefund eines tumorverdächtigen Gebildes des Mediastinums röntgenologisch geklärt und der Tumor operativ entfernt werden.

Ein weiteres Ziel der Röntgendiagnostik sollte es sein, eine Beurteilung darüber abzugeben, ob ein Operateur mit schwierigen lokalen Verhältnissen im Mediastinum zu rechnen hat, bzw. ob man sich auf Grund der Lage und der Veränderung der einzelnen Mediastinalorgane von diesem Eingriff einen Erfolg versprechen kann, d.h. ob gegebenenfalls die Veränderung mehr im Sinne einer Inoperabilität zu werten ist.

1. Lokalisation

Bei der Klärung eines Mediastinaltumors besteht die Hauptaufgabe des Röntgenologen darin, die Lokalisation des pathologischen Prozesses und damit eventuell auch den Ausgangspunkt zu bestimmen. Es ist bekannt, daß gewisse Veränderungen ihre Hauptlokalisation mehr im vorderen, im hinteren oder im mittleren Mediastinum haben, andere dehnen sich gegen den Hals aus oder stehen mit dem Zwerchfell in Verbindung. Die nachfolgenden Skizzen zeigen die mediastinalen Verschattungen und ihre Lokalisationen in differentialdiagnostischer Hinsicht (Abb. 54).

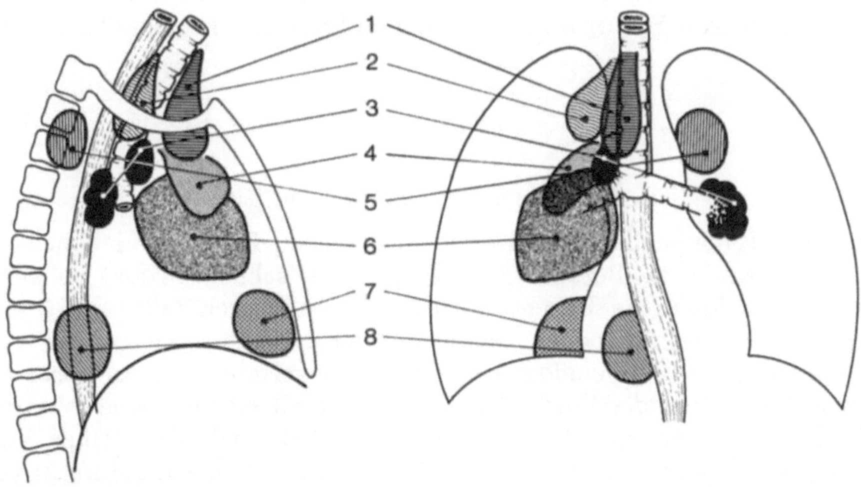

Abb. 54. Skizze: Lieblingslokalisation der einzelnen mediastinalen Tumoren. *1* Intrathorakale Struma, *2* bronchiogene Cyste, *3* Lymphknotentumoren, *4* Thymustumoren, *5* neurogene Tumoren, *6* Teratome, *7* Perikard-(Mesothel-)cysten, *8* enterogene Cysten (mesenchymale Tumoren, Lymphangiome, Haemangiome)

Im vorderen Mediastinum findet man im allgemeinen teratoide Tumoren einschließlich Dermoidcysten. Etwa die Hälfte zeigen röntgenologisch Verkalkungen und gelegentlich können Knochen und Zähne zum Inhalt gehören.

Kommt nun auf Grund einer Arrosion eine Verbindung zwischen einer Dermoidcyste und dem Bronchus zustande, so können Teile des Inhaltes ausgehustet werden. Es handelt sich dann meist um Talgbestandteile und desquamierte Epithelien, vermischt mit Haaren. Nach dem Aushusten tritt Luft in die Dermoidcysten ein, so daß Aufnahmen im Stehen oder Sitzen eine entsprechende Spiegelbildung im Röntgenbild aufweisen. Weiter dorsal, paraoesophageal bzw. prävertebral (hinteres Mediastinum) finden sich Vorderdarmcysten, die zu Verdrängungs- und Kompressionserscheinungen des Oesophagus und der Luftwege führen können.

Vom Thymus ausgehende Tumoren sind im vorderen Mediastinum lokalisiert. Sie liegen in ihrer Ausdehnung sowohl in der oberen Thoraxapertur als auch über der Herzbasis, wobei in 15—20% Verkalkungen nachweisbar sein können. Bei Thymustumoren findet man in einem höheren Prozentsatz eine Myasthenia gravis als umgekehrt bei vorhandener Myasthenia gravis Thymustumoren nachgewiesen werden.

Ebenfalls im vorderen Mediastinum lokalisiert liegen etwa in einem Promille Tumoren der Thyreoidea substernal oder sogar intrathorakal, wobei sie den Gefäßschatten meist rechts überlagern. Fast in allen Fällen wird die Trachea mehr oder minder stark komprimiert. Durch ihre Fixation an Trachea und Oesophagus kommt es beim Schlucken zu einer Aufwärtsbewegung.

Das mittlere Mediastinum schließt Mesothel- (Serosa-, Perikard-)Cysten ein. Die letztgenannten werden vor allem im rechten Herz-Zwerchfellraum vorgefunden. Hier muß man sie differentialdiagnostisch gegen Hernienbildung der Larreyschen Spalte (Morgagnischen Hernie) abgrenzen.

Ebenfalls ihre Lokalisation im mittleren und vorderen Mediastinum haben vor allem geschwulstartige Lymphknotenveränderungen wie das Lymphogranulom oder Morbus Boeck und die tuberkulösen Lymphknoten (Reindell). Obwohl die Lymphknotenerkrankungen in einem gesonderten Kapitel dieses Handbuches ausführlich besprochen werden (Riemann), sei an dieser Stelle auf die röntgenologische Typologie mediastinaler Lymphknotenerkrankungen, wie sie Wurm und Reindell dargestellt haben, hingewiesen. Eine zusammenfassende Gegenüberstellung röntgenologischer Erscheinungsbilder der verschiedenen mediastinalen Lymphknotenerkrankungen in Verbindung mit klinischen Hinweisen zeigt die von Wurm und Reindell aufgestellte Tabelle (Tabelle 14).

2. Konfiguration der Verschattung

Während durch die genaue Lokalisation in manchen Fällen die Möglichkeit besteht, den Ausgangsort sowie die Beziehungen der pathologischen Prozesse zu den Nachbarorganen zu klären, kann die Beachtung der röntgenologisch faßbaren Qualitäten der Konturen der raumbeschränkenden Gebilde in der Differentialdiagnostik weiterhelfen. Die Histologie kann der Röntgenologe bestenfalls nur vermuten. Neurofibrome, Dermoidcysten oder Abkömmlinge des Vorderdarms zeigen im allgemeinen eine solitäre, rundliche oder ovale Form mit scharfer Konturierung. Die Verformbarkeit einer Verschattung (Arcesches Zeichen) kann in ganz seltenen Fällen durch Druckänderungen (Pressen bei geschlossener Glottis) erreicht werden und weist auf eine mit Flüssigkeit gefüllte dünnwandige Cyste hin (Barret und Barnard).

Multiple raumbeschränkende Gebilde mit unregelmäßiger und teilweise unscharfer Konturierung weisen auf Malignität hin.

Tabelle 14. *Tabellarium diagnosticum et differential-diagnosticum nach* Wurm *und* Reindell

Krankheit	Seitenverhalten	Röntgenologische Zeichen						Klinische Befunde							Wichtiges Diagnosticum
		Lokalisation (vorwiegend)	Größe	Konfiguration	Typus	Verlauf									
						Dauer	Tendenz	Fieber	Milztumor	periph. Lymph.	Blutbild	Senkung	Tuberkulin-Test	Strahlenwirkung	
Sarkoidose	bilateral (nur im Beginn unilateral)	M m (o)	++/+++	polycyclisch	Sd	1—15 (30) J	pr→st→r	±	+	+		+	(±)	±	Biopsie
Tuberkulose	in etwa 80% unilateral	M o m	+(++)	bogig	Tbc	$^1/_2$—5 J.	pr→st→r	+	(+)	(+)		+	++	+	Biopsie, Bacillennachweis
Lymphogranulomatose	bilateral, nur im Beginn unilateral	M V o m	+++	verbacken	Lgr	Mo—2 J	pr	(++)	++	++	+	+++	(±)	+++	Biopsie
Lymphoreticulosarkom	überwiegend bilateral	V M H ü	++/+++	verbacken	Sa	Mo		(+)	(+)	++		+++		+++	Biopsie
Großfollikuläres Lymphoblastom	bilateral (jedoch selten)	M m	++	polycyclisch	Sd	5 J	pr pr		+	+++		−+		+++	Biopsie
Chron. lymph. Leukämie	bilateral	M m	++	polycyclisch	Sd	J	pr		−+	++	+++	+++		+++	Sternalpunktion
Chron. myel. Leukämie	bilateral (jedoch selten)	M m	+	polycyclisch	Sd	J	pr		+++	(+)	+++	+++		+++	Sternalpunktion
Tumormetastasen	unilateral oder bilateral	M m	+/++	verbacken		Mo/J	pr	(+)				++		+	Biopsie
Infektionskrankheiten	unilateral oder bilateral	M m	+	bogig		Mo	r	+++	++	±	++	++			Klinik
BCG-Lymphadenitis	bilateral	M m	+/++	bogig	Sd	Mo/J	pr→r	(+)	−				+		Anamnese (BCG!)

Prototypen
Sd = Sarkoidose
Lgr = Lymphogranulomatose
Tbc = Tuberkulose
Sa = Sarkom

Lokalisation
V = vorderes Mediastinum, M = mittleres Mediastinum, H = hinteres Mediastinum } sagittal
o = oberes Mediastinum, m = mittleres Mediastinum, u = unteres Mediastinum, ü = überall im Mediastinum } craniocaudal

Dauer Mo = Monate, J = Jahre
Tendenz st = stationär, pr = progressiv, r = regressiv (spontan)

XXI. Die einzelnen mediastinalen Tumorgruppen

1. Neurogene Tumoren

a) Allgemeine Übersicht

Die häufigsten Geschwülste des Mediastinums sind neurogenen Ursprungs. Von 1004 aus dem Weltschrifttum durch GREMMEL, SCHULTE-BRINKMANN und VIETEN zusammengestellten Fällen von Mediastinaltumoren waren 28,5% neurogene Geschwülste bei Erwachsenen. Bei Kindern sind es nach den genannten Autoren 40%, wobei es sich bis zum 10. Lebensjahr in 90% um Ganglienzelltumoren handelt (Abb. 55). Neurogene Tumoren finden sich fast ausschließlich im hinteren Mediastinum und gehen meist vom Grenzstrang oder von den Intercostalnerven aus (Abb. 56). Von den 101 Fällen MORRISONs

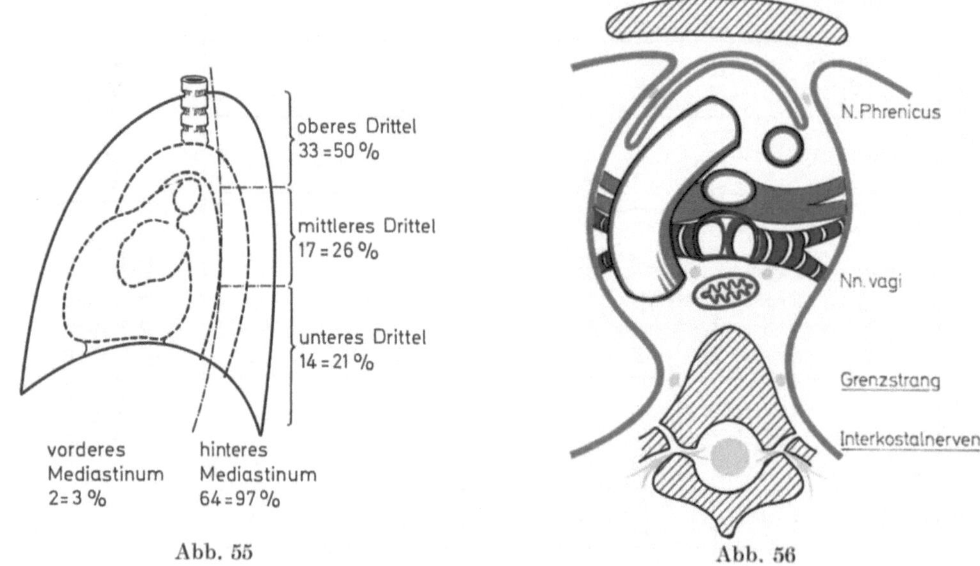

Abb. 55 Abb. 56

Abb. 55. Sitzverteilung von 66 neurogenen Mediastinaltumoren nach SCHULTE-BRINKMANN und VIETEN
Abb. 56. Skizze des Ausgangspunktes neurogener Tumoren

waren drei nicht im hinteren Mediastinum lokalisiert. OBERMAN und ABELL fanden von 62 Fällen nur drei im vorderen Mediastinum. Nach SANTY, BERARD, GALY und MINETTE sind etwa 90% der mediastinalen Nerventumoren im hinteren Mittelfellraum entwickelt. Aus eigenem Material und aus der Literatur bis 1954 führen die letztgenannten Autoren 24 Geschwülste an, die im vorderen oder mittleren Mediastinum gefunden wurden. TEBOW hatte bis 1952 nur 9 solcher Fälle aus der Weltliteratur zusammenstellen können. Diese Tumoren gehen vorwiegend vom N. phrenicus oder N. vagus aus. Über mediastinale Vagustumoren berichten REGELE, PAMPARI, LACERENZA und EMILIA. Aus der Weltliteratur haben bis 1965 GAYOLA, JANIS und WEIL 19 intrathorakale Nervenscheidengeschwülste zusammenstellen können, die vom N. vagus ausgingen (mittleres Mediastinum).

Davon waren 11 Neurofibrome, 7 Neurinome und 1 Neurosarkom. Ebenfalls nicht im hinteren Mediastinum lokalisiert sind Chemodektome.

Topographisch gesehen wird offenbar auch der obere Mediastinalabschnitt bevorzugt, wie HIRSCHFELD feststellen konnte. Von 100 Tumoren waren 77 in der oberen Hälfte des Mediastinums lokalisiert. Während die Nervenscheidengeschwülste mehr das Erwachsenenalter betreffen, insbesondere die Neurosarkome, kommen Ganglioneurome mehr im jugendlichen Alter und Neuroblastome vorwiegend bei Kindern und Jugendlichen vor. Von 14 reifen Ganglioneuromen, die OBERMAN und ABELL zusammengestellt haben, wurden 9 bei Patienten unter 23 Jahren gefunden. 5 Patienten mit Ganglioneuromen waren unter 20 Jahren alt, von den 5 Patienten mit Neuroblastomen 3 noch Säuglinge und 2 Kleinkinder. STOWENS zählt Neuroblastome vor dem 6. Lebensjahr zu einer „congenitalen Form". Die allgemeine Malignitätsrate der neurogenen Mediastinalgeschwülste schwankt bei verschiedenen Autoren zwischen 10 und 40%. Aus der Sammelstatistik von CRUICKSHANK (1956) mit 413 Fällen waren 11,6% maligne. Die Neigung zur malignen Entartung ist nach PEABODY sowohl bei Nervenscheidentumoren als auch bei den Ganglienzelltumoren recht groß und wird mit etwa 37% angegeben. Nach den Angaben von GREMMEL, SCHULTE-BRINKMANN und VIETEN sowie SANTY sind neurogene Mediastinaltumoren bei Frauen doppelt so häufig. In anderen größeren Einzelstatistiken wird dieses Verhältnis mit 1:1 angegeben (u.a. BARIÉTY und COURY u.a.). Ausführliche Mitteilungen über neurogene Mediastinalgeschwülste sind auch zu finden bei ACKERMANN und TAYLOR, UHRICH, BLADES, KENT, GODWIN, SANTY, HARRINGTON, CRAFOORD, RINGERTZ und LINDHOLM, HERLITZKA und GALE, OBERMAN und ABELL, CRUICKSHANK, GREMMEL, SCHULTE-BRINKMANN und VIETEN, STEPANOW.

b) Pathologische Anatomie

Einteilung der neurogenen Mediastinalgeschwülste:

A. Nervenscheidentumoren:
benigne:
1. Neurinome
2. Neurofibrome
maligne:
3. Neurosarkome, Neurofibrosarkome

B. Sympathische Nervenzelltumoren:
gutartig oder bedingt gutartig:
1. Ganglioneurome
potentiell maligne oder maligne:
2. Ganglioneuroblastome
3. Neuroblastome (Sympathicoblastom, Sympathogoniom)
4. Paragangliome (Chromaffinom, Phaeochromocytom)

C. Tumoren der Chemoreceptoren:
Chemodektome, gut- und bösartig

Nach der Histologie unterscheidet man, abgesehen von den seltenen Tumoren der Chemoreceptoren, Geschwülste des Nervenscheidengewebes und sympathische Ganglienzelltumoren. Sie kommen etwa im Verhältnis 6:4 im Mediastinalraum vor. Nach der Tabelle kann auch folgende Einteilung vorgenommen werden (Tabelle 15).

Tabelle 15. *Einteilung der neurogenen Geschwülste nach Ursprung und Muttergewebe.* (GREMMEL, SCHULTE-BRINKMANN und VIETEN)

Ursprung	Matrix	Tumorform ( ) = Synonym
1. Geschwülste der *Nervenscheiden*	a) Schwannsche Zellen des Neurilemms	Neurinom (Neurilemmom; Schwannom)
	b) Bindegewebszellen des Peri- und Endoneuriums	Neurofibrom Neuromyxom Neurosarkom
2. Geschwülste des *Gangliengewebes*	Sympathische Ganglienzellen	Ganglioneurom Sympathicoblastom (Ganglioblastom; Neuroblastom) Sympathicogoniom
3. Geschwülste der *paraganglionären Strukturen*	a) Chromaffine Zellen	Phaeochromocytom (Paragangliom; Chromaffinom) Phaeochromoblastom
	b) Chemoreceptoren	Chemodektom

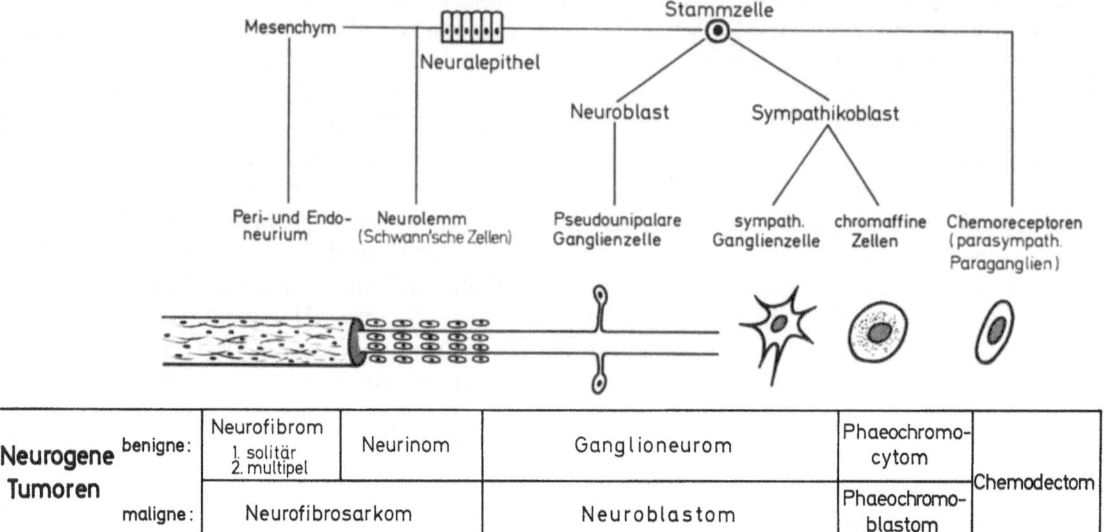

Neurogene Tumoren					
benigne:	Neurofibrom 1. solitär 2. multipel	Neurinom	Ganglioneurom	Phaeochromo-cytom	Chemodectom
maligne:	Neurofibrosarkom		Neuroblastom	Phaeochromo-blastom	

Abb. 57. Klassifikation neurogener Tumoren modifiziert nach CRUICKSHANK, WILLIS, BIELSCHOWSKY, BOYD, STARCK

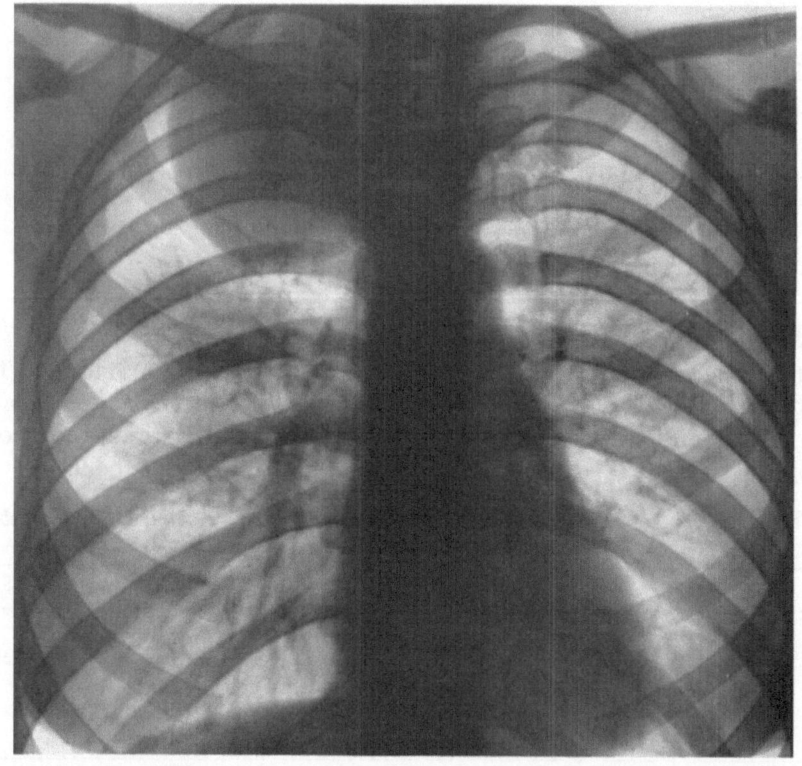

Abb. 58. *Lungenübersichtsaufnahme im p.a. Strahlengang.* Raumbeschränkender, rundlicher, scharf konturierter Prozeß im rechten oberen Mediastinum (histologisch: Neurinom). Röntgenabteilung der Chirurgischen Universitätsklinik Heidelberg; Leiter: Prof. Dr. WENZ)

Entwicklungsgeschichtlich stammt sowohl das periphere Gliagewebe bzw. Nervenscheidengewebe, als auch das sympathische Zellmaterial von der Neuralleiste ab (Abb. 57).

N. vagus und N. phrenicus bilden hier auf Grund ihrer Entwicklungsgeschichte eine Ausnahme. Die gutartigen Nervenscheidengeschwülste werden unterteilt in Neurinome

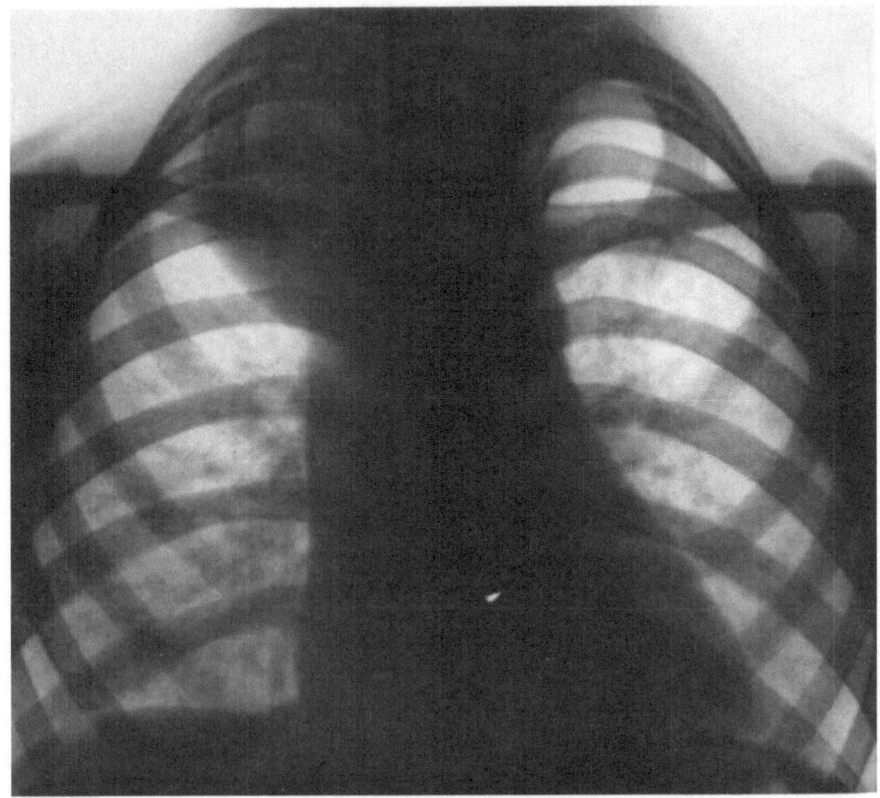

a

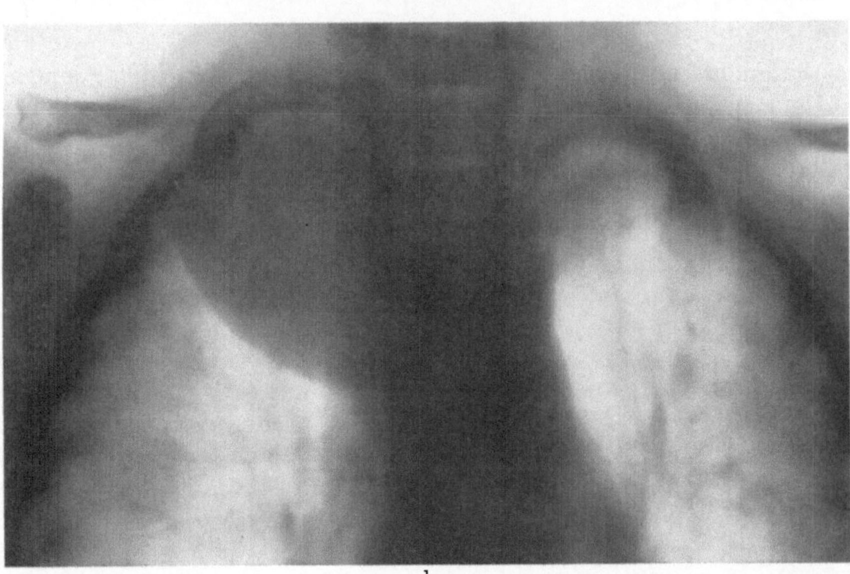

b

Abb. 59. a Lungenübersichtsaufnahme im p.a. Strahlengang und b Schichtaufnahme des oberen Mediastinums in 5 cm Schichttiefe: Homogener dichter Schatten, der die gesamte rechte Lungenspitze und z.T. das Lungenoberfeld einnimmt, vom Mediastinum nicht abgrenzbar ist und nach caudal hin sich konvexbogig vorwölbt (histologisch: Neurofibrom). (Röntgenabteilung der Chirurgischen Universitätsklinik Heidelberg; Leiter: Prof. Dr. WENZ)

(synonym sind Neurilemmom oder Schwannom), deren Matrix die Schwannschen Zellen sind (Abb. 58) und in Neurofibrome, die sich aus dem Endo- und Perineurium entwickeln (Abb. 59a, b). Beide Tumorformen gehen ineinander über, so daß manche Autoren, wie

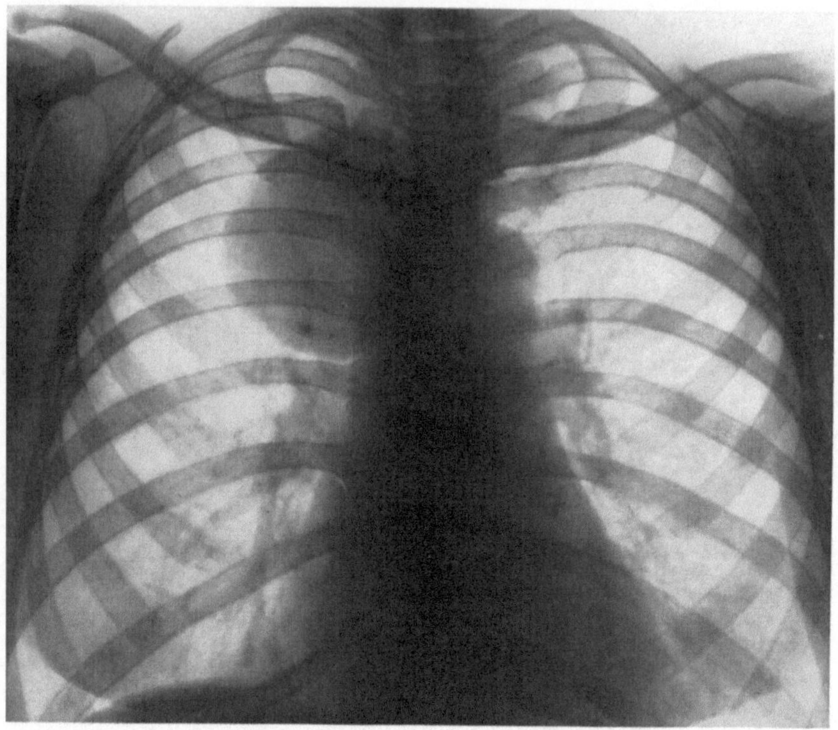

Abb. 60. *Lungenübersichtsaufnahme im p.a. Strahlengang.* Großer, kugeliger raumbeschränkender Prozeß aus dem hinteren oberen Mediastinum, der sich gegen die rechte Lunge vorwölbt (histologisch: Neurofibrosarkom). (Röntgenabteilung der Chirurgischen Universitätsklinik Heidelberg; Leiter: Prof. Dr. Wenz)

Peabody, zusammenfassend von Neurofibromen sprechen. Neurinome sind meist besser abgekapselt und neigen stärker zu regressiven Veränderungen. Sie sind häufiger als Neurofibrome. Die bösartige Form der Nervenscheidengeschwülste wird als Neurosarkom oder Neurofibrosarkom bezeichnet (Abb. 60). Das multiple Auftreten von Nervenscheidentumoren ist das Charakteristikum der Recklinghausenschen Neurofibromatose. Bei diesem wohl erbbedingten (dysembryogenetischen) Leiden kommt es im Laufe des Lebens an zahlreichen Nervenwurzeln und peripheren Nerven zu geschwulstartigen Wucherungen der Schwannschen Zellen und des übrigen Nervenscheidengewebes. Im Mediastinalbereich können solche Neurofibrome bzw. Neurinome ihren Ausgang von den Intercostalnerven, vom N. vagus, N. phrenicus, Grenzstrang, von vegetativen Nervengeflechten und vom Plexus brachialis nehmen. Nach Ringertz und Ehrner kommt es in den peripher entwickelten Neurofibromen häufiger zur malignen Entartung als in den intrathorakal entstandenen. Wie Schulte-Brinkmann berichtet, entstehen etwa 10% der neurogenen Mediastinaltumoren auf dem Boden einer generalisierten Neurofibromatose (6 von 66 Fällen im eigenen Untersuchungsmaterial). Ringertz und Lindholm sahen bei ihren 58 Fällen (mediastinalen Neurofibromen) 4 generalisierte Neurofibromatosen, Pachter und Lattes beobachteten bei 30 Patienten mit neurogenen Mediastinalgeschwülsten dreimal eine Recklinghausensche Neurofibromatose, Ellis und Du Shane 4 von 19, Morrison 6 von 101 und Oberman und Abell 5 von 62 mediastinalen Nervengeschwülsten, wobei nur einmal eine maligne Entartung beobachtet werden konnte.

Die Ganglienzelltumoren, die sich von sympathischen Nervenzellen, meistens des Grenzstrangs, entwickeln, werden in Ganglioneurome und Neuroblastome eingeteilt. Wegen vieler Synonyma und gewisser feingeweblicher Unterschiede sind die Klassifizierungen einzelner Autoren oft unübersichtlich und manchmal kaum miteinander vergleichbar.

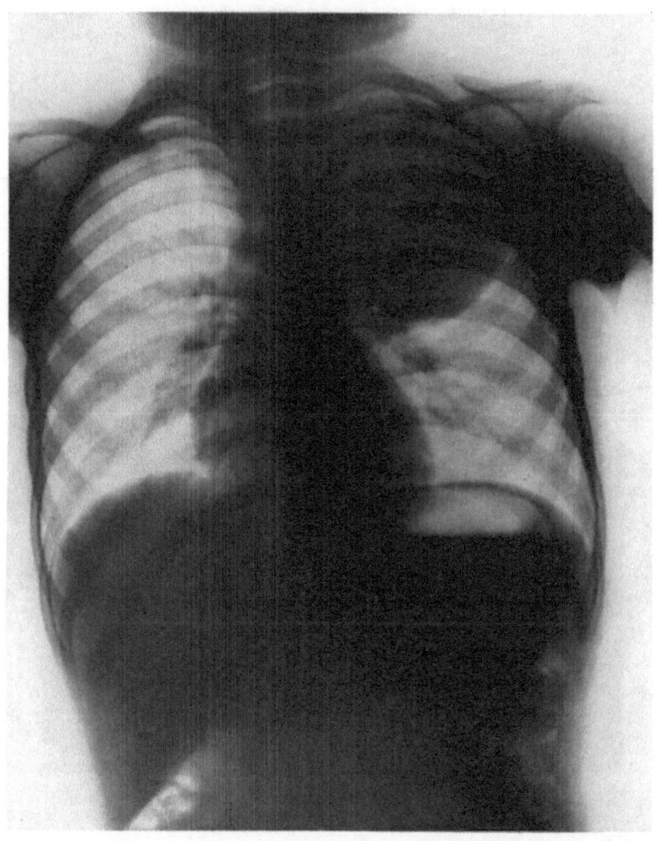

a

Abb. 61. a Lungenübersichtsaufnahme im p.a. und b im frontalen Strahlengang sowie c durchexponierte Aufnahmen der cranialen Partien der linken Lunge: Überfaustgroßer, scharfrandig begrenzter, homogener Verdichtungsprozeß, der das gesamte linke Lungenspitzen- und Oberfeld einnimmt. Wie die frontale Aufnahme zeigt, liegt der Prozeß in den dorsalen Partien des linken Thoraxraumes ohne stärkere Impression des Oesophagus. Die durchexponierte Aufnahme der cranialen Partien der linken Lunge einschließlich des Mediastinums zeigt eine Weitstellung der Intercostalräume links gegenüber der rechten Seite und Kalkeinlagerungen innerhalb des Tumors. d Schichtaufnahme des oberen Mediastinums und der linken Lunge. Verlagerung der Trachea nach rechts mit fehlender Abgrenzbarkeit des Tumors im oberen Mediastinalabschnitt. Bioptisch konnte nach Operation ein Sympathicoblastom festgestellt werden. (Röntgenabteilung der Chirurgischen Universitätsklinik Heidelberg; Leiter: Prof. Dr. WENZ)

Im amerikanischen Schrifttum lehnt man sich meist an die Einteilung von STOUT oder SCHLUMBERGER an. Wir möchten dem Einteilungsprinzip von v. Albertini aus dem Jahre 1955 folgen. Die Ganglioneurome sind von den Sympathicusgeschwülsten die bei weitem am häufigsten vorkommenden Tumoren. Manche Autoren unterscheiden eine reife und unreife Form. Die aus unreifen Sympathicuszellen (embryonalen Zellen) entstandenen Neuroblastome werden auf Grund bestimmter histologischer Kennzeichen in Sympathicoblastome (Abb. 61a, b, c, d) und Sympathogoniome unterteilt (MASON). Sie sind weitaus seltener und nehmen häufiger eine maligne Verlaufsform an. Sie befallen oft Säuglinge und Kleinkinder. Von 105 Fällen aus der Literatur waren nach BÜTHKER, FELTKAMP-VROOM, GREEN und WIEBERDINK nur 3 im vorderen Mediastinum lokalisiert. Sie selbst fanden ein Sympathicoblastom bei einer 67jährigen Patientin im vorderen Mediastinalbereich. Die Neuroblastome sind im Kindesalter hinter den Leukosen die häufigsten Neoplasien überhaupt. Von den 43 Neuroblastomen von BARRET und TOYE, wobei es sich ausschließlich um Kinder handelte, waren 6 Tumoren mediastinal entwickelt. Mitunter sind sie von starken Verkalkungen durchsetzt. Wegen der unvollständigen Ossifizierung der Wirbelsäulenanteile ist das Einwachsen eines hier diskutierten raumbeschränkenden

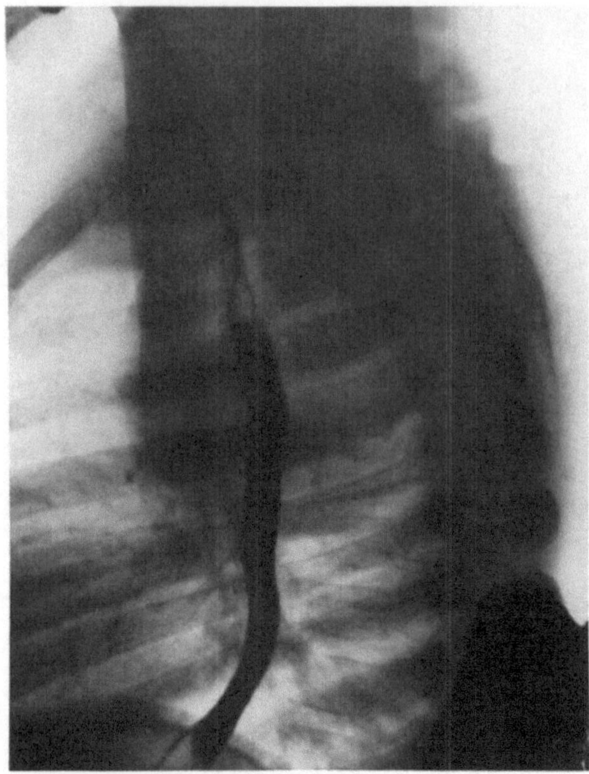

Abb. 61 b

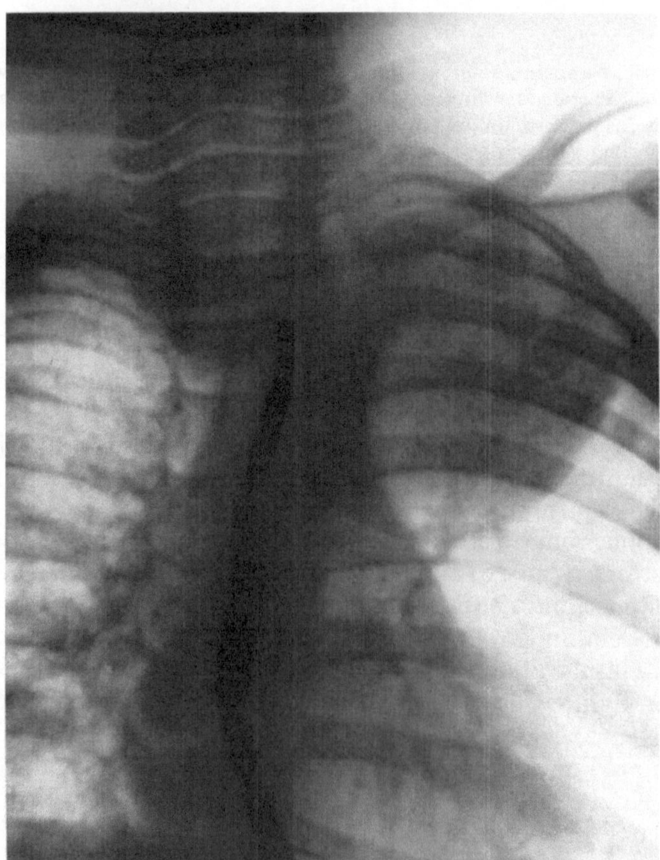

Abb. 61 c

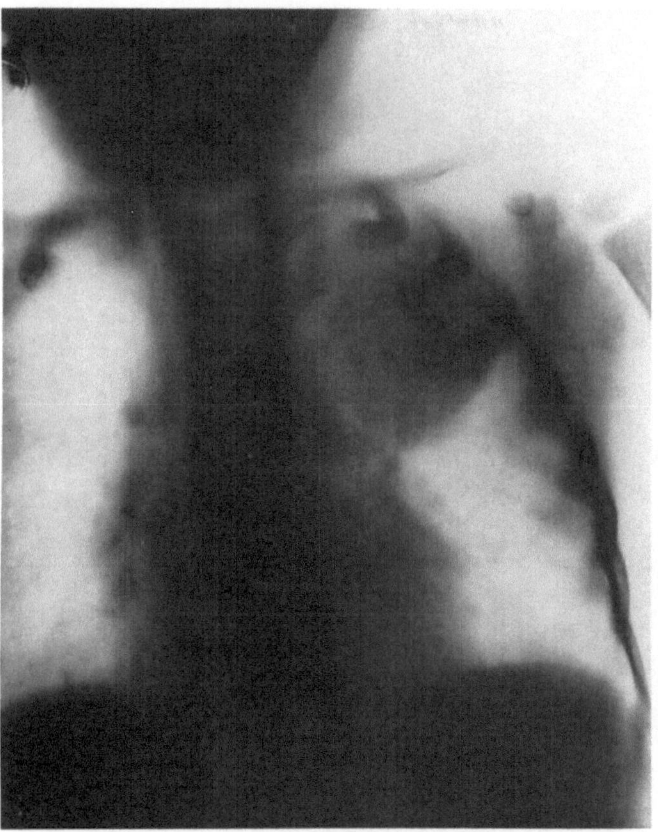

Abb. 61d

Prozesses in den Wirbelkanal bei einem Kleinkind oft kaum nachweisbar, obwohl meist mehrere Foramina intervertebralia betroffen sind.

Selten kommt es im Mediastinalbereich zur Ausbildung von Paragangliomen, einer Tumorart, die aus den chromaffinen Zellen der Paraganglien entsteht (Abb. 62).

Sie werden als Paragangliome, Chromaffinome oder Phaeochromocytome bezeichnet und können gut- oder bösartig sein. SCHLUMBERGER macht einen Unterschied zwischen hormonell inaktiven Chromaffinomen und hormonell aktiven Phaeochromocytomen. Von der letzteren Tumorart sind im Schrifttum nur wenig Fälle mit mediastinaler Lokalisation bekannt geworden. GREEN und BASSET führen bis 1961 aus der Weltliteratur 12 mediastinale Phaeochromocytome auf. MARCUSE und CHAMBERLIN beschreiben einen Fall von multiplen intravagalen Paragangliomen. BUCALOSSI, PAGNONI und ROCK sahen ein 70 g schweres, röntgenologisch als kugeliges Gebilde erkennbares Phaeochromocytom rechts paravertebral bei einem 3jährigen Kind mit Zeichen des Hypercorticismus. TAMURA und LAWRENCE berichten über ein Neurosarkom im hinteren Mediastinum bei einem malignen Phaeochromocytom der Nebenniere. Eine Übersicht über extraadrenale Paragangliome gibt VALACH, wobei er in einer zweiten Gruppe Chemodektome mit anführt.

Wegen der extremen Seltenheit und Eigenart ist das Schrifttum über Chemodektome vor allem durch kasuistische Beiträge in den letzten Jahren stark angewachsen. Die Bezeichnung Chemodektom stammt von MULLIGAN für Tumoren der Chemoreceptoren, die sich im Mediastinalraum entsprechend dem Sitz des chemoreceptorischen Gewebes vorwiegend in der Nachbarschaft des Aortenbogens und zu beiden Seiten der großen brachiocephalen Arterien finden. Makroskopisch zeigen sie eine leichte Lappung mit fester Konsistenz und grauer Schnittfläche. Sie erreichen einen Durchmesser von etwa 2—12 cm (PHILLIPS). Eine starke Vascularisation erleichtert die angiographische Dia-

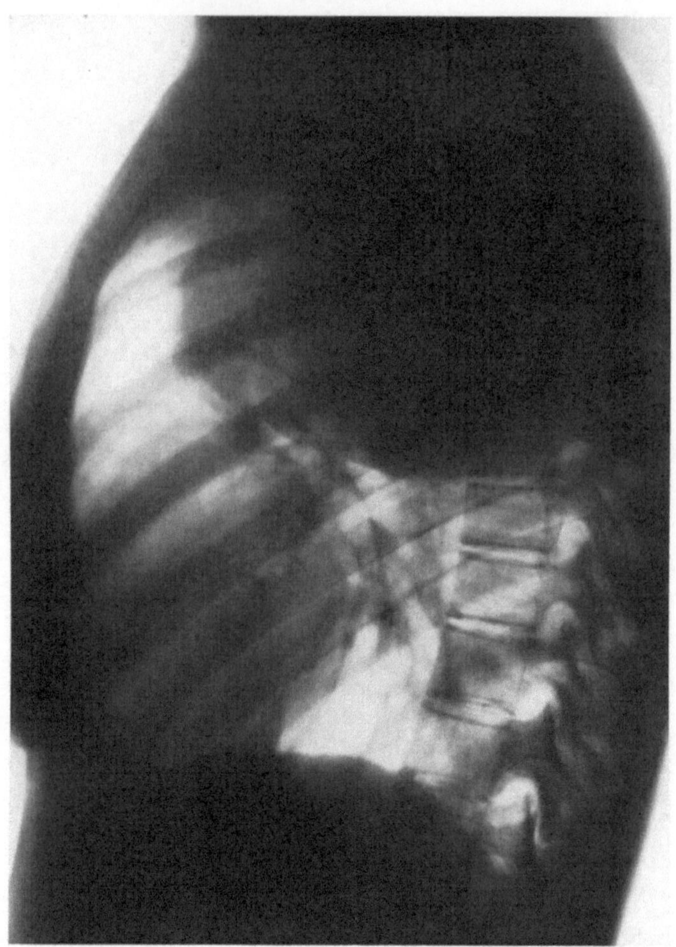

Abb. 62. Frontale Aufnahme der linken Lunge. Großer, kugeliger, gegen die Spitze des Unterlappens und gegen den Oberlappen sich vorwölbender, vom hinteren Mediastinum ausgehender, relativ scharf begrenzter Tumor. (Histologisch: Paragangliom.) (Röntgenabteilung der Chirurgischen Universitätsklinik Heidelberg; Leiter: Prof. Dr. Wenz)

gnostik erheblich. Früher wurden diese Tumoren zu den Paragangliomen gezählt (Paragangliome an der Aortengabel). Viel häufiger sind sie extrathorakal lokalisiert und zwar im Bereich des Glomus caroticum und des Ganglion nodosum vagi. Diese Tumoren können gut- oder bösartig sein.

Der Verlauf ist immer dubiös, weil sie in enger Verbindung mit der Gefäßwand stehen und auch, wenn sie histologisch gutartige Formationen aufweisen, operativ wegen des engen Kontaktes mit der Gefäßwand nicht ausreichend angegangen werden können. In seiner Übersichtsarbeit schlägt De Biase zur besseren Verständigung die Bezeichnung Chemodekto-Paragangliom vor. Ausführliche Darstellungen über Chemodektome finden sich bei Burman, Gillis, Uranova und Tregubova, Dallachy und Simpson, Mendelew und Slobodkin, Phillips, Duncan, Haber, Madden, Choné. Über multiples Auftreten intrathorakaler Chemodektome berichten Korn, Bensch, Liebow und Castleman.

Als einen extrem seltenen, von der Neuralleiste abzuleitenden Tumor beschreiben Misugi, Okijama, Newton, Kmetz und de Lorimier sowie Kellert und Woodruf einen Fall von neurofibromatös-melanotischem Mediastinaltumor. Dieser Tumor dürfte mit dem „Neuroteratom“ von Anderson und Sherman verwandt sein. Shields beobachtete einen neurogenen Mediastinaltumor mit arterio-venösen Fisteln.

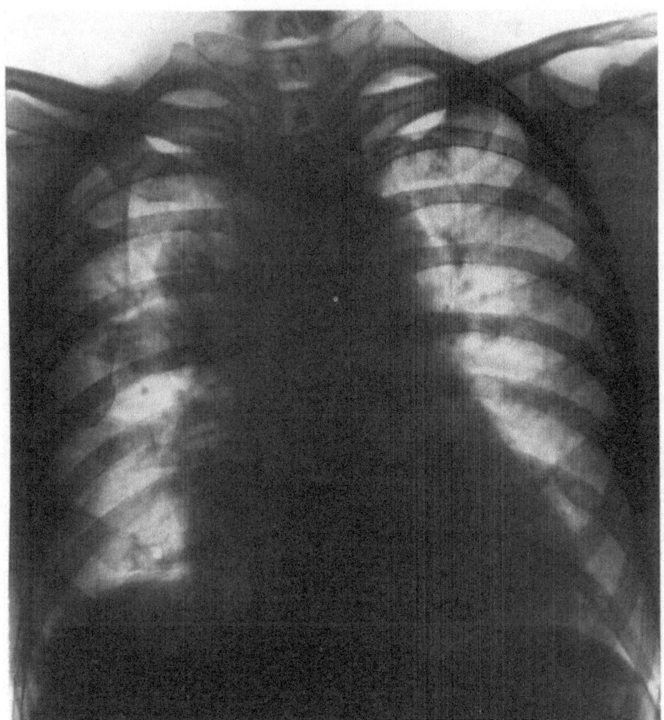

a

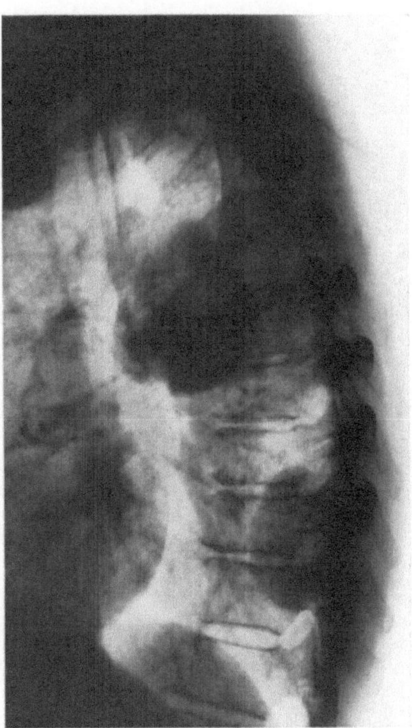

b

Abb. 63a—c. a Lungenübersichtsaufnahme im Liegen und b seitliche Aufnahme links angelegt. Dorsal im rechten Oberlappen bzw. im apiko-posterioren Segment des linken Unterlappens erkennt man zwei kleinapfelgroße raumbeschränkende Gebilde. Ein kleinerer Tumorschatten liegt im caudalen Bereich der Brustwirbelsäule paravertebral in Projektion auf das Foramen intervertebrale VI—VIII. Aufgrund des klinischen Bildes einer zunehmenden Paraparese wird eine c *Myelographie* durchgeführt. Dabei zeigt sich ein Stop in Höhe des BWK VI—VII, wahrscheinlich durch einen sanduhrförmig entwickelten Prozeß im Spinalkanal. Die Operation zeigte einen sanduhrförmigen, intraspinal entwickelten Bronchialtumor (Bronchialcarcinom-Metastase, die entfernt wurde). Die spätere Obduktion ergab ein undifferenziertes kleinzelliges Bronchialcarcinom der rechten Lunge mit Metastasen in dem extraduralen Spinalraum in Höhe von BWK VI—VII

Eine besondere Tendenz zur Bildung von Sanduhrgeschwülsten zeigen alle mediastinalen paravertebralen Nervengeschwülste (GULEKE). In der englischen Literatur werden diese Geschwülste auch als „dumb-bell-tumors" bezeichnet. Neurogene Geschwülste sind aber nicht die einzigen, die Neigung zeigen, in den Spinalraum einzudringen, aber bei weitem die häufigsten. HEUER und ANDRUS fanden unter mediastinalen Sanduhrtumoren auch Fibrome, Lipome, Chondrome und Leiomyome — TOCH, HAGSTROM und STEINBERG sahen auch ein sanduhrförmig entwickeltes Haemangiom. In unserem Untersuchungsgut fand sich ein in den Spinalraum sanduhrförmig entwickelndes Bronchialcarcinom (Abb. 63a, b, c). Von den 101 Fällen neurogener Mediastinaltumoren von MORRISON waren 12 durch das Foramen intervertebrale in den Rückenmarkskanal eingebrochen. Von diesen waren 8 allerdings nur geringgradig intraspinal entwickelt.

Unter den genannten 12 Fällen fanden sich 4 Neurinome, 3 Neurofibrome, 3 Ganglioneurome und 1 Neuroblastom sowie 1 Chromaffinom. Fünf in den Spinalraum eingewachsene Neurofibrome fanden sich unter den 50 von PACHTER und LATTES veröffentlichten Fällen.

c) Klinische Krankheitszeichen

Obwohl eine charakteristische Symptomatik nicht angegeben werden kann, finden sich manchmal doch hinweisende Krankheitszeichen. Ein Großteil der benignen Tumoren wird rein zufällig entdeckt. Am häufigsten bestehen Klagen über atypische Schmerzen. Öfter lassen sich segmentale Intercostalneuralgien beobachten. Das Hornersche Syndrom

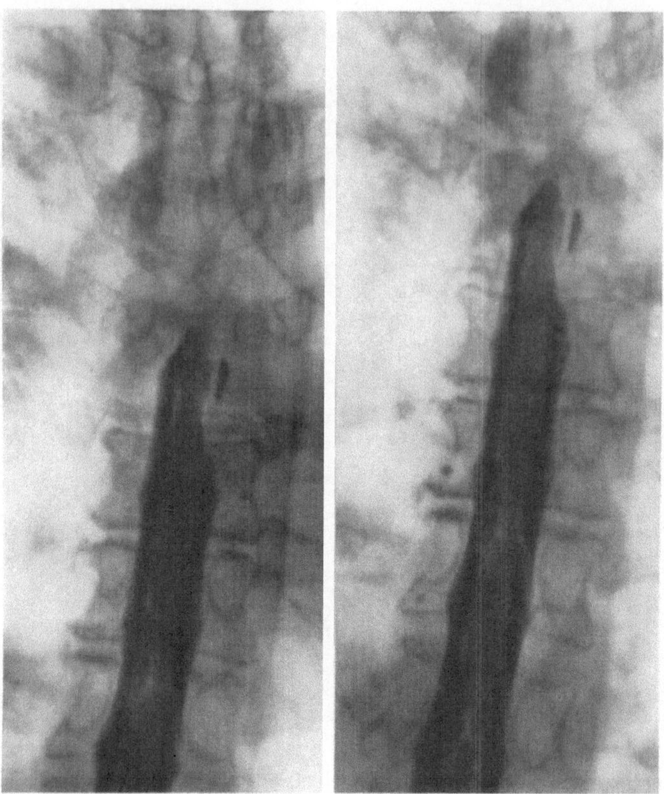

Abb. 63c

ist nicht unbedingt ein Zeichen der Malignität. Von den 48 neurogenen, von ACKERMAN beschriebenen Tumoren führten 6 zur Hornerschen Trias und nur einer davon war maligne. Außer der neuralen Symptomatik, wobei auch die spinalen Erscheinungen nicht vergessen werden dürfen, kommt es zu Kompressionszeichen der übrigen thorakalen Organe. Über das Syndrom des hinteren Mediastinums (nach BARIÉTY und COURY) wurde bereits berichtet. Bei Kindern kommt es zu Thoraxdeformierungen und Formveränderungen der Wirbelsäule und der Rippen (Tabellen 16 und 17).

Tabelle 16. *Tabellarisch zusammengestellte Symptomatik neurogener Tumoren nach* OBERMAN *und* ABELL

Tumorart	Symptomlos	Dyspnoe	Husten	Brustschmerz	Blutiger Auswurf	Horner	Sensibilitätsstörung	Knöcherne Veränderung
Neurinom (29 Fälle)	20	3	2	5	1	3	1	0
Neurofibrom (5 Fälle)	4	0	0	1	0	0	0	0
Neurosarkom (4 Fälle)	1	0	2	2	2	0	0	0
Reifes Ganglioneurom (14 Fälle)	10	1	3	2	0	0	0	0
Unreifes Ganglioneurom (5 Fälle)	2	2	0	1	0	1	1	0
Sympathicoblastom (2 Fälle)	0	0	1	0	0	0	0	1
Sympathogoniom (3 Fälle)	0	1	0	0	0	1	0	2
Total	37	7	8	11	3	5	2	3

Tabelle 17. *Tabellarische Übersicht über die Symptomatik von 49 Fällen neurogener Tumoren nach* GREMMEL, SCHULTE-BRINKMANN *und* VIETEN

22 Patienten	Schmerzen
22 Patienten	Atemnot
9 Patienten	Husten
9 Patienten	schlechter Allgemeinbefund
6 Patienten	Druckgefühl im Thorax
4 Patienten	Gewichtsabnahme
1 Patient	Bluthusten
1 Patient	Nachtschweiß
1 Patient	Erbrechen
1 Patient	Heiserkeit
1 Patient	Schluckbeschwerden
15 Patienten	Beschleunigung der BSG
14 Patienten	mäßige Anaemie
9 Patienten	Skoliosen
6 Patienten	subfebrile Temperaturen
5 Patienten	obere Einflußstauung
5 Patienten	Wirbel- und Rippenusuren
4 Patienten	Recklinghausen-Stigmata
1 Patient	Horner
1 Patient	Phrenicusparese
2 Patienten	Erguß

d) Röntgenologische Differentialdiagnostik

Entsprechend dem makroskopischen Aussehen erscheinen die neurogenen Tumoren bei Abkapselung meist als glatt abgrenzbare kugelige Gebilde auf Grund ihrer gleichmäßigen zentrifugalen Wachstumstendenz. Häufig werden sie mit einer Billardkugel verglichen. Deformierungen und Usurierungen am knöchernen Thorax sprechen nicht unbedingt für Malignität. 50% der neurogenen Mediastinaltumoren führen zu Wirbelarrosionen (GOOD). Nach GREGG sitzen die Ganglioneurome im Vergleich zu Neurinomen

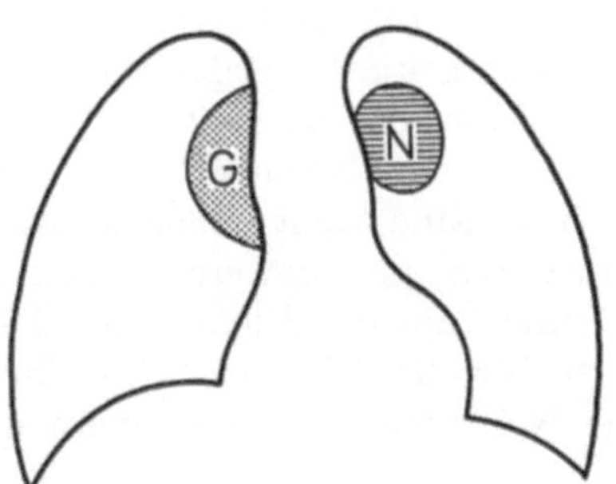

Abb. 64. Tumor-Mediastinum-Winkel bei neurogenen Tumoren. G Ganglioneurome; N Neurofibrome

und Neurofibromen dem Mediastinum breitbasiger auf und sind mehr länglich oval geformt im Gegensatz zu den mehr kugeligen Nervenscheidengeschwülsten, was auch von ELLIS und DU SHANE sowie GREMMEL, SCHULTE-BRINKMANN und VIETEN bestätigt wird (Abb. 64). Die letztgenannten Autoren weisen auf den sog. „Tumor-Mediastinum-Winkel" hin. Dieser Winkel ist bei Ganglioneuromen stumpfer.

Findet sich eine umschriebene Ausweitung der Foramina intervertebralia, so sollte man an Sanduhrtumoren denken, die nicht unbedingt neurogenen Ursprungs sind. Am häufigsten gehen jedoch die Sanduhrgeschwülste aus Nervengewebe hervor. Im allgemeinen entwickeln sie sich von außen in den Wirbelkanal hinein, es kann aber auch umgekehrt aus dem Spinalraum zu einer Expansion in das Paravertebralgebiet kommen. Röntgenologische Zeichen einer Sanduhrgeschwulst sind: dorsale Wirbelkörperexkavation, Ausweitung des Intervertebralkanals, Arrosion der Bogenwurzel (SCHULTE-BRINKMANN).

Calcifizierungen entstehen oft im Rahmen regressiver Tumorveränderungen, und zwar sowohl in Nervenscheidengeschwülsten als auch in Ganglienzelltumoren. Häufig sind diese Verkalkungen nur im Schichtbild nachweisbar. Ein Großteil der Verkalkung ist röntgenologisch überhaupt nicht faßbar. SCHWEISGUTH, BINET und CHAPUIS fanden bei 30 unreifen Ganglienzelltumoren röntgenologisch Calcifizierungen. Es erscheint uns jedoch fraglich, ob man diese Veränderungen als einen charakteristischen Befund bei Ganglioneuromen deuten darf.

JUZBASIC weist zur Differentialdiagnose neurogener Mediastinaltumoren auf das Vorkommen cystoider, vom Knochen ausgehender Riesenzellgeschwülste im costo-vertebralen Winkel hin. Im anglo-amerikanischen Schrifttum werden diese Veränderungen als „Aneurysmal bone cysts" erwähnt. Im Grunde genommen sind es Prozesse, die zu den Knochentumoren zu zählen sind. Differentialdiagnostisch muß man bei rundlichen Verschattungen im hinteren Mediastinalraum auch an Aortenaneurysmen und Aneurysmen der Aortenbogenarterien denken, ferner an pleurale Verdickungen, Mesotheliome, mesenchymale Tumoren verschiedener Differenzierung (z.B. Fasciensarkome), spondylitische Abscesse sowie Zwerchfelltumoren und Hernien. Ebenso sind differentialdiagnostisch eine laterale intrathorakale Meningocele, cystische Vorderdarmfehlbildungen und schließlich auch Echinococcuscysten in Erwägung zu ziehen, welche Sanduhrtumoren unter Umständen vortäuschen können.

1960 wurden von SCHULTE-BRINKMANN und v. MALLINCKRODT 41 mediastinale laterale Meningocelen aus dem Schrifttum zusammengestellt. SCHULTE-BRINKMANN hat 1965 die Zahl der Beobachtungsfälle auf 54 erhöht. Die Differentialdiagnose kann schwierig sein, vor allem gegenüber der Sanduhrgeschwulst, da auch Meningocelen zu einer Ausweitung des Intervertebralloches, zu Rippenarrosionen und Skoliosen führen.

Besondere Schwierigkeiten in der Abgrenzung gegenüber neurogenen Mediastinaltumoren sind durch die Tatsache gegeben, daß Meningocelen und die v. Recklinghausensche Neurofibromatose in 70% gemeinsam vorkommen (DEL BUONO und OSÁCAR, SCHULTE-BRINKMANN, v. MALLINCKRODT und WILHELM). Der Befund kann röntgenologisch mit Hilfe der Myelographie geklärt werden.

Gegen andere Tumoren im hinteren Mediastinum lassen sich neurogene Tumoren durch die paravertebrale Lokalisation abgrenzen. Vorderdarmcysten und Oesophagustumoren liegen mehr praevertebral. Eine paravertebrale Lage weisen gelegentlich periphere Bronchialtumoren (Pancoasttumoren) auf und sind gegen neurogene Tumoren besonders schwer abgrenzbar, wenn sie innerhalb der Pleurakuppel liegen.

Wie PHILLIPS feststellt, ist für die Diagnose des Chemodektoms die Aortographie ausschlaggebend und zwar der Nachweis einer Aorteneinengung durch einen anliegenden gefäßreichen Tumor.

2. Teratoide Geschwülste

a) Allgemeine Übersicht

Wir bezeichnen nach SCHWALBE alle geschwulstartig entwickelten Mißbildungen, die aus Derivaten zweier oder dreier Keimblätter entstehen und organoide Gewebsstrukturen enthalten, als Teratome. Auch bei den monodermalen Cysten ist der Teratomcharakter insofern gewahrt, als es sich um Gewebe handelt, das nicht von der Örtlichkeit hervorgebracht wird. Nach diesem Aspekt teilen BARIÉTY und COURY dysgenetische Tumoren und Cysten in heteroplastische Dysembryome (deren Gewebe nicht im Thoraxraum vorkommt) und homoplastische Dysembryome (deren Ursprungsgewebe sich auch normalerweise im Thoraxraum befindet) ein.

Den Begriff des Dysembryoms kann man dem im deutschen Schrifttum gebräuchlicheren Begriff des Mischtumors gleichsetzen. WILMS spricht analog der obengenannten Einteilung der Dysembryome von teratoiden und regionären Mischgeschwülsten. Heteroplastische Dysembryome sind z.B. sog. „Dermoidcysten“ und Teratome bzw. teratoide Geschwülste. Zu den homoplastischen Dysembryomen zählen die französischen Autoren Vorderdarmcysten, Mesothelcysten, Meningocelen und Haemangiome sowie Lymphangiome, außerdem die dazugehörigen sarkomatösen Formationen. In diesem Zusammenhang wird auch die Zugehörigkeit neurogener Geschwülste, wie von Ganglioneuromen und Neuroblastomen, Thymuscysten und mesenchymalen Mischgeschwülsten (sog. Mesenchymome) zu den homoplastischen Dysembryomen diskutiert, was sicher berechtigt erscheint. Hinsichtlich der Nomenklatur der Dermoidcysten bestehen auch im deutschen Schrifttum gewisse Unklarheiten. Im allgemeinen bezeichnet man unkorrekterweise adulte tridermale Teratome der Ovarien als Dermoidcysten, worauf ausdrücklich HAMPERL hinweist.

Die Häufigkeit der Teratome wird mit etwa 18—20% der primären Mediastinaltumoren angegeben, wie dies aus den Sammelstatistiken von HEDBLOM, GARRÉ, DANGSCHATT, RUSBY, BARIÉTY und COURY, MÜLLY, HERBIG, GREMMEL, GANZ und VIETEN zu entnehmen ist. Die maligne Entartungsrate soll etwa bei 13—15% liegen (BARIÉTY und COURY, HOWANIETZ und STRAHBERGER). Es handelt sich hier allerdings ausschließlich um teratoide Formationen bei Männern, die unter Umständen auch trophoblastäre Ausdifferenzierung (Chorionepitheliome) aufweisen können. Abgesehen von den malignen Formen kommen Teratome bei Frauen häufiger vor. Darüber werden von BARIÉTY und COURY Prozentzahlen von 60—65 angegeben. 16,5% von den Teratomen entdeckt man bei Patienten unter 10 Jahren, 48% zwischen dem 15. und 30. Lebensjahr, 12,5% kommen zwischen dem 30. und 40. Lebensjahr und der Rest später vor. Die Teratome des Mittelsfells sitzen fast ausschließlich im vorderen Mediastinum.

b) Pathologische Anatomie

Die Entstehung der teratoiden Geschwülste ist bis heute im einzelnen nicht geklärt. Darauf, daß diese vorwiegend im Ovar und Hoden vorkommenden Geschwülste mit zum Teil vollendeten Nachbildungen der meisten Organe als Abkömmlinge aller drei Keimblätter aus einem eiwertigen oder toti- bzw. pluripotenten Keim hervorgehen können, weisen alle Bearbeiter dieser Frage hin. Die Parthenogenesetheorie versucht die Entstehung aus unbefruchteten Keimzellen oder Polkörperchen zu erklären (BOSSEUS), die Blastomerentheorie (MARCHAND und BONNET) aus abgesprengten Zellen des ersten Furchungsstadiums oder aus sog. Restblastomeren (Urgeschlechtszellen mit eigener Keimbahn). Zur Erklärung des Entstehungsmechanismus der extragenitalen Teratome wird auch eine Ausschaltung von Zellmaterial des Primitivstreifens (Embryoschisis von BUDDE) herangezogen. Von einigen Autoren wird das Mediastinalteratom von der 3. oder 4. Schlundtasche abgeleitet, da es fast ausschließlich im vorderen Mediastinum liegt und häufig engen Kontakt mit dem Thymus zeigt. Die Mediastinalteratome beinhalten außerdem bevorzugt Anteile der cranialen Körperregion. Da der Thymus das einzige in das vordere Mediastinum descendierende Organ darstellt, können dem Thymus neben seiner fehlerhaften Embryogenese auch Transportdienste bei der Verlagerung des entsprechenden Materials aus dem Cervicalbereich zugeschrieben werden. FONTAINE, FRANK, WARTER und BATZENSCHLÄGER sowie FRALICK und WELSMAN weisen darauf hin, daß es trotz topographischer und embryogenetischer Zusammenhänge wichtig sei, Teratome von echten thymogenen Tumoren abzutrennen, wobei sich allerdings nicht vermeiden läßt, mißgebildete branchiogene Formationen im Rahmen thymogener Neoplasien und Cysten zu erwähnen, wenn man die Embryogenese berücksichtigen will.

Nach ASKANAZY unterscheidet man je nach Reifegrad adulte (coetane) und embryonale Teratome, während HEDBLOM eine Einteilung in Epidermoide, Dermoide und Teratome vornimmt.

Tabelle 18. *Tabellarische Zusammenstellung der heteroplastischen Dysembryome*

I. Monodermale Teratoide	1. Epidermoidcysten
II. Bidermale Teratoide	2. Dermoidcysten
III. Tridermale Teratoide	3. adulte Teratome, sog. Dermoide
	4. embryonale Teratome (potentiell maligne)
	a) solide
	b) kleincystische
	5. trophoblastäre Teratome (Chorionepitheliom)

Entwicklung teratoider Tumoren nach FRIEDMAN:

Germinale Zellen (Keimzellen) → embryonales Carcinom ↗ Teratom (Embryogenese) ↘ Chorionepitheliom (Trophogenese)

Mediastinal entwickelte Chorionepitheliome sind bereits mehrfach beschrieben und 1960 von BARIÉTY, COURY, POULET und CABANNE 34 Fälle aus der Weltliteratur zusammengetragen worden. Für embryonale Teratome wird im amerikanischen Schrifttum oft noch die Bezeichnung Seminom benutzt. Diese Tumoren zeigen oft Seminomstrukturen (MOLINA, MERCKER, DELAGE, DE LAGUILLAMINE und CHEMINAT). Gelegentlich werden sie auch in Beziehung zum Thymus gesetzt, was sich damit begründen läßt, daß dysembryogenetische Gebilde oft im Thymusbereich lokalisiert sind. Von den 8 mediastinalen teratoiden Geschwülsten, die OBERMAN und LIBCKE beschrieben haben, waren 7 solide teratoide Tumoren und 1 Seminom. 5 davon hatten einen Connex mit dem Thymus. AUDIER und MOLINA sprechen auch von ,,Pseudo-Seminomen".

Nach HERBIG, GANZ und VIETEN verhalten sich Epidermoidcysten, Dermoidcysten und Teratome zahlenmäßig gleich (1:1:1). Häufig kann eine Gewebsart dominieren und die anderen verdecken. Nach FRALICK und WELSMAN kommt dies durch extreme Nekrose, übermäßige Entwicklung einer bestimmten Komponente (z. B. Ektoderm) vor, oder wenn ein Teil histologisch übersehen wird. Während die adulten Teratome selten maligne entarten, sind die unreifen embryonalen Teratome potentiell maligne oder bereits primär bösartig. Nach RUSBY sollen sich von den malignen Embryomen 70% aus den soliden und 30% aus den kleincystischen entwickeln. Entsprechend der Bösartigkeit dieser Tumoren, insbesondere der trophoblastären, ist der Verlauf der Erkrankung sehr schnell. Meist ist mit einer Dauer von nur wenigen Monaten zu rechnen. Die Wachstumsphase der maligne entarteten Embryome scheint im Entwicklungsalter zu liegen, was auf hormonelle Einflüsse zurückgeführt wird (FRALICK und WELSMAN). Als eine besondere Form der adulten Teratome sind parasitäre hautbedeckte Teratome im vorderen Mediastinum von PEABODY, STRUG und BUECHNER beschrieben worden. In der Literatur sind bisher drei solcher Fälle bekannt, bei denen die Geschwulst außen von haartragender Haut bedeckt wird und im übrigen alle Kennzeichen eines Dermoids bietet.

Die bakterielle Durchsetzung führt gewöhnlich zum Einbruch in das Bronchialsystem, die Pleurahöhle oder auch nach außen, manchmal mit Ausbildung einer Fistel. BARTELHEIMER beobachtete über 15 Jahre mehrfache Größenänderung einer Dermoidcyste infolge Entleerung in das Bronchialsystem. Eine häufige ernste Komplikation bei mediastinalen Teratomen ist die Infektion, die auch haematogen erfolgen kann und sich meist in nekrotischen Gewebsanteilen festsetzt.

c) Klinische Krankheitszeichen

Die Teratome können über viele Jahre unbemerkt im Mediastinalraum liegen und sich dann durch plötzliches Wachsen bemerkbar machen. Die rasche Wucherung induziert zwangsläufig Kompressionszeichen, die sich meist unter das Syndrom des vorderen Mediastinums einordnen lassen.

Mischgeschwülste werden aber oft nur zufällig entdeckt. Sie führen manchmal zu permanenten oder intermittierenden retrosternalen Druckerscheinungen. Auch ein anginomatöser bzw. pleuraler Schmerztyp wird beschrieben. Husten, Dyspnoe, Auswurf sowie asthmatoide Erscheinungen treten entweder intermittierend oder allmählich progredient auf. Verdrängungserscheinungen der Mediastinalorgane und Entwicklung einer „oberen Einflußstauung" sind Zeichen eines fortgeschrittenen Tumorwachstums, wie dies auch bei anderen Mediastinaltumoren beobachtet wird. Die Expektoration oder das Erbrechen von Cysteninhalt mit Talg und Haaren ist das einzige pathognomonische Zeichen, das zwar häufig im Schrifttum angeführt wird, aber nur selten wirklich zur Beobachtung kommt. RUSBY hat diese Symptome mit etwa 10% angegeben, was unserer Meinung nach zu hoch ist. Bei den 100 zitierten Fällen von PEABODY wurden 5mal solche Symptome beobachtet. Diese Zeichen sind auch für die sehr seltenen Lungenteratome typisch, die sich vorwiegend im linken Oberlappen entwickeln. Der talgige, entleerte Inhalt kann auch zu einer Lipoidpneumonie führen (BROWN). Die plötzliche Größenzunahme eines solchen Prozesses kann durch maligne Entartung, aber auch durch — wie bereits oben erwähnt — eine bakterielle Infektion ausgelöst werden. Neben den Zeichen eines malignen Tumorwachstums kann es bei den unreifen Embryomen zu hormonell endokrinologischen Krankheitszuständen kommen mit Gynäkomastie, Atrophie der Hoden und Ausscheidung von Prolan B im Urin (sog. Trias bei Chorionepitheliomen!). Ferner sind pseudoleukämische Bilder beschrieben worden, wenn es zu einer Ausschwemmung von Tumorzellen in das Blut kommt, wie BRÜCHER an zwei eigenen Fällen beobachten konnte. Diesen zwei Fällen setzt er noch drei weitere aus der Literatur hinzu (maligne Teratome!). Wie BÜCHNER-CORTES berichtet, kommen sogar Perforationen von Cysten in die Aorta descendens und in den Herzbeutel vor.

d) Röntgenologische Differentialdiagnostik

Die Radiologie trägt einen wesentlichen Anteil zu der Früherkennung der mediastinalen Teratome bei, wobei ein Teil während Routineuntersuchungen zufällig entdeckt wird. Diese Tumoren finden sich im vorderen Mediastinum oft dicht hinter dem Sternum, meist als halbkugeliger, rundlicher oder gehöckerter homogener Schatten, der sich mittels des Pneumomediastinums nach medial hin besser abgrenzen läßt (65 I a und b). Wenn knöcherne

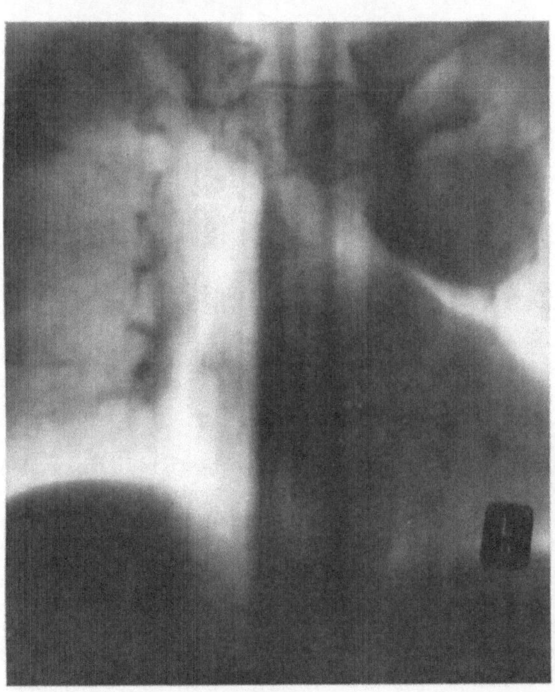

a

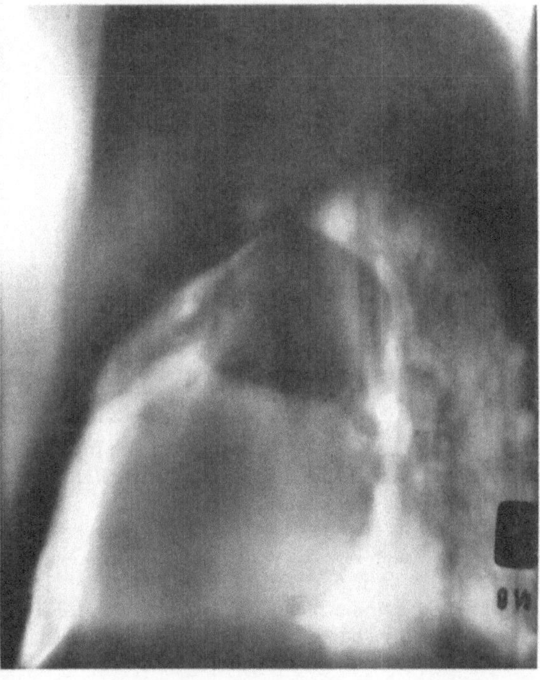

b

Abb. 65 I a u. b. N., Sophie, 42 Jahre alt. Als Aortenaneurysma eingewiesen. Im Kymogramm vor Pneumomediastinum Pulsationen, nach Anlegen des Pneumomediastinums mitgeteilte Pulsationen. Operation: Apfelgroße Dermoidcyste vor dem Aortenbogen gelegen, der Nervus phrenicus zog quer über die Cyste und war zur Lunge hin verlagert. Inhalt der Dermoidcyste: Talg, Haare, kleiner Kopfhöcker ohne Zähne

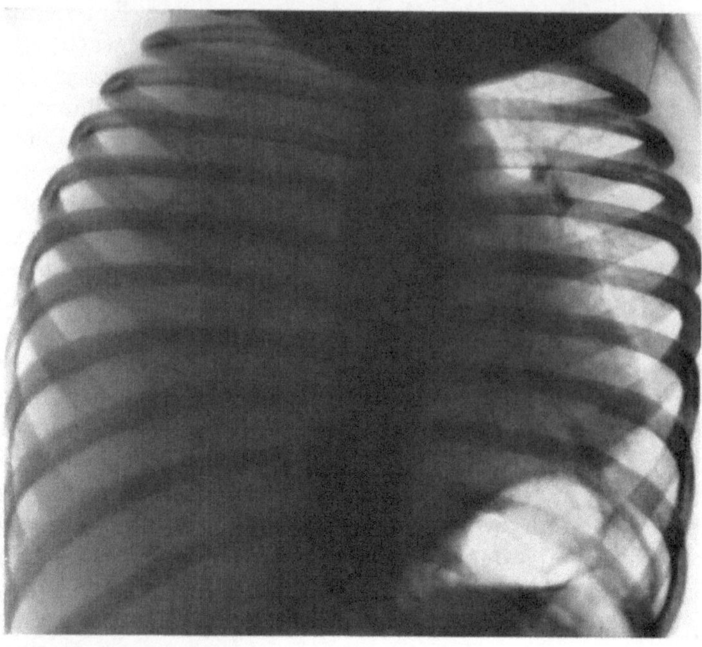

a

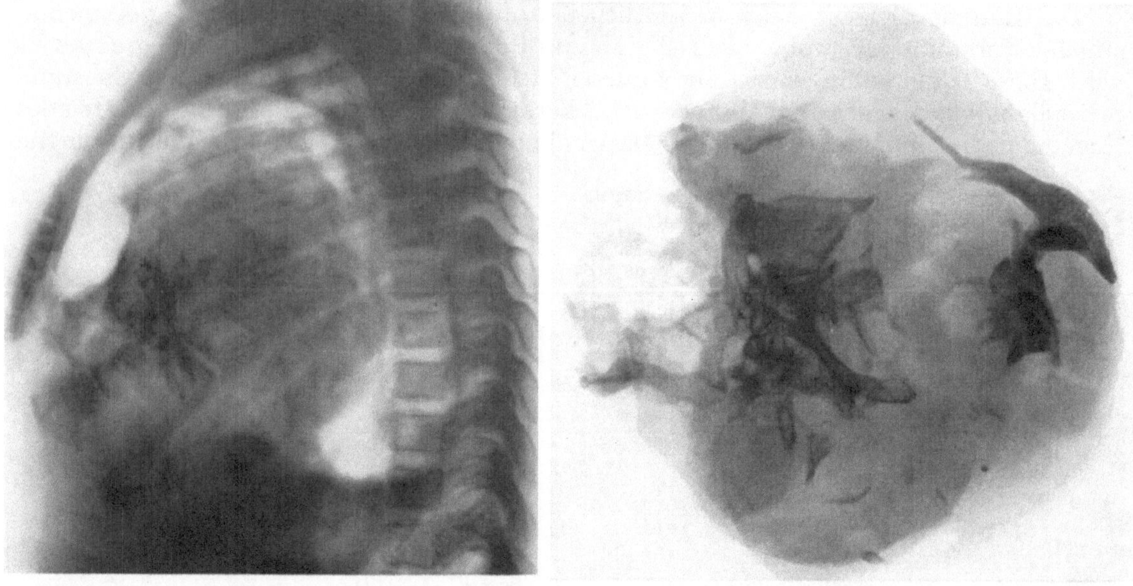

b c

Abb. 65 II. a Lungenübersichtsaufnahme im p.a. und b im frontalen Strahlengang ($1^1/_2$jähriges Kind). Homogene Verschattung der gesamten rechten Thoraxhälfte mit Verlagerung des Herzens und Mediastinums nach links. Wie die frontale Aufnahme zeigt, handelt es sich um einen großen raumbeschränkenden, in seinen caudalen Anteilen unmittelbar hinter dem Sternum gelegenen, halbkugeligen, teils rundlichen, teils höckerigen Tumor mit angedeuteten Knochenstruktur zeigenden Verdichtungen. Der Prozeß nimmt das gesamte vordere untere und teilweise auch das mittlere sowie minimal das obere vordere Mediastinum ein. Aufgrund der röntgenologischen Symptomatologie muß man an ein Teratom denken. c Operationspräparat desselben Patienten: Überfaustgroßer Tumor mit Knochenstruktur zeigenden Einlagerungen (makroskopisch und histologisch handelt es sich um ein kindskopfgroßes embryonales Teratom). (Röntgenabteilung der Chirurgischen Universitätsklinik Heidelberg; Leiter: Prof. Dr. WENZ)

Formationen oder gar Zähne zur Darstellung kommen, ist röntgenologisch der Verdacht auf ein Teratom dringend gegeben (Abb. 65 II a, b, c). Es kann bei Wandverkalkungen auch ein schaliger kalkdichter Rand vorliegen. Flüssigkeitsspiegel weisen auf Kommunikation mit dem Bronchialsystem hin. Schnelles Wachstum und irregulär konfigurierte Randformationen deuten auf Malignität hin. Bei fortgeschrittener Ausdehnung kann der gesamte vordere und mittlere Thoraxraum von Tumormassen, meist mit Pleuraerguß (Begleiterguß) und entsprechenden Zeichen einer allgemeinen Geschwulstaussaat ausgefüllt sein. Rein röntgen-morphologisch kann es schwierig sein, ein verkalktes Teratom von einer intrathorakalen Struma abzugrenzen. Hier dürfte zur Klärung der Differentialdiagnose im allgemeinen das Schilddrüsenszintigramm weiterhelfen. Thymome haben meist eine kürzere Anamnese als Teratome und besitzen mehr kantige, trapezoide bzw. mehr eckig anmutende Konturen. Geschwülste des Sternums und der Rippen kommen differentialdiagnostisch zwar in Betracht, sind aber sicher leicht von teratoiden Tumoren abgrenzbar. Nicht zuletzt muß man auch an einfache cystische Fehlbildungen im vorderen Mediastinum oder im Perikardbereich denken (Tabelle 19). Einen Hinweis auf dysembryonal entstandene Tumoren können auch Mißbildungen der Wirbelsäule geben. Allerdings sind solche Veränderungen weitaus häufiger bei den Vorderdarmcysten vorhanden. MORRISON z.B. beschreibt einen Fall mit congenitaler Halswirbelbildung bei einer Dermoidcyste.

Tabelle 19. *Röntgensymptomatologie der mediastinalen Geschwülste nach* WELLAUER

	Teratoide Cysten	Vorderdarmcysten	Mesothelcysten
Form	rund bis oval	rund oder oval ausnahmsweise multipel	rund bis oval
Größe	walnuß- bis kindskopfgroß	klein, allmählich zunehmend	variierend
Begrenzung	scharf—polycyclisch	scharf, bogig konvex	scharf, bogig konvex
Lage	vorderes unteres Mediastinum vorwiegend links	hinteres oberes und unteres Mediastinum—relativ häufig dicht über Zwerchfell, stets rechts	Herzzwerchfell-winkel rechts
Schattenqualität	dicht ev. differenziert (Knochen) in 50% Verkalkungen	homogen dicht	homogen dicht
Wirkung auf die Umgebung	meist keine — nur sehr große bewirken Kompressions-erscheinungen	verdrängen Oesophagus und Luftwege	keine
Besonderheiten	nach Einbruch in den Bronchialbaum lufthaltig mit Flüssigkeitsspiegel	kein charakteristisch differenziertes Aussehen	bei Punktion entleert sich „Quellwasser"

3. Einfache mediastinale Cystenbildungen

a) Übersicht

Den geweblich kompliziert aufgebauten „heteroplastischen" Dysembryomen (teratoiden Tumoren) stellen BARIÉTY und COURY eine Gruppe einfacher cystischer Fehlbildungen gegenüber, die sich aus örtlichen Organmißbildungen entwickeln, und fassen diese unter dem Begriff des „homoplastischen" Dysembryoms zusammen. OCHSNER und OCHSNER gliedern ihre 42 Fälle mit „congenitalen Cysten des Mediastinums" in

1. Mesothelcysten,
2. Teratome,
3. broncho-oesophageale Cysten (Vorderdarm),
4. „neuroenterale" Cysten,
5. Lymphangiome,
6. Cysten des Ductus thoracicus.

Die einfachen Cysten unterscheiden sich von den Teratomen durch ihren regionären Entstehungsmodus und einen späteren (teratogenetischen) Determinationspunkt. Dieser läßt sich in die Embryonalphase der frühen Organentwicklung legen. Pathologisch-anatomisch handelt es sich meist um cystische Gebilde ohne eigentlichen Geschwulstcharakter. Zusammen mit den soliden regionären Mischgeschwülsten gehören sie zu den mediastinal vorkommenden Hamartomen bzw. Choristomen. Während die obengenannten Autoren den Begriff des homoplastischen Dysembryoms über die Vorderdarm- und Serosacysten hinaus auch auf meningeale und vasculäre cystische Gebilde ausdehnen, werden im deutschen Schrifttum im allgemeinen zu den einfachen mediastinalen cystischen Mißbildungen nur die beiden erstgenannten Geschwulstgruppen gezählt und von BAUER und STOFFREGEN im Kapitel über „Cysten versprengter Organanlagen" besprochen.

Wir möchten hier nur darauf hinweisen, daß die Klassifizierung im Schrifttum nicht einheitlich durchgeführt wird und daß es im Grunde genommen gleichgültig ist, ob man fehlgebildete Gefäßformationen als homoplastische Dysembryome bezeichnet oder sie zu mesenchymalen Tumoren zählt. Die Häufigkeit der sog. homoplastischen Mischgeschwülste wird von BARIÉTY und COURY mit 8—10% aller mediastinalen Tumoren angegeben. Davon sind etwa 45—50% bronchogene Cysten.

Die einfachen Mediastinalcysten kann man einteilen:

a) Vorderdarmcysten
 α) Cysten des Respirations- und Digestionstraktes:
 Cystische Fehlbildungen durch gestörte Organentwicklung (Dystopie)
 β) Chorda dorsalis-Syndrom:
 Frühembryonale Entwicklungshemmung während der „Keimblattentwicklung" und Chorda dorsalis-Entwicklung (Cysten mit Wirbelsäulenmißbildungen und anderen mesodermalen Schäden)
b) Mesothelcysten (Serosacysten)

b) Vorderdarmcysten

Von der Teratogenese her gesehen gibt es zwei Typen von Vorderdarmcysten:

Zur ersten Gruppe (A) gehören lokalisierte Aberrationen, die während einer relativ späten Entwicklungsperiode entstehen und organotypisch aufgebaut sind (z. B. Bronchialschleimhaut oder Magenschleimhaut). BERT und FISCHER unterscheiden zwischen Flimmerepithelcysten (mit Knorpelgewebe = tracheobronchiale Cysten), die aus der Lungenanlage entstehen und den übrigen, die sich aus dem Vorderdarm entwickeln.

LAUCHE führt die im Bereich des Oesophagus und Magen-Darmtraktes vorkommenden dysontogenetischen heterotopen Epithelbildungen auf eine Weiterentwicklung von Epithelknospen zurück, die während der Embryonalentwicklung abgeschnürt werden und sich in drei Richtungen weiter entwickeln können:

1. organoide Bildung,
2. Choristome,
3. Epithelbildungen vom Basalzelltyp.

Zur zweiten Gruppe (B) zählen Vorderdarmcysten, die sich mit Wirbelsäulenmißbildungen kombinieren und auch andere Fehlbildungen des Körpers aufweisen. Bei diesen in früher Entwicklungsphase entstandenen Mißbildungen spricht man auch vom Chorda dorsalis-Spalt-Syndrom (split-notochord-Syndrom) nach FELLER und STEINBERG.

Die Fehlentwicklung soll vom Blastocysten ausgehen und ein Resultat adhäsiver Veränderungen zwischen Entoderm bzw. Dottersack sowie dem Ektoderm bzw. der zukünftigen Neuralplatte sein (LE ROUX). Die Chorda dorsalis hat für die regelmäßige metamere Gliederung der dorsalen Achsenorgane eine entscheidende Induktionsfunktion. Daneben ist auch das Neuralrohr für die normale Entwicklung der Wirbelsäule von Bedeutung. Während Entwicklungsstörungen des Neuralrohres teratogene Defekte der hinteren Wirbelsäulenabschnitte verursachen, lassen sich ventrale Wirbelkörpermißbildungen auf eine Doppelung der Chorda dorsalis zurückführen.

Wirbelsäulenmißbildungen der ventralen Anteile, vergesellschaftet mit mediastinalen enterogenen Cysten, gehen z.B. mit vorderen Halbwirbelbildungen einher und sitzen vorwiegend im cervico-thorakalen Bereich.

Der teratogene Zusammenhang zwischen Mißbildungen des neuralen und enteralen Systems und dem der Skeletanteile ist offensichtlich und läßt sich in die 3.—6. Schwangerschaftswoche datieren.

Diese Mißbildungen werden (Le Roux, Fallon, Gordon und Lendrum, Beard, More und Wiglesworth, Bentley und Smith, Forshall, Gleeson, Stovin und Willis) auf eine Persistenz des Canalis neurentericus (Kopffortsatzkanal, Chorda dorsalis-Kanal)

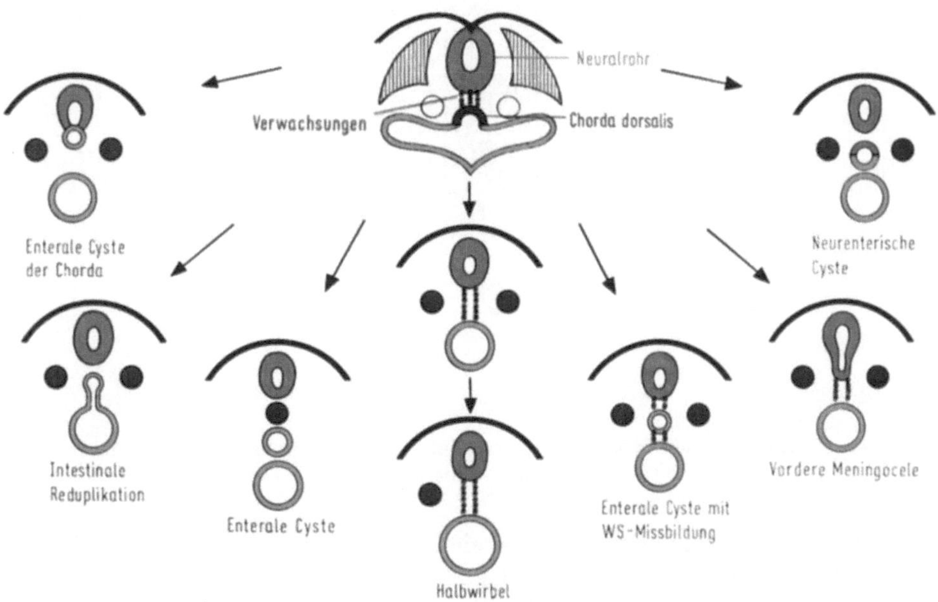

Abb. 66. Fehlbildungen im Bereich der Chorda dorsalis infolge embryonaler Verwachsungen zwischen Chordaplatte und Neuralrohr

zurückgeführt (wobei unter lokaler Rachischisis eine partielle Persistenz und unter kompletter Rachischisis eine Persistenz des Canalis neurentericus in toto zu verstehen ist), oder auf eine unvollständige Resorption desselben mit Zurückbleiben „adhäsiver" Formationen zwischen der Neuralrinne (Neuralrohr) und dem Dotterblatt (Entoderm). Solche Adhäsionen können nun beim Loslösen der Chorda dorsalis aus dem Entodermalbereich Darmausstülpungen hervorrufen oder seltener einmal Gewebe der Neuralleiste vom Neuralrohr abtrennen. Letzteres könnte auch die Entstehung dysembryonaler neuraler und mesenchymaler Hamartome im dorsalen Mediastinum erklären. Bei Persistenz von „Verwachsungen" zwischen der Neuralrinne und dem Dottersackentoderm (Vorderdarm) kann die Chorda dorsalis zweigeteilt werden, wobei wiederum ein Teil davon zur Resorption geraten kann oder die embryonalen Adhäsionen sich zurückbilden können. Auf diese Weise soll es zu den verschiedenen Kombinationen von Vorderdarm-, Mesoderm- und Spinaldefekten kommen (Abb. 66). Wenn z.B. die „neurenterischen Adhäsionen" und divertikelartigen Vorderdarmanteile resorbiert werden, können isolierte Darmcysten, sog. intestinale Duplikationen, vordere Meningocelen und Halbwirbelbildungen entstehen.

Die bevorzugte Lokalisation rechts könnte durch die Entwicklung der Aorta und durch die intestinale Rotation erklärt werden, weniger findet dagegen der bevorzugte Befall des männlichen Geschlechtes eine Erklärung.

Rhaney und Barclay zählen Vorderdarmcysten mit Wirbelsäulenanomalien zum Klippel-Feil-Syndrom. Nicht alle Vorderdarmcysten lassen sich nach dem pathologisch-anatomischen Befund und noch weniger nach den klinisch-röntgenologischen Kriterien einwandfrei in eine dieser beiden diskutierten Gruppen einreihen.

In der Folge werden die Vorderdarmcysten im einzelnen besprochen, wobei die spezifische histologische Differenzierung in den Vordergrund gestellt wird.

α) Bronchogene Cysten

αα) Allgemeine Übersicht

Cystische Mißbildungen der Bronchien und der Lungen lassen sich pathologisch-anatomisch auf eine Entwicklungshemmung zurückführen, wobei der betroffene Organabschnitt auf einer frühen Entwicklungsstufe stehen bleibt. Aus blind endenden oder

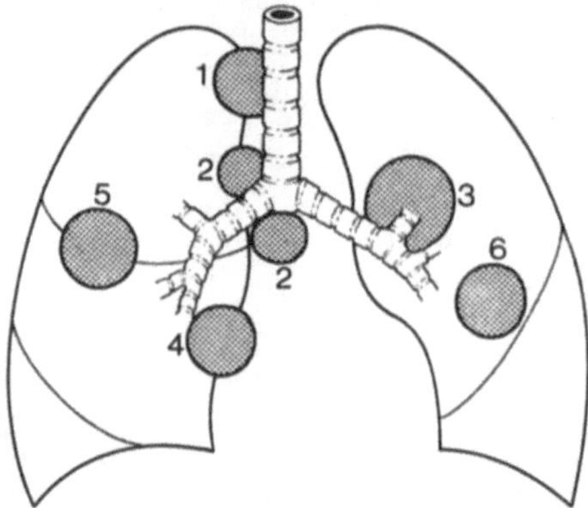

Abb. 67. Lokalisation bronchogener Cysten. *1* Paratracheal, *2* Bifurkation, *3* parahilär, *4* unteres Mediastinum, *5* interlobär, *6* intrapulmonal

stenosierten fetalen Bronchien entwickeln sich die Bronchialcysten mit oder ohne Verbindung zum Bronchialbaum. Je früher der Hemmungsmechanismus die fetale Entwicklung stört, um so größer werden im allgemeinen die cystischen Formationen, wie z.B. die großcystische Sacklunge, die zu einem früheren Zeitpunkt entsteht als die kleincystische Wabenlunge. Beide Formen der Lungenmißbildung gehören allerdings nicht zu den Mißbildungen des Mediastinalbereichs. Mehr Hamartomcharakter haben sog. fetale cystische Adenome.

Bei der differentialdiagnostischen Abgrenzung bronchialer und pulmonaler Mißbildungen sind auch die sog. Lungensequestrationen bzw. Nebenlungen zu berücksichtigen. Es sind insofern hyperplastische Mißbildungen als es sich um eine Überschußbildung der Lungenanlage handelt mit anomaler Vascularisierung. Der „sequestrierte“, d.h. fetal isolierte bronchopulmonale Abschnitt ist außerdem cystisch-atelektatisch verändert. Durch die bevorzugte Lokalisation paravertebral im mittleren oder hinteren Mediastinum kann ein solcher Prozeß röntgenologisch bei homogener Dichte und rundlicher Konfiguration einem Tumorschatten ähnlich sein.

Die Bronchial- oder tracheobronchialen Cysten sind ein- oder mehrkammerige Höhlenbildungen, die sich aus Fehlbildungen des Tracheobronchialbaumes entwickeln und die typische Epithelauskleidung des Respirationstraktes aufweisen. Oft enthalten sie Elemente der Bronchialwand mit Knorpel- und Drüsenanteilen. Am häufigsten finden sie sich im mittleren oder vorderen Mediastinum, vorwiegend in unmittelbarer Nachbarschaft des Respirationstraktes, und zwar in den cranialen Anteilen. Die caudalen Mediastinalbezirke bzw. die Supradiaphragmalregion werden seltener befallen. Retrotracheal im hinteren Mediastinum gelegene Bronchialcysten sind selten, können aber differentialdiagnostische Schwierigkeiten gegenüber neurogenen Tumoren bereiten (Abb. 67). Nach der topographischen Beziehung zum Atemapparat unterscheiden SANTY, GALY und BADIN fünf Gruppen:

1. paratracheal (keine Verbindung zum Hilus, Sitz häufiger rechts),
2. Bifurkationsbereich (meist dahinter gelegen, oft mit Kompression des Oesophagus),

3. parahilär (am häufigsten vorkommend, gestielt, rechts häufiger als links, meist retrohilär),

4. Cysten des unteren Mediastinums mit Adhäsionen am Perikard und Diaphragma,

5. interlobäre Cysten.

MAIER unterteilt diese Cysten in paratracheale, carinale, hiläre und paraoesophageale. Es können verschieden feste, strangförmige Verbindungen (Stiel mit Gefäßversorgung) zum Nachbargewebe, wie z.B. zu den Luftwegen, bestehen. Kommunikationen mit dem Bronchialbaum sind selten. Gelegentlich treten diese Cysten multipel auf. Auch Mischformen mit Elementen des Verdauungstraktes bzw. des Oesophagus sind beobachtet worden. Diese Cystenform zählen wir, wie bereits erwähnt, zum ersten Typ (Gruppe A) der Vorderdarmcysten. Der flüssige sekrethaltige Inhalt variiert in seinem Aussehen und seiner Zusammensetzung, je nach dem, welche regressiven Veränderungen sich im Verlauf der Cystenentwicklung eingestellt haben. GREENFIELD und HOWE haben sogar einmal die Entwicklung eines Bronchialadenoms vom Carcinoidtyp innerhalb der Wand einer bronchogenen Cyste feststellen können.

ββ) Klinische Symptomatik

Die klinischen Zeichen mit entsprechenden Kompressionserscheinungen sind abhängig vom Volumen sowie vom Sitz der Cysten. Gelegentlich kann es zu einer Infektion, wie bereits bei den Teratomen erwähnt, mit einer Perforation in die Luftwege oder in den Oesophagus kommen, oder es können auch ernsthafte Komplikationen einer Mediastinitis oder Pleuritis entstehen. Die meisten Bronchialcysten sind klinisch stumm und werden rein zufällig röntgenologisch entdeckt. Von den 23 Fällen von BLADES waren z.B. 21 symptomlos, von den 9 von ROUX veröffentlichten Fällen hatten 7 keine nachweisbaren Krankheitserscheinungen. Mit Beschwerden einhergehende Tracheobronchialcysten führen meist zu Kompressionserscheinungen am Gefäß- und Nervensystem sowie an den Atemwegen (Stridor) und selten am Oesophagus.

Die Kompressionszeichen treten besonders ausgeprägt bei Säuglingen und Kleinkindern auf und verursachen manchmal beim Erfassen der oberen Luftwege bedrohliche Zustandsbilder (PEABODY). Meist werden aber nur uncharakteristische Schmerzzustände beobachtet, gelegentlich auch Husten und blutiger Auswurf. Für den Radiologen von Interesse sind Kombinationen mit Wirbelsäulendeformitäten (Klippel-Feil), die allerdings öfter bei gastro-enterogenen Cysten beobachtet werden bzw. bei Vorderdarmcysten (vom Typ B), die vorwiegend gastro-enterale Schleimhautformationen aufweisen.

γγ) Röntgenologische Differentialdiagnose

Im Röntgenbild erscheinen tracheobronchiale Cysten gleichmäßig schattendicht, wenn keine Wandverkalkungen vorliegen oder wenn es durch Verbindung mit dem Bronchialsystem nicht zu Luftansammlungen und Spiegelbildungen kommt. Sie zeigen meist eine abgerundete, regelmäßige, glatt konturierte, rundliche oder ovoide Form. Die Lokalisation kann als differentialdiagnostischer Hinweis nur zurückhaltend gewertet werden. Nachweisbare Motilität und lageabhängige Formvariabilität werden auch bei anderen Vorderdarmcysten beobachtet. Charakteristische Erkennungsmerkmale im Nativbild und auch auf Spezialaufnahmen gibt es nicht. Zur besseren Abgrenzung und Lokalisation werden Schichtuntersuchungen vorgeschlagen. Ferner kann die Kontrastdarstellung des Oesophagus, der Bronchien oder der Gefäße Veränderungen aufweisen, wenn diese Cysten mechanische Kompressionserscheinungen machen.

Differentialdiagnostisch sind sie in erster Linie gegenüber anderen cystischen Formationen abzugrenzen, wobei die Lokalisation nur selten einen Hinweis geben kann. Auch Pseudotumoren, wie Echinokokken, kommen differentialdiagnostisch in Frage. Liegen solche cystischen Komplexe mehr im vorderen Mediastinum, ist eher an teratoide Gebilde zu denken.

Obwohl die Vorderdarmcysten meist im hinteren Mediastinalbereich liegen, lassen sie sich auf Grund ihrer Lokalisation nicht von den Mesothelcysten unterscheiden. Bei paratracheal gelegenen raumbeschränkenden Verdichtungsprozessen kommen auch lymphogene Wucherungen differentialdiagnostisch in Betracht. So beschreiben Fiala und Kostelnik einen seltenen Fall von Sarkoidose unilateral paratracheal, einen cystischen Mediastinaltumor vortäuschend.

β) Gastro-enterogene Cysten

αα) Allgemeine Übersicht

Während bronchogene Cysten und Serosacysten mehr im vorderen und mittleren Mediastinalbereich liegen, finden sich gastro-enterogene Cysten vorwiegend in den dorsalen prävertebralen Mediastinalpartien. Sie sind seltener als Cysten tracheobronchialer Herkunft. Puchetti, Ionescu und Cubillos stellten 1958 94 Fälle aus der Weltliteratur zusammen. Unter den mediastinalen Cystenbildungen machen sie etwa 3—5 % aus. Nach Williams werden 90 % dieser cystischen Mißbildungen in den ersten 6 Lebensjahren oder zumindest im Kindesalter entdeckt. Im Durchmesser können sie über 30 cm Ausdehnung erreichen. Meist liegen sie paraoesophageal sowie paravertebral und zwar auf der rechten Seite und bilden gelegentlich gangartige Verbindungen zum Oesophagus oder mit dem Tracheobronchialbaum. Auf eine persistierende Verbindung weist der Flüssigkeitsspiegel hin. Die Cystenwand enthält Schleimhautanteile verschiedener Darmabschnitte, wobei man wiederum die bereits diskutierten zwei Vorderdarmcystentypen unterscheidet. Im allgemeinen überwiegt Magenschleimhaut mit etwa 60 %. Die Cystenwand besteht aus einer Muscularis mucosae und mehreren Muskellagen, die von Ganglienzellgeflechten versorgt werden, so daß auch Eigenbewegungen gelegentlich zur Beobachtung kommen sollen.

Auf Grund der epithelialen Auskleidung und des übrigen Wandaufbaues lassen sich diese Cysten folgendermaßen einteilen:

1. Oesophaguscysten,
2. gastrogene Cysten,
3. enterogene Cysten,
4. gemischte Cystenform (Chorda dorsalis-Spalt-Syndrom).

Der Cysteninhalt entspricht in seinen Zusammensetzungen der sekretorischen Leistung der Epithelauskleidung. Entzündliche und peptische Wandulcerationen finden sich häufig. Seltener werden Wandverkalkungen beobachtet. Beim Chorda dorsalis-Spalt-Syndrom findet man Blockwirbel, Spaltwirbel, Halbwirbel, Fehlen von Bogenanteilen, Persistieren des Chordakanals, eventuell mit begleitenden Rückenmarksfehlbildungen im Halswirbel- und Brustwirbelsäulenbereich. Auch primäre und sekundäre Lungenveränderungen wie Agenesie, Hypoplasie, Kollaps und Emphysem konnten dabei festgestellt werden. Manchmal können solche cystischen Fehlentwicklungen der Vorderdarmregion auch durch das Zwerchfell in den Abdominalraum reichen (Shepher sowie Snodgrass).

ββ) Klinische Symptomatik

Das Symptomenbild ist das gleiche wie bei anderen expansiv wachsenden, komprimierenden Mediastinaltumoren bzw. Mediastinalcysten. Erscheinungen seitens des Respirationstraktes mit Stridor, Dyspnoe, Husten und Auswurf stehen meist im Vordergrund. Mechanische Einwirkungen auf den Oesophagus führen zu Dysphagie und Erbrechen. Das Krankheitsbild kann besonders im Säuglings- und Kleinkindesalter, wie bereits bei den tracheobronchialen Cysten beschrieben, bedrohliche Formen annehmen und auch zu plötzlichem letalem Ausgang führen. Neben der eitrigen Infektion mit Perforation und Ausbreitung in die Umgebung sind komplizierende peptische Einflüsse (ulceröse Penetration, Perforation, Blutung) durch Säureeinwirkung und Enzyme gelegentlich in Erscheinung getreten.

Von den 19 von CHRISTOFFERSEN zusammengestellten Fällen zeigten 9 eine peptische Aktivität, d.h. eine peptische Zerstörung der Wandanteile. Wie MATHESON, CRUICKSHANK und MATHESON beschrieben haben, ist es auch gelegentlich zu massiven Blutungen gekommen und zwar sowohl in den Digestionstrakt als auch in den Respirationstrakt. Die genannten Autoren haben 31 gastrische Cysten des Mediastinums aus der Literatur tabellarisch zusammengestellt (1952).

γγ) Röntgenologische Differentialdiagnostik

Röntgenologisch zeigen sie sich meist als rundliche oder ovale, glatt abgrenzbare Verschattungen im hinteren Mediastinum, fast ausschließlich auf der rechten Seite entwickelt (Abb. 68a, b, c, d). Sie sind deshalb gegenüber neurogenen Tumoren differentialdiagnostisch schwer abzugrenzen. Regressive Wandveränderungen können zu sichtbaren

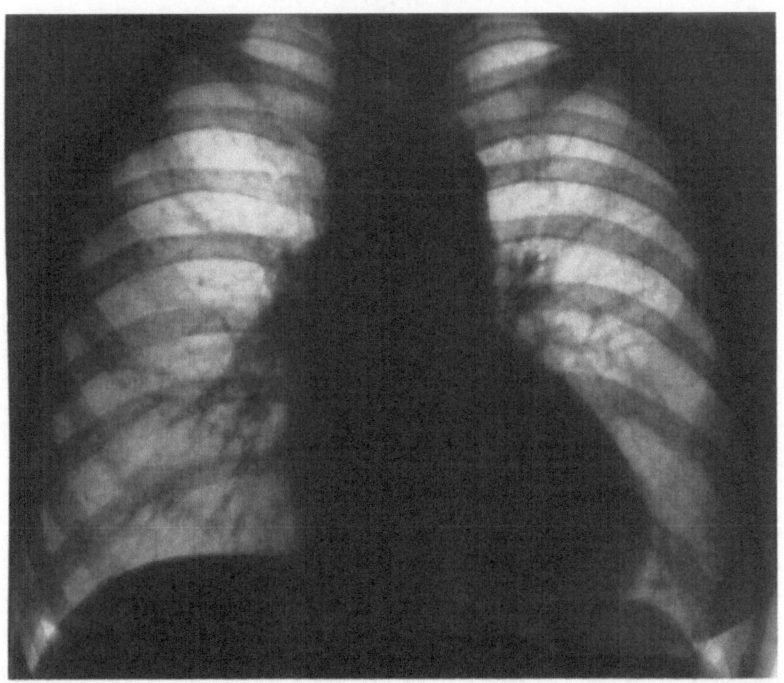

a

Abb. 68. a Lungenübersichtsaufnahme im p.a. Strahlengang, b durchexponierte Aufnahme des Mediastinums im p.a. Strahlengang mit Kontrastmitteldarstellung des Oesophagus sowie c Schichtaufnahmen des Mediastinums im a.p. Strahlengang mit Ausgleichsfilter in 7,5 cm Schichttiefe und d frontal, rechts angelegt, in der Schichttiefe 13,5 cm. Überfaustgroßer, scharfrandig begrenzter Tumor des hinteren Mediastinums, der sich rechtsseitig konvexbogig gegen die rechte Lunge vorwölbt sowie, prä- und paravertebral gelegen, in Höhe von BWK V—VIII zur Verlagerung und Impression des Oesophagus nach ventral und links geführt hat bei Spreizung des Bifurkationswinkels. Als Nebenbefund findet sich eine rechtskonvexe Skoliose der BWS. (Die Patientin wurde wegen drückender Herzschmerzen zur Lungenuntersuchung eingewiesen.) Die Analyse zeigt einen überfaustgroßen, raumbeschränkenden, glatt konturierten, homogen dichten Prozeß des hinteren Mediastinums, der zur Verlagerung des Oesophagus nach links und ventral sowie zur Spreizung der Bifurkation geführt hat und sich konvexbogig gegen den rechten Lungenhilus vorwölbt (Operation und histologische Untersuchung: gutartige Epithelcyste im hinteren Mediastinum)

schalenförmigen Verkalkungen führen, Flüssigkeitsspiegel deuten auf Verbindung mit dem Verdauungs- bzw. dem Respirationstrakt hin. Gelegentlich werden Cysten mit Absceßhöhlen verwechselt. Was die differentialdiagnostische Abgrenzung gegenüber neurogenen Tumoren betrifft, machen sie extrem selten Knochenarrosionen und sitzen eher prä- als paravertebral. Sie können ausnahmsweise im Zustand der Entzündung ein rapides Wachstum aufweisen. Auf Grund der röntgen-morphologischen Erscheinungen lassen

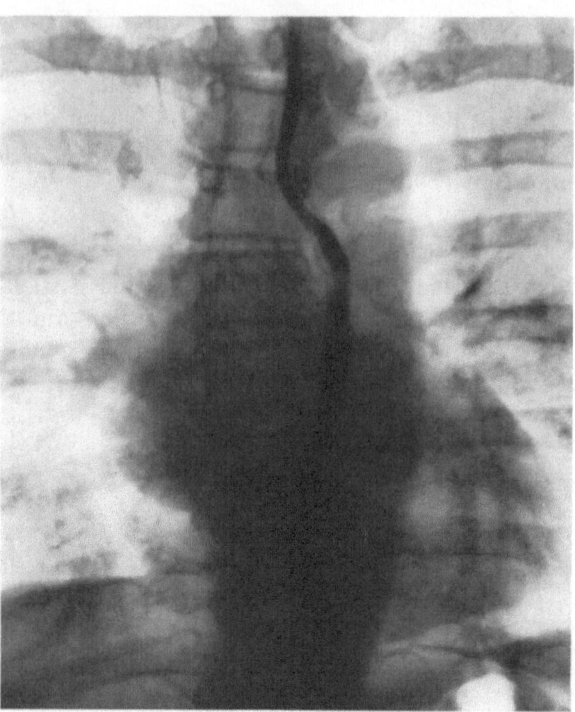

Abb. 68 b

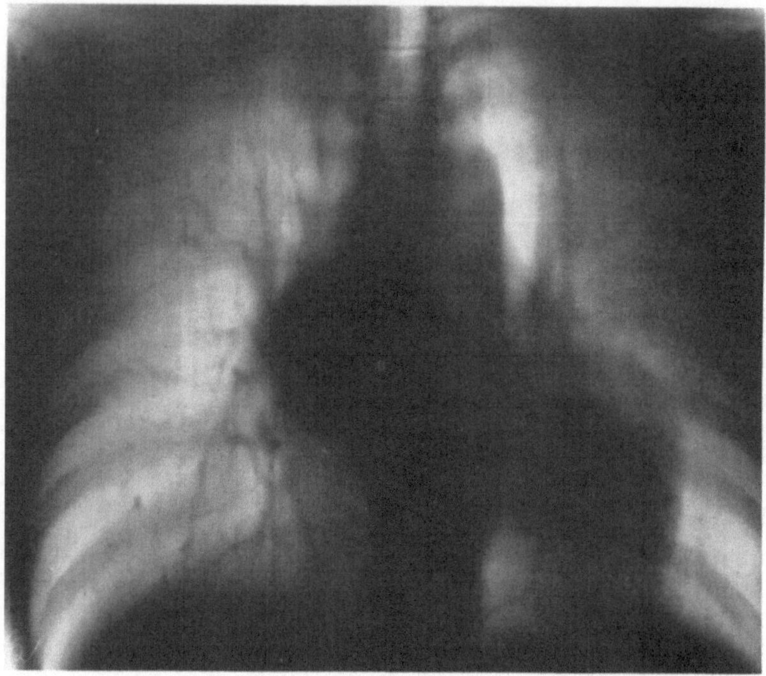

Abb. 68 c

sich Mediastinalcysten nach ihrer Form, Größe und Ausdehnung von anderen Mediastinalgeschwülsten, z. B. neurogenen Tumoren und auch manchen Pseudotumoren nicht abtrennen. Ähnlich wie Vorderdarmcysten können im Röntgenbild auch vasculäre cystische Gebilde, oesophageale Divertikel oder intramurale Oesophagustumoren aussehen, gelegentlich auch eine „Lungensequestration" (Abb. 69). Man sollte auch an mediastinale Meningocelen denken, welche allerdings selten vorkommen und paravertebral liegen.

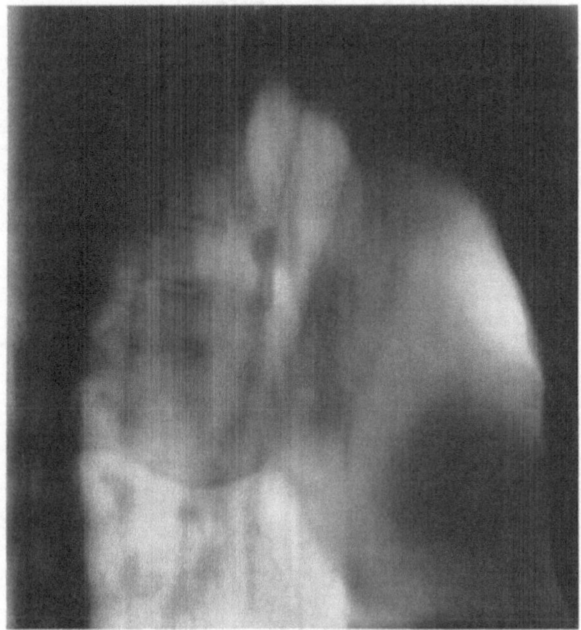

Abb. 68d

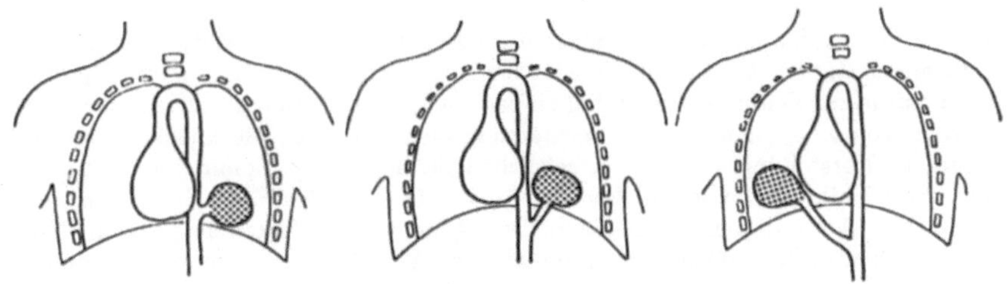

Abb. 69. Schematische Darstellung der häufigsten Lokalisation und Gefäßversorgung intralobärer Lungensequester nach TRUCKENBRODT und GALL

An dieser Stelle sei ein Wort zu sog. unspezifischen mediastinalen Cystenbildungen gesagt.

Man versteht darunter Cysten ohne erkennbare morphologische Differenzierung und nicht analysierbarem Inhalt (Abb. 70a, b, c). Es dürfte sich hier am häufigsten um regressiv veränderte Vorderdarmcysten handeln, bei welchen es infolge von Infektionen oder enzymatischer Zerstörung zum Verlust der epithelialen Auskleidung gekommen ist. Die Cystenwand ist dann von hyalinfibröser Beschaffenheit oder zeigt auch Granulationen. Daß sich solche Gebilde nicht sinnvoll klassifizieren lassen, liegt auf der Hand. Manchmal kann der Chirurg auf Grund des operativen Situs mehr über die Entstehung solcher Cysten aussagen als der Histologe.

γ) Mesothelcysten

αα) Allgemeine Übersicht

Für Mesothelcysten finden sich in der Literatur zahlreiche Synonyma, wie Cölomcysten, Perikardcysten, Pleuroperikardcysten, Spring-water-Cysten, Perikard-Cölomcysten, Serosacysten. Bei allen Gebilden mit dieser Bezeichnung handelt es sich um perikardial gelegene, dysembryonal entstandene cystische Formationen, welche von mesothelialen Zellen ausgekleidet werden und eine seröse Flüssigkeit enthalten. Die Gefäßversorgung stammt meist von den perikardialen Ästen, selten direkt aus der A. mammaria. Sie machen etwa 6% aller Mediastinaltumoren aus und 30% aller sog. homoplastischen Dysembryome. Die teratogene Entstehung wird auf eine Fehlentwicklung der mesenchymalen Cölomlacunen zurückgeführt. Im einzelnen werden die

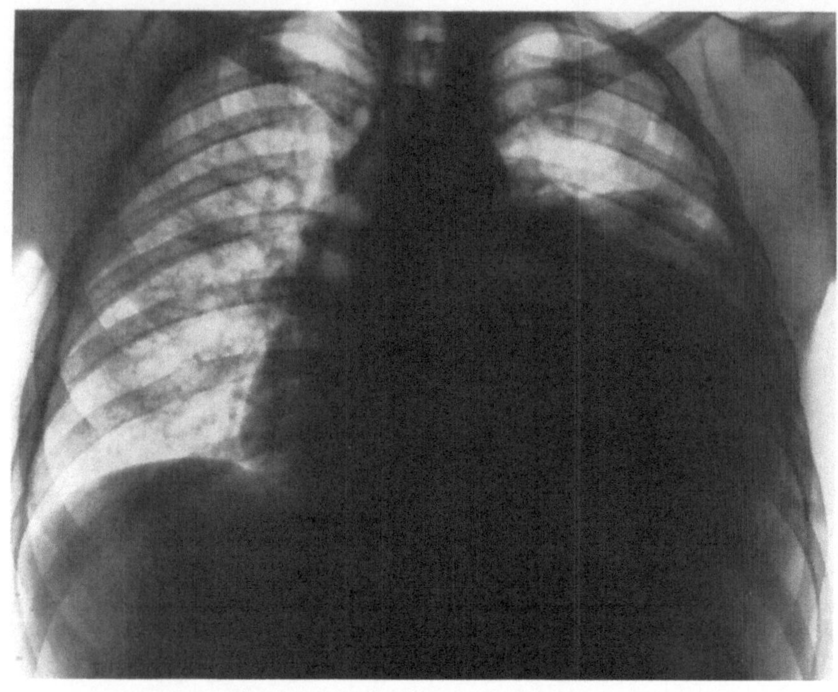

a

Abb. 70. a Lungenübersichtsaufnahme und b frontale Aufnahme links angelegt sowie c Schichtaufnahme beider Lungen im a.p. Strahlengang in der Schichttiefe 10,5 cm mit Ausgleichsfilter. (Der 23jährige Patient mit starkem Reizhusten wurde zur Durchuntersuchung eingewiesen.) Die mittleren und unteren Partien des linken Thoraxraumes werden von einer homogenen Verschattung eingenommen, die nach cranial hin konkavbogig begrenzt inhomogen zur Darstellung kommt. Im seitlichen Strahlengang erkennt man die vom Herzen nicht abgrenzbare, nach cranial hin konvexbogige Verschattung. Die *Schichtaufnahme* nach Anlage eines *vorderen Pneumomediastinums* läßt den raumbeschränkenden Prozeß nicht vom Herzen abgrenzen. Beurteilung: Etwa kindskopfgroße, z.T. glattrandig konturierte, konvexbogige Verschattung, die die mittleren und unteren Partien des linken Thoraxraumes einnimmt und auch nach Anlage eines vorderen Pneumomediastinums nicht vom Herzen abgrenzbar ist. (Operativ und histologisch: kindskopfgroße Pseudocyste der linken Pleurahöhle. Die Cystenwand konnte infolge breiter Verwachsungen, besonders über dem Zwerchfell, nicht vollständig abpräpariert werden)

theoretischen Grundlagen der Mesothelcystenentwicklung (Nichtvereinigung einer der Primärlacunen mit den anderen oder Anomalien der Pleurafalte oder Entwicklung aus Defekten des Septum transversum) von Lambert, Lillie, Mac Donald und Clagett, Freedländer, Nylander und Viikari, Thompson und Abell diskutiert. Michailov zitiert über 230 Literaturangaben von Perikardcysten.

Von den üblichen pleuroperikardialen Cysten trennen Bariéty und Coury sog. seröse Cysten ab, die sich hoch im vorderen, mittleren oder hinteren Mediastinum finden und keine Verbindung zum Perikard zeigen. Solche Cysten sind extrem selten. Über ganz vereinzelte kasuistische Darstellungen in der Weltliteratur berichten Bariéty und Coury. In 80—90% zeigen Mesothelcysten den klassischen Sitz im kardio-phrenischen Winkel mit Bevorzugung der rechten Seite (Abb. 71). Nach Michailov sind 73% rechts und 6% links im Herz-Zwerchfellwinkel gelegen.

ββ) Klinische Symptomatik

In $^3/_4$ der Fälle sind Mesothelcysten symptomlos, bei den übrigen sind nur wenig ausgeprägte Beschwerden vorhanden und zwar hervorgerufen durch Kompression der Nachbarorgane. Dyspnoe, kardiale Sensationen und dysphagische Erscheinungen werden gelegentlich angegeben.

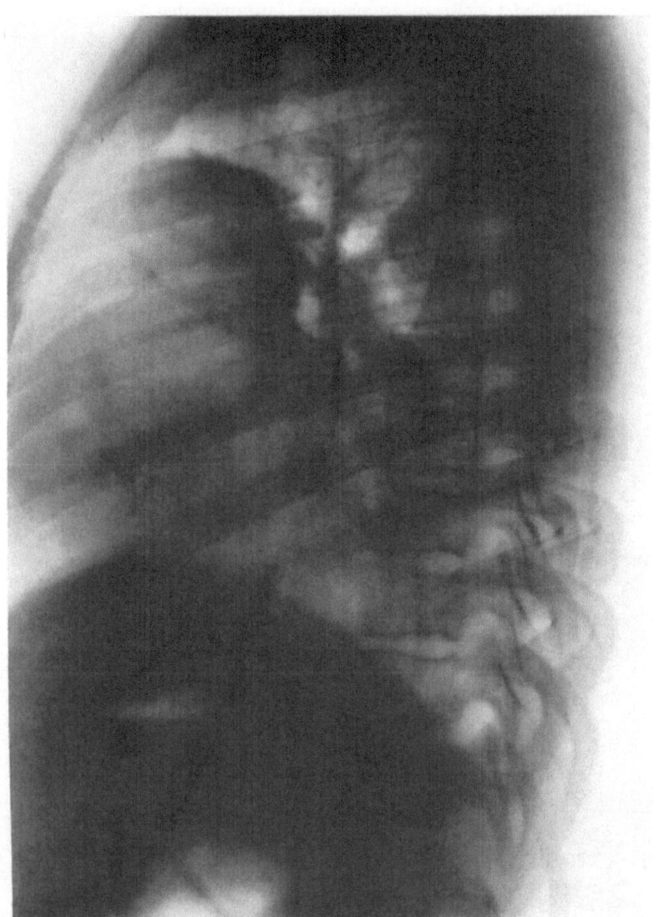

Abb. 70 b

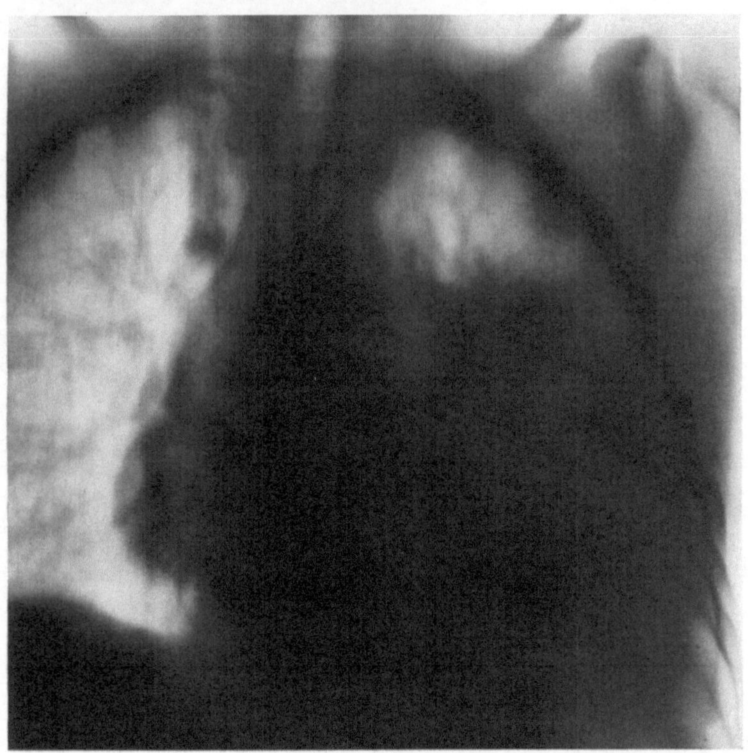

Abb. 70 c

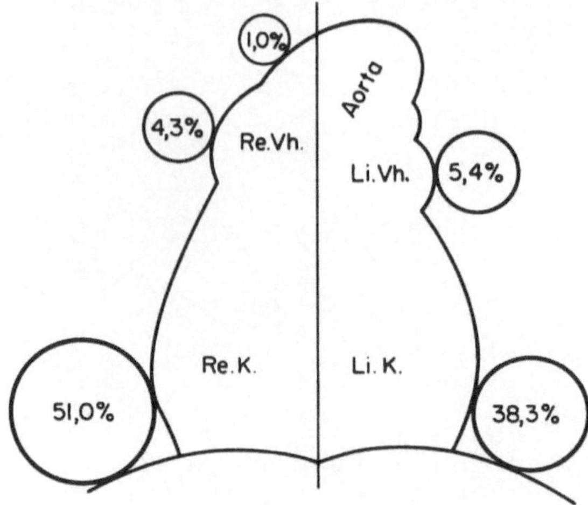

Abb. 71. Schema der Lokalisation von 92 Herzbeutelcysten nach Grundmann u. Mitarb. (zit. nach Wellauer)

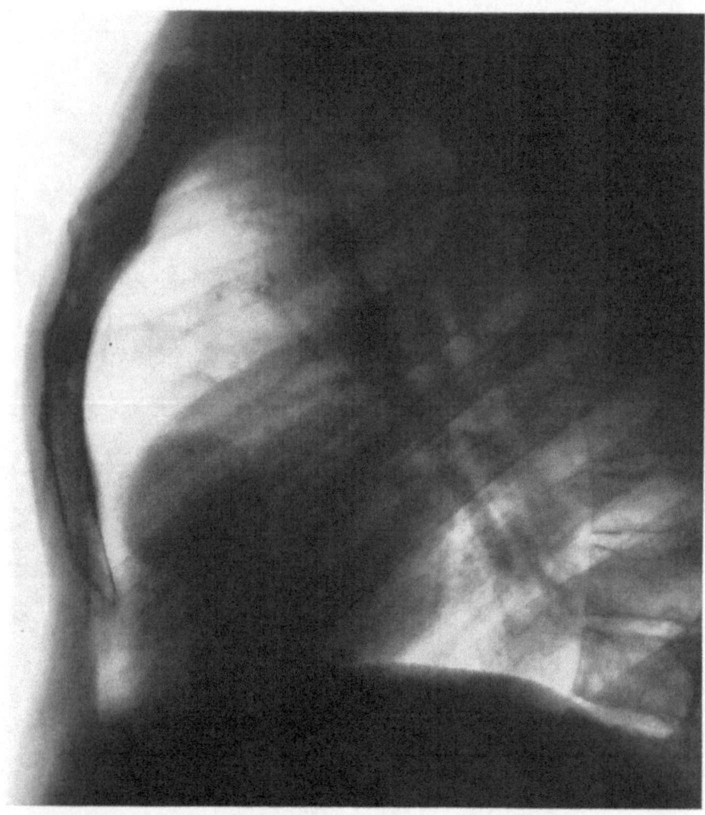

Abb. 72. *Frontale Aufnahme der linken Lunge.* Pflaumengroßer, rundlicher, scharfrandig konturierter raumbeschränkender Prozeß, weitgehend in Deckung mit dem Herzschatten, retrosternal parakardial etwa in Höhe des Lingula-Segmentes gelegen (histologisch: Perikardcyste). (Röntgenabteilung der Chirurgischen Universitätsklinik Heidelberg; Leiter: Prof. Dr. Wenz)

γγ) Röntgenologische Differentialdiagnostik

Röntgenologisch treten die Mesothelcysten als rundliche oder ovale homogene Verschattungen im vorderen kardiophrenischen Winkel in Erscheinung und zeigen manchmal lagevariable Verformbarkeit wie auch manche Vorderdarmcyste (Abb. 72). Differentialdiagnostisch

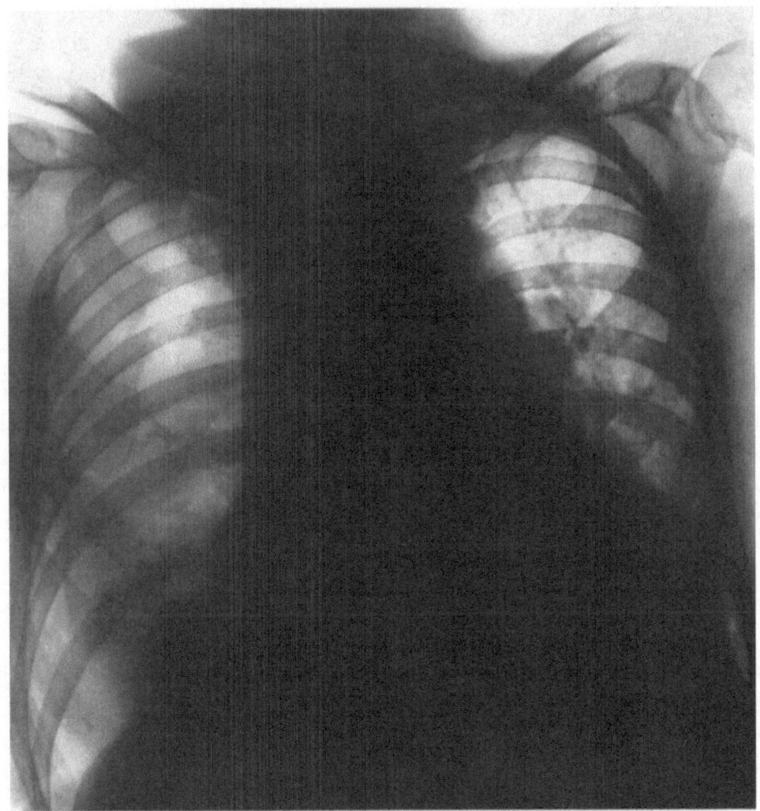

Abb. 73. *Lungenübersichtsaufnahme im p.a. Strahlengang.* Pneumothorax der rechten Lunge nach Punktion eines Ergusses mit kompletter Atelektase des Ober- und Mittellappens, bei partieller Atelektasenbildung des rechten Unterlappens. Kreisförmig, scharfrandig begrenzte, homogene, etwa fünfmarkstückgroße Verschattung im rechten kardio-phrenischen Winkel, die einer Atelektasenbildung des Mittellappens entspricht. Ihrer Form, Größe und Lage nach müßte man sie differentialdiagnostisch gegen eine Perikardcyste abgrenzen

sind sie vor allem von anderen Tumoren in dieser Parakardialregion abzutrennen. FROMMHOLD konnte eine Cölomcyste im hinteren Mediastinum beobachten. Im Röntgenbild treten Vorderdarmcysten, teratoide Cysten, Lipome, Morgagnische Hernien, auch Thymuscysten und unter Umständen Hantellipome, die im Bereich der Larreyschen Spalte entwickelt sind, sowie traumatische Perikardcysten (REISNER und HUZLY) ähnlich in Erscheinung. Zur genauen Differenzierung empfiehlt MICHAILOV nach Punktion eine Luftfüllung der Cyste oder ein Pneumoperikard.

Wir beobachteten nach einem iatrogen gesetzten Pneumothorax anläßlich einer Punktion des rechten Thoraxraumes eine komplette Atelektase des Ober- und Mittellappens und einer partiellen Atelektase des Unterlappens eine kreisförmig scharfbegrenzte homogene, etwa fünfmarkstückgroße Verschattung im rechten kardiophrenischen Raum, die röntgenologisch einer kompletten Atelektasenbildung des Mittellappens entsprach. Ihrer Form, Größe und Lage nach glich sie dem Bilde einer Perikardcyste (Abb. 73).

δ) Laterale mediastinale Meningocele

Bis 1965 sind nach SCHULTE-BRINKMANN im Schrifttum 54 Fälle mediastinaler Meningocelen angeführt (RUBIN und STRATEMEIER, BUNNER, CHANDLER und HERZBERGER, WEIMANN und HALLMAN, BIKFALVI). Durch die paravertebrale (costo-vertebrale) Lage sind sie differentialdiagnostisch gegen neurogene Tumoren abzugrenzen. Wirbelkörperanomalien, Skoliosen, Rippenusuren, Vergrößerung des Intervertebralloches sind die häufigsten *röntgenologischen Begleitsymptome.* Sie lassen sich deshalb ohne eine positive Myelographie schwer von Sanduhrgeschwülsten abtrennen. Beachtenswert ist auch das gehäufte Vorkommen mediastinaler Meningocelen bei der generalisierten Neurofibromatose (DEL BUONO und OSÁCAR, SCHULTE-BRINKMANN und v. MALLINCKRODT, WILHELM). Von der lateralen Meningocele ist die spinale extradurale Cyste zu unterscheiden, die unter Umständen sanduhrförmig extraspinal entwickelt sein kann. Sie führt zur Erweiterung des Spinalkanals mit Vergrößerung der Bogenwurzelabstände und Impression der Wirbelkörperhinterkanten. Im Myelogramm finden sich, im Gegensatz zur Meningocele, Zeichen einer Raumforderung, die sich von malignen Veränderungen nicht differenzieren lassen (ROSENBLUM und DEROW).

4. Mesenchymale Tumoren

a) Allgemeine Übersicht

Die Klassifizierung bindegewebiger Mediastinaltumoren ist insofern uneinheitlich, als einige Autoren mit Recht eine Reihe solcher Geschwülste, vor allem aber die Mischtumoren (Mesenchymome) und angiomatöse Geschwulsttypen, zu dysembryonalen Tumoren zählen. Auch können echte tridermale Teratome, wenn sie sich einseitig mesenchymal entwickeln, primäre Bindegewebsgeschwülste vortäuschen. Im wesentlichen unterscheiden wir zwei Gruppen:

α) Solide bindegewebige Geschwülste

benigne:	*maligne:*
Lipome	verschiedenartig ausdifferenzierte Sarkome
Xanthome	
Myxome	
Fibrome	
Myome	
Chondrome	
Osteochondrome	
Mesotheliome	
Mischformen.	

Besonders häufig finden sich Mischformen wie Fibrolipome, Myxolipome, Fibromyxoxanthome usw. Die malignen mesenchymalen Geschwülste (Sarkome) zeigen meist eine weitgehende Entdifferenzierung. Etwa 10—15% der gutartigen Tumoren sollen im Laufe der Jahre maligne entarten.

β) Angiomatöse Tumoren

benigne:	*maligne:*
cavernöse Hämangiome	Angiosarkome (Hämangioendotheliom)
Glomustumoren	
cystisches Lymphangiom.	

b) Klinik

Die Klinik bindegewebiger Mediastinaltumoren ist ohne Charakteristica. Die klinisch in Erscheinung tretenden Krankheitszeichen sind letztlich wie bei allen anderen Mediastinaltumoren abhängig von Lokalisation und Wachstum. Gutartige Geschwülste sind oft lange Zeit symptomlos und werden nur zufällig röntgenologisch entdeckt. Insgesamt sind die Bindegewebstumoren im Mediastinalbereich sehr selten, was man aus einigen großen Sammelstatistiken der Weltliteratur entnehmen kann. BARIÉTY und COURY haben unter 3033 Mediastinaltumoren 224 Bindegewebsgeschwülste feststellen können, davon waren 111 benigne.

α) Solide bindegewebige Geschwülste

αα) Lipome und Liposarkome

Lipome und verwandte Geschwülste sollen neben fibromatösen Tumoren von allen mesenchymalen Geschwülsten des Mediastinums am häufigsten vorkommen, soweit man die niedrigen Zahlenangaben statistisch überhaupt verwerten kann. Sie kommen gegenüber den reinen Fibromen sicher etwas häufiger vor und wurden bereits um die Jahrhundertwende mit Erfolg operiert (GUSSENBAUER). Unter den gutartigen Geschwülsten des Mediastinums sollen sie nach BARIÉTY und COURY etwa 2% ausmachen; auch PEABODY, STRUG und RIVES teilen diese Feststellung mit, hingegen geben GERNEZ-RIEUX, VOISIN, MEREAU, MACQUET und MARGERIN 1961 die Beteiligung der Lipome unter allen Mediastinaltumoren mit 1,8 bzw. 2,8% der benignen Formen an. Der weitaus größte Anteil der lipomatösen Geschwülste findet sich im vorderen Mediastinalbereich, etwa in 80—90%. GERNEZ-RIEUX, VOISIN, MEREAU, MAQUET und MARGERIN teilen die lipomatösen mediastinalen Geschwülste ein in:

1. Reine Lipome.
2. Thymo-Lipome.
3. Atypische oder gemischte Lipome (Myxolipome, Fibromyxolipome, Fibrolipome, Chondrolipome, Xantholipome, Angiolipome, Myelolipome).
4. Liposarkome und Lipofibrosarkome.

Ungefähr 20% davon sind Thymolipome, die als organspezifische involutionsbedingte Thymusgeschwülste eigentlich zu den Thymustumoren gehören. Die Bezeichnung „Involutionsgeschwulst" ist in diesem Fall sicher nicht korrekt, da solche lipomatösen Thymusformationen auch bei Kindern vorkommen. MARX, RULAND und KOSENOW haben 15 solcher Fälle aus der Weltliteratur zusammengestellt.

Reine Lipome können sich durch langsames Wachstum zu riesigen Geschwülsten entwickeln. Ein besonders großes Gebilde dieser Art von etwa 12 kg Gewicht beschrieb ANDRUS. Bis zum Jahre 1940 konnten HEUER und ANDRUS sowie MC CORKLE u. Mitarb. 42 intrathorakale Lipome in der Weltliteratur feststellen. NYLANDER und KYLLÖNEN haben ferner bis 1950 48 Fälle intrathorakaler Lipome zusammentragen können. Nach Angaben von HEUER muß man je nach Sitz und Ausbreitung dieser Tumoren verschiedene Formen unterscheiden: Lipome des Diaphragma, der Pleurakuppe oder rein intrathorakale subpleurale Formen (HARMS). Eine übersichtliche tabellarische Zusammenstellung aus der Weltliteratur haben BOETSCH, SWOYER, ADAMS und WALKER veröffentlicht. Während etwa 80% der lipomatösen Geschwülste vollständig intrathorakal liegen, zeigt der andere Teil eine enge Beziehung zur Nachbarschaft und sitzt cervico- oder abdominothorakal. Es handelt sich dabei um dysembryonal entstandene Formationen, die als Hantellipome bezeichnet werden (hourglass transmural type of intrathoracic Lipoma). Sie zeigen eine große Ähnlichkeit mit den Sanduhrgeschwülsten, insofern sie aus zwei Teilen bestehen, die in verschiedenen Höhlen liegen und stielförmig miteinander verbunden sind. Ob es sich bei einem Teil der lipomatösen Geschwülste um Hamartome handelt, wird in der Literatur diskutiert. Eigentümlich ist die Form des mediastinalen Lipoms, das nur teilweise in der oberen Thoraxapertur liegt. Durch seinen extrathorakalen Anteil in der Fossa jugularis oder auch parasternal ist eine Diagnose bereits auf Grund der Palpation möglich. Während die einen Autoren annehmen, daß die Hantellipome oder Sanduhrlipome, wie man sie auch nennt, vom subpleuralen Gewebe ausgehen (GUSSENBAUER), sind andere Autoren (CRUVEILHIER, HARMS) der Anschauung, daß sich der Tumor aus dem subcutanen Gewebe in den Thorax hinein entwickelt. COENEN führt ihre Entstehung auf Abschnürungen vom embryonalen Fettgewebe während der Entwicklung des knöchernen Thorax zurück.

Sicher gibt es Fälle mediastinaler Lipome, die man im Sinne von Hamartomen werten kann, so z.B. auf Grund der Mitteilung von SCHANHER und HODGE, die im mediastinalen Lipom versprengtes Thymusgewebe gefunden haben. Möglicherweise trifft diese genannte Genese für eine besondere Form des Lipoms im Mediastinum zu. Man spricht bei dieser besonderen Form von dem sog. Lipoblastom oder Granularzellmyoblastom. Eine besondere Rarität stellen Hibernome dar, beschrieben von BRINES und JOHNSSON sowie von MAY, ESOPO und YESNER sowie KITTLE, BOLEY und SCHAFER. Letztere Geschwulstform entwickelt sich aus sog. braunem Fettgewebe.

Scully weist auf die Möglichkeit der teratogenen Entwicklung von Thymolipomen und cystischen Lymphangiomen hin, die gelegentlich als Kombinationsformen auftreten. Inwieweit man das extrem selten vorkommende Myelolipom des hinteren Mediastinums, wie es Littwer sowie Coventry und La Bree beschreiben konnten, als eine echte lipomatöse Geschwulst ansehen darf, ist zweifelhaft. Es handelt sich hierbei um Gewebswucherungen, die aus heterotopem Knochenmark und Fettgewebe bestehen. Sie können sich klinisch als chronische hämolytische Anämie manifestieren.

Neben abgrenzbaren, als gewebliche Einheit aufzufassenden Geschwülsten gibt es auch eine diffuse tumorartig wuchernde Lipomatose des gesamten Mediastinalraumes. Diese fettigen Pseudotumoren, wie Juzbasic sie nennt, können auch mehr regionär im vorderen oder hinteren Mediastinum ausgebreitet sein.

Koerner und Sun berichten über drei Fälle einer diffusen mediastinalen Lipomatose nach Corticosteroidbehandlung. Zwei weitere Fälle mit pseudotumorösen mediastinalen Fettablagerungen, hervorgerufen durch exogenen Corticismus, wurden von Bodman und Condemi beobachtet. Von Juzbasic konnte eine infolge diffuser Lipomatose entstandene obere Einflußstauung erfolgreich chirurgisch beseitigt werden. Auch wenn die histologische Differenzierung diffuser lipomatöser Formationen festgestellt wird, so ist die Prognose dennoch zweifelhaft. Weber berichtet über eine solche histologisch gutartig differenzierte Lipomatose, z.T. als Hantellipom entwickelt, mit einem rezidivierenden, klinisch „malignen" Verlauf. Neben einer benignen diffusen Lipomatose wird von Schulte-Brüggemann und Strietzel eine maligne diffuse Lipomyxomatose als eine Art mediastinale Systemerkrankung beschrieben, welche sich vorwiegend im hinteren Mediastinum lokalisiert. Diese Form der diffusen geschwulstartigen Wucherung erinnert an die Mischgeschwülste des Retroperitonealraumes.

Liposarkome oder partiell lipomatöse Mischsarkome finden sich extrem selten im Mediastinum. March, Lovelock und Brown beschreiben drei mediastinale Liposarkome mit erheblicher Ausdehnung. Eine größere Sammelstatistik von 12 Liposarkomen wurde von Börner zusammengestellt. 1963 haben Dominy, Baskin und Campbell 22 mediastinale Liposarkome aus der Literatur zusammengetragen und 1964 Wuketich und Denck 31, einschließlich eines eigenen Falles.

Röntgenologische Differentialdiagnostik. Im Röntgenbild zeigen Lipome keine Charakteristica. Die Diagnose wird nur bioptisch zu sichern sein. Im allgemeinen sind sie rundlich bis ovalär und mit Ausnahme der Thymolipome unilateral entwickelt.

Röntgenologisch zeigen sie oft keine glatte Begrenzung infolge abnehmender Dichte in den peripheren Abschnitten (Abb. 74). Manchmal läßt die Randbegrenzung eine läppchenförmige Kontur erkennen. Im allgemeinen wird man mit Hilfe des Pneumomediastinums und der Schichtuntersuchung solche Geschwülste vom Herzschatten und anderen mediastinalen weichteildichten Organen abgrenzen. Auf Grund ihres röntgenmorphologischen Erscheinungsbildes lassen sie sich von anderen Mediastinaltumoren und Pseudotumoren sowie Zwerchfellbrüchen nicht abgrenzen.

ββ) Fibrome und Fibrosarkome

Nach Peabody, Strug und Rives machen benigne und maligne fibromatöse Neoplasmen etwa 4% aller Mediastinalgeschwülste aus. Bei diesen Angaben werden mesenchymale Mischformen mit verwertet, die eher zu dysembryonalen Formationen zu zählen sind, so daß solche Angaben bei den ohnehin schon selten vorkommenden Geschwülsten nur unter Vorbehalt gemacht werden können. Bis vor etwa 10 Jahren waren in der Weltliteratur nicht einmal 50 reine Geschwülste, die histologisch einem Fibrom entsprachen, veröffentlicht worden. Beispielsweise soll man bei Myxofibromen, die im hinteren Mediastinum gefunden werden, daran denken, daß diese multipel und multiloculär zusammen mit Neurofibromen vorkommen können. Fibrome zeigen im Mediastinalbereich keine Lokalisationsabhängigkeit und erreichen wie lipomatöse Geschwülste bisweilen erhebliche Ausmaße. Besonders bei fibrös anmutenden sarkomatösen

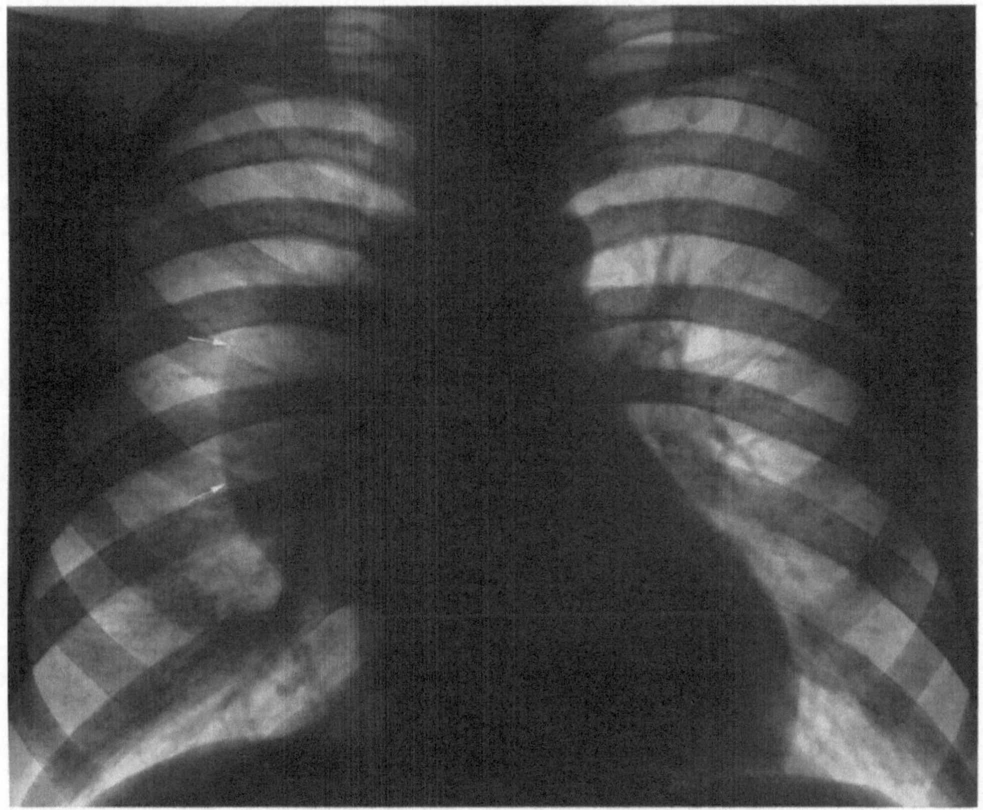

Abb. 74. *Lungenübersichtsaufnahme im p.a. Strahlengang.* Längsovaler, scharfrandig begrenzter, breitbasig dem Mediastinum aufsitzender, dichter Prozeß, der nach seiner Peripherie hin eine zunehmende Transparenz aufweist (histologisch: Lipom). (Röntgenabteilung der Chirurgischen Universitätsklinik Heidelberg; Leiter: Prof. Dr. WENZ)

Formationen sei daran gedacht, daß sie aus neurofibromatösem Ausgangsgewebe entstanden sein könnten, vor allem wenn sie im hinteren Mediastinum liegen.

Röntgenologische Differentialdiagnostik. Wie die Lipome zeigen auch fibröse Geschwülste des Mediastinums röntgenologisch keine typischen Zeichen. Sie sind homogen, rundlich geformt, relativ dicht und scharf konturiert.

Oft handelt es sich um kugelartig konfigurierte Gebilde, ähnlich den neurogenen Tumoren. Differentialdiagnostisch können viele andere Tumorformen dieselbe Röntgensymptomatik haben, besonders diejenigen, die ebenfalls eine dichte, homogene, rundliche Gesamtstruktur aufweisen wie Neurinome, Neurofibrome, Neurosarkome, Ganglioneurome usw.

Auch bei den anderen mesenchymalen Mediastinaltumoren, die noch erheblich seltener vorkommen als die bisher diskutierten Formationen, bietet die Röntgendiagnostik keine elektive Symptomatik. Myxome und Xanthome kommen selten vor. Letztere sind dabei häufig stark regressiv verändert. Wenn solche Tumoren vorliegen, sollte man auch daran denken, daß regressiv veränderte Neurinome durch lipophage Degeneration wie Xanthome aussehen können. Daran ist besonders zu denken, wenn solche Geschwülste paravertebral liegen. Im allgemeinen kommen xanthomatöse Wucherungen vorwiegend im Zusammenhang mit anderen Gewebsbestandteilen wie Xanthofibromen, Fibro-Myxo-Xanthofibromen, Neuro-Xanthomen usw. vor. Bemerkenswert ist die große Rezidivneigung myxomatöser Geschwülste, auch wenn sie gutartiges histologisches Aussehen zeigen.

γγ) Chondrome, Osteochondrome, chondro-osteogene Sarkome und thorakale Chordome

Die Zahl der cartilaginären und osteogenen Geschwülste des Mediastinalraumes dürfte in der Weltliteratur zwischen 10 und 20 liegen. Sie gehen fast ausschließlich aus den knorpeligen oder knöchernen Anteilen der thorakalen und vertebralen Skeletabschnitte hervor.

Sie sind dann keine Mediastinalgeschwülste, sondern täuschen nur solche vor (DURACZEWSKI und RUDOWSKI sowie HARPER). Werden sie isoliert gefunden, so handelt es sich meist um Derivate von Dermoiden oder Teratomen mit vorwiegend knorpeligen Anteilen. Die cartilaginären Geschwülste lassen typische Röntgenzeichen vermissen, da sie etwa die Dichte der fibrösen Wucherungen besitzen. Sie haben große Rezidivneigung (BAUER und STOFFREGEN) und weisen oft eine Diskrepanz zwischen histologischer Gutartigkeit und klinischer Malignität auf. Osteogene Strukturen sind selbstverständlich röntgenologisch evidenter (Abb. 75a und b). Es kommt bei der Röntgenuntersuchung darauf an,

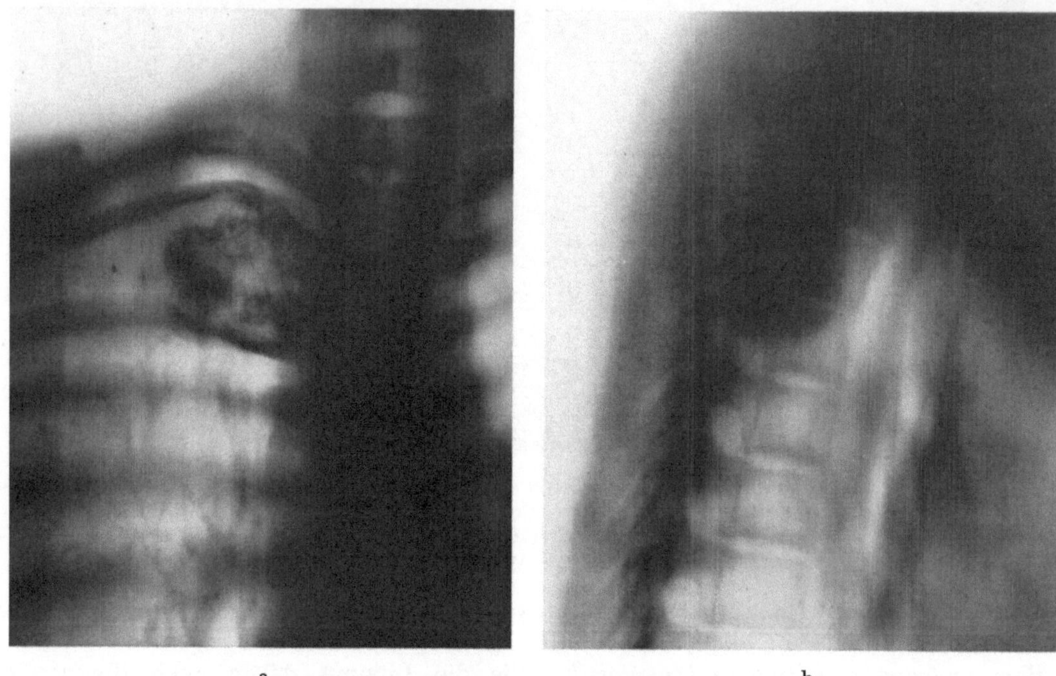

Abb. 75. a Schichtaufnahmen der 1.—7. Rippe rechts von ihrem Ursprung in 5 cm Schichttiefe im a.p. Strahlengang. Die 3. und 4. Rippe werden durch einen etwa hühnereigroßen, Knochenstruktur zeigenden, bizarr geformten, jedoch relativ glatt konturierten, raumbeschränkenden Prozeß auseinandergedrängt, wobei der Tumor bis an die Brustwirbelkörper heranreicht. Die beiden Rippen zeigen an ihrer caudalen und cranialen Begrenzung Usurierungen. b Schichtaufnahme der oberen Brustwirbelsäule in $12^1/_2$ cm Schichttiefe im seitlichen Strahlengang. Der hühnereigroße Tumor projiziert sich auf den 3.—5. Brustwirbelkörper. Das Foramen intervertebrale 3 der Brustwirbelsäule ist deutlich, das Foramen intervertebrale 2 gering erweitert. (Einwachsen des Tumors in den Spinalkanal?) [Patient wurde ursprünglich mit der Diagnose „Tuberkulom" zur Schichtuntersuchung in das Radiologische Zentralinstitut Frankfurt a.M.-Höchst (Direktor: Prof. Dr. R. KRAUS) eingewiesen.] Histologisch handelt es sich um ein Osteochondrom

den Zusammenhang solcher Geschwülste mit dem Skelettsystem nachzuweisen. Mehr einer Fehlbildung als einer Geschwulst ähnlich ist das „thorakale Chordom", das sich entwicklungsgeschichtlich von der Chorda dorsalis ableiten läßt und prä- oder paravertebral, thorakal oder abdominal sitzt. Die spärliche Literatur wurde von CROWE und MULDON 1951 zusammengetragen.

Zu den mediastinalen Bindegewebstumoren kann man auch gut- und bösartige Mesotheliome zählen, insofern sie sich isoliert im Mediastinum entwickeln oder ausbreiten. Über solche Tumoren berichten KERRINES und GLÄSER, HUTCHINSON und FRIEDENBERG sowie YESNER und HURWITZ.

β) *Angiomatöse Tumoren: Haemangiome und Lymphangiome*

Ihre Eingliederung zu den homoplastischen Dysembryomen von BARIÉTY und COURY erscheint wegen der dysembryonalen Entstehungsweise durchaus berechtigt.

αα) *Haemangiome*

Im Mediastinalraum kommen vorwiegend cavernöse Haemangiome vor, sehr viel seltener Glomustumoren oder gar Haemangioendotheliome bzw. Angiosarkome. Der überwiegende Anteil findet sich retrosternal im vorderen Mediastinum. Wie DÖDERLEIN bei einem Neugeborenen beobachten konnte, können sie diaphragmal im Brust- und Bauchraum diffus entwickelt sein. LEIBOVICI und VEDAT OMER führen in ihrer Sammelstatistik (1962) 62 solcher Tumoren aus der Weltliteratur an. Bis 1967 dürfte ihre Zahl auf etwas über 70 gestiegen sein. Auch Zusammenhänge mit der Oslerschen Erkrankung werden im Schrifttum diskutiert (MAGGI u. Mitarb.). Bis auf wenige Ausnahmen sind die mediastinalen cavernösen Haemangiome alle inoperabel und zeigen eventuell sogar infiltratives Wachstum. Sie können auch in den Spinalkanal eindringen (TOCH, HAGSTROM und STEINBERG). Es besteht bei dieser Art von Tumoren eine sehr ernste Prognose, da zumindest ihr Verlauf maligne ist. Als Therapie wird die Röntgenbestrahlung angegeben (PERÄSALO). Nicht selten werden diese Tumoren durch ihr Wachstum per continuitatem, das u. U. mit einer Zerstörung des Knochens oder mit entsprechenden Druckerscheinungen einhergeht (KEEGAN), als maligne anzusprechen sein. Die Gefahr einer Perforation in die Pleurahöhle und in den Bronchialbaum bildet dabei eine zusätzliche Komplikationsmöglichkeit. Trotzdem sind erfolgreiche Operationen im Schrifttum bekannt (ADAMS und BLOCH, PERÄSALO, GRIMES u. Mitarb.).

85% der Haemangiome sind histologisch gutartig und in 10% der Fälle zeigen sie ein multiples Vorkommen und sind, z.B. beim Säugling und Kleinkind, manchmal in der Haut der Halsregion sichtbar.

Bei Kindern werden Haemangiome häufiger im Mediastinum gefunden als beim Erwachsenen. Nach ELLIS machen sie sogar 8,6% der Mediastinaltumoren beim Kinde aus.

Röntgenologische Differentialdiagnostik. Röntgenologisch besitzen Haemangiome eine uncharakteristische rundliche, glatt abgrenzbare Form (Abb. 76). Rasches Wachstum und Knochenarrosion deuten auf Malignität hin, können aber auch von gutartigen Haemangiomen hervorgerufen werden. Die Ausdehnung der cavernösen Haemangiome kann bis in den Spinalkanal reichen. Wie bereits erwähnt, entspricht das klinische Verhalten dieser Geschwülste häufig nicht der feingeweblichen Differenzierung. Ein relativ typisches Zeichen für solche vasculären Tumoren ist der Nachweis von Phlebolithen. Angiographische Untersuchungen führen bei Haemangiomen in der Diagnosestellung meistens nicht weiter.

ββ) *Haemangioendotheliom*

Das Haemangioendotheliom ist die bösartige Form der Gefäßgeschwülste und wird auch als *Angiosarkom* bezeichnet. Die Lokalisation in der Lunge ist häufiger als im Mediastinalraum (Abb. 77) (KOTT, MAGGI, BAROUSSE und CARDEZA). Sie zeigen meist ein multiples systematisiertes Wachstum in verschiedenen Organen und können in das Mediastinum metastasieren (LANGE und CHRISTIANSEN). Sie können sich auch in einem mediastinalen Teratom entwickeln (EHRENREICH, FREUND und SHAPIRO).

Glomustumoren gehören zu ausgesprochenen Raritäten im Mediastinalgebiet (BRINDLEY, FERGESON, CLAGETT und McDONALD sowie SPERLING und WENDT).

γγ) *Cystische Lymphangiome*

Die Häufigkeit der Lymphangiome im Mediastinalraum wird von BARIÉTY und COURY mit 1,3% der Mediastinalgeschwülste angegeben.

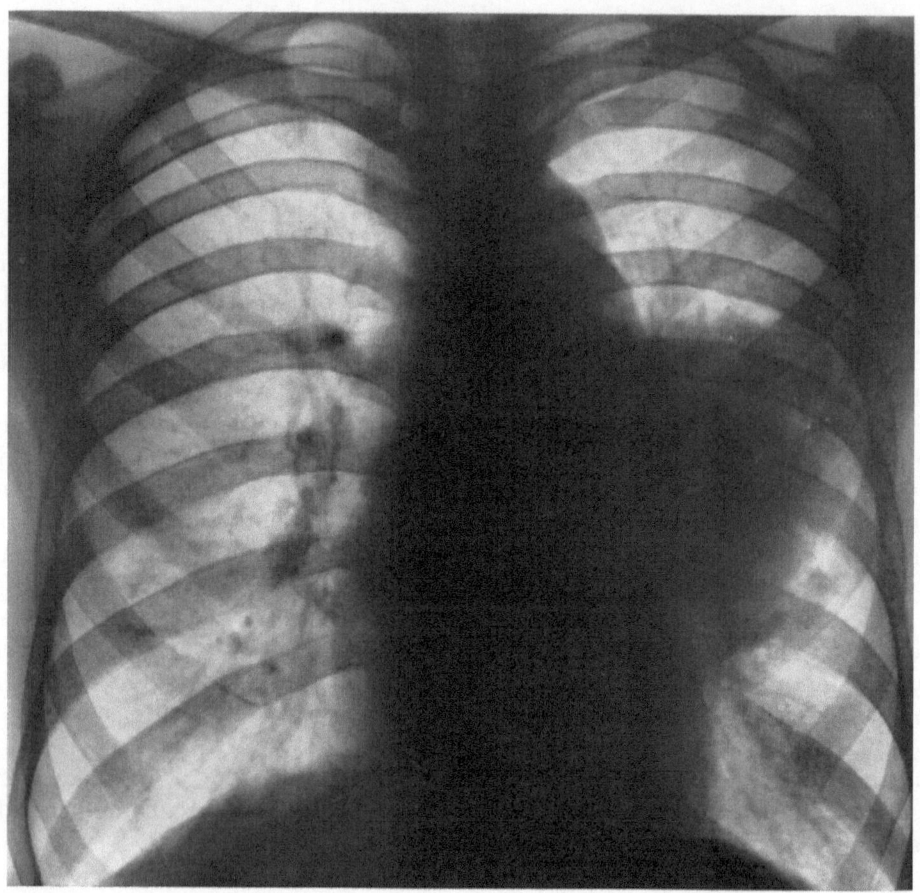

Abb. 76. *Lungenübersichtsaufnahme im p.a. Strahlengang.* Halbkugelige, vom Mediastinum nicht abgrenzbare, etwa kleinfaustgroße, relativ scharfrandig begrenzte Verschattung, die sich gegen die linke Lunge vorwölbt. (Histologisch: cavernöses Haemangiom.) (Röntgenabteilung der Chirurgischen Universitätsklinik Heidelberg; Leiter: Prof. Dr. WENZ)

HALL und BLADES haben bis 1957 20 Fälle aus der Weltliteratur gesammelt. 1961 hat JUZBASIC 37 solcher Fälle zusammenstellen können. Bei Kindern sind diese Geschwülste wie Haemangiome häufiger zu finden. Die Lymphangiome werden in der Literatur auch als Lymphangioma oder Hygroma cysticum colli congenitum (HARLEY und DREW) bezeichnet. BARIÉTY und COURY unterscheiden zwischen einer cervico-mediastinalen und einer rein mediastinalen Form. Letztere ist weitaus seltener. Beide Arten sind aber meistens im vorderen Mediastinum auf der rechten Seite lokalisiert. Als Ausgangsgewebe werden von manchen Autoren die primitiven Jugularislymphsäckchen angesehen. Die cystischen Lymphangiome können uni- oder multiloculär entstehen und gehen oft in das umgebende Gewebe untrennbar über. Die endotheliale Innenauskleidung entwickelt mitunter Endothelsprossen, aus welchen sich Tochtercysten bilden können. Dieses besonders in therapeutischer Hinsicht problematische Verhalten der im Bereich der oberen Thoraxapertur liegenden sog. Hygrome veranlaßt JUZBASIC, trotz der benignen Gewebsdifferenzierung von einem Lymphangioma mediastini malignum zu sprechen.

Röntgenologische Differentialdiagnostik. Die Diagnostik der Lymphangiome ist bei äußerer Lokalisation erleichtert. Bei rein intrathorakaler Lokalisation bringt die Röntgenuntersuchung keinen typischen Befund. Röntgenmorphologisch handelt es sich um rundliche, ziemlich dichte, gelegentlich auch gelappte Verschattungen im oberen vorderen

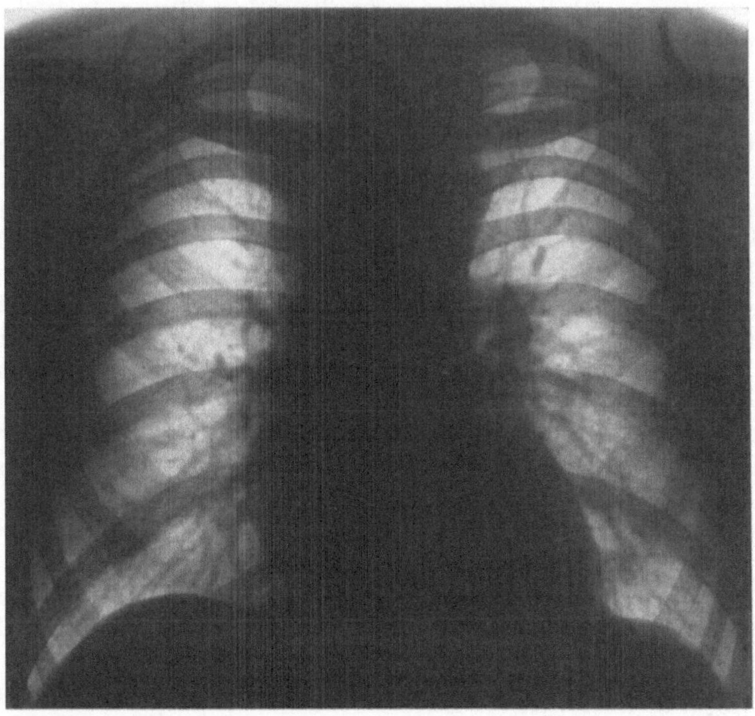

Abb. 77. *Lungenübersichtsaufnahme im p.a. Strahlengang.* Geringgradige Verbreiterung des oberen Mediastinums bis etwa drei Querfinger unterhalb der Clavicula reichend, bei auffallender Verkleinerung des rechten Hilus und einer deutlichen Engstellung der vermehrten Gefäße im rechten Oberlappen gegenüber der linken Lungenseite (Probethorakotomie und Histologie: Haemangioendotheliom). [Universitäts-Strahlenklinik Heidelberg (Czerny-Klinik); Direktor: Prof. Dr. BECKER]

Mediastinum. Es gibt allerdings auch andere Lokalisationen, z. B. im hinteren Mediastinum (HARPER) oder als Tumor im Herzbeutel (HEUER und ANDRUS). Weitere Fälle von Lymphangiomen wurden von MICHAELIS, SKINNER und HOBBS, BECKER, HIRSCHFELD, HERBIG, GRIESSER sowie CHILDRESS, BAKER und SAMSON beschrieben.

Die Lymphangiome werden in allen Altersklassen gefunden, wobei das männliche Geschlecht gegenüber dem weiblichen überwiegt, etwa im Verhältnis 3:1 (HARLEY und DREW). Wie SKINNER, ISBELL und CARR berichten, können solche Tumoren gut auf Strahlentherapie ansprechen.

γ) *Bösartige mesenchymale mediastinale Geschwülste*

Sarkome des Mediastinums sind relativ selten in der Literatur beschrieben und können ihren Ausgangspunkt vom Bindegewebe des Mediastinalraumes, des Thymus, der Schilddrüse, der Lymphknoten, des Herzens und Herzbeutels nehmen (SIMON, HERBIG, GANZ und VIETEN). Bis zum Jahre 1940 waren 17 Fälle von Fibrosarkomen in der Weltliteratur publiziert, wie HEUER und ANDRUS zusammengestellt haben; Lokalisation: vor allem vorderes Mediastinum. Als Ausgangsort kommen auch das Brustbein bzw. die Rippen, vor allen Dingen die periostalen Anteile in Frage. Ein großer Teil der mediastinalen Sarkome sind Lymphosarkome. Diese lassen sich klinisch nicht von einer Lymphogranulomatose oder von einem aleukämischen und leukämischen Lymphknotentumor abgrenzen. In ihrem Verhalten unterscheiden sie sich in keiner Weise von den Sarkomen anderer Lokalisation. Eine Differenzierung der Lymphogranulomatose, die im Röntgenbild in der sog. „Schornsteinform" faßbar wird, ist gegenüber der eigentlich tumorbildenden Form möglich.

δ) *Neubildungen des Muskelgewebes*

Die musculären Geschwülste des Mediastinums stehen meist mit dem Herzen oder der Speiseröhre in Verbindung. Es handelt sich dabei um Rhabdo- oder Leio-Myome des Mediastinums. Diese Tumorarten sind äußerst selten.

Einen Fall eines Myoms im Mediastinum ohne Verbindung zum Oesophagus und zum Herzen wurde von Di Falco publiziert. Morrison berichtet ebenfalls über einen solchen Fall. Ein ähnlicher Tumor wurde von Herbig, Ganz und Vieten erwähnt, wobei allerdings dieses Fibromyom im Bereich der Speiseröhre lag, jedoch bei der Operation ohne Verletzung der Muscularis entfernt werden konnte. Man muß diese letztgenannten Tumoren wahrscheinlich in die Gruppe der Hamartome einreihen. Die echten Muskelgeschwülste der Speiseröhre sind häufiger, allerdings ist ihre Diagnose, wie bei den meisten Mediastinaltumoren, nur durch die Thorakotomie möglich. Erfolgreiche Entfernungen solcher Geschwülste am Oesophagus sind in einer Vielzahl bekannt (Bauer, Harrington, Nissen). Daniel sammelte aus der Weltliteratur bis zum Jahre 1950 92 Leio-Myome des Oesophagus und Piacentini bis 1955 über 100 Fälle. Die meisten myogenen Oesophagusgeschwülste sitzen im distalen Abschnitt.

ε) *Geschwülste des Herzbeutels und des Herzens*

Die Fortentwicklung der Thoraxchirurgie und die Fortschritte auf dem Gebiet der röntgendiagnostischen Darstellung des Herzens und der Gefäße (Angiokardiographie und Herzkatheterisierung) sind die Ursache für das wesentlich größere Interesse an Tumoren des Herzens und Herzbeutels, zumal diese operativ erfolgreich entfernt werden können. Bis zum Jahre 1951 sind, nach einer Zusammenstellung von Prichard, unter 500 metastatischen und 415 primären Tumoren des Herzens und des Herzbeutels, wovon 303 benigne und 112 maligne waren, nur 5 dieser Tumoren zu Lebzeiten der Kranken diagnostiziert worden. Histologisch handelt es sich bei den im Schrifttum beschriebenen bösartigen Geschwülsten vorwiegend um Sarkome, bei den gutartigen um Myxome, Teratome und Lipome.

Neben den 100 primären bösartigen Herzgeschwülsten, die von Tacket u. Mitarb. im Jahre 1950 aus der Literatur zusammengestellt wurden, konnten sie einen eigenen Fall eines Angiosarkoms anführen. Im gleichen Jahr wurde von Hangrove u. Mitarb. über einen Fall von Rhabdomyosarkom berichtet. Lokalisatorisch findet man diese Tumoren meist im Bereich des linken Vorhofs und des linken Ventrikels. Unter den benignen perikardialen Geschwülsten des Herzens sind histologisch die Myxome mit 50% beteiligt (Steinberg u. Mitarb., 1953).

5. Tumoren branchiogener Organe

a) Thymustumoren

α) *Übersicht (Pathologische Anatomie und Pathophysiologie)*

Etwa 10% aller Mediastinaltumoren gehen vom Thymus aus. In der allgemeinen Tumorstatistik werden Zahlen um 0,1% angegeben (Bariéty und Coury). Trotz des sehr seltenen Vorkommens findet sich eine umfangreiche Literatur. Zwei Probleme interessieren alle Autoren in erster Linie: Zunächst sind es die Schwierigkeiten bei der Klassifizierung nach dem histologischen Befund (aus der vorliegenden Tabelle von Tesseraux lassen sich die vielfältigen histopathologischen Differenzierungsmöglichkeiten thymaler Tumoren ersehen) (Tabelle 20). Das zweite Problem stellt der offensichtliche Zusammenhang mit bestimmten immunologischen bzw. autoimmunologischen Erkrankungen dar. Davon gibt es eine kaum übersehbare Zahl von kasuistischen Beiträgen, die vor allem über das gemeinsame Vorkommen von Thymustumoren bzw. Thymushyperplasien und der Myasthenia pseudoparalytica berichten.

Entwicklungsgeschichtlich nimmt der Thymus seinen Ursprung aus epithelialen Zellverbänden der 3. und 4. Schlundtasche, die eine Caudalverlagerung in den oberen retrosternalen Mediastinalbereich durchmachen, lobuläre Formationen annehmen und sich

Tabelle 20. *Einteilung der Thymustumoren nach* Tesseraux

A. Primäre Thymusgeschwülste[a]	
1. Gutartige Tumoren	Fibrom Lipom „Thymolipom“[b] Xanthom Myxom Myxolipom Lymphangiom Haemangiom Lymphangioendotheliom Reticulom spindelzellig trabeculär pseudolymphangiomatös Epitheliom reticulär adenoid, adeno-acanthomatös adeno-epitheliomartig (Pseudorosetten) cystisch organoides Thymom
2. Bösartige Tumoren	Rundzellsarkom Lymphosarkom[c], Thymocytosarkom Spindelzellsarkom Myxoplastisches Sarkom Retothelsarkom Carcinom medullär papillär planocellulär („Hassaliom“) Lymphoepitheliom[d] (Regaudscher und Schminckescher Typ) (Pseudo) granulomatöses Thymom[e] (Pseudo) seminomatöses Thymom[f]
B. Fraglich thymogene Tumoren Teratom (solid, cystisch, benigne, maligne) Seminom (Germinom)	
C. Tumormetastasen im Thymus	

[a] Unterteilung zwischen Stroma und Parenchym, zwischen benignen und malignen und zwischen epithelialen und mesenchymalen Tumoren ist manchmal schwierig, unmöglich oder umstritten.

[b] Von einigen Autoren als echte Geschwulst, von anderen als pathologische Abart einer fettigen Involution des Thymus angesehen.

[c] In einzelnen Fällen schwierige Abgrenzung gegen eine chronische lymphatische Leukose („Leukämia thymica“).

[d] Diese zuerst in den Tonsillen beschriebene Tumorart wird von manchen Autoren bestritten, als Retothelsarkom oder Übergangscarcinom gedeutet.

[e] Schwierige Abgrenzung gegen die Lymphogranulomatose (Morbus Hodgkin).

[f] Schwierige Abgrenzung gegen eine Metastasierung eines Seminoms oder Pseudoseminoms im Thymus. Manche Thymustumoren zeigen im einzelnen wechselnde histologische Bilder.

später in Rinde und Mark differenzieren. Es kommt dann zur Ausbildung charakteristischer Hassalscher Körperchen im Markbereich sowie zum Auftreten von Lymphocyten in den Rindenabschnitten. Durch die embryonale Organwanderung kann es zu Lage- und Formanomalien kommen, die auch den Röntgenologen interessieren: Ein- oder doppelseitige Persistenz im Cervicalbereich (sog. Jugularthymus), Halsthymus, Sanduhrthymus oder Thymus anularis im Bereich der Vena brachiocephalica, ferner atypische Fragmentationen und übermäßige Caudalverlagerung mit Stielbildung (Tesseraux). Durch einen dystop liegenden Thymus im hinteren oberen Mediastinum kann ein Mediastinaltumor vorgetäuscht werden (KOECHER). Cystische Mißbildungen und teratoide Gebilde sind im Thymusbereich relativ häufig und werden ebenfalls als Folgeerscheinung der komplizierten Embryogenese angesehen. Über 24 Fälle solcher cystischer Mißbildungen berichten DOMANSKY, HOLIK und LINHARTOVA. Eine größere Literaturübersicht über Thymuscysten findet sich bei KRECH, STOREY und UMIKER sowie bei SCHILLHAMMER und TYSON.

Mikroskopisch unterscheiden wir die in Lappen zusammenhängende Markzone mit Hassalschen Körperchen (Epithel ohne Oberfläche) von der lymphocytenreichen Rinde.

Trotz mancher Zweifel wird heute von vielen Autoren angenommen, daß die Thymuszellen epithelialer Herkunft sind. Da diese Frage jedoch noch nicht restlos geklärt ist, sind alle bisher vorgenommenen Klassifizierungsversuche unzulänglich. Auch werden häufig Schwierigkeiten bei der Entscheidung über die Gut- oder Bösartigkeit eines Thymustumors in der Literatur erwähnt.

Bisher hat es sich für den Röntgenologen als brauchbar erwiesen, alle parenchymatösen Thymusgeschwülste als Thymome zu bezeichnen, um damit der unübersichtlichen und rein deskriptiven Klassifizierung der Pathologen auszuweichen. Schließlich ergeben sich auch keine direkten Zusammenhänge zwischen der Gewebsdifferenzierung und dem röntgenologischen Erscheinungsbild.

Was die Thymusfunktion anbetrifft, spricht man heute von einer immunologisch tätigen lymphoepithelialen Symbiose (TESSERAUX) und setzt die funktionelle Aufgabe des Thymus auf Grund phylo- und ontogenetischer Vorgänge, tierexperimenteller Ergebnisse (MILLER) und schließlich humanpathologischer Beobachtungen in den immunologischen Bereich des frühen Lebensalters. Die mehr hypothetischen Vorstellungen auf diesem Gebiet sind zum Teil noch rein spekulativer Natur, so daß der zukünftigen Forschung noch ein breites Betätigungsfeld überlassen wird.

β) Klinische Symptomatik

Abgesehen von den allgemeinen Krankheitszeichen geschwulstartiger Wucherungen wird bei Thymustumoren eine klinische Symptomatik beobachtet, die man unter dem Syndrom des vorderen Mediastinums zusammenfassen könnte.

Bei entsprechender Tumorausdehnung kommt es zu Drucksymptomen, die sich auf die Atemwege oder auf das venöse Einflußgebiet im Bereich der Vena cava cranialis auswirken. Auch der N. phrenicus und die Nn. reccurentes können Schäden erleiden. Gelegentlich sind auch anginöse Beschwerden infolge Reizung der sympathischen Nervengeflechte beobachtet worden. Im allgemeinen ist das Wachstum maligner Thymustumoren auf den Thoraxraum beschränkt und lokal (in das Perikard, das Herz, in die großen Gefäße, besonders in die Venen) infiltrierend. Die Metastasierung erfolgt meist intrathorakal. Fernmetastasen sind eine ausgesprochene Seltenheit und nur gelegentlich in der Literatur angeführt. Es wurden gelegentlich histologisch gesicherte Metastasen in Lunge, Leber, Meningen, zentralem Nervensystem und anderen Organen festgestellt (DAILEY und NADELMANN, ERICSSON und HÖÖK, LATTES, MOTTET, RACHMANINOFF und FENTRESS, LENNERT und HEPP). Die Häufigkeit bösartiger Thymusgeschwülste unter den Thymustumoren wird mit 20—30% (PEABODY, STRUG und RIVES, STOUT, SEYBOLD, MCDONALD, CLAGETT und GOOD) angegeben.

Thymustumoren und Thymushyperplasien (auch Hypoplasien) kommen bei einer Reihe krankhafter Veränderungen vor, die man klinisch unter dem „primären Thymussyndrom" zusammenfassen kann. Es handelt sich hier um den Zusammenhang von Thymusveränderungen mit immunologischen Erscheinungsbildern wie Myasthenia pseudoparalytica gravis, ferner mit Serumproteinbildungsstörungen wie Agammaglobulinaemie und Plasmocytopenie sowie Hypergammaglobulinaemie und verschiedenen Anaemieformen (Pancytopenie, Erythropenie, Thrombocytopenie, hämolytische Autoimmun-Anaemie), die zum Teil auch wiederum zusammen mit der Myasthenia pseudoparalytica gravis vorkommen.

Auch das gleichzeitige Vorkommen von Thymustumoren mit Cushing-Syndrom und Erythematodes sowie Dermatomyositis, Porphyria cutanea sind nicht rein zufällig. Nicht zuletzt seien granulomatöse Myocarditiden und Myositiden sowie der Morbus Basedow in Zusammenhang mit dem Thymus erwähnt.

Für den Röntgenologen ist die Klinik solcher Erkrankungen deswegen nicht ohne Bedeutung, weil das Vorliegen dieser Symptome eine intensive Suche nach Thymustumoren erfordert. Hier werden Thymusveränderungen, die röntgenologisch mit einfachen Methoden nicht nachgewiesen werden können, mit Hilfe von Spezialmethoden zur Darstellung gebracht. Wahrscheinlich ist gerade von diesem Aspekt her die röntgenologische Thymusdiagnostik besonders intensiviert worden. Nach KEYNES, der über 260 Beobachtungen verfügt, kommt bei 15% der Fälle mit Thymustumoren eine Myasthenia gravis vor. Nach CASTLEMAN haben nur etwa 20% der Myastheniker einen normalen Thymus; 15% haben echte Thymustumoren, davon sind etwa 25% maligne und 65% sollen makroskopisch ein normales Aussehen aufweisen, aber mikroskopische Veränderungen haben. Die statistischen Angaben über die Beziehung zwischen Thymom und Myasthenia gravis sind sehr unterschiedlich und bewegen sich zwischen 13 und 88%. Thymustumoren kommen in allen Altersklassen vor, am häufigsten jedoch jenseits des 40. Lebensjahres. Im Kindesalter sind Thymome seltener, obwohl das Organ bei der Geburt sein größtes Gewicht in Relation zum Körpergewicht hat und vor der Pubertät sein höchstes absolutes Gewicht erreicht. Wenn man es so bezeichnen kann, sind die Thymustumoren während der Involutionsphase des Organs am häufigsten. Über die Geschlechtsverteilung findet man in der Literatur keine einheitlichen Angaben. Der Begriff der Thymushyperplasie wird für Thymusvergrößerungen bei Neugeborenen und Säuglingen verwendet.

Es gibt aber weder klinisch noch röntgenologisch faßbare Kriterien für die Diagnose „Hyperplasie des Thymus“. Ob die „Thymushyperplasie“ zu TracheaIeinengung führen kann ist fraglich. HOPE, BORNS und KOOP sowie HALLER, MAZUR und MORGAN weisen darauf hin, daß diese Vorstellung in älterer Literatur zu finden ist, sie selber aber nie eine Trachealkompression durch einen hyperplastischen Thymus gesehen haben. Da primäre Thymome im Kindesalter sehr selten sind, sollte man bei „Thymushyperplasien“ mit Kompressionszeichen des Tracheobronchialsystems eher an das Vorliegen einer anderen Geschwulst (z.B. Teratom) denken. Die Hyperplasie läßt sich folglich klinisch und röntgenologisch kaum objektivieren und sollte mit größter Zurückhaltung, vor allem seitens des Röntgenologen, gestellt werden. Am allerwenigsten kann die Diagnose der Thymushyperplasie auf Grund von Lungenübersichtsaufnahmen im sagittalen Strahlengang mit Verbreiterung des oberen Mediastinalschattens angenommen werden (Abb. 78a, b, c, d). FONTAN empfiehlt für eine exakte röntgenologische Diagnostik Aufnahmen in vier Ebenen (Lungenübersichtsaufnahme, 2 frontale und 2 Schrägaufnahmen). Der letztgenannte Autor gibt nach einer Beobachtung von 424 Fällen im Jahre 1961 eine Häufigkeit der Thymushyperplasie bei Säuglingen mit 5,8% der Fälle an. Nach dem 6. Monat tritt die Thymushyperplasie seltener auf. Der hyperplastische Thymus des Kleinkindes wurde früher vielfach bestrahlt. Nachdem diese Behandlungsmethode wegen der fraglichen cancerogenen Wirkung (CORINALDESI, DANIELI und RIMONDI, MASENTI, MAGGI und DE BIAGGI, RAVENTOS und WINSHIP, PIFER, TOYOOKA, MURRAY, AMES und HEMPELMANN) in Verruf geraten ist, wird eine Thymusverkleinerung mit Cortisonderivaten vorgenommen. Beim Erwachsenen bezeichnet man eine Hyperplasie der Briesdrüse auch als Thymuspersistenz.

γ) Röntgenologische Differentialdiagnostik

Thymustumoren sind topographisch im Bereich des oberen vorderen Mediastinums zu erwarten. Der Sitz eines röntgenologisch nachweisbaren raumfordernden Prozesses

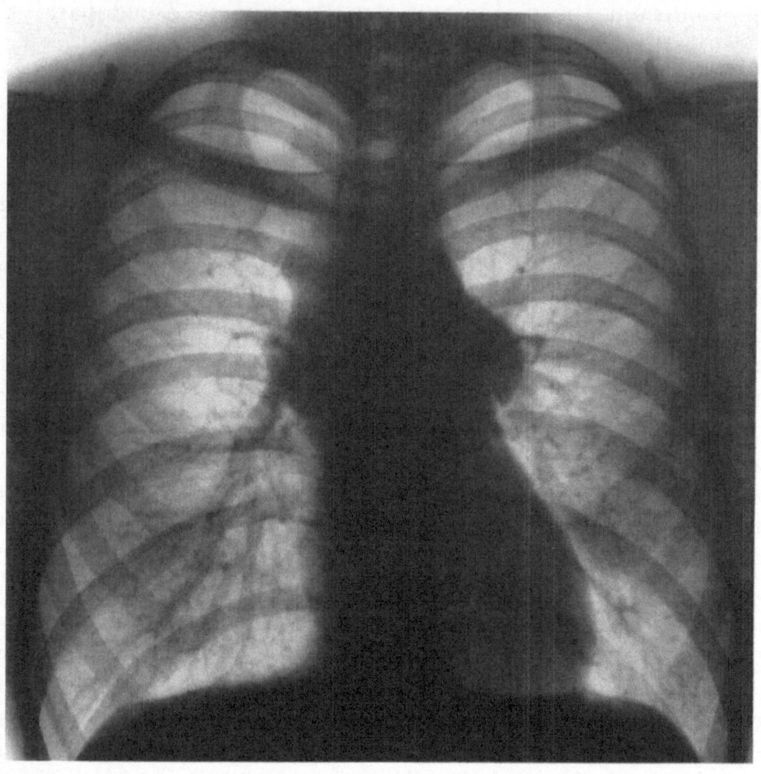

a

Abb. 78. a Lungenübersichtsaufnahme im p.a. Strahlengang und b frontale Aufnahme der linken Lunge. Im vorderen Mediastinum kommt ein bis zu kleinapfelgroßer raumbeschränkender Prozeß mit polycyclischer Konfiguration scharfrandig begrenzt und homogen zur Darstellung. Im p.a. Strahlengang wölbt sich dieser Tumor links und rechts fast symmetrisch aus den Mediastinum vor (Mediastinoskopie und Biopsie: Chronische Lymphadenitis). c Lungenübersichtsaufnahme und d frontale Aufnahme der rechten Lunge: Glatt konturierte konvexbogige Vorwölbung aus dem rechten vorderen oberen Mediastinum (Histologisch: Thymom)

in diesem Bereich berechtigt aber noch nicht zu dem Schluß eines Thymustumors. Erstens kommt im vorderen Mediastinum eine Reihe anderer Tumoren vor, die sich röntgen-morphologisch von Thymusgeschwülsten nicht abtrennen lassen, wie z.B. Strumen, Teratome oder Lipome. Andererseits finden sich Thymusgeschwülste von unterschiedlicher Ausdehnung uni- und bilateral im gesamten vorderen Mediastinum. Gelegentlich sind Thymusgeschwülste auch im mittleren und hinteren Mediastinalbereich gefunden worden. Als ein Charakteristikum, welches röntgendiagnostisch insbesondere nach Anlage eines Pneumo-Mediastinums in Erscheinung tritt, wird von LISSNER eine strangförmige Verbindung zur unteren Halsregion oder 1. Rippe bzw. vorderen Thoraxwand angeführt und von manchen Autoren als sog. Jugularfortsatz (Cervicalfortsatz) bezeichnet. Auf den Lungenübersichtsaufnahmen im p.a. Strahlengang erscheinen Thymusgeschwülste oft gelappt, kantig oder polygonal, manchmal auch ovoid oder rundlich. Auf Frontalaufnahmen erinnert der Thymus oft an ein Segel (sail sign). Seine Schattendichte ist homogen. Die Form, Lokalisation und Größe ist niemals charakteristisch. Bei der Durchleuchtung sollte man besonders auf den belüfteten Retrosternalabschnitt achten, und eventuell auch unterbelichtete Frontalaufnahmen anfertigen. Kalkeinlagerungen kommen gelegentlich röntgenologisch zur Darstellung (in der Literatur schwanken die Angaben zwischen 10 und 20%). Falls Kalkstrukturen gefunden werden, haben sie keine besondere diagnostische Bedeutung, da sie bei anderen Geschwülsten auch vorliegen können (Abb. 79a, b, c).

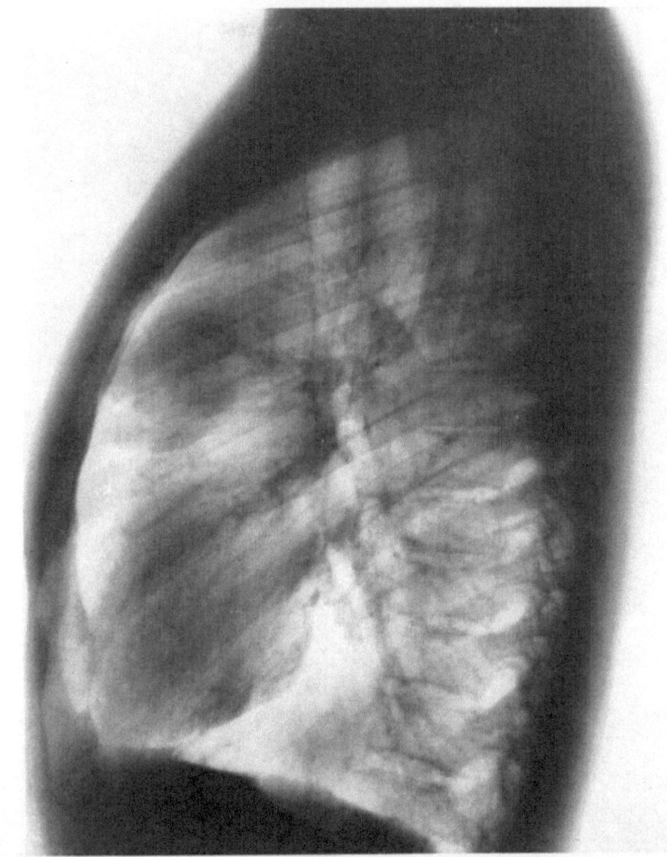

Abb 78b

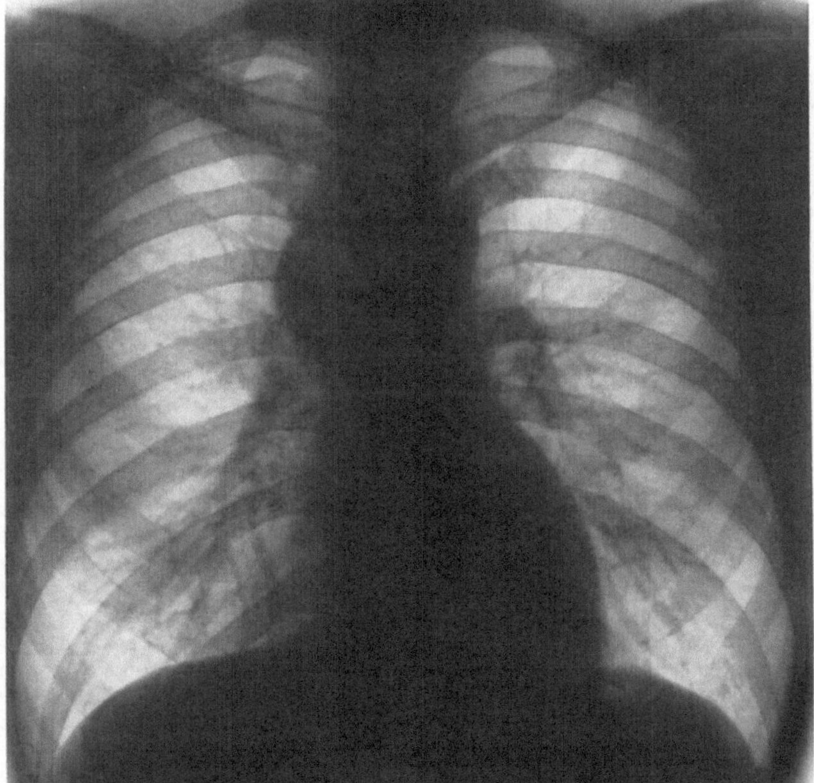

Abb. 78c

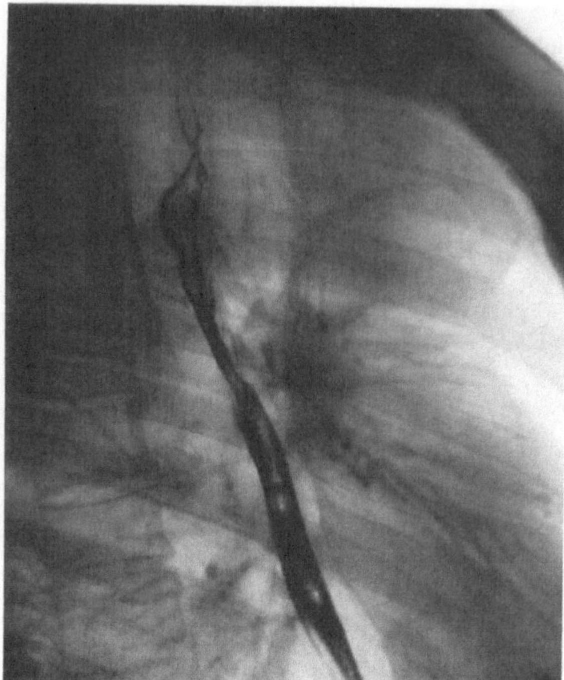

Abb. 78d

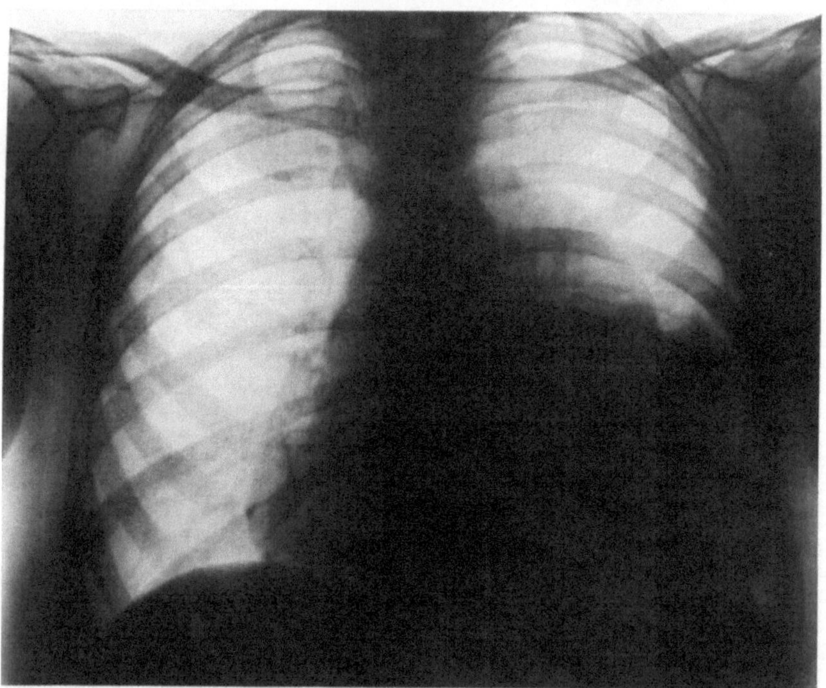

a

Abb. 79. a Lungenübersichtsaufnahme (durchexponierte Aufnahme) im p.a. Strahlengang sowie b frontale Aufnahme der linken Lunge. c Schichtaufnahme der linken Lunge in der Schichttiefe 12 cm. Homogene und dichte Verschattung der mittleren und unteren Partien des linken Thoraxraumes mit geringer Verlagerung des Herzens und Mediastinums nach rechts. Die Frontalaufnahme zeigt einen ausgedehnten raumbeschränkenden Prozeß, der mehr in den ventralen Anteilen gelegen ist und einen weiteren, etwa apfelgroßen, in der dorsalen basalen Region. Die Schichtaufnahmen ergeben einen überfaustgroßen, homogenen, relativ scharfrandigen Prozeß, der mit einem breiten Stiel vom Mediastinum ausgeht und bis zur linken lateralen Thoraxwand reicht. In dem medialen und caudalen Tumorbezirk erkennt man mehrere längliche bis etwa mandelkerngroße, unregelmäßig begrenzte, kalkdichte Verschattungen. Beurteilung: Aufgrund der Lokalisation und Beziehung zum Mediastinum sowie der Kalkeinlagerung kann man röntgen-morphologisch an einen raumbeschränkenden mediastinalen Prozeß denken, dessen Artdiagnose allerdings radiologisch nicht erhoben werden kann. (Bioptisch konnte ein malignes Thymom festgestellt werden)

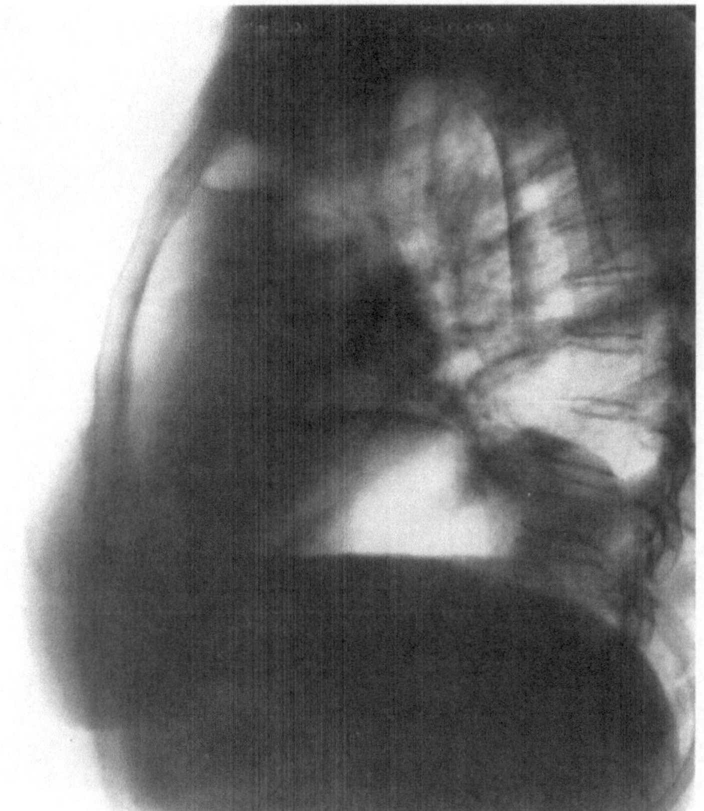

Abb. 79 b

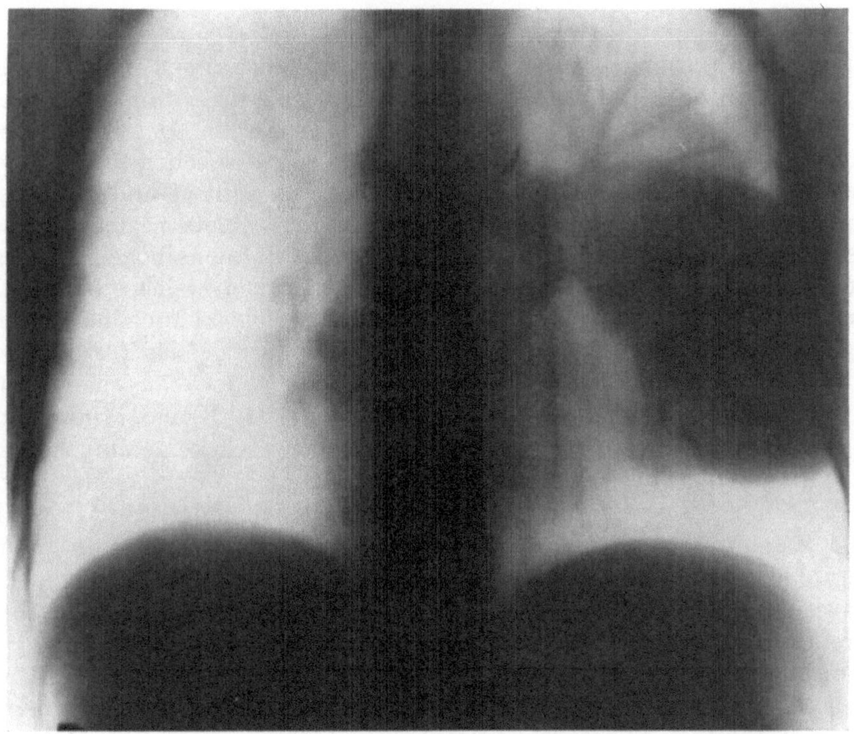

Abb. 79 c

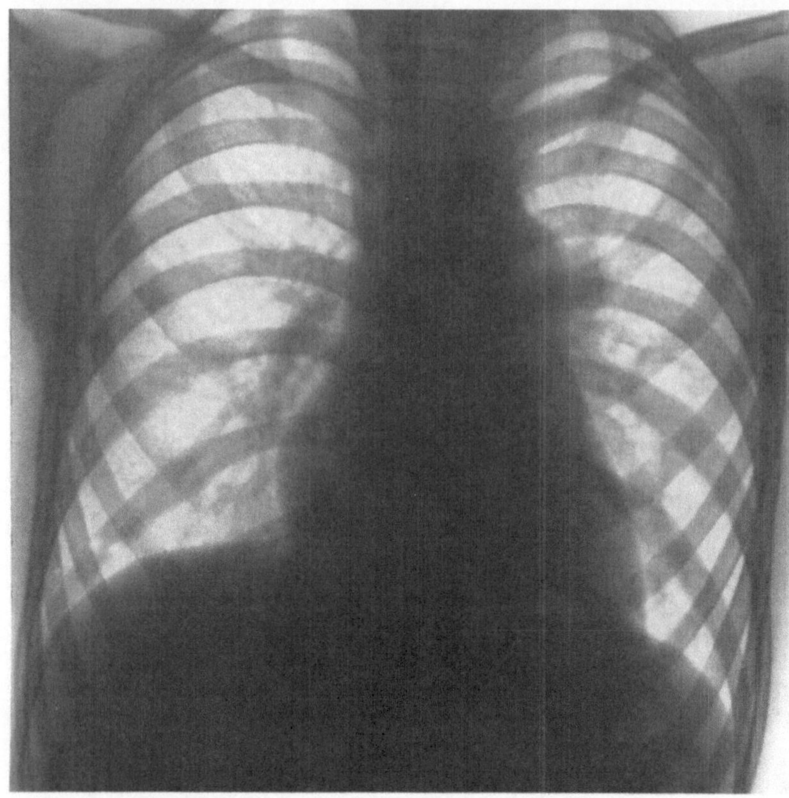

Abb. 80. *Lungenübersichtsaufnahme im p.a. Strahlengang.* Stärkere Vorwölbung des Pulmonalbogens bei einer auffallenden Engstellung und gewissen Rarefizierung der Gefäße der linken Lunge. (Angiographisch: Valvuläre Pulmonalstenose)

Wie PLATTEN und PARKS angeben, sind kalkdichte Einlagerungen ein Zeichen der Malignität, was zweifelhaft erscheint. Daß Calcifizierungen auf Schichtaufnahmen besser zur Darstellung kommen, braucht nicht näher diskutiert zu werden. Das Hauptproblem für die Röntgendiagnostik ergibt sich aus der engen topographischen Beziehung des Thymus zum Perikard und zu den großen Gefäßen, denen es aufliegt und in die es im Röntgenbild ohne Abgrenzung oder Änderung der Schattendichte fließend übergeht, wobei es randbildend sein kann, z.B. in Form des sog. prominenten Pulmonalbogens. GUNNELS, MILLER und JACOBY berichten z.B. über ein großes Thymolipom, welches eine pathologische Herzvergrößerung („Kardiomegalie") vortäuschte. Ebensogut kann eine Prominenz des Pulmonalbogens tatsächlich durch eine Gefäßdilatation bedingt sein (Abb. 80).

Differentialdiagnostisch ist es oft schwierig, Geschwülste von Gefäßverbreiterungen und Herzvitien ohne spezielle Hilfsmittel zu unterscheiden. Das Kymogramm kann in manchen Fällen Auskunft geben, im allgemeinen hat es aber noch keine entscheidenden Vorteile gebracht. Als nützlichstes Verfahren hat sich die Schichtuntersuchung bewährt, besonders, wenn man mit Hilfe gasförmiger Stoffe die Mediastinallogen zur Darstellung bringt. Wenn die genannten, weniger belastenden Methoden versagen, kann man mit Hilfe der Vasographie oder Angiokardiographie versuchen, weiter zu kommen. Interessieren Thymusveränderungen bei einer Myasthenia gravis pseudoparalytica, so wird von vielen Autoren die axiale-transversale Schichtuntersuchung des Retrosternalgebietes nach Anlegung eines Pneumomediastinums empfohlen.

Bei Geschwülsten im vorderen Mediastinum — differentialdiagnostisch können z.B. in Frage kommen: Teratome, Thymome, Lymphome, Lipome, Strumen, Metastasen, Aneurysmen — kann die selektive Arteriographie der A. subclavia bzw. A. mammaria interna u. U. präoperativ wichtige Hinweise auf Ursprung und Gefäßversorgung des Tumors geben (Abb. 81 a, b).

Nach Boijsen und Reuter findet man z. B. bei Thymomen eine Dilatation einer cranialen oder caudalen Thymusarterie mit Verlagerung derselben, aber mit nur wenigen Tumorgefäßen. Dermoidcysten verursachen bogige Gefäßausziehungen und -verlagerungen, aber keine pathologischen Gefäßneubildungen (gemeint sind nur die adulten Teratome = Dermoide, nicht die malignen teratoiden Formen!). Metastasen beziehen die arterielle Blutzufuhr im Gegensatz zum Thymom aus verschiedenen Arterien der Umgebung, und

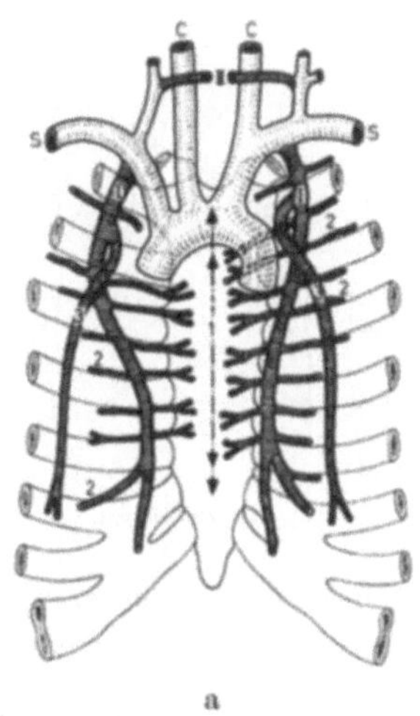

a

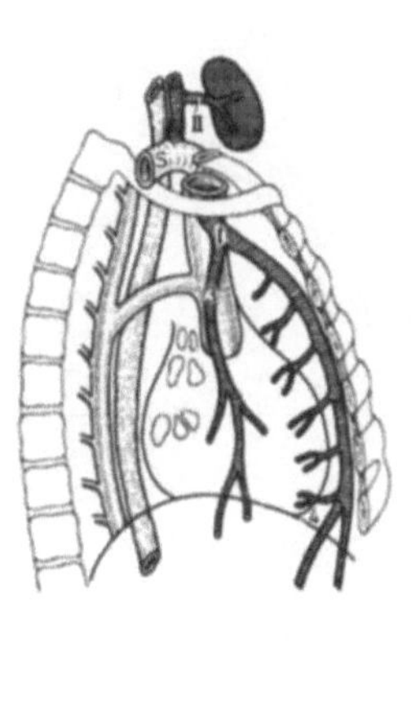

b

Abb. 81 a u. b. Schematische Darstellung der arteriellen Versorgung des vorderen Mediastinums. *I* Arteria mammaria (thoracica) interna; *1* Aa. mediastinales anteriores (Thymus, Lymphknoten, Pleura, Bronchien, Sternum, Fettgewebe), *2* Rr. intercostales, *3* Arteria pericardicophrenica, *4* Arteria musculophrenica. *II* Arteria thyreoidea inferior; *1* Rr. glandulares (Struma retrosternalis!), *2* Rr. oesophagei et tracheales

bei der Sarkoidose finden sich multiple kleine Gefäßäste, die zu den vergrößerten Lymphknoten ziehen. Bei der substernalen oder falschen intrathorakalen Struma erfolgt die Gefäßzufuhr aus der A. thyreoidea inferior. Die Arteriographie sollte auf beiden Seiten durchgeführt werden.

b) Mediastinale Schilddrüsengeschwülste

Seit Wölfler wird die intrathorakale Struma in echte und falsche Nebenkröpfe des Brustraums eingeteilt. Die echte dystope Struma intrathoracalis vera (Struma aberrans vera) entsteht dysontogenetisch, wenn die entwicklungsgeschichtliche Ablösung der Schilddrüse vom Truncus arteriosus bei der „Caudalwanderung" des Herz-Gefäßstammes ausbleibt.

Diese dystopen Schilddrüsenfragmente finden sich meist im vorderen Mediastinum retrosternal, parakardial oder auch epidiaphragmal. Gotschalk und Neutsch fanden z. B. eine Struma aberrata vera im rechten Mediastinum epidiaphragmal paracardial. Solche Strumen können gelegentlich auch in den dorsalen Partien liegen (Mora, Isaacs, Spencer und Edidin, Nissen, Bauer und Stoffregen), oder sogar in der Wand der Trachea und des Oesophagus entwickelt sein (Wenz).

Die echte intrathorakale (mediastinale) Struma bzw. die Struma aberrans vera hat folgende Charakteristika:

1. Es besteht kein geweblicher Zusammenhang mit der Halsschilddrüse (primäre ontogenetische Dystopie) (Abb. 82).

2. Sie hat eine eigene intrathorakale Gefäßversorgung.

Die Bezeichnung Struma thoracalis vera, Struma endothoracica vera, Struma aberrans vera und echte mediastinale Struma sind Synonyma.

Infolge der nicht einheitlichen Nomenklatur können zahlreiche statistische Angaben in der Literatur nicht miteinander verglichen werden.

Außer der echten intrathorakalen Struma kennen wir noch eine Struma intrathoracalis falsa (Synonyma: Struma aberrans falsa, cervico-mediastinale Struma, falsche endothorakale Struma, alliierter Nebenkropf) und die Struma substernalis (Synonyma: substernal eintauchende Struma, retrosternale Struma). Zwischen der Struma intrathoracalis

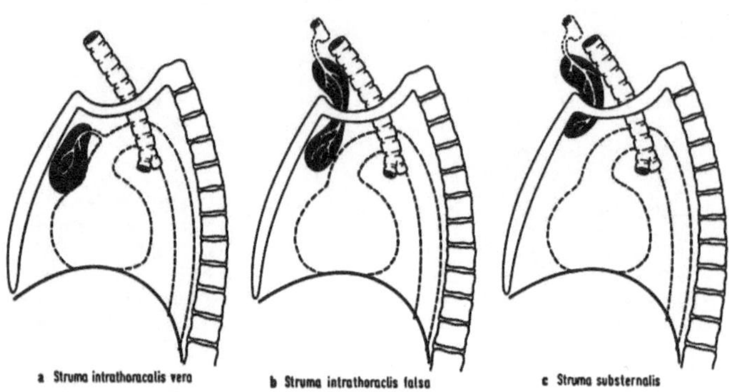

Abb. 82. Schematische Darstellung verschiedener Strumaformen

falsa und der Struma substernalis gibt es fließende Übergänge. Beide Arten kann man als cervico-mediastinale Formen bezeichnen. Zwischen beiden treffen wir folgende Differenzierung:

Bei der Struma intrathoracalis falsa besteht ein brückenförmiger Zusammenhang („Gewebsbrücke") mit dem cervicalen Teil, der graduell unterschiedlich sein kann. Dabei besteht eine Gefäßverbindung zur A. thyreoidea inferior. Es handelt sich hier folglich um sekundär in den Brustraum verlagertes Gewebe mit einer Gefäßversorgung durch Schilddrüsengefäße.

Die echte dystope intrathorakale Struma erhält ihre Versorgung aus den Aa. subclaviae, Aa. mammariae internae Aa. intercostales oder direkt aus der Aorta.

Wenn bei der Struma aberrans falsa die cervico-mediastinale Verbindung nur aus einem Gefäß-Bindegewebsstrang besteht, spricht man von „alliiertem" Nebenkropf (BALLARIN).

Die substernal eintauchende Struma entsteht nicht durch eine stärkere Gewebsverlagerung, sondern sie wird durch abnorme Wachstums- und Druckverhältnisse in den oberen Retrosternalraum gedrängt.

Die Häufigkeitsangaben über die intrathorakale Struma sind wegen der uneinheitlichen Abgrenzung zwischen den verschiedenen mediastinalen und cervico-mediastinalen Formen schwankend. Die echte dystope Struma ist extrem selten. Nach MCGAVACH lagen bis 1951 in der Literatur 17 Mitteilungen vor. FRANKE und GANZ berichten bis 1953 über 61 von 21 Autoren zitierte Fälle. SCHEICHER fand unter 30000 Strumen nur eine Struma intrathoracalis vera. BALLARIN gibt ohne Berücksichtigung der echten Schilddrüsendystopie folgende Häufigkeit an:

Retrosternalstruma	104	8,3%
Struma intrathoracalis	18	1,4%

KEMINGER fand bei 5125 Strumaoperationen 93 (1,8%) partiell und 34 (0,7%) rein intrathorakal. Von diesen Fällen waren 18 sog. „falsche Rezidive". CRILE und JACKSON geben die thorakale Lokalisation mit 1 Promille an. Cervico-mediastinale und rein intrathorakale Strumen sollen zusammen etwa 8 % ausmachen. SABISTON und SCOTT haben bei 11800 Strumaoperationen 97 intrathorakale Strumen gefunden. WAKELY und MULVANY fanden bei 1265 Operationen 111 partiell mediastinal gelegene Strumen. Bei unseren 1305 Schilddrüsenuntersuchungen (1966—1968) mit Radiojod fanden sich 595 Halsstrumen, 112 substernale, 3 intrathorakale Strumen sowie 1 Zungenstruma.

Die klinische Symptomatik mediastinaler Schilddrüsengeschwülste (fast ausschließlich Strumen) ist abhängig vom Sitz und der Ausdehnung und äußert sich meist durch Stridor, Atemnot, Husten, Schluckbeschwerden, venöse Stauungen sowie nervöse Irritationen des Vagus und Sympathicus.

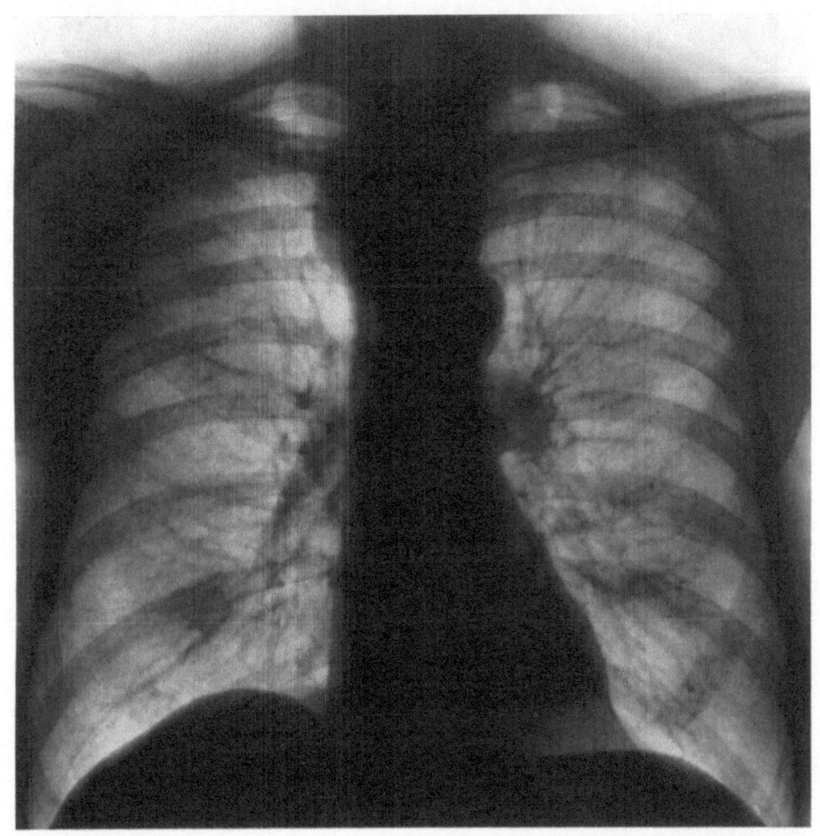

a

Abb. 83. a (Durchexponiert) im p.a. Strahlengang und b Frontalaufnahme der cranialen Partien der rechten Lunge. Im hinteren oberen Mediastinum gelegen (retrooesophageal) findet sich ein faustgroßer, homogener, scharfrandig begrenzter Tumor, der den Oesophagus und die Trachea von dorsal her imprimiert und nach ventral hin verlagert. c Das Szintigramm im rechten schrägen Durchmesser zeigt eine deutliche Speicherung von Jod 131 im Tumor (intrathorakale Struma)

Röntgenologische Differentialdiagnostik

Für den Chirurgen wichtiger als die Unterscheidung zwischen echten und falschen Nebenkröpfen ist die Lokalisation (BALLARIN); TAUBER unterscheidet 3 Typen in bezug auf ihre Lage zur Trachea und zu den großen Gefäßen:

1. präviscerale,
2. retroviscerale,
3. lateroviscerale.

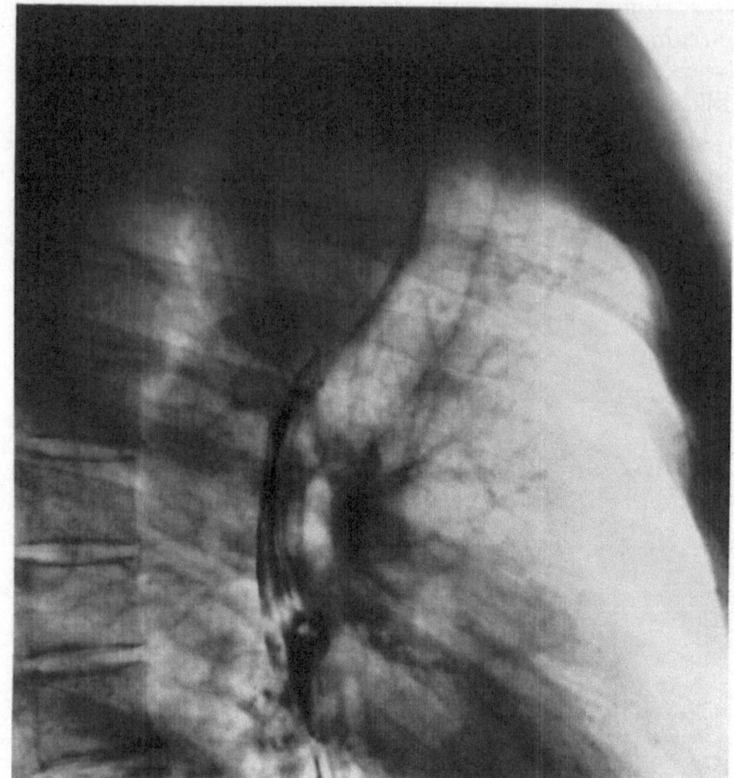

Abb. 83b

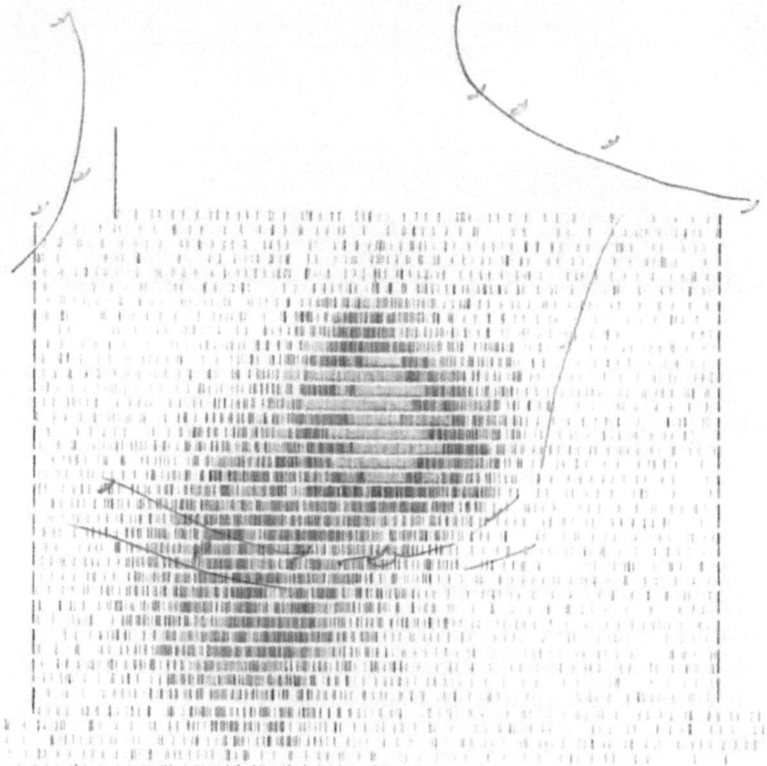

Abb. 83c

Entwickelt sich die Struma zwischen Trachea und Oesophagus, kann man von einer „intervisceralen" Form sprechen. Sie nimmt ihren Ausgang vorwiegend vom linken Schilddrüsenlappen (SCHEICHER, WILHELM).

KEMINGER fand bei 34 Fällen mit Struma intrathoracalis 16 prävisceral, 8 retro- und 10 laterovisceral. Davon waren 18 Rezidive (4 prä-, 6 retro- und 8 laterovisceral).

Die häufigste Lokalisation der intrathorakalen falschen Struma ist das vordere rechte obere Mediastinum (Abb. 84a, b, c). Die benigne Struma ist röntgenologisch scharf, oftmals wellig begrenzt. Verkalkungen sind häufig. Die Struma intrathoracalis falsa zeigt,

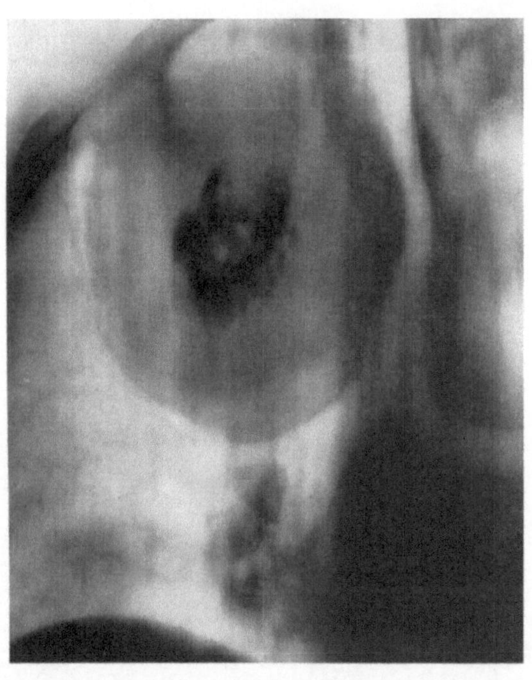

a

Abb. 84. a Schichtaufnahme des oberen Mediastinums im a.p. Strahlengang in 9,5 cm Schichttiefe. Überfaustgroßer längsovaler Prozeß mit bizarrer zentraler Verkalkung, der zur Impression und Einengung der Trachea etwa 5—6 cm oberhalb der Bifurkation geführt hat und die Trachea nach links verlagert. b Farbszintigramm (Jod 131). Nach Verabreichung von 100 Mikrocurie Jod 131 kommt es bei eindeutiger Speicherung der Aktivität in der Schilddrüse ebenfalls zu einer geringen Aktivitätsansammlung im Bereich des sich besonders nach rechts caudal ausdehnenden, die Trachea und den rechten Oberlappenbronchus imprimierenden Tumors. c Der Photoscann bestätigt eindeutig die szintigraphisch sichtbare Speicherung von Jod 131

wenn sie eine breite Verbindung zur Halsschilddrüse besitzt, oftmals eine typische Becherform. Die enge Beziehung der Thyreoidea zum Oesophagus und zur Trachea ist durch die röntgenologisch leicht nachweisbare Schluck- und Hustenbeweglichkeit zu erkennen.

Bei großen Strumen kann gelegentlich die schluck-synchrone Verschiebung durch die obere Thoraxapertur verhindert sein. In der Lokalisationsdiagnostik der Schilddrüse steht heute allerdings das Szintigramm an erster Stelle, welches routinemäßig bei allen Mediastinaltumoren durchgeführt werden sollte.

Die Bevorzugung der rechten Seite bei cervico-mediastinalen Formen ist durch die Asymmetrie der arteriellen Gefäßanordnung zu erklären. Bei Abflußbehinderung der oberen Oesophagusvenen kann es im cranialen Abschnitt isoliert zum Auftreten von Oesophagusvaricen kommen. Selbst nach langjährigen Intervallen sollte man besonders nach Schilddrüsenresektionen an mediastinale Strumarezidive denken (KEMINGER, RODECK).

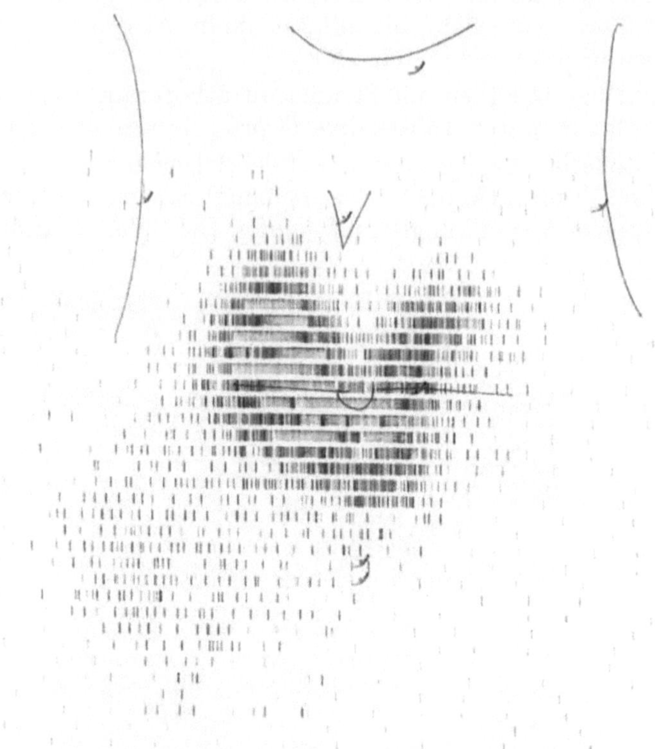

Abb. 84 b

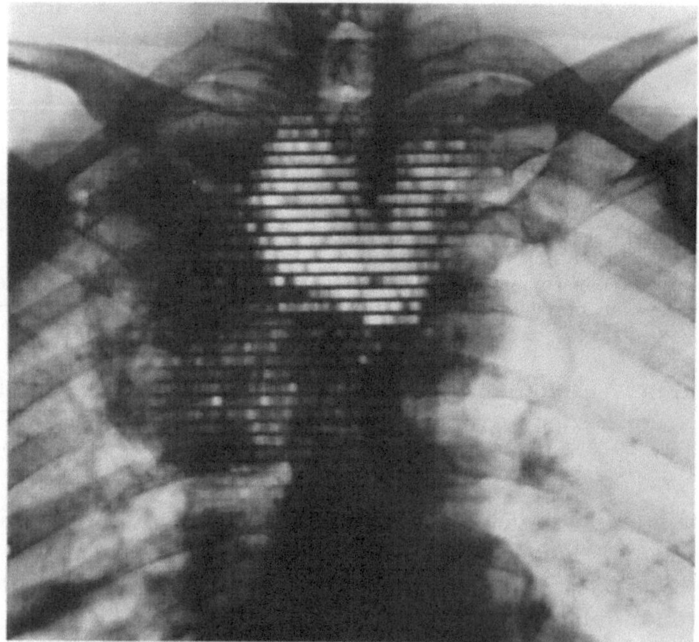

Abb. 84 c

c) Mediastinale Geschwülste der Nebenschilddrüse

Die Lokalisation von dystopen Nebenschilddrüsengeschwülsten (Adenomen) hat besondere Bedeutung bei der Diagnostik des primären Hyperparathyreoidismus. Etwa 15 %

der Nebenschilddrüsen-Adenome liegen nicht in unmittelbarer Umgebung der Thyreoidea. Ein Teil davon findet sich im hinteren oberen Mediastinum mit cervicaler Gefäßversorgung. Sie sind zwischen Trachea und Oesophagus und im Bereich der großen Gefäße lokalisiert. Im vorderen Mediastinum haben solche Knoten meist eine lokale Vascularisierung.

Die wenigen kasuistischen Beiträge in der Weltliteratur deuten auf die Seltenheit dieser Geschwülste hin. MAYOR sah bei 98 Fällen mit primärem Hyperparathyreoidismus 5mal mediastinale Knoten. THOMPSON hat 1947 19 Fälle aus der Weltliteratur zusammengetragen und zwei eigene Beobachtungen beschrieben.

NORRIS fand unter 322 Adenomen der Nebenschilddrüse 6,8% im Mediastinum. Die meisten waren ventral und cranial lokalisiert. Gelegentlich bestand eine Verbindung zum Thymus. PACHTER und LATTES fanden von 98 Epithelkörperchen-Adenomen zwei im hinteren Mediastinum und eins im vorderen Mediastinum. KEMINGER berichtet, daß bei Zweiteingriffen bei 22 Patienten 7mal dystope Epithelkörperchen-Adenome im Mediastinalbereich lagen.

Röntgenologische Differentialdiagnostik

Die Suche nach dystopen Nebenschilddrüsenknoten beim primären Hyperparathyreoidismus bereitet klinisch und röntgenologisch meist erhebliche Schwierigkeiten. Die Oesophagusuntersuchung ist nur selten ergiebig, ebenso eine Kontrastdarstellung des Truncus thyreo-cervicalis. POSEN, CLUBB, NEALE und HARE gelang der Nachweis eines mediastinalen Epithelkörperchen-Adenoms mit Hilfe der Pneumo-Mediastinographie. Auch die Selen-Methioninszintigraphie bringt nur in etwa 50% der Fälle eine eindeutige positive Beurteilung.

6. Pseudotumoren des Mediastinums

Unter dem Begriff Pseudotumoren des Mediastinums versucht man aus klinischer Sicht alle mediastinal gelegenen krankhaften Veränderungen, die sich tumorartig auf den Mediastinalraum auswirken, zusammenzufassen. Der Röntgenologe versteht unter dem Begriff alle geschwulstartig in Erscheinung tretenden Verschattungen, welche sich von Tumoren nicht abtrennen lassen und einen thoraxchirurgischen Eingriff notwendig machen. Die Diagnose wird dann im allgemeinen operativ gestellt. Mediastinale Geschwulstbildungen können vortäuschen:

1. Kardio-vasculäre Mißbildungen sowie angeborene und erworbene Gefäßaneurysmen und Aneurysmen des Herzens. Bekannt ist z.B. die aneurysmatische, anlagebedingte Dilatation der V. azygos, die einen Mediastinaltumor vortäuschen kann. Neben den luischen und arteriosklerotischen Aortenaneurysmen können auch mediastinale Haematome (Aortenruptur) differentialdiagnostisch in Frage kommen. Die Mediastinalhaematome sind im allgemeinen traumatisch entstanden. Bei Herz- und Gefäßmißbildungen sowie Aneurysmen werden angiographische Untersuchungen weiterhelfen.

2. Wenn sich entzündliche Prozesse im Mediastinalraum tumorartig auswirken, kann man sie auch als Pseudotumoren bezeichnen. Anatomisch-pathologisch handelt es sich dabei um proliferative bzw. produktiv fibröse Prozesse mit ausgesprochen chronischem Verlauf wie paramediastinale abgekapselte Ergüsse, Abscesse oder Schwartenbildungen. Zu denken ist auch an Senkungsabscesse bei Hals- und Brustwirbelkörpercaries. Auch auf dem Boden einer Tuberkulose entstandene Lymphknotenvergrößerungen oder luische Gummen sowie mykotische Formationen können eine mediastinale Geschwulstbildung vortäuschen. Von SCHMIDT wurde als Besonderheit ein Amyloidtumor erwähnt.

3. Parasitäre Erkrankungen wie Echinococcuscysten sind in unseren Breitengraden selten, aber dennoch unter dem Bilde eines Mediastinaltumors präoperativ beschrieben worden.

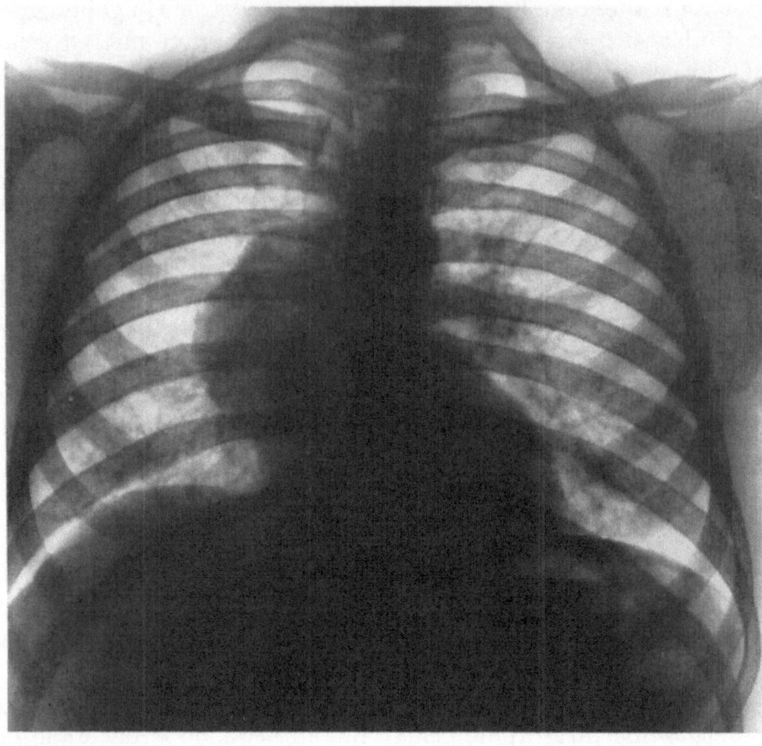

a

Abb. 85. a Lungenübersichtsaufnahme im p.a. Strahlengang, b Schichtaufnahme der rechten Lunge in den paramediastinalen Partien in 6 cm Schichttiefe im a.p. Strahlengang, c frontale Schichtaufnahme der rechten Lunge, d transossale Phlebographie von der 9. Rippe rechts dorsal. (Es handelt sich um einen 41jährigen italienischen Gastarbeiter, der seit $^1/_2$ Jahr unter chronischem Reizhusten litt und bei dem in wiederholten Röntgenkontrollen ein relativ schnell wachsender Tumor des hinteren Mediastinums angenommen wurde.) Überapfelgroßer, rundlicher, scharf konturierter, homogener im hinteren Mediastinum gelegener Tumor. Die Schichtaufnahme im a.p. Strahlengang in 6 cm Schichttiefe und im frontalen Strahlengang in 10 cm Schichttiefe bei gleichzeitig angelegtem Pneumomediastinum, sowie die transossale Phlebographie, ergeben eine Impression und Verlagerung sowie gewisse Einengung der Vena hemiazygos. Operativ findet sich ein überfaustgroßer Tumor in Höhe des apikalen Unterlappensegmentes, breit in den Oberlappen entwickelt. Der gesamte mediastinale Bereich ist von vergrößerten Lymphknotenpaketen ausgefüllt, die zum Teil Gefäße ummauern. Histologisch ergab sich eine Echinococcencyste, außerdem eine Hiluslymphknotentuberkulose, die sich röntgenologisch durch die Überlagerung des Tumors nicht nachweisen ließ

Die Echinococcen sind infolge ihrer Ausbreitungsform von cystischen Tumoren kaum zu trennen. Bei paravertebraler Lage (Abb. 85a, b, c, d) können sie wie Sanduhrgeschwülste in den Spinalraum eindringen und zu Kompressionserscheinungen am Rückenmark führen. Sie können sich sogar im Thymus entwickeln (BORRELLO und MARINO, FRESU) oder im Perikardbereich (ZOBOLIE und ZERBINI).

4. Gelegentlich können Zwerchfellhernien, wenn sie mediastinal gelegen sind, echte Mediastinaltumoren vortäuschen. Bei Zwerchfellgeschwülsten kann man nicht von Pseudotumoren sprechen.

7. Metastatische Tumoren im Mediastinalraum

Infolge des reichhaltigen lymphatischen Gewebes in den mediastinalen Abschnitten können metastatische Absiedlungen maligner Tumoren solitäre Tumorwucherungen erzeugen, die primäre Mediastinaltumoren vortäuschen können (Abb. 86a, b, c). Solche metastatischen Geschwülste wurden von STRIETZEL mit 3,5% aller Mediastinaltumoren angegeben. Der Autor bezieht sich auf eine Gesamtzahl von 215 Mediastinaltumoren. Sehr selten handelt es sich um ausgesprochene Fernmetastasen. In erster Linie kommen

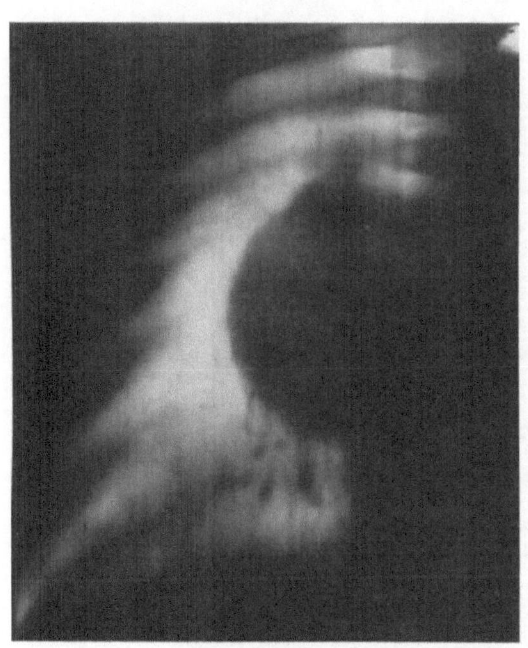

Abb. 85b

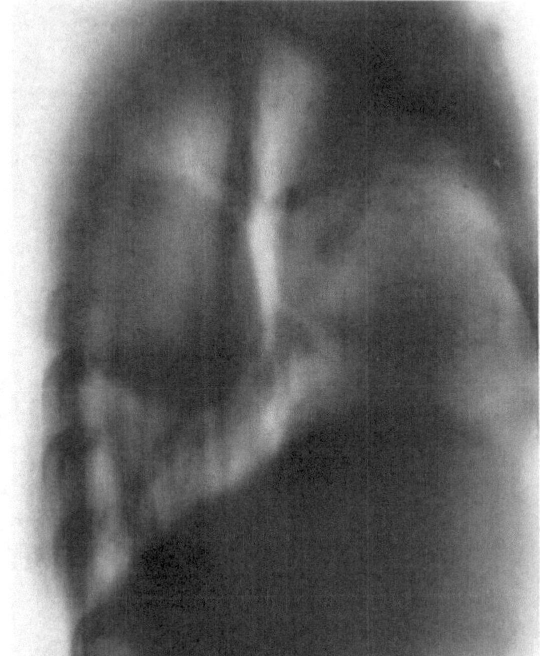

Abb. 85c

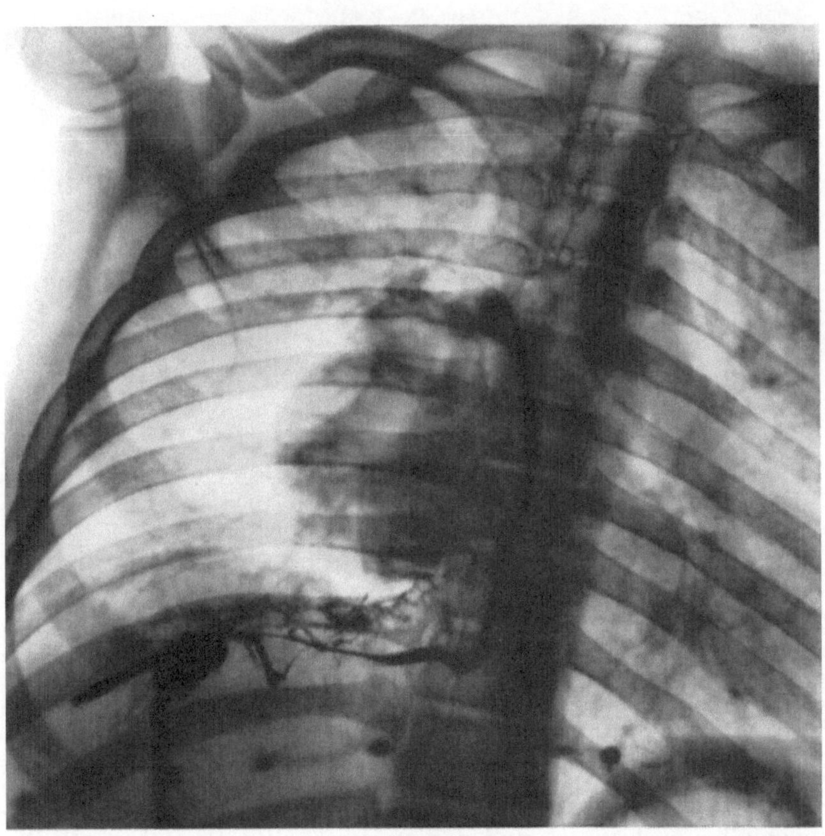

Abb. 85d

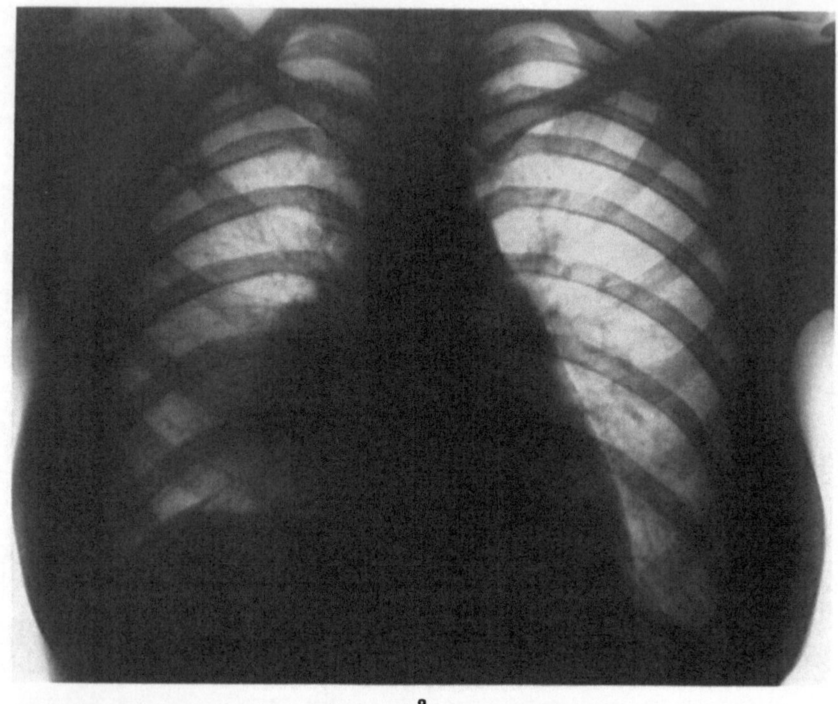

a

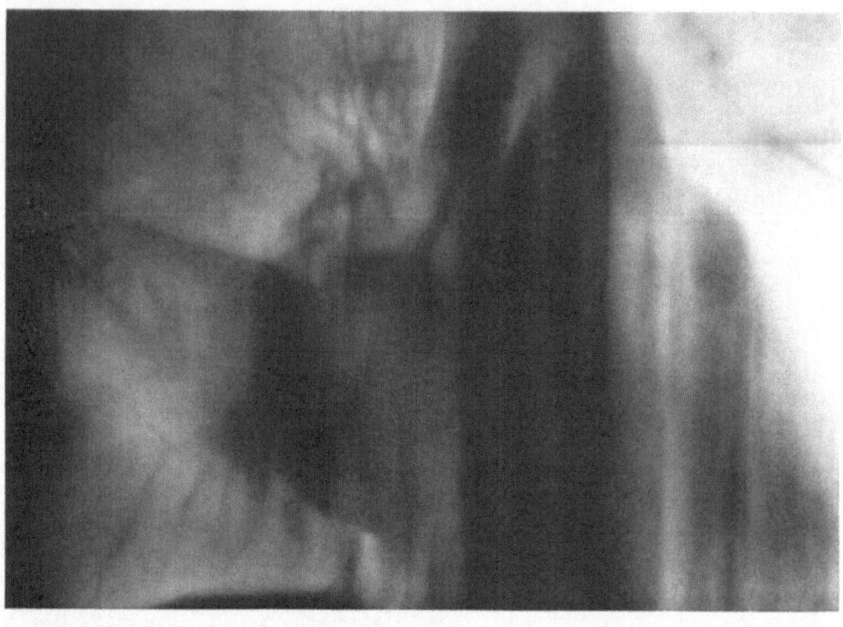

b

Abb. 86. a Lungenübersichtsaufnahme im p.a. Strahlengang: Breitbasig dem rechten Mediastinum aufsitzend, im Mittellappengebiet gelegen, findet sich eine homogene unscharf begrenzte Verdichtung, *die aufgrund der* b *Schichtaufnahme im a.p. Strahlengang in 9,5 cm und im* c *frontalen Strahlengang in 6 cm Schichttiefe* einer Segmentatelektase des rechten Mittellappens entspricht. In Verwertung der Anamnese und des klinischen Bildes (vor 3 Jahren bestrahltes Melanom) entspricht der Befund einer mediastinal gelegenen Melanommetastase

Geschwülste in Frage, die im direkten Abflußgebiet des Respirationstraktes (Larynx, Trachea, Bronchialbaum, Lungen) und der Speiseröhre stehen, also z.B. Bronchialcarcinome, Oesophaguscarcinome (Abb. 87).

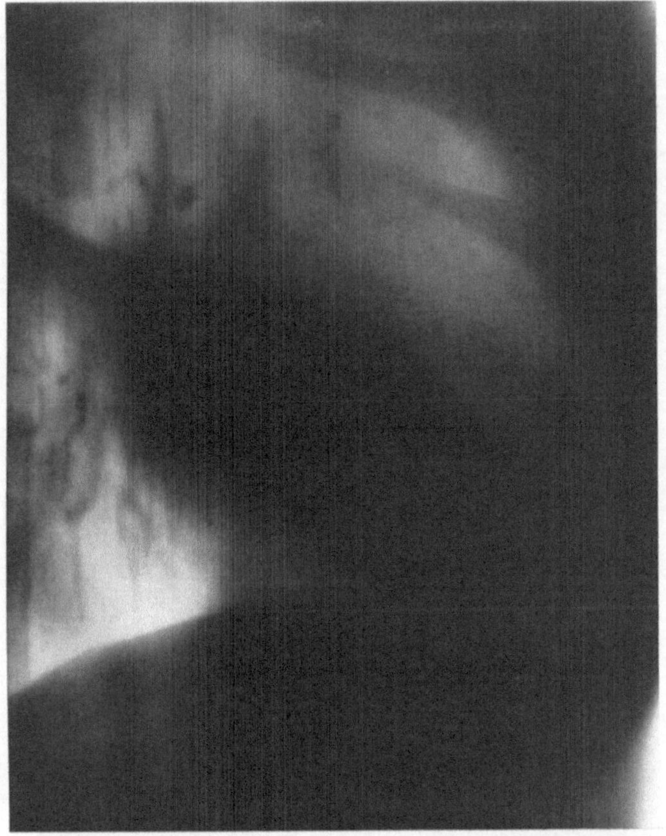

Abb. 86c

Für den Röntgenologen ist es deshalb notwendig, bei Vorliegen geschwulstverdächtiger mediastinaler Verschattungen auch an metastatische Absiedlungen zu denken und die in Frage kommenden Nachbargebiete mit zu berücksichtigen.

Unter den sekundären Geschwülsten des Mediastinums finden wir weitaus am häufigsten die Metastasen des Bronchialcarcinoms, die man meist bei genauerer röntgenologischer Betrachtung des Lungen-Nativbildes und eines entsprechenden Seitenbildes gegenüber einem Mediastinaltumor abgrenzen kann.

Etwas schwieriger wird die Beurteilung von Metastasen eines Oesophagus- oder Mammacarcinoms sein. Gelegentlich können auch Magencarcinome in die Mediastinalregion metastasieren. Fernmetastasen von Nieren-, Prostata- und Pankreastumoren sind selten.

8. Mediastinale Lymphknotengeschwülste

Die *Klassifizierung* der Lymphknotengeschwülste der Mediastinalregion wird im Schrifttum unterschiedlich durchgeführt. Bereits DIETLEN und v. BROCHOWSKI weisen darauf hin, daß es sich röntgenologisch um eine Sondergruppe handelt, auch wenn sie unter sich anatomisch ungleichwertig sind. Wir trennen die lymphogenen Tumoren von den übrigen Mediastinalgeschwülsten ab, da gerade die geschwulstartigen Lymphknotenwucherungen meist Systemerkrankungen sind, auch wenn sie sich primär mediastinal manifestieren. Da Lymphknotenerkrankungen im Rahmen des Handbuches Band IX/4 besprochen werden, sei an dieser Stelle der Vollständigkeit halber auf einige wichtige Zusammenhänge hingewiesen.

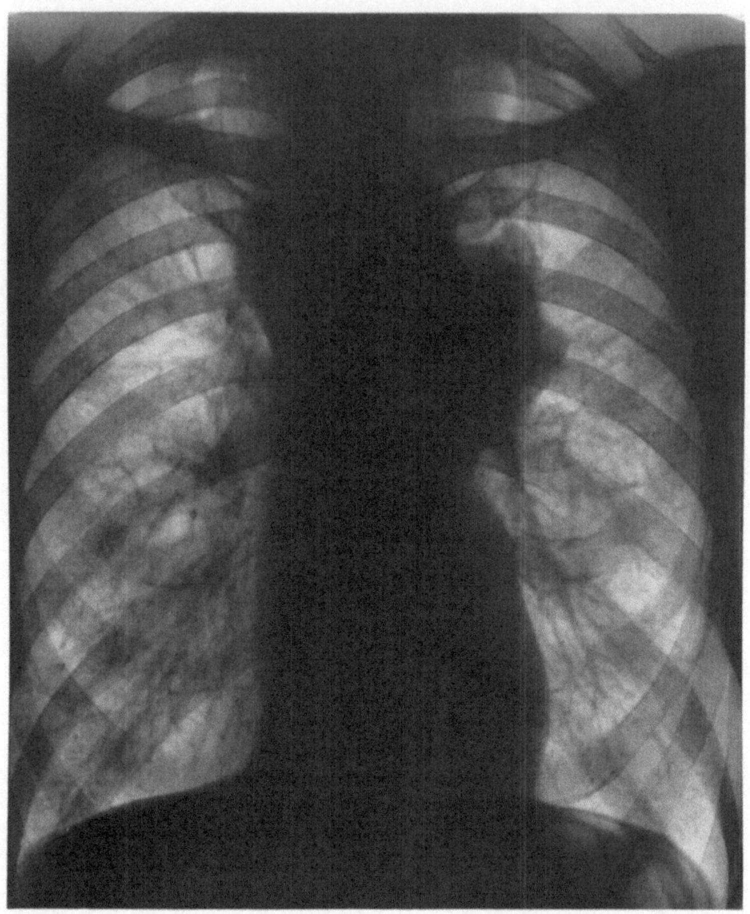

Abb. 87. Lungenübersichtsaufnahme im p.a. Strahlengang. Bei Emphysem beider Lungen findet sich besonders links eine vom Mediastinum nicht abgrenzbare polycyclische Vorwölbung mit ausgeprägter vikariierender Emphysembildung. Auch rechtsseitig besteht eine vom Mediastinum gegen die Lunge sich vorwölbende, unmittelbar unter der Carina liegende konvexbogige Verschattung. (Autoptisch: Bronchialcarcinom des linken Oberlappens mit mediastinalen Lymphknotenmetastasen)

Von SYMMERS wird die Häufigkeit mediastinaler Lymphknotentumoren mit 1,5‰ (unter 17000 Autopsien) angegeben. LENNERT teilt die tumorartigen Lymphknotenwucherungen ein in:

I. Reaktive Hyperplasien (z.B. diffuse lymphatische Hyperplasie, folliculäre lymphatische Hyperplasie, Plasmocytose).

II. „Autonome (progressive) Hyperplasien" (z.B. chronische Lymphadenose, großfolliculäres Lymphoblastom, Reticulose, Lymphogranulomatose).

III. Sarkome (z.B. Lymphosarkom, plasmocytäres Sarkom, Reticulosarkom, Hodgkin-Sarkom).

Häufigkeit verschiedener bilateraler Lymphknotenerkrankungen im Hilusgebiet bei 110 Fällen nach HODGSON, OLSEN und GOOD:

1. Benigne unspezifische Lymphknotenerkrankungen	42%
2. Sarkoidose	40%
3. Maligne Lymphknoten-Tumoren (Lymphogranulomatose, Lymphosarkome)	10%
4. Multiple Lymphknotenmetastasen	5,4%
5. Tuberkulose, Silikose u.a.	2,6%

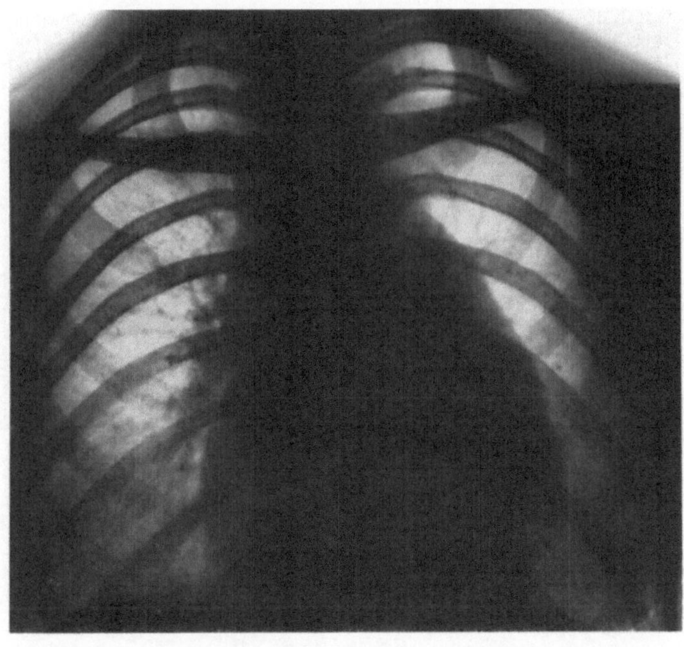

a

Abb. 88. a Lungenübersichtsaufnahme im p.a. Strahlengang und b linksfrontale Aufnahme (20jährige Patientin, die seit 3—4 Monaten lageabhängige Schmerzen unter dem linken Schlüsselbein angibt. Es besteht keine Beeinträchtigung der Leistungsfähigkeit bei stark erhöhter BSG von 78/121 mm Hg). Breitbasig dem linken Mediastinum aufsitzend, etwa vom „Aortenknopf" bis zur linken Zwerchfellhälfte reichend, erkennt man eine längliche, homogene, konvexbogige, scharfrandig begrenzte Vorwölbung, die den gesamten Retrosternalraum einnimmt und vom Herzen nicht abgrenzbar ist. (Die Patientin kam aus einem auswärtigen Krankenhaus mit der Verdachtsdiagnose eines Herzwandaneurysma zur kymographischen Untersuchung des Herzens.) c *Die kymographische Aufnahme des Herzens im p.a. Strahlengang* zeigt links der Aorta pulssynchrone Lateralbewegungen. Vorhof und Ventrikelbogen lassen sich kymographisch nicht erfassen. Lediglich die Herzspitze zeigt eine kammertypische Randbewegung. Auf unsere Bitte hin wird die Patientin zur weiteren Analyse des Mediastinums durch ein vorderes *Pneumomediastinum* eingewiesen. Die hierbei durchgeführten d Schichtaufnahmen im sagittalen und e frontalen Strahlengang lassen erstmals den Tumor in seiner Gesamtgröße gegen das Herz und die Aorta abgrenzen, wobei man den Eindruck hat, daß ein Stiel der Geschwulst über die Aorta bis zur rechten mediastinalen Seite reicht. f Die gleichzeitig durchgeführte *kymographische Aufnahme* zeigt eine Verdrängung des Herzens nach caudal und rechts mit deutlich nachweisbarer „mitgeteilter" Pulsation des Tumors in Höhe des linken Ventrikels und zum Teil in Höhe des linken Vorhofbogens. Beurteilung: Etwa doppeltfaustgroßer, homogener, scharfrandig begrenzter, raumbeschränkender Prozeß im linken vorderen Mediastinum, der mit seinen Ausläufern bis über die Aorta reicht. Nach Anlage eines Pneumomediastinums ist der Tumor vom Herzschatten partiell abgrenzbar (besonders deutlich auf frontalen Schichtaufnahmen). Operation: Überdoppelmannsfaustgroßer Tumor, dem Herzbeutel und den Stammarterien fest aufsitzend und zapfenförmig zum Truncus brachiocephalicus und der linken Arteria carotis reichend. Der Tumor ließ sich von der Aorta voll abpräparieren. Histologie: „Tumorbildende Form" der Lymphogranulomatose

Nach der Lokalisation und Ausdehnung teilen Bariéty und Coury die mediastinalen Lymphknoten in 6 verschiedene Gruppen (Ketten) ein:

1. Latero-tracheale und intertracheobronchiale Lymphknoten rechts.
2. Latero-tracheale und interbronchiale Lymphknoten links. (Die erste Gruppe wird am häufigsten befallen und ist röntgenologisch am leichtesten nachweisbar im Gegensatz zur schwierigen Darstellung der adäquaten linksseitigen Ketten.)
3. Praetracheale Lymphknotenkette rechts und links. (Die praetrachealen Lymphknoten lokalisieren sich röntgenologisch im sog. „retrosternalen Aufhellungsraum".)
4. Retrotracheale Lymphknotengruppe rechts und links. (Röntgenologisch gelingt der Nachweis am besten durch die Kontrastdarstellung des Oesophagus.)
5. Trachealer Bifurkationsbereich.

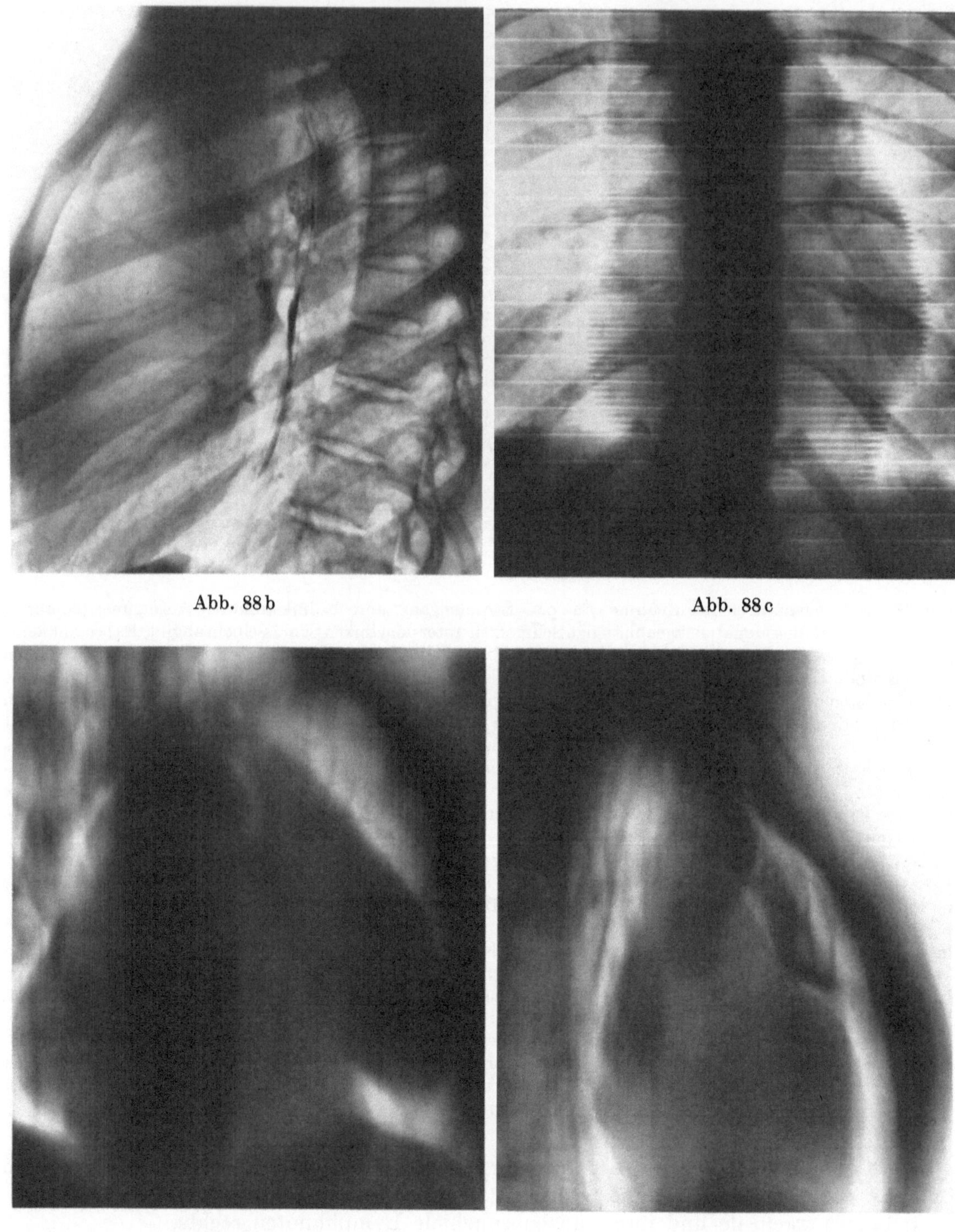

Abb. 88b

Abb. 88c

Abb. 88d

Abb. 88e

6. Interbronchiale Lymphknoten oder Hiluslymphknoten. (Die oft gebrauchte Bezeichnung ,,Hilusdrüsen" ist vom Anatomisch-Histologischen und Funtkionellen her unrichtig und schlecht.)

Nach dem röntgenologischen Erscheinungsbild kann man bei mediastinalen Lymphomen eine lokalisierte ,,tumorbildende" Form (Abb. 88a, b, c, d, e, f) und eine multilocoläre Ausbreitungsform unterscheiden (Abb. 89).

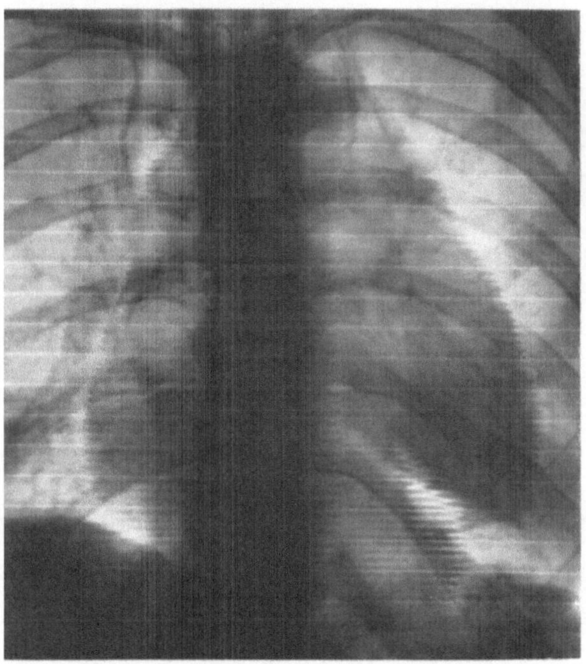

Abb. 88 f

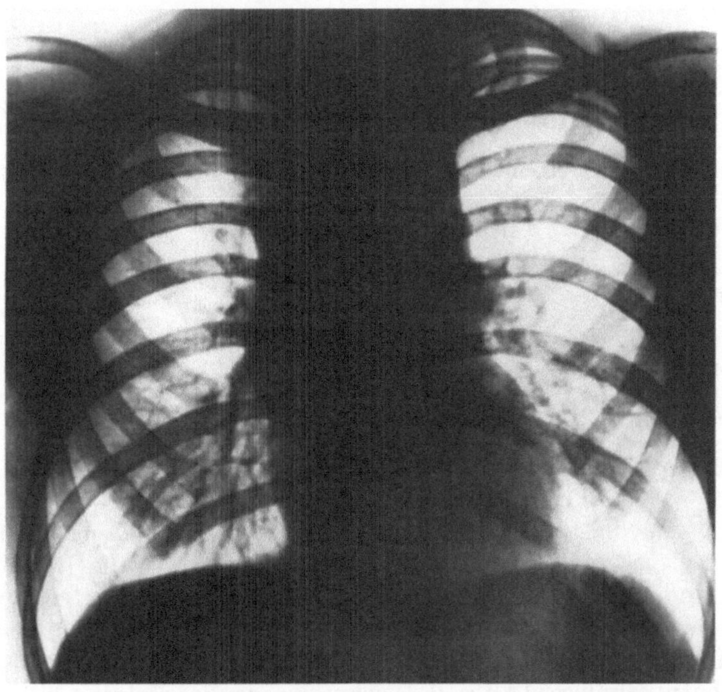

Abb. 89. Lungenübersichtsaufnahme im p.a. Strahlengang. „Schornsteinförmige" Verbreiterung des Mediastinalschattens. (Histologisch: Lymphogranulomatose)

WURM und REINDELL differenzieren hinsichtlich der Lymphknotengröße, Lokalisation, Konfiguration und dem zeitlichen Formwandel im röntgenologischen Erscheinungsbild verschiedene Prototypen (Abb. 90):

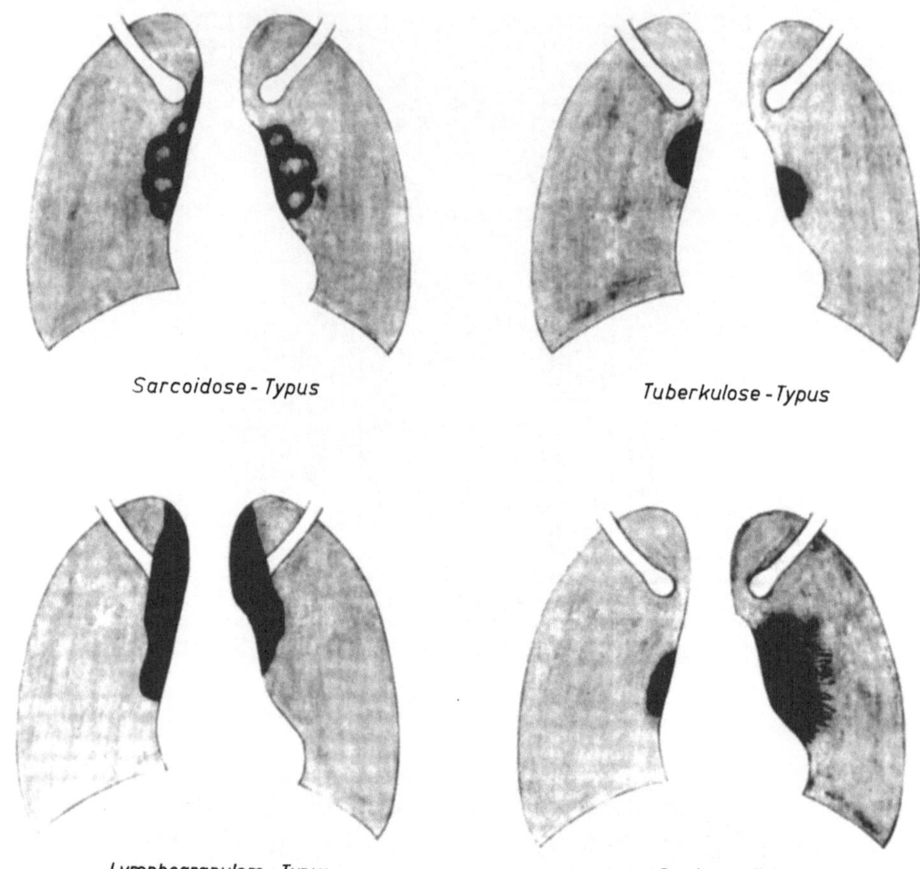

Abb. 90. Schema der röntgenologischen Prototypen mediastinaler Lymphknotenerkrankungen nach WURM und REINDELL

1. Sarkoidose-Typus,
2. Lymphogranulomatose-Typus,
3. Tuberkulose-Typus,
4. Sarkom-Typus.

Man kann auch entzündliche von systematisierten und sarkomatösen Formen unterscheiden.

Ein Großteil der mediastinalen Lymphknotentumoren findet sich im Hilusgebiet und häufig auch im Retrosternalraum, im letzteren besonders oft die Lymphosarkome. Da röntgenologisch eine Differenzierung zwischen entzündlichen und echten Geschwülsten nicht möglich ist, wird die endgültige Diagnose immer der bioptischen bzw. histologischen Untersuchung überlassen bleiben, zumal irrtümlich vorgenommene Bestrahlung einer Hiluslymphknotentuberkulose (Abb. 91) schwerwiegende Folgen haben kann. Eine „probatorische" Bestrahlung zum diagnostischen Zweck scheint uns deshalb nicht gerechtfertigt, da der Zugang zu den mediastinalen Lymphknoten durch die Mediastinoskopie mit gezielter Gewebsentnahme wesentlich erleichtert worden ist.

In der röntgenologischen Untersuchungstechnik haben direkte Darstellungsmethoden der mediastinalen Lymphknoten noch keine Bedeutung. Eine direkte Darstellung retrosternaler (KOEHLER) und pulmonaler sowie mediastinaler Lymphknoten (ISHIDA, TACHIRI, SONE, TASI, USHIDA) konnte experimentell z.T. erreicht werden.

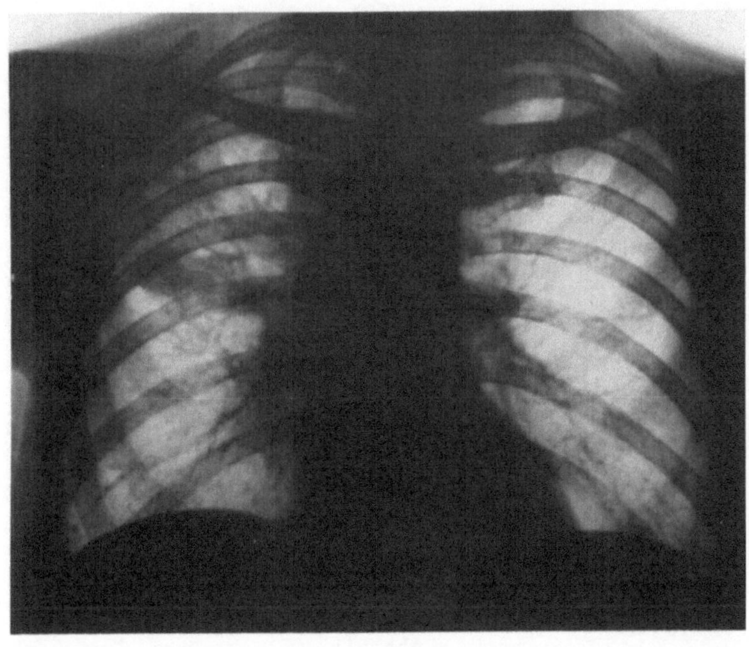

a

Abb. 91. a Lungenübersichtsaufnahme im p.a. Strahlengang. Inhomogene Verdichtung von mehr bronchopneumonischem Charakter, die vorwiegend das posteriore und anteriore Segment des rechten Oberlappens einnimmt und in der caudalen Begrenzung eine angedeutete, konkavbogige Konturierung aufweist (Segmentatelektase). b Schichtaufnahme des rechten Hilus im a.p. Strahlengang: Horizontaler Abgang des rechten Hauptbronchus mit pfriemenförmiger Zuspitzung des proximalen Bronchialsystems des rechten Oberlappens. Der beschriebene Verdichtungsprozeß reicht bis in Höhe der Teilungsstelle der Segmentbronchien. Gleichzeitig bestehen angedeutete, polycyclisch abgrenzbare, raumbeschränkende Gebilde am rechten Hilus. Auf der Übersichtsaufnahme sind die als Lymphknotenvergrößerung analysierbaren Gebilde durch eine gewisse Verlagerung des Herzens und Mediastinums nach rechts nicht abgrenzbar. Beurteilung: Segmentatelektase im posterioren und anterioren Segment des rechten Oberlappens mit Lymphknotenvergrößerung (dargestellt in der Schichtaufnahme) am rechten Hilus. c Lungenübersichtsaufnahme im p.a. Strahlengang: Kompletter Kollaps des rechten Oberlappens mit Fistelbildung zwischen Oesophagus und Mediastinum (der Patient wurde ohne Sicherung der histologischen Diagnose strahlentherapeutisch behandelt. Unter der Bestrahlung kam es zum Kollaps des rechten Oberlappens. d Die frontale Aufnahme der rechten Lunge bei Kontrastmitteldarstellung des Oesophagus zeigte eine Fistelbildung zwischen Speiseröhre und Mittelfellraum. Die chirurgische Intervention und die Sektion ergaben eine Bronchustuberkulose mit einem in den Bronchus eingebrochenen Lymphknoten sowie eine Fistelbildung des Oesophagus zum Mediastinum

Von einer mediastinalen Form der Lymphknotengeschwülste sprechen wir, wenn sich die initiale Wucherung im Mittelfellraum lokalisieren läßt, oder sich im Verlauf der Erkrankung auf diesen weitgehend beschränkt.

Besonders die solitären Wucherungen lassen sich von anderen Mediastinalgeschwülsten nicht abtrennen. Bei diffuser Ausbreitung kommen uni- und bilaterale, weichteildichte, homogene, polycyclisch, flachkantig, konvex- oder konkavbogig abgrenzbare Hilusverbreiterungen zur Darstellung (Abb. 78).

Die Lymphogranulomatose zeigt neben der Lokalisation im Hilus verschiedene Ausbreitungsformen, wobei man eine mediastinale, bilaterale oder solitäre und eine mediastino-pulmonale oder selbständige pulmonale Form unterscheiden kann.

Initiale Lokalisation der Lymphogranulomatose nach Slaughter und Craver bei 265 Fällen:

Cervical	72 %
Axillär	12,4 %
Inguinal	6,8 %
Mediastinal	6,7 %

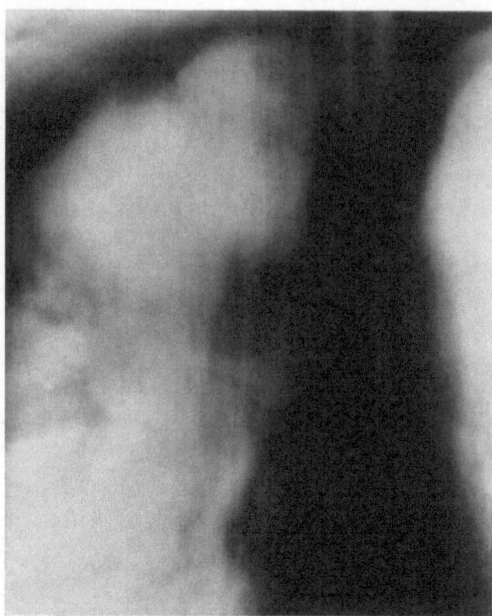

Abb. 91 b

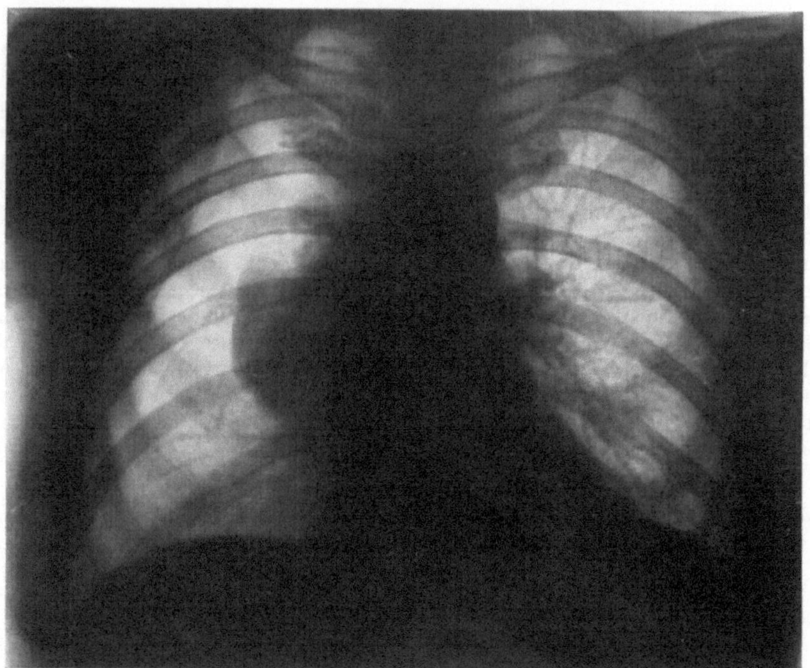

Abb. 91 c

Mediastinale Ausbreitungsformen der Lymphogranulomatose nach CROIZAT, PAPILLON, KNAUTZ und GOYON bei 87 Fällen:

<table>
<tr><th>Mediastinum</th><th></th><th>Männer</th><th>Frauen</th></tr>
<tr><td>Vorderes oberes</td><td>18%</td><td rowspan="2">32%</td><td rowspan="2">55%</td></tr>
<tr><td>Vorderes unteres</td><td>30%</td></tr>
<tr><td>Mittleres (Hilusgebiet)</td><td>20%</td><td>21%</td><td>16%</td></tr>
<tr><td>Diffuse Ausdehnung</td><td>32%</td><td>47%</td><td>29%</td></tr>
</table>

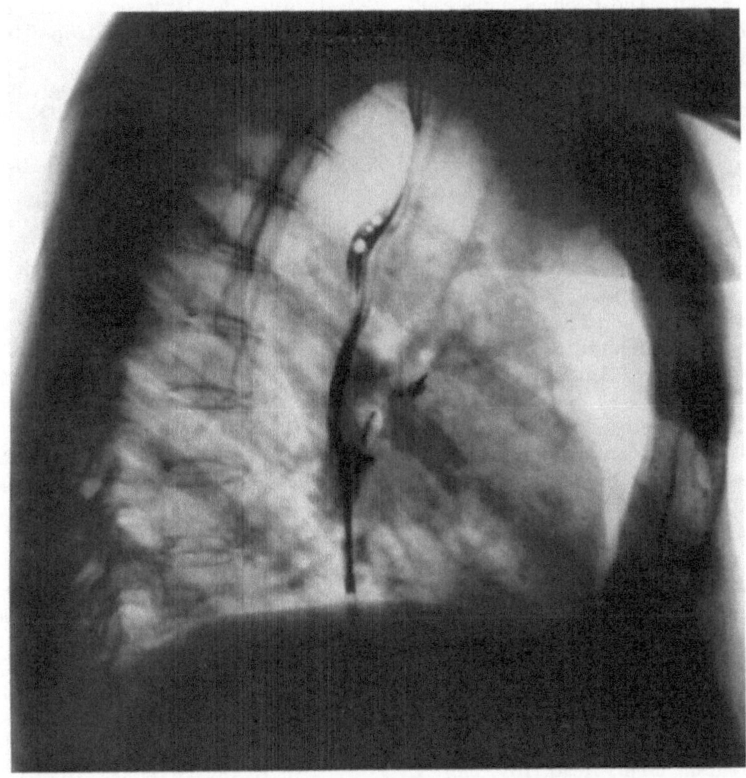

Abb. 91d

Das *Lymphosarkom* zeigt neben einer generalisierten Sarkomatose oft eine solitäre Entwicklung, die sich mit Vorliebe im vorderen oberen Mediastinalraum manifestiert. Die Kontur hängt vom Grad der Infiltration in die Umgebung ab. Charakteristisch ist das rasche Wachstum.

Metastatische Lymphknotentumoren sind mehr oder weniger einseitig lokalisiert.

Die *chronische Lymphadenose* verändert selten tumorartig die mediastinalen Lymphknoten, kann aber gelegentlich neben polycyclischen Formen auch zu diffuser Mediastinalverbreiterung führen.

Entzündliche Lymphknotenvergrößerungen, vor allem die Tuberkulose, nimmt im Gegensatz zum Kind beim Erwachsenen selten ein geschwulstartiges Ausmaß an.

Die *Sarkoidose* spielt für die Diagnostik entzündlicher, bilateraler, akuter und chronischer Lymphknotenveränderungen im Mediastinum eine wichtige Rolle. Sie ist an anderer Stelle dieses Handbuches eingehend dargestellt.

Literaturverzeichnis

Geschichte

1. Avenzoar, A. M. A. M. J. Z.: At-teisir Venedig 1940 Gabriel Colin, Avenzoar sa vie et ses œuvres. Paris: Leroux 1911, Arabische Ärzte No XIX.
2. Barthez, A. Ch. E.: La pneumonie. Gaz. méd. Paris.
3. Bayle, G.-L.: Recherches sur la phthisie pulmonaire. Paris 1810, Biogr. med. II, p. 75—79. — Dict. hist. I, p. 328. — Biogr. univ. III, p. 344.
4. Bennett, J. R.: Cancerous and other intrathoracic growths ... being the substance of the Lumleian lectures. London 1872, W Spl.
5. Boerhaave, H.: Institutiones medicae in usus annuae, exercitationis domesticos digestae (L.B. 1708, Kl. 8). Burton, An account of the life and writings of Boerhaave, London 1743, 8).
6. Dieulafoy, G.: Del'aspiration pneumatique sous contanée méthode de diagnostic et de traitement. Paris 1870.
7. Fernel, J.: (Arbeiten in) Biogr. med. IV, p. 129—135; Dict. hist. II, p. 293—297.
8. Fothergill, J. M.: The heart and its diseases. 2. ed. 1879.

9. Friedleben, A. E. Th.: Die Beobachtungsresultate über Pneumonie der Kinder. Arch. physiol. Heilk. 1847. — Über Atelectasis pulmonum Arch. physiol. Heilk. 1847. — Histologie der Thymusdrüse in Gesundheit und Krankheit. Frankfurt 1858.
10. Galen, C.: Pagel: Galenforschung im letzten Jahrzehnt. Aufsatz in der Dtsch. med. Presse **11**, 3 (1911).
11. Gilbert, N. C.: Influenza of extrinsic factors on the coronary flow and clinical course of heart disease. Bull. N.Y. Acad. Med. **18**, 83—92 (1942).
12. — et al.: Effekt of distention of abdominal viscera on blood flow in circumflex branch of left coronary artery of dog. Amer. Heart J. **20**, 519—524 (1940).
13. Hoffmann, F. A.: Magenbeobachtung mit den Röntgenstrahlen und die chronische idiopathische Magenblase. Münch. med. Wschr. **1905**, 832, 1177.
14. — Über rudimentäre Eventratio. Münch. med. Wschr. **1917**, Nr 3.
15. Hunter, W.: History of an aneurism of the aorta. Mem. med. **5** (1799).
16. Lalouette, P.: Traité de scrophules, vulgairement appelées écrouelles ou humeurs froides. Dict. hist. III, p. 377. — Callisen XI, p. 6; XXIX, p. 418.
17. La Martiniere, G.-P.: Mem. sur l'operation du trépan au sternum. Mem. Acad. roy. chir. **I**, IV, V.
18. Lancisi, G. M.: De mortu cordis et aneurysmatibus. Rom 1728; 1735, 4; Neapel 1738, 4; Leyden 1740, 4; Rom 1745. Crescembini Biogr. med. V, p. 499—508. — Dict. hist. p. 385—388.
19. Lisfranc, J.: Clinic chirurgicale de l'hôp. de la Pitie (3 vol., 1841—1843, dtsch. v. G. Krupp). Leipzig 1844.
20. Malpighi, M.: De pulmonibus epistolae II ad Borellium Bolongna 1661. Gesamtausgabe seiner Werke erschien 1686 in 2 Bänden in London, opera posthuma.
21. Morgagni, G. B.: The seats and causes of disease investigated by anatomy, vol. 3, p. 210. London: A Millert T. Cadell 1769.
22. Nicholl, W.: General elements of pathology (London 1820) bei Dechambre 2. Ser., XIII, p. 213. — Callisen, XIII, p. 502—504.
23. Paré, A.: Les œuvres d'ambroise paré. Lyon **2**, 250 (1685).
24. Portal, A. Baron: Obs. sur la nature et le traitement de la phthisie pulmonaire (2 vol., Paris 1792). In Biogr. med. VI, p. 479—482. — Pariset, II, p. 1—44. — Dict. hist. III, p. 748—751. — Callisen XXXI, p. 276—286. — Index catal 3 s. 8 s. 1108.
25. Rilliet, F.: Traité clinique et pratique des maladies des enfants (3 vol., Paris). Duval in Gaz méd. Paris 1862, p. 129, 143. — Dechambre, 3. Sér., V, p. 52.
26. Richet, L. D. A.: Etudes d'anat. de physiol. et de pathol. pour servir á l'histoire des tumeurs blanches, Vapereau, 5. éd., p. 1540. — Glaeser, p. 684. — Bianchon, Nos grands medecins Paris 1891, p. 377—387.
27. Rubini, P.: Riflessioni sulla malattia comunemente denominata crup (Ib. 1813). Storia di una pulsazione á precordi da cansa insolita (Mailand 1817). In Biogr. med. VII, p. 66. — Dict. hist. IV, p. 31. — Dechambre, 3. Sér., V, p. 533.
28. Petit, J.-L.: Traité des maladies chirurgicales, 2, 229. Paris: P. F. Didot lejeune 1790.
29. Serveto, M.: Christianismi restitutio (kleiner Kreislauf). Biogr. med. VII, p. 202. — Tollin, Dtsch. Arch. Gesch. der Med. III, S. 183.
30. Sergent, E.: La paral sie du nerf phrénique dans le cancer du poumon et la tuberculose. Bull. Soc. med. Hôp. Paris **54**, 7—9 (1930).
31. —, et F. Cottenot: Le deséquilibre fonctionnel du diaphragme. Presse méd. **31**, 869—872 (1923).
32. — J. de Massary et R. Benda: Inhibition unilatérale du sympathique cervical et du phrenique au cours d'une lobite scléreuse droite. Bull. Soc. med. H p. Paris **50**, 1604 (1926). (1926).
33. Trousseau, A.: Nouvelles recherches sur la trachéotomie pratiquée dans la période extrême du croup. (Ib, 1851; Separata — Abdruck aus der Union méd.). Pidoux in Union méd. 1869, VII, No 28, 29.
34. Tulpius, N.: Observationum medicarum libritres Amsterdam 1641; 1652; 1672; 1685. Dr. E. H. M. Thyssen, Nicolaas Tulp. 1881 in Engl. übersetzt von Adrian Scolten in Med. Life **39**, 297—330 (1932).
35. Valsalva, A. M.: De sedibus et cansis morborum. Angeli, p. 187. — Biogr. med. VII, p. 394. — Dict. hist. IV, p. 306.
36. Van Swieten, G.: Kurze Beschreibung und Heilungsart der Krankheiten, welche am öftesten in den Feldlagern beobachtet werden. Wien, Prag und Triest 1758. — J. Fr. K. Hecker, Gesch. d. neueren Heilkunde 1839, S. 353—397. — Sigerist, Große Ärzte, S. 156—161
37. Vesalius, A.: De Humani Corporis Fabrica Libri System. Biographie von Moritz Robli, A. V. Bruxellensis, Berlin 1892.
38. Velpeau, A. A. L. M.: Traité des maladies du sein et de la région mammaire (1853). Callisen, XX, p. 64; XXXIII, p. 132.
39. Virchow, R.: Die krankhaften Geschwülste (Ib. 1863—1867). Berl. klin. Wschr. **30**, 1033—1056 (1893).
40. Williams, F. H.: The roentgen rays in thoracic disease. Amer. J. med. Sci. **1897**, 665.
41. Villaret, M. Dufourmentel, et F. Saint-Girons: Sur un cas de megaoesophage consécutif á un cardiospasm. Bull. Soc. med. Hôp. Paris **44**, 1314 (1920).
42. Willis, Th.: Pharmacentica rationalis 1672.

Anatomie und topographische Einteilung sowie Untersuchungsmethoden des Mediastinums

Bariéty, M., et C. Coury: Le pneumomédiastin artificiel. J. franç. Méd. Chir. thor. **7**, 557—598 (1953).

BERGMANN, G. v.: Die Erkrankungen des Mediastinum. In: Handbuch der inneren Medizin, 2. Aufl. Berlin: Springer 1928.

BRAUER: Zit. nach G. v. BERGMANN im Handbuch der inneren Medizin. Berlin: Springer 1928.

CALVET, J., P. DAMBRIN et J. COLL: L'influence des interventions thoraciques sur le transit oesophagien. Ann. O.R.L. 77, 135—140 (1960).

CASSER, H., u. R. KRAUS: Zur Frage des Wertes der Oesophaguskymographie unter besonderer Berücksichtigung der Fehlerquellen in der Beurteilung. Fortschr. Röntgenstr. 90, 62—68 (1959) (1).

CORNING, H. K.: Lehrbuch der topographischen Anatomie. Berlin: Springer 1946.

CROFTS, N. F.: Pneumothorax complicating therapeutic pneumoperitoneum. Thorax 9, 226—228 (1954).

FELIX, W.: In: Die Chirurgie der Brustorgane v. F. SAUERBRUCH, 3. Aufl. Berlin: Springer 1928.

FRAIN, CH., R. EVEN, J. ROUJEAU, R. MORLOIS et R. TALAMAS: Exploration tomographique en frontale oblique de l'arbre trachéo-bronchique. J. Radiol. Électrol. 56, 154—158 (1955).

FREITAS, M., et COSTA: Possibilités des méthodes bronchologiques dans le diagnostic é étiologiques des tumeurs médiastinales. Bronches 17, 326—339 (1967).

GEBAUER, A.: Das transversale Schichtbild des normalen Thorax, ein Beitrag zur topographischen Anatomie am lebenden Menschen. Fortschr. Röntgenstr. 74, 14—23 (1951).

GIANTURCO, C.: Intrathoracic pressure and position of the patient in the roentgen examination of the mediastinum. Amer. J. Roentgenol. 71, 870—872 (1954).

HAFFERL, A.: Lehrbuch der topographischen Anatomie. Berlin-Göttingen-Heidelberg: Springer 1953.

HAUBRICH, R., u. K. HECKMANN: Handbuch der medizinischen Radiologie, Bd. III, S. 374—442, Röntgenkymographie. Berlin-Heidelberg-New York: Springer 1967.

KILLIAN, H.: Die Chirurgie des Mediastinums und des Ductus thoracicus. Stuttgart: Georg Thieme 1940.

KOURILSKY, K., et M. MARCHAL: L'exploration cinédensigraphique de la circulation artérielle intrathoracique, ses applications au diagnostic des cansers du poumon et des tumeurs du médiastin. Ann. Méd. 53, 217—274 (1952).

KRAUS, R.: Differentialdiagnostische Ergebnisse mit der Ösophaguskymographie im ersten schrägen Durchmesser. Fortschr. Röntgenstr. 81 (Beih.), (1954).

— Ergebnisse der experimentellen Untersuchungen über die Grundlagen der Ösophaguskymographie. Fortschr. Röntgenstr. 88 (Beih.), 45 (1958).

— Funktionelle Röntgendiagnostik des Mediastinums am Beispiel des Bronchialkarzinoms demonstriert. Stuttgart: Georg Thieme 1958.

— Zur Technik der Mediastinalanalyse. Ann. Univ. sarav. Med. 8, 1/2 (1960).

—, u. B. HÜBNER: Experimentelle Untersuchungen zur Frage der Innervation des Ösophagus. IX. Int. Radiologenkongr. München 1959.

KRAUS, R., B. HÜBNER, A. JOST u. J. EISENBACH: Experimentelle Untersuchungen zur Frage der segmentalen Innervation des Ösophagus. Abh. IX. Int. Congr. of Radiology 23. 7.—30. 7. 1959 München. Stuttgart: Georg Thieme, München: Urban & Schwarzenberg. S. 296—301.

—, u. F. STRNAD: Hat die Ösophaguskymographie eine präoperative Bedeutung für den Thoraxchirurgen? Thoraxchirurgie 3 (4), 319—333 (1955).

LAUBENBERGER, TH.: Eine neue Konstruktion zur Anfertigung von Neige-Frontalschichten mit dem Siemens-Transversal-Planigraphen. Röntgen-Bl. 16, 249—255 (1963).

LENTINI, S.: Tomography applied to the posterior pneumomediastinum in the diagnosis of diseases of the mediastinum. Sci. med. ital. 2, 191—238 (1952).

LIEBSCHNER, K., u. H. VIETEN: Das „Veratmungsbronchogramm", eine Möglichkeit zur Erfassung pathologischer Bifurkationsbewegungen. Fortschr. Röntgenstr. 76, 443—451 (1952).

LÖRINC, P., u. L. BAUMANN: Modifiziertes Veratmungs-Ösophagogramm zum Nachweis des Mediastinalwanderns. Fortschr. Röntgenstr. 82, 800—803 (1955).

MARKOVITS, P., and J. P. DESPREZ-CURLEY: Inclined frontal tomography in the examination of the mediastinum. J. Amer. Röntgenol. 83, 371—380 (1962).

MARTIN, P. L., et J. BROUSSIN: Tomographie du médiastin sclon la technique á l'aide d'un balayage horizontal. J. Radiol. Électrol. 39, 656—658 (1958).

MOLDENHAUER, W., u. W. DIHLMANN: Die diagnostische Bedeutung der Ösophaguskymographie bei Erkrankungen des Mediastinums. Dtsch. Gesundh.-Wes. 14, 1529—1536 (1959).

MONOD, R., CH. FRALIN et P. COURT: L'association tomographie transversale et pneumo-médiastin. J. franç. Méd. Chir. thor. 9, 389—395 (1955).

MORGAGNI, G. B.: De sedibus et causis morborum per anatomen indagatis. 1761.

NITSCH, G.: Die schwachen Stellen des Mediastinums. Beitr. Klin. Tuberk. 18, 1 (1911).

PERNKOPF, E.: Topographische Anatomie des Menschen, Bd. 1. Berlin u. Wien: Urban & Schwarzenberg 1943.

PETTINARI, V., and M. BACCAGLIN: Pneumomediastinum. Technique and findings. Sci. med. ital. 2, 239—268 (1952).

PIDONE, G.: Su alcune formazioni mediastiniche benigne studiate con pneumomediastino. Radiol. med. (Torino) 40, 24—36 (1954).

RADKE, H.: Das Pneumoperitoneum als Hilfsmittel zur Diagnostik großer intrathorakaler Tumoren. Fortschr. Röntgenstr. 83, 43 (1955).

SIMECEK, C.: Diagnostic pneumomediastinography. Dis. Chest 53, 24—29 (1968).

SOMMER, F., u. TH. LAUBENBERGER: Die geneigte Frontaltomographie des Thorax. Radiologe 3, 347—351 (1963).

STIEVE, F. E.: Untersuchungen über die Topographie der Mediastinalorgane im Röntgenschichtbild. Ann. Med. intern. Fenn. 48, Suppl. 28, 252—288 (1959).

Strnad, F.: Zur Frage der Mitbeteiligung des Mediastinums beim Bronchialkarzinom. (Versuch der Erkennung einer Mitbeteiligung des kontrastmittelgefüllten Ösophagus mit Hilfe der Kymographie.) Fortschr. Röntgenstr. **80**, 427—438 (1934).

Stumpf, Pl., u. H. Grasser: Durchleuchtung und Flächenkymographie in der Praxis. Fortschr. Röntgenstr. **90**, 314—322 (1959).

— H. H. Weber u. G. A. Weltz: Röntgenkymographische Bewegungslehre innerer Organe. Leipzig: Georg Thieme 1936.

Töndury, J.: Angewandte und topographische Anatomie. Zürich: Fretz & Wasmuth 1949.

Twining, E. W.: A textbook of X-ray diagnosis by British authors. London: H. K. Lewis & Co. 1950.

Vieten, H., u. K. H. Willmann: Röntgenuntersuchung mit schnellster Bildfolge bei Tumoren im Brustraum. Thoraxchirurgie **3**, 393—410 (1956).

Vulpian, P. de: Tomographie de profil du médiastin supérior. J. Radiol. Électrol. **43**, 202—203 (1962).

Zierhut, E.: Zur röntgenologischen Darstellung von Organen und Tumoren im hinteren Mediastinum. Fortschr. Röntgenstr. **80**, 591—597 (1954).

Zuppinger, A.: Erkrankungen des Mittelfelles. In: Lehrbuch der Röntgendiagnostik von Schinz-Baensch-Friedl-Uehlinger, 5. Aufl. Stuttgart: Georg Thieme 1952.

Möglichkeiten der Untersuchung des Mediastinums

Abbot, O. A., van Fleit, W. E., A. E. Roberto, and F. P. Salomone: Studies on the funktion of the vagus nerve in various types of intrathoracic disease. J. thorac. Surg. **30**, 564—590 (1955).

— W. A. Hopkins, and T. F. Leight: The role of angiocardiography and venography in mediastinal and paramediastinal lesions. J. thorac. Surg. **18**, 869—891 (1949).

Abreu, A. L. d': A practice of thoracic surgery. London: Arnold & Co 1953.

Ackerman, L. V.: Surgical pathology. St. Louis: C. V. Mosby Co. 1953.

Adard, S.: Tre tilfaele af myasthenia gravis med thymectomi. Nord. Med. **54**, 1679 (1955).

Ässmann, H.: Die klinische Röntgen-Diagnostik der inneren Erkrankungen, 3. Aufl. Leipzig: F.C.W. Vogel 1924.

Aguirre, F., J. Govea, D. L. Casaves, O. Bravo y R. Guerra: Tomografia cardo-vascular combinada con neumomediastino por retro-pneumoperitoneo. Arch. Inst. Cardiol. Méx. **22**, 768—787 (1952).

Akerlund, A.: Über die Hiatusbrüche vom sog. erworbenen Typ. Nord. med. T. **1933**, 1547—1551.

Akmann, L. L.: Mediastinal mass simulating enlarged heart intracardiacatheterization in diagnosis. Ann. intern. Med. **28**, 1048—1067 (1948).

Allison, P. R., and R. J. Linden: Bronchoscopic approach for measuring pressure in left auricle, pulmonary artery, and aorta. Lancet **1955I**, 9.

— — The bronchoscopic measurement of left auricular pressure. Circulation **7**, 669—673 (1953).

Amisano, P., et A. de Maestri: La pneumostratigraphie dans la pathologie médiastinale chez l'enfant. J. Radiol. Électrol. **34**, 812 (1955).

Andrus, W., and G. J. Glener: Surgical treatment of tumors of the mediastinum. Surgery **63**, 469—482 (1936).

Annamalai, A. L., A. Gajaraj, and Amaresan: Medical emphysema. Indian J. Radiol. **17**, 45—50 (1963).

Arata, J. E., and C. G. Mc. Eachern: Pneumomediastino in the newborn: a report of three cases. Dis. Chest **26**, 229—234 (1954).

Arel, F., u. T. Minkari: Pneumomediastin. Türk Tip Cem. Mec. **19**, 58—64 (1953).

— — Pneumomédiastin. Bull. Soc. turque Méd. **19**, 58—64 u. franz. Zus.fass. 2 (1953).

Ascarelli, A. A., e A. Schnauder: Contributo allo studio flebografico del braccio-della spalla e del mediastino. Riv. Radiol. **3**, 10—43 (1963).

Astley, R.: Image intensification and the thymus. (Symposium.) Acta chir. belg., Suppl. **2**, 69—78 (1960).

Aurig, G.: Mediastinale Röntgendiagnostik und thorakale Aortographie. Hab.-Schr. Leipzig 1955.

Baccaglini, M.: Pneumo-médiastin par voie rétropéritonéale. J. Radiol. Électrol. **32**, 753—756 (1951).

— Sur le pneumomédiastin par voie péritonéale. C. R. Congr. Radiol. Cult. Latin. Burcelles 1951, p. 10.

— Rivievi di technica sul retopneumoperitoneo con particolare riguardo alla possibilitàdi ottenere il pneumomediastino. Radiol. med. (Torino) **37**, 226 (1951).

— Il pneumomediastino per via extra-peritoneale con particolare riguardo ai grossi vasi. Radiol. med. (Torino) **37**, 772 (1951).

— Pneumomedistin par voie retro-péritoneale. J. Radiol. Électrol. **32**, 753—759 (1951).

— I nuovi mezzi di indagine nello studio radiologico del mediastino. Atti XV. Congr. Radiol., Pallanza 1952.

— Le pneumomédiastin. Sa valeur dans le diagnostic d'opérabilitédes tumeurs du poumon. C. R. 54. Congr. Franç. Chir. 1952.

— Visualizzazione dell'aorta con pneumoretroperitoneo elettivo. Scritti in onore R. Balli, Modena 1954, 85.

Bachman, A. A., W. Ackermann, and K. Macken: Azygography: its value in mediastinal adenopathy and tumors. Ann. Surg. **153**, 344—356 (1961).

Baker, H. L.: Proc. Mayo Clin. **35**, 169.

Balestra, E.: Dimostratività della stratigrafia in proiezione latero-laterale nello studio di affezioni neoplastiche dell'apparatio respiratorio. Minerva radiol. fisioter. radiobiol. (Torino) **9**, 526—530 (1964).

Balestra, G., Posseri et Macarini: La stratigraphie axiale transversale dans la pathologie de L'appareil pulmonaire. Communications VII. Congr. des Médicins électroradiologistes 1954, p. 462.

Balli, R.: Semeiotica e diagnostica Röntgen, III. Publ. Milano: A. Wassermann & Co. 1956.

Balmes, A., et A. Thevenet: Les pseudotumeurs intoraciques d'origine abdomonale. Gaz. méd. Fr. **61**, 1295 (1954).

— — Le pneumomédiastin dans le cancer bronchique. J. franç. Med. Chir. thor. 8, 692—702 (1954).

BALMES, A., et A. THEVENET: A propos du pneumomédiastin: nouvelle voie d'accès. Soc. Méd. Biol. Montpellier: réun. 19, mars 1954.
— — Le pneumomédiastin par voie rétroxiphoidienne. Poumon, 385 (1954).
BANF, A.: Considerazioni critiche sull'impiego della caıografia superiore nella diagnosi delle neoplasie meviastino-polmonari. Radiol. med. (Torino) **50**, 1073—1087 (1964).
BARBIERI, P. L., e S. LENTINI: Visualizzazione del timo con il pneumomeiastino anterioree la stratigrafia (Comunicazione preventia). Atti XV. Congr. Radiol. Cortina 1948, p. 593.
— — Aspetti dell'immagine cardo-vascolare che simulano un vizio di cuore. La sporgenza dell'arco medio di sinistra in soggeti non cardiopatici. Rass. clin. sci. Ist. biochim. ital. **25**, 149 (1949).
— — Pneumomediastino e stratigrafia. Ist. Bibliogr. Ital., Roma 1950.
— — La pneumomediastino-stratigrafia nella myastenia gravis. Atti XII. Congr. Radiol., Pallanza 1952, p. 172.
BARIÉTY, M., O. SALAÜN, P. CHOUBRAC et J. PIÉQUET: Etude angiographique du systéme cave supérieur au cours des tumeurs du médiastin. Bull. Soc. méd. Hôp. Paris, Sér. IV, **68**, 591—596 (1952).
BARIÉTY, SALAIIN et COURY: Le pneumomédiastin, technique, indications. J. Radiol. Électrol. **34**, 521—522 (1953).
BARIETY, M.: Das künstliche Pneumomediastinum. 37. Tagg DRG München 1955, S. 51.
—, et C. COURY: Importance de la médistinographie gazeuse (pneumomédiastin) dans le diagnostic radiologique des tumeurs du thymus. Canad. med. Ass. J. **90**, 517—522 (1964).
—, et CH. COURY: Aiguille pour création de pneumomédiastin artificiel par voie directe transtrachéale. J. franç. Méd. Chir. thor. **7**, 409—411 (1953).
— — Le pneumomédiastin artificiel. J. franç. méd. Chir. thor. **7**, 557—598 (1953).
— — Considérations générales sur la médiastinographie. Sem. Hôp. Paris **1953**, 1127—1129.
— — La physiologie du médiastin et ses perturbations. Poumon, 589 (1954).
— — L'examen clinique, radiologique et humoral d'un sujet porteur d'une tumeur du medatin. Rev. Prat. (Paris) **1955**, 3229—3243.
— — Le médiastin et sa pathologie. Paris: Masson & Cie. 1958.
— — P. CHOUBRAC et P. MATHÉ: Intéret du pneumomédiastin dans certaines affections cardiovasculaires (voie transtrachéale). Bull. Soc. méd. Hôp. Paris, Sér. IV, **68**, 1021—1030 (1952).
— — — — et O. SALAÜN: Le pneumomédiastin dans les affections médiastino-pulmonaires. Bull. Soc. med. Hôp. Paris, Ser. IV, **68**, 1010—1021 (1952).
— — et J.-L. GIMBERT: La médiastinographie gazeuse. Bull. Acad. Méd. (Paris) **138**, 504 (1954).
— — — Le choix de la voie d'insufflation dans la pratique de la médiastinographie. J. franç. Méd. Chir. thor. **9**, 413—417 (1955).
BARIETY, M., CH. COURY et P. MATHE: La technique et l'emploi du pneumomédiastin artificiel. J. franç. Méd. Chir. thor. **7**, 126—141 (1953).
— — — R. ABELANET et O. SALAÜN: Considérations générales. II. La pratique du pneumomédiastin artificiel. III. La médiastinographie gazeuse chez le sujet normal. IV. Renseignements fournis par la médiastinographie gazeuse dans les états pathologiques. V. Remarques sur la physiopathologie médiastinal. Sem. Hôp. Paris **20**, 1127—1157 (1953).
— — et O. SALAÜN: La médiastinographie gazeuse. Atlas de Radiol. clin. in Presse méd. **1950**.
— — — La médiastinographie gazeuse. Presse méd. No 80, 1—4 (1954).
—, et J. COURY: Le pneumomédastin artificiel. J. franç. Med. Chir. thor. **7**, 557—598 (1953).
— O. SALAÜN et CH. COURY: Le pneumomédiastin: technique, indications. J. Radiol. Électrol. **34**, 521—522 (1953).
BARRET, N. R., and W. G. BARNARD: Some unusual thoracic tumors. Brit. J. Surg. **32**, 447—457 (1945).
BEALL, A. C., G. C. MORRIS, E. S. CRAWFORD, D. A. COOLEY, and M. E. DE BAKEY: Translumbar aortography: Re-evaluation. Surgery **49**, 772—778 (1961).
BELLI, M., L. O. SPECIANI, R. BLASI e O. REGGIO: Le adenopatie bilaterali ilo-mediastiniche di reperto schermografico. Rilievi diagnostici, statistici e clinico-terapeutici su 150 casi osservati in otto anni. Minerva med. **55**, 1394—1403 (1964).
BENDANDI, G.: Diagnostic value of pneumomediastinum in thoracic surgery. J. int. Coll. Surg. **21**, 701—704 (1954).
BENENDO, B.: On the problem of mediastinal pneumothorax and concomitant subcutaneous air collection. Pol. Przegl. radiol. **27**, 321—328 mit engl. Zus.fass. (1963).
BERGMANN, G. v.: Die Erkrankungen des Mediastinums. In: Handbuch der inneren Medizin von MOHR u. STAEHELIN, 2. Aufl. Berlin: Springer 1928.
BERNE, A. S., PH. M. IKINS, CL. J. STRAEHLEY, JR., and W. F. BUGDEN: Diagnostic carbon dioxide pneumomediastinography as an extension of scalenalymph-node biopsy. New Engl. J. Med. **267**, 225—232 (1962).
BERNOU, A., R. GOYER, L. OGER et J. TRICOIRE: Diagnostic des lipomes intrathoraciques antéroinférieures. J. franç. Méd. Chir. thor. **9**, 269—275 (1955).
BETOULIERES, P.: Le pneumo-médiastin en radiodiagnostic. Poumon **10**, 297 (1954).
— M. LATOUR CARLI et M. PÉLISSIER: La pneumostratigraphie médiastinale. J. Radiol. Électrol. **34**, 245—250 (1953).
— — M. PÉLISSIER et R. PALEIRAE: La pneumostratigraphie. Paris: Masson & Cie. 1955.
—, et R. PALEIRAC: Quelques aspects radiologiques de thymus. J. Radiol. Électrol. **33**, 167—174 (1952).
— — et A. THÉVENET: Le pneumo-médiastin par voie exo-péritonéale. Presse. méd. **1952**, 1796—1798.

Betoulieres, P., M. Pelissier et F. Levere: L'examen radioloque du thymus dans la myasthenie. J. Radiol. Électrol. **35**, 282—286 (1954).
— — et R. Paleirac: Les indications des contrastes gazeux dans l'exploration radiologique du médiastin. J. Radiol. Électrol. **38**, 472—474 (1957).
Beutel, A., u. F. Strnad: Die Analyse und Differentialdiagnose der raumbeschränkenden Prozesse im Bronchogramm. Fortschr. Röntgenstr. **55**, 118—155 (1937).
Bevilacqua, R.: Attuali orientamenti nella radiodiagnostica toracica. Torino: Ediz. Minerva med. 1956.
Björck, V. O.: Direct pressure preasurement in left atrium, left ventricle and aorta. Acta chir. scand. **107**, 466—476 (1954).
Blades, B.: Relative frequency and site of predilection of intrathoracic tumors. Amer. J. Surg. **54**, 139—148 (1941).
Blalock, A.: Tumors of the thymic region and myasthenia gravis. Amer. J. Surg. **54**, 149—150 (1941).
Blandino, G., E. Ascenti e L. Salvi: La proiezione lordotica nella radiodiagnostica del timo. Radiol. med. (Torino) **51**, 134—144 (1965).
Bobrowitz, I. D.: Complication of pneumoperitoneum therapy. Dis. Chest **24**, 82—95 (1953).
Bodey, G. P.: Medical mediastinal emphysema. Ann. intern. Med. **54**, 46—56 (1961).
Boerema, J., and J. R. Blickman: Reduced intrathoracic circulation as aid in angiocardiography. Experimental study. J. thorac. Surg. **30**, 129—142 (1955).
Bogasch, A., u. G. Peredi: Über den Mechanismus der Luftexpansion bei retroperitonealer Insufflation und über das Aufsteigen der Luft in das Mediastinum durch die Zwerchfellspalten. Radiol. diagn. (Berl.) **1**, 541—553 (1960).
Bollini, V.: Primi rilievi semeiotici sulla chimografia del contorno inferiore dell'ombra cardiaca in corso di pneumoperitoneo e di pneumomediastino. Radiol. med. (Torino) **40**, 298 (1954).
Bompiani, C.: L'esame angiocardiographiconegli ostacoli di circolo dei grossi vasi mediastinici. Radiol. med. (Torino) **37**, fasc. 3, 200—212 (1951).
Bonomini, B., e M. Baccaglini: Pneumoretroperitoneo e pneumomediastino. Bologna: L. Cappelli 1953.
Bonorino Uduando, C., J. J. Spangenberg, P. A. Maissa y. C. T. Portela: Rev. med. lat.-amer. **22**, 1083—1094 (1936/37).
Bonte, F. J., and M. D. Schonfeld: The axillary mass sign on lateral chest roentgenograms. Amer. J. Roentgenol. **87**, 900—907 (1962).
Bonte, G., Y. Salembieret et J. Nigoul: Images médiastino-pulmonaires du mal de Pott. J. Radiol. Électrol. **36**, 62—66 (1955).
Borek, Z., K. Chmel u. V. Teichmann: Diagnostic pneumomediastinum. éas. Lék. çesk. **1956**, 369—372.
Boyd, D. P., and B. F. Woolbridge: Congenital diaphragmatic hernia in adults. Surg. Gynec. Obstet. **101**, 536—540 (1955).
Braggion, P., e G. Polvar: Sulla scollabilita dei tumori polmonari studiata con il pneumomediastino da pneumoaddome extraperitoneale, per via paracoccigea e peridurale, associata a stratigrafia. Quad. Radiol. **15**, 261 (1952).
Braggion, P., e G. Polvar: I vasi sanguigni del tronco e del collo con pneumomediastino da pneumoaddome extraperitoneale. Radiologia (Roma) **8**, 749 (1952).
Brem, E.: Herzrhythmusstörungen bei Hilusmalignomen. Beitrag zur Diagnostik der Hilustumoren. Diss. Zürich 1954.
Briggs, J. F.: Suggestion of the diagnostic study of a patient with an abnormal X-ray shadow of the chest. Dis. Chest **20**, 24—33 (1951).
Brocard, H., et C. Choffel: Essais de traitement e évolution de quelques cas de malodie de Besnier-Boek-Schaumann pulmonaire. J. franç. Méd. Chir. thor. **9**, 631—639 (1955).
— — et H. Duplay: Les formes médiastinales de la maladie de Besnier-Boek-Schumann. Les limites de cette entité morbide et leurs incertitudes. J. franç. Méd. Chir. thor. **9**, 623—631 (1955).
Bross, W.: The diagnostic and operative difficulties of the mediastinal and pulmonary tumores. Pol. Przegl. chir. **26**, 489 (1954).
Brunner, A., u. R. Nissen: Die Chirurgie des Mittelfellraumes. In: Handbuch der praktischen Chirurgie von Garré-Küttner-Lexer, 6. Aufl., Bd. 2, S. 379. Stuttgart: Ferdinand Enke 1931.
Bruno, G.: Il prolungamento intratoracico della aponeurosi cervicale media. Quad. Anat. prat. e Ontog. 5 (1942).
Bryum, E. B.: The significance of the method of simultaneous tomography in the differential diagnosis of the thymus gland shadow with pathological processes in the mediastinum. Vestn. Rentgenol. Radiol. **40**, No 1, 7—12 mit engl. Zus.fass. (1965).
Bühlmann, A.: Der Herzkatheterismus bei den verschiedenen Formen der Einflußstauung. Cardiologia (Basel) **28**, 188—196 (1956).
Bürcher, J.: Beitrag zur Frage der Entstehung und Häufigkeit des subkutanen Emphysems bei Rippenfrakturen. Med. Diss. Zürich 1932 u. Arch. orthop. Unfall-Chir. **31**, 275—286 (1932).
Bullo, E.: Kymographische Befunde bei Mediastinaltumoren. Radiol. med. (Torino) **28**, 494 (1941).
Buttenberg, H., u. W. D. Neutsch: Die röntgenologische Technik zur Zytodiagnostik von Mediastinaltumoren. Radiol. diagn. (Berl.) **4**, 351—358 (1963).
Buzzi, G.: La stratigraphie axiale transverse dans la pathologie der médiastine. J. Radiol. Électrol. **31**, 146—153 (1950).
Capani, L.: Le pneumomédiastin artificiel au point de vue diagnostique et thérapeutique. Presse med. **1937**, 1745—1748.
Cappellini, M. L. Taddei e R. Berzi: La cavografia superiore nei processi neoplastici maligni del mediastino. Correlazioni clinico-radiologiche in 15 casi. Nunt. radiol. (Firenze) **30**, 688—714 (1964).
Capua, A.: Il pneumomediastino anteriore artificiale. Radiol. med. (Torino) **24**, 51—61 (1937).
Caputi, G.: Il pneumomediastino artificiale; influenza sulla ernia e sugli spostamenti mediastinici in corso di pneumotorace terapeutico. Minerva med. **27**, 153—159 (1936).
Casper, H., u. R. Kraus: Zur Frage des Wertes der Oesophaguskymographie unter besonderer Berücksichtigung der Fehlerquellen in der Beurteilung. Fortschr. Röntgenstr. **90**, 62—68 (1959).

CASTANO, M.: Séméiologie angiographique en chirurgie médiastino-pleuro-pulmonaire. J. Radiol. Électrol. **44**, 421—439, 529—552 (1963).

CASTELLANOS, A., u. R. PEREIRAS: El pneumomediastino anterior, un método nuevo para el diagnóstico de las hipertrofías del timo en la infancìa. Arch. estud. clin. Habana **32**, 97 (1938).

—, y R. PEREIRAS: El pneumomediastino anterior; un método nuevo para el diagnóstico de las hipertrofías del timo en la infancia. Arch. Estud. clin. Habana **32**, 97 (1938).

— — y A. GARCIA: M. J. Arch. Soc. clin. Habana **31**, 323—346 (1930).

CATALANO, O.: Ricerche radiologiche sul pneumomediastino anteriore. Minerva med. **1**, 129—132 (1936).

CELIS, PACHECO, and DEL CASTILLO: Angiocardiographie diagnosis of mediastinal tumors, with special reference to aortic aneurysm. Radiology **56**, 31—37 (1951).

CHASLER, CH. N.: Pneumothorax and pneumomediastinum in the newborn. Amer. J. Roentgenol. **91**, 550—559 (1964).

CHAVEZ, J. DORBECKER y A. CELIS: Valor diagnostico de los angiocardia gram as obten i das por inyeccion directa intracardiaca a través de una sonda. Arch. Inst. Cardiol. Méx. **17**, 121—154 (1947).

CHMEL, K., Z. BOREK, and F. REHÁK: Pneumomediastinum and the prognosis of lung cancer. Rozhl. Tuberk. **22**, 260—269 mit engl. Zus.fass. (1962).

CIARLA, E.: Grandi iniezioni peridurali ed epidurali di ossigeno e di ario come nuoro metodo di esplorazione radiologica. Radiol. med. (Torino) **28**, 247—261 (1941).

CIMMINO, CHR. V.: The anterior mediastinal line on chest roentgenograms. Radiology **82**, 459—460 (1964).

COCCHI, U.: Pneumoperitoneum und Retropneumoperitoneum. In: SCHINZ-BAENSCH-FRIEDL-UEHLINGER, Lehrbuch der Röntgendiagnostik, 5. Aufl., Bd. IV, S. 3474. Stuttgart: Georg Thieme 1952.

— Retropneumoperitoneum und Pneumomediastinum. Fortschr. Röntgenstr. Erg.-Bd. **79**, 421—435 (1957).

— Retropneumoperitoneum und Pneumomediastinum. Stuttgart: Georg Thieme 1956.

— Pneumoretroperitoneum und Pneumomediastinum. In: H. R. SCHINZ, Röntgendiagnostik — Ergebnisse 1952—1956. Stuttgart: Georg Thieme 1957.

CONDORELLI, L.: Il pneumomediastino artificale. Ricerche anatomiche. Technica delle iniezioni nelle logge mediastiniche anteriore e posteriore. Minerva med. **27**, 81—94 (1936).

— Il pneumomediastino nella diagnostica cardiologica. Cardiologica (Basel) **1**, 26—39 (1937).

— La stratigrafia dopo pneumomediastino nella diagnosi delle malattie del cuore e dei grossi vasi. Rif. med. **66**, 85—91 (1952).

— Pulmotomographie des Mediastinums. Hochschulkurs für Röntgenologische Diagnostik, Gießen v. 27. 6.—1. 7. 1956.

— La pneumostratigrafia del mediastino come mezzo di indagine diagnostica. Bull. schweiz. Akad. med. Wiss. **12**, 52—73 (1956).

— Das Pneumomediastinum. Die Pneumotomographie als diagnostisches Untersuchungsverfahren. Ärztl. Forsch. **12**, I/381-I/396 (1958).

CONDORELLI, L., A. FRANCAVIGLIA, O. CATALANO, A. CAPUA e G. CAPUTI: Il pneumomediastino anteriore diagnostico. Radiol. fis. med. **2**, 163 (1935) (rassegna).

— — — and G. CAPUTI: Il pneumomediastino anteriore diagnostico. Radiol. fis. med. **2**, 163 (1935).

— A. TUCHETTI e G. PIDONE: Il pneumomediastino posteriore. Ann. Radiol. diagn. (Bologna) **23**, 33—51 (1951).

CORSI, V., M. SANGIORGIO e G. PONA: Studio sulle modificazioni dell'elettrocardiogramma dopo pneumomediastino. Cuore e Circol. **34**, 219—231 (1950).

COURY, CH.: La médiastinographie gazeuse directe par voie transtrachéale. Bull. méd. (Paris) **67**, 139 (1953).

— Affections cardio-vasculaires et tumeurs du médiastin. Cœur Méd. inter. **1**, 5—18 (1962).

DAHM, M.: Die Bewegungen des Ösophagus im Röntgenbild. Fortschr. Röntgenstr. **43**, 464—475 (1931).

— Atmungshemmung bei path. Zuständen. In: STUMPF, WELTZ, WEBER, Röntgenographische Bewegungslehre innerer Organe. Leipzig: Georg Thieme 1936.

— Aufgaben, Ergebnisse und Fragen der Röntgenuntersuchung des Mediastinums. Fortschr. Röntgenstr. **72**, 521—530 (1950).

DANELIUS, G.: Experimentelles über den Verlauf der oberen Lungengrenze im Röntgenbild. Fortschr. Röntgenstr. **40**, 249—261 (1929).

— Röntgenologie der oberen medialen Lungenabschnitte. Fortschr. Röntgenstr. **44**, 626—634 (1931).

— Zur Frage der „pleuritischen Mediastinalstreifen". Fortschr. Röntgenstr. **47**, 271—275 (1933).

DA ROCHA PINTO, C., J. M. FONSECA u. A. NUNES: Das Pneumomediastinum auf retroperitonealem Wege. Gaz. méd. port. **5**, 516—521 mit franz. u. engl. Zus.fass. (1952).

DEGOY, A., y S. DI RIENZO: El pneumomediastino anterior artificial en el niño. Ateneo (B. Aires) (1949).

— El pneumomediastino anterior artificial en el niño. Su importancia para analizar imágines anomales del timo. An. Nestlé No 22, 3 (1965).

— Le pneumomédiastin antérieur artificiel chez les enfants. Presse méd. **57**, 1215—1217 (1949).

DE MAESTRI, A.: Le modalita di diffusione del gas attraverso le logge mediastiniche nella pratica del pneumomediastino artificiale diagnostico. Quad. Radiol. **16**, 619 (1952).

— Le modalitàdi diffusione del gas attraverso le loggie mediastiniche nella pratica del pneumomediastino artificiale diagnostico. Ann. Radiol. diagn. (Bologna) **16**, 619 (1953).

— Studio radiologico del mediastino con l'impiego dei mezzi di contrasto. In: M. PONZIO, Semeiotica e diagnostica, II. Torino: Ediz. Minerva med. 1954.

DEMOULIN, M.: Étude phlébographique du mediastin. J. belge Radiol. **42**, 17—78 (1959).

DE PASCALE, A.: Aspetto del timo normale nel pneumomediastino. Introduzione del gas per via peridurale. Minerva pediat. **6**, 374—375 (1954).

De Pascale, A., e C. Meneghini: Il pneumo-mediastino totale ottenuto per via peridurale. Acta paediat. lat. (Reggio Emilia) **5**, (1952).

Derow, H. A., J. Monroe, M. J. Schlesinger, and L. Persky: Myasthenia gravis: a clinical and pathological study of a case associated with a primary mediastinal thymoma and a solitary secondary intrapulmonary thymoma. N. Engl. J. Med. **243**, 478—482 (1950).

De Tullio, R.: Consorzio Antitub. 1937, No 3.

Dietlen u. Schall: Die Röntgendiagnostik des kindlichen Herzens. In: Engel u. Schall, Handbuch der Röntgendiagnostik und -therapie im Kindesalter, S. 115. Leipzig: Georg Thieme 1933.

Dieu, J.-Cl., et G. Menut: Remarques sur l'aspect radiologique du thymus du nourrisson et de l'enfant. Pédiatrie **15**, 771—789 (1960).

Dotter, C. T., and I. Steinberg: Mediastinal tumors; angiocardiographic study of 65 proved cases. J. int. Coll. Surg. **16**, 684—693 (1951).

Düx, A., u. P. Thurn: Zur röntgenologischen Diagnose und Differentialdiagnose der Mediastinalhernie. Beitr. klin. Tuberk. **121**, 574—586 (1960).

— — Zur Differentialdiagnose vaskulärer und tumoröser Prozesse im oberen Mediastinum. Fortschr. Röntgenstr. **99**, 1—17 (1963).

Duken: Zur Röntgenologie des Emphysems. Münch. med. Wschr. **1919 II**, 1069.

Durand, P., E. De Toni e G. Porro: Ricerche sulla visualizzazione di infoghiandole ilo-mediastiniche mediante l'associazione pneumomediastino posteriore e stratigrafia. Minerva pediat. **4**, 303—310 (1952).

Ecoiffer, J., et M. Castano: L'angiographie médiastino — pulmonaire par voie intraveineuse au pli du coude. Étude plus particulière des tumeurs médiastino — Thoraciques. Ann. Radiol. (Paris) **1**, R 537—R 555 (1958).

Euler, H. E.: Arch. Ohr.-, Nas.- u. Kehlk.-Heilk. **155**, 536—567 (1949).

Evans, J. A., and T. R. Smalldon: Mediastinal emphysema. Amer. J. Roentgenol. **64**, 375—390 (1950).

Facquet, J., J. M. Lemoine et J. Lefebvre: La mesure de la pression auriculaire par voie transbronchiques. Arch. Mal. Cœur 741—745 (1952).

Falholt, W., G. Thomsen, and H. G. Davidsen: Indication for thoracic aortography. Thorax **10**, 23—26 (1955).

Fischer, K. J.: Bericht über Verengung und Verschließung der Vena cava superior. 252 Fälle. Diss. Halle 1904.

Fishe, E. H., and E. J. Grace: The limitations of kymography in the diagnosis of mediastinal tumors. Amer. J. Roentgenol. **41**, 597—600 (1939).

Fletcher, E.: Chronic pulmonary tuberculosis treated by introduction of air into anterior mediastinum (artificial pneumomediastinum). Proc. roy. Soc. Med. **31**, 919—921 (1938).

Forbes, G. B., and G. W. Salmon: Mediastinal emphysema and pneumothorax following trachetomy. J. Pediat. **23**, 175—183 (1943).

Forssmann, W.: Über Kontrastmitteldarstellung der Höhlen des lebenden rechten Herzens und der Lungenschlagader. Münch. med. Wschr. **1931**, 489—492.

Fournier, A. M., et de Cuttoli: Les tumeurs juxtacardiaques droites et pneumomédiastin. J. Radiol. Électrol. **44**, 686—688 (1963).

Francaviglia, A.: Il pneumomediastino artificiale: II. Il pneumomediastino anteriore: studio fisiopatologico e semeiologico. Minerva med. **27**, 105—116 (1936).

Fregonare, G., e G. Pisani: Tentativi di visualizzazione del timo nel lattante con pneumomediastino anteriore secondo Condorelli. Atti III Congr. Radiol. Cult. Latina, Roma 1954, p. 207.

Frey, E.: Tumordiagnostik des Mediastinums durch frontale Schrägtomographie. Fortschr. Röntgenstr. **97**, 441—448 (1962).

Frik, W., u. R. Hesse: Spontanes Pneumomediastinum als Zeichen eines Tumordurchbruches. Fortschr. Röntgenstr. **84**, 754 (1956).

Frola, G.: Contributo alla diagnostica delle affezioni mediastiniche nell'infanzia mediante la pratica del pneumomediastino. Pediat. Med. prat. **49**, 410 (1941).

Gadekar, N. G.: Spontaneous "pneumo-mediastinum". Mediastinal. emphysema. Indian J. Radiol. 8, 160 (1954).

Gajewski, J. Klemencic u. R. Kraus: Lungen-Hilus-Schichtaufnahmen mit Ausgleichsfilter. Radiologe **10**, H. 2 (1970).

Gallinaro, A. E.: Indicazioni, technica e risultati degli interventi di pneumonectomia e di resezione sublobare. IV. Congr. Chir. Torace (18.—20. 9. 1954).

Gallizia, A.: Sulle volute modificazioni radiografiche dell'ombra timica normale in rapporto a mutanzioni di posizione dell'infermo e sulla capacita di esse a portare ad errore diagnostico. Minerva pediat. **6**, 377 (1954).

Gatzek, H. F., and Fr. P. Lessmann: Horizontal laminagraphy: a supplemental diagnostic method in tumors of the lung, esophagus and mediastinum. Amer. J. Roentgenol. **85**, 312—322 (1961).

Gebauer, A., E. Muntean, E. Stutz u. H. Vieten: Das Röntgenschichtbild. Stuttgart: Georg Thieme 1959.

Gennes, L. de, et R. Herremann: Exploration radiologique des organes abdominaux par rétropneumopéritoine. Bull. Soc. méd. Hôp. Paris **1949**, 1353.

— J. P. May et J. Helie: Le pneumo-rétro-péritoine. Paris: Masson & Cie. 1952.

— — G. Simon et R. Herremann: Technique et résultats radiologiques du pneumo-rétro-péritoneum. J. Radiol. Électrol. **31**, 340—341 (1950).

Gernez-Rieux, Ch., et G. Bonte: Tomographie axiale transversale. J. franç. Méd. Chir. thor. **4**, 306—320 (1952).

— P. Razemon, P. Fournier, M. Ribet et C. Voisin: Thymolipome mediastinale. J. Radiol. Électrol. **37**, 365—367 (1956).

Giacobini, E., e C. Simonetti: Pneumomediastino e chirurgia (considerazioni critiche). Ann. ital. Chir. **31**, 567 (1954).

— — e M. Tomiselli: Pneumomediastino posteriore associato ad angiocardiografia per lo studio del mediastino. Atti XVI. Congr. Radiol. Taormina 1950, p. 213.

— L'angiocardiografia. Precisioni di metodologia o suoi sviluppi con l'associazione del pneumomediastino. Gazz. int. Med. Chir. **54**, 458 (1950).

— Pneumomediastino posteriore: nuova via d'accesse al mediastino. Clin. nuova **12**, 46 (1951).

GIANNARDI, G.: Saggio di anatomica radiografica del timo normale col pneumomediastino. Radiol. med. (Torino) **34**, 27 (1948).

GIANTURCO, C.: Intrathoracic pressure and position of the patient in the Roentgen examination of the mediastinum. Amer. J. Roentgenol. **71**, 870—872 (1954).

GIRAUD, G., P. BETOULIERES, H. LATOUR, M. PEKTISSIER, P. PUECH, M. PELISSIER et F. LEVERE: L'apport de la pneumostratigraphie. Ann. Méd. **55**, 725—780 (1954).

— — — et M. PÉLISSIER: Pneumostratigrammes mediastinaux dans quatre cas de coarctation aortique. Étude spéciale des caractères du segment sous-strictural. Arch. Mal. Cœur **46**, 790—797 (1953).

— La pneumostratigrafie. Ann. Méd. **55**, 725—780 (1954).

— — — P. PUECH, M. PÉLISSIER et F. LEVÈRE: L'apport de la pneumostratigraphie médiastinale dans l'étude des cardiopathies congénitales. J. Radiol. Électrol. **35**, 37—41 (1954).

GIRAUD, M., e P. BRET: La pneumostratigraphie axiale transverse du mediastin. Atti III. Congr. Radiol. Cult. Latina, Roma 1954, p. 219.

— H. LATOUR et P. CHATTON: Analyse clinique et tomographique de l'espace clair aortico-pulmonaire. C. R. I. Congr. Mond. Cardiol., Paris 1950, No 424.

GÖTT, P., u. J. ROSENTHAL: Über ein Verfahren zur Darstellung der Herzbewegung mittels Röntgenstrahlen (Röntgenkymographie). Münch. med. Wschr. **1912II**, 2033—2037.

GONZALEZ MARTIN, J.: Pneumomediastino artificial. Rev. clín. esp. **4**, 313—319 (1942).

GOOD, C. A.: Roentgenologie findings in myasthenia gravis associated with thymic tumor. Amer. J. Roentgenol. **57**, 305—312 (1947).

GRADINSKY, M., and E. A. HOLYOKE: The fasciae and fascial spaces of the head, neck and adjacent regions. Amer. J. Anat. **63**, 369 (1938).

GREINEDER, K.: Tomographische Diagnostik der tuberkulären Kaverne. Tuberkulose-Bibliothek, Nr 62. Leipzig: Johann Ambrosius Barth 1937.

— Die Schichtuntersuchung des Kehlkopfs und der übrigen großen Luftwege. Dtsch. med. Wschr. **1938**, 750—751.

— Die Schichtuntersuchung des Kehlkopfes. Fortschr. Röntgenstr. **58**, 386—398 (1938).

— Das Schichtbild der Lunge, des Trachealbaums und des Kehlkopfs. Leipzig: Georg Thieme 1941.

GRUNZE, H.: Klinische Cytologie der Thoraxkrankheiten. Stuttgart: Ferdinand Enke 1955.

GIULIANI, G.: Il quadro radiologico dell'ilo e del mediastino in tre casi di silicoso polmonare controllata autopticamente. Ann. Radiol. diagn. (Bologna) **30**, 447—465 (1957).

GVOZDANOVIC, V., and B. OBERHOFER: Mediastinal phlebography. A bilateral simultaneous injection technique. Acta radiol. (Stockh.) **40**, 395—407 (1953).

HAMMAN, L.: Spontaneous mediastinal emphysema. Bull. Johns Hopk. Hosp. **64**, 1—21 (1939).

HARDYMON, P. B., and H. H. BRADSHAW: Exploratory anterior mediastinotomy in three cases of myasthenia gravis. Surg. Gynec. Obstet. **78**, 402 (1944).

HAROSKOPON, D., u. K. APOSTOPOULON: Lokalisation und Therapie der Hernie (Überblähung des Mediastinums durch Jod-Öl-Injektion). Sotiria (Athinia) **1**, 323 (1940). Ref. Zbl. ges. Radiol. **32**, 545 (1941).

HAUBRICH, R.: Röntgenuntersuchung des Herzens und der großen Gefäße. Wuppertal 1954.

— Der heutige Stand der Elektrokymographie. Ergebn. inn. Med. Kinderheilk., N. F. **6**, 640—694 (1955).

HAYT, D. B.: Roentgenographic signs of thrombosis of the superior vena cava and tributaries in neoplastic disease. Amer. J. Roentgenol. **93**, 87—98 (1965).

HECKMANN, K.: Elektrokymographie. Berlin-Göttingen-Heidelberg: Springer 1959.

— Die frontale Diagonalaufnahme. Zur Darstellung des oberen Mediastinums, der Trachea und des Aortenbogens. Röntgen-Bl. **17**, 551—558 (1964).

HERBIG, H., P. GANZ u. H. VIETEN: Die Mediastinaltumoren und ihre chirurgische Bedeutung. Ergebn. Chir. Orthop. **37**, 224—323 (1952).

HITZENBERGER, K.: Das Zwerchfell im gesunden und kranken Zustand. Wien: Springer 1927.

HOHM, M.: Über den Wert der Bronchographie für die Diagnose bei Tumoren des Mediastinums. Röntgen-Bl. **5**, 79—86 (1952).

HOLMAN, C. W., and J. STEINBERG: The role of angiocardiography in the surgical treatment of massive pericardial effusions. Surg. Gynec. Obstet. **107**, 639—647 (1958).

HOTZ, A.: Zur Kenntnis der interlobären Schwarten im Röntgenbild der kindl. Lungen. Fortschr. Röntgenstr. **27**, 384—388 (1920).

HUGHES, D. L., W. HANAFEE, and J. O'LOUGHLIN: Diagnostic pneumomediastinum. Radiology **78**, 12—18 (1962).

IGLAUER, E.: Das transversale Schichtverfahren und das Pneumomediastinum in der Thoraxchirurgie. Mitt. 2. Kongr. Med.-wiss. Ges. Röntg. DDR, Berlin, April 1956.

IKINS, PH. M., A. S. BERNE, CL. J. STRAEHLEY, JR., and W. F. BUGDEN: Carbon dioxide pneumomediastinography as an aid in the evaluation of the resectability of bronchogenic carcinoma. J. thorac cardiovasc. Surg. **44**, 793—800 (1962).

INGENIEROS, S., A. VAGO e E. ZANETTI: Il pneumomediastino per via broncoscopia (Ricerche sperimentali). Radiol. med. (Torino) **40**, 468 (1954).

ISARD, H. J., V. D. BERGELSON, and J. FOREMAN: Mediastinal pneumography. Amer. J. Roentgenol. **75**, 771—778 (1956).

JACOBINI, M., e A. TEDESCHI: Importanza del pneumomediastino per la visualizzione dei linfonodi paratracheali ed ilari. Atti XIX. Congr. Rad. Genova **4**, 224 (1956).

JANKER, R.: Apparatur und Technik der Röntgenkinematographie zur Darstellung der Herzräume und der großen Gefäße (Angiocardiokinematographie). Fortschr. Röntgenstr. **72**, 513—520 (1950).

JEHN, W., u. R. NISSEN: Pathologie und Klinik des Mediastinalemphysems. Dtsch. Z. Chir. **206**, 221 (1927).

JÖNSSON, G.: Acta radiol. (Stockh.) **31**, 376 (1949).

— B. BRODEN u. J. KARNELL: Acta radiol. (Stockh.) **32**, 486 (1949).

JORDAN, A., J. W. LAVLAH, J. B. JOHNSON, and A. J. BURTON: Un suspected superior vena caval obstruction detected by angiocardiography. Radiology **36**, 531—534 (1954).

JULIANI, G.: Note sull'aspetto chimografico normale dell'arco superiore destro. Ann. Radiol. diagn. (Bologna) **27**, 37—54 (1954).

— Note di semeiotico chimografica dell'aorta toracica. Radiol. med. (Torino) **40**, 228—249 (1954).

— G. MAGGI e F. ROLFO: La flebografia combinata dell'azygos e della cava superior nelle sindromi mediastiniche. Radiol. med. (Torino) **50**, 1087—1104 (1964).

KALOCSAY, P. v.: Verfahren zur fortlaufenden Aufnahme der Herztätigkeit mittels Röntgenstrahlen an beliebig gewählten Einzelstellen des Herzens. Z. ges. exper. Med. **89**, 626—630 (1933).

— Ein Verfahren zur Untersuchung der Pulsationen des Herzens und anderer Organe mittels Röntgenstrahlen. Klin. Wschr. **15 I**, 310 (1936).

KASTRUP, H., W. KNY u. E. WILHELM: Zur Klinik, Pathologie und Therapie der Thymustumoren. Thoraxchirgie **2**, 163—182 (1954).

KEMP, F. H.: Factors influencing the mediastinal shadow in young children. Brit. J. Radiol. **23**, 703—709 (1950).

KATZ, S., H. H. HUSSUEY, and J. R. VEAL: Phlebography for study of obstruction of veins of superior vena caval system. Amer. J. med. Sci. **214**, 7—22 (1947).

KEMP HARPER, R. A.: The investigation of thymic tumors in myasthenia gravis. J. Fac. Radiol. (Lond.) **3**, 164 (1952).

KENJI HONDA, RYOICHI MOTOKI, AKIRA MATSUKAWA, and TOSHIYUKI KIDA: Pneumothymography. A new method of röntgenography of the thymus gland. J. int. Coll. Surg. **44**, 149—152 (1965).

KEYNES, G.: The results of thymectomy in myasthenia gravis. Brit. med. J. **1949**, 611—616.

KILLIAN, H.: Die Chirurgie des Mediastinums und des Ductus thoracicus. Leipzig: Georg Thieme 1940.

KINCAID, O. W., R. O. BRANDENBURG, and PH. E. BERNATZ: Experiences with angiography as a guide to mediastinal exploration. J. Amer. med. Ass. **173**, 613—624 (1960).

KIRSCH et BLAZEIX: Etude electrocardiologique du thymome. J. Radiol. Électrol. **31**, 427—428 (1950).

KRALL, J., H. J. HOFFHEINZ u. E. WILHELM: Der venöse Katheterismus und die mediastinale Venographie beim malignen intrathorakalen Tumor. Thoraxchirurgie **1**, 84—92 (1953).

— — — Der venöse Katheterismus und die mediastinale Venographie beim malignen intrathorakalen Tumor. Thoraxchirurgie **1**, 84—92 (1954).

KRAUS, R., u. F. STRNAD: Allgemeine Röntgensymptomatologie der Mediastinaltumoren. Radiologe **3**, 2—5 (1963).

KREEL, L., L. M. BLENDIS, and J. E. PIERCY: Pneumomediastinography by the trans-sternal method. Clin. Radiol. (Edinb.) **15**, 219—223 (1964).

KROGMANN, TILLA: Die Bedeutung der Schichtaufnahme und ihre Anwendung für die Klärung von Mittelschattenverbreiterungen. Röntgen-Bl. **6**, 292—295 (1953).

KULKARNI, T. P., ENGINEER, D. SHEILA, and P. K. SEN: The suprasternal route for direct visualisation of the great vessels of superior mediastinum. Indian J. Surg. **23**, 225—233 (1961).

KUZNEZOV, I. D.: The significance of pneumomediastinal tomography for the mediastinal tumor and cyst differential diagnosis. Vop. Onkol. **5**, 164—171 mit engl. Zus.fass. (1959).

LACKNER, J.: Mediastinaltumoren im Kindesalter. Fortschr. Röntgenstr. **93**, 429—444 (1960).

LAGARDE, C., R. LE BIHAN et J. BERETS: Thymome malin et myasthenie. J. Radiol. Électrol. **35**, 280—282 (1954).

LAMARQUE, P.: Neumostratigrafia. Acta ibér. radiol.-cancer **4**, 273 (1955).

— P. BETOULIERES, H. LATOUR, M. PELISSIER et F. LEVERE: Pneumostratigraphie cervicale. J. Radiol. Électrol. **34**, 708—710 (1953).

LEFEBVRE, J., V. CREMER, P. CHAUMONT et A. BISSON: Sur l'étude tomographique des adénopathies médiastinales de l'enfant. (A l'occasion du procê-verbal de la séance du 16 janvier 1956, àpropos de la communication de MM. J. BERNARD, POROT, MONTIER et BARD). J. Radiol. Électrol. **37**, 843—845 (1956).

LEMOINE, J. M., J. FACQUET et J. LEFEBVRE: La ponction de l'oreillette par voie bronchoscopique. J. franç. Méd. Chir. thor. **2**, 215—216 (1953).

LENK, R.: Die Röntgendiagnostik intrathorakaler Tumoren und ihre Differentialdiagnostik. Wien: Springer 1929.

LENINI, S.: Tomography applied to the posterior pneumomediastinum in the diagnosis of diseases of the mediastinum. Sci. med. ital. **2**, 191 (1951).

— La stratigraphie applique au pneumo-mediastin posterieur dans le diagnostic des maladies mediastinales. Sci. med. ital. **2**, 203 (1951).

—, e P. BARBIERI: Ricerche stratigrafiche nel mediastino anteriore. Boll. Accad. med. Roma **74**, 4 (1948/49).

— La pneumomediastino-stratigrafia nella myasthenia gravis. Atti XVII. Congr. Radiol., Pallanza 1952, p. 172.

LENTINO, W., I. MARCHETTO, and M. H. POPPEL: A modification of the routine lateral view of the chest to permit visualization of het superior mediastinum. Amer. J. Roentgenol. **75**, 767—770 (1956).

LEVASHOV, N. V., and A. O. ALKS: Presacral mediastinography with nitrous oxide. Khirurgiya (Mosk.) **40**, No 12, 31—34 mit engl. Zus.fass (1964).

LISSNER, J.: Die Elektrokymographie bei pathologischen Verschattungen im Mediastinum und in Hilusnähe. Fortschr. Röntgenstr. **84**, 526—536 (1956).

— Beitrag zur Differentialdiagnose verdrängender Mediastinalprozesse. Fortschr. Röntgenstr. **90**, 679—686 (1959).

— Der Wert des Pneumomediastinums bei der Differentialdiagnose mediastinaler Erkrankungen. Fortschr. Röntgenstr. **91**, 445—456 (1959).

— Flächen- und Elektrokymographie in der röntgenologischen Diagnostik der Mediastinal- und Lungenerkrankungen. Mit einem Geleitwort von A. GEBAUER. Stuttgart: Georg Thieme 1962.

Lissner, J.: Die röntgenologische Diagnostik der Thymustumoren. Radiologe 3, 31—36 (1963).
— Flächen- und Elektrokymographie bei Mediastinal- und Lungenprozessen. Radiologe 3, 295—305 (1963).
Livraga, P.: Contributo alla conoscenza della struma ossea. Tecnica ed indicazioni della mediastinografia. Rif. med. 53, 642 (1937).
Lodin, M.: Tomographic analysis of arteriovenous aneurysms in the lung. Acta radiol. (Stockh.) 38, 205—350 (1952).
— Mediastinal herniation and displacement studied by transversal tomographie. Acta radiol. (Stockh.) 48, 337 (1957).
Löffler, L.: Arteriographie der Lunge und die Kontrastdarstellung der Herzhöhlen am lebenden Menschen. Leipzig: Georg Thieme 1956.
Loeper, J.: Nuevos métodos de exploracion mediastinopulmonares. Gac. méd. esp. 27, 926 (1953).
Logan, G. B.: The diagnosis of obstructive lesions of the respiratory tract of children. Proc. Mayo Clin. 25, 346—356 (1950).
Lowman, R. M., and Ch. S. Culotta: Pneumomediastinum in the newborn. Amer. J. Roentgenol. 53, 7—14 (1945).
Macarini, N., e L. Oliva: Insufflazione retroperitoneale e stratigrafia con paticolare riguardo alla visibilita radiologica diretta del pancreas ed alla possibilita di ottenere un pneumomediastino anteriore e posteriore nell'adulto. Accad. med. 67, No 1 (1952).
— Insufflazione gassosa e stratigrafia nello studio della patologia mediastinica. Atti XVII. Congr. Radiol., Pallanza 1952, p. 218.
— L'insufflazione del mediastino anteriore e posteriore in patologia. Minerva med. 46, 980 (1955).
Makarov, A. V., and L. G. Rosenfeld: Value of azygography for dicision of the question of surgical intervention for tumours of the thoracic cavity. Klin. Chir. (Mosk.) 1963, No 10, 53—57.
Malan, E., e A. Puglionisi: La spazio prevertebrale retromediastinoco. Minerva chir. (Torino) 4, 679—683 (1949).
Marchal, M.: De l'enregistrement des pnénoménes radiologiques invisibles et en particulier, des pulsations des ventricles pulmonaire. Cinédensigraphie. C. R. Acad. Sci. (Paris) 222, 973 (1946).
— Une nouvelle méthode d'exploration radiologique du coeur et des poumons at se application dans les tumeurs du médiastin. J. Radiol. Électrol. 30, 305—308 (1949).
— Nouvelle mèthode de diagnostic differentiel des tumeurs médiastin par la cinédensigraphie. C. R. Acad. Sci. (Paris) 228, 268 (1949).
— La cinédensigraphie. Vie méd. 38, 38 (1957).
—, et M. T. Marchal: Perfectionnement en cinédensigraphie: la polydensigraphie. C. R. Acad. Sci. (Paris) 240, 1728 (1955).
— — De l'exploration fonctionelle simultanée des deux poumous séparés per la statidensigraphie photo-électrique. C. R. Acad. Sci. (Paris) 244, 124 (1957).
Marchand, P.: The anatomy and applied anatomy of the mediastinal fascia. Thorax 6, 359—368 (1951).
Martinez, F.: Mediastinografia con medios de contraste. Sem. méd. (Paris) 1934, 1363—1367.
Massimo, Luisa M., and Alda M. Piga: Anterior diagnostic pneumomediastinum in infancy and childhood. Tridimensionıl radiologic investigations. J. Amer. med. Wom. Ass. 11, 87—91 (1956).
Mathé, P.: Le pneumomediastin artificiel. Thèse Paris 1953.
Mattina, M., G. Curiale e A. Cricchio: La tomografia transversale nello studio del mediastino. Radiol. prat. 14, 93—142 (1964).
Megias Velasco, J.: Artificial anterior pneumomediastinum in the treatment of haemoptysis. Tubercle (Edinb.) 27, 95—96 (1946).
Meldolesi, G.: Nuovi mezzi d'indagine nello studio radiologico del mediastino: pneumomediastino. Atti XVII. Congr. Nazionale italiano di Radiologia Medica 1952.
Meneghini, C.: Visualizzazione dei vasi intercostali con pneumomediastino e stratigrafia. Quad. Radiol. 16, 345 (1953).
Meyer, A.: Kymographie as an aid in the diagnosis of mediastinal tumors. Brit. J. Radiol. 11, 436—443 (1938).
Michale, W., and S. Neymark: Pneumomediastinum by the oesophageal way. Otolaryng. pol. 15, 431—437 mit engl. Zus.fass. (1961).
Middeldorpf, K., u. H. Adam: Diagnostische Fortschritte bei intrathorakalen Erkrankungen durch das röntgenographische Bewegungsbild. Langenbecks Arch. klin. Chir. 180, 340—346 (1934).
Moldenhauer, W., u. W. Dihlmann: Die diagnostische Bedeutung der Oesophaguskymographie bei Erkrankungen des Mediastinums. Dtsch. Gesundh.-Wes. 14, 1529—1536 (1959).
Molfetta, N. di, e A. Torsoli: Saggi di pneumomediastino per via retroperitoneale. Atti XVII. Congr. Radiol., Pallanza 1952, p. 204.
Moniz, E., A. Pinto et A. Alves: Bull. Acad. Méd. (Paris) 108, 758 (1933).
Monod, O.: Lobectomies pour plaies du pédicule pulmonaire. Deux cas. Deux guérisons. Mém. Acad. Chir. 66, 92—97 (1940).
Monod, R., Ch. Frain et P. Court: L'association tomographie transversale et pneumomediastin. J. franç. Med. Chir. thor. 9, 389—395 (1955).
Mülly, K.: Die Erkrankungen und Geschwülste des Mediastinums. In: Handbuch der inneren Medizin, 4. Aufl., Bd. 4, S. 391—532. Berlin-Göttingen-Heidelberg: Springer 1956.
Nelson, S. W.: Serial 2 film method of differentiating sliding and para-esophageal hernies. Amer. J. Roentgenol. 93, 972—974 (1965).
Nordenström, B.: Paraxiphoid approach to the mediastinum for mediastinography and mediastinal needle biopsy. Jurest. Radiol. 2, 141—146 (1967).
Nuvoli, I.: Policlinico, Sez. prat. 1936, 227. Zbl. ges. Radiol. 22, 382—383 (1936).
Oliva, E.: Pneumomediastinographie. In: Lehrbuch der Röntgendiagnostik (Hr. Schinz, W. E. Baensch, W. Frommhold, R. Glaoner, E. Nehlinger u. J. Wellauer), Bd. I, S. 478—486. Stuttgart: Thieme 1965.

Oliva, L.: Lo studio stratigrafico assiale trasverso dell'aorta toracica patologica. Radiologia (Roma) 6, 649—668 (1950).
— L'insufflation simultanée du mediastin antérieur et postérieur par la technique de l'injection précoccigienne. R. C. I. Congr. Radiol. Cult. Latine, Bruxelles 1951, p. 16.
—, u. De Albertis: Diagnostische Möglichkeiten und Gefahren des Pneumomediastinums bei Mediastinaltumoren. Radiologe 3, 58—65 (1963).
Olivier, E.: Anatomie topographique et chirurgie du thymus. Thèse Paris 1911.
Otto, K., u. H. Werner: Phlebographische Differentialdiagnose bei Stauungserscheinungen im Zuflußgebiet der Vena cava superior. Fortschr. Röntgenstr. 99, 473—483 (1963).
Palazzòlo, F.: La stratigrafia trasversale nelle ernie del mediastino. (Das Transversalschichtverfahren bei Mediastinalhernien.) Radiologia (Roma) 8, 641—659 (1952).
Palugyay, J.: Röntgenologische Diagnose und Differentialdiagnose der Pharyngo-Oesophagealdivertikel. Wien. klin. Wschr. 1929, 554—558.
Palumbi, G.: Contributo allo studio anatomo-topografico del mediastino nell'uomo. Ric. morf. 489 (1940).
— Contributo allo studio della loggia mediastinica antero-superiore e del legamento sterno-pericardico inferiore nell'uomo. Ric. morf. 20/21, 145 (1944).
Pancoast, H. K., E. P. Pendergrass, and J. P. Schaeffer: The head and neck in Roentgen diagnosis. Springfield (Ill.): Ch. C. Thomas 1940.
Pannewitz, G. v.: Beweglichkeit und Kontrastdarstellung des Mediastinums. Fortschr. Röntgenstr. 52, 481—491 (1935).
Pannhorst, R.: Das Pneumomediastinum anterior als diagnostische und therapeutische Methode. Dtsch. Arch. klin. Med. 183, 211—217 (1938).
Paolucci di Valmaggiore, R., et E. Giacobini: Voies d'accès pour l'application du pneumomédiastin. Presse méd. 59, 1222—1224 (1951).
Passeri, A., e N. Macarini: Possibilita dell'angiocardiografia e del pneumomediastino nello studio anatomo-fisiologico del cuore el dei grossi vasi. Atti XVII. Congr. Radiol. Pallanza 1952, p. 221.
Pĕgrim, R.: Diatracheal angelegtes diagnostisches Pneumomediastinum. Ref. Tuberk.-Arzt 11 (12), 793 (1957).
— V. Riha et C. Simecek: Le pneumomédiastin par voie pertrachéale. Poumon 12, 765 (1956).
Peirce, E. C.: Percutaneous femoral artery catheterization in man with specide reference to aortography. Surg. Gynec. Obstet. 93, 56—74 (1951).
Pellisier, M., et F. Levere: Intérêt de l'insufflation des espaces celluleux du cou et du médiastin par voie exo-péritonéale dans l'étude des différentes formations viscérales et vasculaires a l'état normal et pathologique. Montpellier méd. 41, 46 (1954).
Pennetti, G.: Contributo alla conoscenza del pneumomediastino artificiale. Folia med. (Napoli) 22, 772—790 (1936).
Pereiras, R., y A. Castellanos: Superioridad del neumomediastino anterior en el diagnostico de las forma atipicas de la hipertrofia del timo. Arch. Med. inf. 7, No 2 (1938).
Perin, A.: Alcune considerazioni anatomo-cliniche sul mediastino. Ann. Ist. Forlanini 1, 8 (1937).
Pešev, I., u. Sv. Sedloev: Diagnostischer Wert der Tomopneumomediastinographie. Chirurgija (Sofia) 15, 918—920 (1962).
Pidone, G.: Visualizzione degli organi mediastinici mediante pneumomediastino posteriore e stratigrafia. Rilievo sul comportamento dei vasi polmonari in alcune cardiopatie. Atti I. Strat. Genova 1950, p. 79.
— Esplorazione mediastinica con pneumomediastino nei tumori polmonari di origine bronchiale. Atti XVII. Congr. Radiol., Pallanza 1952, p. 222.
— Modalita di distribuzione del gas iniettato nel mediastino in rapporto alla via di ingresso e alla quantita. Atti XVII. Congr. Radiol., Pallanza 1952, p. 222.
— Su alcune formazione mediastiniche benigne studiate con pneumomediastino. Radiol. med. (Torino) 40, 24—36 (1954).
Pidone, G., e G. Cosentino: Lo studio delle pleure paramediastiniche con pneumomediastino totale e stratigrafia. Ann. Radiol. diagn. (Bologna) 22, 108—131 (1954).
Pierret, R., A. Breton et O. Dubois: La mediastinographie gazeuse chez l'enfant et le nourrisson. Sem. Hôp. Paris 1955, 3917—3924.
Pohlenz, O.: Das Pneumomediastinum, ein differentialdiagnostischer Beitrag bei der Beurteilung mediastinaler Verschattungen. Röntgen-Bl. 17, 1—8 (1964).
Polvar, G., e P. Braggion: Studi sull'esofago col pneumomediastino da pneumoaddome extraperitoneale. Radiol. med. (Torino) 38, 319—327 (1952).
Pompili, G., e G. Alè: Morfologia degli strumi tiroidei cervico-toracici ed endotoracici in stratigrafia assiale trasversa. Ann. Radiol. diagn. (Bologna) 34, 191—211 (1961).
Pons-Domenech, E. R., and B. V. Nunez: Amer. Heart J. 41, 643—650 (1951).
Porcelli, T.: Pneumomediastino anteriore alla Condarelli e dopo retropneumoperitoneo precoccigeo nella diagnostica del timo (metodi da preferire a seconda l'eta). Minerva pediat. 6, 386 (1954).
Porro, G.: Studio stratigrafico assiale trasverso degli spostamento del mediastino. Nunt. radiol. (Firence) 19, 535—549 (1953).
— Interessante evoluzione di neotormazioni a tipo cistico mediastino-polmonari. Minerva med. 51, 4023—4025 (1960).
Porstmann, W.: Modification of Seldinger's percutaneous catheter aortography by the use of a end-dosable catheter in the blood stream. Fortschr. Röntgenstr. 97, 12 (1962).
— W. Geissler u. W. Wolf: Die retrograde Lävographie in Verbindung mit der intracardialen Druckmessung. Fortschr. Röntgenstr. 89, 397 (1958).
Pulsoni, P.: L'azigografia vertebrale transomatica nella diagnostica radiologica delle occupazioni mediastiniche. Gazz. int. Med. Chir. 68, 3263—3269 (1963).
Rabin, C. B.: Diagnostic roentgenology (R. Golden, ed.). Baltimore: Williams & Wilkins Co. 1952.
Radner, S.: Thoracal aortography by catheterization from radial artery: report of a new technique. Acta radiol. (Stockh.) 29, 178—180 (1948).

REHN, E.: Die künstliche Mittelfellversteifung und Mediastinographie. Zbl. Chir. **1931**, 2967—2974.

— Zur künstlichen Versteifung des vorderen Mittelfelles und zur Mediastinographie. Schweiz. med. Wschr. **1935**, 30—33.

RENUCCI, R., e G. TRICOMI: Pneumomediastino anteriore e stratigrafia per visuallizare il timo bambini ed adulti. Minerva med. **1951**, 213.

RIEMER, R. H. DE, R. A. GILMAN, W. J. KUZMAN, and J. J. KELLY, JR.: Cardiac ventriculography: its use in the diagnosis of extracardiac lesions. Amer. Surg. **29**, 86—91 (1963).

RIGLER, L. G.: Disk.-Beitrag zu EVANS.

ROBB, G. P., and I. STEINBERG: J. clin. Invest. **17**, 507 (1938).

ROBILLARD, J.: La tomographie fronto-oblique. Intérêt d'un balayage oblique et de l'association au pneumomédiastin. Ann. Radiol. **6**, 865—876 (1963).

ROMANINI, A.: Il pneumomediastino artificiale come mezzo d'accertamento delle condizione attuali di retrattibilta spontanea del parenchima polmonare in vista di intervento chirurgico colassoterapico. Arch. Chir. ortop. **15**, No 2 (1950).

— L'impiego del pneumomediastino anteriore artificiale nella diagnostica radiologica del torace. G. ital. Tuberc. **5**, 129 (1951).

—, e M. SPADONI: Contributo della stratigrafia associata al pneumomediastino anteriore artificiale nella indicazione radiologica del mediastino. Ann. Radiol. diagn. (Bologna) **23**, 459 (1960).

ROSS, J.: Ann. Surg. **149**, 395 (1959).

ROSSI, L.: Pneumomediastino mediante retropneumoperitoneo. Radiol. med. (Torino) **37**, 326 (1951) u. Ann. Radiol. diagn. (Bologna) **23**, 420—429 (1951).

— La stratigrafia nello studio delle localizzazioni mediastino ilari nella tubercolosi infantile. (Rilievi clinici e radiografica). Ann. Radiol. diagn. (Bologna) **24**, 101—160 (1952) u. Parma Diss. 1948.

RUCCI, E., e G. TRICOMI: Pneumomediastino anteriore e stratigrafia. Atii XVI. Congr. Radiol., Taormina 1950, p. 209.

RUIZ RIVAS, M.: Diagnostico radiologic: el neumorrinon; tecnica original. Arch. esp. Urol. **4**, 228—233 (1948).

— Generalized subserous emphisema with a singhe puncture. Amer. J. Roentgenol. **64**, 723—739 (1950).

RUNDLE, F. F., R. M. DE LAMBERT, and R. G. EPPS: Cervicothoracic tumors: a technical aid to their roentgenologic localization. Amer. J. Roentgenol. **81**, 416—421 (1959).

RUSESCU, A., M. GEORMANEANU u. I. BALABAN: Die Gasmediastinographie (künstliche Pneumomediastinaldarstellung) beim Kinde. Pediatria (Buc.) **7**, 481—492 (1958).

SABAT, B.: Über ein Verfahren der röntgenographischen Darstellung der Bewegungen innerer Organe. Fortschr. Röntgenstr. **20**, 42—44 (1913).

— Zur Geschichte der Röntgenkymographie und Ausarbeitung der Modifikationen der Methode. Fortschr. Röntgenstr. **50**, 309—312 (1934).

SALMENKALLIO, H., J. TAPIOVAARA u. PÄTIÄLÄ: Pneumomediastinografi i hernia-mediastinalis-diagnostiken. Nord. Med. **53**, 430 (1955).

SALOMONE, P.: Importanza del pneumomediastino anteriore artificiale e della stratigrafia per la diagnosi di iperplasia timica nel lattante. Minerva pediat. **6**, 387—389 (1954).

SANQUIRRICO, G. CIGNOLINI et F. PERASI: La stratigraphie axiale transversale dans l'étude des organes médiastinaux. (Das Transversalschichtverfahren bei der Untersuchung der Mediastinalorgane). J. Radiol. Électrol. **31**, 463—464 (1950).

SANSONE, G.: Rilievi sul pneumomediastino anteriore artificale sul bambino. Minerva pediat. **4**, 1029—1030 (1952).

— Zit. A. DE MAESTRI: Studio radiologico del medastino con l'impiego dei mezzi di contrasto. In: M. PONZIO, Semeiotica e diagnostica radiol. II. Torino: Ed. Min. Med. 1954.

—, e A. DE MAESTRI: Visualizzazione simultanea del mediastino posteriore ed anteriore dopo insufflazione per via peridurale. Studio stratigrafico tridimesionale. Min. pediat. **3**, 332—343 (1951).

— — Visualizzazione simuntanea del mediastino poseriore ed anteriore dopo insufflazione per via peridurale. Minerva pediat. **41**, 101—112 (1951).

— — The simultaneous visualization of the posterior and anterior mediastinum after insufflation in peridural space. Tridimensional tomographic study. Acta paediat. (Uppsala) **41**, 101—107 (1952).

SARMESIU, C., et GH. BIROUAS: La valeur clinique de la phlébographie de la mammaire interne dans l'étude de néoplasme du sein et des tumeurs médiastino-pulmonaires. Chirurgia (Buc.) **9**, 709—714 mit franz. Zus.fass. (1960).

SARTORI, A.: La nostra esperienza sulla diagnosi delle neoformazioni mediastiniche. Arch. Chir. Torace **11**, 439—471 (1954).

SAUERBRUCH, F.: Die Chirurgie der Brustorgane, 2. Aufl. Berlin 1925.

SCARINICI, C.: Il pneumomediastino anteriore artificiale nella diagnostica radiologica del torace. Policlinico, Sez. prat. **57**, 1445—1448 (1950).

SCHAUDIG, E.: Die Darstellung der Mediastinalgrenzen durch das transversale Schichtverfahren. Radiol. diagn. (Berl.) **1**, 11—19 (1960).

SCHWEISGUTH, ODILE, et YOLANDE CHAPUIS: Le diagnostic radiologique des tumeurs médiastinales de l'enfant. Ann. Radiol. **5**, 603—614 (1962).

SCHIEPPATI, E.: La punction a travers la carina traqueal. II. Congr. Arg. de Broncoesofagologia, Buenos Aires 1949.

SCHIROSA, G., e R. TEDESCHI: Il pneumomediastino. Rome: Società Editrice Universo 1958.

SCHNEIDER, M., and J. CEBALLOS: Bi-axial roentgenkymographie. An aid in differential diagnosis of solid mediastinal tumor and aueurysma. (Biaxiale Kymographie. Eine Hilfe in der Differentialdiagnose von kompakten Mediastinaltumoren im Aneurysma.) Amer. J. Roentgenol. **75**, 785—795 (1956).

SCHOENHEINZ, W.-D.: Das Veratmungs-Ösophagogramm, ein Hilfsmittel zum Nachweis der Bronchusstenose. Fortschr. Röntgenstr. **80**, 453—457 (1954).

SCOTT, W. G., and S. MOORE: Roentgenkymographic studies of aneurysma and mediastinal tumors. Amer. J. Roentgenol. **40**, 165—172 (1938).

SELDINGER, S. I.: Catheter replacement of needle in percutaneous arteriography: new technique. Acta radiol. (Stockh.) **39**, 368—376 (1953).

SERAFINI, F.: Lo studio angiocardiopneumografico degli spostamenti dinamici del mediastino. Riv. Pat. Clin. Tuberc. **25**, 212—220 (1952).

SHIMIDZU, K.: Beiträge zur Arteriographie des Gehirns, einfache percutane Methode. Langenbecks Arch. klin. Chir. **188**, 295—316 (1937).

SMERCHINICH, G.: Stratigraphie du médiastin. Riv. Pat. Clin. Tuberc. 12—42 (1939).

SOSSAI, M., e G. MAESTRELLI: L'indagine chimografica dopo pneumomediastino anteriore artificiale nelle pericarditi e nelle mediastino-pericarditi adesive. Atti Soc. med.-chir. Padova **29**, 11 (1952).

SPALTEHOLZ, W.: Handatlas und Lehrbuch der Anatomie des Menschen. Zürich u. Stuttgart: S. Hirzel 1954.

STEIM, H., H. WEISSLEDER, H. REINDELL u. J. EMMRICH: Die Bedeutung der Gefäßdarstellung für die Differentialdiagnose der Mediastinaltumoren. Angiokardiographie, mediastinale Phlebographie und Lymphangio-Adenographie. Radiologe **3**, 6—16 (1963).

STEINBERG, I., C. T. DOTTER, and W. ANDRUS DE WITT: Angiocardiography in thoracic surgery. Surg. Gynec. Obstet. **90**, 45—59 (1950).

— L. MISCALL, S. F. REDO, and H. P. GOLDBERG: Angiocardiography in diagnosis of cardiac tumors. Amer. J. Roentgenol. **91**, 364—378 (1964).

STEINHART, L., u. J. ENDRYS: Die transseptale Lävographie. Fortschr. Röntgenstr. **93**, 753—757 (1960).

STIEVE, F. E.: Untersuchung über Lage und Darstellbarkeit der Mediastinalgrenzen im Röntgenbild. Fortschr. Röntgenstr. **89**, 499—517 (1958).

— Untersuchungen über die Topographie der Mediastinalorgane im Röntgenschichtbild. Ann. Med. intern. Fenn. **48**, Suppl. 28, 252—288 (1959).

— Über das Vorkommen von Mediastinalhernien. Fortschr. Röntgenstr. **105** (3), 340—353 (1966).

STILLER, H.: Angiographische Untersuchungen als diagnostische Maßnahme in der Thoraxchirurgie. Fortschr. Röntgenstr. **80**, 214—228 (1954).

STRANSKY, E.: Beiträge zur Klinik des mediastinalen Emphysems durch Alveolarruptur im Säuglingsalter. Mschr. Kinderheilk. **39**, 104—112 (1928).

STUMPF, P.: Kinematographie, Kymographie und Densigraphie als Mittel der Vervollkommnung des Röntgenverfahrens. Jkurse ärztl. Fortbild. **25** (2), 1—20 (1934).

— Kymographische Röntgendiagnostik. Stuttgart: Georg Thieme 1951.

— H. H. WEBER u. G. H. WELTZ: Röntgenkymographische Bewegungslehre innerer Organe. Leipzig: Georg Thieme 1936.

SUCHÁŇ, M.: Comments on transverse tomography of the mediastinum. Čs. Rentgenol. **16**, 195—200 mit engl. Zus.fass. (1962).

SUSSMAN, M. L.: Differentiation of mediastinal tumor and aneurysma bei angiocardiography. Amer. J. Roentgenol. **58**, 584 (1947).

TAPIOVAARA, J.: The pneumomediastinum. Acta radiol. (Stockh.) **43**, 104—112 (1955).

TESKE, H.-J.: Hartstrahl-Tumordiagnostik an den Thoraxorganen. Röntgen-Bl. **18**, 54—58 (1965).

TEVCEV, D., et S. NACEV: Phlebographie mediastinale. Macedon. med. Pregl. **13**, 3—5 (1958).

THÉVENET, A.: Technique de pneumomediastin; la voie retroxyphoidienne. Presse méd. **1954**, 1007—1008.

THIBAULT, PH., et J.-L. GIMBERT: Le pneumomédiastin artificiel. Technique et résultats. Applications. France méd. **25**, 233—237 (1962).

THIEMANN, H.-H.: Zur Differentialdiagnostik scharf begrenzter, sich an den Mittelschatten anschließender Verschattungen der Lungenfelder im Kindesalter. Z. ärztl. Fortbild. **57**, 80—90 (1963).

THOYER-ROGAT, P., P. H. CODET et G. BOUTE: L'etude radiokymographique de la configuration cardiovasculaire et mediastinale. Ref. 4. Int. Radiol. Kongr. Zürich 1934.

TOMISELLI, M.: Cognizioni e considerazioni sul pneumomediastino e sulle varie tecniche di insufflazione del mediastino. Gazz. int. Med. Chir. **66**, 436—444 (1952).

TORSOLI, A., e J. BASCHIERI: Il pneumomediastino anteriore per via retroperitoneale nello studio radiologico del timo. Radiol. med. (Torino) **38**, 561 (1952).

— — e M. MELE: Il pneumomediastino per via retroperitoneale nello studio del timo. Atti III. Congr. Radiol. Cult. Latina, Roma 1954, p. 219.

— G. SARTESCHI, M. MELE e E. SBRANA: Studi sul timo. Radiol. med. (Torino) **41**, 157—179 (1955).

TREFFTZ, F., u. F. SIEBER: Zur Problematik der Röntgendiagnostik von Mediastinaltumoren. Radiol. diagn. (Berl.) **4**, 299—314 (1963).

TRICOMI, G.: Considerazioni critiche sul pneumomediastino posteriore e visualizzazione stratigrafica del setto aponeurotico intramediastinico (del Condorelli). Nunt. radiol. (Roma) **17**, 133—140 (1951).

—, e G. CAPALDO: Pneumomediastino posteriore. Ann. Ist. Forlanini **13**, 133—146 (1951).

—, e E. RUCCI: Pneumomediastino anteriore. Atti Soc. lombard. sci. med.; Seduta I, dic. 1950.

TRUC, E., P. BETOULLIERES, R. PALEIRAC et G. MARCHAL: A propos du retropneumoperitoine. Technique nouvell. J. Radiol. Électrol. **32**, 938—942 (1951).

TURANO, L.: Semeiologia radiologica delle ghiandole endocrine. Nunt. radiol. (Roma) **18**, 371—424 (1952).

TURCHETTI, A.: Il pneumomediastino nella diagnostica clinica. Medicina (Parma) **4**, 519 (1951).

TURUNEN, M., u. K. E. J. KYLLÖNEN: Über Herzsymptome bei teratoiden Mediastinaltumoren. Medizinische **1954**, Nr 47.

TWINGING, E. W.: In: SHANKS and KERLEY, A textbook of x-ray diagnosis by British authors. London: H. K. Lewis & Co. Ltd. 1951.

VALLEBONA, A.: Die Stratigraphie. Fortschr. Röntgenstr. **56**, Beih. 2, 34—35 (1937).

— Prime ricerche su di un unovo metodo radigrafico: Stratigrafia assiale con radizione perpendiculari all'asse. Ann. Radiol. diagn. (Bologna) **20**, 57—64 (1948).

— Axial transverse laminographie. Radiology **55**. 271—273 (1950).

VALLEBONA, A.: La stratigraphie axiale tranversale au point de vue pratique. J. Radiol. Électrol. 31, 460—462 (1950).
— Transverse stratigraphy of the mediastinum. Stratigrafia 2, 73—89 (1957).
VAZQUEZ PIERA, L. A.: Tratamiento de la hipertrofia del timo. Arch. argent. Pediat. 28, 131 (1947).
VIALLET, P., L. CHEVROT, L. SENDRA et P. AUBRY: Angiocardiopneumographie élargie dans l'étude de quelques médiastinopathies. (Iconographie.) J. Radiol. Électrol. 38, 467—468 (1957).
VIDAL, P.: Zit. nach P. BÉTOULIÈRS, M. PÉLESSIER et R. PALEIRES: Les indications des contrasts gazeuse dans l'explantion radiologique du mediastinum. J. Radiol. Électrol. 38, 472 (1957).
VIETEN, H.: Röntgendiagnostik der Mediastinaltumoren. Radiologe 3, 1—2 (1963).
VITALE, E.: In: A. VALLEBONA, Trattato di stratigrafico. Milano: F. Vallardi 1952.
VOGT, E.: Zur Kritik der Röntgendiagnostik des Herzens und der Thymus in dem ersten Lebensalter. Fortschr. Röntgenstr. 32, 75—81 (1924).
VOLKMANN, J.: Disk.-Beitr. in 37. Tagg DRG, München 1955, S. 56.
VULPIAN, P. DE: Tomographie de profil du médiastin supérieur. J. Radiol. Électrol. 43, 202—204 (1962).
WELLMER, H. K., u. H. G. SCHMITZ-DRÄGER: Chylothorax as a complication after translumbar aortography. Prevention and therapy. Thoraxchirurgie 10, 393—402 (1963).
WESTRA, D.: Anwendung der Tomangiographie bei dem Nachweis vergrößerter Lymphknoten im Lungenhilus und im Mediastinum. Fortschr. Röntgenstr. 101, 602—606 (1964).
WICKBOM, I.: Thoracic aortography after direct puncture of aorta from jugulum. Acta. radiol. (Stockh.) 38, 343—392 (1952).
WURM, K., u. H. REINDELL: Mediastinale Lymphknotenerkrankungen im Röntgenbild. Radiologe 3, 42—58 (1963).
WYMAN, S. M.: Angiocardiography; a guide to mediastinal exploration. New Engl. J. Med. 251, 723—729 (1954).
ZANETTI, G.: Contributo allo studio dei tumori del mediastino. Arch. ital. Chir. 13, 25—33 (1925).
ZIERHUT, E.: Die röntgenologische Darstellung von Organen und Tumoren des hinteren Mediastinum. Fortschr. Röntgenstr. 80, 591--597 (1954).
ZINIKHINA, E. A.: Clinico-roentgenological diagnosis of the mediastinal epithelial cysts. Vestn. Rentgenol. Radiol. 39, No 3, 7—12 mit engl. Zus.Fass. (1964).
ZUPPINGER, H.: Erkrankungen des Mittelfells. In: SCHINZ-BAENSCH-FRIEDL: Lehrbuch der Röntgendiagnostik. Leipzig: Georg Thieme 1939.
— Erkrankungen des Mittelfells. In: SCHINZ-BAENSCH - FRIEDL - UEHLINGER, Lehrbuch der Röntgendiagnostik, III, S. 2504. Stuttgart: Georg Thieme 1952.

Lage und Volumenveränderungen des Mediastinums

ARBAMOWITSCH, PH.: Über die sogenannte Hernia mediastinalis. Fortschr. Röntgenstr. 56, 651—656 (1927).
ÅKERLUND, A.: (1) Hernia diaphragmatica hiatus oesophagei vom anatomischen und röntgenologischen Gesichtspunkt. Acta radiol. (Stockh.) 6, 3 (1926).
— (2) Die anatomische Grundlage des Röntgenbildes der sog. „erworbenen Hiatusbrüche". Acta radiol. (Stockh.) 14, 523—544 (1933).
ALEXANDER, H.: Der künstliche Pneumothorax. In: Chirurgie der Brustorgane von F. SAUERBRUCH. Berlin: Springer 1930.
— Die Bedeutung des Mediastinums für die Pneumothoraxbehandlung im Röntgenbild. Röntgenpraxis 4, 985—993 (1932).
— Die Bedeutung eines nachgiebigen Mediastinums für die Pneumothoraxbehandlung. Dtsch. med. Wschr. 1932 II, 1351—1354.
ALIX y ALIX, J.: Pathologisch-physiologische Untersuchungen über den gleichseitigen Pneumothorax. I. Das Mediastinum beim künstlichen Pneumothorax [Span.]. Rev. esp. Tuberc. 10, 88—120 (1941).
ALLISON, P. R.: The chest after thoracic operations; Surgical aspects. J. Radiologists 2, 1—14 (1950).
ALMANSA DE CARA, S., y G. BENTABOL: Über Hernien des Mediastinums [Span.]. Rev. esp. Tuberc. 7, 539 (1935).
ALOIGI, S.: Sulla patogenesi dell'ernia mediastinica. Lotta c. Tuberc. 4, 425 (1933).
AUGI, A.: Comportamento anomalo di ernia mediastinica in corso di pneumo motorace. Riv. Pat. Clin. Tuberc. 14, 275 (1940).
AVEZZU, G.: Questioni di prioritàe studio semiologico delle ernie mediastiniche in corso di pneumotorace spantaneo e terapeutico. Rif. med. 44, 447 (1928).
BADUEL, SICILIANO: Il triangolo paravertebrale di Grocco. Riv. crit. Clin. med. No 1, 2, 3 (1944).
BALOCCO, A., e S. ROSSETTO: Considerazioni su due casi di ernia polmonare mediastinica. Minerva pediat. 15, 174—178 (1963).
BARSONY, TH., u. B. WALD: Das Röntgenbild der oberen hinteren schwachen Stelle des Mediastinums. Der paravertebrale, retroösophageale Lungenteil. Mediastinalstudien II. Röntgenpraxis 8, 88—95 (1936).
BENASSI, E.: Considerationi radiologiche e patogenetiche intorno all'ernia mediastinica da pneumotorace. Lotta c. Tuberc. 3, 360—388 (1932).
BENDICK, A. J.: Mediastinale Lungenhernien. Med. Radiogr. Photogr. 1965, 29—32.
BERGER, R.: Besondere röntgenologische Veränderungen nach Lungenresektionen. Z. Tuberk. 121, 42—47 (1964).
BERNARD, L. VALTIS et J. FARRET: A propos de trois cas de hernie du médiastin au cours de la collapsothérapie de la tuberculose pulmonaire. Bull. Soc. méd. Hôp. Paris 42, 602 (1926).
BÉTOULLIÈRES, P., et M. LATOUR: La pneumostratigraphie. Paris: Masson & Cie. 1955.
BLUM, R.: Mediastinale Hernie bei abgekapseltem Empyem der Pleura. Fortschr. Röntgenstr. 39, 474—479 (1929).
BLUMENTAL, W.: Ein Fall von Mediastinalhernie bei inkomplettem gleichzeitigen Pneumothorax. Z. Tuberk. 95, 188—190 (1950).
BLUMENTHAL, W.: Zur Mediastinalfrage. Z. ges. inn. Med. 3, 113 (1948).

BRAUER: Zit. nach G. v. BERGMANN. In: Handbuch der inneren Medizin von MOHR und STAEHLIN, 2. Aufl. Berlin: Springer 1928.
BRAUER, L., u. L. SPREGLER: Klinische Beobachtungen bei künstlichem Pneumothorax. Beitr. Klin. Tuberk. **19**, 1 (1911).
BRAUNBEHRENS, H. v., u. D. PILCH: Röntgenologische Beobachtungen bei einer Wabenlunge. Röntgenpraxis **9**, 297—304 (1937).
BRUNNER, A.: (1) Die chirurgische Behandlung der Lungentuberkulose. In: Tuberkulose-Bibliothek. Leipzig: Johann Ambrosius Barth 1924.
— (2) Chirurgie der Lungen und des Brustfelles. Dresden u. Leipzig: Theodor Steinkopff 1938.
— (3) Die Verlagerung des Mediastinums in ihrer praktischen Bedeutung. Schweiz. med. Wschr. **1946**, 145—150.
— (4) Die Mediastinalhernie in ihrer Bedeutung für die Thoraxchirurgie. Langenbecks Arch. klin. Chir. **273**, 513—523 (1953).
— (5) Zur Frage des Spannungspneumothorax im Kindesalter. Münch. med. Wschr. **1955**, 1080—1081.
BRUNO, F.: Comparsa e scomparsa dell'ernia mediastinica in seguito a pleurite pneumotoracica. Riv. Pat. Appar. resp. **4**, 165 (1935).
BUSCH: Mediastinitis antica nach Osteomyelitis sterni. Zbl. Chir. **1907**, 667.
CANTIERI, C.: L-ernia del mediastino in corso di pneumotorace artificale. Morgagni **67**, 1057 (1925).
CIVIDALI, A.: Due casi di ernia mediastiniche nel corso di pneumotorac artificiale. Policlinico, Sez. chir. **34**, 505 (1927).
COLOGNESI, S.: Ernie del mediastino non in pneumotorace. Riv. Pat. clin. Tuberc. **13**, 204—217 (1939).
CONDORELLI, L.: (1) Il pneumomediastino artificale. Nota J. Minerva med. **16**, 81 (1936).
— (2) Exploration fonctionelle du médiastin dans les syndromes der péricardite adhésive. Conferenze alla settimona internazionale di Cardiologia de la pitié in Parigi, 18 Maggio, 1949.
— (3) La pneumostratigrafia des mediastino come mezzo di indagine diagnostica. Bull. schweiz. Akad. med. Wiss. **12**, 52—73 (1936).
— (4) Pneumotomographie des Mediastinums. Vortrag Rö.-Fortbildungskurs Gießen 1956.
CONSTANZI, F.: Sintomi e patogenese dell'ernia totale mediastinica (Richerche cliniche e radiologiche). Riv. Pat. Clin. Tuberc. **4**, 458 (1930).
COUNOT, J., G. COHEN et M. ACHARD: Hernie pulmonaire du médiastin avec crises suffocantes chez un nourrisson. Médiastinographie. Guérison. Poumon **16**, 403—410 (1960).
CRAFOORD, CL.: On the technique of pneumonectomy in man. Thule u. Stockholm: Tryckery Actiebolaget 1938.
DAHM, M.: Über mediastinale Traktionsstreifen und ihre Bewegungen. Fortschr. Röntgenstr. **55**, 266—273 (1937).
— Aufgaben, Ergebnisse und Fragen der Röntgenuntersuchung des Mediastinums (unter Berücksichtigung der kymographischen Methode). Fortschr. Röntgenstr. **72**, 521—530 (1950).
—, u. H. SCHMITT: Über Verlagerungen, Verziehungen und Bewegungen des Mittelfells, die durch einseitige seltenere Veränderungen des Lungengewebes bedingt sind. Fortschr. Röntgenstr. **57**, 454—466 (1938).
DANELIUS, G.: Experimentelles über den Verlauf der oberen Lungengrenzen im Röntgenbild. Fortschr. Röntgenstr. **40**, 249—261 (1929).
— Röntgenologie der oberen medialen Lungenabschnitte. Fortschr. Röntgenstr. **44**, 626—634 (1931).
DOUB, P. H., and C. H. JONES: Hernia of the mediastinum. Amer. J. Röntgenol. **38**, 297—302 (1937).
DÜGGELI, O.: Klinik und Therapie der eigentlichen Bronchustuberkulose. Therapiewoche 1 (1950).
DÜX, A., u. P. THURN: Zur röntgenologischen Diagnose und Differentialdiagnose der Mediastinalhernie. Beitr. Klin. Tuberk. **12** (1), 574—586 (1960).
DUMAREST et BRETTE: La hernie du médiastin au cours du pneumothorax thérapeutique. Rev. Tuberc. (Paris), Sér. III, **5**, 321 (1924).
DURAND, H., et SERGENT: Hernie médiastinale au cours du pneumothorax thérapeutique. Presse méd. **34**, 297 (1926).
EBER, E.: Pneumatocelèle médiastino-pleurale (hernie du médiastin) au cours du pneumothorax thérapeutique. Rev. Tuberc. (Paris), Sér. III, **7**, 778 (1926).
EBERT, E.: Les dislocations médiastino-pleurales contralatérales (pneumatocèle médiastino-pleurales ou hernie du médiastin) au cours du pneumothorax thérapeutique de la tuberculose pulmonaire. Strasbourg méd. **84**, 330 (1926).
EDLING, NILS P. G.: The radiologic appearances of the heart, oesophagus and lungs in funnel chest deformity. Acta radiol. (Stockh.) **39**, 273—280 (1953).
ETIENNE, R. A.: Hernies du médiastin et culs-de-sacs pleuraux médiastinaux (exploration radiologique). Thèse Paris 1935.
FARRET, J.: Contribution à l'étude de la hernie du médiastin au cours du pneumothorax thérapeutique. Thèse Paris 1926.
FASANO, E., e M. FRANCO: Ernia mediastinica anteriore totale e vena anomala polmonare. Minerva med. **1**, 1161—1164 (1956).
FINKELSTEIN, M.: Transmediastinal hernia. Mediastinal movements during respiration in bilateral pneumothorax. Amer. Rev. Tuberc. **40**, 281—291 (1939).
FUHRMANN, A., u. S. CHLEBNIKOV: Zur Frage von den mediastinalen Hernien nach Anlegung eines künstlichen Pneumothorax. Vop. Tuberk. **7**, 1293 (1929).
GARNUNG, H., R. DENEPOUX, M. JACQUEMAIN, F. SCHMITT et CH. HILTENBRANT: Hernie du médiastin, à propos d'un cas de hernie du médiastin par emphysème bulleux. Ann. Radiol. **6**, 316—320 (1963).
GASPARI, A.: Su di un caso di precoce ernia del mediastino in corso di colassoterapie. Morgagni **70**, 175 (1928).
GASSMANN, W.: Zur Diagnose der Mediastinalhernie. (Mediastinalüberblähung.) Berl. Med. **9**, 155—157 (1958).
GEBAUER, A.: (1) Körperschichtaufnahmen in transversalen Ebenen. Tuberk.-Arzt **3**, 151—156 (1951).
— (2) Das transversale Schichtbild des normalen Thorax, ein Beitrag zur topographischen Anatomie am lebenden Menschen. Fortschr. Röntgenstr. **74**, 14—23 (1951).

Gebauer, A., E. Muntean, E. Stuz u. H. Vieten: Das Röntgenschichtbild. Stuttgart: Georg Thieme 1959.

Gernez, Ch., A. Breton et J. Samaille: A propos des hernies médiastinales; Présentation d'images curieuses de tomographies. J. franç. Méd. Chir. thor. **5**, 233—240 (1951).

Glaum, K.: Die Mediastinalüberblähung, ihr Zustandekommen und ihre Erkennung im Röntgenbild. Röntgenpraxis **9**, 305—309 (1937).

Göbel, W.: Über Vorbuchtung der schwachen Stellen des Mediastinums bei einseitigen Cirrhosen und ihre Darstellung im Röntgenbild. Zbl. ges. Tuberk.-Forsch. **51**, 349—354 (1928).

Grandgerard, R., et P. Weber: La distension gazeuse du cul-de-sac rétro-sternal de la plèvre au cours du pneumothorax thérapeutique. Arch. méd.-chir. Appar. resp. **8**, 477—503 (1933).

Groedel, F.: Abgekapselte Pleuritiden im Röntgenbild. Fortschr. Röntgenstr. **28**, 137—148 (1921/22).

Gross, R. E., and J. E. Lewis: Defect of the anterior médiastinum; successful surgical repair. Surgery **80**, 549—554 (1945).

Guerrichio, A.: Pneumotorace spontaneo con voluminosa ernia di mediastino. Riv. Pat. Clin. Tuberc. **5**, 48 (1931).

Harrington, S. W., and B. R. Kirklin: Clinical and roentgenologic manifestations and surgical treatment of diaphragmatic hernia, with review of 131 cases. Radiology **30**, 147—156 (1938).

Heise, F. H., and F. B. Trudeau: Primary pleural mesotheliom. A case with pneumothorax and mediastinal hernia. Amer. Rev. Tuberc. **16**, 92—99 (1927).

Hemmati, A.: Über eine zervikale Lungenhernie. Fortschr. Röntgenstr. **101**, 371—378 (1964).

Holzknecht, G.: Die röntgenologische Diagnostik der Erkrankungen der Brusteingeweide. Hamburg 1901.

— Ein neues radiologisches Verfahren bei Bronchusstenose und Methodisches. Wien. klin. Rdsch. **1899**, 45.

Iraci, A.: Perchè L'ernia mediastinica in corso di pneumotorace artificialeè piu frequente a destra. Contributo alla patogenesi dell'ernia mediastinica. Riv. Pat. Clin. Tuberc. **8**, 497—512 (1934).

Kartagener, M.: Mediastinalverlagerungen bei Lungencysten. Beitr. Klin. Tuberk. **83**, 489 (1933).

Killian, H.: Die Chirurgie des Mediastinums und des Ductus thoracicus. Leipzig: Georg Thieme 1940.

Kölling, H.-L.: Lunge und Mediastinum nach Lungenresektionen. Radiol. diagn. (Berl.) **3**, 163—166 (1962).

Kuhlmann, K.: Die künstliche Mittelfellversteifung als Ersatz des Druckdifferenzverfahrens. Habil.-Schr. Freiburg i. Br. 1949.

Lalande, J. M., et Y. T. J. Lo: Les images claires anormales permanentes partraction et translation du médiastin supérieur. (Clartés oesophagiennes; hernies médiastinales antérrosupérieures.) J. franç. Méd. Chir. thor. **13**, 555—567 (1959).

Lewis, J. E., and W. J. Potts: Obstructive emphysema with a defect of anterior mediastinum. Report of a case. J. thorac. Surg. **21**, 438—443 (1951).

Locatelli, A.: Hernie bilatérale anterieure et postérieure droite du cul-de-sac pleural. Rev. Tuberc. (Paris) **10**, 702—713 (1929).

Longo, A.: Contributo allo studio dell'ernia del mediastino in corso di pneumotorace artificiale. Riv. Pat. Clin. Tuberc. **7**, 894—900 (1933).

Magill, J. W.: Endotracheal anesthesia. Amer. J. Surg. **34**, 450 (1936).

Maier, H.: Mediastinalhernia in the absence of pneumothorax. Amer. J. Roentgenol. **39**, 687—697 (1938).

Mattina, M.: L'ernia mediastinica in corso di pneumotorace terapeutico bilaterale. Ann. Radiol. diagn. (Bologna) **14**, 105—121 (1940).

Menger, W.: Zur Deutung pathologischer Substrate des Mittelschattens im Röntgenbild. (Destropositio cordis durch Hepar lobatum bei parasternaler Zwerchfellhernie.) Fortschr. Röntgenstr. **82**, 266—267 (1955).

Mülly, K.: Die Bronchoskopie. In: Lehrbuch der Anästhesiologie. Berlin-Göttingen-Heidelberg: Springer 1955.

Nissen, R.: Mediastinalverlagerung bei postoperativer Skoliose und ihre praktische Bedeutung. Münch. med. Wschr. **1928**, 528—530.

Nitsch, G.: Die „schwachen Stellen" des Mediastinums und ihre klinische Bedeutung bei pleuritischem Exsudat und Pneumothorax. Beitr. Klin. Tuberk. **18**, 1 (1910).

Nosworthy, M. D.: Anaesthesia in chest surgery with special reference to controlled respiration. Proc. roy. Soc. Med. **34**, 479—506 (1941).

Nylander, P. E. A., and G. Elfving: Partial eventration of the diaphragma. Ann. Chir. Gynaec. Fenn. **40**, 1—22 (1951).

Ochsner, A., M. de Bakey, and S. Murray: Absence of the anterior mediastinum with report of case associated with congenital diaphragmatic hernia. Surgery **6**, 915—926 (1939).

Oekonomopoulos, N.: Das Mediastinum im spontanen und künstlichen Pneumothorax. Ein Fall von spontantem Pneumothorax mit Komplikationen des Brustfells und des Mediastinums. Beitr. Klin. Tuberk. **64**, 378—381 (1926).

Palazzolo, Fr.: La stratigrafia trasversale nelle ernie del mediastino. Radiologia (Roma) **8**, 641—659 (1952).

Pieraccini: Il suono retrosternale del Banti ed il triangolo paravertebrale del Grocco. Clin. Med., fasc. **26** (1903).

Pruvost, P., Blanchi et G. Thoyer: Hernie médiastinale de la plèvre entérieur visible sans injections d'air ou de lipiodol et précisé ultérieurement par celles-ci. Arch. méd.-chir. Appar. resp. **14**, 374 (1941).

— Darbois, Henrion, Livieratos et Brincourt: Hernies du médiastin et lipiodol. Intérêt topographique. Arch. mêd.-chir. Appar. resp. **8**, 364—374 (1933).

— Rymer et Percarolo: Hernies médiastinales postérieures. Etude topographie et radiologique. Rev. Tuberc. (Paris) **5**, 762 (1936).

Rehn, E.: Die künstliche Mittelfellversteifung und Mediastinographie. Zbl. Chir. **1931**, 2967—2974.

Rowbotham, S.: Combined apparatus for inhalation or insufflation anaesthesia. Lancet **1921 II**, 660.

Ruckensteiner, E.: Kongr. d. Dtsch. Röntgenges. München 1955 (Ref. Medizinische **1955**, 1620).

Sansone, G., e A. de Maestri: Visualizzazione simultanea del mediastino posetriore ed anteriore dopo insufflazione per via peridurale. Studio stratigrafico tridimensionale. Minerva pediat. **3**, 332—343 (1951).

— — The simultaneous visualization of the posterior and anterior mediastinum after insufflation in the peridural space. Tridimensional tomographic study. Acta paediat. (Uppsala) **41**, 101—107 (1952).

Sarno, A.: Die durch Gas erzeugte Ausdehnung des vorderen oberen und hinteren unteren Blindsackes im Verlauf des künstlichen Pneumothorax [Span.]. Rev. méd. lat.-amer. **12**, 1001 (1921).

Sauerbruch, F.: Die Chirurgie der Brustorgane, 3. Aufl. Berlin: Springer 1928.

Schmid, H. G.: Mediastinalhernien beim künstlichen Pneumothorax. Diss. Zürich 1947.

Schirosa, G., e A. Tedeschi: Il pneumomediastino. Roma: Società Editrice Universo 1958.

Sella, U.: Intorno ad un caso di pneumotorace artificiale con herniea mediastinica. Morgagni, fasc. 42 (1924).

Steiner, P., L. Duc, B. Genequand et H. G. Schmid: Contribution à l'étude des hernies médiastinales. J. Méd. Lyon **1946**, 697.

Stephani, J., et R. Kirsch: Contribution à l'étude des hernies médiastinales sans rapport avec le pneumothorax artificiel. Rev. Tuberc. (Paris) **1**, 607—611 (1933).

Stieve, F. E.: Röntgenanatomische Studien zum normalen Schichtbild des Thorax und seiner Organe. Habil.-Schr. München 1953.

— Untersuchungen über Lage und Darstellbarkeit der Mediastinalgrenzen im Röntgenbild. Fortschr. Röntgenstr. **89**, 499—517 (1958).

— Untersuchungen über die Topographie der Mediastinalorgane im Röntgenschichtbild. Ann. Med. intern. Fenn. **48**, Suppl. 28, 252—288 (1959).

— Über das Vorkommen von Mediastinalhernien. Fortschr. Röntgenstr. **105** (3), 340—353 (1966).

Stiller, H.: Zur Frage der Mediastinalverziehung nach Pneumonektomien. Langenbecks Arch. klin. Chir. **276**, 417—421 (1953).

— Der Pleurahohlraum nach Pneumonektomie, insbesondere seine Auswirkungen auf das Mediastinum. Ergebn. Chir. Orthop. **42**, 124—202 (1959).

Tedeschi, H.: Studio pneumostratigrafico dei grossi vasi che prendeno origine da un unico ventricolo. XIV. Congr. S. J. C., Taormia 1952.

Teschendorf, W.: Das dreidimensionale Schichtbild. Vortrag auf der Köln-Bonner Röntgenvereinigung, November 1957.

Thurmayr, R., u. W. Brückner: Folgen und Komplikationen nach Pneumonektomie. Ergebn. Chir. Orthop. **45**, 29—76 (1963).

Vajano, D.: Sull'ernia del mediastino. Folia med. (Napoli) **21**, 843—863 (1935).

Vossschulte, K., u. H. Stiller: Über die Bedeutung des Pleurahohlraumes bei Störungen und Komplikationen nach Pneumonektomie. Thoraxchirurgie **1**, 228—244 (1953).

— — Funktionelle Mediastinalveränderungen. In: Handbuch der Thoraxchirurgie von E. Derra, Bd. III, S. 722—737. Berlin-Göttingen-Heidelberg: Springer 1958.

Zapatero, J., u. V. Mingarro: Die Pendelbewegung des Mittelfelles bei der doppelseitigen Kollapstherapie. Rev. esp. Tuberc. **9**, 166 (1940).

Zinn u. Geppert: Beitrag zur Pneumothoraxtherapie der Lungentuberkulose. Beitr. Klin. Tuberk. **33**, 111 (1914).

Entzündungen des Mediastinums

Adam, A.: Rekurrenslähmung bei Mediastinitis. Arch. Laryng. Rhin. (Berl.) **27**, 430 (1913).

Adams, R.: Acute suppurative mediastinitis. J. thorac. Surg. **15**, 336—340 (1946).

Adelberger, L.: Aussprache. Tuberk.-Arzt **7**, 171 (1953).

Allison, P. R.: Reflux esophagitis, sliding hiatal hernia and anatomy of repair. Surgery **92**, 419—431 (1951).

Alther, E.: Diagnose und Beurteilung der chylösen Ergüsse. Thoraxchirurgie **3**, 1—17 (1955).

Alves, C.: Röntgenbild der Krankheiten des Mediastinums außer Tuberkulose und Kavernom. Rev. port. Med. milit. **4**, 169—179 (1956).

Armitage, H. M.: Chronic mediastinitis following osteomyelitis of the sternum. N. Y. med. J. and Med. Rec. **97**, 1244 (1913).

Balas, A., u. A. Bikfalvi: Über Klinik und chirurgische Behandlung des Lungenechinococcus mit Berücksichtigung atypischer Fälle. Thoraxchirurgie **2**, 197—216 (1954).

Barcan, F.: Ein besonderes Zeichen in einem Fall akuter eitriger Mediastinitis. Radiol. diagn. (Berl.) **1**, 707—710 (1960).

Bariety, M. J. C., et Ch. Coury: Le médiastin et sa pathologie. Paris: Masson & Cie. 1958.

Barrett, N. R.: Spontaneous perforation of the oesophagus. Thorax **1**, 48—70 (1946).

Behrendt, H.: Über den Bronchialdrüsendurchbruch. Fortschr. Röntgenstr. **75**, 318—322 (1951).

Behrmann, W.: Über septische Sekungsabscesse im Mediastinum, vom lymphatischen Schlundring ausgegangen. Nord. Med. **1939**, 174—178.

Benedetti, U., G. Fiorito e H. Nicotra: Sporotricosi del mediastino. Riforma med. **43**, 29—31 (1927).

Berends, J.: Beitrag zur Behandlung der Mediastinalabscesse durch Oesophagusschlitzung. HNO (Berl.) **3**, 216—217 (1952).

Bergmann, G. v.: Die Erkrankung des Mediastinums. In: Handbuch der inneren Medizin von Mohr u. Staehlin, 2. Aufl. Berlin: Springer 1928.

Bikfalvi, A., M. Erdelyi u. A. Balas: Das Verschlußsyndrom der Vena cava superior verursacht durch chronische Mediastinitis. Zbl. Chir. **1955**, 81—97.

Bindeglass, J. L., and S. Trubowitz: Pulmonary vein obstruction: An uncommon sequel to chronic fibrom mediastinitis. Ann. intern. Med. **48**, 876— (1958).

Blades, B., and D. J. Dugan: Tuberculoma of the posterior mediastinum. Amer. Rev. Tuberc. **50**, 41—47 (1944).

Bolognesi, G.: Echinococcuscysten des Mediastinums. Zbl. Chir. **62**, 1581—1584 (1935).

BORRELLO, F., e B. MARINO: Su un raro caso di echinococco del timo. Arch. Chir. Torace **20**, 504—511 (1963).

BRÜGGER, H.: Über Lymphknotenkavernen am Lungenhilus. Tuberk.-Arzt **9**, 497—503 (1949).

BRUNNER, A.: Lehrbuch der Chirurgie, Bd. II. Basel: Benno Schwabe & Co. 1950.

—, u. R. NISSEN: Chirurgie des Mittelfellraumes. In: Handbuch der praktischen Chirurgie von GARRÉ-KÜTTNER-LEXER, 6. Aufl., Bd. II, S. 379. Stuttgart: Ferdinand Enke 1931.

BURNETT, W. E.: Recognition and management of mediastinitis. Amer. J. Surg. **54**, 99—113 (1941).

BUSCH, M.: Mediastinitis antica nach Osteomyelitis sterni. Zbl. Chir. **1907**, 667.

CAFFEY, J.: Pediatric x-ray diagnosis, 2. ed. Chicago 1950.

CALVET, J., J. COLL et J. PLANTADE: Le problème de l'extension des médiastinites. bases anatomoradiologiques. Ann. Oto-laryng. (Paris) **83**, 168—175 (1966).

CAMERON, C.: Broncho-mediastinal fistula in Pott's disease. Lancet **1925 I**, 1341.

CAMERON, D. G., S. T. ING, M. BOYE, and W. H. MATHEWS: Idiopathic mediastinal and retroperitoneal fibrosis. Canad. med. Ass. J. **85**, 227—232 (1961).

CANDIA, G. DE: Sul comportamente degli ascessi mediastinici da spondilite. Arch. Med. e Chir. **4**, 695 (1935).

CASELLAS, P. R.: A roentgenologic study of the child's chest. Radiology **12**, 382—387 (1929).

CHAOUL, H., u. K. LANGE: Über intrathorakale Senkungsabzesse. Dtsch. Z. Chir. **184**, 348 (1924).

CHRISTMANN, F. A.: Echinokokkencyste des hinteren Mittelfells. Bol. Soc. Cirug. Rosario **6**, 417 (1939).

CLAIRMONT, P., O. WINTERSTEIN u. A. DIMITZA: Die Chirurgie der Tuberkulose. Berlin: Karger 1931.

CLARK, O. R.: Traumatic chylothorax. Arch. Surg. **68**, 848—853 (1954).

CLAUSNITZER, W., H. J. DIETZSCH u. H. GROSSMANN: Röntgenatlas der Lungenerkrankungen im Kindesalter. Leipzig: VEB Georg Thieme 1961.

COCCHI, U.: Die Tumoren im Kindesalter. Strahlentherapie **106** (2), 163—190 (1958).

— Das Pneumomediastinum als röntgendiagnostisches Untersuchungsverfahren. Dtsch. med. Wschr. **84** (8), 300—303 (1959).

COLLER, F. A., and L. YGLESIAS: The relation of the spread of infection to fascial plans in the nech and thorax. Surgery **1**, 323—337 (1937).

COLOMBANI, F.: Echinococcuscysten. Zbl. Chir. **1910**, 1423.

CONDORELLI, L.: Das Pneumomediastinum. Die Pneumotomographie als diagnostisches Untersuchungsverfahren. Ärztl. Forsch. **12**, I/381—I/396 (1958).

DABASI, H. G.: Mittelfellabszeß. Orv. Hetil. **1938**, 1229.

D'ABREU, A. L.: A practice of thoracic surgery. London: Arnold & Co. 1953.

DAHM, M.: Aufgaben, Ergebnisse und Fragen der Röntgenuntersuchung des Mediastinums (unter Berücksichtigung der kymographischen Methode). Fortschr. Röntgenstr. **72**, 521—530 (1950).

DENECKE, H. J.: Das oesophagoskopische Bild bei Speiseröhrenstenosen infolge Ölschwartenmediastinum. Arch. Ohr.-, Nas.- u. Kehlk.-Heilk. **155**, 503—504 (1949).

DIETHELM, L.: Chronische Mediastinitis als Folge primärer Paraffinölplomben mit Oesophagus- und Trachealstenose. Fortschr. Röntgenstr. **71**, 941—945 (1949).

DIETLEN, H.: Über die interlobäre Pleuritis. Ergebn. inn. Med. Kinderheilk. **12**, 196 (1913).

DIEN, J.-CL., et G. MENUT: Remarques sur l'aspect radiologique du thymus du nourrisson et de l'enfant. Pédiatrie **15**, 771—789 (1960).

DONALD, A. B.: Acute suppurative mediastinitis. Report of a case. Lancet **1940 I**, 126—127.

DOVENBARGER, W. V., E. TSUBURA, J. SCHWARZ, and G. L. BAUM: Mediastinal cystic granuloma due to histoplasma capsulatum. J. thorac. cardiovasc. Surg. **42**, 193 (1961).

DREWS: Akute Ostemyelitis des Brustbeines. Diss. Rostock 1910.

DÜNNER, L.: (1) Der paramediastinale Schatten des Thymus. Fortschr. Röntgenstr. **84**, 18—20 (1956).

— (2) Klinisch-röntgenologische Differentialdiagnostik der Lungenkrankheiten. Stuttgart: Gustav Enke 1954.

DUGAN, D. J.: The management of esophageal perforations. Dis. Chest **22**, 556—569 (1952).

DUNHAM, E. K.: Infection in the mediastinum in fulminating cases of empyema. Surgery **35**, 288 (1922).

ECK, H.: Das Schattenrandzeichen am Herzen. Fortschr. Röntgenstr. **78**, 313—316 (1953).

EDENS, E.: Über Verschwartung des hinteren Mittelfellraumes (Mediastinitis fibrosa posterior). Klin. Wschr. **15**, 332—335 (1936).

EHRLICH, W., H. C. BALLON, and E. A. GRAHAM: Superior vena caval obstruction with a consideration of the possible relief of symptoms by mediastinal decompression. J. thorac. Surg. **3**, 352—364 (1934).

ENGEL: Zit. bei K. GEFFERTH, Beiträge zur Röntgendiagnostik der Thymusdrüse und der mediastinalen Pleuritide. Gyermekgyogyászat **6**, 116 (1955).

ENGEL, ST.: Die Pleuritis mediast. superior. Z. Kinderheilk. **53**, 455—465 (1932).

— Die Lunge des Kindes. Stuttgart: Georg Thieme 1950.

—, u. SCHALL: Handbuch der Röntgendiagnostik im Kindesalter. Leipzig: Georg Thieme 1933.

EPSTEIN, B.: Mediastinalpleuritis und ihre Beziehungen zur Bronchiektasie (Pseudoempyema mediastinale bronchiectaticum). Med. Klin. **24**, 1224—1228 (1928).

ERDÉLYI, M.: Chirurgische Mediastinalerkrankungen im Kindesalter. Radiol. diagn. (Berl.) **1**, 377—385 (1960).

ERGANIAN, J., and L. J. WADE: Chronic fibrous mediastinitis with obstruction of superior vena cava. J. thorac. Surg. **12**, 275—284 (1943).

ESSER, CL.: Topographische Ausdeutung der Bronchien im Röntgenbild. Fortschr. Röntgenstr. **71**, 28, 395 (1949).

— Atypische Pneumonien und Infiltrate. Beitr. Klin. Tuberk. **104**, 182—189 (1950).

Esser, Cl.: Interlobärer Erguß oder Mittellappenverdichtung? Tuberk.-Arzt 6, 259—272 (1952).
— Anwendung und Deutung des Schichtbildes bei Lungenprozessen. (Kritische Überlegungen und praktische Vorschläge.) Fortschr. Röntgenstr. 78, 117—141 (1953).
— Größenänderung von Lungenlappen bei Pleuraergüssen („fliehende" Lappenspalte). Fortschr. Röntgenstr. 78, 304—313 (1953).
— Die Diagnose der Lungensegmente, ihre Röntgendarstellung und plastische Formenfassung. Ärztl. Wschr. 9, 869—876 (1954).
— Stellungnahme zum Beitrag zur Differentialdiagnose: Thymushyperplasie-Mediastinalpleuritis von P. Habermann. Fortschr. Röntgenstr. 86, 323 (1957).
—, u. F. Hilgert: Zur Frage: Thymus, Atelektase oder mediastinaler Pleuraerguß? Fortschr. Röntgenstr. 84, 3—18 (1956).
Failor, H. J.: Superior vena caval obstruction. Thesis Graduate School, University of Minnesota 1958.
Fanconi, G., u. A. Wallgren: Lehrbuch der Paediatrie. Basel u. Stuttgart: Schwabe & Co. 1963.
— Zur Diagnose der Pleuritis mediast. fibrosa im Kindesalter. Röntgenpraxis 3, 49—51 (1931).
Fastner, Z.: Rupture of a cold abscess into a bronchus. Brit. med. J. 1955I, No 4905, 83—85.
Felix, W.: Die Bedeutung der Fixation des Mediastinums für die Chirurgie von Brustkorbverletzungen. Dtsch. Gesundh.-Wes. 2, 88—89 (1947).
Finckh, E.: Über spondylitische Abszesse des Mediastinum posticum. Bruns' Beitr. klin. Chir. 59, 65—77 (1908).
Fischer, H.: Klinische und pathologisch-anatomische Beobachtungen bei Thymusschädigungen infolge Verschwielung des vorderen Mittelfellraumes. Langenbecks Arch. klin. Chir. 150, 656—666 (1928).
Fischer-Wasels, B.: Grundfrage der Geschwulstforschung. Frankfurt. Z. Path. 44, 177—201 (1933).
Fisher, J. A.: Thymus gland hypertrophy and its significance to otolaryngologist; report based on x-ray examination of 201 children, previous to tonsillectomie, and review of literature. Ann. Otol. (St. Louis) 39, 432—443 (1930).
Fontan, A., P. Verger, J.-J. Battin et G. Landrau: L'hypertrophie thymique du nourrisson. Presse méd. 71, 1359—1362 (1963).
Fontana, G.: Un caso raro di ascesso mediastinico. Policlinico, Sez. Prat. 42, 818—826 (1935).
Fowler, A. W.: Traumatic rupture of the main bronchus. Brit. med. J. 1955, No 4905, 85—86.
Gavet, E. P., R. I. J. Andrade-Portela y E. F. Lascano: Pericarditis constrictiva hidatidica. Rev. Angiol. (B. Aires) 1, 30—38 (1955).
Gefferth, K.: Über einen Fall von beidseitiger Pleuritis mediastinalis superior anterior. Mschr. Kinderheilk. 81, 128—131 (1939).
— Über Pleuritis mediastinalis anterior superior. Mschr. Kinderheilk. 86, 264—272 (1941).
— Anterior-superior mediastinal pleurisy. Magy. Röntgenköz. 15, 164—170 (1941).
Gefferth, K: Thymus? Mediastinalpleuritis? Ein Beitrag zum diagnostischen Wert der interlobären Haarlinie. Fortschr. Röntgenstr. 82, 462—466 (1955).
— Beiträge zur Röntgendiagnostik der Thymusdrüse und der mediastinalen Pleuritiden. Gyermekgyógyászat 6, 116 (1955).
Gerulanos, M.: Ein Fall von kaltem Abszeß des hinteren Mediastinum, welcher als Tumor der Thymus sich dokumentierte. Zbl. Chir. 1930, 2487—2490.
Goldmann and Paulson: Zit. nach Sanson, Heaton and Dugan. Surg. Gynec. Obstet. 19, 333 (1950).
Goldweit: Abscess in the posterior mediastinum, in connection with Pott's disease. Trans. Amer. Orthop. Ass. 1902.
Goorvitch, J.: Traumatic chylothoracic duct ligation. J. thorac. Surg. 29, 467—479 (1955).
Grace, A. J.: Tuberculoma of the mediastinum. J. thorac. Surg. 12, 131—141 (1942).
Gray, H. K., and J. C. Skinner: Constructive occlusion of sup. vena cava. Report of 3 cases in wich patients were treated surgically. Surg. Gynec. Obstet. 72, 923—929 (1941).
Grewe, H. E., u. M. Martini-Pape: Die eitrigen Mediastinitis im frühen Säuglingsalter. Kinderärztl. Prax. 32, 305—314 (1964).
Habermann, P.: Ein Beitrag zur Differentialdiagnose: Thymushyperplasie — Mediastinalpleuritis. Fortschr. Röntgenstr. 86, 321—322 (1957).
Hache, L., L. B. Woolner, and Ph. E. Bernatz: Idiopathic fibrous mediastinitis. Dis. Chest 41, 9 (1962).
Halle, S., and O. Blitz: Eroding calsified mediastinal lymph. Amer. Rev. Tuberc. 62, 213—218 (1950).
Hansen, F.: Idiopathic fibrosis of the mediastinum as a cause of superior vena caval syndrom. Radiology 85, 433—438 (1965).
Hartmann-Stehelin, G.: Die Pleuritis med. sup. des Kleinkindesalters. Ann. paediat. (Basel) 164, 182—208 (1945).
Harvey, R. M., and R. S. Bromer: Significance of triangular hilar shadows in roentgenograms of infants and children. Amer. J. Roentgenol. 59, 845—852 (1948).
Hasley, C. K.: Pit falls in interpretation of hyperplasia of thymus and its roentgenrary treatment. Read before Third Int. Congr. of Radiology, Paris, July 1931.
— A study of the motor phenomenon of the mediastinum in infants and children. With particular reference to hyperplasia of the thymus. Radiology 21, 477—484 (1933).
—, and R. Q. de Tomasi: Cinex camera studies of thymus in infants and children. J. Mich. med. Soc. 29, 25—28 (1930).
Hausmann, E.: Mediastinaler Senkungsabszeß als zweites Kranksein bei Scharlach. Öst. Z. Kinderheilk. 8, 350 (1953).
Hausser: Aussprache. Tuberk.-Arzt 7, 171 (1953).
Hladik, M., and J. Pohlová: The thymus and mediastinal pleurisy in infants (thymus a mediastinální pleuritis v kojeneckém věku). Čs. Pediat. 14 27—30 (1959).

HOCHINGER, C.: Stridor congenitus und Thymushypertrophie. Verh. Dtsch. Ges. Kinderheilk. 1903. Wien. med. Wschr. **45** (1903).

HOENE, J.: Disposition und Lokalisation pleuritischer Reaktionen im Kindesalter. Inaug.-Diss. Heidelberg 1950.

HOFMEISTER: Zit. nach WALZ. Verh. Dtsch. path. Ges. **13**, 18 (1912).

HORIUCHI, CH.: Nagoya med. J. **4**, 1 (1957). Nach F. SCHMID, Pädiat. Prax. **2**, 263—271 (1963).

HUNT III., W., A C. BRODERS, JR., J. C. STINSON, and R. J. CARABASI: Primary pulmonary aspergillosis with invasion of the mediastinal contents and lymph nodes. Amer. Rev. Dis. **83**, 886—890 (1961).

IDEM: Roentgenology of thymus in infancy and differentialdiagnosis of enlarged thymus and its treatment. Amer. J. med. Sci. **180**, 745—767 (1930).

INOCUBO: Tracheal- und Oesophagusstenose durch Senkungsabsceß bei Brustwirbelkaries. Arch. Laryng. Rhin. (Berl.) **35**, 3. Zit. nach H. KILLIAN, Die Chirurgie des Mediastinums und des Ductus thoracicus. Leipzig: Georg Thieme 1940.

KALMANOVSKIJ, S.: Ein Fall von Echinococcus des Mittelfells. Vestn. Khir. **51**, 109—112 (1929).

KASTERT, J.: Neue Spondylitistherapie im Kindesalter. Kinderärztl. Prax. (Bern) **20**, 63—67 (1952).

— Moderne Behandlung der Knochen- und Gelenktuberkulose. Medizinische **1952**, 492—495.

— Erste Erfolge bei kombinierter operativ-tuberkulostatischer Spondylitistherapie. Fortschr. Röntgenstr. **76**, 353—358 (1952).

— Indikationen, Technik und Erfolge der operativen Herdausräumung. Verh. Dtsch. Orthop. Ges., Z. Orthop. **84**, 17—22 u. Disk. 34—40 (1954).

KEEFER, C. S.: Acute and chronic mediastinitis. Study of 60 cases. Arch. intern. Med. **62**, 109—136 (1938).

KEMP, F. H., H. M. C. MORLEY, and E. EMRYS-ROBERTS: Sail-like triangular projektion from mediastinum; radiographic appearance of thymus gland. Brit. J. Radiol. **21**, 618—624 (1948).

KEMP, H. F.: Factors influencing mediastinal shadow in young children. Brit. J. Radiol. **23**, 703—709 (1950).

KERÉNYI, J., u. H. KERÉNYI: Über die operative Behandlung Bronchusstenose verursachender Durchbrüche verkäster Lymphknoten. Thoraxchirurgie (im Druck).

KERGIN, F.: Oesophageal obstruction due to paraffinoma of the mediastinum. Ann. Surg. **137**, 91—97 (1953).

KEYNES, G.: Physiology of thymus gland (Thomas Young memorial lecture). Brit. med. J. **1954II**, 659—663.

— Surgery of thymus gland; second (and third) thoughts. Lancet **1954I**, 1197—1202.

KILLIAN, H.: Die Chirurgie des Mediastinums und des Ductus thoracicus. Leipzig: Georg Thieme 1940.

KINNEY, M. J., and R. G. TAYLOR: Observations on 8 years' experience in treatment of thymus gland in infants and young children. Amer. J. Roentgenol. **21**, 263—270 (1929).

KIRCHHOFF, H. W.: Zur Differentialdiagnose der Mittelschattenveränderungen im frühen Kindesalter. Fortschr. Röntgenstr. **79**, 557—567 (1953).

— Die Anwendung der Tomographie bei unklaren Mittelschattenveränderungen im frühen Kindesalter. Fortschr. Röntgenstr. **81**, 431—440 (1954).

— Entstehung und Entwicklung von Mittelschattenveränderungen im frühen Kindesalter. Ann. Univ. sarav. Med. **5**, 364—375 (1957).

KLEINSCHMIDT, H.: Zur Röntgendiagnostik der Thymushyperplasie. Mschr. Kinderheilk. **37**, 358—364 (1927).

KÖNN: Aussprache. Tuberk.-Arzt **7**, 171 (1953).

KORKIS, F. B.: Mediastinitis following foreign body perforation of cervical esophagus. Lancet **1952I**, 4.

KRAUSS, H.: Die Enthülsung der Speiseröhre bei Stenosen. Langenbecks Arch. klin. Chir. **273**, 524—525 (1953).

KUNKEL, W. M., O. TH. CLAGETT, and J. R. McDONALD: Mediastinal granulomas. J. thorac. Surg. **27**, 565—574 (1954).

KUSCHEFF: Syphilis des Mediastinum. Ref. Zentr.-Org. ges. Chir. **3**, 120 (1913).

LAENNEC, RT.: Traité de l'auscultation médiate et des maladies des poumons et du cu coer. Paris 1819.

LANRELL, H.: Der Nachweis minimaler, bei der gewöhnlichen Lungenuntersuchung oft unsichtbarer Pleuraexsudate. Acta radiol. (Stockh.) **16**, 691—704 (1935).

LASSRICH, PRÉVÔT u. SCHÄFER: Pädiatrischer Röntgenatlas. Stuttgart: Georg Thieme 1955.

LERCHE, W.: Infected mediastinal lymph nodes as a source of mediastinitis. Arch. Surg. **14**, 285—305 (1927).

LEFEBVRE, J., V. CREMER, P. CHAUMONT et A. BISSON: Sur l'étude tomographique des adènopathies médiastinales de l'enfant. (A l'occasion du repocèsverbal de la séance du 16 janvier 1956, à propos de la communicationde MM. J. BERNARD POROT, MONTIER et BARD). J. Électrol. Radiol. **37**, 843—845 (1956).

LIEBSCHNER, K., u. H. VIETEN: Das Veratmungsbronchogramm, eine Möglichkeit zur Erfassung pathologischer Birfurkationsbewegungen. Fortschr. Röntgenstr. **76**, 443—451 (1952).

LINDSKOG, G. F., and A. A. LIEBOW: Thoracic surgery and related pathology. New York: Appleton Century Crofts Inc. 1953.

LÖFFLER, F.: Die Pathogenese und Therapie der Spondylitis tuberculosa. Ergebn. Chir. Orthop. **15**, 391—490 (1922).

LÖFGREN, S., and H. LUNDBÄCK: The bilateral hilar lymphoma syndrome. A study of the relation to age and sex in 212 cases. Acta med. scand. **142**, 265—273 (1952).

LOHMANN, A. J. M.: Mediastinitis anterior chronica. Acta med. scand. **131**, 56—65 (1948).

LORTAT, J. J.: Les maladies peptiques de l'oesophage. J. int. Chir. **11**, 152—175 (1951).

LYTER, J. G.: The pathways of the mediastinum, the lung and the pleura. Amer. J. med. Sci. **168**, 882 (1924).

MÄDER, B.: Zur Frühdiagnose und Altersbestimmung der Spondylitis tuberculosa. Diss. Zürich 1943.

MAINZER, F. S.: Mediastinitis following removel of the thyroid. Amer. J. Surg. **8**, 817—818 (1930).

MALLUCHE, H.: Beitrag zur röntgenologischen Darstellung des persistierenden Thymus. Tuberk.-Arzt 1/2, 158—162 (1947/48).

MALNEKOFF, B. J.: Acute mediastinal abscess. Amer. J. Dis. Child. 39, 591—594 (1930).

MARINO, B., P. MICOZZI e A. VENTURINI: Mediastinopericardite cronica con ostruzione della vena cava superiore e coartazione della vena cava inferiore. Arch. Att Soc. ital. Chir. 2, 328—333 (1959).

MARK, G.: Die Methode der schrägen Tomographie und ihre Bedeutung für die Lagebestimmung von Lungenprozessen. Fortschr. Röntgenstr. 79, 567—581 (1953).

MAURO, M.: Pleurite purulenta mediastinica dextra anteriore-inferiore come complicazione di osteomielite acute della tibia. Rif. med. 1934, 1001—1009.

MCINTIRE, F. T., and E. M. SYKES, JR.: Obstruction of the superior vena cava: A review of the literature and report of two personal cases. Ann. Int. Med. 30, 925 (1949).

MCKINNON: Mediastinal abscess. Canad. med. Ass. J. 1913, 792.

MEINHARD, H.: Über einen Fall von Mediastinalphlegmone, entstanden nach einem Ulcus lueticum im Sinus piriformis. Diss. Kiel 1931.

METIVET, G.: Quelques considérations sur la chirurgie du médiastin. J. méd. franç. 13, 333 (1924).

MONTI, G. F.: Cisti e tumori del mediastino. Arch. ital. Chir. 81, 93—135 (1956).

MOUNSEY, J. P. D.: Complete occlusion of superior vena cava with chronic mediastinitis in case of generalized actinomycosis. Thorax 2, 203—205 (1947).

MÜLLER, R. W.: Zur Frage des Wachstums und der Hypertrophie der Lunge. Mschr. Kinderheilk. 85, 50—69 (1940).

MÜLLY, H.: Die Erkrankungen und Geschwülste des Mediastinums. In: G. v. BERGMANN, W. FREY, M. SCHWIEGH, Handbuch der Inneren Medizin, 4. Aufl., Bd. IV/4. Berlin-Göttingen-Heidelberg: Springer 1956.

NAGEL, O.: Oesophagusstenosen nach primären Paraffinplomben. Tuberk.-Arzt 2, 242—250 (1948).

NELSON, W. P., G. D. LUNDBERG, and R. B. DICKERSON: Pulmonary artery obstruction and cor pulmonale due to chronic fibrous mediastinitis. Amer. J. Med. 38, 279—285 (1965).

NEUHOF, H.: Acute infection of the mediastinum with special reference to mediastinal suppuration. Thorax 6, 184—196 (1936).

—, and E. E. JEMERIN: Acute infection of the mediastinum. Baltimore: Williams & Wilkins Co. 1943, 407 p.

NEUMANN, W.: Mediastinale Prozesse als Ursache tödlicher abdomineller Krankheitsbilder. Wien. klin. Wschr. 39, 18 (1926).

NISSEN, R., u. O. HASE: Mediastino-Pericarditis externa, verursacht durch Paraffin. Thoraxchirurgie 1, 480—488 (1954).

—, u. R. MEYER-RUEGG: Die Knochen- und Gelenktuberkulose. Tuberk. bibl. 1930, Nr 36.

—, u. O. WUSTMANN: Der Einfluß pathologischen Zwerchfellstandes auf die Blutströmung in der unteren Hohlvene. Dtsch. Z. Chir. 203/204, 42—47 (1927).

OPITZ, H.: Der kindliche Lungenhilus und seine Pathologie. Medizinische 25, 563—566 (1953).

ORLOV, P.: Echinococcus des vorderen Mittelfelles. Trudy voronö Gos.-Med. Inst. 3, 75 (1935).

ORTON, H. B.: Mediastinitis following esophageal foreign body. Arch. Otolaryng. 12, 635—641 (1930).

PAAS, H. R.: (1) Selbstdrainage der eitrigen Mediastinitis in den perforierten Oesophagus. Zbl. Chir. 1935, 2630.

— (2) Selbstdrainage eitriger Mediastinitis in den perforierten Oesophagus. Oesophagus-Pleurafistel. Dtsch. Z. Chir. 247, 495—500 (1936).

PANCOAST, H. K.: Roentgenology of the thymus in infancy and differentialdiagnosis of enlarged thymus and its treatment. Amer. J. med. Sci. 180, 725—767 (1930).

—, and E. P. PENDERGRASS: Roentgenologic diagnosis of disease of the upper respiratory tract in children. Amer. J. Roentgenol. 23, 241—264 (1930).

PEARSE, H. E.: The operation for perforation of the cervical oesophagus. Surgery 56, 192—196 (1933).

PERÄSALO, O.: Mediastinal "tuberculoma". Ann. Chir. Gynaec. Fenn. 39, 213 (1950).

PERKINS, C. W.: Röntgenuntersuchung auf Thymusvergrößerung an 500 Kindern. Amer. J. Roentgenol. 15, 216—222 (1926).

— Studies of thymus, with roentgen findings. Amer. J. Roentgenol. 21, 256—263 (1929).

PERRAS, T.: Beitrag zur Chirurgie des Brustbeines und des vorderen Mittelfelles. Dtsch. Z. Chir. 254, 246—248 (1940).

PESCH: Ein Fall von Perforation einer Bronchialdrüse in die Trachea. Med. Klin. 1914, 1694.

PHILIPS, C. E.: Mediastinal infection from esophageal perforation. J. Amer. med. Ass. 111, 998—1004 (1938).

PODLASKY, H. B., and S. E. KOHN: Thymic shadows of new-born infants. Amer. J. Dis. Child. 39, 782—789 (1930).

PUTZIG, H.: Zur Differentialdiagnose Thymushyperplasie und congenitalem Stridor. Z. Kinderheilk. 35, 322 (1923).

RACH, E.: Über die radiologische Diagnose endothorakaler Senkungsabszesse bei Kindern. Z. Kinderheilk. 9, 401 (1913).

— Röntgendiagnostik der kindlichen Lungenerkrankungen. Ergebn. inn. Med. Kinderheilk. 32, 464—530 (1927).

RAVAULT, P. P., J. PAPILLON et F. F. JACQUOT: Syndrome de la veine cave supèrieure par mediastinale fibreuse. J. Radiol. Électrol. 37, 938—940 (1956).

REINHARD, W.: Beitrag zur operativen Behandlung der Wirbelsäulentuberkulose. Chirurg 25, 505—508 (1954).

REMER, J., and W. W. BELDEN: Roentgendiagnosis and therapy of the thymus in children. Amer. J. Roentgenol. 18, 119—124 (1927).

REYHER, P.: Über das Röntgenbild der Thymusdrüse. Pädiatr. Sekt. Ver. inn. Med. Berlin, 28. Okt. 1929.

— Das Röntgenbild der Thymusdrüse. Ergebn. inn. Med. Kinderheilk. 39, 578—612 (1931).

RIGLER, L. G.: Atypical distribution of pleural effusions. Radiology **26**, 543—550 (1936).

ROCEK, V., C. KRC, and F. FAJTA: Hyperplasia of the thymus in spontaneous pneumomediastinum. Čs. Rentgenol. **17**, 27—29 mit engl. Zus.fass. (1963).

ROSENAUER, F.: Ductus thoracicus — Vena jugularis interna — Seit-zu-Seit-Anastomose. Chirurg **24**, 476—447 (1953).

SALE, T. A.: Fractur of the bronchus. Brit. J. Surg. **41**, 625—627 (1954).

SALYER, J. U., H. N. HARRISON, D. F. WINN, JR., and R. R. TAYLOR: Chronic fibrous mediastinitis and superior vena caval obstruction due to histoplasmosis. Dis. Chest **35**, 364—377 (1959).

SAMSON, P. C., L. D. HEATON, and D. J. DUGAN: Mediastinal "tuberculoma". Surgical removal in four patiens. J. thorac. Surg. **19**, 333—348 (1950).

SANTY, P., P. GALY, A. GONIN, P. MARION, J. PAPILLON et F. PINET: Syndromes de compression de la veine cave superieure par mediastinite fibreuse d'origine ganglionaire tuberculeuse. Presse méd. **1957**, 307—310.

SAUERBRUCH, F.: Die Chirurgie der Brustorgane, III. Aufl. Berlin: Springer 1928.

SAUPE, E.: Das Thoraxröntgenbild im frühesten Kindesalter. München: J. F. Lehmann 1925.

— Über das Thoraxröntgenbild im frühen Kindesalter. Fortschr. Röntgenstr. **34**, 776—990 (1926).

—, u. K. EHLE: Das Thoraxröntgenbild des normalen Säuglings. München: J. F. Lehmann 1929.

SAYERS, F. E.: Mediastinal lues. J. Indian med. Ass. **20**, 102—106 (1927).

SCHALL, H.: Zur Technik der Thymusaufnahmen. Fortschr. Röntgenstr. **34**, 148—150 (1926).

— Klinik und Therapie der interlobären Pleuritis. Kinderärztl. Prax. **2**, 54—62 (1931).

SCHALL, L.: Die Interlobärspalten. Anatomie. Röntgendarstellung und deren klinische Bedeutung. Ergebn. ges. Tuberk.- u. Lung.-Forsch. **2**, 403—474 (1931).

—, u. F. HOFFMANN: Die Haarlinie im Röntgenbild der Lunge. Röntgenpraxis **2**, 977—982 (1930).

— — Zur Anatomie der Interlobärspalten. Fortschr. Röntgenstr. **42**, 714—729 (1930).

SCHEDE: Zit. nach H. KILLAN, Die Chirurgie des Mediastinums und des Ductus thoracicus. Leipzig: Georg Thieme 1940.

SCHINZ, H. R.: Über einen Senkungsabszeß im vorderen Mediastinum. Dtsch. Z. Chir. **159**, 163 (1920).

SCHLEGEL, B., u. G. HEBERER: Mediastinalerkrankungen. Klin. d. Gegenw. **6**, 385—423 (1958).

SCHMID, F.: Lungenhilus und Bronchialsystem. Kinderärztl. Prax. **20**, 462—468 (1952).

— Die Röntgenologie der Thoraxorgane. Mschr. Kinderheilk. **107** (3), 159—168 (1959).

— Die Mittelschattenverbreiterung beim Säugling und Kleinkind. Pädiat. Prax. **2**, 263—271 (1963).

—, u. F. JUNKER: Die Bedeutung der Pleuritis mediastinalis im Kindesalter. Z. Kinderheilk. **67**, 545—576 (1950).

—, u. G. WEBER: Röntgendiagnostik im Kindesalter. München: J. F. Bergmann 1955.

SCHMID, P. CH.: Die topographische Darstellung des Bronchialbaumes bzw. der Lungensegmente im Röntgenbild; über die segmentale Anordnung schrumpfender Lungenabschnitte mit Bronchiektasenbildung. Fortschr. Röntgenstr. **73**, 307, 318, 689 (1950).

— Lungenverschattungen, die das Bild einer Pleuritis mediastinalis oder interlobaris vortäuschen können. Dtsch. med. Wschr. **77/I**, 772—775 (1952).

— Zur Differentialdiagnose paramediastinaler Verschattungen des rechten Oberlappens und der Pleuritis mediastinalis superior. Fortschr. Röntgenstr. **81**, 629—637 (1954).

— Interlobär begrenzte schrumpfende Lungenprozesse bei Kindern. Mschr. Kinderheilk. **102**, 359—366 (1954).

— Unterlappenatelektasen und ihre Differentialdiagnose zur Pleuritis mediastinalis inferior. Mschr. Kinderheilk. **103**, 187—192 (1955).

— Thymushyperplasie oder Oberlappenatelektase? Erwiderung zu der Bemerkung von L. DÜNNER: Der paramediastinale Schatten des Thymus. Fortschr. Röntgenstr. **84**, 20—48 (1956).

SCHNYDER, K.: Arrosion der Aorta durch tuberkulösen Senkungsabszeß. Korresp.-Bl. schweiz. Ärz. **1918**, 655.

SCHÖNFELD, H.: In: ENGEL-SCHALLS Handbuch der Röntgendiagnose und Therapie im Kindesalter. Leipzig: Georg Thieme 1933.

SCHRÖDER, G.: Traumatische Bronchusruptur. Fortschr. Röntgenstr. **81**, 680—682 (1954).

— Beitrag zur Differentialdiagnose paramediastinaler Oberfeldverschaltungen. Kinderärztl. Prax. **24**, 419—423 (1956).

SCHWARTZ, PH.: Die Bronchustuberkulose und der Bronchialdrüsendurchbruch im Rahmen der Epidermiologie der Tuberkulose. Tuberkulosearzt **7**, 170 (1953).

SEIFFERT, A.: Zur Erkennung und Behandlung von Oesophagusperforationen. Z. Hals-, Nas.- u. Ohrenheilk. **12**, 290 (1922).

— Über die Behandlung eiteriger Prozesse des Mediastinums. Langenbecks Arch. klin. Chir. **138** (1925).

— Über die Bedeutung der Oesophaguskopie für das Zustandekommen von Emphysemen bei Oesophagusperforationen. Z. Hals-, Nas.- u. Ohrenheilk. **19**, 295—299 (1927).

SGALITZER, M.: Zur Diagnostik paravertebraler Abszeßbildung durch die Röntgenuntersuchung. Mitt. Grenzgeb. Med. Chir. **31**, 508 (1919).

SHANNON, E. H.: Some observations on thymus in early infancy. Canad. med. Ass. J. **22**, 775—785 (1930).

SICK: Über Senkungsabszesse in der Brusthöhle und ihre Behandlung durch Punktion vom Rücken aus. Klin. Wschr. **1924**, 218.

SIMONE, D. DE: J nuovi segni procoi delle adenopatie tuberculari del mediastino. Gazz. int. Med. Chir. **28**, 169 (1923).

SKRIVANELLI, N., u. N. SIMOVIĆ: Ein Fall von eitriger Mediastinitis beim Säugling. Lijecn. Vijesn. **63**, 538 (1941).

SLATER, S. R., I. G. KROOP, and S. ZUCKERMAN: Constrictive pericarditis caused by solitary metastatic carcinosis of the pericardium and complicated by radiation fibrosis of the mediastinum. Amer. Heart J. **43**, 401—412 (1952).

SÖDERBERG, G.: Our striktur ar arteria pulmonalis genom skrupnande mediastinit. Nord. med. **28**, 2051—2054 (1945).

Sommer, E.: Beitrag zur Tomographie der Spondylitis tuberculosa. Schweiz. Z. Tuberk. **6**, 189—201 (1949).

Sorel, E.: Médiastinite tuberculeuse avec pleurésie hémorrhagique, compression de la veine cave supérieure, et hémiplégie droite. Providence méd. J. **26**, 182 (1913).

Steindler, A.: Posterior mediastinal abszess in tuberculosis of the dorsal spine. Illinois med. J. **50**, 201 (1926).

Stojanovic, V., et B. Zogovic: Kyste hydatique biloculaire du médiastin antérieur. Srpski Arkh. tselok. Lek. **80**, 71 (1952).

Stravino, M.: Flemmone del mediastino anteriore da eresipela. Gazz. int. Med. Chir. **39**, 602 (1931).

Szekér, J.: Acute infections mediastinitis secondary to pharyngitis. Acta oto-laryng. (Stockh.) **26**, 377—386 (1938).

Teschendorf, W.: Lehrbuch der Röntgenologischen Differentialdiagnostik, Bd. I. Stuttgart: Georg Thieme 1958.

Thiemann, H.-H.: Zur Differentialdiagnostik scharf begrenzter, sich an den Mittelschatten anschließender Verschattungen der Lungenoberfelder im Kindesalter. Z. ärztl. Fortbild. **57**, 80—90 (1963).

Thuran, R.: Beitrag zur Mediastinalpleuritis im Kindesalter. Inaug.-Diss. Königsberg u. Heidelberg 1946.

Torsoli, A., G. Sarteschi, M. Mele e E. Sbrana: Studi sultimo. Radiol. med. (Torino) **41**, 157—179 (1955).

Trivino, G.: Un caso de mediastinite spezifica. Rev. Med. Chirurg. pract. **44**, 1607 (1920).

Tubbs, O. S.: Superior vena cava obstruction due to chronic mediastinitis. Thorax **1**, 247—256 (1946).

Twinning, E. W.: A text book of x-ray diagnosis by Brit. authors. London 1950.

Uehlinger, E.: Spondylitis tuberculosa. In: Lehrbuch der Röntgendiagnostik von Schinz-Baensch-Friedl-Uehlinger, 5. Aufl. Stuttgart: Georg Thieme 1952.

— Die Epedemiologie des Bronchialdurchbruches tuberkulöser Lymphknoten. Beitr. Klin. Tuberk. **110**, 128—141 (1953).

— Die Bronchustuberkulose und der Bronchialdrüsendurchbruch im Rahmen der Epidemiologie der Tuberkulose. Tuberk.-Arzt **7**, 170—171 (1953).

Uspensky: Röntgenbild der verschiedenen Formen der Pleuritis. Fortschr. Röntgenstr. **36**, 9—21 (1927).

Utzschneider: Mediastinitis nach Tonsillitis. Zit. nach H. Killian, Die Chirurgie des Mediastinums und des Ductus thoracicus. Leipzig: Georg Thieme 1940.

Vandever, H. W., F. H. Ellis, and A. B. Hayles: Suppurative mediastinitis secondary to traumatic perforation of the esophagus. Proc. Mayo Clin. **30**, 288—296 (1955).

Veselinov, E.: Prakt. Lék. (Praha) **38**, 63 (1958). Nach Schmid, F.: Pädiat. Prax. **2**, 263 (1963).

Vitols, T., u. R. Kelterborns: Spontane Heilung eines großen Mediastinalabscesses. Z. Chir. **65**, 1250—1252 (1938).

Vladykina, M. J.: On the differentialdiagnosis of enlarged thymus gland in infants. Vestn. Rentgenol. Radiol. **34**, 48—52 (1959).

Vogel, A.: Die Spaltung der Speiseröhre bei Eiterungen im hinteren Mediastinum und bei frischer Perforation. HNO (Berl.) **28**, 183 (1937).

Vogt, E.: Zur Kritik der Röntgendiagnostik des Herzens und des Thymus in der ersten Lebenszeit. Fortschr. Röntgenstr. **32**, 75—81 (1924).

Voss, O.: Ein einfaches, aber anscheinend unbekanntes Hilfsmittel zur Eröffnung gewisser Fälle von Mediastinitis posterior. Acta oto-laryng. (Stockh.) **26**, 291—304 (1938).

Vossschulte, K.: Über die Exstirpation tuberkulöser Mediastinaldrüsen bei drohendem Bronchusdurchbruch. Chirurg **22**, 310—314 (1951).

— Mediastinum. In: Lehrbuch der Chirurgie (H. Heller, R. Nissen, K. Vossschulte). Stuttgart 1957.

— Mediastinitis. In: Handbuch der Thoraxchirurgie v. E. Derra, Bd. III, S. 778. Berlin-Göttingen-Heidelberg: Springer 1958.

Wagner, L. K.: Posterior mediastinal abscess following suppurative arthritis of cervical vertebrae. Ann. Surg. **87**, 511—516 (1928).

Webb, W. R., and Th. H. Burford: Current concepts of the management of acute mediastinitis. Amer. Surg. **28**, 309—319 (1962).

Wechsler, Z.: Die pleuritischen Mediastinalstreifen im Kindesalter in ihrer klinischen Bedeutung. Fortschr. Röntgenstr. **44**, 81—86 (1931).

Weingärtner, L.: Interlobärpleuritis im Kindesalter (unter besonderer Berücksichtigung der unspezifischen Genese). Mschr. Kinderheilk. **98**, 16—21 (1950).

Wendel, W.: Die Chirurgie des Mediastinums. In: Handbuch Kirschner-Nordmann, Die Chirurgie, Bd. IV/2. Berlin u. Wien: Urban & Schwarzenberg 1928.

Wessely, E.: Mediastinitis. Wien. klin. Wschr. **1939**, 1133—1135.

Wildegans: Chirurgische Komplikationen durch Grippe, insbesondere Empyema pleurae. Mitt. Grenzgeb. Med. Chir. **33**, 429 (1921).

Wildenberg, L. van den: Deep actinomycosis of the neck and mediastinum. Arch. Otolaryng. **7**, 50 (1928).

Wilhelm, E.: Tuberkulom des Mediastinums. Thoraxchirurgie **1**, 92—100 (1953).

Wilmoth, P., et J. Calvet: Les médiastinites suppurés antérieures d'origine cervicofaciale. J. Chirg. (Paris) **56**, 289 (1940).

Wimberger, H.: Zur Röntgensymptomatologie des kindlichen Mediastinums. Fortschr. Röntgenstr. **31**, 33—38 (1923).

Wurm: Aussprache. Tuberk.-Arzt **7**, 171 (1953).

Yamada, C.: A report of an operated case of a partially calcified swelling of the lymph note in the anterior mediastinum. J. Jap. chir. **36**, 15 (1935).

Zeman, F. D.: Occlusion of the vena cava due to syphilitic mediastinitis; collateral circulation after 19 years. J. thorac. Surg. **14**, 330—338 (1945).

Zoboli, P., e E. Zerbini: Sulle cisti da echinococco del pericardio. Considerazioni chliniche, operative, radiologiche. Rass. ital. Chir. Med. **2**, 37—52 (1953).

ZOELCH, PH.: Beitrag zur Diagnose und Therapie der Thymushyperplasie. Fortschr. Röntgenstr. **39**, 18—23 (1929).

ZUPPINGER, A.: Erkrankungen des Mittelfelles. In: Lehrbuch der Röntgendiagnostik von SCHINZ-BAENSCH-FRIEDL-UEHLINGER, 5. Aufl. Stuttgart: Georg Thieme 1952.

Gefäßbedingte Mediastinalverbreiterung

BRUWER, A. J., and H. B. BURCHELL: Kinking of aortic arch (pseudocoarctation subclinical coarctation). J. Amer. med. Ass. **162**, 1445—1447 (1956).

CASTELLANOS, A., R. PEREIRAS y A. GARCIA: Arch. Soc. clin. Habana **31**, 323 (1930).

DOTTER, C. T., and S. STEINBERG: Angiocardiographie. New York: Paul B. Hoeber, Inc. 1951.

— — Angiocardiography in congenital heart disease. Amer. J. Med. **12**, 219—237 (1952).

— —, and D. CATALANO: Roentgenologic aspects of coarctation of aorta. N. Y. med. J. **53**, 182—186 (1953).

DUBILIER, W., JR., T. L. TAYLOR, and J. STEINBERG: Aortic sinus aneurysm associated with coarctation of the aorta. Amer. J. Roentgenol. **73**, 10—14 (1955).

DÜX, A., u. P. THURN: Zur Differentialdiagnose vaskulärer und tumoröser Prozesse im oberen Mediastinum. Fortschr. Röntgenstr. **99**, 1—17 (1963).

ELLIS, F. H., JR., and A. BRUWER: The roentgenographic image of the azygos vein: a possible source of diagnostic confusion. (Die Darstellung der V. azygos im Röntgenbild als mögliche Ursache von diagnostischen Fehlern.) Proc. Mayo Clin. **29**, 508—513 (1954).

FLÖTE, F.: Verbreiterung des oberen Mediastinalschattens durch ein Aneurysma der Arteria subclavia links und des distalen Arcus aortae. Fortschr. Röntgenstr. **107**, 693—694 (1967).

FORSSMANN, W.: Über Kontrastmitteldarstellung der Höhlen des lebenden rechten Herzens und der Lungenschlagader. Münch. med. Wschr. **78**, 489—492 (1931).

FRANZEN, J., u. F. KRUPP: Röntgenologisch-klinische Differentialdiagnose raumbeschränkender Prozesse im vorderen Mediastinum: Cyste oder Aneurysma? Thoraxchirurgie **3**, 227—235 (1955).

GÖBBELER, TH., u. H. KAUFMANN: Verbreiterung des Mediastinums in Höhe des Aortenbogens. Ein differentialdiagnostischer Beitrag. Dtsch. med. Wschr. **92**, 1905—1909 (1967).

GUDBJERG, L. E., and O. PETERSEN: Coarctation of the aorta. Relation between roentgenologic and hemodynamic findings. Radiology **75**, 399—405 (1960).

GUGLIEMO, L. DI., u. M. GUTTADAURO: Kinking of aorta: report of 2 cases. Acta radiol. (Stockh.) **44**, 121—128 (1955).

IRMER, W., u. H. GREMMEL: Beitrag zur Röntgenkymographie der Aorta. Tuberk.Arzt **113**, 303 (1959).

KAISER, K., u. P. THURN: Fortschr. Röntgenstr. **77**, 28—37 (1952).

LIAN, C., J. J. WELTI, P. BERTHAUX et W. H. PARTO: Le rétrécissement congenital de l'isthme de l'aorta (coarction). Semaine Hôp. **26**, 1581—1592 (1950).

LONGIN, F.: Zur Erkennung der Aortenisthmusstenose im Röntgenbild. Fortschr. Röntgenstr. **94**, 324—332 (1961).

LUKAS, D. S., J. ARANJO, and J. STEINBERG: Syndrome of patent ductus anteriosus with reserval of flow. Amer. J. Med. **17**, 298—310 (1954).

LUTZ, P.: Zur röntgenologischen Differentialdiagnose mediastinaler Veränderungen. Die Riesenazygos. Fortschr. Röntgenstr. **84**, 418—421 (1956).

POINSO, R., J. CHARPINET et J. L. MEDVEDOWSKI: Une tumeur du médiastin: l'ectasie du tronc artériel brachio-céphalique. J. franç. Méd. Chir. thor. **12**, 439—447 (1958).

RICHTER, K.: Die Unterscheidung von Geschwülsten und Aneurysmen im vorderen Mediastinum. Radiol. diagn. (Berl.) **4**, 465—478 (1963).

RIZZO, F., e N. ZICARI: Quadro clinico-radiologico pseudotumorale da aneurisma dell'aorta toracica. Chir. gen. (Perugia) **10**, 264—276 (1961).

ROBB, G. P.: An atlas of angiocardiography. Amer. registry of pathology. Washington b.c. 1951.

ROBBINS, L. L., and S. M. WYMAN: Coarctation of thoracic aorta. Signs demonstrable by conventional roentgenography. N. Engl. J. Med. **248**, 747—752 (1953).

SAMUEL, E., and L. MORRIS: Ref. nach J. N. PATKINSON, R. G. GRAINGER. Brit. Heart J. **21**, 555—561 (1959).

SAVIĆ, S., V. VULETIĆ, V. GROZDANOVIĆ, and B. MARK: Circulation **21**, 1147 (1960).

SAYER, W. J., L. F. PARMLEY, JR., and J. DE. L. MORRIS: Mediastinal tumor simulated by azygos phlebectasia. Ann. intern. Med. **40**, 175—182 (1954).

SCHLOTTER, H.: Zum Röntgenbild aneurysmatischer und ektatischer Erweiterung der Pulmonalisgefäße. Thoraxchirurgie **3**, 376—392 (1956).

SHUFORD, W. H., and H. S. WEENS: Azygos vein dilatation simulating mediastinal tumor. Amer. J. Roentgenol. **80**, 225—230 (1958).

ŠIMEČEK, C., and B. ŠEMEČKOVA: Rightsided aortic arch. in diff. diagnosis of pathologic mediastinal lesions. Čs. Radiol. **21**, 53—57 (1967).

SOUNDERS, C. R., C. M. PEARSON, and H. D. ADAMS: Dis. Chest **20**, 35 (1951).

STECKEN, A.: Das „figure of eight"-Syndrom im Schul- und frühen Erwachsenenalter und seine Differentialdiagnose. Fortschr. Roentgenstr. **102**, 626—645 (1965).

— A. BEYER u. O. ERIDO: Kinking of aorta arch (arcus aortae bicurvatus) and "forme fruste" in aortic isthmus stenosis. Fortschr. Röntgenstr. **94**, 333—345 (1961).

STEINBERG, J.: Aneurysm of aortic sinuses with pseudocoarctation of aorta. Brit. Heart J. **18**, 85—89 (1956).

— Anomalies (pseudoarctation) in the arch of the aorta. Amer. J. Roentgenol. 88, 73—92 (1962).

—, and C. T. DOTTER: The differentiation of mediastinal tumor and aneurysm: value of angiocardiographie. J. Radiol. Électrol. **22**, 567—572 (1949).

STEINBERG, J.: Cancer of the lung: Angiocardiographie findings in one hundred consecutive proved cases. Arch. Surg. **64**, 10—19 (1952).
—, and J. W. C. HAGSTROM: Circulation **15**, 545 (1962).
— C. S. HARRISON, and W. D. O'SULLIVAN: Persistence of left superior vena cava with coarctation of aorta. J. thorac. Surg. **27**, 575—580 (1954).
—, and B. P. SAMMONS: Aneurysmal dilatation of the aortic sinuses in coarctation of the aorta: report of two new cases and review of the literature. Ann. intern. Med. **49**, 22—34 (1958).
STERN, W. Z., and A. E. BLOOMBERG: Idiopathic azygos phlebectasia simulating mediastinal tumor. Radiology **77**, 622—625 (1961).
STEVENS, G. M.: Radiology **70**, 67 (1958).
WAREMBOURG, H., G. BONTE, M. PAUCHANT et J. CARON: Image médiastinale pathologique par anomalie de drainage veineux pulmonaire. (Pathologisches Mediastinalbild infolge Lungenvenenanomalie.) J. Radiol. Électrol. **40**, 794—798 (1959).

Mediastinalemphysem und Bronchusruptur

ACKERMAN, L. V., and E. M. BRICKER: Mediastinal emphysema and bilateral pneumothorax following radical dissection of the neck. Arch. Surg. **43**, 445—450 (1941).
AIKEN, D., and H. F. SMITH: Pneumomediastinum and pneumothorax following dissection of the neck. Brit. J. Surg. **40**, 325—331 (1952/53).
ANDERSON, N. L., and W. D. WINN: Pneumoperitoneum and diaphragmatic paralysis. Amer. Rev. Tuberc. **52**, 380—391 (1945).
ANDERSON, R. L.: Rupture of the esophagus. J. thorac. Surg. **24**, 369—388 (1952).
ANDREWS, E. W.: Pneumatic rupture of the intestine, a new type of industrial accident. Surg. Gynec. Obstet. **12**, 63—72 (1911).
ANNAMALAI, A. L., A. GAJARAJ, and AMARESAN: Medical emphysema. Indian J. Radiol. **17**, 45—50 (1963).
ANTONI, R. O., and J. L. PONKA: The hazard of iatrogenic pneumothorax in certain diagnostic and therapeutic procedures. Surg. Gynec. Obstet. **113**, 24—32 (1961).
ARONSTAM, E. M., J. G. INMAN, and F. MITCHELL: Ruptures in the bronchial tree due to blunt trauma. J. thorac. Surg. **38**, 93—96 (1959).
ASLETT, E., and T. F. JARMAN: Reaction after pneumoperitoneum treatment. Lancet **1945 I**, 304f.
BANYAI, A. L.: Pneumoperitoneum treatment. St. Louis 1946.
—, and G. H. JURGENS: Mediastinal emphysema as a complication of artificial pneumoperitoneum. J. thorac. Surg. **8**, 329—333 (1939).
BARIETY, M., et CH. COURY: Le médiastin et sa pathologie. Paris: Masson & Cie. 1958.
BARRETT, N. R.: Spontaneous perforation of the oesophagus. Review of the literature and report of three new cases. Thorax **1**, 48—70 (1946).
BARRIE, H. J.: Interstitial emphysema and pneumothorax after operations on the neck. Lancet **1940 I**, 996—998.
BARTHEL, H.: Berstungsruptur des Oesophagus durch Kesselexplosion. Thoraxchirurgie **2**, 314—320 (1955).
BATES, M., and H. J. BEARD: Six cases of traumatic rupture of the bronchus. Thorax **11**, 312—323 (1956).
BAUER, G.: Völlig ausgeheilter Abriß des Hauptbronchus von der Trachea. Frankfurt. Z. Path. **54**, 647—652 (1940).
BENDIXEN, P. A., and J. D. BLYTHING: Pneumatic rupture of the bowel. Surg. Gynec. Obstet. **18**, 73—77 (1914).
BERGER, M.: Mediastinal emphysema as a complication of pneumoperitoneum therapy. Dis. Chest **26**, 354—360 (1954).
BIRINGER, A.: Successful primary and delayed repair of ruptured bronchus. J. thorac. cardiovasc. Surg. **47**, 394—400 (1964).
BODEY, G. P.: Medical mediastinal emphysema. Ann. intern. Med. **54**, 46—56 (1961).
BOGSCH, A., u. G. PEREDI: Über den Mechanismus der Luftexpansion bei retroperitonealer Insufflation und über das Aufsteigen der Luft in das Mediastinum durch die Zwerchfellspalten. Radiol. diagn. (Berl.) **1**, 541—553 (1960).
BONNIOT, A.: Lésions isolées de la bronche souche dans les contusions du thorax. Presse méd. **51**, 419—421 (1943).
BORGSTRÖM, S.: Subcutaneous emphysema following rectal perforation. Acta chir. scand. **104**, 465—467 (1952).
BOWDEN, L., and O. SCHWEIZER: Pneumothorax and mediastinal emphysema complicating neck surgery. Surg. Gynec. Obstet. **91**, 81—88 (1950).
BRANDEL, E.: Mediastinalemphysem als Komplikation beim therapeutischen Pneumoperitoneum. Schweiz. Z. Tuberk. **14**, 82—88 (1957).
BRAUN, O., u. W. KASTEN: Atmung, Kreislauf und intrathorakale Druckverhältnisse beim mediastinalen Emphysem. Klin. Wschr. **24/25**, 716—721 (1947).
BREHM, G., u. G. SEVERIN: Mediastinal- und Hautemphysem (Hamman-Syndrom) bei schwerem Erythema exsudativum multiforme. Dtsch. med. Wschr. **87**, 1536—1539 (1962).
BRETHNACH, C. S.: Mediastinal emphysema and its occurence in artificial pneumoperitoneum. Thorax **10**, 79 (1955).
BRETSCHER, J.: Das Mediastinalemphysem in graviditate, sub partu und post partum. Schweiz. med. Wschr. **96**, 284—291 (1966).
BROSSIER, C.: Le pneumothorax, l'emphysème médiastinal et l'emphysème sous-cutané chez l'asthmatique. Thése de Paris 1956.
BROWN, S., and A. FINE: Diffuse emphysema following a double contrast enema. Radiology **37**, 228—229 (1941).
BÜCHERL, E. S., u. R. KOCH: Schweres Thoraxtrauma mit Trachea- und Bronchusverletzung als Folge eines Reitunfalles. Zugleich ein Fall erfolgreich behandelten Herzstillstandes bei Bronchographie. Thoraxchirurgie **5**, 21—26 (1957/58).
BÜTTNER, W., u. W. UHLMANN: Spontane Ruptur des Ösophagus. Zbl. Chir. **89**, 259—267 (1964).

BUFORD, C. G.: The entrance of air into the mediastinum during operations on the base of the neck. Surg. Gynec. Obstet. **26**, 540—542 (1918).

BUISINE, A., et P. MONTAIGNE: Emphysème souscutané au cours d'une bronchite aigue chez un enfant de 4 ans. Soc. Méd. Anat. Clin. Lille, séance du 13 juin 1956. Zit. nach BARIÉTY u. COURY.

BURT, C. V.: Pneumatic rupture of the intestinal canal with experimental data showing the mechanism of perforation and the pressure required. Arch. Surg. **22**, 875—902 (1931).

CAMPBELL, D. C., JR., H. V. SWINDELL, and D. E. DOMINY: Delayed repair of rupture of bronchus. J. thorac. cardiovasc. Surg. **43**, 320—326 (1962).

CARRICCHIO, C.: Tracheotomy in the treatment of nontraumatic mediastinal emphysema. Arch. cir. S. Paulo **4**, 81 (1951).

CARTER, R., E. E. WAREHAM, and L. A. BREWER: Rupture of the bronchus following closed chest trauma. Amer. J. Surg. **104**, 177—195 (1962).

CHAMPNEYS, F. H.: Addendum to the third communication on artificial respiration in stillborn children. (Mediastinal emphysema and pneumothorax in connection with tracheotomy. An experimental inquiry.) Med. chir. Transactions **67**, 101—103 (1884).

CHASLER, C. N.: Pneumothorax and pneumomediastinum in the newborn. Amer. J. Roentgenol. **91**, 550—559 (1964).

CHESTERMAN, J. T., and P. N. SATSANGI: Rupture of the trachea and bronchi by closed injury. Thorax **21**, 21—27 (1966).

CLASS, R. N., and M. R. PACHECO: Spontaneous tension pneumomediastinum complicating pulmonary tuberculosis. Dis. Chest **48**, 621—627 (1965).

CLERF, L. H.: Subcutaneous emphysema as a complication of a foreign body in the bronchus. Ann. Otol. (St. Louis) **44**, 366 (1935). Zit. nach TOWBIN.

COOLEY, I. C., and J. B. GILLESPIE: Mediastinal emphysema: pathogenesis and management. Report of a case. Dis. Chest **49**, 104—108 (1966).

CORONEL, M. A. P.: Atélectasie pulmonaire massive posttraumatique. Rev. Tuberc. (Paris) **4**, 605—611 (1938).

COTTON, F. J.: Rupture of the bowel from compressed air; operation, recovery. Boston med. surg. J. **166**, 562 (1912).

GRIMM, P. D.: Spontaneous collapse. J. thorac. Surg. **17**, 662—680 (1948).

DARK, J., and P. JEWSBURY: Fracture of the trachea and bronchus. Thorax **10**, 62—63 (1955).

DEGASA, H.: Die Luftstoßverletzung durch Sprengstoffdetonation. Klin. Wschr. **1944**, 297—306.

DELOYERS, L., A. DUMONT, A. DUPREZ, DURIEU, DECLERCQ et F. RHEINHOLD: Rupture traumatique de la bronche souche droite. Pneumoectomie secondaire. Guérison. Lyon chir. **44**, 79—87 (1949).

DERRA, E.: Verletzungen des Mediastinum und seiner Organe. In: Handbuch der gesamten Unfallheilkunde. Stuttgart: Ferdinand Enke 1955.

DICKIE, H. A.: Spontaneous mediastinal emphysema and spontaneous pneumothorax — A report of 20 cases. Ann. intern. Med. **28**, 618—629 (1948).

DIMOND, E. G., B. ROOT, and M. H. DELP: Mediastinal emphysema secondary to brachial plexus block. Bull. U.S. Army med. Dpt. **7**, 718—721 (1949).

DRAPER, A. J.: Spontaneous mediastinal emphysema and pneumothorax. Amer. J. Med. **5**, 59—68 (1948).

DUPUYTREN: Zit. nach WIMBERGER. Fortschr. Röntgenstr. **31**, 33—38 (1923/24).

ELLIS, F. H., H. A. ANDERSEN, and A. B. HAYLES: Complete traumatic rupture of the bronchus with sucessful repair. Report of a case in three year old child. Proc. Mayo Clin. **30**, 268—276 (1955).

EMERY, J. L.: Interstitial emphysema, pneumothorax, and "airblock" in the newborn. Lancet **1956 I**, 405—409.

EVANS, J. A., and T. R. SMALLDON: Mediastinal emphysema. Amer. J. Roentgenol. **64**, 375—390 (1950).

FABER: Emphysem des Mediastinum und der äußeren Haut in Folge Perforation eines Magengeschwürs ins Mediastinum. Med. Correspondenz-Blatt des Württembergischen ärztl. Landesvereins **55**, 315—318 (1885).

FERGUSON, C. C., P. M. F. MCGARRY, I. H. BECKMAN, and M. BRODER: Surgical emphysema complicating tonsillectomy and dental extraction. Canad. med. Ass. J. **72**, 847—848 (1955).

FESTNER, H.: Beitrag zur isolierten, subkutanen Ruptur der Trachea. Inaug.-Diss. Leipzig 1912.

FICKENWIRTH, W.: Mediastinalemphysem, eine Komplikation bei der Anlage des Pneumoperitoneum. Inaug.-Diss. Dresden 1961.

FINNEGAN, P. J.: A case of subcutaneous emphysema due to pneumatic rupture of the rectum. Boston med. surg. J. **188**, 15 (1923).

FISCHER, F. K.: Bronchialerkrankungen. In: H. R. SCHINZ, W. E. BAENSCH, E. FRIEDL, E. UEHLINGER, Lehrbuch der Röntgendiagnostik. Stuttgart 1952.

FISHER, J. H., and C. C. MACKLIN: Pulmonary interstitial and mediastinal emphysema: report of a fatal case in which the emphysema occured in a child as a result of the aspiration of peanut fragments. Amer. J. Dis. Child. **60**, 102—115 (1940). Zit. nach TOWBIN.

FITZ-HUGH, G. A., W. M. WALLENBORN, and F. MCGOVERN: Injuries of the larynx and cervical trauma. Ann. Otol. (St. Louis) **71**, 419—442 (1962). Zit. nach MELIK u. STRUPLER.

FONGI, E. G., y J. J. PODESTÁ: Enfisema del mediastino. Imagen neumohilar. Pren. méd. argent. **1956**, 34—36.

FORBES, G. B., and G. W. SALMON: Mediastinal emphysema and pneumothorax following tracheotomy. Report of four cases. J. Pediat. **23**, 175—183 (1943).

— —, and J. C. HERWEG: Further observations on post-tracheotomy, mediastinal emphysema, and pneumothorax. J. Pediat. **31**, 172—194 (1947).

FORSTER, E., L. MOLE, R. FROMES et M. ASSOUAD: Dix-sept observations de grands traumatismes fermés du thorax. Poumon **14**, 153—162 (1958).

FORTIER, Q. E.: Retroperitoneal, mediastinal and subcutaneous emphysema following culdoscopy. Fertil. and Steril. **5**, 173—181 (1954).

Fowler, A. W.: Traumatic rupture of a main bronchus. Brit. med. J. **1955 I**, 85—86.
Fridjohn, L., and P. G. Azzopardi: Acute mediastinal and subcutaneous emphysema. Lancet **1949 I**, 904—905.
Frik, W., u. R. Hesse: Spontan-Pneumomediastinum als Zeichen eines Tumordurchbruchs. Fortschr. Röntgenstr. **84**, 754—756 (1956).
Fournier, A. M., et de Cuttoli: Tumeurs juxtacardiaques droites et pneumomédiastin. J. Radiol. Électrol. **44**, 686—688 (1963).
Gadekar, N. G.: "Spontaneous pneumo-mediastinum" mediastinal emphysema. Indian J. Radiol. 8, 160—167 (1954).
Garaix, J. P., et R. Arnaud: Dilatation des bronches aprés traumatisme bronchique. J. franç. Méd. Chir. thor. 8, 418—422 (1954).
Garbay, J., M. Garbay et C. Vanderpooten: Les écrasements thoraciques. Paris 1956.
Gehrt, J.: Hautemphysem und Stenose bei Grippe. Dtsch. med. Wschr. **38**, 1052—1053 (1920).
Giovannini, S.: Lacerazione traumatica del grosso bronco destro Enfisema mediastinico. Minerva chir. **1949**, 400—403.
Gold, E.: Über Mediastinalemphysem nach Strumektomie. Mitt. Grenzgeb. Med. Chir. **37**, 352—362 (1924).
Goldberg, J. D., N. Mitchell, and A. Angrist: Mediastinal emphysema and pneumothorax following tracheotomy for croup. Amer. J. Surg. **56**, 448—454 (1942).
Graebner, H.: Pneumopericardium and pneumomediastinum in cases of acute obstructive laryngitis. Arch. Otolaryng. **29**, 446—456 (1939).
Greene, J. A.: Unusual sounds emenating from the chest: cause and diagnostic significance of bubbling, clicking, crunching, knocking and tapping sounds; with a report of two cases of interstitial emphysema of the lung and mediastinum. Arch. intern. Med. **71**, 410—414 (1943).
Griffith, J. L.: Fracture of the bronchus. Thorax **4**, 105—109 (1949).
Grill, W.: Notfallchirurgie in der Thoraxhöhle. Med. Klin. **58**, 312—315 (1963).
Grossman, J., et O. Cramer: Emphysème médiastinal survenu pendant un paroxasme aigu d'asthme bronchique. Radiology **52**, 705—706 (1949). Zit. nach Bariéty u. Coury.
Hafferl, A.: Lehrbuch der topographischen Anatomie. Berlin-Göttingen-Heidelberg: Springer 1957.
Hamman, L.: Spontaneous mediastinal emphysema. Bull. John Hopk. Hosp. **64**, 1—21 (1939a).
— Note on mechanism of spontaneous pneumothorax. Ann. intern. Med. **13**, 923—927 (1939b).
— Mediastinal emphysema. J. Aner. med. Ass. **128**, 1—6 (1945).
Hasche, E.: Die traumatische Bronchusruptur. Thoraxchirurgie **1**, 357—365 (1953/54).
— Bronchusanastomose nach Bronchusruptur. Thoraxchirurgie **5**, 439—447 (1957/58).
Heberer, G., u. H. J. Castrup: Oesophago-Trachealfistel. Ref. Zbl. ges. Radiol. **88**, 31 (1966).
Heinecker, R.: EKG-Fibel. Stuttgart 1965.
Hertzog, P., P. Burgot et C. Personne: Un cas de rupture traumatique de la bronche souche gauche traitée par anastomose termino-terminale resultat éloigné. Poumon **14**, 193—195 (1958).
Hinrichs, K.: Generalisiertes subkutanes Emphysem nach Laparotomie. Zbl. Chir. **76**, 1814—1817 (1951).
Hodes, P. J., J. Johnson, and J. P. Atkins: Traumatic bronchial rupture with occlusion. Amer. J. Roentgenol. **60**, 448—459 (1948).
Hörmann, J.: Zum Thema Mediastinalemphysem bei Laparoskopie. Münch. med. Wschr. **97**, 541—542 (1955).
Holder, E.: Beitrag zur späten Rekonstruktion der Bronchusruptur. Langenbecks Arch. klin. Chir. **293**, 635—644 (1959/60).
Holinger, P. H., A. R. Zoss, and K. C. Johnston: Rupture of bronchus due to external chest trauma; report of three cases with recovery. Laryngoscope (St. Louis) **58**, 817—833 (1948).
Hood, R. M., and H. E. Sloan: Injuries of trachea and major bronchi. J. thorac. cardiovasc. Surg. **38**, 458—480 (1959).
Huizinga, E.: Traumatic rupture of the thoracic trachea and bronchi. Pract. oto-rhinolaryng. (Basel) **19**, 84—92 (1957).
Jackson, C., and C. L. Jackson: Tracheotomy. Amer. J. Surg. **46**, 519—531 (1939).
Janbon, M., D. Brunel, A. Bertrand, Dermeghem et A. Chapel: Pneumomédiastins spontanés au cours de la grippe et de la rougeole. J. Pédiat. Montpellier (1957). Zit. nach Bariéty u. Coury.
Jaubert de Beaujeu, M., P. Lageze et G. Bejuit: Rupture de la bronche souche droite. Reconstruction bronchique secondaire. Lyon chir. **62**, 290—296 (1966).
Jehn, W.: Ein Beitrag zur Klinik und Pathologie des Mediastinalemphysems. Dtsch. Z. Chir. **140**, 398 (1917).
—, u. R. Nissen: Pathologie und Klinik des Mediastinalemphysems. Dtsch. Z. Chir. **206**, 221—245 (1927).
Jones, J. D. T.: Perforation of the rectum. Brit. med. J. **1949 I**, 933—935.
Karns, J. R., and E. O. Daue, Jr.: Mediastinotomy in spontaneous mediastinal emphysema. J. Amer. med. Ass. **136**, 622—623 (1948).
Keen, J. A.: Medical and surgical complications of tonsillectomy in childhood. J. Laryng. **47**, 1—34 (1932).
Keis, J.: Studien zur Genese des Mediastinalemphysems und des Pneumothorax bei Kropfoperationen. Münch. med. Wschr. **81**, 669—670 (1934).
Kelman, S. R.: Experimental emphysema. Arch. intern. Med. **24**, 332—346 (1919).
Kennard, H. W. H.: Rupture of oesophagus during childbirth. Brit. med. J. **1950 I**, 417.
Killian, H.: Die Chirurgie des Mediastinum und des Ductus thoracicus. Leipzig 1940.
Kinsella, T. J., and L. W. Johnsrud: Traumatic rupture of bronchus. J. thorac. Surg. **16**, 571—583 (1947).
Kirkpatrick, R. G.: A case of traumatic avulsion of a mainstem bronchus from its lung, treated by immediate pneumonectomy. Brit. J. Surg. **37**, 362—363 (1950).
Koumrouyan, H.: Lésions indirectes laryngées et trachéo-bronchiques par traumatisme thoracique. Pract. oto-rhino-laryng. (Basel) **12**, 278—288 (1950).

KOVACS, B. M.: Ein operierter Fall einer linksseitigen totalen Hauptbronchusruptur. Thoraxchirurgie **11**, 247—250 (1963/64).
KRAUS, R., u. F. STRNAD: Allgemeine Röntgensymptomatologie der Mediastinaltumoren. Radiologe **3**, 2—5 (1963).
KRAUSS, H.: Zur Wiederherstellung der Funktion rupturierter Bronchien. Langenbecks Arch. klin. Chir. **282**, 524—526 (1955).
— Die Bronchusruptur. Klinisches Bild und Behandlung. Dtsch. med. Wschr. **81**, 429—431 (1956).
LABAYLE, J.: Emphysème médiastinal. Le traitement chez l'adulte. Ann. Oto-laryng. (Paris) **83**, 159—161 (1966).
LARIZADEH, R.: Rupture of the bronchus. Thorax **21**, 28—31 (1966).
LATARJET, M.: Déchirure bronchique traumatique traitée avec succès par suture immédiate. Poumon **14**, 147—152 (1958).
LEINER, C.: Mediastinales Emphysem bei tracheotomierten Kindern. Jb. Kinderheilk. **58**, 448—458 (1903).
LEMANISSIER, A. F., J. BREANT et J. FOURCHON: L'emphysème médiastinal complication du pneumopéritoine (à propos de deux observations). Poumon **6**, 543—548 (1950).
LE MELLETIER, J.: Emphysème médiastinal bénin après section de brides. Vérification endoscopique. J. franç. Méd. Chir. thor. **4**, 259—261 (1950).
LIARAS, H.: Deux cas de ruptures traumatiques des bronches souches. Mém. Acad. Chir. **82**, 117—123 (1956).
LICHTENAUER, F., u. H. SCHRÖDER: Thorakale Notzustände. Langenbecks Arch. klin. Chir. **308**, 499—511 (1964).
LILLARD, R. L., and R. P. ALLEN: The extrapleural air sign in pneumomediastinum. Radiology **85**, 1093—1098 (1965).
LITTMANN, D.: Electrocardiographic phenomena associated with spontaneous pneumothorax and mediastinal emphysema. Amer. J. med. Sci. **212**, 682—690 (1946).
MACKLIN, C. C.: Pneumothorax with massive collapse from experimental local over-inflation of the lung substance. Canad. med. Ass. J. **36**, 414—420 (1937).
— Histological indications of the sites of air leakage from the lung alveoli into the vascular sheaths during local over-inflation of the living cat's lung. Canad. med. Ass. J. **38**, 401 (1938).
— Transport of air along sheaths of pulmonic blood vessels from alveoli to mediastinum. Clinical implications. Arch. intern. Med. **64**, 913—926 (1939).
—, and M. T. MACKLIN: Pulmonic interstitial emphysema and its sequelae: An anatomical interpretation. Essays in biology. In honor of HERBERT M. EVANS, written by his friedns. Los Angeles: Berkeley 1943.
MACKLIN, M. T., and C. C. MACKLIN: Malignant interstitial emphysema of the lungs and mediastinum as an important occult complication in many respiratory diseases and other conditions: An interpretation of the clinical literature in the light of laboratory experiment. Medicine (Baltimore) **23**, 281—358 (1944).
MAHAFFEY, D. E., O. CREECH, JR., H. G. BOREN, and M. E. DEBAKEY: Traumatic rupture of left-main bronchus successfully repaired eleven years after injury. J. thorac. Surg. **32**, 312—331 (1956).
MAJOR, H.: Verletzungen der Lunge (einschließlich der endothorakalen Trachea und der Bronchien). In: E. DERRA (Hrsg.), Handbuch der Thoraxchirurgie. Berlin-Göttingen-Heidelberg 1958.
MARTIN, C., et J. ALBERTY: Détresse respiratoire néo-natale avec emphyséme médiastinal. Dangers d'insufflation par bouche à bouche. Arch. franç. Pédiat. **22**, 109—114 (1965).
MARTINEZ ANAYA, C. M.: Siete casos de enfisema espantaneo del mediastino. Rev. cuba. Cardiol. **15**, 87—104 (1954).
MASTER, A. M., S. DACK, H. H. KALTER, and H. L. JAFFE: The significance of an absent or a small initial positive deflection in the precordial lead. Amer. Heart J. **14**, 297—318 (1937).
MATSUZAWA, D.: Mediastinal emphysema as a complication of artificial pneumothorax. Report of a case. Quart. Bull. Sea View Hosp. **2**, 173—179 (1936/37).
MATTHES, T.: Über Möglichkeiten und Grenzen bronchus-chirurgischer Eingriffe nach traumatischen Bronchusverletzungen. Chirurg **26**, 455—460 (1955).
MAURER, E. R., F. L. MENDEZ, JR., and J. U. ALEXANDER: Modern methods of managing traumatic rupture of the bronchus. Dis. Chest **48**, 587—594 (1965).
McCORKLE, H., and J. STEVENSON: Subcutaneous emphysema associated with perforated peptic ulcer. Surgery **2**, 930—936 (1937).
McGUIRE, J., and W. B. BEAN: Spontaneous interstitial emphysema of the lungs. Amer. J. med. Sci. **197**, 502—509 (1939).
McKEOWN, D. R.: Spontaneous rupture of the oesophagus with recovery following repair. Proc. roy. Soc. Med. **58**, 431 (1965).
MEADE, R. H., and J. B. GRAHAM: Rupture of a primary bronchus from compression of the thorax without bone injury. Ann. Surg. **92**, 154—158 (1930).
MELIK, A., u. W. STRUPLER: Beitrag zur Traumatologie von Kehlkopf und Halstrachea. Pract. oto-rhino-laryng. (Basel) **28**, 95—107 (1966).
MICHELS, M. W.: Pneumothorax and mediastinal emphysema complicating tracheotomy. Arch. Otolaryng. **29**, 842—852 (1939).
MILLER, H.: Spontaneous medistinal emphysema with pneumothorax simulating organic heart disease. Amer. J. med. Sci. **209**, 211—220 (1945).
MITCHELL, R. E., V. J. DERBES, and W. R. AKENHEAD: Rupture of the esophagus. Two instances of a hitherto undescibed complication of status asthmaticus. Ann. Allergy **13**, 15—28 (1955).
MOREL, M. L., J. POGGIOLI et J. COLL: Les sténoses bronchiques traumatiques. Poumon **9**, 231—235 (1953).
MORERE, P., J. FLEURY, P. VAUDOUR, D. BOHU, R. EVREUX et J. P. STAIN: Les emphysèmes micro-traumatiques du médiastin dits spontanés. Considérations pathogéniques à propos de six cas. Presse méd. **74**, 1653—1656 (1966).

Moritsch, E.: Transpharyngeale Eröffnung des Mediastinums eines Säuglings mit dem Zeigefinger (Unfall). Z. Laryng. Rhinol **43**, 235—238 (1964).

Moseley, J. E.: Loculated pneumomediastinum in the newborn: A thymic "spinnaker sail" sign. Radiology **75**, 788—790 (1960). Zit. nach Lillard u. Allen.

Moyer, R. E.: Pneumoperitoneum and phreniclasia in the treatment of pulmonary tuberculosis. Therapeutic observations in 550 white and negro cases. Dis. Chest **15**, 43—56 (1949).

Neffson, A. H.: Tension pneumothorax and mediastinal emphysema after tracheotomy. Arch. Otolaryng. **37**, 23—39 (1943).

Neves, D. P., C. Caricchio y R. B. Millan: Nontraumatic emphysema of the mediastinum. Rev. Hosp. Clin. Fac. Med. S. Paulo **6**, 76—85 (1951).

Nicholl, R. M., and R. G. S. Malone: Traumatic rupture of the bronchus. Ulster med. J. **25**, 75—79 (1956).

Nissen, R.: Exstirpation eines ganzen Lungenflügels. Zbl. Chir. **58**, 3003—3006 (1931).

Norlin, U. A.: Traumatic rupture of main bronchi. Acta radiol. (Stockh.) **43**, 305—309 (1955).

O'Donoghue, P. D.: Mediastinal surgical emphysema due to perforated duodenal ulcer. Lancet **1956 I**, 189.

Ökrös, S.: Über traumatische Veränderungen des elastischen Fasersystems der Lungen. Dtsch. Z. ges. gerichtl. Med. **31**, 308 (1939).

Oetting, H. K., N. E. Kramer, and W. E. Branch: Subcutaneous emphysema of gastrointestinal orogin. Amer. J. Med. **19**, 872—886 (1955).

Opderbecke, H. W., u. R. Hofmann: Zum Problem der Frühdiagnose und Frühoperation der isolierten Bronchusruptur. Thoraxchirurgie **8**, 613—621 (1960/61).

Paulson, D. L.: Traumatic bronchial rupture with plastic repair. J. thorac. Surg. **22**, 636—645 (1951).

Peabody, J. W., and H. A. Buechner: Mechanism of mediastinal emphysema complicating therapeutic pneumoperitoneum. Amer. Rev. Tuberc. **68**, 775—781 (1953).

Pellegrino, P. C., and E. N. Silber: Recurrent spontaneous mediastinal emphysema simulating myocardial infarction. Amer. Heart J. **36**, 447—450 (1948).

Pierre-Bourgeois, J. Lemenager et J. P. Garaix: Aspects des lésions trachéo-bronchiques consécutives aux traumatismes du thorax. Poumon **11**, 93—107 (1955).

Pinto, R.: Importanza dell'esame radiologico di urgenza in caso di enfisema mediastinico infantile. Riv. Radiol. **4**, 1059—1083 (1965).

Podlaha, J.: Zur Frage des subcutanen Emphysems bei perforierten gastroduodenalen Geschwüren. Zbl. Chir. **53**, 2839—2841 (1926).

Poensgen, E.: Das subcutane Emphysem nach Continuitätstrennungen des Digestionstractus, insbesondere des Magens. Inaug.-Diss. Straßburg 1879.

Pratt, L. W., H. R. Hornberger, and Valentine Moore: Mediastinal emphysema complicating tonsillectomy and adenoidectomy. Ann. Otol. (St. Louis) **71**, 158—169 (1962).

Ransome-Kuti, O., J. A. Veiga-Pires, and I. S. Audu: Mediastinal emphysema in infants. Clin. Radiol. **19**, 47—58 (1968).

Richards, R., and R. B. Cohn: Rupture of the thoracic trachea and major bronchi following closed injury to the chest. Amer. J. Surg. **90**, 253—261 (1955). Zit. nach Carter et al.

Rivas, M. R.: Roentgenological diagnosis. Generalized subserous emphysema through a single puncture. Amer. J. Roentgenol. **64**, 723—734 (1950).

Rocek, V., C. Krc, and F. Fajta: Hyperplasia of the thymus in spontaneous pneumomediastinum. Čs. Rentgenol. **17**, 27—29 mit engl. Zus.fass. (1963).

Rösner, K.: Mediastinalemphysem bei Laparoskopie. Münch. med. Wschr. **97**, 1367—1368 (1955).

Rössle, R.: Ursachen und Folgen der arteriellen Luftembolien des großen Kreislaufes. Virchows Arch. path. Anat. **314**, 511—533 (1947).

Rötzscher, K.: Berstung des gesunden Magens nach Insufflationsnarkose. Zbl. Chir. **90**, 617—621 (1967).

Rokitansky: Zit. nach Fr. Müller. Berl. klin. Wschr. **11**, 205 (1888).

Rudhe, U., and M. B. Ozonoff: Pneumomediastinum and pneumothorax in the newborn. Acta radiol. (Stockh.) **4**, 193—205 (1966).

Ruiz Rivas, M.: Röntgenological diagnosis. Generalized subserous emphysema through a single puncture. Amer. J. Roentgenol. **64**, 723—734 (1950).

Russell, J. T.: Tension pneumomediastinum associated with operations on the neck. S. Afr. med. J. **29**, 577—578 (1955).

Sale, T. A.: Fracture of the bronchus. Brit. J. Surg. **41**, 625—627 (1953/54).

Salvo, E., N. Valora, M. Sangiorgi, A. Tedeschi e U. Basile: Modificazioni del vettocardiogramma dopo pneumomediastino. Boll. Soc. ital. Cardiol. **9**, 197—204 (1964).

Santy, P., et M. Berard: Les ruptures bronchiques traumatiques. (A propos de 3 observations.) Lyon chir. **43**, 611—615 (1948).

— P. Lageze et M. Latarjet: Rupture traumatique de la bronche souche droite. Opération reconstructrice. Lyon chir. **53**, 438—444 (1957).

Sauerbruch, F.: Die Bedeutung des Mediastinalemphysems in der Pathologie des Spannungspneumothorax. Ein Beitrag zur Kenntnis der Lungenverletzungen nach Brustwandkontusionen. Bruns' Beitr. klin. Chir. **60**, 450—478 (1908).

— Die Chirurgie der Brustorgane, 3. Aufl. Berlin: Springer 1928.

Sauvage, R.: Réimplantation de la bronche souche droite dans la trachée trois mois après une rupture totale de la bronche par traumatisme extérieur. Mem. Acad. Chir. **80**, 187—188 (1954).

Scannell, J. G.: Rupture of the bronchus following closed injury to the chest. Report of a case treated by immediate thoracotomy and repair. Ann. Surg. **133**, 127—130 (1951).

Schendstok, J. D.: Recurrent spontaneous emphysema of the mediastinum with concomitant pneumothorax. Report of a case. New Engl. J. Med. **235**, 511—513 (1946).

SCHILL, E.: Pneumothoraxstudien IV. Teil. Mediastinales Emphysem als Komplikation des künstlichen Pneumothorax. Beitr. Klin. Tuberk. **65**, 505 (1927).

SCHMIETA, J.: Die verschiedenen Formen des Mediastinalemphysems. Nordwestdtsch. Röntgenologenkongr. in Bad Pyrmont 1968.

SCHNEIDER, S., et F. SAEGESSER: Les traumatismes thoraciques. Helv. chir. Acta **27**, 34—116 (1960).

SCHÖNBERG, S.: Bronchialrupturen bei Thoraxkompression. Berl. klin. Wschr. **49**, 2218—2221 (1912).

SCHRÖDER, G.: Traumatische Bronchusruptur. Fortschr. Röntgenstr. **81**, 680—682 (1954).

SCHWARTZ, E.: Spontaneous mediastinal and subcutaneous emphysema complicating bronchial asthma. J. Allergy **16**, 279 (1945). Zit. nach BODEY.

SCOTT, J. T.: Mediastinal emphysema and left pneumothorax. Dis. Chest **32**, 421—434 (1957).

SEALY, W. C.: Rupture of the esophagus. Amer. J. Surg. **105**, 505—510 (1963).

SEED, L.: Mediastinal emphysema and pneumothorax following thyroidectomy. Report of two cases. J. clin. Endocr. **9**, 987—998 (1949).

ŠERCER, A., u. R. PEIČIC: Ein Beitrag zur Kasuistik der Todesfälle beim künstlichen Pneumothorax. Beitr. Klin. Tuberk. **53**, 123—131 (1922).

SEUVRE, M.: Ecrasement par une roue d'omnibus: Luxation du coude compliquée de fracture; fracture des trois premières cotes droites et des deux premières cotes gauches; déchirure de la veine cave supérieure et épanchement de sang dans le médiastin; rupture de la bronche droite. Bull. Soc. anat. Paris **48**, 680 (1873). Zit. nach SEYBOLD.

SEYBOLD, W. D.: Closed intrathoracic ruptures of the trachea and bronchi. Arch. Surg. **81**, 473—478 (1960).

SHAW, R. R., D. L. PAULSON, and J. L. KEE: Traumatic tracheal rupture. J. thorac. Surg. **42**, 281—297 (1961).

SILVERMANN, J. J., T. T. TALBOT, and R. W. MCCLEAN: Mediastinal empysema following tonsillectomy. Dis. Chest **23**, 397—402 (1953).

SIMMONDS, F. A. H.: Air-embolism and pneumomediastinum in artificial pneumoperitoneum. Lancet **1946I**, 530—533.

SMALL, M. J., and R. E. FREMONT: Mediastinal emphysema complicating induction of pneumoperitoneum. Amer. Rev. Tuberc. **63**, 591—596 (1951).

SMITH, C. C. K., and N. C. TANNER: The complications of gastroscopy and oesophagoscopy. Brit. J. Surg. **43**, 396—403 (1955/56).

STEINBERG, I., and G. P. ROBB: Visualization study of fibrothorax: identification of cardiovascular structures. Radiology **33**, 291—298 (1939).

—, and H. L. STEIN: Angiocardiography in diagnosis of agenesis of lung. Amer. J. Roentgenol. **96**, 991—1006 (1966).

STRANSKY: Weitere Beiträge zur Frage der Alveolenruptur und ihrer Folgezustände im Säuglingsalter. Arch. Kinderheilk. **38**,, 479 (1924: **39**, 104—112 (1928); **46**, 109—116 (1930).

STREETE, B. G., and F. E. STULL: Primary repair of fracture of the left main-stem bronchus. J. thorac. Surg. **36**, 76—80 (1958).

STREICHER, H. J.: Bronchusrekonstruktion nach totalem Abriß (unter besonderer Berücksichtigung der funktionellen Ergebnisse). Brun's Beitr. klin. Chir. **204**, 246—256 (1962).

— Die traumatische Bronchusruptur und ihre Behandlung. Zbl. Chir. 88, 1497—1501 (1963).

THOMAS, C. G., and R. L. HOX: The recognition and treatment of pneumothorax accompanying radical neck dissection. Surgery **42**, 1022—1028 (1957).

THOMPSON, J. V., and E. R. EATON: Intrathoracic rupture of trachea and major bronchi due to crushing injury. J. thorac. Surg. **29**, 260—270 (1955).

TIEGEL, M.: Weitere Studien über die Chirurgie des Bronchus. Bruns' Beitr. klin. Chir. **71**, 528 (1911).

TÖNDURY, G.: Angewandte und topographische Anatomie. Ein Lehrbuch für Studierende und Ärzte. Stuttgart 1965.

TOONE, W. M.: Crushed chest syndrome with media stinal emphysema, the result of compressed air. Brit. J. Surg. **37**, 120 (1949).

TOWBIN, M. N.: Mediastinal emphysema occuring with therapeutic pneumoperitoneum: Report of ten cases. Ann. intern. Med. **35**, 555—592 (1951).

TURIAF, J., P. MARLAND et H. MATHIEU: Pneumothorax spontané, emphysèmes médiastinal et souscutané chez l'asthmatique. Presse méd. **64**, 125—129 (1956). Zit. nach BARIÉTY u. COURY.

VERDECCHIA, G. C., e G. CALISE: Enfisema mediastinico e sottocutaneo senza pneumotorace come complicanza della T.B.C. miliare del polmone. Riv. Radiol. **4**, 540—547 (1964).

VIANNA, M., J. PINTO y M. ROCHA: O enfisema do mediastino posttraumático. Rev. brasil. Cirurg. **21**, 17—58 (1951). — Bol. Coll. brasil. Cirurgiões **25**, 1—42 (1952).

VIERHEILIG, J.: Die subkutane Bronchuszerreißung. Bruns' Beitr. klin. Chir. **93**, 201—221 (1914).

VIOLA, A. R., O. A. VACCAREZZA, A. V. UGO, and E. B. VISCARDI: Pulmonary and bronchial circulation in chronic lung apneumatosis: physiologic and anatomic studies in case of traumatic rupture of main-stem bronchus treated by pneumonectomy. J. thorac. cardiovasc. Surg. **41**, 459—464 (1961).

VOSSSCHULTE, K.: Die Verletzungen des Mediastinums. In: E. DERRA (Hrgb.), Handbuch der Thoraxchirurgie. Berlin - Göttingen - Heidelberg 1958.

WEBER, I.: Mediastinalemphysem als Komplikation im Verlauf von Masern. Arch. Kinderheilk. (1962).

WEISEL, W., and R. J. JAKE: Anastomosis of right bronchus to trachea forty-six days following complete bronchial rupture from external injury. Ann. Surg. **137**, 220—227 (1953).

WEISS, W.: Pathogenesis of mediastinal emphysema complicating therapeutic pneumoperitoneum. Amer. Rev. Tuberc. **76**, 897 (1957).

WENDEROTH, H.: Nil nocere: Mediastinalemphysem bei Laparoskopie. Münch. med. Wschr. **47**, 1369—1371 (1954).

WENZL, M.: Intrathorakale Trachealruptur. Langenbecks Arch. klin. Chir. (Kongr.-Ber.) **284**, 186—187 (1956).

Wojta, H.: Diagnose und operative Versorgung eines frischen Hauptbronchusabrisses. Langenbecks Arch. klin. Chir. **289**, 590—594 (1958).

Wolferth, C. C., and F. C. Wood: Angina pectoris. Med. Clin. N. Amer. **13**, 947—967 (1929/30).

Work, W. P.: Mediastinal emphysema and bilateral simultaneous pneumothorax complicating tracheotomy in an adult. Arch. Otolaryng. **37**, 526—535 (1943).

Würterle, A.: Das respiratorische Emphysem unter der Geburt. Zbl. Gynäk. **83**, 1040—1045 (1961).

Zittel, R. W., u. T. Boden: Erkennung und Behandlung iatrogener Ösophagusperforationen. Med. Klin. **61**, 1111—1113 (1966).

Hämomediastinum und Verletzungen

Alther, E.: Diagnose und Beurteilung der chylösen Ergüsse. Thoraxchirurgie **3**, 1—17 (1955).

Barbieri, P.: Herida penetrante del tórax producida por el émbolo de un fusil de experiencias; retentión del cuerpo en el mediastino anterior durante 27 dias. Sem méd. (B. Aires) **29**, 497 (1922).

Berghaus, H.: Verletzung der thorakalen Aorta. Angiologiekongr. Essen 1965.

Biermer, A.: Über Pneumothorax. Schweiz.-Z., Heilk. **2**, 146 (1863).

Bornstein, F. P.: Dissecting aneurysm of the thoracic aorta due to a trauma. Tex. St. J. Med. **50**, 720—721 (1954).

Brown, N., A. J. Tomsikoski, and R. C. Stevens: Mediastinal hemorrhage secondary to uremia. Amer. J. Med. **15**, 588—590 (1953).

Brugeas: Extractions de projectiles logés dans les médiastins. Arch. Méd. Pharm. nav. **124**, 41—46 (1934).

Busch, L.: Traumatisches Aortenaneurysma. Zbl. Herz- u. Gefäßkr. **13**, 343—350 (1921).

Capps, R. B.: Multiple parathyroid tumors with massive mediastinal and subcutaneous hemorrhage. A case report. Amer. J. med. Sci. 188, 800—805 (1934).

Clark, O. R.: Traumatic chylothorax. Arch. Surg. **68**, 848—853 (1954).

Cotte et Arcelin: Projectile du médiastin postérieur; Ablation par voie cervicale. Lyon méd. **129**, 396 (1920).

Davies, H. K.: A statistical study of thoracic duct in man. Amer. J. Anat. **17**, 211 (1915).

Doumer, Ed.: Angine de poitrine de cause médiastinale due à un projectile intrathoracique. Arch. Mal. Cœur 18, 766 (1925).

Duperrat, R., et M. Ullmann: Hématome diffus du média stin par rupture d'aorte atheromateuse. Ann. Anat. path. **13**, 778—782 (1936).

Eiselsberg, A. v., u. E. Gold: Über das paravertebrale intramediastinale Hämatom bei Wirbelbrüchen. Dtsch. Z. Chir. **233**, 329—336 (1931).

Emerson, G. L.: Supradiaphragmatic thoracic-duct cyst: unusual mediastinal tumor. New Engl. J. Med. **242**, 575—578 (1950).

Endress, Z. F.: Traumatic mediastinal hematoma; Report of two cases. Amer. J. Roentgenol. **70**, 576—580 (1953).

Flaxmann, N.: Dissecting aneurysm of aorta. Amer. Heart. J. **24**, 654—664 (1942).

Freysz, H.: Traumatische Ruptur des hinteren Mittelfelles. Bruns' Beitr. klin. Chir. **90**, 399 (1914).

Fröhlich, W., u. P. Riniker: Über einen Fall von Verblutung aus der Brustaorta nach linksseitiger Pleurapneumonektomie und path.-anat. Befunde nach extrafascialer Plombe mit Lucitkugeln. Schweiz. Z. Tuberk. **12**, 336—342 (1955).

Glendy, R. E., B. Castelman, and P. D. White: Dissecting aneurysm of aorta. Amer. Heart J. **13**, 129—162 (1937).

Göbbeler, Th., u. H. Kaufmann: Verbreiterung des Mediastinums in Höhe des Aortenbogens. Ein differentialdiagnostischer Beitrag. Dtsch. med. Wschr. **42**, 1905—1909 (1967).

Golden, A., and H. S. Weens: Diagnosis of dissecting aneurysm of aorta by angiocardiography. Amer. Heart J. **37**, 114—118 (1949).

Goorvitch, J.: Traumatic chylothorax and thoracic duct lignation. J. thorac. Surg. **29**, 467—479 (1955).

Goyette, E. M., H. A. Blake, J. H. Forsee, and H. Swan: Traumatic aortic aneurysm. Circulation **10**, 824—828 (1954).

Gremmel et H. Vieten: Les anévrismes traumatiques de l'aorte thoracique. Röntgen-Europ (Paris) No 3, 13—24 (1962).

Hanser, R.: Aortenruptur nach embolischem Lungenabszeß. Frankfurt. Z. Path. **22**, 327 (1927).

Hemmeler, G.: Über Lymphangitis simplex des Ductus thoracicus bei Entzündungen der serösen Häute. Frankfurt. Z. Path. **50**, 252—270 (1937).

Hiraki, K., u. S. Kutuyama: Über eine im Verlauf von Typhus abdominalis aufgetretene Mediastinalblutung. Okayama Igakkai-Zasshi **47**, 2793—2794 (1935).

Hodge, G. B., and H. Bridges: Surgical management of thoracic duct injuries; experimental study with clinical application. Surgery **24**, 805—810 (1948).

Jehn, W., u. Th. Naegeli: Über Thoraxverletzungen im Kriege. Bruns' Beitr. klin. Chir. **114**, 305—423 (1919).

Jordan, W. M.: Dissecting aneurysm of the aorta. Brit. med. J. **1954II**, 131—132.

Juzbasic, D., u. M. Pasini: Beitrag zur Äthiopathogenese und Therapie des Chylothorax und Chyloabdomens. Dtsch. med. Wschr. Nr 23, 1050—1054 (1965).

Kastl, W. H.: Traumatic rupture of the thoracic aorta. Ann. Surg. **137**, 111—114 (1953).

Killian, H.: Die Chirurgie des Mediastinums und des Ductus thoracicus. Leipzig: Georg Thieme 1940.

Klepser, R. G., and J. F. Berry: The diagnosis and surgical management of chylothorax with the aid of lipophilic dyes. Dis. Chest **25**, 409—426 (1954).

Klotz, O., and W. Simpson: Spontaneous rupture of the aorta. Amer. J. med. Sci. **184**, 455—473 (1932).

Körner, O.: Ein traumatisches Hämatom im Mediastinum mit starker Verdrängung der Speise- und Luftröhre, aber ohne Recurrenslähmung. Z. Ohrenheilk. **73**, 33 (1916).

Kremer, K.: Die Verletzungen des Herzens und der thorakalen Äste. Mschr. Unfallheilk. 81, 9—20 (1965).

Krumbhaar, E. B., and C. Crowell: Spontaneous rupture of the heart. Amer. J. med. Sci. **170**, 828 (1925).

KUMMANT, H.: Ein querer Durchschuß durch beide Lungen und das vordere Mediastinum komplikationslos geheilt. Zbl. Chir. **1935**, 262—264.

LAFORT, E. G.: Traumatic hemomediastinum. J. thorac. Surg. **29**, 597 (1955).

LAMPSON, R. S.: Traumatic chylothorax; review of literatur and report of cases treated by mediastinal ligation of thoracic duct. J. thorac. Surg. **17**, 778—791 (1948).

LEE, F. C.: Establishment of collateral circulation following ligation of thoracic duct. Bull. Johns Hopk. Hosp. **33**, 21 (1922).

LE FORT e DECLOUX: Zit. nach P. FRANCESCHINI, Ferita del mediastino da scheggia di granala. Policlinco, Sez. prat. **1941**, 1531.

LEONARD, D. W.: Dissecting aneurysm of the thoracic aorta due to a trauma. Amer. J. Surg. **60**, 344—351 (1945).

LILLIE, O. R., and G. W. FOX: Traumatic intrathoracic rupture of the thoracic duct with chylothorax. Report of a case with recovery. Ann. Surg. **101**, 1367—1376 (1935).

LINDSKOG, G. E., and A. A. LIEBOW: Thoracic surgery and related pathology. New York: Appleton Century Crofts 1953.

LIVINGSTON, S. O., and R. E. CARR: Hereditary hemorrhagic telangiectasia; report of case with hemothorax. Amer. J. thorac. Surg. **31**, 497—503 (1956).

LODWICK, G. S.: Dissecting aneurysm of thoracic and abdominal aorta; report of six cases, with discussion of roentgenologic findings and pathologic changes. Amer. J. Roentgenol. **69**, 907—925 (1953).

LOWMANN, R. M., J. HOOGERHYDE, L. L. WATERS, and C. GRANT: Traumatic chylothorax. The roentgenaspects of this problem. Amer. J. Roentgenol. **65**, 529—545 (1951).

MACINTYRE, R. S.: Traumatic aneurysm of the thoracic aorta. Amer. J. Roentgenol. **83**, 1011—1019 (1960).

MADAUS, G.: Aortenaneurysma mit Ruptur in die Trachea. Inaug.-Diss. Bonn 1919.

MASENTI, E.: Ernie diaframmatiche traumatiche. Chir. torac. **15**, 171—192 (1962).

MASUELLI, L., e A. DELLA BEFFA: L'emomediastino. (Contributo clinico.) Haematologica **37**, 113—120 (1953).

MEADE, R. H., JR., J. R. HEAD, and CH. W. MOEN: The management of chylothorax. J. thorac. Surg. **19**, 709—723 (1950).

MEIER, U. M.: Ein Fall von Verletzung des Mediastinums mit wechselndem Pneumothorax. Schweiz. med. Wschr. **1931 II**, 1142.

MERTEN, C. W., N. FINBY, and J. STEINBERG: The autemortem diagnosis of syphilitic aneurysm of the aortic sinuses; report of nine cases. Amer. J. Med. **20**, 345—360 (1956).

MOST, A.: Die Chirurgie der Lymphgefäße und der Lymphdrüsen. In: Neue Deutsche Chirurgie, Bd. 24. Stuttgart: Ferdinand Enke 1917.

MÜLLY, K.: Die Erkrankungen und Geschwülste des Mediastinums. In: Handbuch der inneren Medizin, 4. Aufl., Bd. IV/4, S. 391—532. Berlin-Heidelberg-New York: Springer 1956.

MURDOCK, C. E., JR.: Traumatic rupture of the thoracic aorta; report of a case. Arch. Surg. **74**, 589—592 (1957).

PAPPENHEIMER, P.: Über eitrige Entzündung des Ductus thoracicus. Virchows Arch. path. Anat. **231**, 274 (1921).

PARMLEY, L. F., W. C. MANION, and T. W. MATTINGLY: Nonpenetrating traumatic injury of the heart. Circulation **18**, 371—396 (1958).

— T. W. MATTINGLY, and W. C. MANION: Penetrating normals of the heart and aorta. Circulation **17**, 953—973 (1958).

— — —, and E. J. JAHNKE, JR.: Nonpenetrating traumatic injury of the aorta. Circulation **17**, 1086—1101 (1958).

PEERY, T. M.: Incomplete rupture of the aorta. Arch. intern. Med. **70**, 689—713 (1942).

PERTHES, G.: Über ausgedehnte Blutextravasate am Kopf infolge von Kompression des Thorax. Dtsch. Z. Chir. **50**, 436 (1899).

PRIEST, R.: Ungewöhnliche Ursachen durch Vortäuschungen von Atelektasen in der Lunge mit Berichten über Fehlanlage und Hypoplasie der Lunge und Bronchusfraktur und massiven Atelektasen beim Asthma. Ann. Otol. (St. Louis) **59**, 889 (1950).

PRINZ, H.: Über einen eigenartigen Mediastinaltumor. Zbl. Chir. **1937**, 1461—1469.

RAPHAEL, M. J.: Mediastinal haematoma. A description of some radiological appearances. Brit. J. Radiol. **36**, 921—924 (1963).

RICE, W. G., and K. P. WITTSTRUCK: Acute hypertension and delayed traumatic rupture of the aorta. J. Amer. med. Ass. **147**, 915—917 (1951).

RITVO, M., and P. J. VOTTA: Clinical and roentgenmanifestations of dissecting aneurysm of aorta. Amer. J. Roentgenol. **52**, 583—594 (1944).

ROSENAUER, F.: Ductus thoracicus — Vena jugularis interna-Seit-zu-Seit-Anastomose. Chirurg **24**, 476—477 (1953).

ROBBINS, L. L.: The roentgenological appearance of parenchymal involvement of the lung by malignant lymphoma. Cancer (N.Y.) **6**, 80—88 (1953).

RUFFO, A.: Il trattamento chirurgico dei tumori del mediastino. Minerva med. **1**, 928—939 (1951).

RYAN, J. A.: An unusual case of traumatic mediastinal aneurysm in a closed chest injury. Brit. J. Surg. **50**, 210—218 (1962).

SABISTON, D. C., and H. SCOTT: Primary neoplasms and cysts of the mediastinum. Ann. Surg. **136**, 777—797 (1952).

SACK, G., u. E. WECKESSER: Über die Therapie des Chylothorax. Dtsch. med. Wschr. **1940 I**, 174—176.

SAMSON, P. C.: Dissecting aneurysm of the aorta including the traumatic type. Ann. intern. Med. **5**, 117—130 (1931).

SANDOR, F.: Vorkommen und Bedeutung des traumatischen Mediastinalhämatoms. Thorax **22**, 43—62 (1967).

SANTY, P., M. BÉRARD et P. GALY: Les tumeurs chirurgicales du médiastin. J. franç. Med. Chir. thor. **4**, 1—38 (1950).

SAUERBRUCH, F.: Die Geschwülste des Mittelfellraumes. In: Chirurgie der Brustorgane, 2. Aufl., Bd. 2, S. 372. Berlin: Springer 1925.

SCHMITT, H. G.: Rundschatten auf der Lunge durch Hämatome hervorgerufen. Röntgenpraxis **12**, 332—333 (1940).

Schonholtz, G. J., and E. J. Jahnke: Occult injury of the thoracic aorta associated with orthopedic trauma. J. Bone J. Surg. Amer. **46**, 1421—1431 (1964).
Schubert, K.: Über mediastinale Cysten. Diss. Leipzig 1937.
Sellors, H.: Mediastinal tumors. Acta chir. belg. **48**, 301—303 (1949).
Shanks, S. C., P. Kerley, and E. W. Twining: A textbook of Y-ray diagnosis. London: H. R. Lewis & Co. 1938.
Stammler: Nagel einer Sprenggranate im hinteren Mittelfell. Münch. med. Wschr. **1918**, 252.
Steinberg, I., Ch. T. Dotter, and N. R. Niles: Roentgen features of teatening thoracic aortic rupture. Report of 4 cases. Amer. J. Roentgenol. **91**, 1288—1294 (1964).
Stewart, J. C.: A case of mediastinal tumor (with specimen). Lancet **1888I**, 312.
Stolanovitch, V.: Chirurgie des tumeurs médiastinales. J. int. Chir. **11**, 125 (1951).
Strassmann, G.: Traumatic rupture of the aorta. Amer. Heart J. **33**, 508—515 (1947).
Strauch, H.: Über Spätwirkung eines mediastinalen Schusses durch Kompressionsschädigung des Vagus. Dtsch. med. Wschr. **1933I**, 849—850.
Streicher, H. J.: Die traumatische Bronchusruptur und ihre Behandlung. Zbl. Chir. 88, 1497—1501 (1963).
— Bronchusresektion nach totalem Abriß. Bruns' Beitr. klin. Chir. **204**, 246—256 (1962).
Stryker, W. A.: Traumatic saccular aneurysm of the thoracic aorta. Amer. J. clin. Path. **18**, 152 (1948).
Swart, B.: Jodölinjektion in die diffus verklebte Pleurahöhle zur Klärung der Frage der Pleura- und Lungenbeteiligung bei Brustwandtumoren. Zbl. Chir. **1949**, 1148—1156.
Swedenberg, Th.: Über die Karzinose des Ductus thoracicus. Virchows Arch. path. Anat. **181**, 295 (1905).
Sweet, R. H.: Thoracic surgery. Philadelphia and London: W. B. Saunders Co. 1950.
Swift, E. A., and H. Neuhof: Cervicomediastinal lymphangioma with chylothorax. J. thorac. Surg. **15**, 173—181 (1946).
Tannenbaum, I., and J. A. Ferguson: Rapid decleration and rupture of the aorta. Arch. Path. **45**, 503—505 (1948).
Thompson, J. V.: Mediastinal tumors and cysts. Int. Abstr. Surg. **84**, 195—221 (1947).
Thomson, A. P., and F. G. W. Marson: Dissecting aneurysm of the aorta. Lancet **1955I**, 482—483.
Tiitinen, E.: Mediastinal tumors. Ann. Chir. Gynaec. Fenn. **38**, 185 (1949).
Touroff, A. S. W., and G. P. Seley: Chronic chylothorax associated with hygroma of the mediastinum. J. thorac. Surg. **26**, 318—320 (1953).
Townsend, S. R.: A case of aneurysm of the aorta, with rupture and hemorrhage into the mediastinum and partial dissection of the left parietal pleura. Canad. med. Ass. J. **34**, 542—543 (1936).
Twining, E. W.: A textbook of X-ray diagnosis by brithish authors. London: H. K. Lewis & Co. 1950.
Ulrich, E. C.: Primary mediastinal tumors. A histopathologie study. Thesis Graduate School Minnesota 1947.
Vincent, E., L. Roche et R. Michel: L'hémomédiastin traumatique. Ann. Méd. lég. **33**, 107—108 (1953).
Volkmann, J.: Über Chyluscysten am Halse (Lymphangioma chylocysticum). Bruns' Beitr. klin. Chir. **146**, 654—667 (1929).
Vossschulte, K.: Die Verletzungen des Mediastinums. In: Handbuch der Thoraxchirurgie v. E. Derra, Bd. III, S. 761. Berlin-Göttingen-Heidelberg: Springer 1958.
Walzel, P.: Lungentumoren mit Einfluß von auf die Lunge übergreifenden Mediastinaltumoren und Thoraxwandgeschwülsten. Bruns' Beitr. klin. Chir. **158**, 645—670 (1933).
Watson, W. L., and H. D. Diamond: Surgical thoracic tumors in the Navy Personned. J. thorac. Surg. **16**, 1—11 (1947).
Welti, H.: Sternotomie médiane haute dans le traitement des tumeurs du médiastin. A propos de 7 observations personelles. Mém. Acad. Chir. **76**, 638—654 (1950).
— La sernotomie médiane haute dans le traitement des tumeurs du médiastin. Lyon chir. **48**, 5—17 (1953).
White, P. D., T. L. Badger, and B. Castelman: Dissecting aortic aneurysm wrongly diagnosed coronary thrombosis. J. Amer. med. Ass. **103**, 1135—1139 (1934).
Willis, R. A.: Pathology of tumors. London: Butterworth & Co. 1948.
Winkelbauer, A.: Zur Frage der chirurgischen Behandlung der Mittelfellgeschwülste. Wien. klin. Wschr. **1929**, 650—652.
Winn, D. F., C. R. Downs, and N. E. Freeman: Traumatic aneurysm and arteriovenous fistulas in war wounds. U. S. armed Forces med. J. **5**, 781—794 (1954).
Wood, C. F., E. P. Pendergrass, and H. W. Ostrum: Dissecting aneurysma of aorta; with special reference to its roentgenographic features. Amer. J. Roentgenol. **28**, 437—465 (1932).
Wyman, A. C.: Roentgenologic diagnosis of traumatic rupture of the thoracis aorta. Arch. Surg. **66**, 656—663 (1953).
Wyman, S. M.: Dissecting aneurysm of the thoracic aorta: its roentgen recognition. Amer. J. Roentgenol. **78**, 247—255 (1957).
Zehbe u. Stammler: Steckschüsse im Mittelfellraum und traumatische Aortenaneurysmen. Bruns' Beitr. klin. Chir. **109**, 732—740 (1918).
Zehnder, M. A.: Zerreißfestigkeit und Elastizität der Aorta; Beitrag zur traumatischen Aortenruptur. Schweiz. med. Wschr. **85**, 203—208 (1955).
Zeller, O.: Die chirurgische Behandlung der Bruststeckschüsse. Dtsch. Z. Chir. **154**, 87 (1920).— Münch. med. Wschr. **1920I**, 646.
Zimmermann, L. M.: Traumatic mediastinal hemorrhage. Amer. J. Surg. **31**, 170 (1936).

Mediastinaltumoren
(Lehrbücher und Monographien)

Ackerman, L. V.: Surgical pathology. London: Henry Kimpton 1953.
Albertini, A. v.: Histologische Geschwulstdiagnostik. Stuttgart: Georg Thieme 1955.
Antoni, N. R. E.: Über Rückenmarkstumoren und Neurofibrome. München: J. F. Bergmann 1920.

BARIÉTY, M., et C. COURY: Le médiastin. Paris: Masson & Cie. 1958.
BARKER, J. E.: Cancer, the surgeon and the researcher. London: John Murray 1928.
BAUER, K. H., u. J. STOFFREGEN: Geschwülste des Mediastinums. Handbuch der Thoraxchirurgie, 3. Bd., Spezieller Teil II, S. 796—852. Berlin-Göttingen-Heidelberg: Springer 1958.
BENEDICT, E.: Endoscopy. Baltimore: Williams & Wilkins Co. 1951.
BERGMANN, G. v.: Die Erkrankungen des Mediastinums. In: Handbuch der inneren Medizin von MOHR u. STAEHELIN, 2. Aufl. Berlin: Springer 1928.
BIELSCHOWSKY, M.: In: Cytology and cellular pathology of the nervous system. New York: P. B. Hoeber 1932.
BOYD, W.: Pathology for the surgeon, 7. ed. Philadelphia and London: W. B. Saunders Co. 1955.
BRUNNER, A.: Die chirurgische Behandlung der Lungentuberculose. Leipzig: Johann Ambrosius Barth 1924.
— Chirurgie der Lungen und des Brustfelles. Dresden u. Leipzig: Theodor Steinkopff 1938.
— Lehrbuch der Chirurgie, Bd. 2. Basel: Benno Schwabe & Co. 1950.
—, u. R. NISSEN: Die Chirurgie des Mittelfellraumes. In: Handbuch der praktischen Chirurgie von GARRÉ-KÜTTNER-LEXER, 6. Aufl., Bd. 2. Stuttgart: Ferdinand Enke 1931.
BRUNS, P. v.: Neubildungen in der Luftröhre. In: Handbuch der Laryngologie und Rhinologie von P. HEYMANNS. Wien: A. Holder 1898.
CASTLEMAN, B.: Tumors of the thymus gland. Washington: Armed Forces Inst. Path. 1955.
CHIARI, O.: Die Chirurgie des Kehlkopfes und der Luftröhre. In: Neue Deutsche Chirurgie, Bd. 19. Stuttgart: Ferdinand Enke 1916.
CLAIRMONT, P., O. WINTERSTEIN u. A. DIMTZA: Die Chirurgie der Tuberkulose. Berlin: Karger 1931.
COMPTE, L. P. LE: Tumors of the carotid body and related structures (Chemoreceptor system). Atlas of tumor pathology. Sect. IV, Fasc. 16. Washington: D. C. Armed Forces Inst. Path. 1951.
CORNING, H. K.: Lehrbuch der topographischen Anatomie. München: J. F. Bergmann 1923.
CRAFOORD, CL.: On the technique of pneumonectomy in man. Stockholm: Tryckery Actiebolaget, Thule 1938.
CRUVEILHIER, J. C.: Traite d'anatomie pathologique générale, vol. III, 1849—1864.
D'ABREU, A. L.: A practice of thoracic surgery. London: Arnold & Co. 1953.
DAVIDSON, M.: A practical manual of the diseases of the chest. London: Oxford Med. Publ. 1948.
— D. W. SMITHERS, and O. TUBBS: The diagnosis and treatment of intrathoracic new growths. London: Oxford Med. Publ. 1951.
EWING, J.: Neoplastic diseases. A treatise on tumors. Philadelphia: W. B. Saunders Co. 1928.
— Neoplastic diseases, 4. ed. Philadelphia and London: W. B. Saunders Co. 1940.
FELIX, W.: In: Die Chirurgie der Brustorgane von F. SAUERBRUCH, 3. Aufl. Berlin: Springer 1928.
FOOT, N. C.: Pathology of surgery. Philadelphia: J. B. Lippincot Co. 1945.
FOTHERGILL, J.: Medical and philosphical works. Collected works. London: J. Walker 1781.
FREY, E. K.: Chirurgie des Herzens. In: Neue Deutsche Chirurgie, Bd. 61. Stuttgart: Ferdinand Enke 1939.
FRIED, B. M.: Bronchiogenic carcinoma and adenoma. Baltimore: Williams & Wilkins Co. 1948.
GARRÉ, C., H. KÜTTNER u. E. LEXNER: Handbuch der praktischen Chirurgie des Halses und der Brust, Bd. II. Stuttgart: Ferdinand Enke 1924.
HAFFERL, A.: Lehrbuch der topographischen Anatomie. Berlin-Göttingen-Heidelberg: Springer 1953.
HAJEK, M.: Pathologie und Therapie der Erkrankungen des Kehlkopfes, der Luftröhre und der Bronchien. Leipzig: Curt Kabitzsch 1932.
HEINE, J.: Aktuelle Probleme der Pathologie und Therapie. In: H. HOLTHUSEN: Stuttgart. Georg Thieme 1949.
HERRIG, H., P. GANZ u. H. VIETEN: Die Mediastinaltumoren und ihre chirurgische Bedeutung. In: Ergebnisse der Chirurgie, Bd. 37, S. 223. Berlin-Göttingen-Heidelberg: Springer 1952.
JACKSON, C., and L. JACKSON: Tumors of the trachea. London: W. B. Saunders Co. 1946.
— — Bronchoesophagology. London: W. B. Saunders Co. 1950.
JOLL, C. A.: Disease of the thyroid gland. London: Heinemann 1932.
KILLIAN, H.: Die Chirurgie des Mediastinums und des Ductus thoracicus. Leipzig: Georg Thieme 1940.
— Die Chirurgie des Mediastinums. In: KIRSCHNER-NORDMANN, Die Chirurgie, 2. Aufl., Bd. V. Berlin u. Wien: Urban & Schwarzenberg 1941.
KINSELLA, T. J.: Thoracic tumors. Philadelphia: J. F. Lippincott Co. 1945.
KLOSE, H.: Die Chirurgie der Thymusdrüse. In: Neue Deutsche Chirurgie, Bd. 3. Stuttgart: Ferdinand Enke 1912.
KRAMPF, F., u. F. SAUERBRUCH: Bronchien, Lunge, Pleura, Mediastinum. In: Klinik der bösartigen Geschwülste von ZWEIFEL-PAYR, Bd. II. Leipzig: Hirzel 1925.
KUHLMANN, K.: Die künstliche Mittelfellversteifung als Ersatz des Druckdifferenzverfahrens. Habil.-Schr. Freiburg i. Br. 1949.
LENK, R.: Röntgendiagnostik der intrathorakalen Tumoren und ihre Differentialdiagnose. Wien: Springer 1929.
LIEBOW, A. A.: Tumors of the lower respiratory tract. Atlas of tumor pathology, Sect. V, Fasc. 17. Washington: Armed Forces Inst. Path. 1952.
LINDSKOG, G. E., and A. A. LIEBOW: Thoracic surgery and related pathology. New York: Appleton Century Crofts Inc. 1953.
MAHAIM, I.: Les tumeurs et les polypes du cœur. Etude anatomo-clinique, Masson. Lausanne: F. Roth & Cie. 1945.
MAXIMOW, A. A., and W. BLOOM: A textbook of histology, 4. ed. Philadelphia and London: W. B. Saunders Co. 1942.
MCGAVACK, TH. H.: The thyroid. St. Louis: C. V. Mosby Co. 1951.
MERKE, F.: Chirurgie des Halses. In: Lehrbuch der Chirurgie. Basel: Benno Schwabe & Co. 1950.
MILLER, W. S.: The lung, 2. ed. Springfield (Ill.): Ch. C. Thomas 1947.

MONOD, O., et Y. DEVILLERS: D'un cas de ganglio-neuroma médiastinal opéré par voie extra-pleurale et guéri. Paris: A. Legrand & Bertrand 1942.

MORGAGNI, G. B.: De sebidus et causis morborum per anatomen indagatis, 1761.

MOST, A.: Die Chirurgie der Lymphgefäße und der Lymphdrüsen. In: Neue Deutsche Chirurgie, Bd. 24. Stuttgart: Ferdinand Enke 1917.

MUSSHOFF, K., u. J. WEINREICH: Differentialdiagnose seltener Lungenerkrankungen im Röntgenbild. Ein Atlas, hrsg. von K. MUSSHOFF und J. WEINREICH. Mit einem Geleitwort von E. UEHLINGER. 2., erw. Aufl. Berlin-Göttingen-Heidelberg-New York: Springer 1964.

NAGEOTTE, J.: Sheats of the peripheral nerves. Nerve degeneration and regeneration. Cytology and cellular pathology of the nervous-system, vol. 1 (PENFIELD, WILDER). New York: Paul B. Hoeber 1932.

NEUHOF, H., and E. E. JEMERIN: Acute infection of the mediastinum. Baltimore: Williams & Wilkins Co. 1943.

OTERDOOM, H. J.: Die Zysten und Geschwülste des Mediastinums. Groningen: Elektrische Drukerij, I. Oppenheim N.V. 1949.

PERNKOPF, E.: Topographische Anatomie des Menschen, Bd. 1. Berlin u. Wien: Urban & Schwarzenberg 1943.

QUERFAIN, F. DE: Die Struma maligna. In: Neue Deutsche Chirurgie, Bd. 64. Stuttgart: Ferdinand Enke 1941.

ROUVIERE, H.: Anatomie des lymphatiques de l'homme. Paris: Masson & Cie. 1932.

RUBIN, M.: Diseases of the chest. Philadelphia and London: W. B. Saunders Co. 1947.

SACK, H.: Das Päochromocytom. Stuttgart: Georg Thieme 1951.

SAUERBRUCH, F.: Die Chirurgie der Brustorgane, 3. Aufl. Berlin: Springer 1928.

—, u. G. SCHMIDT: Chirurgie des Halses und der Brust. In: Handbuch der praktischen Chirurgie von GARRÉ-KÜTTNER-LEXER. Stuttgart: Ferdinand Enke 1924.

SCHOEN, R., u. W. TESCHENDORF: Klinische Pathologie der Blutkrankheiten. Stuttgart: Georg Thieme 1950.

SHANKS, S. C., P. KERLEY, and E. W. TWINING: A textbook of X-ray diagnosis. London: H. R. Lewis & Co. 1936.

SIMON, H.: Die Sarcome. In: Neue Deutsche Chirurgie, Bd. 43. Stuttgart: Ferdinand Enke 1928.

SOULAS, A., et P. MOUNIER-KUHN: Bronchologie. Paris: Masson & Cie. 1949.

STAEHELIN, R.: Handbuch der inneren Medizin von MOHR u. STAEHELIN, 2. Aufl. Berlin: Springer 1931.

STEINMANN, E. P.: Pathophysiologie des Bronchialbaumes. In: Fortschritte der Hals-, Nasen- und Ohrenheilkunde, Bd. 3, S. 40—279. 1955.

TESCHENDORF, W.: Lehrbuch der röntgenologischen Differentialdiagnostik, 2. Aufl. Stuttgart: Georg Thieme 1950.

TESSERAUX, H.: Physiologie und Pathologie des Thymus unter besonderer Berücksichtigung der pathologischen Morphologie. Leipzig: Johann Ambrosius Barth 1953.

TÖNDURY, J.: Angewandte und topographische Anatomie. Zürich: Fretz & Wasmuth 1949.

TWINING, E. W.: A textbook of X-ray diagnosis by British authors. London: H. K. Lewis Co. 1950.

UEHLINGER, E.: Spondylitis tuberculosa. In: Lehrbuch der Röntgendiagnostik von SCHINZ-BAENSCH-FRIEDL-UEHLINGER, 5. Aufl. Stuttgart: Georg Thieme 1952.

WARREN, S., and W. A. MEISSNER: Tumors of the thyroid gland. Washington: Armed Forces Inst. of Path. 1953.

WAUGH, J. M.: Relation between diseases of thyroid gland and laryngeal function. In: The thyroid gland, Clinics of G. W. CRILE and Associates, e. ed. Philadelphia: W. B. Saunders Co. 1922.

WEGELIN, C.: Schilddrüse. In: Handbuch der pathologischen Anatomie und Histologie von HENKE-LUBARSCH, Bd. 8, S. 1. Berlin: Springer 1926.

WILLIAMS, W. R.: Teratoid tumours. Cheltenham and London: J. Burrow & Co. 1935.

WILLIS, R. A.: Pathology of tumors. London: Butterworth & Co. 1948.

— Teratomas. Atlas of tumor pathology, Sect. II, Fasc. 9. Washington: Armed Forces Inst. Path. 1951.

ZEERLEDER, R.: Differentialdiagnose der Lungenröntgenbilder. Bern: Huber 1947.

Mediastinaltumoren
(Zusammenfassende Darstellungen)

ALATI, E.: Classificatione dei tumori del mediastino. Considerazioni sui casi operati nell'instituto di patologica chirurgica di Roma. Rev. Tuberc. **4**, 484—500 (1956).

—, e P. BAGOLAN: Tratta mento die „tumori" del mediastino. (Tecnica operativa, indicationi e contraindicazioni.) Arch. Chir. Torace **11**, 511 (1954).

ALEKSANDROWICZ, J.: Ein Fall von Mediastinaltumor unbekannter Abstammung (Granuloma benignum Sundelin ?). Polska Gaz. lek. **1938**, 292.

ALL, J. A. DE, A. GILLASDON, L. M. ZORRAQUIN, A. ORSI y G. BOSCH: Tumores de mediastino. Rev. esp. Tuberc. **35**, 311—324 (1966).

ANDRUS DE WITT, W., and G. J. HEUER: Surgical treatment of tumors of the mediastinum. Surg. Gynec. Obstet. **63**, 469—475 (1936).

BACHMANN, D., u. R.-W. FLEHMIG: Zur radiologischen Differentialdiagnostik mediastinaler Prozesse. Münch. med. Wschr. **104**, 843—844, 849—850 u. Bild 848 (1962).

BAGOLAN, P., e E. ALATI: Considerazioni in tema di tumori mediastinici. Recenti Progr. Med. **14**, 425—440 (1953).

BAKEY, M. E. DE, and O. CREECH: Tumors of the mediastinum. Trab. Soc. nac. Cirug. (Habana) **5**, 1—4 (1951).

BARIÉTY, M.: Diagnostic des tumeurs du médiastin et indications thérapeutiques. Rev. méd. Suisse rom. **79**, 65—81 (1959).

—, et C. COURY: Le médiastin et sa pathologie. Paris: Masson & Cie. 1958.

—, et CH. COURY: L'examen, clinique, radiologique et humoral d'un sujet porteur d'une tumeur du mèdiastin. Rev. Prat. (Paris) **1955**, 3229—3243.

Bariéty, W., et C. Coury: La physiologie du médiastin et ses perturbations. Poumon 10, 589—594 (1954).

Barna, L.: A mediastinum daganatai. Magy. sebész. 17, 194 (1964).

Barret, N. R., and W. G. Barnard: Some unusual thoracic tumors. Brit. J. Surg. 32, 447—450 (1945).

Bergmeyer, M., u. O. Diebold: Die Erkrankungen des Mediastinums. In: Klinische Chirurgie für die Praxis, Bd. II, S. 597—672. Stuttgart: Georg Thieme 1961.

Berman, J. K., J. P. Powell, and P. C. Hennesee: Mediastinal tumors. Amer. J. Surg. 74, 205—210 (1947).

Blades, B.: Intrathoracic tumors. Amer. J. Surg. 54, 139 (1941).

— Mediastinal tumors. Ann. Surg. 123, 749—756 (1946).

— Mediastinal tumors. Report of cases treated at Army thoracic surgery Center in United States. Ann. Surg. 123, 749 (1942).

Bozzetti, G., C. Battistini u. E. Botti: Die Primärtumoren des vorderen Mediastinums. Minerva chir. 15, 671—678 (1960).

Bradford, M. L., H. W. Mahon, and J. B. Grow: Mediastinal cysts and tumors. Surg. Gynec. Obstet. 85, 467 (1947).

Brantigan, O. C., C. Y. Hadidian, and G. Schimert: Mediastinal tumors. Med. Ann. D. C. 23, 71—84 (1954).

Braun, H.: Über zwei aus dem hinteren Mediastinum entfernte Tumoren (Ganglioneurom und Sarcom). Bruns' Beitr. klin. Chir. 136, 1—4 (1926).

Brehrend, M.: Hodgkin's tumor of the anterior mediastinum and anterior chest wall. Amer. J. Surg., N.S., 45, 348 (1939).

Brewer, L. A., and F. S. Dolley: Tumors of the mediastinum. Amer. Rev. Tuberc. 60, 419 (1949).

Brindley, G. V., and J. A. Henderson: Mediastinum tumors. Amer. Surg. 10, 260 (1954).

Bross, W.: The diagnostic and operative difficulties of the mediastinal and pulmonary tumours. Pol. Przegl. chir. 26, 489—497 (1954).

Brummelkamp, W. H.: Abdominal manifestations in mediastinal anomalies: a mediastino-abdominal syndrom. Arch. chir. neerl. 16, 31—42 (1964).

Büscer, B.: Neuere Erfahrungen über Klinik, Prognose und Strahlenbehandlung der lymphoepithelialen Geschwülste des lymphatischen Rachenringes (Schminke-Tumoren). Strahlentherapie 75, 267—294 (1944).

Bulgarelli, R.: Neoplasmi endotoracici nel bambino. Minerva ped. 5, 309—358, 359—414 (1953).

Burnett, E., G. P. Rosemond, and R. M. Bucher: The diagnosis of mediastinal tumors. Surg. Clin. N. Amer. 1673—1694 (1952).

Cappellini, M., L. Taddei e R. Berzi: La cavografia superiore nei processi neoplastici maligni del mediastino. Correlazioni clinico-radiologiche in 15 casi. Nunt. radiol. (Firenze) 30, 688—714 (1964).

Castano, M.: Séméiologie angiographique en chirurgie mediastino-pleuro-pulmonaire. J. Radiol. Électrol. 44, 421—439 (1963).

Castro, O.: Tumores del mediastino. Torax 7, 295—316 (1958).

Chakravorty, R. C., A. K. Basu, and S. N. Basu Roy: Mediastinal tumours and cysts. Indian J. Surg. 24, 149—158 (1962).

Chlarolaza, V.: Rassegna sintetica sui „tumori del mediastino". Athena (Roma) 17, 177—181 (1951).

Chwalibogowski, A., M. Krause, and J. Zareba: Neoplasms in children, 10 years observations at the Paediatric Clinic in Zabrze. Pediat. pol. 38, 529—536 mit engl. u. franz. Zus.fass. (1963).

Coury, Ch.: Affections cardio-vasculaires et tumeurs du médiastin. Cœur Méd. inter. 1, 5—18 (1962).

Curreri, A., and J. W. Gale: Mediastinal tumors. Arch. Surg. 58, 797—800 (1949).

D'Abreu, A. L.: A practice of thoracic surgery. London: Arnold & Co. 1953.

D'Angio, G. J., A. Mitus, and A. E. Evans: The superior mediastinal syndrome in children with cancer. Amer. J. Roentgenol. 93, 537—544 (1965).

Davidson, M.: A practical manual of the diseases of the chest. New York and London: Oxford Med. Publ. 1948.

Denk, W.: Beitrag zur Chirurgie der thorakalen und intrathorakalen Tumoren. Langenbecks Arch. klin. Chir. 160, 254 (1930).

Derra, E.: Handbuch der Thoraxchirurgie, Bd. 3, Spezieller Teil II. Bearb. K. H. Bauer, F. Baumgartl, A. Bergstrand u.a. Berlin-Göttingen-Heidelberg: Springer 1958, XXIII 1186 S.

—, u. P. Ganz: Operationsindikation und -ergebnis bei Mediastinaltumoren. Med. Klin. 1954, 589—593.

— — u. H. Herbig: Mediastinalgeschwülste. Bruns' Beitr. klin. Chir. 183, 97—118 (1951).

Desaive, P., G. Leroux, A. Herve et H. Ramioul: Les tumeurs du médiastin. Acta. chir. belg., Suppl. 7, 228—233 (1949).

Diviš, J.: Contribution à l'étude clinique et au traitement chirurgical des tumeurs du médiastin. J. Chir. (Paris) 52, 601—609 (1952).

Dolley, F. S., and L. A. Brewers: III Diagnosis and treatment of primary intrathoracic tumors. J. Amer. med. Ass. 121, 1130—1134 (1943).

—, and J. C. Jones: Surgical treatment of tumors the lung and mediastinum. Amer. Rev. Tuberc. 39, 470—478 (1939).

Dorsey, J. M., and E. Scanlon: Surgical management of mediastinal tumors. Arch. Surg. 61, 677—682 (1950).

Dumon, A.: Tumeurs du médiastin. Acta chir. belg., Suppl. 229 (1949).

Ellis, H. F., and J. W. Du Shane: Primary mediastinal cysts and neoplasms in infants and children. Amer. Rev. Tuberc. 74, 940—953 (1956).

Erdelyi, M.: Chirurgische Mediastinalerkrankungen im Kindesalter. Radiol. diagn. (Berl.) 1, 377—385 (1960).

Ewing, J.: Neoplastic diseases, 4. ed. Philadelphia and London: W. B. Saunders Co. 1940.

Fegiz, G.: Problemi diagnostici e chirurgici nei tumori del mediastino. Progr. med. (Napoli) 20, 93—103 (1964).

Fournier, A. M., et de Cuttoli: L'umeurs juxtacardiaques droites et pneumomédiastin. J. Radiol. Électrol. 44, 686—688 (1963).

Freedlander, S. O., S. Wolpaw, and H. J. Mendelson: Surgical experience with asymptomatic intrathoracic growth. Radiology **55**, 700—704 (1950).

Garré, C.: Über Mediastinaltumoren. Dtsch. med. Wschr. **1918**, 617.

Goldberg, V. N.: Surgical management of mediastinal tumours and cysts. Nov. Chir. Arch. No 6, 39—45 (1959).

Good, C. A.: The mediastinal shadow. Surg. Gynec. Obstet. **96**, 246—251 (1953).

Grandhomme, F.: Über Tumoren des vorderen Mediastinums und ihre Beziehungen zur Thymusdrüse. Inaug.-Diss. Heidelberg 1900.

Gremmel, H., u. R. M. Konrad: Geschwülste des Mediastinums im Kindesalter. Thoraxchirurgie **7**, 621—631 (1960).

Guleke, N.: Zur Diagnostik intrathorakaler Tumoren (gestieltes Neurinom). Zbl. Chir. **1924**, 50—52.

Haller, J. A., D. O. Mazur, and W. W. Morgan: Diagnosis and management of mediastinal masses in children. Dtsch.-Amer. Chirurgen-Kongr. München, Juni 1968.

Harrington, S. W.: Surgical treatment of tumors in the lung and mediastinum. Surg. Gynec. Obstet. **52**, 417—425 (1931).

— intrathoracic extrapulmonary tumors. Diagnosis and surgical treatment. Postgrad. Med. **6**, 6—12 (1949).

Harter, K.: Über Tumoren im hinteren Mittelfellraum. Diss. Tübingen 1939.

Hayt, D. B.: Roentgenographic signs of thrombosis of the superior vena cava and tributaries in neoplastic disease. Amer. J. Roentgenol. **93**, 87—98 (1965).

Hecker, W. Ch., u. E. Rüter: Bericht über 64 kindliche Mediastinaltumoren unter besonderer Berücksichtigung von Spätergebnissen. Mschr. Kinderheilk. **116**, 142—144 (1968).

— — u. I. Vogt-Moykopf: Beitrag zur Klinik kindlicher Mediastinaltumoren: Analyse von 59 Fällen. Thoraxchirurgie **16**, 392—400 (1967).

Herbig, H., P. Ganz u. H. Vieten: Die Mediastinaltumoren und ihre chirurgische Bedeutung. Ed. chir. orthop. **37**, 224—323 (1952).

— — — Die Mediastinaltumoren und ihre chirurgische Bedeutung. In: Ergebnisse der Chirurgie, Bd. 37, S. 223. Berlin-Göttingen-Heidelberg: Springer 1952.

Herlitzka, A. J., and J. W. Gale: Tumors and cysts of the mediastinum. Survey of one hundred seventy-four mediastinal tumors treated surgically during the past eighteen years at the university of Wisconsin Hospital. Arch. Surg. **76**, 697—706 (1958).

Heuer, G. J.: Intrathoracic tumors. Ann. Surg. **79**, 678—686 (1924).

—, and W. Andrus de Witt: The surgery of mediastinal tumors. Amer. J. Surg. **50**, 146—226 (1940).

Hirschfeld, K.: Tumors and cysts of the mediastinum. Aust. N. Z. J. Surg. **21**, 27—43 (1951).

Hosor, K., and F. C. Stewart: Differential diagnosis of mediastinal "tumors". Analysis of eight verified cases. Arch. intern. Med. **47**, 230—238 (1931).

Huzly, A.: Zum Mediastinaltumor. Tuberk.-Arzt **14** (10), 658—675 (1960).

Irmer, W., u. H. Gremmel: Mediastinaltumoren. Z. Tuberk. **113**, 303—318 (1959).

Ishida, M.: Mediastinal and lung tumors in childhood. Jap. J. thorac. Surg. **18**, 425—434 (1965).

Jacobaeus, H. C.: Some cases of intrathoracic tumors treated surgically. Acta med. scand. **78**, 556—564 (1936).

—, and E. Key: Diagnosis and operative treatment of thoracic tumors. Acta chir. scand. **53**, 573—591 (1921).

Joseph, W. L., M. D. John, F. Murray, and D. G. Mulder: Mediastinal tumours-problems in diagnosis and treatment. Dis. Chest **50**, 150—160 (1966).

— J. F. Murray, and D. G. Mulder: Mediastinal tumors — Problems in diagnosis and treatment. Dis. Chest **50**, 150—160 (1966).

Juliani, J., G. Maggi e F. Rolfo: La flebografia combinata dell'azygos e della cava superior nelle sindromi mediastiniche. Radiol. med. (Torino) **50**, 1087—1104 (1964).

Jungklaus, R.: Klinik und Pathologie der Mediastinaltumoren. Hamburg 1962.

Kent, E. M., B. Blandes, A. R. Valle, and E. A. Graham: Intrathoracic neurogenic tumors. J. thorac. Surg. **13**, 116—131 (1944).

Key, J. A.: Mediastinal tumours. Surg. Clin. N. Amer. 959—978 (1954).

Killian, H.: Die Chirurgie des Mediastinums und Ductus thoracicus. Leipzig 1940.

Klein, F.: Obstruction of superior vena cava due to mediastinal cancer: Case. Ned. T. Geneesk. **97**, 1067—1071 (1952).

Kleinschmidt, T.: Zur Kenntnis der Mediastinaltumoren. Inaug.-Diss. München 1901.

Koecher, P. H.: Beitrag zur Differentialdiagnose mediastinaler Tumoren im Kindesalter. Fortschr. Röntgenstr. **22**, 222—224 (1960).

Kott, B.: Über Angiosarcome des Mediastinums. Dtsch. med. Wschr. **1922 II**, 1042—1048.

Krall, J.: Die thorakale Angiographie beim Bronchialcarcinom. Thoraxchirurgie **3**, 121—138 (1955).

Kraus, R., u. F. Strnad: Allgemeine Röntgensymptomatologie der Mediastinaltumoren. Radiologe **3**, 2—5 (1963).

Kümmerle, F.: Beitrag zur Klinik und Differentialdiagnose der Mediastinaltumoren. Brun's Beitr. klin. Chir. 188, 219—235 (1954).

Kuhlmann, K.: Die Technik der künstlichen Mittelfellversteifung nach E. Rehn. Berl. med. Z. **1**, 25—36 (1950).

Lackner, J.: Mediastinaltumoren im Kindesalter. Fortschr. Röntgenstr. **93** (4), 429—444 (1960).

Laipple, T. C.: Cysts and cystic tumors of the mediastinum. Arch. Path. **39**, 135—141 (1945).

Lefebvre, J., C. Blay, E. Guy et J. Sauvagrain: Diagnostic radiologique des tumeurs médiastinales du nourrisson et de l'enfant. J. Radiol. Électrol. **38**, 475—483 (1957).

Lenk, R.: Die Röntgendiagnostik der intrathorakalen Tumoren und ihre Diff.-Diagnose. In: Handbuch der theoretischen und klinischen Röntgen-Kunde, hrsg. v. G. Holzknecht, Bd. 1, S. 302. Wien: Springer 1929.

LE ROUX, B. T.: Cysts and tumors of the mediastinum. Surg. Gynec Obstet. **115**, 695—703 (1962).

LICHTENAUER, F., u. G. SPECHT: Zur Diagnostik und Therapie der Mediastinaltumoren. **5**, 387—391 (1964).

LINDSKOG, G. E., and A. A. LIEBOW: Thoracic surgery and related pathology. New York: Appleton Century Crofts Inc. 1953.

LINDSKOG, G. F., and H. W. KAUSEL: Diagnostic and therapeutic problems in benign mediastinal tumor. New Engl. J. Med. **244**, 250—572 (1951).

LYONS, H. A., G. L. CALVY, and B. P. SAMMONS: The diagnosis and classification of mediastinal masses. 1. A study of 782 cases. Ann. intern. Med. **51**, 897—932 (1959).

MAIER, H. C.: Diagnosis and treatment of mediastinal tumors. Surg. Clin. N. Amer. 415—423 (1953).

MATTHES, TH.: Fortschritte in der Diagnostik und Behandlung benigner Mediastinaltumoren. Dtsch. Gesundh.-Wes. **1956**, 1175—1188.

MCCLENATHAN, J. E., L. P. SCOTT, S. GARRISON, and V. N. HONK: Mediastinal shadows in infant and children. Med. Ann. D. C. **33**, 476—480 (1964).

MÉGEVAND, R.: Les tumeurs du médiastin. Helv. chir. Acta **28**, 28—42 (1961).

MEYER, A., et R. BERLINERBLAU: Remarques sur le cancer broncho-pleuro-pulmonaire chez la femme. A propos de 140 cas. Poumon **20**, 805—828 (1964).

MOHR, L., u. R. STAEHELIN: Handbuch der inneren Medizin, 4. Aufl., hrsg. von G. v. BERGMANN, W. FREY, H. SCHWIEGK. Bd. 4: Erkrankungen der Atmungsorgane. Teil 1. Allgemeiner Teil; Teil 2: Spezieller Teil; Teil 3; Spezieller Teil II; Teil 4; Spezieller Teil III. Berlin-Göttingen-Heidelberg: Springer 1956. Teil 4; XIV, 1032 S. u. 233 Abb.

MONTES-VELARDE, G.: Tumoraciones redondas intratorâcicas de abolengo mediastinico. Enferm. de Tórax **1**, 409—503 (1952).

MONTI, G. F.: Cisti e tumori del mediastino. Arch. ital. Chir. **81**, 93—135 (1956).

MORRISON, I. M.: Tumours and cysts of the mediastinum. Thorax **13**, 294—307 (1958).

MOUNIER-KUHN, P.: Le syndrome trachéal et les compressions médiastinales. Ann. Oto-laryng. (Paris) **69**, 385 (1952).

NISSEN, R.: Tumoren des Mediastinums. Helv. chir. Acta **21**, 289—393 (1954).

NOTTBECK, B.: Über Mediastinaltumoren; insbesondere das Thymus-Ca. Inaug.-Diss. Bonn 1931.

O'GARA, R. W., R. C. HORN, JR., and H. T. ENTERLINE: Tumors of the anterior mediastinum. Cancer (Philad.) **11**, 562—590 (1958).

PEABODY, J. W., LAWRENCE, H. STRUG, and J. D. RIVES: Mediastinal tumors. A survey of modern concepts in diagnosis and managment. Arch. int. Med. (New Orleans) **93**, 875—893 (1954).

POPOVIĆ-DANI, et A. MAJDER: Tumeurs de médiastin. Tuberkuloza **10**, 274—284 (1958).

REIFFERSCHEID, M., u. W. H. BRINKMANN: Tumoren und Cysten des kindlichen Thorax. Ergebn. Chir. Orthop. **43**, 203—245 (1962).

RINGERTZ, N., and S. O. LINDHOLM: Mediastinal tumours and cysts. J. thorac. Surg. **31**, 458—487 (1956).

RÖMER, K. H., u. H. SCHEFFLER: Zur Diagnostik und operativen Behandlung von Mediastinaltumoren im Kindesalter. Dtsch. Gesundh.-Wes. **19**, 517—527 (1964).

RUNDLE, F. F., R. M. DE LAMBERT, and R. G. EPPS: Cervicothoracic tumors: a technical and to their roentgenologic localization. Amer. J. Roentgenol. **81**, 416—421 (1959).

SABISTON, D. C., and H. W. SCOTT: Primary neoplasms and cysts of the mediastinum. Ann. Surg. **136**, 777—797 (1952).

SANTY, P., M. BÈRARD et P. GALY: Les tumeurs chirurgicales du mèdiastin. J. franç. Mèd. Chir. thor. **4**, 1—38 (1950).

SAUERBRUCH, F.: Die Chirurgie der Brustorgane, 2. Aufl. Berlin 1925.

SCHINZ, H. R., W. E. BAENSCH, E. FRIEDL u. E. UEHLINGER: Lehrbuch der Röntgendiagnostik. Stuttgart: Georg Thieme 1952.

SCHLUMBERGER, G. H.: Tumours of the mediastinum. Armed Forces Institute of Pathology (Wash.) 1951.

SCHWEISGUTH, O., J.-P. BINET et Y. CHAPUIS: Les tumeurs médiastinales de l'enfant. Diagnostic et indications thérapeutiques. Méd. infant. **67**, No 7, 19—29 (1960).

—, et Y. CHAPUS: Le diagnostic radiologique des tumeurs médiastinales de l'enfant. Ann. Radiol. **5**, 603—614 (1962).

SMOLINSKI, E.: Zysten und Primärtumoren des Thoraxraumes im Kindesalter. Brun's Beitr. klin. Chir. **212**, 278—309 (1966).

SORGE: Beitrag zur Kenntnis der Mediastinaltumoren. Langenbecks Arch. klin. Chir. **120**, 150—169 (1922).

STEPANOV, E. A.: The clinical picture and X-ray diagnosis of mediastinal tumors in children. Khirurgija (Mosk.) 40, No 6, 27—33 mit engl. Zus.fass. (1964).

TESSERAUX, H.: Physiologie und Pathologie des Thymus unter besonderer Berücksichtigung der pathologischen Morphologie, I. VIII (hrsg. von W. BERBLINGER. Leipzig: Johann Ambrosius Barth 1953.

TREFFTZ, F., u. F. SIEBER: Zur Problematik der Röntgendiagnostik von Mediastinaltumoren. Radiol. diagn. (Berl.) **4**, 299—314 (1963).

VIETEN, H.: Röntgendiagnostik der Mediastinaltumoren. Radiologe **3**, 1—2 (1963).

WAGNER, H.: Über besondere paramediastinale Gewächse. Virchows Arch. path. Anat. **326**, 332—361 (1955).

ZANETTI, G.: Contributo allo studio dei tumori del mediastino. Arch. ital. Chir. **13**, 25—33 (1925).

ZHMUR, V. A.: Clinico-roentgenological syndromes in tumors and tumor-like neoplasms of the mediastinum. Vestn. Akad. med. Nauk **16**, 49—53 (1961).

ZUPPINGER, A.: Erkrankungen des Mittelfelles. In: SCHINZ-BAENSCH-FRIEDL-UEHLINGER, Lehrbuch der Röntgendiagnostik, S. 2604—2641. Stuttgart: Georg Thieme 1952.

Neurogene Mediastinaltumoren

ACKERMANN, L. V., and F. H. TAYLOR: Neurogenous tumors within the thorax; clinico-pathological evaluation of 48 cases. Cancer (N.Y.) **4**, 669—691 (1951).

— Surgical pathology. St. Louis: C. V. Mosby Co. 1953.

ADRIAN, C.: Über Neurofibromatose und ihre Komplikationen. Bruns' Beitr. klin. Chir. **32**, 1—7 (1901).

ALBERTINI, A. v.: Histologische Geschwulstdiagnostik. Stuttgart: Georg Thieme 1955.

ANDERSON, J. S., and T. SHERMAN: A neuroteratoma of the thoracic cavity. J. Path. Bact. **26**, 545—550 (1923).

ANDRUS, W. DE WITT: Tumor of the chest derived from elements of the nervous system. J. thorac. Surg. **6**, 381—392 (1937).

BACKER, J. M., and G. M. CURTIS: Intrathoracic meningocele. West. J. Surg. **61**, 209—217 (1953).

BARRETT, A. F., and D. K. M. TOYE: Sympathicoblastoma: radiological findings in fortythree cases. Clin. Radiol. (Edinb.) **14**, 33—42 (1963).

BARRIE, J. D.: Intrathoracic tumours of carotid body type (chemodectoma). Thorax **16**, 78—86 (1961).

BARTLETT, J. P., and W. E. ADAMS: Solitary primary neurogenic tumors of the lung. Report of a case. J. thorac. Surg. **15**, 251—271 (1946).

BECK, C. S.: Heart as surgical organ. Med. Ann. D. C. **5**, 29 (1936). — Ohio St. med. J. **32**, 113 (1936).

BETHGE, J. F. J.: Die Ewing-Tumoren oder Omoblastome des Knochens. Die Differentialdiagnose gegenüber den Knochenmetastasen der Neuroblastome des Sympathicus. Bruns' Beitr. klin. Chir. **187**, 304—307 (1953).

BIELSCHOWSKY, M.: In: Cytology an cellular pathology of the nervous system. New York: P. B. Hoeber 1932.

BIKFALVI, A.: Zur Frage der intrathorakalen lateralen Meningozele. Bruns' Beitr. klin. Chir. **208**, 292—297 (1964).

BLADES, B.: Intrathoracic tumors. Amer. J. Surg. **54**, 139—148 (1941).

— Mediastinal tumors: Report of cases treated at Army thoracic surgery center in Unitet States. Ann. Surg. **123**, 749—765 (1946).

BLOOM, F.: Structure and histogenesis of tumors of the aortic bodies in dogs. Arch. Path. **36**, 1—12 (1943).

BÖHRINGER, H. R.: Neurofibromatosis mit maligner Entartung: Beitrag zur Differentialdiagnose der Neurofibromatosis und der hypertrophischen Neuritis. Schweiz. med. Wschr. **1946**, 366—376.

BORCHARDT, M.: Zur Kenntnis der Neurinome. Bruns' Beitr. klin. Chir. **138**, 1—7 (1926).

BOYD, J. D.: The development of the human carotid body. Contr. Embryol. Carneg. Instn **26**, 1—12 (1937).

BREWER, L. A., and F. S. DOLLEY: Tumors of the mediastinum. Amer. Rev. Tuberc. **60**, 419—429 (1949).

BRINES, O. A., and E. R. JENNINGS: Paragangliomas: Reviev of subject and report of five original cases. Amer. J. Path. **24**, 1167—1181 (1948).

BROAGER, B.: Spinal neurinoma. A clinical study comprising 44 cases. Acta psychiat. (Kbh.), Suppl. 85 (1953).

BRUNNER, A.: Die erfolgreiche operative Entfernung eines großen Ganglioneuromes des hinteren Mediastinums. Langenbecks Arch. klin. Chir. **129**, 364 (1924).

— Lehrbuch der Chirurgie, Bd. 2. Basel: Benno Schwabe & Co. 1950.

BRUSSATIS, F., u. E. ZANDER: Über maligne Entartung spinaler Neurinome. Schweiz. Arch. Neurol. Psychiat. **70**, 176—186 (1952).

BUCALOSSI, P., A. PAGNONI e T. ROCK: Feocromocitoma intratoracico con segni di iperfuncione corticale. Tumori **50**, 213—232 (1964).

BÜTHKER, W., TH. FELTKAMP-VROOM, A. S. GROEN, and J. WIEBERDINK: Sympathicoblastoma in the anterior mediastinum. Dis. Chest **46**, 531—536 (1964).

BRUMANY, S. O.: The chemoreceptor system and its tumor. The chemodectoma. Surg. Gynec. Obstet. **102**, 330—341 (1956).

BUSCHMANN, O., u. E. WILLICH: Röntgendiagnostik und Radiotherapie der Neuroblastome. Fortschr. Röntgenstr. **101**, 1—12 (1964).

CARALPS MASSO, A., y BIETOREIMAN: Tumoracion del mediastino posterior en una enfermedad de Recklinghausen. Med. clin. (Barcelona) **19**, 223 (1952).

CHONÉ, B.: Ungewöhnliche Symptomatik und Verlauf eines mediastinalen Chemodektoms. Aus Schaukasten Fortschr. Röntgenstr. **104** (4), 567—570 (1965).

CLARKE, J. M.: Large thoracic ganglio-neurome. Aust. N. Z. J. Surg. **8**, 199—200 (1938).

COMPTE, P. M. LE: Tumors of the carotid body. Amer. J. Path. **24**, 305—308 (1948).

— Tumors of the carotid body and related structures (Chemoreceptor system). Atlas of tumor pathology, Sect IV, Fasc. 16, Washington D.C., Armed Forces Inst. Path. 1951.

CONTI, A., e V. PASTORE: Chemodectoma del mediastino anteriore. Rif. med. **81**, 1201—1209 (1967).

CORRADINI, E.: Sulla patologia del neuroblastoma (con illustratione di 8 osservazione). Arch De Vecchi Anat. pat. **33**, 731—781 (1960).

— L'anatomia patologica del ganglioneuroma e i suoi moderni problemi in base a 14 osservazioni. Arch. De Vescchi Anat. pat. **36**, 899—990 (1961).

CRILE, G. W., and R. P. BALL: Primary nerve tumors of the neck and mediastinum. Surg. Gynec. Obstet. **48**, 449—460 (1929).

CROSS, G. O., and J. W. PACE: Malignant pheochromocytoma with paroxysmal hypertension and metastasis to the cervical spine. J. Amer. med. Ass. **142**, 1068—1074 (1950).

CRUICKSHANK, D. B.: Primary intrathoracic neurogenic tumours. J. Fac. Radiol. (Lond.) **8**, 369—380 (1957).

CURRERI, A. R., and J. W. GALE: Mediastinal tumors. Arch. Surg. **58**, 797—804 (1949).

D'ABREU, A. L.: Thoracic neurofibroma. Brit. J. Tuberc. **41**, 55—63 (1947).

— A practice of thoracic surgery. London: Arnold & Co. 1953.

DALLACHY, R., and I. C. SIMPSON: Chemoreceptor tumours in the neck arising away from the carotid body. J. Laryng. **74**, 217—244 (1960).

Davidson, M., D. W. Smithers, and O. Tubbs: The diagnosis and treatment of intrathoracic new growths. London: Oxford med. Publ. 1951.

Davis, E. W., and D. Salkin: Intrathoracic gastric cyst. J. Amer. med. Ass. **135**, 218—224 (1947).

De Biase, G.: I tumori del glomo carotico (chemodecto-paragangliomi) ed il loro ordinamento in base all'essenza biologica dell'organo. Arch. De Vecchi. Anat. pat. **33**, 671—704 (1960).

Del Buono, M. S., and E. M. Osácar: Intrathoracic meningocele associated with cutanous neurofibromatosis. Acta neurochir. (Wien) **9**, 561—580 (1961).

Denk, W.: Beitrag zur Chirurgie der thorakalen und intrathorakalen Tumoren. Langenbecks Arch. klin. Chir. **160**, 254—264 (1930).

Diveley, W., and R. A. Daniel, Jr.: Primary solitary neurogenic tumors of the lung. J. thorac. Surg. **21**, 194—201 (1951).

Duncan, D. K., and J. R. McDonald: Chemodectoma of mediastinum. Amer. J. clin. Path. **21**, 176—191 (1951).

Efskind, L., and L. Liavaag: Intrathoracic neurogenic tumors. J. thorac. Surg. **20**, 13—34 (1950).

Ehrlich, H. W., and H. Martin: Schwannomas (Neurilemomas in the head and neck). Surg. Gynec. Obstet. **76**, 577—591 (1943).

Ellis, F. H., and J. W. Du Shane: Primary mediastinal cysts and neoplasms in infants and children. Amer. Rev. Tuberc. **74**, 940—953 (1956).

Engelking, Ch. F., M. D. Knight, W. H. Brauns, and L. R. Hershberger: Benign tumors of the esophagus. Report of a case of neurofibroma. Arch. Otolaryng **52**, 150—163 (1950).

Eschapasse, H., et G. Moreau: Neurinome géant du médiastin. J. franç. Méd. Chir. thor. **11**, 109—117 (1955).

Ewing, J.: Neoplastic disease. A treatise on tumors, 4. ed. Philadelphia and London: W. B. Saunders Co. 1940.

Fried, B.: Bronchiogenic carcinoma and adenoma. Baltimore: Williams & Wilkins Co. 1948.

Frola, G., e V. Barbera: Contributo alla conoscenza dei tumori maligni del sistema nervoso simpatico nel'infancia. Arch. ital. Pediat. **8**, 282 (1941).

Ganz, P.: Die Nervengeschwülste des Thoraxinnenraumes. 18 eigene Beobachtungen. Chirurg **25**, 58 (1954).

Garré, C.: Über sekundäre maligne Neurinome. Bruns' Beitr. klin. Chir. **9**, 465—467 (1892).

Gasco, J., A. Llombart y B. Barbona-Arnau: Simpatocitoma interlobar. Cirug. Ginec. Urol. **3**, 34 (1952).

Gay, B. B., Jr., and J. Bonmati: Primary neurogenic tumors of the lung and interlobar fissures. A review of clinical and radiologic findings in reported cases with addition of two new cases. Radiology **63**, 43—47 (1954).

Gayjola, G., M. Janis, and P. H. Weil: Intrathoracic nerve sheath tumor of the vagus. J. thorac. cardiovasc. Surg. **49**, 412—418 (1965).

Gerbode, F., and G. S. Marguiles: Neurofibromatosis with intrathoracic neurofibromas of vagus nerve. J. thorac. Surg. **25**, 429—441 (1953).

Geschickter, C. F.: Tumors of the peripheral nerves. Amer. J. Cancer **25**, 377—396 (1935).

Geymüller, E.: Beiträge zur Kenntnis der Ganglioneurome und ihre Beziehungen zur Recklinghausenschen Krankheit. Bruns' Beitr. klin. Chir. **115**, 712—714 (1919).

Gilbertsen, V. A., and C. W. Lillehei: Bilateral intrathoracic neurofibromas of the vagus nerves. J. thorac. Surg. **28**, 78—83 (1954).

Gillis, D. A., D. P. Reynolds, and J. W. Merritt: Chemodectoma of an aortic body. J. Surg. **43**, 585—587 (1956).

Giral, A., R. Fojo, A. Casellanos, R. Perreiras y R. Montero: Presentacion de dos casos de tumores del mediastino posterior. Arch. Med. infant. **23**, 1—14 (1954).

Godwin, J. T., W. L. Watson, J. L. Pool, W. G. Cahan, and V. A. Nardiello: Primary intrathoracic neurogenic tumors. J. thorac. Surg. **20**, 169—183 (1950).

Gondos, B., and I. M. Reingold: Mediastinal ganglioneuroblastoma. Metastazing to scalene lymph nodes in an adult. Report of a case and review of the literature. J. thorac cardiovasc. Surg. **47**, 430—437 (1964).

Green, W. O., Jr., and F. H. Bassett: Intrathoracic pheochromocytoma. Report of a case. J. clin. Path. **35**, 142—146 (1961).

Gregg, D. M.: Some radiological aspects of primary intrathoracic neurogenic tumours. J. Fac. Radiol. (Lond.) **8**, 385—398 (1957).

Gremmel, H., W. Schulte-Brinkmann et H. Vieten: Les tumeurs neuragenes du mediastin. Ann. Radiol. **2** (7/8), 529—556 (1959).

— — — Differentialdiagnostische Besonderheiten neurogener Mediastinaltumoren. Radiologe **3**, 37—42 (1963).

Groff, R. H., H. R. Hafthorne, and H. A. Shenkin: Transthoracic approach for complete removal of the posterior mediastinal and intervertebral perineural fibroblastoma. J. thorac. Surg. **20**, 24—45 (1950).

Guleke, N.: Zur Klinik des Neurinoms. Langenbecks Arch. klin. Chir. **142**, 478—491 (1926).

— Zur Diagnose der Sanduhrgeschwülste der Wirbelsäule nebst Bemerkungen über deren Entstehung. Langenbecks Arch. klin. Chir. **161**, 710—724 (1930).

Haber, S.: Retroperitoneal and mediastinal chemodectoma. Amer. J. Roentgenol. **92**, 1029—1041 (1964).

Harrington, S. W.: Surgical treatment in 14 cases of mediastinal or intrathoracic perineural fibroblastoma. J. thorac. Surg. **3**, 590—602 (1934).

— Intrathoracic extrapulmonary tumors. Diagnosis and surgical treatment. Postgrad. Med. **6**, 6—24 (1949).

Hart, F. D., and P. O. Ellison: Mediastinal ganglioneuroblastoma. Lancet **1937 I**, 1458.

Hegglin, R., u. G. Hossli: Über Phäochromocytome. Schweiz. med. Wschr. **1954**, 481—496.

Herbig, H., P. Ganz u. H. Vieten: Die Mediastinaltumoren und ihre chirurgische Bedeutung. Ergebn. Chir. Orthop. **37**, 223—246 (1952).

Herrmann, J.: Sarcomatous transformation in multiple neurofibromatosis (v. Recklinghausen disease). Report of 4 case. Ann. Surg. **131**, 206—223 (1950).

HOCHBERG, L. A., E. H. GRIFFIN, and A. D. BICUNAS: Neurofibrosarcoma of the anterior mediastinum. J. thorac. Surg. **20**, 315—318 (1950).

HOLINGWORTH, R. K.: Intrathoracic tumors of the sympathetic nervous system. Surg. Gynec. Obstet. **82**, 682—699 (1946).

HOLLINSHEAD, W. H.: Chromaffin tissue and paraganglioma. Quart. Rev. Biol. **15**, 156—163 (1940).

HOMMA, H.: Intrathorakale neurogene Tumoren. Wien. klin. Wschr. **1949**, 421—440.

HOPE-STONE, H. F.: Extra-adrenal neuroblastoma. Brit. J. Surg. **48**, 424—429 (1962).

HOSOI, K.: Multiple neurofibromatosis (v. Recklinghausen's disease) with special reference to malignant transformation. Arch. Surg. **22**, 258—269 (1931).

HUSFELD, E., and M. GERNER-SMIDT: Twentyfive operated cases of intrathoracic nerve tumors. Acta chir. scand. **104**, 485—504 (1953).

JAMES, A. G., and G. M. CURTIS: Mediastinal ganglioneuroma. Ann. Surg. **113**, 767—799 (1941).

JANSSON, G.: Die Röntgendiagnose bei intrathorakalen Neurinomen. Acta radiol. (Stockh.) **16**, 411—431 (1945).

JUZBAŠIČ, D.: Zur Problematik der mediastinalen Geschwülste. Sitzg Med. Ges. Gießen 1967. Med. Welt **1967**, 1511—1512.

KÄGI, J., u. H. LANGEMANN: Zur Phäochromocytomdiagnostik. Schweiz. med. Wschr. **1955**, 402—404.

KASPARYAN, R. M., and S. S. ARAKELYAN: Ganglioneuroma of the posterior mediastinum. Vestn. Rentgenol. Radiol. **36**, No 1, 68—69 (1961).

KELLER, R.: Die Sanduhrgeschwülste der Wirbelsäule. Diss. Zürich 1945.

KELLERT, E., and R. WOODRUFF: Pigmentes ganglionic tumour of the thorax. Cancer (Philad.) **9**, 300—305 (1956).

KENT, E. M., B. BLADES, A. R. VALLE, and E. A. GRAHAM: Intrathoracic neurogenic tumors. J. thorax Surg. **13**, 116—161 (1944).

KINGSBURY, B. F.: The term "chromaffin system" and the nature of the chromaffin reaction. Anat. Rec. **5**, 11—32 (1911).

KISSANE, J. M., and L. V. ACKERMAN: Maturation of tumours of the sympathetic nervous system. J. Fac. Radiol. (Lond.) **7**, 109—114 (1955).

KLASSEN, K. P., R. PATTON, and F. M. BEMEN: Neurofibroma of the diaphragm. J. thorac. Surg. **14**, 407—412 (1945).

KOHN, A.: Das chromaffine Gewebe. Ergebn. Anat. **12**, 253—266 (1902).

KORN, D., A. BENSCH, A. LIEBOW, and B. CASTLEMAN: Multiple minute pulmonary tumors resembling chemodectomas. Amer. J. Path. **37**, 641—672 (1960).

KORNBLUM, K., and H. H. BRADSHAW: Intrathoracic neurogenic tumors. Radiology **37**, 391—399 (1941).

KOSTIC, M.: Sur les tumeurs endothoracique d'origine nerveuse. J. int. Chir. **9**, 520—536 (1949).

LANCKNEUS, J.: Über einen neurogenen Thoraxtumor. Maandsch. Kindergenesk. **22**, 145—152 (1954).

LANE, N., M. R. MURRAY, and G. C. FRASER: Neurilemoma of the lung confirmed by tissue culture. Report of a case. Cancer (N.Y.) **6**, 780 (1953).

LANGER, E.: Die viscerale Neurinomatose mit besonderer Berücksichtigung der Lungen. Verh. dtsch. path. Ges. **36**, 367—372 (1953).

LATTES, R., and J. G. WALTER: Nonchromaffin paraganglioma of the middle ear. Cancer (N.Y.) **2**, 447—461 (1949).

— Nonchromaffin paraganglioma of ganglion nodosum, carotid-body and aortic-arch bodies. Cancer (N.Y.) **3**, 667—681 (1950).

LAVENDER, H., and H. R. PRENTICE: Intrathoracic neurofibroma. A brief review of the literature and report of one case. Arch. Surg. **40**, 973—980 (1940).

LÉVINE, R.: Le ganglionévrome du thorax. Khirurgiya (Moskau) **1**, 174—188 (1940).

LEWIS, D., and C. F. GESCHICKTER: Tumors of the sympathetic nervous system: Neuroblastoma, paraganglioma, ganglioneuroma. Arch. Surg. **28**, 16—31 (1934).

LINDSKOG, G. E., and A. A. LIEBOW: Thoracic surgery and related pathology. New York: Appleton, Century Crofts Inc. 1953.

LOURIA, M., M. LEDERER, and L. HERZ: Neurofibromatosis with sarcomas in lungs. J. thorac. Surg. **9**, 612—632 (1939).

MADDEN, T. J.: Mediastinal chemodectoma. Ann. Surg. **148**, 943—950 (1958).

MAIER, H. C.: Intrathoracic pheochromocytoma with hypertension. Ann. Surg. **130**, 1059—1073 (1949).

MAKKAS, M.: Zur Diagnose und Behandlung der intrathorakalen Tumoren neurogenen Ursprungs. Bruns' Beitr. klin. Chir. **159**, 276—278 (1934).

MARCUSE, P. M., and J. A. CHAMBERLIN: Multicentric paragangliomas. Case report with demonstration of intravagal paragangliomic tissue at a previously undiscribed level. Cancer (Philad.) **9**, 192—288 (1956).

MASSON, P.: Experimental and spontaneous schwannomas (peripheral gliomas). Amer. J. Path. **8**, 367—379 (1932).

MATTEIS, A. DE: Neurofibroma del mediastino anterior-superiore. Chir. torac. **5**, 449—459 (1952).

MCGAVACK, T. H., J. W. BENJAMIN, F. D. SPEER, and S. KLOTZ: Malignat pheochromocytoma of the adrenal medulla (paraganglioma). Report of a case simulating carcinoma of adrenal cortex with secondary adrenal insufficiency. J. Endocr. **2**, 332—333 (1942).

MILEWICZ, Z., and J. DRAK: Benign ganglio-cellular neuroma of the mediastinum in the radiological picture. Pol. Przegl. radiol. **25**, 555—562 mit engl. Zus.fass. (1961).

MILLER, J. W.: Ein Paragangliom des Brustsympathicus. Zbl. allg. Path. path. Anat. **35**, 85—91 (1924).

MINNO, A. M., W. A. BENNET, and W. F. KVALE: Pheochromocytoma. A study of 15 cases diagnosed at necropsy. Proc. Mayo Clin. **30**, 391—408 (1955).

MISUGI, K., W. A. OKIJAMA, W. A. NEWTON, JR., D. R. KMETZ, and A. A. DE LORIMIER: Mediastinal origin of a melanotic progonoma or retinal anlage tumour. Ultrastructural evidence for neural crest origin. Cancer (Philad.) **18**, 477—484 (1965).

MONOD, O., P. PAILLAS, G. PESLE et LABEGUERIE: De la dégénérescence maligne de la neurofibromatose de Recklinghausen après intervention chirurgicale. J. franç. Méd. Chir. thor. **5**, 121—136 (1951).

MONOT, O., et Y. DEVILLERS: D'un cas de ganglioneuroma médiastinal opéré par voie extra-pleurale et guéri. Paris: A. Legrand & Bertrand 1942.

— Tumeurs thoracique d'origine nerveuses. Poumon **3**, 97—104 (1947).

MORELLI, L.: Sul neurinoma del mediastino posteriore. Minerva chir. **1954**, 683—697.

MORRISON, M.: Tumours and cysts of the mediastinum. Thorax **13**, 294—307 (1958).

MULLIGAN, R. M.: Chemodectoma in dog. Amer. J. Path. **26**, 680—681 (1950).

MURRAY, M. R., and A. P. STOUT: Demonstration of the formation of reticulum by schwannian tumor cells in vitro. Amer. J. Path. **18**, 585—601 (1942).

— Characteristics of human schwann cells in vitro. Anat. Rec. **84**, 275—288 (1942).

— A symathetic ganglioneuroma cultivated in vitro. Cancer (N.Y.) **1**, 242—254 (1948).

— —, and C. F. BRANDLEY: Schwann cell versus fibroblast as the origin of the specific nerve sheat tumor. Amer. J. Path. **16**, 41—53 (1940).

NAGEOTTE, J.: Sheats of the peripheral nerves. Nerve degeneration and regeneration. Cytology and cellular pathology of the nervous-system (PENFIELD, WILDER), vol. 1. New York: Paul B. Hoeber 1932.

NIEDEN, H.: Über intrathorakale Sympathicoblastoma. Zbl. Chir. **1929 I**, 266.

NORDMANN, M., u. E. LEBKÜCHNER: Zur Kenntnis der Paragangliome an der Aortengabel und am Grenzstrang. Virchows Arch. path. Anat. **280**, 512—528 (1931).

OBERMAN, H. A., and M. R. ABELL: Neurogenous neoplasms of the mediastinum. Cancer (Philad.) **13**, 882—898 (1960).

OLSON, R., G. JACOBSON, A. FINEFIELD, and L. BREWER: Primary intrathoracic neurogenic tumors. J. thorac. Surg. **20**, 169—181 (1950).

PACHTER, M. R.: Mediastinal nonchromaffin Paraganglioma a clinicopathologic study based on eight cases. J. thorac. cardiovasc. Surg. **45**, 152—160 (1963).

—, and R. LATTES: Neurogenous tumors of the mediastinum. A clinicopathologic study based on 50 cases. Dis. Chest **44**, 79—87 (1963).

PAMPARI, D., C. LACERENZA, and R. EMILIA: A case of neurofibroma of the intrathoracic vagus nerve in a woman with Recklinghausen's disease. Surgery **45**, 470—474 (1959).

PAPAYONNOU, TH.: Beitrag zum Studium der Geschwülste im Brustraum. Festschrift Gerulanos [Griechisch], S. 147, 1939.

PAUL, L. W.: Neurogenic tumors at pulmonary apex. Dis. Chest **11**, 648—671 (1945).

PHILIPS, B.: Intrathoracic pheochromocytoma. Arch. Path. **30**, 916—928 (1940).

PHILLIPS, E. W.: The diagnosis and treatment of intrathoracic new growths. J. thorac. Surg. **7**, 74—93 (1937/38).

PHILLIPS, L. A.: Mediastinal chemodectoma and thoracic aortography. A case report. Clin. Radiol. (Edinb.) **14**, 129—132 (1963).

RAVENTOS, A., and DIANA O. DUSZYNSKI: Thyroid cancer following irradiation for medulloblastoma. Amer. J. Roentgenol. **89**, 175—181 (1963).

RECKLINGHAUSEN, F. v.: Über die multiplen Fibrome der Haut und ihre Beziehung zu den multiplen Neuromen. Berlin: August Hirschwald 1882.

REGELE, H.: Ungewöhnlich großes Neurofibrom in der rechten Brusthöhle. Krebsarzt **15**, 193—198 (1960).

RINGERTZ, N., u. L. EHRNER: Z. ges. Neurol. Psychiat. **176**, 297 (1943). Zit. nach H. TESSERAUX u. L. ZACHMANN, v. Recklinghausensche Neurofibromatose. Zbl. allg. Path. path. Anat. **91**, 190—196 (1954).

ROSENSTEIN, B. J., and K. ENGELMAN: Diarrhea in a child with a catecholamine-secreting ganglioneuroma. J. Pediat. **63**, 217—226 (1963).

ROSENTHAL, D. B., and R. A. WILLIS: Association of chromaffin tumors with neurofibromatosis. J. Path. **42**, 599 (1936).

RUBIN, S., and E. H. STRATEMEIER: Intrathoracic meningocele. Radiology **58**, 552—563 (1952).

RUGGIERO, A., e F. SCROSOPPI: Studio clinico su 46 casi di tumori neurogenici del mediastino. G. ital. Chir. **9**, 591—600 (1953).

SACK, H.: Das Phäochromocytom. Stuttgart: Georg Thieme 1951.

—, u. J. F. KOLL: Schwierigkeiten der Phäochromozytomdiagnostik. Grenzen und Möglichkeiten des Regitintests. Dtsch. med. Wschr. **1954 I**, 390—406.

SANTY, D., M. BERARD, P. GALY et A. MINETTE: Les tumeurs nerveuses du médiastin. Acta chir. belg. **53**, 674—715 (1954).

SANTY, P., P. GALY, R. TOURAINE et UGUAT: Les tumeurs nerveuses primitives intra-pulmonaires. J. franç. Méd. Ass. J. **36**, 403—423 (1937).

SAXÉEN, E.: Tumors of the sheats of the peripheral nerves. Acta path. microbiol. scand., Suppl., 79—95 (1948).

SCHAFFNER, V. D., N. S. KENTVILLE, R. R. SMITH, and H. E. TAYLOR: The diagnosis and treatment of intrathoracic new growths. J. thorac. Surg. **12**, 247—261 (1942/43).

SCHLUMBERGER, H. GG.: Tumors of the mediastinum. Armed Forces Institut of Pathology, Sect. V, Fasc. 18 (1951).

SCHULTE-BRINKMANN, W.: Röntgenologische Diagnostik und Diffentialdiagnostik neurogener Mediastinalgeschwülste. Röntgen-Bl. **18**, 161—180 (1965).

—, u. H. v. MALLINCKRODT: Wirbelsäulenveränderungen bei der Neurofibromatose von Recklinghausen unter Einschluß der intrathorakalen Meningocele. Bruns' Beitr. klin. Chir. **200**, 257—261 (1960).

SCHWEISGUTH, O., J. P. BINET et Y. CHAPUIS: Les tumeurs médiastinales de l'enfant. Méd. infant. **67**, 19—29 (1960).

SCOVILLE, W. B., J. L. POLCYN, and R. H. DUNSMORE: Spinal ganglioneuroma. Results and differential diagnosis. J. Neuropath. exp. Neurol. **15**, 85—92 (1956).

SEARS, A. D., R. S. CLAYTON, and E. SIEBEL: Intrathoracic meningocele not associated with neurofibromatosis. J. thorac. Surg. **26**, 101—114 (1953).

Sebesteny, J., u. J. Horanyi: Primäre neurogene Geschwulst der Lunge. Zbl. Chir. **78**, 817—827 (1953).
Senaris-Bello, J.: Tumores de neurógenos de mediastino Presentacion de un caso de neurofibroma mediastinico en una nina de dos anos de edad, extirpado con éxito. Bol. cult. Cons. Col. méd. Exp. **14**, 41—45 (1956).
Shields, L. H.: A case report of mediastinal neurogenic neoplasm containing a.-v.-fistulas. Dis. Chest **51**, 441—449 (1967).
Shier, K. J., A. K. Shaalan, and C. Horn, Jr.: Malignant ganglineuroma: report of a case of an agressively growing immature ganglioneuroma. Canad. med. Ass. J. **85**, 135—149 (1962).
Siguier, F., P. Codeau, C. Calmettes, J. Bennet, R. Levy et V. Reverdy: Considérations sur l'aspect clinique et angiographique des tumeurs du péricarde. A propos d'un cas de neurinome malin intrapéricardique. Bull. Soc. méd. Hôp. Paris **115**, 985—1000 (1964).
Sirtori, C., T. Rock e U. Veronesi: Contributo critico e casuistico alla conoszenza dei tumori del Tumori **39**, 513 (1953).
Speeter, G. W., C. L. Roper, and J. S. Sprattgr: Chemodectoma of the mediastinum. Arch. Surg. **87**, 908—909 (1963).
Stewart, F. W., and M. M. Copeland: Neurogenic sarcoma. Amer. J. Cancer **15**, 1235—1247 (1931).
Stout, A. P.: The peripheral manifestations of the specific nerve sheat tumor (neurilemoma). Amer. J. Cancer **24**, 751—783 (1935).
— Neurofibroma and neurilemoma. Clin. Proc. **5**, 1—14 (1946).
— Ganglioneuroma of the sympathetic nervous system. Surg. Gynec. Obstet. **84**, 101—126 (1947).
Stowens, D.: Neuroblastoma and related tumours. Arch. Path. **63**, 451—459 (1957).
Svejda, J., u. M. Dlzhos: Ganglioneuroblastome im Kindesalter. Zbl. allg. Path. path. Anat. **99**, 523—530 (1959).
Svien, H. J., and W. D. Seybold: Intraspinal and intrathoracic tumors in a child with paraplegia. Proc. Mayo Clin. **25**, 715—721 (1950).
Tala, P., and M. Turunen: Peripheral intrathoracic ganglioneuroma. Report of a case. Ann. Chir. Gynaec. Fenn. **42**, 117—126 (1953).
Tamura, P. Y., and L. T. Lawrence: Multiple tumours of the sympathetic system. A report of case of malignant Schwannoma associated with functioning malignant pheochromocytoma. Cancer (Philad.) **9**, 293—299 (1956).
Taylor, F. H.: Paraganglioma simulating carcinoma of the esophagus. J. thorac. Surg. **21**, 189—200 (1951).
Tebow, L. E., and R. B. Brown: Neurogenic tumors of the anterior and middle mediastinum. A report of two cases. Amer. Surg. **19**, 491—502 (1953).
Touroff, A. S. W., and S. O. Sapin: Solitary intrathoracic neurofibroma. Surgery **26**, 787—801 (1949).
Troisier, J., M. Bariéty et O. Monod: Les neurinoms intrathoraciques. Presse méd. **1941 II**, 1129—1136.
Twining, E. W.: A textbook of X-ray diagnosis. London: H. K. Lewis & Co. 1938.
Uranova, E. V., and K. L. Tregubova: Concerning chemodectomas. Arkh. Pat. **24** (10), 18—24 (1962).
Valach: Extraadrenale Paragangliome. Beitr. path. Anat. (1958) (Ref.).
Verocay, J.: Zur Kenntnis der Neurofibrome. Beitr. path. Anat. **48**, 1—11 (1910).
Vieta, J. O., and G. T. Pack: Malignant neurilemomas in peripheral nervs. Amer. J. Surg. **82**, 416—426 (1951).
Wahl, H. R., and P. E. Craig: Multiple tumors of sympathetic nervous system. Report of case showing distinet ganglioneuroma, neuroblastoma and cystic calcifying ganglioneuroblastoma. Amer. J. Path. **14**, 797—804 (1938).
— Neuroblastoma: with a study of a case illustrating three types that arise from the sympathetic system. J. med. Res. **30**, 205—221 (1940).
—, and D. W. Robinson: Neuroblastoma of mediastinum with pheochromoblastomatous elements. Arch. Path. **35**, 571—586 (1943).
Wahlgren, F., u. S. Rudberg: Ein Fall von intrathorakalem Sympaticoblastoma bei einem Säugling. Acta paediat. (Uppsala) **25**, 292—303 (1939).
Waizel, P.: Ein nahezu $1^3/_4$ kg schwerer Mediastinaltumor (Neurofibrom). Zbl. Chir. **1931**, 280—291.
— Lungentumoren mit Einschluß von auf die Lungen übergreifenden Mediastinaltumoren und Thoraxwandgeschwülsten. Bruns' Beitr. klin. Chir. **158**, 645—654 (1933).
Wense, G.: Intrathorakaler neurogener Vagustumor. Wien. klin. Wschr. **1954**, 48—49.
Wilhelm, E.: Intrathorakale neurogene Tumoren. Thoraxchirurgie **1**, 315—325 (1953).
— Meningocele des Brustraumes. Thoraxchirurgie **2**, 147—156 (1955).
Willis, R. A.: Pathology of tumours. London: Butterworth & Co. 1948.
Wright, J. H.: Neurocytoma or neuroblastoma: A kind of tumor not generally recognized. J. exp. Med. **12**, 556—561 (1910).
Zander, E., Barontini e F. Brussatis: Sulla trasformazione maligna nei neurinomi. Considerazioni su 3 casi die neurinomi spinali a decorso atipico. Riv. Pat. nerv., Siene **1**, 22—46 (1956).

Teratome, Cysten und Pseudocysten des Mediastinums

Abell, M. R.: Mediastinal cysts. Arch. Path. **61**, 360—379 (1956).
Ahmad, S.: Dermoid cyst of the mediastinum. A case report. Medicus (Karachi) **4**, 221—224 (1952).
Alford, J. E.: Congenital bronchogenic cyst of the mediastinum. J. Pediat. **11**, 550—563 (1937).
Allison, P. R.: Mediastinal cysts of bronchial origin. Thorax **2**, 176—181 (1947).
Ameuille, P., P. Wilmoth et C. Kudelski: Méningocèle rachidienne à dévelopement intrapleural. Bull. Soc. méd. Hôp. Paris **56**, 608—611 (1940).
Andreoiu, C., D. Motomancea, N. Baescu u. S. Botez: Dermoidcyste des Mediastinums. Chirurgia (Buc.) **10**, 573—578 (1961) mit engl., franz. u. dtsch. Zus.-Fass.

ANDRUS, W. DE WITT, and G. J. HEUER: Surgical treatment of tumors of the mediastinum. Surg. Gynec. Obstet. **63**, 469—481 (1936).

ASKANAZY, M.: Die Teratome nach ihrem Bau, ihrem Verlauf, ihrer Genese und im Vergleich zum experimentellen Teratoid. Verh. dtsch. path. Ges. **11**, 39 (1907).

BAAR, H. S., and A. L. D'ABREU: Duplication of the foregut. Brit. J. Surg. **37**, 220 (1949).

BACKER, J. M., and G. M. CURTIS: Intrathoracic meningocele. West. J. Surg. **61**, 209—211 (1953).

BALÁS, A.: Über die Klinik und Chirurgie der Bronchialcysten des Mediastinums. Chirurg **34**, 65—71 (1963).

BALESTRA, E.: Sulle cisti calcificate del mediastino. Minerva radiol. fisioter. radiobiol. (Torino) **9**, 523—526 (1964).

BALOGH, A.: Diagnose der Bronchuscysten mittels Thorakoskopie. Tuberk.-Arzt **8**, 14—21 (1955).

BARIETY, M., CH. COURY y J. POULET: Los tumores coriocarcinomatosos del mediastino. Rev. esp. Tuberc. **30**, 473—499 (1961).

BARTELHEIMER, E. W., u. E. SCHÜRMEYER: Spontaner Größenwechsel von Mediastinalzysten. Med. Welt **1964**, 2485—2486 u. Bild 2467—2468.

BATES, J. C., and F. Y. LEAVER: Pericardial celomic cysts. Presentation of five new cases and five similar cases illustrating difficulty of diagnosis. Radiology **57**, 330—341 (1951).

BEARDMORE, H. E., and F. W. WIGLESWORTH: Ped. Clin. N. Amer. **5**, 457—461 (1958).

BEAULIEU, M., W. CARON, and B. PARADIS: Cysts and cystic tumours of the anterior mediastinum. Canad. J. Surg. **2**, 353—362 (1959).

BECK, C. S.: Intrapericardial teratoma and a tumor of the heart; both removed operatively. Ann. Surg. **116**, 161—177 (1942).

BECKER, W. H.: Zur Klinik der Mediastinalcysten. Bruns' Beitr. klin. Chir. **180**, **111** (1950).

BEILIN, V. u. Z.: Zum Problem der Pericard-Divertikel. Ter. Arkh. **22**, 70—73 (1950).

BEIRINE, M. F., and S. W. BERKHEISER: Benign epicardial cyst. J. thorac. Surg. **27**, 603—605 (1954).

BELLION, B., e L. SOMMO: Sulle complicazioni suppurative pleuro-polmonari dei teratomi endothoracici. Chir. torac. **3**, 3—9 (1950).

— — Contributo alla diagnosi e alla terapia delle cisti dermoidi del mediastino anteriore. G. Accad. Med. Torino **115**, 11—33 (1952).

BENCINI, A., e F. CALFATI: Sulle cisti celomatiche del mediastino. Chirurgia (Milano) **7**, 33—40 (1952).

BENTLEY, J. F. R., and J. R. SMITH: Mediastinal-cyste. Arch. Dis. Childh. **35**, 76—82 (1960).

BERRY, F.: Diskussion zu F. C. DRASH u. H. HYER. J. thorac. Surg. **19**, 767 (1950).

BERT u. FISCHER: Zit. nach ENTZ und OROSZ.

BICKFORD, B.: Mediastinal cysts of gastric origin. Report of a case. Brit. J. Surg. **36**, 410—416 (1949).

BIKFALVI, A.: Zur Frage der intrathorakalen lateralen Meningozele. Bruns' Beitr. klin. Chir. **208**, 292—307 (1964).

BISHOP, CL. A., and R. J. LIPPIN: Primary cyst mesothelial) of the diagphragma. J. thorac. Surg. **29**, 577—584 (1955).

BLACK, R. A., and E. L. BENJAMIN: Enterogenous abnormalities. Cysts and diverticula. Amer. J. Dis. Child. **51**, 1126—1136 (1936).

BLADES, B.: Mediastinal tumors. Ann. Surg. **123**, 749—765 (1946).

BÖHMIG: Zur Kasuistik der Mediastinaltumoren. Frankfurt. Z. Path. **33**, 80—90 (1926).

BÖSS, K.: Kongenitale mit Magenschleimhaut ausgekleidete Mediastinalcyste mit in die Lunge penetrierendem chronischen Ulcus pepticum. Virchows Arch. path. Anat. **300**, 166—168 (1937).

BONN, H. K., and N. EVANS: Extragenital chorioepithelioma in the male with associated gynecomastia. Report of a case. Amer. J. Surg. **58**, 125—126 (1942).

BORAGINA, R. C.: Quistes pericardiocelomicos. Chir. Thorax **6**, 19—26 (1954).

BORST: 11. Tagg d. Path. Ges. 1907.

BRACHER, A. N., and A. R. KOONTZ: Mediastinal bronchogenic cyst and Klippel-Feil syndrome: Report of a case. J. Amer. med. Ass. **150**, 1006—1009 (1952).

BRADFORD, M. L., H. W. MAHON, and J. B. GROW: Mediastinal cysts and tumors. Surg. Gynec. Obstet. **85**, 467—481 (1947).

BREA, M. M., and V. N. ROGER: Diverticulum of the pericardium and pericardiocelomic cysts. Surgical treatment. Rev. Asoc. méd. argent. **68**, 1—14 (1954).

BREMER, J. L.: Diverticula and duplications of intestinal tract. Arch. Path. **38**, 132—146 (1944).

— Dorsal intestinal fistula, accessory neurenteric canal; Diastematomyelia. Arch. Path. **54**, 132—138 (1952).

BROCARD, H., G. TROYER et R. PICHARD: Sur le diagnostic des kystes pleuro-péricardiques. J. franç. Méd. Chir. thor. **6**, 65—71 (1952).

BROMAN, I.: Die Entwicklungsgeschichte der Bursa omentalis und ähnlicher Rezeßbildungen bei den Wirbeltieren. Wiesbaden: J. F. Bergmann 1904.

— Normale und abnormale Entwicklung des Menschen. Wiesbaden: J. F. Bergmann 1911.

— Entwicklung des Menschen vor der Geburt. München: J. F. Bergmann 1927.

BROOKS, B., and E. P. LEHMANN: Bone changes in Recklinghausens neurofibromatosis. Surg. Gynec. Obstet. **38**, 587—593 (1924).

BROSS, W., W. WREZLWICZ, T. KANIOWSKI, and R. WITEK: A rare case of mediastinal meningocele. Pol. Przegl. radiol. **29**, 13—18 (1965), mit engl. Zus.-Fass.

BROWN, A. L.: Lipoid pneumonia resulting from a dermoid cyst. Case report. J. thorac. Surg. **20**, 260—272 (1950).

BROWN, R. B., and R. G. DUNN: Lymphogenous cyst of the mediastinum. Cystic hygromas, pericardial cysts and pericardial diverticulum. U.S. armed Forces med. J. **2**, 1651—1654 (1951).

BROWN, R. R., and L. L. ROBBINS: The diagnosis and treatment of bronchogenic cysts of the mediastinum and lung. J. thorac. Surg. **13**, 84—91 (1944).

BRÜCHER, H.: Über leukämische Verläufe maligner Mediastinaltumoren. Dtsch. Arch. klin. Med. **200**, 608—615 (1953).

BRUNNER, A.: Die Lungeneiterungen und ihre chirurgische Behandlung. In: Schweizer medizinisches Jahrbuch. Basel: Benno Schwabe & Co. 1945.
— Die chirurgische Behandlung der Bronchektasen und anderen Lungeneiterungen. Ärztl. Forsch. **1949**, 456—459.
— Lehrbuch der Chirurgie. Basel: Benno Schwabe & Co. 1950.
BRUWER, A., O. T. CLAGETT, and J. R. McDONALD: Anomalous arteries to the lung associated with congenital pulmonary abnormality. J. thorac. Surg. **19**, 957—963 (1950).
BUDDE, J. W.: Zieglers Beitr. **68**, 207—211 (1921).
— u. D. HÖRNICKE: Frankfurt. Z. Path. **27**, 14—23 (1922).
BÜRKI, A.: Sacculus pericardii. Diss. Zürich 1954.
BUFFONI, L., e E. BERTELOTTI: Disembriomi mediastinici: Le cisti gastroenterogene. Contributo casistico. Minerva pediat. **9**, 872—878 (1957).
BUMIN, H.: Cystic lymphangioma of the mediastinum. Türk Tib. Cem. Mec. **5**, 116—118 (1939).
BUNNER, R.: Lateral intrathoracic meningocele. Acta radiol. (Stockh.) **51**, 1—7 (1959).
BURAKZEWSKI, J.: Rupture of a mediastinal cyst after a small dose of radiation as a radiological sign of thymoma. Report of two cases. J. Fac. Radiol. (Lond.) **8**, 350—354 (1957).
BUTT, E. M., M. E. PEARSON et G. D. SIMONSEN: Production de méningocèle et déhiscence crânienne chez les embryons de poulet par le nitrate. Proc. Soc. exp. Biol. (N.Y.) **79**, 11—16 (1952).
BUTTINI, C., e G. PIEGARA: Le cisti pericardio celomiche nella diagnosi differenziale delle ombre rotonde mediastino-polmouari. Chir. torac. **18**, 155—176 (1965).
BUYERS, R. A., and F. B. EMERY: Pericardial celomic cysts. Arch. Surg. **60**, 1002—1009 (1950).
BYRON, F. X., E. E. ALLING, and P. C. SAMSON: Intrathoracic meningocele: Excision with three and one-half years follow up. J. thorac. Surg. **23**, 283—291 (1952).
CACERES, J., I. BUSTAMENTE y C. CHAVEZ: Presentation de uni caso de teratoma del mediastino. Arch. perianos Pat. **7**, 103—115 (1953).
CALAMARI, F., A. CODECASA, G. RADAELLI e O. REGGIO: Le disembriopatie eteroplastiche a localizzazione mediastinica (Literaturübersicht und Schilderung von 4 Fällen aus der C. P. A. Mailand). Riv. Ist. raccin. antituberc. **17**, 372—391 (1967).
CARLSON, H. A.: Congenital cysts of the mediastinum. Report of cases including a gastric cyst. J. thorac. Surg. **12**, 376—379 (1943).
CASSEL, M. A., R. T. CUNNINGHAM, and W. WEISEL: A foregut cyst of the mediastinum. J. thorac. Surg. **19**, 138—142 (1950).
CAVALCANTI, J. S., e H. MENEZES: Cisto broncogénico do mediastino. Rev. brasil. Med. **8**, 328—336 (1951).
CHAKRAVORTY, RANES C., A. K. BASU, and S. N. BASU ROY: Mediastinal tumours and cysts. Indian J. Surg. **24**, 149—158 (1962).
CHANDLER, A., and E. E. HERZBERGER: Lateral intrathoracic meningocele. Amer. J. Roentgenol. **90**, 1216—1221 (1963).
CHIARI, H.: Über einen neuen Typus von Mißbildungen an der Trachea des Menschen. Beitr. path. Anat. **5**, 329—341 (1889).
CHRISTIAN, H. A.: J. Med. Res. **7**, 54 (1902). Zit. nach J. M. G. LYNCH u. G. L. BLEWETT, Thorax **8**, 157 (1953).
CHRISTOFFERSEN, J. C.: Intrathoracic gastric cyst. Acta chir. scand. **96**, 12—25 (1948).
CHURCHILL, E. D.: Simple cyst of the mediastinum. New Engl. J. Med. **217**, 958 (1937).
CLAIRMONT, P.: Die geschlossene intrapulmonale Bronchuscyste. Dtsch. Z. Chir. **200**, 157—159 (1927).
COLLIER, F. V.: Teratome of the lung. Arch. Path. **68**, 138—142 (1959).
COOKE, F. N., and B. BLADES: Cystic diseases of the lung. J. thorac. Surg. **23**, 546—563 (1952).
COOPER, G., V. ARCHER, and J. K. MAPP: Mesothelial cysts ("pericardial cysts"). Differential diagnosis of shadows continuous with anterior inferior mediastinum. Sth Med. J. (Bgham, Ala.) **41**, 285—296 (1948).
COURY, CH.: Histoire, démembrement nosologique et pathogénie des »kystes aériens« du poumon. Rev. Prat. (Paris) **13**, 1731—1755 (1963).
COURY, C., O. MONODET et J. TOURNIER: Coexitence chez une enfant de deux kystes bronchogéniques du médiastin et D'une incoalescene partielle du péricarde. Dysembrioplasie homoplastique complexe. J. franç. Méd. Chir. thor. **10**, 271—278 (1956).
CRAVER, L. F., and J. V. BLADY: Unusual case of bilateral pulmonary apical dermoidcyst. Amer. J. Roentgenol. **39**, 205—208 (1938).
CROSS, G. O., J. R. REAVIS, and W. W. SAUNDERS: Lateral intrathoracic meningocele. J. Neurosurg. **6**, 423—431 (1949).
CRUICKSHANK, G., A. METHASON, and W. J. MATHESON: Gastric cysts of the mediastinum with a report of two cases. Arch. Dis. Childh. **27**, 533—538 (1952).
CURRERI, A. R., and J. W. GALE: Mediastinal cysts. Ann. Surg. **113**, 1086—1094 (1941).
— Mediastinal tumors. Arch. Surg. **58**, 797—806 (1949).
CURRIE, R. A.: Mediastinal liposarcoma. Dis. Chest **46**, 489—491 (1964).
D'ABREU, A. L.: Primary pleural cysts. Brit. J. Surg. **25**, 317—329 (1937).
— A practice of thoracic surgery. London: Arnold & Co. 1953.
DAHM, K.: Teratome unter besonderer Berücksichtigung der Lungenteratome. Zbl. allg. Path. path. Anat. **97**, 340—345 (1958).
D'ALO, R.: Contributo alla conoscenza delle cisti celomatiche del mediastino. Radiol. med. (Torino) **40**, 250—554 (1954).
DANGSCHAT, B.: Beiträge zur Genese, Pathologie und Diagnose der Dermoidcysten und Teratome im Mediastinum anticum. Bruns' Beitr. klin. Chir. **38**, 692—701 (1903).
DAVIDSON, L. R., and L. BROWN: Gastrogenous mediastinal cyst. J. thorac. Surg. **16**, 458—460 (1947).

Davis, E. W., J. Dorsey, and Ed. Scalon: Cysts about the pericardium. Arch. Surg. **67**, 110—118 (1953).

—, and D. Salkin: Intrathoric gastric cyst. J. Amer. med. Ass. **135**, 218—226 (1947).

Davis, J. E., and W. A. Barnes: Intrathoracic duplication of the alimentary tract, communicating with the small intestine. Ann. Surg. **136**, 287—297 (1952).

Del Buono, M. S., and E. M. Osacar: Intrathoracic meningocele associated with cutanous neurofibromatosis. Acta neurochir. (Wien) **9**, 561—580 (1961).

Derra, E., P. Ganz u. H. Herbig: Mediastinalgeschwülste. Bruns' Beitr. klin. Chir. **183**, 96—102 (1951).

Dickson, J. A., O. T. Clagett, and J. R. McDonald: Intrathoracic gastric. cyst. J. thorac. Surg. **15**, 318—321 (1946).

Doepper, Th., et W. Schreyer: Du diagnostic différentiel des tumeurs paracardiaques. Confrontations radio-anatomo-pathologiques. Ann. Radiol. (Paris) **6**, 251—281 (1963).

Donal, Ch.: Mediastinal cysts. Sth. Surg. **13**, 148—157 (1947).

Doran, W. J., and W. C. Lester: Mediastinal teratomata with report of unusual case. J. thorac. Surg. 8, 309—318 (1938/39).

Drash, E. C., and H. J. Hyer: Mesothelial mediastinal cysts. Pericardial celomic cyst of Lambert. J. thorac. Surg. **19**, 755—761 (1950).

Dufour, H., et Mourrut: Kyste de la partie supérieure du pericarde chez une femme de 24 ans. Bull. Soc. Chirurgiens Paris **53**, 1482—1499 (1929).

Duken: Zur Röntgenologie des Emphysems. Münch. med. Wschr. **1919**, 1069—1073.

Duval, P., et A. Clerc: Mediastinal dermoid cyst. Bull. Soc. méd. Hôp. Paris **45**, 1147—1158 (1921).

Edge, J. R., and J. S. Glennie: Teratoid tumors of the mediastinum found despite previous normal chest radiography. J. thorac. cardiovasc. Surg. **40**, 172—178 (1960).

Eerland, L. D.: Cysts and tumors of the mediastinum. Ned. T. Geneesk. **90**, 1252—1259 (1946).

— Bronchogene Cysten des Mediastinum. Ned. T. Geneesk. **90**, 1295—1301 (1946).

Eigler, W.: Über endothorakale Cysten. Dtsch. Z. Chir. **199**, 133—141 (1926).

Ekehorn, G.: Die Dermoidcysten des Mediastinum anticum. Langenbecks Arch. klin. Chir. **56**, 107—117 (1898).

Eliaschewitsch, S. H.: Ein Fall von Pericardcyste. Virchows Arch. path. Anat. **270**, 868—874 (1929).

Elkeles, A.: Spring water cyst of the pericardium. Brit. J. Radiol. **25**, 220—221 (1952).

Ellis, H., and J. W. Du Shane: Primary mediast. cysts and neoplasms in infants and children. Amer. Rev. Tuberc. **74**, 940—953 (1956).

El-Mallah, S. H.: Cervia mediastinal cystic hygroma. Report of a case. J. Egypt. med. Ass. **36**, 41—58 (1953)

Emerson, G. L.: Supradiaphragmatik thoracic-duct cyst. An unusual mediastinal tumor. New Engl. J. Med. **242**, 575—586 (1950).

Entz, B., u. D. Orosz: Über die intrathorakalen Zystenbildungen. Frankfurt. Z. Path. **40**, 229—246 (1930).

Exalto, J., and K. Waldeck: Bronchogenic cyst of the mediastinum. J. thorac. Surg. **18**, 132—139 (1949).

Fallon, M., A. R. G. Gordon, and A. C. Lendrum: Mediastinal cysts of foregut origin associated with vertebral anomalis. Brit. J. Surg. **41**, 520—536 (1954).

Fedele, E., e V. Martinelli: Sulle cisti mediastiniche a partenza dall'intestino primitivo. Gazz. int. Med. Chir. **62**, 2459—2493 (1957).

Ficara, P.: Cisti mesoteliali del mediastino. Arch. Chir. Torace **13**, 115—138 (1956).

Finsterbusch, W., u. H. Stolzer: Mediastinale gastrogene Cyste. Thoraxchirurgie **2**, 469—476 (1955).

Fischer, W.: Über eine Cyste in der rechten Pleurahöhle. Virchows Arch. path. Anat. **275**, 711—715 (1930).

Fisher, H. C.: Duplication of intestinal tract in infant. Arch. Surg. **61**, 957—963 (1950).

Fitz, R. H.: Persistent omphalo-mesenteric remains; their importance in the causation of intestinal duplication, cyst formation and obstruction. Amer. J. med. Sci. **175**, 30—45 (1884).

Fojanini, G., e I. Novi: Su le „Cisti mesoteliali del pericardio". Arch. ital. Chir. **76**, 329—334 (1953).

Fontaine, R., P. Frank et G. Stoll: Kyste teratoide du thymus a siege mediastinal anterior opere avec success par sternotomie mediane longitudianal. Presse méd. **1952**, 1425—1426.

— — P. Warter et A. Batzenschlager: Les tumeurs du thymus. Ann. Chir. **1957**, 1175—1188.

Forsee, J. H., and H. A. Blake: Pericardial celomic cyst. Surgery **31**, 753—761 (1952).

Forster, E., et H. Lux: Kystes intramédiastinaux d'rigine aerodigestive. A propos de deux cas. Strasbourg méd., N.S. **4**, 285—291 (1953).

— D. Sichel, L. Frühling et A. Maier: A propos d'un kyste gastrique intrathoracique. J. Radiol. Élektrol. **34**, 641—655 (1953).

Fox, J. P., and C. A. Hospers: Solid teratoid tumors of the anterior mediastinum; report of two cases. Amer. J. Cancer **28**, 273—290 (1936).

Fralick, F. T., and H. S. Welsman: Mediastinal teratoma. Dis. Chest **19**, 209—220 (1951).

Freedmann, E., and M. A. Simon: Simple cyst of the pleura. Report of a case. Amer. J. Roentgenol. **35**, 53—67 (1936).

Freelander, S. O., and P. W. Gebauer: Disease of aberrant intrathoracic lung tissue. J. thorac. Surg. 8, 581—591 (1939).

Frey, E. K.: Chirurgie des Herzens. In: Neue Deutsche Chirurgie, Bd. 61. Stuttgart: Ferdinand Enke 1939.

Friedman, N. B.: The comparative morphogenesis of extrogenital und gonadal teratoid tumors. Cancer (Philad.) **4**, 265—271 (1951).

Frommhold, W.: Coelom-Zyste im hinteren Mediastinum. Fortschr. Roentgenstr. **78**, 358—359 (1953).

Fry, W., C. L. Klein, and H. C. Barton: Malignant mediastinal teratoma simulating cardivascular disease. Dis. Chest **27**, 537—541 (1955).

GALE, C. W., and R. A. WILLIS: Retroperitoneal digit-containing teratoma. J. Path. 56, 403 (1944).
GANZ, P.: Über die Chirurgie der congenitalen Cysten des Mediastinums. Langenbecks Arch. klin. Chir. 274, 326—338 (1953).
GARRÉ, C.: Über Mediastinaltumoren. Dtsch. med. Wschr. 1918 *I*, 617—621.
GEBAUER, P. W.: A case of intrapericardial teratoma. J. thorac. Surg. 12, 458—464 (1942/43).
GERNEZ, CH., et G. LEPAUL: Les méningocèles à dévelopement intrathoracique. J. franç. Méd. Chir. thor. 8, 633—642 (1954).
GESSNER, J.: Teratoide Zysten des Mediastinum. Zbl. Chir. 88, 145—157 (1963).
GILLESPIE, S. R., and L. F. MARTINSON: Pericardial celomic cysts. Northw. Med. (Seattle) 49, 107 (1950).
GLEESON, J. A., and P. G. I. STOVIN: Mediastinal enterogenous cysts associated with vertebral anomalies. Clin. Radiol. (Edinb.) 12, 41—48 (1961).
GOETSCH, E.: Hygroma colli cysticum and hygroma axillare. Pathological and clinical study and report of 12 cases. Arch. Surg. 36, 394—402 (1938).
GORDON, J.: Zwei bemerkenswerte Teratome des Mediastinums. Frankfurt. Z. Path. 40, 224—233 (1930).
GOORWITCH, J., and J. SOKOL: Extragenital (mediastinal) teratocarcinoma. Report of a case. J. int. Coll. Surg. 17, 343—353 (1952).
GREENFIELD, J., J. STERNBERG, and A. S. W. TOUROFF: Spring water cysts of the mediastinum. J. thorac. Surg. 12, 495—502 (1943).
GREENFIELD, LAZAR J., and JOHN S. HOWE: Bronchial adenoma within the wall of a bronchogenic cyst. Report of a case. J. thorac. cardiovasc. Surg. 49, 398—404 (1965).
GRENADE, A.: Les kystes dermoides et les tumeurs tèratiodes intrathoracique. Acta chir. belg. 48, 307—352 (1949).
GRIESER, G.: Über lymphangiomatöse Herzbeuteltumoren. Thoraxchirurgie 2, 479—493 (1955).
GROSS, R. E., G. W. HOLOCOMB, JR., and S. FARBER: Duplication of the alimentary tract. Pediatrics 9, 449—456 (1952).
—, and E. S. HURWITT: Cervicomediastinal and mediastinal cystic hygroma. Surg. Gynec. Obstet. 87, 599—607 (1948).
— E. B. D. NEUHAUSER, and A. L. LONGINO: Thoracic diverticula which originate from the intestine. Ann. Surg. 131, 363—374 (1950).
GRUNDMANN, G., R. FISCHER u. G. GRIESSER: Kongenitale Herzbeutelcysten. Thoraxchirurgie 2, 492—501 (1955).
GUERNELLI, N., e G. LANZARA: Le cisti celomiche del mediastino. Clinica (Bologna) 22, 12—30 (1962).
HABLÜTZEL, C.: Ein Fall von Teratom des Mediastinums. Schweiz. med. Wschr. 63, 1308—1315 (1933).
HAMPERL, H.: Lehrbuch der allgemeinen Pathologie und der pathologischen Anatomie. Berlin-Göttingen-Heidelberg: Springer 1960.
HANNER, J. M., F. S. ASHBURN, and R. J. LEFFLER: Malignant mediastinal teratoma. U.S. armed Forces med. J. 3, 757—767 (1952).
HANTEN, S. J., T. F. KEYES, and R. R. MEYER: Spontaneous rupture of mediastinal dermoid cysts into the pleural cavity. Report of two cases. Radiology 64, 348—352 (1955).
HARDY, L. M.: Bronchogenic cysts of the mediastinum. Amer. J. Dis. Child. 78, 136—141 (1949).
HARLEY, H. R. S., and C. E. DREW: Cystic hygroma of the mediastinum. Thorax 5, 105—119 (1950).
HARRINGTON, S. W.: Surgical treatment of eleven cases of mediastinal and intrathoracic teratomas. J. thorac. Surg. 3, 50—74 (1933).
— Surgical treatment in sixteen cases of anterior mediastinal teratoid tumors. One complete report of a case. J. thorac. Surg. 7, 191—202 (1937).
— Surgical treatment of cystic tumors of the lung and anterior mediastinum. Verh. internat. Ges. Chir., 11. Kongr. 2, 553—562 (1939).
— Intrathoracic extrapulmonary tumors. Diagnosis and surgical treatment. Postgrad. Med. 6, 6—11 (1949).
HARTER, K.: Über Tumoren im hinteren Mittelfellraum. Diss. Tübingen 1939.
HASCHE, E.: Zur Symptomatologie bronchogener Cysten. Zbl. Chir. 1952, 1738—1745.
HEDBLOM, C. A.: Intrathoracic dermoid cysts and teratomata. With report of 6 cases and 185 cases collected from literature. J. thorac. Surg. 3, 22—34 (1933).
HERBIG, H.: Mediastinaltumoren und ihre Behandlung. Zbl. Chir. 1951, 149—169.
— P. GANZ u. H. VIETEN: Die Mediastinaltumoren und ihre chirurgische Bedeutung. Ergebn. Chir. Orthop. 37, 224—323 (1952).
HEUER, G. J.: Surgery of mediastinal dermoids; based upon experience with 4 cases and review of literature. Ann. Surg. 90, 692—706 (1929).
—, and ANDRUS W. DE WITT: The surgery of mediastinaltumors. Amer. J. Surg. 50, 146—226 (1940).
HIRSCH, O., S. L. ROBBINS, and J. D. HOUGHTON: Mediastinal choreoepithelioma in a male; case report. Amer. J. Path. 22, 833—846 (1946).
HIRSCHFELD, K.: Tumors and cysts of the mediastinum. Aust. N. Z. J. Surg. 21, 27—41 (1951).
HOLCOMB, G. W., and D. D. MATSON: Thoracic neurenteric cysts. Surgery 35, 115—132 (1954).
HOSSLI, G.: Seltene intrathoracale Cysten, die mit dem Verdauungstraktus in Verbindung stehen. Langenbecks Arch. klin. Chir. 265, 551—554 (1951).
HOUEL, J., JANINE MUSSINI-MONTPELLIER, J. ROBERT D'ESHOUGUES et PH. MORAND: A propos de six cas de tumeur primitive du thymus. Ann. Chir. (Paris) 16, 191—205 (1962).
HOUGHTON, J. D.: Malignant teratoma of mediastinum; report of case and review of 24 cases from literature. Amer. J. Path. 12, 349—364 (1936).
HOWANIETZ, L., u. E. STRAHBERGER: Zur Klinik und Therapie teratoider Geschwülste im Mediastinum. Langenbecks Arch. klin. Chir. 306, 346—361 (1964).
HÜCKEL: Zur Kenntnis der Mediastinalcysten. Zbl. allg. Path. path. Anat. 68, Erg.-H. 416—418 (1937).
HUGHES, F. A.: Diskussion zu DRASH und HYER. J. thorac. Surg. 19, 767 (1950).
HUTCHISON, J., and J. D. THOMSON: Congenital archenteric cysts. Brit. J. Surg. 41, 15—19 (1953).
INADA, K., A. KAWASAKI, and M. HAMAZAKI: Germinoma of the mediastinum. A critical review of classification of the thymic neoplasms. Amer. Rev. resp. Dis. 87, 560—567 (1963).
—, and A. NAKANO: Structur and genesis of the mediastinal teratoma. Arch. Path. 66, 183—189 (1958).

JACOBSON, F.: Two cases of cystic lymphangioma of the neck with mediastinal involvement. Acta radiol. (Stockh.) 28, 705—708 (1947).

JOHNSTON, L. M.: Congenital ciliated columnar epithelial cysts of the mediastinum. Amer. J. Dis. Child. 56, 313—322 (1938).

JONKER, A. T. J., and R. A. M. VAN OPPEN: Cavernous haemangiomas of the mediastinum. Arch. chir. neerl. 16, 83—93 (1964).

JOVANOVIĈ, BOSKO V.: Le diagnostic radiologique des kystes médiastinaux adhérents au péricarde. Srpski Arkh. tselok. Lek. 87, 811—820 (1959) mit franz. Zus.-Fass.

JUNGBLUT, R., u. K. G. PASCHKE: Röntgendiagnostik teratoider Zysten des Mediastinums. Röntgen-Bl. 1, 1—9 (1968).

KALAÇI, S., P. FOEX et F. MEYKADEH: Pseudokystes rétrocardiaques: hernies diaphragmatiques. Praxis 52, 220—222 (1963).

KASTRUP, H., W. KNY u. E. WILHELM: Zur Klinik, Pathologie und Therapie der Thymustumoren, Thoraxchirurgie 2, 163—182 (1954).

KEITH: Surgery 16, 815 (1944). Zit. in P. GANZ, Die Chirurgie der kongenitalen Cysten des Mediastinums. Langenbecks Arch. klin. Chir. 274, 326—344 (1953).

KEMPF, F. K.: Vorderdarmcysten des Mediastinums unter besonderer Berücksichtigung der Trachealcyste. Thoraxchirurgie 1, 114—118 (1953).

KESSEL, A. W. L.: Intrathoracic meningocele, spinal deformity, and multiple neurofibromatosis. J. Bone Jt Surg. B 33, 87—95 (1951).

KINDRED, J. E.: Persönliche Mitteilung an DRASH und HYER. J. thorac. Surg. 19, 764 (1950).

KINSELLA, T. J.: Thoracic tumors. Philadelphia: J. B. Lippincott & Co. 1945.

KISNER, W. A., and J. C. REGANIS: Pericardial celomic cyst with symptoms. A case report. J. thorac. Surg. 19, 779—791 (1950).

KOLPAK, H.: Dermoid des vorderen Mediastinums mit Perforation in die Aorta. Zbl. Chir. 1951 (I), 1022—1030.

KOZLOV, I. Z.: Zum Problem der Dermoidcysten und Teratome des Mediastinums. Sovetsk. Med. 16, 23—31 (1952).

KÜMMERLE, F.: Beitrag zur Klinik und Differentialdiagnose der Mediastinaltumoren. Bruns' Beitr. klin. Chir. 188, 219—220 (1954).

KUZNEZOV, I. D.: The significance of pneumomediastinal tomography for the mediastinal tumour and cyst differential diagnosis. Vop. Onkol. 5, 164—171 (1952).

KYRLE, P.: Pericardcyste als seltener Nebenbefund bei einer Dickdarmresektion wegen Karzinom. Zbl. Chir. 1952, 2367—2371.

LADD, W. E., and R. E. GROSS: Surgical treatment of duplications of the alimentary tract. Enterogenous cysts, enteric cysts or ileum duplex. Surg. Gynec. Obstet. 70, 295—302 (1940).

—, and H. W. SCOTT: Esophageal duplications or mediastinal cysts of enteric origin. Surgery 16, 815—833 (1944).

LAIPPLY, T. C.: Cysts and cystic tumors of the mediastinum. Arch. Path. 39, 135—153 (1945).

LAITINEN, H., and M. TURUNEN: Diagnosis of intrathoracic menigocele. Dis. Chest 27, 421—442(1955).

—, and P. VIRTAMA: Pericardial diverticulum. Roentgenologic diagnosis by insufflation of air. Ann. Chir. Gynaec. Fenn. 43, 249—261 (1954).

LAM, C. R.: Pericardial celomic cysts. Radiology 48, 239—244 (1947).

— Diskussion zu DRASH und HYER: Mesothelial mediastinal cysts. J. thorac. Surg. 19, 767—772 (1950).

LAMBERT, A. V. S.: Etiology of thin-walled thoracic cysts. J. thorac. Surg. 10, 1—36 (1940).

LAMY, P., I. SCHMITT, G. MITSCHEK, F. KOEBELE, D. ANTHOINE et DUGRAVOT: Dysembryome homoplastique du mediastin. J. franç. Med. Chir. thor. 19, 377—389 (1965).

LATTES, RAFFAELE: Thymoma and other tumors of the thymus. Cancer (Philad.) 15, 1224—1260 (1962).

LAUCHE (in SCHWALBE u. GRUBER): Die Morphologie der Mißbildungen des Menschen und der Tiere. Jena: Gustav Fischer 1912.

LAUMONIER, P., et J. DEPAULIS: Kystes bronchogenique du médiastin à propos de quatre observations récentes. Presse méd. 1952, 1586—1599.

LEAHY, L. J., and G. J. CULVER: Pericardial celomic cyst. J. thorac. Surg. 16, 695—710 (1947).

LENK, R.: Röntgendiagnostik der intrathorakalen Tumoren und ihre Differentialdiagnose. Wien: Springer 1929.

LENKEIT, W.: Zysten des Epi- und Pericards. Zbl. allg. Path. path. Anat. 44, 97 (1928).

LE ROUX, B. T.: Intrathoracic duplication of the foregut. Thorax 17, 357—362 (1962).

LILLIE, W. J., J. R. MCDONALD, and O. T. CLAGETT: Pericardial celomic cysts and pericardial diverticula. J. thorac. Surg. 20, 494—512 (1950).

LINDER, H.: Intrathoracic gastroenteric cysts. Surgery 25, 862—884 (1949).

LINDQUIST, N., and H. B. WULFF: Mediastinal enterocytoma. J. thorac. Surg. 16, 468—471 (1947).

LINDSKOG, G. E.: Diskussion zu DRASH und HYER. J. thorac. Surg. 19, 767 (1950).

—, and A. A. LIEBOW: Thoracic surgery and related pathology. New York: Appleton Century Crofts Inc. 1953.

LIPPERT, K. M., et al.: Clinical significance of pleuropericardial cyst. Arch. intern. Med. 88, 378—384 (1951).

LOB, A.: Zur Klassifizierung der intrathorakalen (mediastinalen) Zysten. Langenbecks Arch. klin. Chir. 269, 377—391 (1951).

LÖHR, B.: Paramediastinale Cyste mit Parotisfermenten als Inhalt: Mit differentialdiagnostischer Diskussion der mediastinalen Cysten und ihrer chirurgischen Behandlung. Langenbecks Arch. klin. Chir. 269, 462—472 (1951).

LOEHR, W. M.: Pericardial cysts. Amer. J. Roentgenol. 68, 584—587 (1952).

LULL, G. F., JR.: Pericardial celomic cyst. A reevaluation. Radiol. Serv., Fitzsimons Army Hospi. Denver Radiology 71, 534—541 (1958).

LYNCH, M. J. G., and G. L. BELWETT: Choriocarcinoma arising in the male mediastinum. Thorax 8, 157—164 (1953); J. int. Chir. 13, 157 (1953).

MAIER, H. C.: Bronchogenic cysts of the mediastinum. Ann. Surg. **127**, 476—490 (1948).

MARTINELLI, L., e N. MAGGI: Su due casi di cisti celomica del mediastino. Nunt. radiol. (Firenze) **32**, 1401—1416 (1966).

MATHESON, A., G. CRUICKSHANK, and W. J. MATHESON: Gastric cysts of the mediastinum with a report of two cases. Arch. Dis. Childh. **27**, 533—542 (1952).

MAZER, M. J.: True pericardial diverticula. Amer. J. Roentgenol. **55**, 27—31 (1946).

MCLETCHIE, N. G. B., J. K. PURVES, and R. L. SAUNDERS: The genesis of gastric and certain intestinal diverticula and enterogenous cysts. Surg. Gynec. Obstet. **99**, 137—145 (1954).

MELLETIER, J. LE, et PH. BAUMET: Dysembryome médiastinal histologiquement bénin d'évolution rapide. J. franç. Méd. Chir. thorac. **5**, 342—353 (1951).

MENDELSOHN, H. J., and E. B. KAY: Intrathoracic meningocele. J. thorac. Surg. **18**, 124—128 (1949).

METYS, R.: Zur Röntgendiagnostik der Dysembryome des Mittelfellraumes. Radiol. diagn. (Berl.) **1**, 4, 554—558 (1960).

— V. SNAJDR, J. KRUML, and H. ROUBKOVÁ: Pulmonary chondromatous hamartomas. Med. thorac. (Basel) **21**, 168—186 (1964).

MICHAELIS, D.: Die intrathorakalen cystischen Lymphangiome. Dtsch. Z. Chir. **242**, 250—264 (1934).

MICHAILOV, M. L.: Über die Differentialdiagnose der Perikardcysten. Münch. med. Wschr. **17**, 1079—1081 (1968).

MILANOV, ST.: Dermoidcysts of the mediastinum. Chirurgia (Sofia) **4**, 532—547 (1951).

MILLS, N. L.: Pericardial cyst in the superior mediastinum. Brit. J. Radiol. **32**, 554—556 (1959).

MINOR, G. R.: Mediastinal cyst treated by marsupialisation to the esophagus. A case report. Ann. Surg. **139**, 230—233 (1954).

MIXTER, C. G., and S. H. CLIFFORD: Congenital mediastinal cyst of gastrogenic origin. Ann. Surg. **90**, 714—720 (1929).

MOERSCH, H. J., and O. T. CLAGETT: Pulmonary cysts. J. thorac. Surg. **16**, 179—190 (1947).

MOLINA, CL., R. MERCKER, J. DELAGE, B. DE LAGVILLAMIE et J. C. CHEMINAT: Les tumeurs séminomateuses du mediastin. J. franç. Méd. Chir. thor. **19**, 593—600 (1965).

MOLNÁR, S., ZS. SOMOGYI u. E. TROJÁN: Mesenteriale Cyste im Säuglingsalter. Mschr. Kinderheilk. **110**, 500—503 (1962).

MONOD, R.: Kyste congénital retro-hilaire, adhérent aux gro vaisscaux du mediastin. Intervention. Guérsion. Mém. Acad. Chir. **68**, 234—241 (1942).

MORDVINKINA, TN.: Zum Problem der Pathogenese und Klinik der Dermoidcysten und Teratome des vorderen Mediastinums. Vestn. Khir. **73**, 6, 47—49 (1953).

MORRISON, I. M.: Tumours and cysts of the mediastinum. Thorax **13**, 294—307 (1958).

MOSQUERA, J. E., y L. BECU: Quiste congénito mediastinico broncógeno. Semana méd. **1951**, 424. Semana pediat. **35**, 146 (1951).

—, y L. M. BECU: Quiste mediastinico bronchogeno. Arch. argent. Ped. **35**, 146—149 (1951).

MUNTONI, E.: Sul quadro anatomoclinico delle cisti pericardiocelomiche del mediastino. Arch. Chir. Torace **7**, 1—10 (1951).

NEWLAND OLDHAM, H., and D. C. SABISTON, JR.: Primary tumors and cysts of the mediastinum. Lesions presenting as cardiovascular abnormalities. Arch. Surg. **96**, 71—75 (1968).

NICHOLLS, M. F.: Intrathoracic cyst of intestinal structure. Brit. J. Surg. **28**, 137—145 (1941).

NIEDOBITEK, F.: Über ein Teratom des Mediastinums. Zbl. allg. Path. path. Anat. **101**, 42—48 (1960).

NIJLAND, A.: Coelomic cysts. Arch. chir. neerl. **1**, 121—138 (1949).

NISSEN, R.: Seltene mediastinale Geschwülste. Operationsbeobachtungen. Langenbecks Arch. klin. Chir. **265**, 431—447 (1950).

NYLANDER, P. E. A.: Ein Beitrag zur Neubildung des Zwerchfells. Zbl. Chir. **1942**, 929—936.

— S. TOIVONEN, M. TURUNEN, and L. HIELT: Teratoid tumors the mediastinum. Ann. Chir. Gynaec. Fenn. **42**, 141—150 (1953).

—, and S. J. VIKARI: A study of intrathoracic cysts, arising from the diaphragma. Ann. Chir. Gynaec. Fenn. **37**, 99—102 (1948).

OBERMAN, H. A., and H. LIBCKE: Malignant germinal neoplasms of the mediastinum. Cancer (Philad.) **17**, 498—507 (1964).

OCHSNER, J. L., and S. F. OCHSNER: Congenital cysts of the mediastinum: 20-years experiences with 42 cases. Ann. Surg. **163**, 909—920 (1966).

O'GARA, R. W., R. C. HORN, JR., and H. T. ENTERLINE: Tumors of the anterior mediastinum. Cancer (Philad.) **11**, 562—590 (1958).

OLENIK, J. L., and J. W. TANDATNIK: Congenital mediastinal cyst of forgut origin. Amer. J. Dis. Child. **71**, 466—471 (1946).

OLKEN, H. G.: Congenital gastro-enteric cysts of the mediastinum. A review and report of a case. Amer. J. Path. **20**, 997—1007 (1944).

OPSAHL, T., and E. J. BERMAN: Bronchogenic mediastinal cysts in infant: case report and review of the literature. Pediatrics **30**, 372—377 (1962).

OSIPOV, B. K.: Kelomcysten der Brusthöhle. Beitrag zur Diagnose der Mediastinalcysten. Radiol. clin. (Basel) **10**, 365—372 (1941).

OSTERDOOM, H. J.: Die Zysten und Geschwülste des Mediastinums. Groningen: Elektrische Drukkerij, I. Oppenheim N.V. 1949.

OTTANI, G.: Meningocele intrathoracica. Ann. Radiol. diagn. (Bologna) **23**, 416—420 (1951).

PACHTER, M. R., and R. LATTES: Germinal tumors of the mediastinum. Dis. Chest **45**, 301—310 (1964).

PAOLA, M. DI, e V. STIPA: I disembriomi eteroplastici (teratomi) del mediastino (Contributo personale di 17 casi). Arch. Chir. Torace **19**, 303—337 (1962).

PEABODY, J. W., JR., L. H. STRUG, and H. A. BUECHNER: Skin-covered mediastinal teratoma simulating a fetal parasite. A review of mediastinal teratogenesis. Amer. J. Med. **23**, 153—162 (1957).

PERÄSALO, O.: On pericardial diverticula and their differential diagnosis. Acta chir. scand. **106**, 283—292 (1953).

PEVELING-SCHLÜTER: Kongenitale Cysten des Mediastinums. Diss. Düsseldorf 1950.

PFLÜGER, H.: Beitrag zur Teratomkasuistik unter besonderer Berücksichtigung sacrococcygealer und mediastinaler Teratome. Chirurg **27**, 77—81 (1956).

PHEMISTER, D. B., W. B. STEEN, and J. C. VOLDERAUER: A roentgenologic criterion of dermoidcyst. Amer. J. Roentgenol. **36**, 14—19 (1936).

PICKHARDT, O. C.: Pleurodiaphragmatic cyst. Ann. Surg. **99**, 814—826 (1934).

PLIESS, G.: Zur Morphologie und Symptomatik heteroplastischer Dysembriome des Mediastinums. Frankfurt. Z. Path. **65**, 111—126 (1954).

POHL, R.: Meningocele im Brustraum unter dem Bilde eines intrathorakalen Rundschattens. Röntgenpraxis **5**, 747 (1933).

PONCHER, H. G., and G. MILLES: Cysts and diverticula of intestinal origin. Amer. J. Dis. Child. **45**, 1064 (1933).

PORRO, G.: Interessante evoluzione di neotormazioni a tipo cistico mediastino-polmonari. Minerva med. **51**, 4023—4025 (1960).

PUCHETI, V., L. IONESCU u. L. CUBILLOS: Gastroenterogene Mediastinalcysten. Thoraxchirurgie **6**, 251—261 (1958).

PUGLIONISI, A.: Ernie diaphragmatique subcostosternale. Chir. torac. **6**, 73—81 (1953).

RAU, F.: Cavernöses Angiom im rechten Vorhof. Virchows Arch. path. Anat. **153**, 22—29 (1898).

REHBEIN, F.: Gastrogene Cyste im Mediastinum mit Klippel-Feil-Syndrom. Mschr. Kinderheilk. **102**, 452 (1954).

REHN, E.: Dermoidcyste des Herzbeutels. Dtsch. med. Rundsch. **3**, 96 (1949).

REIFFERSCHEID, H., u. W. H. BRINKMANN: Tumoren und Cysten des kindlichen Thorax. Ergebn. Chir. Orthop. **43**, 203—245 (1961).

REISNER, K., u. A. HUZLY: Perikardcysten. Fortschr. Röntgenstr. **103**, 1—20 (1965).

RHANEY, K., and G. T. BARCLAY: J. Path. Bact. **77**, 457—462 (1959).

RIBBERT, H.: Zur Kenntnis der Traktionsdivertikel der Speiseröhre. Virchows Arch. path. Anat. **167**, 16 (1902).

RICHTER, K.: Die Unterscheidung von Geschwülsten und Aneurysmen im vorderen Mediastinum. Radiol. diagn. (Berl.) **4**, 465—478 (1963).

ROGERS, L. F., and I. C. OSMER: Bronchogenic cyst. A review of 46 cases. Amer. J. Roentgenol. **91**, 273—283 (1964).

ROLLO, G.: Cisti mesoteliale a sede mediastinico posteriore. Ann. ital. Chir. **31**, 300—308 (1954).

ROSENBLUM, DAVID J., and JOSHUA R. DEROW: Spinal extradural cysts. With report of an ossified spinal extradural cyst. Amer. J. Roentgenol. **90**, 1227—1230 (1963).

RUBBY, N. L.: Dermoidcysts and teratomata of the mediastinum. J. thorac. Surg. **13**, 169—182 (1944).

RUBIN, S., and E. H. STRATEMEIER: Intrathoracic meningocele. A case report. Radiology **58**, 552—558 (1952).

RUSBY, N. L.: Dermoid cysts and teratoma of the mediastinum. J. thorac. Surg. **13**, 169—222 (1943/44).

SABISTON, D. C., and H. SCOTT: Primary neoplasms and cysts of the mediastinum. Ann. Surg. **136**, 777—797 (1952).

SAINI, V. K., and P. L. WAHI: Hourglass transmural type of intrathoracic lipoma. J. thorac. cardiovasc. Surg. **47**, 600—604 (1964).

SALE, T. A.: Enterogenous cyst of the mediastinum. Arch. Dis. Childh. **28**, 325—334 (1953).

SAMSONOV, V. A.: Mediastinal teratoma in a three months old baby. Arch. Pat. (Mosk.) **22**, Nr 7, 67—69 (1960).

SANES, S., J. E. MACMANUS, and G. N. SCATCHARD: Cystic lymphangioma of the mediastinum. J. thorac. Surg. **14**, 253—260 (1945).

SANTY, P., et M. BÉRARD: Kyste bronchique du médiastin. Lyon chir. **35**, 373—384 (1938).

— P. GALY et BADIN: Les kystes bronchogéniques du médiastin kystes du pécicule pulmonaire. (A propos de onze observations.) Tórax **4**, 44—57 (1955).

SAUERBRUCH, F., u. W. FICK: Operative Beseitigung einer kongenitalen Cyste der Speiseröhre. Zbl. Chir. **1931**, 2938—2947.

— — Die Chirurgie der Brustorgane, 3.Aufl. Berlin: Springer 1938.

SCHEIN, C. J.: Cyst of the pericardium. Amer. J. Surg. **78**, 411 (1949).

SCHLUMBERGER, H. G.: Teratoma of the anterior mediastinum in the group of military age. A study of 16 cases. Arch. Path. **41**, 398 (1946).

SCHRIDDE, H.: Die ortsfremden Epithelgewebe des Menschen. Jena: Gustav Fischer 1909.

SCHUBERT, K.: Über mediastinale Zysten. Diss. Leipzig 1937.

SCHÜLLER, A., and H. UIBERALL: A case of neurofibromatosis Recklinghausen combined with lateral spinal meningocele. Confin. neurol. (Basel) **1**, 312 (1938).

SCHULTE-BRINKMANN, W., u. H. v. MALLINCKRODT: Wirbelsäulenveränderungen bei der Neurofibromatose von Recklinghausen unter Einschluß der intrathorakalen Meningocele. Bruns' Beitr. klin. Chir. **200**, 257 (1960).

SCHULTZE, H. U.: Zur Differentialdiagnose der Verschattungen im rechten Herz-Zwerchfell-Winkel. Fortschr. Röntgenstr. **101**, 379—382 (1964).

SCHWALBE, E.: Morphologie der Mißbildungen des Menschen und der Tiere. Jena 1906/07.

SCHWARZ, H., and C. S. WILIAMS: Thoracic gastric cyst. J. thorac. Surg. **12**, 117 (1942).

SEARS, A. D., R. S. CLAYTON, and E. SIEBEL: Intrathoracic meningocele not associated with neurofibromatosis. J. thorac. Surg. **26**, 101 (1953).

SEBESTÉYN, G.: Operationsfälle einiger Mediastinalcysten. Orvosképzés (Bakay-Sonderherft) **29**, 11 (1939).

SENGPIEL, G. W., F. F. RUZICKA, and E. A. LODMEL: Lateral intrathoracic meningocele. Radiology **50**, 515 (1948).

SETTE, PIETRO, e ORAZIO MOTOLESE-LAZZÀRO: Le ernie diaframmatiche retrocondrosternali. (O del Morgagni.) Arch. Chir. Torace **19**, 489—517 (1962).

SEYBOLD, W. D., J. R. MCDONALD, S. W. HARRINGTON, and O. T. CLAGETT: Mediastinal tumors of blood vascular origin. J. thorac. Surg. **18**, 503 (1949).

SHEPHER, M. P.: Thoracic, thoraco-abdominal and abdominal duplication. Thorax **20**, 82—86 (1965).

Simonin, P., P. Louvot et P. Malraison: Kyste géant du poumon gauche avec refoulement important du cœur et du médianstin. Arch. méd.-chir. Appar. resp. **14**, 399 (1941).
Skinner, E. F., H. Isbell, and D. Carr: An unusual mediastinal cyst. J. thorac. Surg. **23**, 502 (1952).
Skinner, G. F., and M. E. Hobbs: Intrathoracic cystic lymphangioma. J. thorac. Surg. **6**, 98 (1936).
Smith, E. V., and R. E. Mills: Removal of large dermoid cyst from anterior mediastinum. J. thorac. Surg. **7**, 338 (1938).
Smith, R. E.: A case of mediastinal dermoidcyst in an infant. Guy's Hosp. Rep. **80**, 466 (1930).
Smolinski, E.: Zysten und Primärtumoren des Thoraxraumes im Kindesalter. Bruns' Beitr. klin. Chir. **212**, 278—309 (1966).
Snodgrass, J. J.: Transdiaphragmatic duplication of alimentary tract. Amer. J. Roentgenol. **69**, 42 (1953).
Spühler, O.: Zur Differentialdiagnose der Pericard-divertikel und -cysten. Cardiologia (Basel) 8, 225 (1944); Schweiz. med. Wschr. **1945**, 120.
Staehelin-Burckhardt, A.: Über eine mit Magenschleimhaut versehene Cyste des Oesophagus. Arch. Verdau.-Kr. **15**, 584 (1909).
Starck, D.: Embryologie. Stuttgart: Georg Thieme 1965.
Steele, J. D., and J. Schmitz: Mediastinal cyst of gastric origin. J. thorac. Surg. **14**, 403 (1945).
Stepanov, E. A.: Bronchogenic cysts of the mediastinum in children. Grud. Khir. **1961**, No 3, 74—80 mit engl. Zus.-Fass.
Steven, H. C.: Calcium in der Flüssigkeit einer mediastinalen bronchogenen Cyste. Radiology **85**, 825—827 (1965).
Stoeber, H.: Die Entwicklung des Speiseröhrenepithels in einer kongenitalen Cyste des Oesophagus. Beitr. path. Anat. **52**, 512 (1912).
Stojowski, Alfred J.: Diaphragmatic hernia. Northw. Med. (Seattle) **60**, 795—800 (1961).
Stutz, E.: Röntgendiagnostik der cystischen Lungenerkrankungen. Langenbecks Arch. klin. Chir. **304**, 361—371 (1963).
Swift, E. A., and H. Neuhof: Cervicomediastinal lymphangioma with chylothorax. J. thorac. Surg. **15**, 173 (1946).
Tener, St., Iv. Grnev, and D. Stoyanov: Bronchogenic cysts in the posterior mediastinum. Chirurgija (Sofia) **20**, 293—299 (1967).
Thompson, J. V.: Mediastinal tumors and cysts. Collective review. Int. Abstr. Surg. **84**, 195 (1947).
Thorek, Ph.: Surgical treatment of mediastinal lymphoblastoma. J. int. Coll. Surg. **21**, 753 (1953).
Tjaden, H. F.: Zystische Fehlbildungen des Respirationstraktes, betrachtet unter dem Gesichtspunkt chirurgischer Behandlung. Thoraxchirurgie **2**, 505 (1955).
Toison, J., et C. Carlier: A propos du diverticule du péricarde. J. Radiol. Èlectro. **34**, 423—425 (1953).
Truckenbrodt, H., u. F. Gall: Die intralobäre Lungensequestration. (Ein Beitrag zur Differentialdiagnose intrathorakaler Rundherde.) Radiologe 8, 318—320 (1968).
Turunen, M.: Intrathoracic meningocele. Acta chir. scand. **106**, 299 (1953).
Valle, A. R., and M. L. White, Jr.: Thoracic gastric cyst. Ann. Surg. **123**, 377 (1946).
Veeneklaas, G. M. H.: Pathogenesis of intrathoracic gastrogenic cysts. Amer. J. Dis. Child. **83**, 500 (1952).
Ward, J. M., and J. B. Krahl: Enterogenous pulmonary cyst. Amer. J. Dis. Child. **63**, 924 (1942).
Ware, G. W., and H. A. Conrad: Pericardial celomic cyst. Amer. J. Surg. **88**, 272 (1954).
Wechsberg, F.: Über eine seltene Form von angeborener Mißbildung der Lunge. Zbl. allg. Path. path. Anat. **11**, 593 (1900).
Weimann, R. B., G. L. Hallman, D. Bahar, and S. D. Greenberg: Intrathoracic meningocele. J. Thorac. Surg. **46**, 40 (1963).
Welch, C. St., A. Ettinger, and P. L. Hecht: Recklinghausens neurofibromatosis associated with intrathoracic meningocele. New Engl. J. Med. **238**, 622 (1948).
Wellauer, J.: Die Mischgeschwülste des Mediastinums. Radiologe **3**, 16—30 (1963).
Wilhelm, E.: Meningozele des Brustraums. (Beitrag zur Differentialdiagnose der Tumoren im hinteren Mediastinum.) Thoraxchirurgie **2**, 147—155 (1954).
Wiliams, M. H., and J. F. Johnson: Mediastinal gastric cyst: successful excision in an 8 week-old infant. Arch. Surg. **64**, 138 (1952).
Williams, W. R.: Teratoid tumors. Cheltenham and London: J. Burrow & Co. 1935.
Willis, R. A.: Teratomas, atlas of tumor pathology. Washington: Armed Forces Inst. Pathol. Sect. II, Fasc. 9, 1951.
Woolner, L. B., R. W. Jamplis, and J. W. Kirklin: Seminoma (germinoma) apparently primary in the anterior mediastinum. New Engl. J. Med. **252**, 653—657 (1955).
Wright, J. G.: Pulmonary aspergillosis. Report of case. U.S. nav. med. Bull. **34**, 246 (1936).
Wyllie, W. G., and R. S. Pilcher: Intrathoracic cysts of intestinal and bronchial structure. Arch. Dis. Childh. **18**, 34 (1943).
Wyss, H. v.: Zur Kenntnis der heterogenen Flimmerepithelcysten. Virchows Arch. path. Anat. **51**, 144 (1870).
Yelin, G., and A. Abraham: Pericardial celomic cyst. Dis. Chest **23**, 285 (1953).
Yoshimatsu, Osamu, Morio Uchida, and Akitsugu Ojima: Two cases of thymic teratoma, one originated in the lung the other in the mediastinum. Arch. jap. Chir. **34**, 167—181 (1965) mit engl. Zus.-Fass.
Yurick, Bernhard S., and Richard E. Ottomann: Primary mediastinal choriocarcinoma. Radiology **75**, 901—907 (1960).
Zahn, F. W.: Über mit Flimmerepithel ausgekleidete Cysten des Oesophagus, der Pleura und der Leber. Beitrag zur Lehre von den Mucoidcysten. Virchows Arch. path. Anat. **143**, 170 (1896).
Zinikhina, E. A.: Clinico-roentgenological diagnosis of the mediastinal epithelial cysts. Vestn. Rentgenol. Radiol. **39**, No 3, 7—12 (1964) mit engl. Zus.-Fass.
Zittel, R. X.: Die Zysten im Brustraum. Münch. med. Wschr. **103**, 1666 (1961).

Mediastinale Tumoren des Fett-, Binde- und Stützgewebes sowie der Gefäße

Thymusgeschwülste

Ackerman, L. V.: Surgical pathology. London: Henry Kimpton 1953.

ADAMS, E.: Leukemogenic thymoma. Report of a unique case. Amer. clin. Path. **40**, 173—182 (1963).

ADLER, E., u. G. GEHRMANN: Blutkrankheiten nach Thymus-Tumorextirpationen. Dtsch. med. Wschr. **92**, 423—424 (1967).

ADLER, H.: Thymus und Myasthenie. Langenbecks Arch. klin. Chir. **189**, 528 (1937).

ALBERTINI, A. v.: Histologische Geschwulstdiagnostik. Stuttgart: G. Thieme 1955.

ALTER, M. N., and M. OSNATO: Myasthenia gravis with status lymphaticus and multiple thymic granulomas. Arch. Neur. (Chic.) **23**, **345** Trans. Amer. neurol. Ass. **55**, 303 (1929); (1930).

AMANN, L.: Der Thymus beim Säugling und Kleinkind in heutiger Sicht. Pädiat. Prax. **1**, 385—392 (1962).

ANDRITSAKIS, G. D., and S. C. SOMMERS: Criteria of thymic cancer and clinical correlations of thymic tumours. J. thorac. Surg. **37**, 273—290 (1959).

ANDRUS, W. DE WITT, and N. C. FOOT: Report of a large thymic tumor successfully removed by operation. J. thorac. Surg. **6**, 648 (1937).

—, and G. J. HEUER: Surgical tumors of the mediastinum. Surg. Gynec. Obstet. **63**, 469 (1936).

ASTLEY, R.: Image intensification and the thymus (Symposium). Acta chir. belg., Suppl. **2**, 69—78 (1960).

AUDIER, M., J. DOR, D. PICARD, H. PAYAN, CLEMENT, G. LAVAURS et L. GALINIER: Pseudo-seminome. Presse méd. **68**, 574—576 (1960).

BAAR, H. S.: Über die Geschwülste des kindlichen Thymus. Z. Kinderheilk. **10**, 2 (1954).

BAER, M.: Zur Kenntnis der Thymuskrebse. Schweiz. med. Wschr. **1930** (II), 732.

BARGMANN, W.: Neuere morphologische Untersuchungen zum Thymusproblem. Eine kritische Betrachtung. Zbl. inn. Med. **1941**, 713.

BARIETY, M., et C. COURY: Importance de la médiastinographie gazeuse (pneumomédiastin) dans le diagnostic radiologique des tumeurs du thymus. Canad. med. Ass. J. **90**, 517—522 (1964).

— — Les lipomes du médiastin. San. Hôp. Paris **26**, 1968 (1950).

— CH. COURY, A. GAYDOS, P. THIBAULT, R. MILOCHEVITCH et A. BERNANDON: Coesistence d'une porphyrie cutanée et d'un thymome pseudoseminomateux. Bull. Méns. Soc. méd. Hosp. Paris **113**, 607—618 (1962).

— — y J. POULET: Los tumores coriocarcinomatosos del mediastino. Rev. esp. Tuberc. **30**, 473—499 (1961).

BAYRD, E. D., and P. E. BERNATZ: Benign thymoma and agenesis of erythrocytes. J. Amer. med. Ass. **163**, 723—727 (1957).

BEATSON: A fatty tumor removed from the superior mediastinum. Glasg. med. J. **51**, 57 (1899).

BELL, E. T.: Tumors of the thymus in myasthenia gravis. J. nerv. ment. Dis. **45**, 130 (1917).

BELSASSO, E.: Controbuto allo studio dei tumori del timo. Riv. Anat. pat. **5**, 101—110 (1852).

BERNATZ, P. E., E. G. HARRISON, and O. T. CLAGETT: Thymoma: a clinico-pathologic study. J. thorac. cardiovasc. Surg. **42**, 424—444 (1961).

BÉTOULIERES, P., et R. PALEIRAC: Quelque aspects radiologiques de thymus. J. Radiol. Èiectrol. **33**, 167—174 (1952).

BIANCHI, A. E.: Blastomas timico. Rev. sudamer. Morf. **10**, 12—59 (1952).

BIGARDI, D., e P. PANETTI: Studio clinico-radiologico su 1333 casi di iperplasia timica. Minerva pediat. **12**, 624—628 (1960).

BIGELOW, N. H., and A. A. EHLER: Lipothymoma an unusual benign tumor of the thymus gland. J. thorac. Surg. **23**, 528 (1952).

BINKLEY, F. M., J. D. THORNBURN, H. B. STEPHENS, and O. F. GRIMES: Mediastinal tumors of thymic origin. Calif. Med. **78**, 267 (1953).

BLADES, B.: Mediastinal tumors. Ann. Surg. **123**, 749 (1946).

BLALOK, A., M. F. MASON, H. J. MORGAN, and S. S. RIVEN: Myasthenia gravis and tumors of the thymic region. Ann. Surg. **110**, 544 (1939).

— — — — Tumor of the thymic region and myasthenia gravis. Amer. J. Surg. **54**, 149 (1941).

— A. MCGEHEE, F. R. FORD, and S. L. LILIENTHEL: The treatment of mysthenia gravis by removal of the thymus gland. J. Amer. med. Ass. **117**, 1529 (1941).

— Thymectomy in the treatment of myasthenia gravis. Report of 20 cases. J. thorac. Surg. **13**, 316 (1944).

BLANDINO, G., E. ASCENTI e L. SALVI: La proiezione lordotica nella radiodiagnostica del timo. Radiol. med. (Torino) **51**, 134—144 (1965).

BOCCHETI, G., e A. LUZIFERO: Possibilità attuale nella terapia della myasthenia gravis. Indicazioni e limiti della timectomia. Arch. ital. Chir. **77**, 337 (1954).

BÖHM, W., u. G. STRAUCH: Zur Morphologie der epithelialen Thymusgeschwülste. Virchows Arch. path. Anat. **335**, 632—641 (1962).

BOIJSEN, E., and S. R. REUTER: Subclavian and internal mammary angiography in the evaluation of anterior mediastinae masses. Amer. J. Roentgenol. **98**, 447—450 (1966).

BOMAN, K.: Über Thymusveränderungen bei Myasthenien. Nord. Med. **1941**, 1625.

BOMBARDELLA, M. P., e P. BOCCATO: Considerationi istochimiche e patogenetiche sopra un caso di timoma senze assoziazione miastenica. Riv. Anat. pat. **18**, 533—548 (1960).

BOMSKOV, CH., u. G. MILZNER: Über die Frage der Beteiligung der Thymus an der Myasthenia gravis pseudoparalytica. Dtsch. Z. Chir. **254**, 99 (1940).

BORRELLO, FRANCO, e BENEDETTO MARINO: Su un raro caso di echinococco del timo. Arch. Chir. Torace **20**, 504—511 (1963).

BRADFORD, M. L., H. MAHON, and J. B. GROW: Mediastinal cysts and tumors. Surg. Gynec. Obstet. **85**, 467 (1947).

BRUNNER, W., u. H. WEHRLIN: Ein ungewöhnliches Thymom. Oncologia (Basel) **9**, 251 (1956).

BRYAN, A. L., J. R. MCDONALD, and O. T. CLAGETT: Comparison of thymic hyperplasia in myasthenia gravis and exophthalmic goiter. Arch. Path. **46**, 212 (1948).

BRYUM, E. B.: The significance of the method of simultaneous tomography in the differential diagnosis of the thymus gland shadow with pathological processes in the mediastinum. Vestn. Rentgenol. Radiol. **40**, No 1, 7—12 (1965) mit engl. Zus.-Fass.

BÜCHELERES, G.: Maligner Thymustumor beim Kinde. Mschr. Kinderheilk. **101**, 442—445 (1953).

BULLO, E.: Diagnostica radiologica e radioterapia dei tumori maligni del timo. Radiol. med. (Torino) **43**, 859—885 (1957).

CASTLEMAN, B., L. IVERSEN, and V. P. MENENDEZ: Localized mediastinal lymphnode hyperplasia resembling thymoma. Cancer (Philad.) **9**, 822—830 (1956).

CASTLEMAN, B. C.: Tumours of the thymus gland. Atlas of tumour pathology. Washington Armed Forces Inst. of Path. 1955.

CERESA, F., L. LACROIX e G. RANDONE: Forma e volume radiologici del timo nella distrofia adiposogenitale ipersomica dell'adolescenza. Studio comparativo in 41 distrofici ed 11 soggetti normali. Radiol. med. (Torino) **38**, 1178—1207 (1952).

CHESNEY, J. G.: Diskussion zu EFFLER u. MCCORMACK. J. thorac. Surg. **31**, 78 (1956).

CLAGETT, O. T., and L. M. EATON: Thymic tumors in the myasthenia gravis. Surg. Clin. N. Amer. **23**, 1076 (1954).

— —, and R. P. GLOVER: Thymectomy for myasthenia gravis. Surgery **26**, 852 (1949).

—, and G. T. ROOT: Surgical approach for tumors of the thymus. Surg. Gynec. Obstet. **78**, 397 (1944).

CLARKSON, B., and D. J. PROCKOP: A regenerative anemia associated with benign thymoma. New Engl. J. Med. **259**, 253—258 (1958).

COCCHI, U.: Röntgendiagnostik und Strahlentherapie des Thymus. Strahlentherapie **109**, 426—440 (1959).

COHEN, R. B., G. D. TOLL, and B. CASTLEMAN: Bronchial adenomas in Cushing's syndrome: their relation to thymomas and oat cell carcinomas associated with hyperadrenocorticism. Cancer (Philad.) **13**, 812—817 (1960).

COHEN, S. J., and F. H. KING: Relation between myasthenia gravis and exophthalmic goiter. Arch. Neurol. (Chic.) **28**, 1338 (1932).

CORINALDESI, A., G. DANIELI e C. RIMONDI: Controllo a distanza di pazienti sottoposto a roentgenirradiazione timica. Radiobiol. Radioter. Fis. med., Ser. 3, **16**, 407—414 (1961).

COUESPEL, R., J.-A. GAILLARD et G. VAILLANT: Tumeur du thymus, anémie et hypoplasie érythoblastique. Presse méd. **70**, 926—928 (1962).

CRANE, R., and P. T. CARRIGAN: Primary subpleural intrapulmonic thymoma. J. thorac. Surg. **25**, 600—605 (1953).

CROSBY, E. H.: Malignant tumors of the thymus gland. Amer. J. Cancer **16**, 461 (1932).

D'ABREU, A. L.: A pratice of thoracic surgery. London: Arnold & Co. 1953.

DAILEY, F., u. E. NEDELMANN: Bösartiges Thymom bei einem $3^1/_2$jährigem Kind mit eigenartiger Metastasierung ins Zentralnervensystem. Virchows Arch. path. Anat. **268**, 492 (1928).

DAUGHTRY DE WITT, C.: Diskussion zu EFFLER u. MCCORMACK. J. thorac. Surg. **31**, 80 (1956).

DAVIS, E. W.: Diskussion zu SEYBOLD u. Mitarb. J. thorac. Surg. **20**, 215 (1950).

— Diskussion zu EFFLER u. MCCORMACK. J. thorac. Surg. **31**, 81 (1956).

DECKER, H.: Primary malignant tumors of the thymus gland with report of 2 cases. J. thorac. Surg. **4**, 445 (1935).

DENK, W.: Die Chirurgie der Drüsen mit innerer Sekretion. Langenbecks Arch. klin. Chir. **267**, 496 (1951).

DEROW, H. A., M. J. SCHLESINGER, and L. PERSKY: Myasthenia gravis: A clinical and pathological study of a case associated with primary mediastinal thymoma and solitary secondary intrapulmonary thymoma. New Engl. J. Med. **243**, 478 (1950).

DIEU, J.-CL., et G. MENUT: Remarques sur l'aspect radiologique du thymus du nourrisson et de l'enfant. Pédiatrie **15**, 771—789 (1960).

DOMANSKY, K., F. HOLIK u. A. LINHARTOVA: Mediastinale Thymuscyste. Zbl. Chir. **84**, 1363—1370 (1959).

EATON, L. M., and O. T. CLAGETT: Thymectomy in treatment of myasthenia gravis. Results in 72 cases compared with 142 control cases. J. Amer. med. Ass. **142**, 963 (1950).

— — C. A. GOOD, and J. R. MCDONALD: Thymectomy in treatment of myasthenia gravis; report based on 32 cases. Arch. Neurol. (Chic.) **61**, 467 (1949).

EATON, M. L.: Myasthenia gravis: its treatment and relation to the thymus. Proc. Mayo Clin. **17**, 81 (1942).

EERLAND, L. D.: Lymphangioma cysticum thymi. Arch. chir. neerl. **4**, 189 (1952).

EFFLER, B. B., and L. J. MCCORMACK: Thymic neoplasms. J. thorac. Surg. **31**, 60—82 (1956).

EGEN, A.: Über eine primäre Thymusgeschwulst mit lymphangioendothelialen Strukturen. Zbl. allg. Path. path. Anat. **96**, 500—507 (1957).

ERDÉLYI, M.: Chirurgische Mediastinalerkrankungen im Kindesalter. Radiol. diagn. (Berl.) **1**, 377—385 (1960).

ERDMANN, T.: Metastasierendes Lymphosarkom des Thymus. Z. ges. inn. Med. **16**, 293—295 (1961).

ERICSSON, J., and O. HÖÖK: Malignant thymoma with metastases. A report of three cases, two with myasthenia gravis. J. Neuropath. exp. Neurol. **19**, 538—553 (1960).

FEHRSHTAND, J.-B., and R. R. SHAW: Malignant tumor of thymic gland; Myasthenia gravis developing after removal. Ann. intern. Med. **34**, 1025 (1951).

FINK, R.: Über das Thymuskarzinom. Helv. chir. Acta **12**, 6 (1945).

— Ein Beitrag zur Kenntnis der Thymusgeschwülste. Schweiz. med. Wschr. **1950**, 892.

FISHER, E. R., and F. D. BEYER: Thymoma and hemopoetic insufficiency. Arch. intern. Med. **103**, 95—104 (1959).

— D. COBURN, and D. B. EFFLER: Thymic neoplasms. J. thorac. Surg. **24**, 58 (1952).

FISHER, J. H.: Myasthenia gravis developing acutely after partial removal of a thymoma. New Engl. J. Med. **252**, 891 (1955).

FONTAINE, R., P. FRANK, P. WARTER et A. BATZENSCHLAGER: Les tumeurs du thymus (à propos de six observation personelles). Ann. Chir. **1957**, 1175—1188.

FONTAN, A., P. VERGER, J.-J. BATTIN et G. LANDRAU: L'hypertrophie thymique du nourrisson. Presse méd. **71**, 1359—1362 (1963).

FRANK, E.: Thymuskarzinom mit Cushingschem Syndrom. Schweiz. med. Wschr. **1945**, 152.

FRENKEL, EUGENE P., YUKIO SUGINO, RONALD C. BISHOP, and RICHARD L. POTTER: Effect of X-radiation on DNA metabolism in various tissues of the rat. 6. Correlative morphologic and biochemical changes during the regeneration of the thymus. Radiat. Res. **19**, 701—716 (1963).

GADRAT, I., A. DELANDE, V. TALLEC et G. MOREAU: Tumeurs du thymus à structure pseudo-hodgkinienne. Presse méd. **71**, 1363—1366 (1963).

GALY, P., G. TOURAINE et TERMET: Considérations sur le diagnostic et la classification anatomoclinique des tumeurs du thymus. J. franç. Méd. Chir. thor. **12**, 388—402 (1958).

GANZ, P., u. H. FRANKE: Über Thymusgeschwülste und ihre chirurgische Bedeutung. Chirurg **24**, 110 (1953).

GEFFERTH, K.: Beiträge zur Röntgendiagnostik der Thymusdrüse und der mediastinalen Pleuritiden. Gyermekgyógyászat **6**, 116—119 (1955).

GILMARTIN, D.: Leukaemic involvement of the thymus in children. Brit. J. Radiol. **36**, 211—214(1963).

GILMOUR, J. R.: Some developmental abnormalities of the thymus and parathyreoids. J. Path. **52**, 213 (1941).

GOLDNER: Hassalsche Körperchen. C.R. Soc. Biol. (Paris) 1923, S. 88. Zit. in SCHRIDDE, Thymus. In: Pathologische Anatomie von L. ASCHOFF, Bd. 2, S. 183. Jena: Gustav Fischer 1928.

GOOD, C. A.: Roentgenologic findings in myasthenia gravis associated with thymic tumor. Amer. J. Roentgenol. **57**, 305 (1947).

GORNAK, K. A.: Pathological anatomy of myasthenia. Arch. Pat. (Mosk.) **21**, 53—59 (1959).

GRAMPA, G., F. RILKE e G. MORANDI: Morfopatologica dei tumori timici. Arch. Chir. Thorace **14**, 383—422 (1957).

GRANDHOMME, F.: Über Tumoren des vorderen Mediastinums und ihre Beziehungen zur Thymusdrüse. Inaug.-Diss. Heidelberg 1900.

GRAY, H. K.: Diskussion zu EFFLER u. MCCORMACK. J. thorac. Surg. **31**, 79 (1956).

GREEN, R. A., and C. B. BOOTH: The development of myasthenia gravis after removal of thymoma. Amer. J. Med. **25**, 293—302 (1958).

GRÉGOIRE, CH.: Über das Verhalten des Lymphocyts bei der lymphoepithelialen Symbiose in der Thymus. Virchows Arch. path. Anat. **303**, 457 (1939).

GREMMEL, H., et H. VIETEN: A propos de l'ètude clinique et radiologique des tumeurs du thymus. Ann. Radiol. **1961**, 4 (Nr 8) 669—690.

GRIESSER, G.: Über lymphangiomatöse Herzbeuteltumoren. Thoraxchirurgie **2**, 479 (1955).

GRIFFITH, A.: Thymoma simulating laryngeal diphteria. Brit. med. J. **1949 I**, 759.

GÜNTHER, O.: Klinisch-radiologische Beobachtungen bei Thymomen. Radiol. diagn. (Berl.) **4**, 733—742 (1963).

GUNNELLS, J. CAULIE, JR., D. EDMOND MILLER, W. J. JACOBY, JR., and R. L. MAY: Thymolipoma simulating cardiomegaly: Opacification of the tumor by cineangiocardiography. Amer. Heart J. **66**, 670—674 (1963).

HARERER, H. v.: Weitere Erfahrungen über Thymusreduktion bei Basedow und Struma. Langenbecks Arch. klin. Chir. **105**, 296 (1904).

HABERMANN, P.: Ein Beitrag zur Differentialdiagnose: Thymushyperplasie-Mediastinalpleuritis. Fortschr. Röntgenstr. **86**, 321—322 (1957).

HAGEN, U.: Untersuchungen über die Entstehung der Thymusatrophie nach Röntgenbestrahlung. 2. Das Schicksal der Desoxyribonukleinsäure. Strahlentherapie **116**, 385—394 (1961).

— Untersuchungen über die Entstehung der Thymusatrophie nach Röntgenbestrahlung. 3. Die Bindungen zwischen Desoxyribonukleinsäure und Protein im strahlengeschädigten Zellkern. Strahlentherapie **117**, 119—128 (1962).

—, u. HILDEGARD BRAUN: Untersuchungen über die Entstehung der Thymusatrophie nach Röntgenbestrahlung. 1. Organgewicht und histologische Veränderungen nach Ganzkörperbestrahlung. Strahlentherapie **116**, 374—384 (1961).

HALL, G. F. M.: A case of thymolipoma. Brit. J. Surg. **36**, 321 (1949).

HALLER, J. A., D. O. MAZUR, and W. W. MORGAN: Diagnosis and management of mediastinal masses in children. Dtsch.-Amer. Chirurgen-Kongreß München, Juni 1968.

HALPERIN, A., y T. MARKMAN: Tumors del timo. Pren. méd. argent. **1953**, 3520.

HAMDI, H., u. HALIS: Über die thymogenen Geschwülste. Virchows Arch. path. Anat. **284**, 231 (1932).

HAMMAR, J. W.: Gewisse Fälle von Thymusasthma im Lichte der Thymustopographie. Z. Kinderheilk. **13**, 288 (1916).

HARPER, R. A. K.: The investigation of thymic tumours in myasthenia gravis. J. Fac. Radiol. (Lond.) **3**, 164—175 (1952).

HARRISON, E. G., JR., and PH. E. BESHATT: Angiofollicular mediastinal lymphnode hyperplasia resembling thymoma. Arch. Path. **75**, 284—292 (1963).

HARTER, K.: Über Tumoren des hinteren Mittelfellraumes. Diss. Tübingen 1939.

HARVEY, A. M.: Some preliminary observations on clinical course of myasthenia gravis before and after thymectomy. Bull. N.Y. Acad. Med. **24**, 505 (1948).

HAVARD, C. W., and R. B. SCOTT: Thymic tumour and erythroblastic aplasia. Report of three cases and a review of the syndrome. Brit. J. Haemat. **6**, 178—190 (1960).

HEGGLIN, R., u. W. SIEGENTHALER: Maligene Tumoren bei Dermatomyositis. Schweiz. Z. Tuberk. **16**, 205—221 (1959).

HEINE, J.: Aktuelle Probleme der Pathologie und Therapie. In: H. HOLTHUSEN. Stuttgart: Georg Thieme 1949.

HELLWIG. I.: Thymushyperplasie trotz normalen Röntgenbefundes. Zbl. Chir. **1947**, 329.

HILLENIUS, L., u. W. MOSETITSCH: Zur Diagnostik der „Thymome". Fortschr. Röntgenstr. **99**, 28—35 (1963).

HINGGINSON, J. F.: Diskussion zu EFFLER u. MCCORMACK. J. thorac. Surg. **31**, 79 (1956).

Homburger, F.: Changes in thymus with special reference to myasthenia gravis; Observation in series of 6000 autopsies. Arch. Path. **36**, 731 (1943).
Hope, J. W., P. F. Borns, and C. E. Koop: Radiological diagnosis of mediastinal masses in infants and children. Radiol. Clin. N. Amer. **1**, 17—50 (1963).
Houel, J., Janine Mussini-Montpellier, J. Robert D'Eshougueset et Ph. Morand: A propos de six cas de tumeur primitive du thymus. Ann. Chir. **16**, 191—205 (1962).
Hubbell, D. S.: Thymic tumors, characterized by lymphangio-epithelial structure. Amer. J. Path. **28**, 321 (1952).
Huble, D.: Cushing syndrome and thymic carcinoma. Quart. J. Med. **18**, 133 (1949).
Hudson, J. I., F. P. Catanzarro, A. F. Bloodworth: Malignant thymoma (lymphocytic type). J. Pediat. **59**, 197—201 (1956).
Hübner, G., u. F. W. Boschbach: Ein Beitrag zur Kenntnis der Thymusgeschwülste. Zbl. allg. Path. path. Anat. **103**, 346—355 (1962).
Ibrahim, H.: A report on two cases of mediastinal tumours. J. Egypt. med. Ass. **34**, 139 (1951).
Inada, K., A. Kawasaki, and M. Hamazaki: Germinoma of the mediastinum. A critical review of classification of the thymic neoplasms. Amer. Rev. resp. Dis. **87**, 560—567 (1963).
Irvine, W. J., and M. D. Sumerling: Radiological assessment of the thymus in thyroid and other diseases. Lancet **1965 I**, 996—999.
Iverson, I.: Thymoma. A review and reclassification. Amer. J. Path. **32**, 695—719 (1959).
Jamplis, R. W., F. S. North, and W. D. Johnson: Benign interlobar hyperplastic lymphnode resembling thymoma. Arch. Surg. **83**, 894—897 (1962).
Johnston, J. H.: Diskussion zu Effler u. McCormack. J. thorac. Surg. **31**, 80 (1956).
Jones, A. C.: Lymphosarcoma of thymus. Trans. Amer. laryng. rhin. otol. Soc. **34**, 478 (1928).
Josse, J. W., and S. I. Zacks: Thymoma and pancythopenia. Report of a case and review of literature. New Engl. J. Med. **259**, 113—117 (1958).
Juzbasic, D.: Zur Problematik der mediastinalen Geschwülste. Med. Welt **1967**, 1511.
—, u. M. Pasini: Thymus anularis. Dtsch. med. Wschr. **90**, 1050—1054 (1965).
Kaijser, R.: Zur Kenntnis der Geschwülste der Thymus im Anschluß an zwei eigene Fälle von Thymuscarcinom. Acta. path. microbiol. scand. **4**, 221 (1927).
Kastrup, H., W. Kny u. E. Wilhelm: Zur Klinik, Pathologie und Therapie der Thymustumoren. Thoraxchirurgie **2**, 163 (1954).
Katz, H. J.: Malignant thymoma in myasthenia gravis. New Engl. J. Med. **248**, 1059—1064 (1953).
Kemp, F. H., M. H. C. Morley, and E. Emrys-Roberts: A radiographic appearance of the Thymus gland. Brit. J. Radiol. **21**, 618 (1948).
Kepler, E. J.: Report of four cases, in R. M. Wilder u. Mitarb. Symposium: Polyglandular dyscrasias involving abnormalities of sexual characteristics. Proc. Mayo Clin. **8**, 102 (1933).
Keynes, G.: The surgery of the thymus gland. Brit. J. Surg. **33**, 201 (1946).
— Results of thymectomy in myasthenia gravis. Brit. med. J. **1949 II**, 611.
— Surgery of the thymus gland. Lancet **1955 I**, 1197.
— Investigation into thymic disease and tumor formation. Brit. J. Surg. **175**, 449 (1955).
— Myasthenia gravis. Ars Med. **1955**, No 12.
Khussar, Yu. P.: Reaction of epithelium of thymus to introduction of foreign body following X-ray irradiation. Arkh. Anat. Gistol Embriol. **47**, No 7, 96—101 (1964) mit engl. Zus.-Fass.
Klose, H.: Die Chirurgie der Thymusdrüse. In: Neue Deutsche Chirurgie, Bd. 3. Stuttgart: Ferdinand Enke 1912.
Koecher, P. H.: Fehldiagnose eines Tumors im hinteren oberen Mediastinum durch ungewöhnlich gelegene Thymusdrüsen. Fortschr. Röntgenstr. **90**, 515—516 (1959).
Kough, R. H., and W. T. Barnes: Thymoma associated with erythroid aplasia, bullous skin eruption, and the lupus erythematosus cell phenomenon. Report of a case. Ann. intern. Med. **61**, 308—315 (1964).
Krech, W. G., W. C. Umiker, and C. F. Storey: Thymic cysts. A review of the literature and report of two cases. J. thorac. Surg. **27**, 477 (1954).
Larmi, T. K.: Thymustumoren. Ann. Chir. Gynaec. Fenn. **49**, Suppl. 93, 1—47 (1960).
Lattes, Raffaele: Thymoma and other tumors of the thymus. Cancer (Philad.) **15**, 1224—1260 (1962).
Law, L. W., T. R. Bradley, and Sam Rose: Reversal of the thymus-dependent influence in radiation leukemogenesis of C 57 BL mice. J. nat. Cancer Inst. **31**, 1461—1477 (1963).
Legg, M. A., and W. J. Brady: Pathology and clinical behavior of thymomas. A survey of 51 cases. Cancer (Philad.) **18**, 1131—1144 (1965).
Legre, J., G. Lavaurs, J. P. Clement et A. Massad: Signes radiologiques des tumeurs thymiques. Ann. Chir. **17**, 199—209 (1963).
Lennert, K. A., u. G. Hepp: Zur Klinik der Thymustumoren. Dtsch. med. Wschr. **35**, 1649—1654 (1968).
Leriche, R., et A. Jung: Thymectomie pour asthénie générale avec retard notable de croissance et puérilité. Résultat d'un an. Presse méd. **1940** (II), 681.
Leyton, O., H. M. Turnbull, and A. B. Bratton: Primary cancer of the thymus with pluriglandular disturbance. J. Path. **34**, 635 (1931).
— — — Multiglandular disease (Schornstein-lecture). Lancet **1934 I**, 1221.
Liévre, J. A.: Peut-on tenter un traitment chirurgical de la myasthénie ? Presse méd. **1936** (I), 991.
Lindskog, G. E., and A. A. Liebow: Thoracic surgery and related pathology. New York: Appleton Century Crofts Inc. 1948.
Lissner, J.: Die röntgenologische Diagnostik der Thymustumoren. Radiologe **3**, 31—36 (1963).
Loewenhaupt, E.: Tumors of the thymus in relation to the thymic epithelial anlage. Cancer (Philad.) **1**, 547 (1948).
—, and R. Brown: Carcinoma of the thymus of granulomatous type. A clinical and pathological study. Cancer (Philad.) **4**, 1193 (1951).

LONG, R. S., and F.-N. ALLEN: Tumors of the thymus. Surg. Clin. N. Amer. **1947**, 569.

LUKJANCENKO, B. J.: Maligne Tumoren des Thymus und ihre Diagnose. Klin. Med. (Moskau) **34**, H. 11, 18—22 (1956).

MAGGI, G. C., e R. DE BIAGGI: Lisi radiologica e farmacologica dell'ipertrofia del timo clinicamente sintomatica. Considerazioni critiche. Minerva pediat. **14**, 1088—1093 (1962).

MARGOLIS, H. M.: Tumor of the thymus. Pathology, classification and report of cases. Amer. J. Cancer **15**, 2106 (1931).

MASSENTI, S.: Su 103 casi di ipertrofia timica roentgenirradiati in età pediatrica e controllati da 6 a 30 anni dopo il trattamento. Radiol. med. (Torino) **48**, 261—279 (1962).

MAXIMOW, A. A., and W. BLOOM: A textbook of histology, 4. ed. Philadelphia and London: W. B. Saunders Co. 1942.

MCEACHERN, D.: The thymus in relation to myasthenia gravis. Medicine (Baltimore) **22**, 1 (1943).

MENDELSOHN, H. J.: Diskussion zu EFFLER u. MCCORMACK. J. thorac. Surg. **31**, 78 (1956).

MILLER, J. F. A. P., u. P. DUKOR: Die Biologie des Thymus nach dem heutigen Stande der Forschung. Frankfurt a.M.: Akademische Verlagsgesellschaft 1964.

MILLER, S. E., and W. REDISCH: Malignant thymoma in case of myasthenia gravis. Ann. intern. Med. **26**, 440 (1947).

MONTANARA, A., e I. SALOMONI: Contributo allo studio della miastenia grave pseud paralitica. (Nunt. radiol. (Firence) **25**, 160—180 (1959).

MONTPELLIER, J., et P. LAFFARGUE: Sur un cas de thymome carotidien. Bull. Ass. franç. Cancer **28**, 884 (1939).

MORGAN, W. L., JR., and H. R. DUDLEY: Malignant thymoma and myasthnia gravis. Report of a case and review of the literature. New Engl. J. Med. **253**, 625—632 (1955).

MORRISON, J. M.: Tumors and cysts of the mediastinum. Thorax **13**, 294—307 (1958).

MOTTET, N. K.: Malignant thymoma. Amer. J. clin. Path. **41**, 61—71 (1964).

MURRAY, N. A., and J. R. MCDONALD: Tumors of the thymus in myasthenia gravis. Amer. J. clin. Path. **15**, 87 (1945).

NEUHAUSER: Zit. nach H. J. MENDELSOHN. J. thorac. Surg. **31**, 78 (1956).

NORRIS, E. H.: The thymoma and thymic hyperplasia in myasthenia gravis with observations and the general pathology. Amer. J. Cancer **27**, 421 (1936).

— The morphogenesis and histogenesis of the thymus gland in man: in which the origin of the Hassall's corpuscles of the human thymus is discussed. Contrib. Embryol. Carneg. Instn **27**, 191 (1938).

NOTTBECK, B.: Über Mediastinaltumoren; insbesondere das Thymus-Ca. Inaug.-Diss. Bonn 1931.

NUSSLÉ, D., et CH. DELARUE: Valeur de la radiographie du thorax dans le syndrome de détresse respiratoire du nouveau-né. Rev. méd. Suisse rom. **84**, 462—477 (1964).

OBERLING, CH.: Les tumeurs du thymus. Bull. Ass. franç. Cancer **40**, 139 (1953).

OBERMAN, H. A., and H. LIBECKE: Malignant germinal neoplasms of the mediastinum. Cancer (Philad.) **17**, 498—507 (1964).

OBIDITSCH, R. A.: Beitrag zur Kenntnis der Thymusgeschwülste, im besonderen derjenigen bei Myasthenie. Virchows Arch. path. Anat. **300**, 319 (1937).

O'GARA, R. W., JR., and H. T. ENTERLINE: Tumours of the anterior mediastinum. Cancer (Philad.) **11**, 562—590 (1958).

OROPEZA, P., L. POTENZA y M. RAGA: Tumor del medastino anterior en un nino de ocho meses de edad. Timoma Arch. venez. Ped. **14**, 301—309 (1951).

PACHTER, M. R., and R. LATTES: Germinal tumors of the mediastinum. Dis. Chest **45**, 301—310 (1964).

PANCOAST, K., and P. PENDERGRASS: Roentgenologic diagnosis and therapy of retropharyngeal abscess. Amer. J. Roentgenol. **43**, 25 (1940).

— — Zit. nach A. ZUPPINGER In: SCHINZ-BAENSCH-FRIEDS-UEHLINGER, Lehrbuch der Röntgendiagnostik, 5. Aufl. Stuttgart: Georg Thieme 1952.

PARABUTSCHEW, A.: Primäre Carcinome der Thymusdrüse und ihre Histogenese. Z. Krebsforsch. **30**, 380 (1930).

PARRY, E. H. O., G. S. KILPATRICK, and R. M. HARDISTY: Red cell aplasia and benign thymoma. Studies an a case responding to prednison. Brit. med. J. **1959I**, 1154—1156.

PATTERSON, R. L., and E. L. HELLER: Aberrant thymic tissue in the lung with bronchial compression and sudden death during anesthesia. Anesthesiology **4**, 233 (1943).

PERERA, H. W., and J. R. WILSON: Rare and interesting cases. Anterior inferior mediastinal thymoma. Case report. Brit. J. Dis. Chest **56**, 44 (1962).

PESHER, SEDLOER u. HARALAMOR: Vergleichende Bewertung der röntgenologischen Methoden für die Bestätigung der Thymusveränderungen bei Myasth. gravis. Rent. i Radiol. (Sofia) **5**, 24—32 (1966).

PIFER, JAMES W., EDWARD T. TOYOOKA, ROBERT W. MURRAY, WENDELL R. AMES, and LOUIS H. HEMPELMANN: Neoplasms in children treated with X-rays for thymic enlargement. 1. Neoplasms and mortality. J. nat. Cancer Inst. **31**, 1333—1356 (1963).

PIXLEY, CH. C., C. A. PIPER, and W. F. BOWERS: Benign cystic thymoma. J. thorac. Surg. **27**, 373 (1954).

PLATTEN, PHILIP M., and RAYMOND E. PARKS: Radiographic diagnosis of thymic tumors. Sth. med. J. (Bgham, Ala.) **56**, 817—832 (1963).

POER, D. H.: Removal of malignant thymic tumour in case of myasthenia gravis. Ann. Surg. **115**, 586 (1942).

POOL, J. L.: Diskussion zu EFFLER u. MCCORMACK. J. thorac. Surg. **31**, 80 (1956).

POPE, R. H., and R. OSGOOD: Reticular perithelioma of the thymus. Amer. J. Path. **29**, 85 (1953).

RACHMANINOFF, N. V., and V. FENTRESS: Thymoma with metastasis to the brein. Amer. J. clin. Path. **41**, 618—625 (1964).

REAM, C. R., and A. M. BEYER: Malignant thymoma associated with myasthenia gravis. Amer. Rev. Tuberc. **72**, 381—385 (1955).

REHN, E.: Hyperfunktion des Thymus als Krankheit. Dtsch. med. Wschr. **1940** (I), 594.

REID, H., and R. MARCUS: Thymoma, with report of five cases. Brit. J. Surg. **36**, 271 (1949).

— — The surgico-pathological aspects of myasthenia gravis. Brit. J. Surg. **36**, 381 (1949).

RENANDER, A.: Röntgenologisch untersuchter Fall von Cancer thymic. Acta radiol. (Stockh.) **26**, 297 (1945).

ROCEK, V., C. KRC, and F. FAJTA: Hyperplasia of the thymus in spontaneous pneumomediastinum. Čs. Rentgenol. **17**, 27—29 (1963) mit engl. Zus.-Fass.

ROMANINI, A., e C. MASSERINI: Il pneumomediastino nella diagnostica delle alterazioni timiche. Minerva med. **1958**, 3423—3429.

RUBASCHOW, S.: Eine bösartige Thymusgeschwulst. Virchows Arch. path. Anat. **206**, 141 (1911).

RUBIN, M., and S. MISHKIN: The relationship between mediastinal lipomas and the thymus. J. thorac. Surg. **27**, 494 (1954).

SANDBLOM, P. H.: Rapid growth of thymus with compression symptoms in an infant. Acta chir. scand. **100**, 466 (1950).

SARTESCHI, G.: Studi sul timo. L'iperplasia timica nelle distireosi: effetti della tiroidectomia su la forma e gli aspatti radiomorphologici dell' organo. Radiologia (Roma) **12**, 179—201 (1956).

SAUVAGE, R., H. BRINGAND, M. MERLIER et J. MOREAUX: Les tumeurs thymique. (A propos de 12 observations.) Presse méd. **67**, 590—593 (1959).

SCHILLHAMMER, WILLIAM R., JR., and M. DAWSON TYSON: Mediastinal thymic cysts. Report of three cases and review of the literature. Arch. Surg. **85**, 410—417 (1962).

SCHMID, J. R., J. M. KIELY, E. G. HARRISON, JR., E. D. BAYRD, and G. L. PEASE: Thymoma associated with pure-red cell agenesis. Review of literature and report of 4 cases. Cancer (Philad.) **18**, 216—230 (1965).

SCHMIDTMANN, M.: Zur Kenntnis seltener Krebsformen. Virchows Arch. path. Anat. **266**, 100 (1919).

SCHOLZ, A., and R. C. BAHN: Thymic tumours associated with cushing syndrome. Review of three cases. Proc. Mayo Clin. **34**, 433—441 (1959).

SCHOONHOVEN, A. J. VAN, R. E. VAN BEURDEN, and TH. BOTMAN: Malignant neoplasm of the thymus. Ned. T. Geneesk. **1953**, 3167.

SCHRIDDE, H.: Thymus. In: Pathologische Anatomie. Jena: Gustav Fischer 1928.

SEYBOLD, W. D., J. R. MCDONALD, O. T. CLAGETT, and C. A. GOOD: Tumors of the thymus. J. thorac. Surg. **20**, 195 (1950).

SIEGMUND, H.: Cushing-Syndrom, Thymustumor und Landouzysche Tuberkulose. Dtsch. med. Wschr. **1948** (I), 33.

SIMMONDS: Über maligne Thymusgeschwülste. Z. Krebsforsch. **12**, 2 (1906).

SMART, J.: Case of large thymic cyst successfully removed from anterior mediastinum. Brit. J. Tuberc. **41**, 84 (1947).

SMITH, P. W.: Diskussion zu EFFLER u. MCCORMACK. J. thorac. Surg. **31**, 81 (1956).

SMITH, KRAUT u. GILMANN: Myasthenia gravis mit Thymustumor. Calif. Med. **104**, 398—401 (1966).

SORS, CH., et J. ROUJEAU: Les tumeurs du thymus. Essai de classification anatomo-clinique. J. franç. Méd. Chir. thor. **12**, 469—484 (1958).

STÖHR, TH.: Zit. nach SCHRIDDE in: Pathologische Anatomie. Jena: Gustav Fischer 1928.

STRIEDER, J. W.: Diskussion zu EFFLER u. MC CORMACK: Thymic neoplasms. J. thorac. Surg. **31**, 77 (1956).

SYMMERS, D.: Malignant tumors and tumor like growths of thymic region. Ann. Surg. **95**, 544 (1932).

TESSERAUX, H.: Physiologie und Pathologie des Thymus unter besonderer Berücksichtigung der pathologischen Morphologie. Leipzig: Johann Ambrosius Barth 1953.

THOMPSON, A. D., and A. C. THACKRAY: The hystology of tumours of the thymus. Brit. J. Cancer **11**, 348—358 (1957).

THORBURN, J. D., H. B. STEPHENS, and O. F. GRIMES: Benign thymoma in the hilus of the lung. Case report. J. thorac. Surg. **24**, 540 (1952).

TORSOLI, A., e I. BASCHIERI: Studio radiologico del timo. Primi risultati di ricerche stratigrafiche associate al pneumomediastino anteriore e per via retroperitoneale. Folia endocr. (Pisa) **5**, 693—709 (1952).

— G. SARTESCHI, M. MELE e E. SBRANA: Studi sul timo. Radiol. med. (Torino) **41**, 157—179 (1955).

UNVER, R. Z.: On thymolipomas. Arch. Path. **64**, 704—707 (1957).

VIDEBOEK, A., and G. THOMSEN: Tumours of the thymic region. Follow-up on 36 operated cases. Acta radiol. (Stockh.), Suppl. **188**, 275—261 (1959).

VIETS, H. R.: Thymectomy in myasthenia gravis. Brit. med. J. **1950 I**, 139.

VLADIKINA, M. I.: Differential diagnosis of enlarged thymus gland in infants. Vestn. Rentgenol. Radiol. **34**, No 5, 48—52 (1959).

WEBB, W. R.: Thymic teratoma with pedunculated, polypois inclusion. Ann. Surg. **144**, 915—920 (1956).

WEIGERT, C.: Pathologisch-anatomischer Beitrag zur Erbschen Krankheit (Myasthenia gravis). Zbl. Neurochir. **20**, 597 (1901).

WEINBAUM, J. G., and R. F. THOMPSON: Erythroblastic hypoplasia associated with thymic tumor and myasthenia gravis. Report of a case. Amer. J. clin. Path. **25**, 761—769 (1955).

WEISE, W.: Neue Ergebnisse der normal-morphologischen Thymusforschung. Dtsch. med. Wschr. **1939** (II), 1310.

— Morphologie und Klinik des Thymus. Dtsch. Z. Chir. **253**, 145 (1940).

WELLER, R. W., A. E. PEARCE, and M. RAPOPORT: Thymus cyst of the neck. Arch. Path. **52**, 569 (1951).

WELTI, H., J. SURMONT, and E. LEMESLE: Résection par sternotomie médiane d'un dysembryome thymique du médiastin anterieur. Mém. Acad. Chir. **75**, 654 (1949).

WILLIAMS, M. H.: Diskussion zu SEYBOLD u. Mitarb. J. thorac. Surg. **20**, 214 (1950).
WILLIS, R. A.: Pathology of tumours. London: Butterworth & Co. 1948.
WISE, R. P., and V. DERMOT: A myasthenic syndrome associated with bronchial carcinoma. J. Neurol. Neurosurg. Psychiat., N.S. **29**, 31—39 (1962).
WOOLNER, L. B., R. W. JAMPLIS, and J. KIRKLIN: Seminoma (gerinoma) apparently primary in the anterior mediastinum. New Engl. J. Med. **252**, 653—657 (1956).
WU, T. T.: Lymphoepithelioma of the thymus. J. Path. **41**, 351 (1935).
YOSHIMATSU, OSAMU, MORIO UCHIDA, and AKITSUGU OJIMA: Two cases of thymic teratoma, one originated in the lung the other in the mediastinum. Arch. jap. Chir. **34**, 167—181 (1965) mit engl. Zus.-Fass.
ZOMBORI, MARGIT, ISTVÂN ANTMANN u. SINDOR SRÛCS: Thymus-Carcinom mit ungewohnten Komplikationen. Tuberkulózis **14**, 75—80 (1961) mit engl. u. dtsch. Zus.-Fass.
ZUPPINGER, A.: Maligne Pharynx- und Larynxtumoren. Erg.-Bd. **40** der Fortschr. Röntgenstr. Leipzig: Georg Thieme 1931.
— Erkrankungen des Mittelfelles. In: Lehrbuch der Röntgendiagnostik von SCHINZ-BAENSCH-FRIEDL-UEHLINGER, 5. Aufl. Stuttgart: Georg Thieme 1952.
ZURBRÜGG, R.: Lymphoepitheliales Thymom und Myasthenia gravis. Histopathologischer Beitrag zur Frage der Bdteiligung der motorischen Endplatten. Confin. neurol. (Basel) **21**, 513—518 (1961).

Mediastinale Geschwülste der Schilddrüse und Nebenschilddrüse

ADAMS, H. D.: Transthoracic thyreoidectomy. J. thorac. Surg. **19**, 741 (1950).
AVERY, E. E.: Diskussion zu ADAMS, Transthoracic thyreoidectomy. J. thorac. Surg. **19**, 752 (1950).
BALLARIN, E.: Die intrathorakale Struma. Zbl. Chir. 88, 165—174 (1963).
BALMÈS, A., et A. THÉVENET: Les métastases thyreoidiennes du cancer bronchique. Poumon **11**, 1013 (1955).
BÉRARD, L., et M. BÉRARD: A propos d'un cas de goitre endothoracique et retrooesophagien basedowifié chez un malade aortique. Lyon chir. **32**, 476 (1935).
—, et P. PONTHUS: Considérations sur l'aspect radiologique d'un goitre plongeant endothoracique. Bull. Soc. Radiol. méd. France **25**, 100 (1937).
BIEBL, M.: Die cervicale Entfernung intrathorakaler Strumen unter manueller Hilfeleistung von einer Brustraumseite aus. Langenbecks Arch. klin. Chir. **276**, 402 (1953).
BLAIN, A. W., and A. DE MATTEIS: Surgical management of substernal and intrathoracic goitre. Amer. J. Surg. **69**, 160 (1945).
BÖRGER, G.: Zur Diagnose der isolierten mediastinalen Struma. Münch. med. Wschr. **1952** (I), 699.
BONNET, B.: Mémoire sur les goitres qui compriment et déforment la trachea. Gaz. méd. Paris **1851**, 772.
BORM, D., u. H. WERNER: Angiographische Lokalisation von Epithelkörperchen-Adenomen. Zbl. Chir. **89**, 1537—1543 (1964).
BREITNER, B.: Über retroviscerale Strumen. Schweiz. med. Wschr. **1935**, 59.
BRESSLER, S., and S. A. THOMPSON: Posterior mediastinal goitre. Amer. J. Surg. **85**, 237 (1935).
BRITTO, R.: Bocios intratorácicos. Hospital (Rio de J.) **29**, 341 (1946).
BRUNNER, H. C.: Struma cystica intrathoracica accessoria. Bruns' Beitr. klin. Chir. **122**, 114 (1921).
BURGESS, P.: Haemoptysis as a symptom of retrosternal goitre. Lancet **1955 I**, 60.
BURN, J. I., and SELWYN F. TAYLOR: Natural history of thyroid carcinoma. A study of 152 treated patients. Brit. med. J. **1962 II**, 1218—1223.
CABOT (Case 22352): Mediastinal goiter. New Engl. J. Med. **215**, 403 (1936).
— (Case 24191): Substernal colloid goitre with compression of innominate veins. New Engl. J. Med. **218**, 816 (1938).
CALTOW, C. E.: Mediastinal parathyroid adenoma. West. J. Surg. **62**, 352 (1954).
CARDOZO, P. LOPES: Le cytodiagnostic immédiaz par la ponction thyroidienne. Arch. Anat. path. **12**, No hors Série, 25—31 (1964).
CARTENSEN, G., u. P. SALZMANN: Das operative Vorgehen bei der Struma aberrata vera. Zbl. Chir. **91**, 449—452 (1964).
CASPARY, O. H.: Ein seltener Fall von Struma aberrans. Beitrag zur Lehre von den Nebenkröpfen. Diss. Erlangen 1925.
CASTLEMAN: Ann. Surg. **114**, 706 (1941); dort Abhandl. über intrathorakale Lokalisation von Epithelkörperchen-Adenomen. [Auch bei COPE, Rev. med. Suisse rom. **68**, 675 (1948).]
CATTEL, R. B., and H. F. HARE: Position of trachea before and after removal of substernal goiter. Surg. Clin. N. Amer. **33**, 781 (1943).
CAYLOR, H. D., C. F. SCHLOTTHAUER, and J. DE PEMBERTON: Observations on the lymphatic connection of the thyroid gland. Anat. Rec. **36**, 325 (1927).
CLAIRMONT, P.: Über die Struma intrathoracica. Münch. med. Wschr. **1933** (I), 643.
CLUTE, H. M., and K. B. LAWRENCE: Intrathoracic goiter. Amer. J. Surg. **54**, 151 (1941).
COHEN, M., and G. E. MOORE: Malignant lesion of the thyroid. Surgery **35**, 62 (1954).
COLE, W. H., D. P. SLAUGHTER, and L. J. ROSSITER: Potential dangers of non-toxie nodular goiter. J. Amer. med. Ass. **127**, 883 (1945).
COLP, R.: Substernal goiter with acute dyspnea. Ann. Surg. **97**, 280 (1933).
COURCY, J. L. DE, and C. A. PRICE: Intrathoracic goiter. Amer. J. Surg. **64**, 257 (1944).
COX, MARIE T.: Malignant lymphoma of the thyroid. J. clin. Path. **17**, 591—601 (1964).
CRILE, G., JR.: Intrathoracic goiter. Cleveland Clin. Quart. **6**, 313 (1939).
CROHN, N. N., and M. W. KROBAK: True posterior mediastinal goiter. Amer. J. Surg. **82**, 283 (1951).

CROTTI, A.: Thyroid and thymus. Philadelphia: Lea & Febiger 1918.
CURRERI, A. R., and J. W. GALE: Mediastinal tumors. Arch. Surg. **58**, 797 (1949).
CURTIS, G. M.: Intrathoracic goiter. J. Amer. med. Ass. **96**, 737 (1931).
DA SILVEIRA BOTELHO, LUIZ: Maligne Tumoren der Thyreoidea. Anatomisch-klinische Untersuchung von 155 Fällen in Portugal. Arch. Pat. (Lisboa) **35**, 239—456 (1963).
DERRA, E., P. GANZ u. H. HERBIG: Mediastinalgeschwülste. Bruns' Beitr. klin. Chir. **183**, 96 (1951).
DJINDJIAN, R., C. FAURÊ et G. DEBRUN: L'artériographie du corps thyroide: ses applications diagnostiques. Ann. Radiol. **7**, 693—699 (1964).
DODDS, W. J., T. H. NEWTON, and L. J. ENLOE: Parathyroid adenoma of anterior mediastinum demonstrated by praeoperative selektive arteriography. Radiology **91**, 923—924 (1968).
DOLPHIN, G. W., and S. A. BEACH: The relationship between radiation dose delivered to the thyroids of children and the subsequent development of malignant tumours. Hlth Phys. **9**, 1385—1390 (1963).
DORSEY, J. M., and A. MCKINNON: Surgical management of intrathoracic goiter through sternum-splitting approach. Arch. Surg. **65**, 570 (1952).
EBERL, J.: Ungewöhnlich große, zum Teil retrovisceral reichende Struma mit abnormer Verlagerung des Oesophagus. Fortschr. Röntgenstr. **83**, 731 (1955).
EDEIKEN, J., and E. ROSE: Relief of anginoid pain following removal of intrathoracic non-toxic nodular goiter. Amer. J. med. Sci. **196**, 395 (1938).
EGGERS, C.: Discussion of paper by W. P. PARSONS, Substernal thyroid. Ann. Surg. **113**, 82 (1941).
EHRENHAFT, J. L., and J. A. BUCKWALTER: Mediastinal tumors of thyroid origin. Arch. Surg. **71**, 347 (1955).
EINHORN, J., and S. FRANZÉN: Thin-needle biopsy in the diagnosis of thyroid disease. Acta radiol. (Stockh.) **58**, 321—336 (1926).
ELANSKIJ, N.: Ein Fall von intrathorakaler Struma. Vestn. Khir. **87/89**, 280 (1933).
ELLIS, F. H., C. A. GOOD, and W. S. SEYBOLD: Intrathoracic goiter. Ann. Surg. **135**, 79 (1952).
FALOR, W. H., T. R. KELLY, and W. S. PRABILL: Intrathoracic goiter. Ann. Surg. **142**, 238—247 (1955).
FELLINGER, R. HÖFER u. V. VETTER: Szintigraphie der Schilddrüse mit Jod-125. Nucl.-Med. (Stuttg.) **3**, 20—24 (1962).
FIESSINGER, N., H. WELTI, R. DUPUY et P. CASTAIGNE: Compression médiastinale dramatique à un goitre intra-thoracique annulaire. Thyreoidectomie d'urgence. Guérison. Bull. Soc. méd. Hôp. Paris **61**, 32 (1945).
FÖLDES, JÁNOS, KLÁRA MEGYESI u. ISTÁN KRASZNAI: Beobachtungen mit der Szintigramm-Untersuchung bei benignen, nicht toxischen und toxischen Kröpfen. Orv. Hetil. **104**, 450—453 (1963) mit dtsch. u. engl. Zus.-Fass.
FORSTBERG, N.: Über den Wert von Kontrastfüllung des Oesophagus bei Röntgenuntersuchung wegen Struma. Acta radiol. (Stockh.) **24**, 113 (1953).
FRANKE, H., u. P. GANZ: Diagnostik und Therapie der Struma endothoracica (mediastinalis vera). Chirurg **24**, 5 (1953).
FURBER, T. M.: Local anaesthesia for retrosternal goiter. Med. J. Aust. **2**, 998 (1938).
GENNARELLI, L., e R. LENTI: Diagnosi differenziale fra ipotiroidismo primitivo e secondario con ormone tireotropo e iodio radioattivo. Minerva med. **54**, 404—405 (1963).
GÓROWSKI, T., O. CHOMICKI, and J. ZALUSKA: Occult intrathoracic goiter diagnosed by scintillography. Acta radiol. (Stockh.) **57**, 446—448 (1962).
GOTTSCHALK, E., u. W. D. NEUTSCH: Zur seltenen Lokalisation einer Struma aberrata vera. Zbl. Chir. **91**, 1933—1935 (1966).
GRABIGER, R.: Über eine ungewöhnlich große Beckenmetastase eines malignen Schilddrüsenadenoms. Arch. Geschwulstforsch. **18**, 34—37 (1961).
HABERER, H. v.: Struma retromediastinalis. Zbl. Chir. **1938** (I), 906.
HARRINGTON, S. W.: Intrathoracic extrapulmonary tumors. Diagnosis and surgical treatment. Postgrad. Med. **6**, 6 (1949).
HART, D.: Diskussion zu H. D. ADAMS, Transthoracic thyreoidectomy. J. thorac. Surg. **19**, 751 (1950).
HARTER, J. SP.: Diskussion zu E. R. MAURER, The surgical treatment of retrotracheal intrathoracic goiter. Arch. Surg. **71**, 357 (1955).
HERBIG, H., P. GANZ u. H. VIETEN: Die Mediastinaltumoren und ihre chirurgische Bedeutung. Ergebn. Chir. Orthop. **37**, 225 (1952).
HERLINGER, J.: Beitrag zur Pathologie und Therapie der malignen intratrachealen Struma. Pract. oto-rhino-laryng. (Basel) **16**, 132 (1954).
HICKEN, N. F.: Recognition and management of intrathoracic goiters. Neb. St. med. J. **21**, 41 (1936).
HIGGINS, C. C.: Intrathoracic goiter. Arch. Surg. **15**, 895 (1927).
HINSHAW, H. C., and D. I. RUTLEDGE: Lesions in superior mediastinum which interfere with venous circulation. J. Lab. clin. Med. **27**, 908 (1942).
HIRSCH, ERWIN F.: Carcinoma of the thyroid gland. Med. Ann. D.C. **32**, 498—501 (1963).
HOFFMANN, E.: Intrathoracic goitre. Brit. J. Surg. **43**, 310—314 (1955).
HOLLENBERG, H. G.: Intrathoracic goiter. Report of patient operated upon through thorax. J. thorac. Surg. **15**, 283 (1946).
HOLSTI, O.: Lowseated goiter as chief provoker of laryngeal crises in a tabetic person. Acta med. scand., Suppl. **170**, 92 (1946).
HOLTZ, S., and E. W. POWERS: Calcification in papillary carcinoma of the thyroid. Amer. J. Roentgenol. **80**, 997—1000 (1958).
HOLUND, T.: Malignes Papillom in abgeirrtem Schilddrüsengewebe. Ugeskr. Læg. **1943**, 1124.
HOLZMANN, M.: Klinische Elektrokardiographie. Zürich: Fretz & Wasmuth 1945.
HORN, R. C.: Carcinoma of the thyroid. Cancer (Philad.) **4**, 697 (1951).
HORST, PETERSEN, THIEMANN u. ZUKSCHWERDT: Differentialdiagnostik von Schilddrüsenerkrankungen. Dtsch. med. Wschr. **85**, 711—722 (1960).

HUBER, P.: Intrathorakale Struma. Zbl. Chir. **1936**, 1964.

HUNG, WELLINGTON, JAMES C. WRIGHT, JORDAN W. FINKELSTEIN, and ROBERT M. BLIZZARD: Salivary: serum ratios of J^{131} cretinism. J. clin. Endocr. **22**, 1151—1153 (1962).

HUNT, C. J.: Technical problems in surgical management of large cervical and intrathoracic goiter. West. J. Surg. **48**, 524 (1940).

IRVINE, W. J., and M. D. SUMERLING: Radiological assessment of the thymus in thyroid and other diseases. Lancet **1965 I**, 996—999.

IVANISSEVICH, O., R. C. FERRARI y C. I. RIVAS: Un signo de certeza para el diagnostico de las bocios sumergidos. Bol. Soc. Cirug. (Buenos Aires) **23**, 281 (1939).

JACKSON, A. S.: Intrathoracic goiter. J. int. Coll. Surg. **20**, 485 (1953).

JANES, E.: Diskussion zu H. D. ADAMS, Transthoracic thyreoidectomy. J. thorac. Surg. **19**, 753 (1950).

JEHN, W.: Die operative Entfernung großer intrathorakaler Strumen. Dtsch. Z. Chir. **133**, 25 (1915).

JOLL, C. A.: Diseases of the thyroid gland. London: Heinemann 1932.

JOYCE, T. M.: Incidence of substernal and intrathoracic goiters. Arch. Surg. **41**, 364 (1940).

JUDD, E. S.: Intrathoracic goiter. Int. Clin. **1**, 149 (1920).

KASTRUP, H.: 67. Tagg der Vereingg Nordwestdtsch. Chirurgen 29./30. Juni 1951.

KEMINGER, K.: Mediastinale Strumen. Klin. Med. (Wien) **19**, 428—437 (1964).

— Erfahrungen bei Zweiteingriffen von dystopen Epithelkörperchen-Adenomen. Langenbecks Arch. klin. Chir. **319**, 209—210 (1967).

KEYNES, G.: Thyroid surgery 50 years ago with a contribution on intrathoracic goitre. Brit. med. J. **1950 I**, 621.

KIENBÖCK, R.: Über die intrathoracische Struma. Med. Klin. **1908** (I), 488.

KIRSCHBAUM, J. D., and A. H. ROSENBLUM: Suppurative intrathoracic thyroiditis. Arch. Surg. **36**, 867 (1938).

KLAUER, E., u. H. BILLION: Zur Methodik des Radiojod-Testes der Schilddrüse. Fortschr. Röntgenstr. **75**, 352 (1951).

KOCHER, H. K.: Struma cystica intrathoracica accessoria. Bruns' Beitr. klin. Chir. **122**, 114 (1921).

KRAMPF: Zur operativen Behandlung großer intrathorakaler Strumen. Zbl. Chir. **1933** (I), 102.

KROHN, S. E.: Benign intrathoracic goiter with recurring pleural effusion. N.Y. St. J. Med. **41**, 1767 (1941).

LAHEY, F. H., and N. W. SWINTON: Intrathoracic goiter. Surg. Gynec. Obstet. **59**, 627 (1934); Surg. Clin. N. Amer. **16**, 1613 (1936); J. Amer. med. Ass. **113**, 1098 (1939).

LANG, HANS TH.: Über die epithelialen Formen der malignen Struma. Virchows Arch. path. Anat. **189**, 69 (1907).

LANGE: Primäre Sternumspaltung bei intrathorakaler Struma. Zbl. Chir. **1936** (I), 166.

LECHNER, H.: Über das Vorkommen von aortalen, pericardialen und intracardialen Nebenschilddrüsen. Zbl. allg. Path. path. Anat. **86**, 383 (1950).

LEVIN, S.: Intrathoracic goiter. J. Mich. med. Soc. **23**, 208 (1924).

LIETH, W. C. v. D., and C. W. LESTER: Posterior mediastinal goiter. Amer. J. Surg. **85**, 811—814 (1953).

LIPSTEIN, I., M. SURMONT et M. TUBIANA: Intérêt de la pneumothyroide. Atlas Radiol. clin. **68**, No 24, 1—4 (1960).

LIVINGSTON, H. J., and S. F. LIVINGSTON: Hyperparathyroidism. Mediastinal adenoma with four year remission and necropsy. N.Y. St. J. Med. **57**, 1945—1950 (1957).

MABILLE, P.: Résultats thérapeutiques des cancers thyroidiens. Statistique de la fondation Curie. Ann. Radiol. **4**, 477—491 (1961).

MACLEAN, H. J.: Intrathoracic goiter. Minn. Med. **11**, 286 (1928).

MADLENER: Diskussion zu KRAMPF, Zur operativen Behandlung großer intrathorakaler Strumen. Zbl. Chir. **1933** (I), 102.

MALARD, C.: Étude clinique sur le goitre plongeant ou retrosternal. Thèse Paris 1879.

MANZOCCHI, L.: Struma mediastinico posteriore ad evoluzione pleurica. Chirurgia (Milano) **4**, 413 (1950).

MARK, J. B. D.: Ectopic mediastinal thyroid: Features in diagnosis and factors in treatment. Dis. Chest **45**, 412—415 (1964).

MARSELLA, A.: Contributo allo studio del cosiddetto „adenoma metastatizzante" della tiroide. Nunt. radiol. (Firenze) **29**, 3—22 (1963).

MARUELLE, R.: Deux observations de goitre du médiastin «postérieur». Mém. Acad. Chir. **81**, 483—491 (1955).

MASON, J. B.: Mediastinal goiter (of aberrant tissue). Ann. Surg. **116**, 795 (1942).

MATTHES, TH.: Neue Gesichtspunkte zur Ätiologie, Diagnostik und Therapie intrathorakaler Strumen. Dtsch. Gesundh.-Wes. **1955**, 281—287.

MATYAS, M.: Fall von Struma intrathoracalis aberrans, einen intrapulmonalen Tumor von seltener Lokalisation vortäuschend. Zbl. Chir. **1934** (I), 1219.

MAURER, E. R.: The surgical treatment of retrotracheal intrathoracic goiter. Arch. Surg. **71**, 357 (1955).

MAYER, F. O.: Zur Operation der paravertebralen Struma. Zbl. Chir. **1954** (I), 961.

MAYO, C. W.: Intrathoracic goiter. J. Kans. med. Soc. **43**, 405 (1942).

MAYOR, G.: Chirurgie der Epithelkörperchen. Langenbecks Arch. klin. Chir. **319**, 212—214 (1967).

McCLINTOCK, J. C., A. STRANAHAN, and R. D. ALLEY: Trans-sternal anterior mediastinal dissection for cancer of the thyroid. Amer. Surg. **20**, 726 (1954).

McCORKLE, H. J., C. DAVIS, M. GALANTE, and J. B. DE C. M. SAUNDERS: Dissection of superior mediastinum for thyroid cancer. Arch. Surg. **66**, 798 (1953).

McCORT, J. J.: Intrathoracic goiter; its incidence, symptomatology and roentgendiagnosis. Radiology **53**, 227 (1949).

MCGAVACK, TH. H.: The thyroid. St. Louis: C. V. Mosby Co. 1951.

MCKENNY, JOHN F., ARNO W. SOMMER, and SHERMAN B. LINDSEY: Carcinoma of the thyroid gland. Amer. Surg. **28**, 584—590 (1962).

MEANS, J. H.: The thyroid and its diseases. Philadelphia: J. B. Lippincott Co. 1937.

MERKE, F.: Struma mediastinalis. Schweiz. med. Wschr. **1931**, 1198.

— Chirurgie des Halses. In: Lehrbuch der Chirurgie. Basel: Schwabe & Co. 1950.

MERSTEN, A., R. SKALA, and E. MERSTENOVA: Dynamic radiological diagnostics of goitre. Čs. Roentgenol. **13**, 238—241 (1959).

MLADEK: Čas. Lék. čes. 1940. Zit. nach H. FRANKE u. P. GANZ, Chirurg **24**, 5 (1953).

MORA, J. M., J. H. ISAACS, S. H. SPENCER, and L. EDIDIN: Posterior mediastinal goiter. Surg. Gynec. Obstet. **79**, 314 (1944).

NAEF, A. P.: Le goitre intrathoracique aberrant. J. franç. Méd. Chir. thor. 8, 258 (1954).

NEEF, H., u. E. ZEITLER: Symptomatologie, Therapie und Behandlungsergebnisse des Schilddrüsensarkoms. Strahlentherapie **119**, 498—505 (1962).

NÈGRE, E., et E. BALMÈS: Les goitres du médiastin posterieur. J. Chir. (Paris) **66**, 190 (1950).

NIGAM, R., and R. N. SIBAL: Posterior mediastinal goitre. (A case report.) Indian J. Surg. **22**, 573—575 (1960).

NISSEN, R.: Seltene mediastinale Geschwülste. Operationsbeobachtungen. Langenbecks Arch. klin. Chir. **265**, 431 (1950).

— Tumoren des Mediastinums. Helv. chir. Acta **21**, 289 (1954).

NUNNO, R. DE, JR., G. MASSA, C. QUAGLIA e E. LANG: L'angiografia tiroidea per cateterismo arterioso omerale. Minerva chir. 18, 257—267 (1963).

PACHTER, M. R., and R. LATTES: Uncommon mediastinal tumors. Report of two parathyroid adenoms, one non functional-parathyroid carcinoma and one "bronchial-type-adenome". Dis. Chest **43**, 519—528 (1963).

PAPE, R.: Zur Röntgendiagnose der Struma substernalis. Wien. klin. Wschr. **1946** (I), 294.

PARSONS, W. B.: Substernal thyroid. Ann. Surg. **113**, 82 (1941).

PAYR, E., u. A. MARTINA: Über wahre laterale Nebenkröpfe. Pathologisch-anatomische und klinische Beiträge. Dtsch. Z. Chir. **85**, 535 (1906).

PEMBERTON, R.: Surgery of substernal and intrathoracic goiter. Arch. Surg. **2**, 1 (1921).

PERKINS, H. T., H. M. MCINTOSH, and J. P. BOINEAU: Goitre plongeant. Intrathoracic goiter demonstrated by the Valsalva maneuver. Circulation **21**, 90—94 (1960).

POMPILI, G., e G. ALÈ: Morfologia degli strumi tiroidei cervico-toracici ed endotoracici in stratigrafia assiale trasversa. Ann. Radiol. diag. (Bologna) **34**, 191—211 (1961).

POSEN, S., J. S. CLUBB, F. C. NEALE, and W. S. C. HARE: Mediastinal parathyroid adenoma. Demonstratet by pneumomediastinography. Ann. intern. Med. **60**, 462—464 (1964).

QUERVAIN, F. DE: Die Struma maligna. In: Neue Deutsche Chirurgie, Bd. 64. 1941.

RAVENTOS, A., and DIANA O. DUSZYNSKI: Thyroid cancer following irradiation for medulloblastoma. Amer. J. Roentgenol. **89**, 175—181 (1963).

RIVES, J. D.: Mediastinal aberrant goiter. Ann. Surg. **126**, 797 (1947).

RODECK, G.: Mediastinale Rezidive nach beidseitiger Strumaresektion. Langenbecks Arch. klin. Chir. **295**, 955—960 (1960).

RUTISHAUSER, E.: Ein Lungenknoten aus schilddrüsenähnlichem Gewebe. Schweiz. med. Wschr. **1938**, 852.

SANTY, P., et M. BERARD: Les problémes du diagnostic et de la voie d'abord des goitres endothoracique. Mém. Acad. Chir. **73**, 51 (1947).

— — et J. HUTINEL: Goitre médiastinal vrai. Lyon chir. **37**, 394 (1942).

SAUERBRUCH, F.: Die Chirurgie der Brustorgane, 3. Aufl. Berlin: Springer 1928.

— Die Chirurgie der Brustorgane, 3. Aufl. Berlin: Springer 1928.

— Die Chirurgie des Mediastinums. Zbl. Chir. **1931** (I), 1010.

SCHEICHER, A.: Die Operation der intrathorakalen Struma. Langenbecks Arch. klin. Chir. **200**, 120 (1940).

— Zur Strumektomie vom Hals und vom Thorax aus. Aussprache. Langenbecks Arch. klin. Chir. **276**, 413 (1953).

— Substernale Strumen. Langenbecks Arch. klin. Chir. **287**, 201 (1957).

SCHINDLER: Die Hauptursachen der Rekurrensschädigungen bei Kropfoperationen und ihre Verhütung. Münch. med. Wschr. **1933** (II), 1680.

SCHLESINGER, M. J., S. L. GARGILL, and I. H. SAXE: Studies in nodular goiter: Incidence of thyroid nodules in routine necropsies in nongoitrous region. J. Amer. med. Ass. **110**, 1638 (1938).

SCHULTZE, H.: Über einen Fall von Chylothorax hervorgerufen durch Kompression der Mündungsstelle des Ductus thoracicus durch eine Struma substernalis. Wien. klin. Wschr. **1925**, 455.

SCHWYZER, G.: Diagnosis and surgical treatment of intrathoracic goitre. J. Amer. med. Ass. **74**, 597 (1920).

SHAPIRO, J. H., H. G. JACOBSON, W. Z. STERN, and M. H. POPPEL: Posterior mediastinal goiter. Radiology **71**, 79—84 (1958).

SLANY, A.: Zur Kenntnis der echten intrathorakalen Nebenkröpfe. Zbl. allg. Path. path. Anat. **69**, 194 (1938).

SOKAL, J. E.: Occurence of thyroid cancer. New Engl. J. Med. **249**, 393 (1953).

SOLEY, M. H., and J. F. RINEHART: Intrathoracic goiter simulating right-sided cardiac enlargement. Amer. Heart J. 18, 237 (1939).

SWEET, R. H.: Intrathoracic goitre located in posterior mediastinum. Surg. Gynec. Obstet. **89**, 57 (1949).

TAUBER, K.: Zur Differentialdiagnose und Therapie der Struma endothoracica (mediastinalis) vera. Chirurg **24**, 5 (1953).

TAWAST, M.: Schilddrüsencarcinom im Kindesalter. Acta path. microbiol. scand. **35**, 559 (1954).

TOMKINSON, J. S.: Posterior mediastinal goitre. Brit. J. Surg. **38**, 271 (1951).

TOUROFF, A. S.: Discussion on transthoracic thyreoidectomy. J. thorac. Surg. **19**, 751 (1950).

URBAN, K.: Beitrag zur retromediastinalen Struma. Chirurg **11**, 145 (1939).

VERONESI, UMBERTO, e NATALE CASCINELLI: Sei casi di carcinoma tiroideo nell'infanzia. Tumori **49**, 17—28 (1963).

WAKELEY, C. P. G.: Goitre plongeant. Clin. J. **68**, 349 (1939).

—, and J. H. MULVANY: Intrathoracic goiter. Surg. Gynec. Obstet. **70**, 702 (1940).

WALD, A.: Über die Anwendung der Atomenergie in der Medizin: Die Bedeutung der Isotope für Diagnostik und Therapie. (Schilddrüsenphysiologie und -pathophysiologie. Behandlung der Struma maligna.) Zbl. Chir. **1951** (I), 868.

WARREN, S., and W. A. MEISSNER: Tumors of the thyroid gland. Washington: Armed Forces Inst. of. Pathol. 1953.

WAUGH, J. M.: Relation between diseases of thyroid gland and laryngeal function. In: The thyroid gland, 2. ed. Clinics of George W. Crile and Associates. Philadelphia: W. B. Saunders Co. 1922.

WEGELIN, C.: Struma maligna. Korresp.-Bl. schweiz. Ärz. **1911**, 981.

— Schilddrüse. In: Handbuch der pathologischen Anatomie und Histologie von HENKE-LUBARSCH, Bd. 8, S. 1. Berlin: Springer 1926.

WELCH, J. W., and C. A. HELLWIG: Multiple malignant tumors of the thyroid. J. int. Coll. Surg. **40**, 492—497 (1963).

WENZ, W.: Zur Röntgendiagnostik der intrachealen Struma. Fortschr. Röntgenstr. **98**, 605—609 (1963).

WENZL, M.: Mediastinal und aberrante mediastinale Strumen. Wien. klin. Wschr. **1950**, 811.

WILHELM, E.: Strumen im hinteren Mediastinum. Chirurg **24**, 9 (1953).

— Über das Wachstum intrathorakaler Strumen und seine klinische Bedeutung. Thoraxchirurgie **2**, 449 (1955).

WILLIAMSON, G. S., and J. H. PEARSE: Anatomy of special thyroid lymph system showing its relation to thymus. Brit. J. Surg. **17**, 529 (1930).

WINSHIP, TH., and A. LER: Über die Entwicklung und den Bau des Kropfes. Berlin: August Hischwald 1883.

WÖLFLER, A.: Langenbecks Arch. klin. Chir. **29**, 1276 (1883); Wien. med. Wschr. **48**, 1668 (1883).

WOZENCRAFT, P., F. W. FOOTE, and E. L. FRAZELL: Occult carcinomas of the thyroid. Cancer (Philad.) **1**, 574 (1948).

WUHRMANN, F.: Struma intrathoracica. Dtsch. Z. Chir. **43**, 1 (1896).

WYCHULIS, ADAM R., OLIVER H. BEAHRS, and LEWIS B. WOOLNER: Metastasis of carcinoma to the thyroid gland. Ann. Surg. **160**, 169—177 (1964).

ZUPPINGER, A.: Die intrathorakale Struma. In: SCHINZ-BAENSCH-FRIEDL-UEHLINGER, Lehrbuch der Röntgendiagnostik, 5. Aufl. Stuttgart: Georg Thieme 1952.

ZWEIGBERGK, J. L.: Intrathorakale Struma. Acta chir. scand. **90**, 449 (1944).

ABBOT, A. C., and W. G. S. WEB: A case of intrathoracic lipoma. Canad. med. Ass. J. **33**, 660 (1935).

ACKERMAN, L. V.: Surgical pathology. St. Louis: C. V. Mosby Co. 1953.

ADAMS, W. E., and R. G. BLOCH: Haemangioma of the mediastinum. Arch. Surg. **48**, 126 (1944).

ALEMQUER, M. DE: Linfosarcoma do medoastino de evolucao aguda. Gaz. méd. portug. **6**, 432 (1953).

ALEXANDER, J.: Circumscribed intrathoracic neoplasms. J. Amer. med. Ass. **119**, 395 (1942).

ALVAREZ-SALA MORIS, J. L., y J. F. BLANCO: Linfomatosis mediastinica maligna de naturaleza mixta. Anfer Tórax **15**, 433—448 (1966).

AMADOR, E., and LEONARD S. DANZIG: Liposarcoma of the mediastinum. Report of two cases. Dis. Chest **41**, 95—101 (1962).

AMORIM, A.: Reticulosarcoma linfoplasmocitario do mediastino; extirpacao cirurgica. Rev. bras. Cirug. **19**, 19 (1950).

ANDRUS DE WITT, W.: Report of chest tumor registry. J. thorac. Surg. **4**, 236 (1935).

—, and G. J. HEUER: Surgical treatment of tumors of the mediastinum. Surg. Gynec. Obstet. **63**, 469 (1936).

BANKAMP, G.: Die primären Lungensarcome. Diss. München 1954.

BARRET, N. R., and W. G. BARNARD: Some unusual intrathoracic tumors. J. thorac. Surg. **32**, 447 (1944).

BAUER, E.: Zur Kasuistik der Oesophagusmyome. Ein Beitrag zur Lehre von den Myomen. Virchows Arch. path. Anat. **223**, 34 (1917).

BAUMANN-SCHENKER, R.: Über das Rundzellensarkom, Lymphosarkom, Retothelsarkom, Rundzellensarkom im engeren Sinne. Strahlenther. **51**, 201 (1934).

BENARD, H., P. RAMBERT et C. COURY: Tumeur xanthomateuse du médiastin antérieur: dysembryome remanié. Sema. Hôp. Paris **1948**, 1265.

BERGSTRÖM, V. W.: Hemangioma of the mediastinum in the newborn. N.Y. St. J. Med. **45**, 1087 (1867).

BERNOU, A., R. GOYER, L. OGER et J. TRICOIRE: Diagnostic des lipomes intrathoraciques antéro-inférieures. J. franç. Med. Chir. thor. **9**, 269 (1955).

BINET, J. P.: Un nouveau cas d'hémangiome de médiastin. A propos du procesverbal, 8. Mars 1958. Poumon **14**, 601—604 (1958).

BLADES, B.: Intrathoracic tumors. Relative frequency and site of predilection of intrathoracic tumors. Amer. J. Surg. **54**, 139 (1941).

— Mediastinal tumors. Ann. Surg. **123**, 749 (1946).

BLANDINO, G.: Confronto fra i quadri broncografici ed angiopneumografici in un caso di linfosarcoma del mediastino. Radiol. prat. **7**, 107—112 (1957).

BLECHSCHMIDT, W.: Die Behandlung der Hämangiome. Med. Welt **1951**, 1358.

BODMAN, S. F., and J. J. CONDEMI: Mediastinal widening of iatrogenic Cushing's syndrome. Ann. intern. Med. **67**, 399—403 (1967).

BÖRNER, P.: Ein Liposarkom des Mediastinums. Zbl. allg. Path. path. Anat. **101**, 326—330 (1960).

Bonnel, F.: Tumeur du creux de l'aiselle. Bull. Soc. anat. Paris **89**, 110 (1914).

Bregman, L., u. J. Steinhaus: Lymphosarkom des Mittelfelles mit Übergang in den Rückenmarkskanal. Virchows Arch. path. Anat. **172**, 410 (1903).

Brewer III., L. A., and F. S. Dolley: Tumors of the mediastinum. Report of 44 cases. Amer. Rev. Tuberc. **60**, 419 (1949).

Brindley, G. V.: Glomustumor des Mediastinums. J. thorac. Surg. **18**, 417—420 (1949).

Brines, O. A., and M. H. Johnsson: Hibernoma, a special fatty tumor. Case report. Amer. J. Path. **25**, 467 (1949).

Bross, K.: Zur Plasmocytomfrage. Folia haemat. (Lpz.) **25**, 137 (1931).

Bruck, H., u. W. Lorbek: Gutartige und bösartige Tumoren des Perikards. Klin. Med. (Wien) **9**, 453—457 (1954).

Brunner, A.: Die erfolgreiche operative Entfernung eines großen Ganglioneuroms des hinteren Mittelfellraumes. Langenbecks Arch. klin. Chir. **129**, 364 (1924).

— Erfolgreiche operative Entfernung einer großen central gelegenen Mittelfellgeschwulst. Dtsch. Z. Chir. **254**, 685 (1941).

Buettner, A.: Über Zwerchfellbrüche hinter dem Brustbein und Fettgewebsgeschwülste des Zwerchfelles. Langenbecks Arch. klin. Chir. **202**, 154 (1941).

Bull, P.: Exstirpation eines Tumors im hinteren Mittelfellraum (Fibro-xantho-myom). Norsk. Mag. Lægevidensk. **92**, 1110 (1931).

Burman, C. F.: Radium treatment of tumors of the mediastinum. J. Amer. med. Ass. **69**, 989 (1917).

Cameron, Douglas G., S. T. Ing, M. Boye, and W. H. Mathews: Idiopathic mediastinal and retroperitoneal fibrosis. Canad. med. Ass. J. **85**, 227—232 (1961).

Casolo, P., e L. Amantea: A proposito di un caso di reticolosarcoma primitivo monoghiandolare del mediastino, trattato chirurgicamente. G. ital. Chir. **13**, 374—386 (1957).

Ceballos, A.: Tumor del mediastino posterior. Sem. méd. (Paris) **3**, 776 (1936).

Childress, M. E., C. P. Baker, and P. C. Samson: Lymphangiomata of the mediastinum. Report of a case with review of the literature. J. thorac. Surg. **31**, 338—348 (1956).

Childress, W. G., and G. C. Adie: Plasma-cell-tumors of the mediastinum and lung. Report of two cases. J. thorac. Surg. **19**, 794 (1950).

Ciarpaglini, L.: Considerazioni diagnostiche e terapeutiche sui reticolo-sarcomi ghiandolari del mediastino. Radiologica (Roma) **11**, 237—298 (1955).

Clagett, O. T., and P. F. Hausmann: Huge intrathoracic fibroma. Report of case. J. thorac. Surg. **13**, 6 (1944).

Coenen, H.: Das Chondrom. Bruns Beitr. klin. Chir. **133**, 1 (1925).

Coppola, W.: Emangioma cavernoso del mediastino anteriore. Chir. gen. (Perugia) **7**, 399—410 (1958).

Coventry, W. D., and R. H. La Bree: Heterotopia of bone marrow simulating mediastinal tumor: A manifestation of chronic hemolytic anemia in adults. Ann. intern. Med. **53**, 1042—1052 (1960).

Crowe, G. G., and B. P. L. L. Muldoon: Thoracic chondroma. Thorax **6**, 403 (1951).

Crutcher, R. R., and C. L. Plott: Mediastinal lipoma. The successful of an eight pound one ounce (3,657 grams) tumors. J. thorac. Surg. **27**, 261 (1954).

Cruveillier, J. C.: Traite d'Anatomie pathologique générale, vol. III, p. 302. 1849—1864.

Davidson, M., D. W. Smithers, and O. Tubbs: The diagnosis and treatment of intrathoracic new growths. London: Oxford med. Publications 1951.

De Gasperis, e C. Torricelli: Tumore misto mesenchimale del mediastino. (Fibroemangioleiomiolipoma.) Minerva pediat **5**, 489—494 (1953).

Derra, E.: Mediastinaltumoren. Vortrag 104. Tagg der Ver.igg Niederrhein-Westf. Chir. Düsseldorf 1951.

Dertinger, K.: Über tiefsitzende Lipome. Bruns' Beitr. klin. Chir. **38**, 76 (1903).

Desaive, P., et H. Betz: Le «fibrome récidivant» ou tumeur desmoide du thorax. Acta chir. belg. **53**, 765 (1954).

Detlefsen, M.: Über ein operativ entferntes Chondrom des Mediastinums. Zbl. Chir. **1954** (I), 489.

Dissmann, E.: Ein Fall von intrathoracalem Lipom der Pleurakuppel. Fortschr. Röntgenstr. **73**, 102 (1950).

Dixon, W. M., and L. R. Laird: Hemangioma of the mediastinum. Thorax **11**, 45—48 (1956).

Döderlein, F.: Über ein seltenes ausgedehntes Hämangiom des Zwerchfelles, sowie der inneren Brust- und Bauchwand als Todesursache bei einem Neugeborenen. Zbl. allg. Path. path. Anat. **71**, 193 (1938).

Dominy, D. E., J. H. Baskin, and D. C. Campbell: Primary liposarcoma of the mediastinum. Report of a case and revieir of the literature. Amer. Rev. resp. Dis. 88, 240—247 (1963).

Dunn, B. H., and G. Frkvich: Lipomas of the thymus gland with an illustrative case report. Amer. J. Path. **32**, 41—51 (1956).

Duraczewski, Janusz, and W. Rudowski: Chordoma of the thoracic spine appearing as a mediastinal tumor. Report of two cases. J. thorac. Surg. **34**, 75—84 (1957).

Duvoir, M., G. Picot, L. Pollet et M. Gaultier: Angiome du poumon. Lipomatose et malformations digitales. Bull. Soc. méd. Hôp. Paris **55**, 596 (1939).

Edwards, A. T.: Intrathoracic new growths, an account of seven operable cases. Brit. J. Surg. **14**, 607 (1927).

Ehrenreich, Th., A. J. Freund, and H. N. Shapiro: Haemangioendothelioma arising in mediastinal teratoma. Dis. Chest **23**, 294 (1953).

Ellis, F. H., J. W. Kirklin, and L. B. Woolner: Haemangioma of the mediastinum. Review of literature and report of case. J. thorac. Surg. **30**, 181 (1955).

Elzas, M.: Enuchiodism from dermoid cyst. Ned. T. Geneesk. **1**, 1614 (1923).

Falco, G. di: Miome mediastinici extraesophagei. (Contributo anatomo-pathologico.) Pathologica **31**, 381 (1939).

FAUST, D. B., H. R. GILMORE, and C. S. MUDGETT: Chondromata. Review of literature with report of a sacrococcygeal case. Ann. intern. Med. **21**, 678 (1944).

FERGESON, J. D., O. T. CLAGETT, and J. R. MCDONALD: Haemangiopericytoma (glomustumor) of the mediastinum. Surgery **36**, 320 (1954).

FICARI, A.: Sui neuroblastomi a sede intratoracica. Contributo originale e rassegna critica. Riv. Anat. pat. **4**, 165 (1951).

FOTHERGILL, J.: Medical and philisophical works. Collected works. London: J. Walker 1781.

FREDELL, C. H., and A. D. PERLMUTTER: Thymolipoma. Report of a case. Arch. Surg. **83**, 898—900 (1961).

FULDE, E.: Über das intrathorakale Lipom. Dtsch. Z. Chir. **251**, 207 (1939).

GARRÉ, C.: Über Mediastinaltumoren. Dtsch. med. Wschr. **1918**, 617.

GERNEZ-RIEUX, CHR., P. RAZEMON, P. FOURNIER, M. RIBET et C. VOISIN: Thymolipome, médiastinal. J. Radiol. Elektrol. **37**, 5—6, 365—367 (1956).

GERSIG: Ein Fibrolipom des Mediastinums unter dem klinischen Bild eines Aortenaneurysmas. Wien. klin. Wschr. **1943**, 564.

GOYER, R., A BERNOU et J. TRICOIRE: Un nouveau cas de lipome du médiastin. J. franç. Méd. Chir. thor. 8, 678 (1954).

GRAHAM, E. H., and E. R. WIESE: Mediastinal lipoma. Arch. Surg. **16**, 380 (1928).

GRIESSER, G.: Lymphangiome der Perikardregion. Thoraxchirurgie **2**, 479—491 (1955).

GRIMES, O. F., R. L. RAPHAEL, and H. B. STEPHENS: Cavernous haemangioma of posterior mediastinum. J. thorac. Surg. **25**, 324 (1953).

GUILFOIL, P. H., and H. MURRAY: Thymolipoma. Report of a case. Surgery **38**, 406—409 (1955).

GUNNELLS, J. CAULIE, JR., D. EDMOND MILLER, W. J. JACOBY, JR., and R. L. MAY: Thymolipoma simulating cardiomegaly: Opacification of the tumor by cineangiocardiography. Amer. Heart J. **66**, 670—674 (1963).

GUSSENBAUER, L.: Beitrag zur Kenntnis des subpleuralen Lipoms. Langenbecks Arch. klin. Chir. **43**, 322 (1892).

HALL, E. R., JR., and B. BLADES: Lymphangioma of the mediastinum. Dis. Chest **32**, 207—213 (1957).

HANSSON, C. J.: Chondroma in a thoracic vertebra. Acta radiol. scand. **22**, 598 (1941).

HARJOLA, P., and M. TURUNEN: A rare mesemchymal mediastinal tumour. Case report. Ann. Chir. Gynaec. Fenn. **46**, 247—254 (1957).

HARLEY, H. R. S., and C. E. DREW: Cystic hygroma of mediastinum. Thorax **5**, 105—115 (1950).

HARMS, C.: Das subpleurale Lipom. Zbl. Chir. **1920**, 668.

HARPER, F. R.: Benign chondromas of ribs. J. thorac. Surg. **9**, 132 (1940).

HARRINGTON, S. W.: Intrathoracic extrapulmonary tumors. Diagnosis and surgical treatment. Postgrad. Med. **6**, 6 (1949).

HEINEMANN, M. W., and W. L. LEHMAN: Mediastinal mesenchymoma masqueradin as liposarcoma. Cancer (Philad.) **4**, 692 (1951).

HELDERMANN, C.: Ein Fall von Lymphangioma cysticum mediastini. Mschr. Kindergeneesk. **25**, 9—18 (1957).

HERBIG, H.: Mediastinaltumoren und ihre Behandlung. Zbl. Chir. **1951** (I), 149.

— P. GANZ u. H. VIETEN: Die Mediastinaltumoren und ihre chirurgische Bedeutung. Ergebn. Chir. Orthop. **37**, 223 (1952).

HESS, G. H.: Sub-pleural fibrosarcom. Radiology **6**, 525 (1926).

HEUER, G. H.: The thoracic lipomas. Ann. Surg. **98**, 801—819 (1933).

HEUER, G. J., and W. ANDRUS DE WITT: Surgery of mediastinal tumors. Amer. J. Surg. **50**, 146 (1940).

— Surgical treatment of mediastinal tumors. Ann. Surg. **113**, 357 (1941).

HOCHBERG, L. A., E. H. GRIFFIN, and A. BICUNAS: Neurofibrosarcoma of the anterior mediastinum. Surgical removal. J. thorac. Surg. **20**, 315 (1950).

HUTCHINSON, WILLIAM B., and J. FRIEDENBERG: Intrathoracic mesothelioma. Radiology 80, 937—945 (1963).

JACOBAEUSH, C., and E. KEY: Diagnosis and operative of intrathoracic tumors. Acta chir. scand. **53**, 573 (1921).

JAEGER, L.: A propos de quelques cas de «chondromes pulmonaires». Diss. Zürich 1935; Ann. Anat. path. **12**, 811 (1935).

JENNY, R. H., u. O. ULSPERGER: Die intrathorakalen sogenannten Endotheliome. Langenbecks Arch. klin. Chir. **278**, 376 (1954).

JUZBAŠIČ, D.: Zur Problematik der mediastinalen Geschwülste. Sitzung d. Med. Gesellschaft Gießen 1967 (Med. Welt **1967**, 1511).

KAUSCH, E., u. H. HOMMA: Kavernöse Hämangiome des Mediastinums. Radiol. austriaca **17**, 13—35 (1967).

KEEGAN, J. M.: Haemangioma of the mediastinum. Case report. Amer. J. Roentgenol. **69**, 66 (1953).

KEELEY, J. L., and A. J. VANA: Collective reviews; lipomas of the mediastinum. Surg. Gynec. Obstet. **103**, 313—322 (1956).

KEELY, J. L., SR., H. GUMBINER, A. C. GUZAUSKUS, and J. A. ROONEY: Mediastinal lipoma: The sucessfud removal of 1,700 grams mass. J. thorac. Surg. **25**, 316 (1953).

KERRINES, C., u. A. GLÄSER: Lokalisierte Mesotheliome der Pleura. Bruns' Beitr. klin. Chir. **198**, 377—389 (1959).

KEY, E.: Drei erfolgreich entfernte intrathorakale Tumoren. Zbl. Chir. **1936**, 2028.

KITTLE, C. F., J. O. BOLEY, and P. W. SCHAFER: Resection of intracoracic "hibernome". J. thorac. Surg. **19**, 830 (1950).

KNIEKE: Statistische Untersuchungen über die nicht carcinomatösen bösartigen Tumoren in Düsseldorf. Diss. Düsseldorf 1936.

KOERNER, H. J., and D. I. C. SUN: Mediastinal lipomatosis secondary to steroid therapy. Amer. J. Roentgenol. **98**, 461—464 (1966).

KOHOUT, E., and A. P. STOUT: The glomustumor in children. Cancer (Philad.) **14**, 555—566 (1961).

KÓNYA, LÁSZLÓ, JÓZSEF SCHNITZLER, JÁNOS ARANYOSI u. MÁTYÁS SZOKOL: Leiomyome der Lunge. Tuberkulózis **17**, 221—223 (1964) mit engl. u. dtsch. Zus.-Fass.

KOTT, B.: Angiosarkom des Mediastinums. Dtsch. med. Wschr. **1922** (II), 1042).

KUPFER, M.: Primäres Sarkom des Herzbeutels. Z. ges. inn. Med. **19**, 94—96 (1964).

LAUMONIER, P., J. DEPAULIS et D. LACOSTE: Deux fibro-chondromes d'origine costale à évolution médiastinale. Presse méd. **1951**, 1762.

LE BRIGAND, H., C. WAPLER, F. CORDEY, A. ROUSSEL et C. DEFRESNE: Lipomes et tumeurs lipomateuses du mediastin. J. franç. Med. Chir. thor. **14**, 417—427 (1960).

LEMON, W. S.: Lipoma of the mediastinum. Med. Clin. N. Amer. **8**, 1247 (1925).

LEOPARD, R. S.: A case of massive lipoma of the mediastinum. Arch. intern. Med. **26**, 274 (1920).

LILIENTHAL, H.: Mediastinalsarcoma, treated by Coley's fluid. Ann. Surg. **104**, 1107 (1936).

LINCOLN, J. C. R.: Leyomyosarcoma of the anterior mediastinum. Thorax **20**, 362—366 (1965).

LINDEN, P. VAN DER, et G. GUILLIAMES: A propos des tumeurs du médiastin. Observation de deux tumeurs volumineuses (Fibroxanthome et goitre endothoracique). Acta chir. belg. **48**, 353 (1949).

LITWER, H.: Myelolipoma of the mediastinum. Radiology **74**, 471—473 (1960).

MABREY, R. E.: Chondroma: Study of 150 cases. Amer. J. Cancer. **25**, 501 (1935).

MAGGI, A. L. C., A. P. BAROUSSE y A. F. CARDEZA: Hemangioendothelioma de mediastino. Prensa méd. argent. **1952**, 1438.

MARCH, H. W., J. J. LOVELOCK, and H. BROWN: Fibrosarcoma of the mediastinum. Dis. Chest **28**, 431—438 (1955).

MARX, H., L. RULAND u. W. KOSENOW: Thymolipom im Kindesalter. Z. Kinderheilk. **82**, 560—576 (1959).

MASENTI, E., e F. MOLLO: Mesotelioma pleurico insorto in corrispondenza di una pseudocisti polmonare. Chir. torac. **16**, 124—133 (1963).

MAURER, E. R.: Cavernous hemangioma of the mediastinum. Report of a case. Surgery **33**, 556 (1953).

MAURER, H.-J., u. W. KOCH: Lymphographie bei einem Chylothorax auf dem Boden eines Angiomyoms. Fortschr. Röntgenstr. **103**, 384—387 (1965).

MAY, C. J. D'ESOPO, and R. YESNER: Intrathoracic hibernoma. Amer. Rev. resp. Dis. **82**, 555—560 (1960).

MCCAUGHEY, W. T. E.: Primary tumours of the pleura. J. Path. Bact. **76**, 517—529 (1958).

MCCORKLE, R. G., and C. J. KOERTH: Diagnosis of intrathoracic tumors. Texas St. J. Med. **39**, 194 (1943).

— —, and J. M. DONALDSON, JR.: Thoracic lipomas. J. thorac. Surg. **9**, 568 (1940).

MERKEL, H.: Über ein Pseudolipom der Mamma (eigenartiger Fettzellentumor). Beitr. path. Anat. **39**, 152 (1906).

METYŠ, R., V. SŇAJDR, J. KRUML, and H. ROUBKOVÁ: Pulmonary chondromatous hamartomas. Med. thorac. (Basel) **21**, 168—186 (1964).

MICHAELIS: Intrathorakale cystische Lymphangiome. Dtsch. Z. Chir. **42**, 250 (1934).

MIDDELDORPF, K.: Beitrag zur klinischen Chirurgie der Geschwülste des Mittelraumes. Dtsch. Z. Chir. **229**, 43 (1930).

MORRISON, J. M.: Tumors and cysts of the mediastinum. Thorax **13**, 294—307 (1958).

MUTH, W.: Kasuistischer Beitrag zur Symptomatik und Therapie mediastinaler Lipome. Ärztl. Wschr. **1952**, 800.

NISSEN, R.: Seltene mediastinale Geschwülste. Operationsbeobachtungen. Langenbecks Arch. klin. Chir. **265**, 431 (1950).

NYLANDER, P. E. A., and K. E. J. KYLLÖNEN: Intrathoracic lipoma. Ann. Chir. Gynaec. Fenn. **39**, 200 (1950).

OESTERN, H. F.: Beitrag zur Kenntnis der intrathorakalen Lipome. Zbl. Chir. **1947**, 591.

PACHTER, M. R.: Benign mesenchymoma of the mediastinum. Ann. Path. **74**, 179—187 (1962).

—, and R. LATTES: Mesenchymaltumors of the mediastinum. I. Tumors of fibrous tissue, adipose tissue, smooth muscle and striated muscle. Cancer (Philad.) **16**, 74—94 (1963).

— — Mesenchymaltumors of the mediastinum. II. Tumors of blood vascular origin. Cancer (Philad.) **16**, 95—107 (1963).

— — Mesenchymaltumors of the mediastinum. III. Tumors of the lymph vascular origin. Cancer (Philad.) **16**, 108—117 (1963).

PAPAVASILIOU, C. G.: Tumor simulating intrathoracic extramedullary hemopoesis. Clinical and roentgenologic considerations. Amer. J. Roentgenol. **93**, 695—702 (1965).

PAZZAGLIA, P. G.: Angioma cavernoso retrosternale estrinsecato verso la cute e il mediastino. Riv. Radiol. **3**, 991—995 (1963).

PERÄSALO, O.: Mediastinal haemangioma. Thorax **7**, 178 (1952).

PERKINS, C. W., and R. F. BOWERS: Liposarcoma of the mediastinum and lung. Amer. J. Roentgenol. **42**, 341 (1939).

PHILLIPS, E. W.: J. thorac. Surg. **7**, **74** (1937/38). Zit. nach DAWIDSON.

PICANOL, J., I. M. ARACO y R. ROCA-VINYALS: Reticulosarcoma mediastinico en un recién nacido. Rev. esp. Pediat. **11**, 341—348 (1955).

RANZI, E.: Zur Chirurgie der neurogenen Mediastinaltumoren. Wien. klin. Wschr. **1931**, 840.

RAYMOND, L. S.: A case of massive lipoma of the mediastinum. Arch. intern. Med. **26**, 274 (1920).

RENZETTI, A. D., C. J. STRAEHLEY, and A. SCHAEFER: Extrapleural mesenchymoma. Amer. Rev. Tuberc. **75**, 638—643 (1957).

RIBBERT: Über die Entstehung der Geschwülste. Dtsch. med. Wschr. **1895** (I), 9.

— Über die experimentelle Erzeugung einer Ecchondrosis physalifora. Verh. dtsch. Ges. inn. Med. **13**, 455 (1895).

RICHARDS, V., and D. KING: Chondroma. Surgery **8**, 409 (1940).

ROBERTS, J. L. H.: Proc. roy. Soc. Med. **20**, 4 (1926). Zit. nach DAVIDSON.

ROIZ-NORIEGA, M., y L. CORRALES: Osteosarcoma mediastinico. Rev. clin. esp. **45**, 491—422 (1952).

ROLIK, L. K.: Vascular tumours of the mediastinum. Vop. Onkol. **2**, 592—597 (1956).

ROSS: Zit. nach HEUER und ANDRUS.

RUBIN, M., and S. MISHKIN: The relationship between mediastinal lipomas and the thymus. J. thorac. Surg. **27**, 494 (1954).

SACCÁ, F. P., e B. VANDELLI: Sulla cosidetta leucosarcomatosi del mediastino. Arch. Sci. biol. (Bologna) **93**, 161—180 (1952).

SAUERBRUCH, F.: Die Chirurgie der Brustorgane, 3. Aufl. Berlin: Springer 1928.

— Chirurgie des Mediastinums. Zbl. Chir. **1931**, 1010.

SCHANHER, P. W., and G. B. HODGE: Mediastinal lipoma with inclusion of remnants of thymus gland. Amer. J. Surg. **77**, 376 (1949).

SCHINZ, H. R., u. E. GASSER: Mediastinallipom. Röntgenpraxis **5**, 821 (1933).

SCHOEN, R., u. W. TESCHENDORF: Klinische Pathologie der Blutkrankheiten. Stuttgart: Georg Thieme 1956.

SCHORR, S., K. BRAUN, and G. ISAAK: Mediastinal tumour containing phleboliths. Brit. J. Radiol. **27**, 305—306 (1954).

SCHULZE-BRÜGGEMANN, W., u. G. STRIETZEL: Maligne Lipomyxomatose als Systemerkrankung im Mediastinum. Thoraxchirurgie **3**, 439—449 (1956).

SCHWEISGUTH, O., BINET u. CHAPUIS: Zu den cervicomediastinalen Lymphangiomen. Med. infant. **7**, 19—30 (1960).

SCHWINGER, A., and S. D. HEMLEY: Anterior mediastinal chondromyxosarcoma. Dis. Chest **24**, 670 (1953).

SCULLY, N. M.: Lipothymoma with cystic lymphangioma: case report. Amer. Surg. **26**, 400—404 (1960).

SEYBOLD, W. D., J. R. MCDONALD, S. W. HARRINGTON, and O. E. CLAGETT: Mediastinal tumors of blood vascular origin. J. thorac. Surg. **18**, 503 (1949).

SIMON, H.: Die Sarcome. In: Neue Deutsche Chirurgie, Bd. **43**. Stuttgart: Ferdinand Enke 1928.

SKINNER, E. F., H. ISBELL, and D. CARR: An unusual mediastinal cyst. J. thorac. Surg. **23**, 502—507 (1952).

SMART, J., and V. C. THOMPSON: Intrathoracic lipoma. Thorax **2**, 163 (1944).

SOTO, M. V.: Lipoma of the upper surface of diaphragma. Case report. J. int. Coll. Surg. **6**, 146 (1943).

SPERLING, E., u. F. WENDT: Mediastinaler Glomustumor. Thoraxchirurgie **12**, 313—320 (1964).

STEINBERG, I., and CH. T. DOTTER: The differentiation of mediastinal tumor and aneurysm: value of angiocardiography. Brit. J. Radiol. **22**, 567 (1949).

STICH, M. H., J. RUBINSTEIN, A. B. FRIEDMAN, and M. MORRISON: Mediastinal lymphosarcoma in an infant. Twelf-year survival following radiation therapy. J. Pediat. **42**, 235—238 (1953).

STOREY, C. F., and K. P. KNOTSON: Liposarcoma of the mediastinum. Report of case with associated lipomas of mediastinum and subcutaneous tissues. J. thorac. Surg. **22**, 300 (1951).

STOUT, A. P.: Liposarcoma — the malignant tumor of lipoblasts. Ann. Surg. **119**, 86 (1944).

— Mesenchymoma, the mixed tumor of mesenchymal derivative. Ann. Surg. **127**, 278 (1948).

SWINEFORD, O., and C. J. HARKRADER: Intrathoracic lipoma; case report. Ann. intern. Med. **17**, 125 (1942).

TATTANZIO, R.: Un caso di lipoma mediastinico. Acta chir. ital. **12**, 31—42 (1956).

THOMAS, N. K., and J. M. CHESSER: Cavernous hemangioma of the mediastinum. Case report. J. thorac. Surg. **20**, 321 (1950).

TIITINEN, E.: Mediastinal tumors. Ann. Chir. Gynaec. Fenn. **38**, 185 (1949).

TOCH, HERBERT, JACK W. C. HAGSTROM, and ISRAEL STEINBERG: Hemangioma of the mediastinum. Report of a case with compression of the spinal cord. Amer. J. Roentgenol. **94**, 580—583 (1965).

TUCKER, A. S.: Lymphangiectasis. Benign and malignant. Amer. J. Roentgenol. **91**, 1104—1113 (1964).

TURANO, L.: Examen angiocardiographiques des alterations vasculaires et circulatoires dans quelques affections mediastinales. Acta. radiol. (Stockh.), Suppl. **116**, 234—239 (1954).

UEHLINGER, E.: Spondylitis tuberkulosa. In: Lehrbuch der Röntgendiagnostik von SCHINZ-BAENSCH-UEHLINGER, 5. Aufl. Stuttgart: Georg Thieme 1952.

UNGER, H.: Ein ungewöhnlich großes Fibrolipom im hinteren Mediastinum. Diss. Leipzig 1930.

URSO, O.: Fibroma del mediastino. Arch. Chir. torace **12**, 177—190 (1953).

VACAREZZA, R., y O. CROXATTO: Papillomatosis pleural. Consideraciones sobre un caso con hernia mediastinal anterosuperior. An. Cat. Pat. Clin. Tbc **14**, 166—184 (1952).

WALKER, R. M.: Mediastinal lipoma. J. thorac. Surg. **6**, 89 (1936/37).

WATSON, W. L., and J. A. URBAN: Mediastinal lipoma. J. thorac. Surg. **13**, 16 (1944).

WEBER, R.: Einige seltene Mediastinaltumoren. Thoraxchirurgie **15**, 672—676 (1967).

WEISEL, W., and W. B. ROSS: Chondrosarcoma of posterior mediastinum with hourglass involvement of the spinal canal: resection and recovery: report of case. J. thorac. Surg. **19**, 643 (1950).

WELLAUER, J.: Die Mischgeschwülste des Mediastinums. Radiologe **3**, 16—30 (1963).

WILLIAMS, R. B., and A. D. ROLLIN: Leiomyoma. J. thorac. Surg. **19**, 806 (1950).

WINKELBAUER, A.: Zur Frage der chirurgischen Behandlung der Mittelfellgeschwülste. Wien. klin. Wschr. **1929**, 650.

WIPER, T. B., and J. M. MILLER: Intrathoracic mediastinal lipoma. Amer. J. Surg. **66**, 90 (1944).

WUKETICH, S., u. H. DENCK: Liposarkom des Mediastinums. Oncologia (Basel) **17**, 295—307 (1964).

YATER, M. W., and E. S. LYDDANE: Lipoma of the mediastinum. Amer. J. med. Sci. **180**, 79 (1930).

YESNER, R., and A. HURWITZ: Localized pleural mesothelioma of epithelial type. J. thorac. Surg. **26**, 325—329 (1953).

Geschwülste des Herzbeutels und des Herzens

Abbott, O. A., F. E. Warshawski, and B. Woodfin Cobbs, Jr.: Primary tumors and pseudotumors of the heart. Ann. Surg. **155**, 855—872 (1962).

Arnesen, A. J. A.: Symptomless fibroma in heart. Norsk Mag. Lægevidensk. **86**, 263 (1925).

Beck, C. S.: Intrapericardial teratoma and a tumor of the heart; both removed operatively. Ann. Surg. **116**, 161 (1942).

Behr, E. N. van der Reis, and L. Meyler: Mixoma cordis. Ned. T. Geneesk. **1941**, 3453.

Bennet, D. W., J. Konigsberg, and W. Dublin: Primary tumor of the heart procuding an unusual cardiac shadow in the roentgenogram. Amer. Heart J. **16**, 117 (1938).

Bigelow, N. H., S. Klinger, and A. W. Wright: Primary tumors of the heart in infancy and early childhood. Cancer (Philad.) **7**, 549 (1954).

Block, W. J., R. L. Parker, and J. E. Edwards: Myxoma of the left atrium clinically simulating mitral stenosis. Report of case and pathologic studies. Proc. Mayo Clin. **27**, 361 (1952).

Bradford, M. L., H. W. Mahon, and J. B. Grow: Mediastinal cysts and tumors. Surg. Gynec. Obstet. **85**, 467 (1947).

Brewin, T. B.: Four cases of polypoid tumors (Myxoma) within the left auricle of the heart. Guy's Hosp. Rep. **97**, 67 (1948).

Brewis, R.: A case of lipoma in the right ventricle of the heart. Lancet **1905 II**, 829.

Burnett, R. C., and M. B. Shimkin: Secondary tumours of the heart. Arch. intern. Med. **93**, 205 (1954).

Coulter, W. W.: Myxoma of the heart (left auricle). Arch. Path. **49**, 612 (1950).

Dawe, C. J., D. A. Wood, and S. Mitchell: Diffuse fibrous mesothelioma of the pericardium. Cancer (Philad.) **6**, 794 (1953).

Dexter, R., and J. L. Wock: Myxoma of the heart. Arch. Path. **32**, 995 (1941).

Franke, H.: Über Herztumoren. Fortschr. Röntgenstr. **73**, 938 (1949).

Gebauer, P.: A case of intrapericardial teratoma. J. thorac. Surg. **12**, 458 (1943).

Gilchrist, A. R., and W. G. Millar: Paroxysmal auricular tachycardia associated with primary cardiac tumor; with pathological report. Edinb. med. J. **43**, 243 (1936).

Goldberg, H. P., F. Glynn, C. T. Dotter, and I. Steinberg: Myoma of the left atrium: Diagnosis made during life with operation and post-mortem findings. Circulation **6**, 762 (1952).

Goldstein, H. I.: Tumors of the heart. N. Y. med. J. **115**, 97 (1922).

Griesser, G.: Über lymphangiomatöse Herzbeuteltumoren. Thoraxchirurgie **2**, 479 (1955).

Guldberg, G.: Case of primary tumor of endocardium. Norsk. Mag. Lægevidensk. **89**, 272 (1928).

Hargrove, M. D., W. M. Hall, and F. T. Dienst: Rhabdomyosarcoma of the heart. Amer. Heart J. **39**, 918 (1950).

Hirschfeld, K.: Tumors and cysts of the mediastinum. Aust. N. Z. J. Surg. **21**, 81 (1951).

Kaak: Ein Fall von primärem Myxcysto-Sarcom pericardii. Dis. Kiel 1904.

Kahrst, T.: Primary tumours of the heart. Acta path. microbiol. scand. **33**, 151 (1953).

Kohlenbrecher: Ein Fall von primären Spindelzellcarcinom des Herzens. Diss. Düsseldorf 1922.

Lübschitz, K., E. Lundsteen, and E. Forchhammer: Primary malignant heart tumor diagnosed in vivo with the aid of artificial pneumopericardium. Radiology **52**, 79 (1949).

Lukas, D. S.: The relation of cardiac catheterization to cardiovascular surgery. Bull. N.Y. Acad. Med. **29**, 668 (1953).

Macoun, J. R., Sr.: Cardiac myxoma. Thorax **4**, 39 (1949).

Mahaim, I.: Les tumeurs et les polypes du cœur. Etude anatomoclinique, Masson. Lausanne: F. Roth & Cie. 1945.

Martin, E.: De la pathogénie de certaines tumeurs du cœur: Contribution à l'étude des myxomes et des lipomes du cœur. Ann. Anat. path. **6**, 159 (1929).

Maurer, E. R.: Successful removal of tumor of the heart. J. thorac. Surg. **23**, 479 (1952).

Niedner, F. F.: Die operative Behandlung des Herzaneurysmas. Dtsch. med. Wschr. **1955** (I), 177.

Nissen, R.: Intrapericardialsarcoma. J. int. Coll. Surg. **10**, 588 (1947).

— Seltene mediastinale Geschwülste (Operationsbeobachtungen). Langenbecks Arch. klin. Chir. **265**, 431 (1950).

Piacentini, L.: Leiomyoma of the esophagus. J. thorac. Surg. **29**, 296—313 (1955).

Piotti, A.: Die Herztumoren. Cardiologia (Basel) **14**, 3/4 (1949).

Popp, L.: Sarcome du myocarde. Bull. Acad. Méd. Roum. **2**, 663 (1937).

Prichard, K. W.: Tumors of the heart, review of the subject and report of one hundred-fifty cases. Arch. Path. **51**, 98 (1951).

Rehn, E.: Dermoidcyste des Herzbeutels. Dtsch. med. Rdsch. **3**, 96 (1949).

Sauerbruch, F.: Die Chirurgie der Brustorgane, 3. Aufl. Berlin: Springer 1928.

Shelburne, S. A., and H. S. Aronson: Tumors of the heart. Report of secondary tumors involving pericardium and bundle of Hiss with remission following deep roentgenray therapy. Ann. intern. Med. **14**, 728 (1940).

Steinberg, J., C. T. Dotter, and F. Glenn: Myxoma of the heart; Roentgen diagnosis during life in three cases. Dis. Chest **24**, 509 (1953).

Strauss, R., and R. Mertisse: Primary tumors of the heart. Arch. Path. **39**, 74 (1945).

Strouse, S.: Primary benign tumors of the heart of forty three years duration. Arch. intern. Med. **62**, 401 (1938).

Tacket, H. S., R. S. Jones, and J. W. Kyle: Primary angiosarcoma of the heart. Amer. Heart J. **39**, 912 (1950).

Thompson, J. V.: Mediastinal cysts and tumors. Int. Abstr. Surg. **84**, 195 (1947).

Yater, U. M.: Tumors of heart and pericardium. Symptomatologie and report of a case. Arch. intern. Med. **48**, 627 (1931).

Mediastinale Lymphknotengeschwülste, seltene raumfordernde Erkrankungen des Mediastinums (Pseudotumoren)
Metastatische Mediastinalgeschwülste

AHNQUIST, G., and J. B. HOLOYKE: Congenital Letterer-Siwe disease in a term still born infant. J. Pediat. 57, 897—904 (1960).

ANGELINO, P. F., A. ACTIS-DATO e A. TARQUINI: Fistola artero-venosa congenita del polmone. (Angeborene arteriovenöse Fistel der Lunge.) Minerva med. **45**, 859—867 (1954).

BELLI, M., L. O. SPECIANI, R. BLASI e O. REGGIO: Le adenopatie bilaterali ilo-mediastiniche di reperto schermografico. Rilievi diagnostici, statistici e clinico-terapeutici su 150 casi osservati in otto anni. Minerva med. **55**, 1394—1403 (1964).

BERNHEIM, M., P. MOUNIER-KUHN, R. FRANCOIS, M. BETHENOD, Y. LOAEC et M. BOERL: Les adenopathies mediastinales aigues primitives d'origine infectieuse chez le nourrison. J. franç. Oto-rhino-laryng. **6**, 569—580 (1957).

BLOOM, FR.: Structure and histogenesis of tumors of the aortic bodies in dogs. Arch. Path. **36**, 1—12 (1943).

BONTE, G., et D. PUTHOIT: Anévrismes aortiques simulant la tumeur médiastinale ou pulmonaire. (A propos de cinq observations.) J. Radiol. Élektrol. **35**, 813—818 (1954).

—, and M. D. SCHONFELD: Axillary tumours as a cause of false mediastinal mass shadows on lateral chest films. (Achseltumoren täuschen auf seitlichen Aufnahmen Mediastinaltumoren vor.) Radiology **74**, 68—69 (1960).

BORRELLO, FRANCO, e BENEDETTO MARINO: Su un raro caso di echinococco del timo. Arch. Chir. Torace **20**, 504—511 (1963).

BORSELLA, C., e F. RABONI: Considerazioni clinicoradiologiche sulla sarcoidosi mediastino-polmonare di Besnier-Boeck-Schaumann. G. Clin. med. **42**, 514—538 (1961).

BRÜCHER, H.: Über leukämische Verläufe maligner Mediastinaltumoren. Dtsch. Arch. klin. Med. **200**, 608—615 (1953).

BRUSORI, G.: Il quadro radiologico del granuloma maligno mediastino-polmonare. Radiol. med. (Torino) **40**, 1007—1013 (1954).

CALOGERO, B., S. IODICE e D. ALINEI: Paralisi recurrenziale con sindrome di Bernard Horner da granuloma da thorotrast. Arch. ital. Laring. **71**, 487—498 (1963).

CASOLO, F., e A. NICOLATO: Su di un caso di localizzazione mediastinica monoghiandolare di morbo di Hodgkin. Radiol. med. (Torino) **53**, 1271—1277 (1967).

CASTLEMAN, B., L. IVERSEN, and V. P. MENENDEZ: Localized mediastinal lymphnode hyperplasia resembling thymoma. Cancer (Philad.) **9**, 822—830 (1956).

CHAPTAL, ROYER et JEAN: Syndrom de Wishoff-Aldrich avec survie prolongeé. Arch. franç. Pédiat. **23**, 907—920 (1966).

COVENTRY, W. D., and R. H. LA BREE: Heterotopia of bone marrow simulating mediastinal tumor: A manifestation of chronic hemolytic anemia in adults. Ann. intern. Med. **53**, 1042—1052 (1960).

CRADDOCK, W. L.: Cysts of the pleura. Dis. Chest **19**, 221—226 (1951).

CROIZAT, P., P. GALY, J. PAPILLON, L. REVOL, J. L. CHASSARD, A. CONTAMIN et G. BRETAGNOLLE: Les formes médiastinales de début de la maladie de Hodgkin. J. Radiol. Électrol. **43**, 1—11 (1962).

— J. PAPILLON, M. KRENTZ et M. GOYON: Les manifestations médiastinales de la maladie de Hodgkin. Rev. Lyon Méd. **4**, 119—128 (1955).

DIETLEN, u. v. BROCHOWSKI: Groedels Röntgendiagnostik in der inneren Medizin, Teil I. München: Lehmann 1936.

DOLPHIN, G. W., and S. A. BEACH: The relationship between radiation dose delivered to the thyroids of children and the subsequent development of malignant tumours. Hlth Phys. **9**, 1385—1390 (1963).

DÜX, A., u. P. THURN: Zur Differentialdiagnose vaskulärer und tumoröser Prozesse im oberen Mediastinum. Fortschr. Röntgenstr. **99**, 1—17 (1963).

DUROUX, A.: Les formes pulmonaires de la maladie de B. B. S. radiologiquement atypiques. J. franç. Med. Chir. thor. **9**, 687—688 (1955).

ESPOSITO, S., e M. GANDOLFI: Contributo allo studio della localizzazione mediastino-ilare del linfogranuloma maligno. Alterazzioni dell'albero tracheo-bronchiale. Haematologica **44**, 65—80 (1959).

ETTMAN, IRVING K., and DANIEL T. KEEL, JR.: Tracheal diverticulosis. Radiology **78**, 187—191 (1962).

FIALA, F., and J. KOSTELNIK: The roentgenographic pattern of a mediastinal tumour caused by sarcoidosis of intrathoracic lymph nodes. Rozhl. Tuberk. **24**, 491—493 (1964) mit engl. Zus.-Fass.

FICARA, P.: Cisti da echinococco del mediastino in sede para-aortica. Chir. torac. **8**, 581—589 (1955).

FRESU, I.: Cisti da echinococco del mediastino anteriore. (Contributo clinico.) Studi sassaresi **39**, 125—134 (1961).

GHANIMA, R., et J. PRIGNOT: Les localisations endothoraciques de la maladie de Hodgkin. Etude clinique et radiologique. Acta tuberc. belg. **51**, 400—422 (1960).

GILMARTIN, D.: Leukaemic involvement of the thymus in children. Brit. J. Radiol. **36**, 211—214 (1963).

GREENFIELD, LAZAR J., and JOHN S. HOWE: Bronchial adenoma within the wall of a bronchogenic cyst. Report of a case. J. thorac. cardiovasc. Surg. **49**, 398—404 (1965).

GREMMEL, et H. VIETEN: Les anévrismes traumatiques de l'aorte thoracique. Röntgen-Europ (Paris) Nr. 3, 13—24 (1962).

GRUBER, G. B.: Über Zwerchfellücken, Zwerchfellhernien und Zwerchfelldefekte. Bruns' Beitr. klin. Chir. **186**, 129—138 (1953).

GULEKE, N.: Zur Diagnose der Sanduhrgeschwülste der Wirbelsäule nebst Bemerkungen über deren Entstehung. Langenbecks Arch. klin. Chir. **161**, 710—724 (1930).

GUNNING, A. J.: Refluxoesophagitis, carcinoma of the oesophagus and replacement of the oesophagus. Thoraxchirurgie **11**, 40—44 (1963).

Heckenroth, M.: Tumeur médiastinale. Métastase d'une tumeur embryonnaire du reine. J. franç. Méd. Chir. thor. 8, 24—31 (1954).

Hodgson, H., A. M. Olsen et C. A. Good: Adénopathie hilaire bilatéral, signification et conduite à tenir. Ann. intern. Méd. 43, 83—99 (1955).

Howard, Norman: Mediastinal obstruction in lung cancer. Edinburgh and London: E. & S. Livingstone Ltd. 1967.

Hunt 3., Warren, A. Compton Broders, Jr., James C. Stinson, and Robert J. Carabasi: Primary pulmonary aspergillosis with invasion of the mediastinal contents and lymph nodes. Amer. Rev. Dis. 83, 886—890 (1961).

Hutchinson, William B., and J. Friedenberg: Intrathoracic mesothelioma. Radiology 80, 937—945 (1963).

Inada, K., K. Kawai, T. Katsumura, and A. Nakona: Giant lymphnode hyperplasia of the mediastinum. Case report with a review of the literature. Amer. Rev. Tuberc. 79, 232—237 (1959).

Ishida, O., H. Tachiri, S. Sone, Y. Taji, and H. Ushida: The experimental pulmonary and mediastinal lymphography, Progress in Lymphology, p. 392. Stuttgart: G. Thieme 1966.

Jacob, P.: Formes pseudo-tumorales de maladie de Besnier-Boeck-Schaumann médiastinales stricte-ment uni-latérales. J. franç. Med. Chir. thor. 9, 696—698 (1955).

Kalaçi, S., P. Foëx et F. Meykadeh: Pseudokystes rétrocardiaques: hernies diaphragmatiques. Praxis 52, 220—222 (1963).

Kalter, Jehuda E., Jose J. Bubis, M. Wolman, and Y. Pauzner: Diaphragmatic hernia associated with accessory lung. Report of three cases. Dis. Chest 42, 429—432 (1962).

Keat, E. C. B., and V. Twyman: Case report: Cardiac involvement in lymphosarcoma with spontaneous rupture of the heart. Brit. Heart J. 17, 563—565 (1955).

Koehler: Experimental and fundamental lymphology. In: Progress in lymphology. Stuttgart: Georg Thieme 1966.

Kupfer, M.: Primäres Sarkom des Herzbeutels. Z. ges. inn. Med. 19, 94—96 (1964).

Lagarde, C., J. Guetton et G. Laurens: Les adénopathies médiastinales régressives de l'adulte jeune. Etude d'une série personnelle de 39 observations. J. Radiol. Électrol. 43, 137—147 (1962).

Lennert: Progress in lymphology. Stuttgart: Georg Thieme 1966.

Lieth, W. C. v. d., and C. W. Lester: Posterior mediastinal goiter. Amer. J. Surg. 85, 811—814 (1953).

Litwer, H.: Myelolipoma of the mediastinum. Radiology 74, 471—473 (1960).

Liverud, Kg.: Trachealdilasjon simulerende mediastinal tumor. Vortäuschung eines Mediastinaltumors durch Trachealdilatation. T. norske L geforen. 6, 545—547 (1967).

Lukjanćenko, B. Ja.: Die Differentialdiagnostik von solitären Mediastinaltumoren bei Lymphogranulomatose. Radiol. diagn. (Berl.) 4, 337—342 (1963).

Maleki, A., et S. Sarkissian: Trois cas d'abcès pottique du médiastin à forme pseudotumorale. Ann. Radiol. (Paris) 4, 571—574 (1961).

Masenti, E., e F. Mollo: Mesotelioma pleurico insorto in corrispondenza di una pseudocisti polmonare. Chir. torac. 16, 124—133 (1963).

Mékarbana, E. G., A. Badlissi et Z. Naassani: Une image trompeuse de mégaoesophage. J. Radiol. Électrol. 45, 819—821 (1964).

Nissen, R.: Seltene mediastinale Geschwülste (Operationsbeobachtungen). Langenbecks Arch. klin. Chir. 265, 431—437 (1950).

Ossowska, K.: Sarcoidosis as a mediastinal tumor. Gruźlica 22, 127—129 (1954).

Papavasiliou, C. G.: Tumor simulating intrathoracic extramedullary hemopoesis. Clinical and roentgenologic considerations. Amer. J. Roentgenol. 93, 695—702 (1965).

Pape, R.: A propos du diagnostic radiologique des formes pulmonaires de la sarcoidose de Besnier-Boeck-Schaumann. Ann. Radiol. (Paris) 4, 651—667 (1961).

Raphael, M. J.: Mediastinal haematoma. A description of some radiological appearances. Brit. J. Radiol. 36, 921—924 (1963).

Rizzo, F., e N. Zicari: Quadro clinico-radiologico pseudotumorale da aneurisma dell'aorta toracica. Chir. gen. (Perugia) 10, 264—276 (1961).

Ryan, J. A.: An unusual case of traumatic mediastinal aneurysm in a closed chest injury. Brit. J. Surg. 50, 210—218 (1962).

Sada, E., e A. Cirla: Aspetti radiologici delle alterazioni medistino-polmonari nella sarcoidosi. Radiol. med. (Torino) 49, 1093—1114 (1963).

Sammon, J. D.: Anaplastic carcinoma of the tonsil with mediastinal metastases. (An account of two cases.) J. Laryng. 66, 516—518 (1952).

Sandor, F.: Vorkommen und Bedeutung des traumat. Mediastinalhaematoms. Thorax. (Conel.) 22, 43—62 (1967).

Sarrouy, Ch., J. Houel, R. Romeo et J. Sarrouy: Tumeur du médiastin simulant la maladie de Hodgkin. Algérie méd. 65, 645—647 (1961).

Schmidt, H. W., J. R. McDonald, and O. T. Clagett: Amyloid tumors of the lower part of the respiratory tract and mediastinum. Ann. Otol. 62, 880—893 (1953).

Schneider, R.: Das mediastino-pulmonale Lymphogranulom. Versuch einer Einteilung nach röntgenmorphologischen Gesichtspunkten und nach Stadien. Dtsch. Arch. klin. Med. 207, 46—57 (1961).

Sebesteny, J.: Über einige seltenere Mediastinaltumoren. Zbl. Chir. 78, 1425—1437 (1953).

Siguier, F., P. Codeau, C. Calmettes, J. Bennet, R. Levy et V. Reverdy: Considérations sur l'aspect clinique et angiographique des tumeurs du péricarde. A propos d'un cas de neurinome malin intrapéricardique. Bull. Soc. méd. Hôp. Paris 115, 985—1000 (1964).

Simon, Harold, and William T. McCoy: Acute mediastinal enlargement. J. Amer. med. Ass. 178, 318—319 (1961).

Slaughter and Craver: Zit. nach Bariéty et Coury, Le médiastin et sa pathologie. Paris: Masson & Cie. 1958.

Stern, Wilhelm Z., and Allan E. Bloomberg: Idiopathic azygos phlebectasia simulating mediastinal tumor. Radiology 77, 622—625 (1961).

STRIETZEL, M.: Fernmetastasen extrathorakaler Tumoren unter dem röntgenologischen Bild eines Mediastinaltumors. Ther. d. Gegenw. **97**, 221—227 (1958).

SYMMERS: Zit. nach BARIÉTY et COURY, Le médiastin et sa pathologie. Paris: Masson & Cie. 1958.

TABAKIN, BURTON S., JOHN S. HANSON, JOHN P. TAMPAS, and EDGAR J. CALDWELL: Congenital absence of the left pericardium. Amer. J. Roentgenol. **94**, 122—128 (1965).

TOCH, H., JACK W. C. HAGSTROM, and IS. STEINBERG: Hemangioma of the mediastinum. Report of a case with compression of the spinal cord. Amer. J. Roentgenol. **94**, 580—583 (1965).

TSUKERMAN, O. A.: Roentgenological picture of leukemic in the lungs pleura and thoracic lymph nodes in acute (subacute) leukemia. Vestn. Roentgenol. Radiol. **38**, No 5, 26—30 (1963) mit engl. Zus.-Fass.

WOLFEL, DONALD A., JOHN I. ANTONIUS, and ADAMS COWLEY: Posterior mediastinal lymph node hyperplasia. Amer. J. Roentgenol. **91**, 120—124 (1964).

WOODRUFF, C. EUGENE, and EON SHIN: Calcified tracheobronchial lymph nodes in different generations. Amer. Rev. resp. Dis. **83**, 544—549 (1961).

VESIN, SLAVOF, and JOSEFA BOHUTOVÁ: Pseudotumour of the mediastinum: radiological picture of mediastinal tumour imitated by a bending of elongated sclerotic aorta. Čs. Roentgenol. **14**, 132—137 (1960) mit engl. Zus.-Fass. [Tschechisch].

VESPIGNANI, L.: Sulle metastasi cardio-pericardiche del cancro del polmone. (Raffronto anatomopatologico-radiologico su 32 casi.) Radiol. med. (Torino) 40, 665—691 (1954).

VIALA, J. J., P. PALIARD, L. REVOL et P. CROIZAT: Pleurésie purulente enkystée médiastino-interlobaire simulant radiologiquement une tumeur média tinale. J. Radiol. Électrol. **43**, 214—220 (1962).

VOGEL, K. H.: Überfaustgroße Nebenlunge im rechten Herzzwerchfellwinkel. Fortschr. Röntgenstr. **98**, 99—101 (1963).

WURM, K., u. H. REINDELL: Die mediastinalen Lymphknotenerkrankungen im Röntgenbild. Radiologe **3**, 42—58 (1963).

ZOBOLI, P., e E. ZERBINI: Sulle cisti da echinococco del pericardio. Considerazioni cliniche, operative, radiologiche. Rass. ital. Chir. Med. **2**, 37—52 (1953).

Die transossale Phlebographie bei Mediastinalerkrankungen

ABRAMS, H. L.: The vertebral and azygos venous system and some variations in systemic venous return. Radiology **69**, 508—526 (1957).

ACTIS-DATO, A., G. GUGLIELMINI e R. GARBAGNI: Le sindromi da occlusione della vena cava superiore. Minerva med. **47**, 305—312 (1956).

AMBROSI, G., e F. MARGIOTTA: Flebografia mediante iniezione di sostanza opaca nello sterno. Minerva chir. **7**, 673—675 (1952).

ANDREASSI, G.: Osservazioni sulle origini delle vene grande azigos ed emiazigos nell'uomo. Ricerche Morf. **2**, 309—328 (1931).

— Über die Verbindungen zwischen dem oberen und unteren Hohlvenensystem im Hinblick auf die laterale und mediale Wurzel der Vena azygos und der Vena hemiazygos. Anat. Anz. **92**, 240—245 (1942).

BANFI, A., A. M. PAGNONI e L. RIGAT: Lo studio radiologico mediante mezzo di contrasto della vena cava superiore e delle vene anonime nei tumori mediastinici e paramediastinici. Radiol. med. (Torino) **43**, 945—988 (1957).

BATSON, O. V.: The vertebral vein system. Amer. J. Roentgenol. **78**, 195—212 (1957).

BIASINI, A.: Visualizzazione angiografica intraossea dei corpi vertebrali modiante iniezione diretta di liquidi di contrasto; risultati e possibilità diagnostiche. Minerva chir. **10**, 491—498 (1955).

BUSI, A.: La vena azygos in sede normale esplorata radiograficamente lungo il suo decorso dalla parete posteriore del mediastino alla cava (tecnica e morfologia). Monit. zool. ital. **45**, 15—34 (1935).

CAMPBELL, H. E., and R. J. BARUCH: Aneurysm of hemiazygos vein associated with portal hypertension. Amer. J. Roentgenol. **83**, 1024—1026 (1960).

CHIAPPA, S., G. COOPMANS DE YOLDI, and M. MAGRI: Transsternal phlebography of the internal mammary veins. Amer. J. Roentgenol. **83**, 320—334 (1960).

DE GIULI, G.: I nuovi mezzi di indagine nello studio radiologico del mediastino. Semeiotica angiocardiografica. Atti XVII Congr. Naz. di Radiologia Medica-Verbania-Pallanza, Settembre 1952.

FICARA, P., e E. PROPERZI: La flebografia azygos in casi patologici. Chir. gen. (Perugia) **3**, 12—21 (1954).

FISCHGOLD, H., H. ADAM, J. ECOIFFIER et J. PIEQUET: Opacification des plexus rachidiens et des veines azygos par voie osseuxe. J. Radiol. Électrol. **33**, 37 (1952).

— J. C. CLEMENT, J. TALAIRACH et J. ECOIFFIER: Opacification des systèmes veneux rachidiens et cranieux par voie osseuse. Presse méd. **60**, 599—601 (1952).

FLEISCHNER, F. G., and S. W. UDIS: Dilatation of azygos vein: roentgen sign of venous engorgement. Amer. J. Roentgenol. **67**, 569—575 (1952).

GRILLI, A.: Indagine radiologica delle varici esofagee ed aumento dell'ombra della vena azygos nella stasi portale. Radiol. med. (Torino) **23**, 165—177 (1936).

GROS, M. CH., L. HOLLENDER, J. P. WAGNER, M. ADLOFF, and A. G. WEISS: De l'utilité de la phlebographie des veines mammaires internes. J. Radiol. Électrol. **38**, 773—776 (1957).

KINK, F.: Die transsternale Phlebographie der Vena mammaria interna. Radiol. clin. (Basel) **25**, 301—305 (1956).

LEIGH, T. F., O. A. ALBOT, J. V. ROGERS, and B. B. GAY, JR.: Venous aneurysm of mediastinum. Radiology **63**, 695—705 (1954).

Lessmann, F. P., and R. Schobinger von Schowingen: Intraosseous venography in portal hypertension. Acta radiol. (Stockh.) **51**, 95—104 (1959).

— —, and E. C. Lasser: Intraosseous venography — Preliminary report on its use in skeletal and soft tissue abnormalities. Acta radiol. (Stockh.) **44**, 397—409 (1955).

Lindblom, K.: Mediastinal phlebography. Acta radiol. (Stockh.) **27**, 521—525 (1946).

Nathan, H.: Anatomical observations on the course of the azygos vein (vena azygos major). Thorax **15**, 229—232 (1960).

Nordenström, B.: A method of angiography of the azygos vein and the anterior internal venous plexus of the spine. Acta radiol. (Stockh.) **44**, 201—208 (1955).

Ottonello, P.: Bemerkungen zur normalen Röntgenanatomie des Thorax. Fortschr. Röntgenstr. **45**, 677—687 (1932).

Perey, O., J. Lind, and C. Wegelius: Phlebography of intervertebral plexus. Acta orthop. scand. **25**, 228—233 (1958).

Properzi, E.: La flebografia transpinosa vertebrale. Radiologia (Roma) 8, 623—628 (1952).

— La flebografia del sistema azigos per via ossea. Radiol. med. (Torino) **39**, 810 (1953).

—, e P. Ficara: La flebografia ossea costale. Radiologia (Roma) **9**, 391—396 (1953).

Rousseau, R., et C. Gournet: Phlébographie rachidienne par voie transépineuse. Rev. méd. Nancy **81**, 377—384 (1956).

Schobinger, R.: Costal intra-osseous venography in the diagnosis of portal hypertension. Gastroenterologia (Basel) **88**, 21—31 (1957).

— Internal mammary venography. J. thorac. Surg. **35**, 692—695 (1958).

— Intra-osseous venography. New York: Grune & Stratton 1960.

Schwartz, S., J. Händel, and S. Candel: Azygosgraphy. Radiology **72**, 338—343 (1959).

Stauffer, H. M., J. La Bree, and F. H. Adams: The normally situated arch of the azygos vein: its roentgenologic identification and catheterization. Amer. J. Roentgenol. **66**, 353—360 (1951).

Süsse, H. J., u. G. Aurig: Über die transossale Venographie. Zbl. Chir. **79**, 596—600 (1954).

— Das transossale Venogramm der Venae intracostales, der Venae azygos und der Vena thoracica interna. Fortschr. Roentgenstr. **81**, 335—345 (1954).

—, u. R. Julitz: Über den Lobus Venae azygos und die Kontrastdarstellung der Vena azygos. Fortschr. Roentgenstr. **86**, 310—315 (1957).

Tori, G.: Dimostrazione delle vene azygos, emiazigos, lombari, con flebografia perossea. Nunt. radiol. (Firenze) **19**, 724—728 (1953).

— The radiological demonstration of the azygos and other thoracoabdominal veins in the living. Brit. J. Radiol. **27**, 16—22 (1954).

—, e L. Cavicchi: La flebografia del mediastino per via transossea. Bull. Sci. med. **127**, 1—19 (1955).

Zierhut, E.: Zur Röntgendiagnostik der Lymphabflußwege beim Mammakarzinom. Fortschr. Roentgenstr. **83**, 702—705 (1955).

XXII. Die Mediastinoskopie

Von

H. Blaha

Mit 22 Abbildungen

1. Einleitung

Die röntgenologische Analyse des Mediastinums erschöpft sich auch unter Verwendung aller Hilfsmethoden in der morphologischen Beschreibung der vorgefundenen Veränderungen, die nur in Einzelfällen den Grad der Wahrscheinlichkeit in bezug auf eine bestimmte Diagnose überschreiten. Die chirurgische Exploration des Mediastinums von einem kleinen Zugang vom Halse aus nach dem Vorgehen von E. Carlens stellt damit eine logische Ergänzung der röntgenmorphologischen Befunde insofern dar, als sie häufig in der Lage ist, die Natur der Erkrankung durch Probeentnahmen zu klären. Andererseits ist es selbstverständlich, daß die Mediastinoskopie für ihre zweckentsprechende Anwendung und Durchführung auf eingehende Röntgenanalysen des Mediastinums angewiesen ist. Diese gegenseitige Ergänzung besteht auch darin, daß durch die Mediastinoskopie eine Zunahme der röntgenologischen Erfahrung für die Beurteilung mediastinaler Prozesse ganz allgemein erreicht wird.

Die Aufnahme eines Unterkapitels „Mediastinoskopie" in ein radiologisches Handbuch erscheint dementsprechend sinnvoll, wie sich überhaupt Endoskopie und Röntgenologie nicht nur im Sinne von Bestätigung und Vermutung ergänzen, sondern indem die röntgenologische Voruntersuchung in vielen Fällen erst die Voraussetzung für eine erfolgversprechende und sichere Endoskopie, insbesondere im Thoraxraum, gewährleistet.

Die Mediastinoskopie in ihrer gegenwärtigen Form geht auf E. Carlens, Stockholm, zurück. Die erste Veröffentlichung erfolgte 1959. Als Vorläufer ist die Technik von Harken u. Mitarb. zu nennen, die 1954 über eine Exploration des oberen Mediastinums von einem Zugang lateral vom Halse aus berichtet haben. Eine eingehende Darstellung der geschichtlichen Entwicklung findet sich bei Palva (1964). Eine zusammenfassende Darstellung bringen Knoche und Rink. Besonders hervorzuheben durch die Gründlichkeit der Verarbeitung des Krankengutes sind die Arbeiten von Maassen; Kerstner hat schon frühzeitig über eine größere Serie berichtet. Auf dem Internationalen Bronchologenkongreß in Porto konnten von Carlens, von Maassen und von Girones, zum Teil unter Zusammenfassung mehrerer Kliniken, über die Ergebnisse von mehreren tausend Untersuchungen dieser Art berichtet werden. Ein bleibender Platz im chirurgisch-diagnostischen Rüstzeug scheint der Mediastinoskopie nach Carlens gesichert. Für viele Indikationsgebiete hat sie die Ausräumung des praescalenischen Fettträubchens nach Daniels ersetzt.

Neben den bereits genannten Arbeiten und Übersichten sei auf die Beiträge von Akovbiantz und Aeberhard; Amgwerd; Amgwerd und Largiader; Bishop; Blaha; Girones; Kirsch; Klein, Primer und Quarz; Maassen, Kirsch und Thümmler; Paletto et al.; Palva; Quarz; Reynders; Reynders, Groen und Wieberdink; Römer und Kretschmann; Lemoine verwiesen. Beiträge wurden auf dem XV. Internationalen Bronchologenkongreß von E. Pinto; Carlens; Maassen; De Mees; Mihaljevic; Rehak und Bohut; Blaha; Dietzel; Sarrazin und Voog, sowie von Kirsch gebracht. Für die Lymphknotenpathologie sei auf die Monographie von K. Lennert „Pathologie der Halslymphknoten" verwiesen. Die Bedeutung der Mediastinoskopie bei Oesophaguscarcinomen hat Zenker hervorgehoben.

2. Technik der Mediastinoskopie

An neueren Arbeiten sind die Übersichten von Vecchioni sowie von Davydenko, Toluzakov, Libov und Krol zu nennen.

Die Ergebnisse mit der Mediastinoskopie führen zu einem Rückgang der Probethorakotomien zugunsten der Resektionen, wie auch neuere Arbeiten bestätigen. Die Zahl der „positiven" Resultate: das ist wohl letzten Endes der schlüssige histologische Nachweis spezieller pathologischer Veränderungen, liegt nach Literaturzusammenstellungen zwischen 30 und 70% aller vorgenommenen Mediastinoskopien. Es seien hierzu die Arbeiten von Bartel; Bzonek; Carlens und Hambraeus; Censi, Orlandini und Romagnoli; Dobrota, Duratny, Teicher, Dornetzhuber und Vagac; Elliott, Boyd, Snyder und Meese; Hardesty und Marshall; Hosie; Jepsen; Nachbur; Sampietro, Marchese und Pilheu; van der Schaar und van Santen; Schnetzer; von Windheim und Maassen sowie von Zhorov und Lukomsky genannt.

Die Indikationen und deren Begründungen werden in den Arbeiten von Ch. Garnier u. P. Pasquier näher erläutert. Sie decken sich mit gängigen Erfahrungen.

Aus dem unmittelbar zugänglichen Krankengut der Speziallungenklinik Hemer (Prof. Dr. Adelberger) der Chirurgischen Universitätsklinik Frankfurt a.M. (Prof. Dr. R. Geissendörfer) und des Zentralkrankenhauses Gauting der Landesversicherungsanstalt Oberbayern werden über 600 Mediastinoskopien überblickt. Der diagnostische Wert erscheint unbestritten, die Indikation zur Mediastinoskopie wird verschieden weit gestellt; möglicherweise macht sich mit zunehmender Erfahrung ein gewisser Rückgang der absoluten Häufigkeit der Untersuchungen bemerkbar. Die Röntgeninterpretation hat aus dem Erfahrungsschatz der Mediastinoskopie an Sicherheit gewonnen.

Von einem wenige Zentimeter breiten Einschnitt quer über das Jugulum in Richtung der Spaltlinien der Haut zwischen beiden sternalen Ansätzen des M. sternocleidomastoideus erfolgt die Darstellung der Vorderfläche der Trachea. Intratrachealnarkose und Relaxation erscheinen zweckmäßig. Nach Freilegung der Vorderfläche der Trachea und Durchtrennung des adventitiellen Gewebes der Trachea erfolgt stumpfe Lösung des praetrachealen und paratrachealen Raumes digital bis etwa zur Aorta. Danach erfolgt die Einführung eines Spatels und weitere Praeparation des lockeren mediastinalen Bindegewebes. Erreichbar sind im allgemeinen die Bifurcation, sowie der Raum über den beiden Hauptbronchien. E. Carlens weist mit Recht darauf hin, daß eine Forcierung der Mediastinoskopie nach peripheriewärts nicht ganz sinnvoll ist, da besonders beim Bronchialcarcinom in diesem Bereich eine chirurgische Mitentfernung etwa vorhandener Lymphknoten möglich ist. Besonderheiten der Technik bestehen darin, daß nach dem Vorgehen von Mihaljevic von einem seitlichen Zugang vom Halse aus das hintere untere Mediastinum erreicht werden kann. Specht berichtet über Erfahrungen mit der retrosternalen Mediastinoskopie, auf die der Verfasser früher bereits hingewiesen hat (Blaha, 1963). Carlens hält dieses Vorgehen für nicht völlig unbedenklich (Carlens, 1965). Der wesentliche Teil der Untersuchung besteht darin, durch Gewebsentnahmen die Natur des vorliegenden Leidens zu klären, den röntgenologischen Befund damit histologisch zu untermauern. Für die Indikationsstellung ist dementsprechend von röntgenologischer Seite wichtig, auf die jeweilige Lokalisation etwaiger mediastinaler Massen hinzuweisen. Bei nicht ohne weiteres zugänglichen Prozessen oder bei Veränderungen, die von einer sehr derben Kapsel umgeben sind, kann es sich als zweckmäßig erweisen, Gewebe durch Punktion mit entsprechenden Nadeln zu gewinnen, zumindest wird dabei eine cytologische Diagnostik möglich sein. Neben der histologischen und cytologischen Verwertung des Excisionsmaterials kann eine bacteriologische Untersuchung, insbesondere bei Verdacht auf das Vorliegen einer Tuberkulose, zur Typen- und Resistenzbestimmung vorgenommen werden. Visuell und palpatorisch nicht eindeutige Strukturen werden mit einer langen Nadel anpunktiert, um die irrtümliche Verletzung eines Blutgefäßes zu vermeiden. Über Druckmessungen bei dieser Gelegenheit wurde berichtet (Blaha, 1963); das Einbringen von Kontrastmitteln bei speziellen Fragestellungen erscheint möglich.

Bei den *Komplikationen* der Mediastinoskopie ergeben sich für die Röntgenologie Aufgaben insofern, als das Auftreten eines Pneumothorax durch Verletzung der mediastinalen Pleura nicht ganz selten zu sein scheint. Von weiteren röntgenologisch faßbaren Komplikationen ist der Haematopneumothorax sowie das Haemomediastinum zu nennen. Im Krankengut der Chirurgischen Universitätsklinik Frankfurt a.M. trat darüber hinaus in einem Falle ein kalter Absceß im Halsbereich auf, ohne daß jedoch eine besondere Mediastinalverbreiterung aufgefallen wäre. Über eine unspezifische, eitrige Mediastinitis nach einer Mediastinoskopie liegen Mitteilungen nicht vor; sie scheint selten zu sein.

3. Indikationen zur Mediastinoskopie

a) Bronchialcarcinom

Nach den Mitteilungen von Carlens, Maassen und von Girones mit ihrer großen Zahl von untersuchten Patienten scheint es wahrscheinlich zu sein, daß die meisten Mediastinoskopien bei Kranken mit einem Bronchialcarcinom vorgenommen werden. Die Mediastinoskopie kann durchgeführt werden, um die Natur des Leidens zu sichern, wenn dies bronchologisch oder cytologisch nicht gelingt. Die Zahl der vor der Mediastinoskopie nicht gesicherten Bronchialcarcinome ist möglicherweise jedoch geringer als die Zahl der Fälle, bei denen die Natur der Erkrankung bereits feststeht, die Mediastinoskopie aber Aussagen über die Indikation zur Resektion erbringen soll. Es scheint nach übereinstimmender Meinung erfahrener Untersucher so zu sein, daß ein positives Ergebnis der Mediastinoskopie mit einem gewissem Maß von Wahrscheinlichkeit vorhergesagt werden kann. Es ist andererseits jedoch überraschend, daß bei röntgenologisch unverdächtigem Mediastinum ebenfalls in einem ansehnlichen Prozentsatz der Fälle Metastasen und Infiltrierungen von und durch Krebsgewebe gefunden werden. Die Entscheidung ist daher schwierig, ob bei negativem Röntgenbefund grundsätzlich auf eine Mediastinoskopie verzichtet werden sollte oder ob vielmehr bei jedem Verdachtsfall oder gesichertem Fall von Bronchialcarcinom bzw. Lungencarcinom eine Mediastinoskopie vorgenommen werden soll. Dabei ist noch zu unterscheiden zwischen der Feststellung der „Nichtresezierbarkeit“ und der Feststellung einer weniger ausgedehnten, gleichseitigen diskreten Infiltrierung oder Metastasierung, bei der die Resektion noch möglich ist, die Aussichten auf gute Spätresultate jedoch bereits erheblich getrübt sind. Diese Frage ist besonders im Zusammenhang mit der Strahlentherapie von Interesse, da eine Nachbestrahlung durch die Entfernung des Primärtumors und durch die exakte Lokalisation der Metastasen unter Umständen bessere Chancen bieten könnte. Eine häufige oder „routinemäßige“ Anwendung der Mediastinoskopie bietet sich auch deswegen an, weil durch die Mediastinoskopie ein verhältnismäßig hoher Prozentsatz von besonders malignen, frühzeitig metastasierenden und daher prognostisch ungünstigen Carcinomen erfaßt wird, worauf der Verfasser (Blaha, 1965) hingewiesen hat. Die entscheidende Bedeutung der Mediastinoskopie beim Bronchialcarcinom besteht darin, daß auch röntgenologisch nicht nachweisbare mediastinale Metastasen erfaßt werden können, insbesondere auch contralaterale mediastinale Metastasen, die relativ häufig sind. Es gelingt auf diese Weise Probethorakotomien, die den Beginn einer Strahlenbehandlung verzögern und die mit einer erheblichen Mortalität behaftet sind, zu vermeiden. Das Verhältnis zwischen Resektionen und Probethorakotomien verschiebt sich zugunsten der ersteren.

Einige Beispiele sollen der Erläuterung dieser Ausführungen dienen.

Bei dem Patienten H., Ewald, 58 Jahre, dessen Röntgenbefund die Abb. 1 zeigt, war bronchoskopisch und cytologisch eine eindeutige Diagnose nicht zu stellen. Auch mit Rücksicht auf die nachfolgende Strahlentherapie wurde eine histologische Sicherung durch die Mediastinoskopie angestrebt. Die Untersuchung des reichlich vorhandenen mediastinalen Fremdgewebes ergab das Vorliegen eines kleinzelligen Carcinoms.

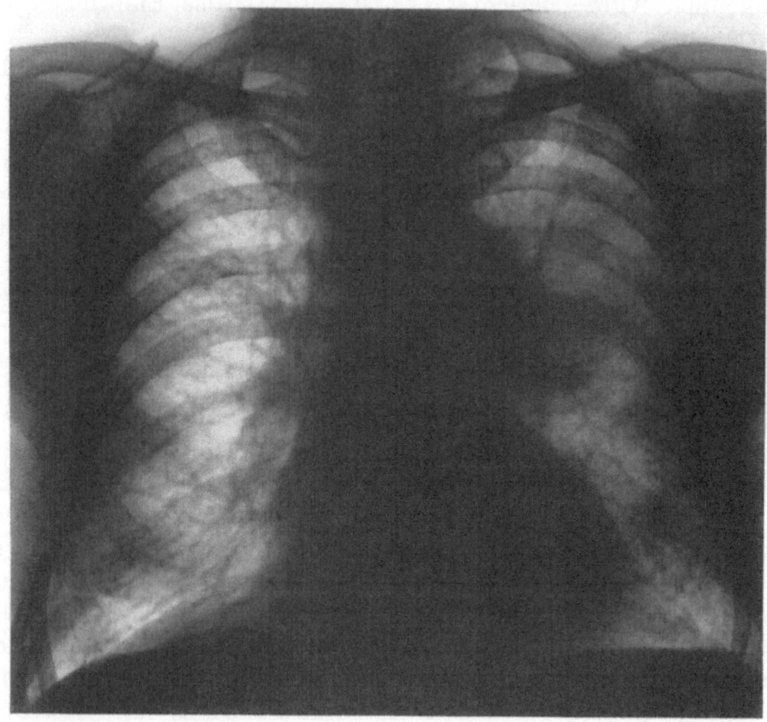

Abb. 1. H., Ewald, 58 Jahre. Sicherung der Inoperabilität eines kleinzelligen Bronchialcarcinoms durch Nachweis der mediastinalen Infiltrierung durch Krebsgewebe

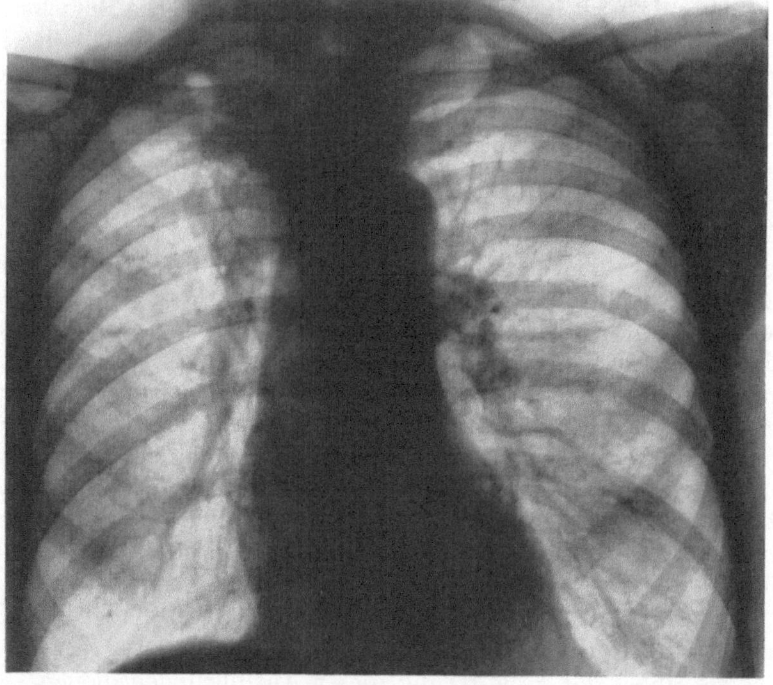

Abb. 2. K., Josef, 62 Jahre. Sicherung der Diagnose „unverhorntes Plattenepithelcarcinom" durch Mediastinoskopie. Ausgedehnter Befall mediastinaler Lymphknoten

Die Mediastinoskopie diente hier der Festigung der röntgenologisch zu stellenden Wahrscheinlichkeitsdiagnose „Bronchialcarcinom" und der weiteren Aufgliederung dieser

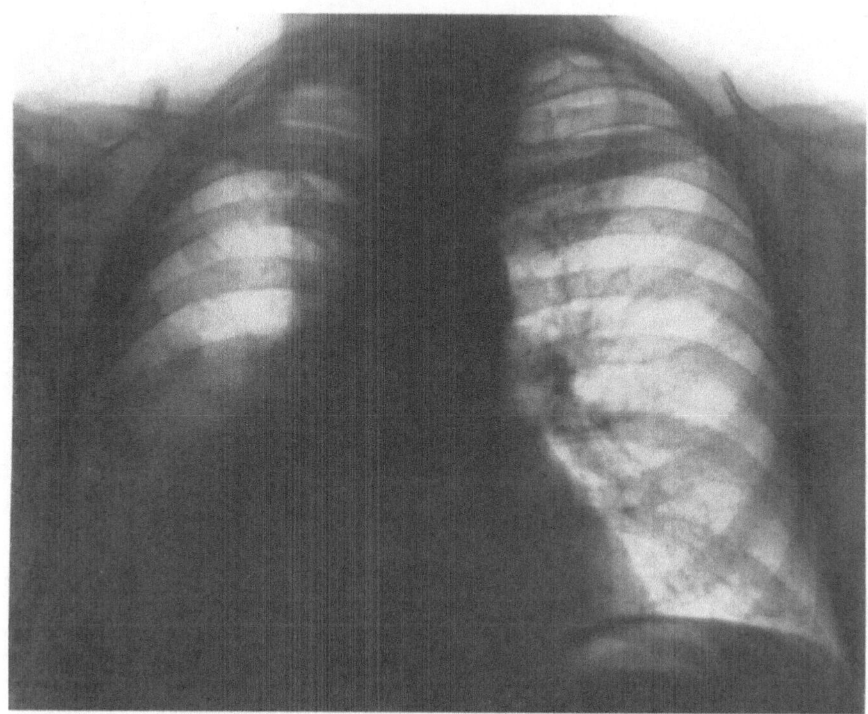

Abb. 3a. B., Albert, 61 Jahre. Mediastinoskopische Sicherung der Diagnose „Pleuratumor". Histologisch: Undifferenzierte adenoide Geschwulst

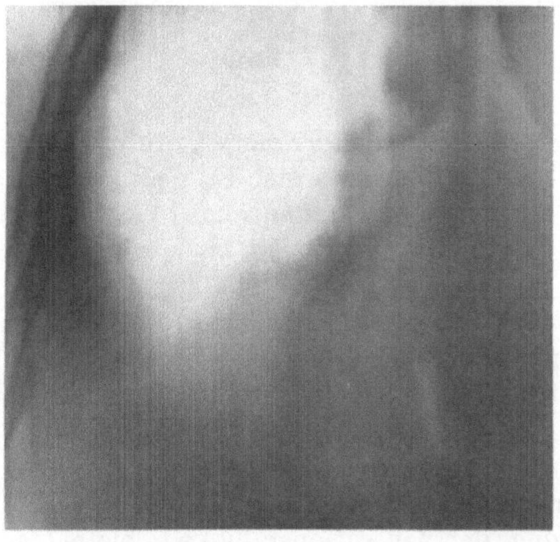

Abb. 3b. Das zugehörige Schichtbild zeigt die ausgedehnte Pleurabeteiligung, sowie auch die Beteiligung des Mediastinums in Höhe der V. azygos

Diagnose im Sinne der Typendifferenzierung. Die Bedeutung dieser Typendifferenzierung für die Therapie ist bei Blaha, Ungeheuer und Kahlau näher behandelt.

Im zweiten hier vorzustellenden Falle stand ebenfalls die Diagnose vor der Mediastinoskopie noch nicht eindeutig fest, mit der Pleurabeteiligung im Spitzenbereich und der Verziehung der Trachea war röntgenmorphologisch eine Tuberkulose nicht auszuschließen. Bei der Mediastinoskopie fanden sich große Lymphknoten rechts und links paratracheal, deren histologische Untersuchung das Vorliegen eines unverhornten Plattenepithelcarcinoms aufdeckte (K., Josef, 62 Jahre) (Abb. 2).

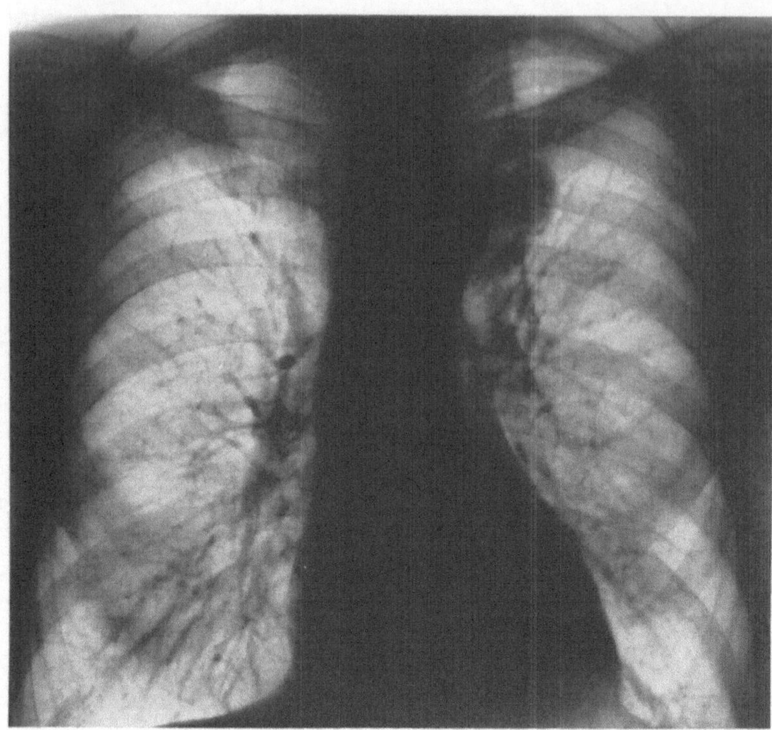

Abb. 4. R., Hermann, 66 Jahre. Undifferenziertes Bronchialcarcinom gleichzeitig mit einer klinisch und röntgenologisch nicht vermuteten Silikose. Geringe streifige Veränderungen im 2. ICR links. Sicherung der Diagnose, Feststellung der Inoperabilität und Nachweis eines zusätzlichen pathologischen Befundes durch Mediastinoskopie

Beim Vorliegen eines intrathorakalen Tumors kann die Mediastinoskopie in Konkurrenz treten zur Lungen-, bzw. Pleurabiopsie. Es gelingt bei der Mediastinoskopie ein verhältnismäßig großes, an die Pleura angrenzendes Gebiet im Mediastinum freizulegen und zu überblicken. Die Excision kann gezielt aus veränderten Bezirken vorgenommen werden.

So gelang es uns bei dem Patienten B., Albert, 61 Jahre, der bereits mehrere Monate in stationärer Behandlung einer Medizinischen Klinik stand, ohne daß eine endgültige Diagnose gestellt worden war, durch Probeexcision einen ausgedehnten Pleuratumor zu sichern (Abb. 3a und b). Histologisch handelte es sich um eine undifferenzierte adenoide Geschwulst.

Neben der Diagnosenstellung und neben der wertvollen Hilfe, welche die Mediastinoskopie für die Beurteilung der Operationsfähigkeit bietet, ergeben sich gelegentlich zusätzliche Befunde, die ein gewisses Interesse beanspruchen.

So fanden wir bei dem Patienten R., Hermann, 66 Jahre, (Abb. 4) neben einem undifferenzierten Carcinom sichere Silikoseknötchen. Es handelte sich um einen Landwirt. Eine Exposition in der Anamnese war nicht zu erfragen. Im Röntgenbild deuten höchstens minimale Verdichtungen im Bereich des Mittellappens, sowie im lateralen 2. ICR links auf mögliche pulmonale silikotische Veränderungen hin.

Auch bei dem Patienten L., Otto, 64 Jahre, war weder aus der Vorgeschichte noch aus dem Röntgenbild zu entnehmen, daß neben dem großen mediastinalen Tumor, der sich als großzelliges, solides Carcinom erwies, gleichzeitig eine ausgedehnt verkäsende Lymphknotentuberkulose vorlag (Abb. 5). Es liegt auf der Hand, daß dieser Befund für die Strahlentherapie von besonderer Wichtigkeit war.

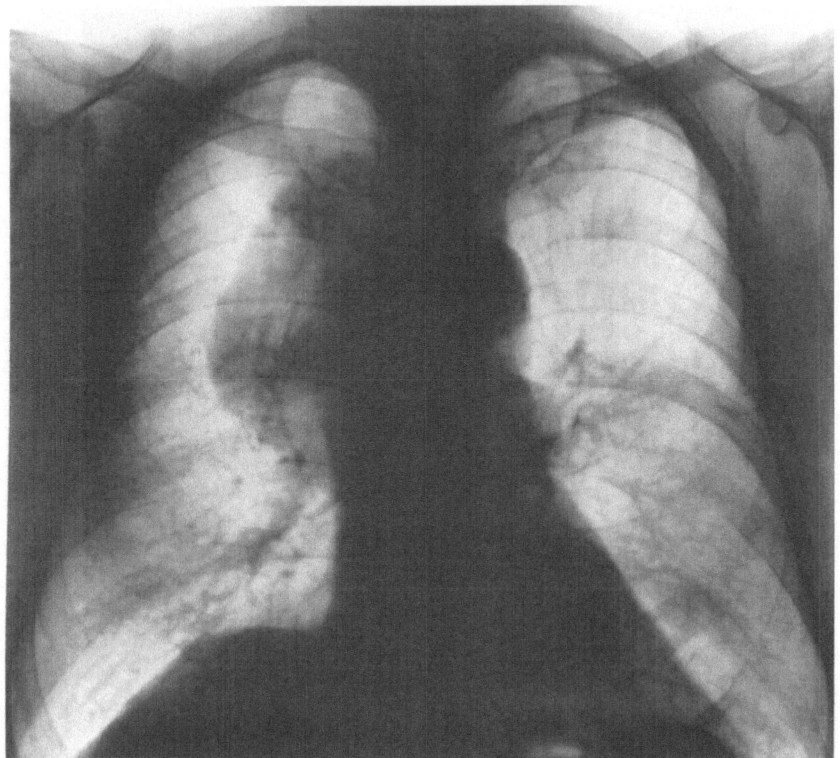

Abb. 5. L., Otto, 64 Jahre. Großzelliges, solides Carcinom; gleichzeitige mediastinoskopische Sicherung einer ausgedehnt verkäsenden Lymphknotentuberkulose

b) „Mediastinaltumoren“

Gerade bei den „Mediastinaltumoren“ ist die Indikation zur Mediastinoskopie mit besonderer Sorgfalt zu stellen. Es gilt hier einmal zu überlegen, ob nicht die primäre Resektion eines operabel erscheinenden Tumors auch ohne vorhergehende Sicherung des feingeweblichen Bildes Vorteile bietet.

Es bestehen zweifelsohne für eine Operation, die kurze Zeit nach dem diagnostischen Eingriff vorgenommen wird, gewisse, wenn auch im allgemeinen geringe, Erschwernisse. Das zweimalige operative bzw. Narkoserisiko muß in Rechnung gestellt werden. Darüber hinaus ist die feingewebliche Beurteilung von Mediastinaltumoren nicht ganz einfach, wenn nur kleine Partikel zur Verfügung stehen. Insbesondere gilt das beim Vorliegen von Teratomen, die sich aus vielfältigen Gewebsanteilen zusammensetzen und bei denen die Untersuchung eines Teiles des Praeparates oder von Gewebe, das etwa durch Punktion gewonnen ist, zu Irrtümern Anlaß geben kann. Weiterhin ist ein Teil der Mediastinaltumoren für die Mediastinoskopie nicht besonders günstig gelegen. Es sind dabei wiederum die Teratome im vorderen Mediastinum zwischen den großen Gefäßen zu nennen; außerdem können neurogene Tumoren im dorsalen Thoraxbereich ebenfalls schwierig zu erreichen sein. Neben der schweren Erreichbarkeit von Geschwülsten, die im vorderen Mediastinum liegen, wie etwa bei einem Teratom oder einem Thymom, kommt im letzteren Falle noch ein spezifisches operatives bzw. Narkoserisiko hinzu, nämlich die Möglichkeit des Vorliegens einer larvierten Myasthenie oder aber auch wie im nachfolgenden Fall einer Myasthenia gravis.

Die Patientin M., Christina, 59 Jahre, war mit einem unklaren mediastinalen Prozeß in der Chirurgischen Universitätsklinik Frankfurt a. M. zur Aufnahme gekommen (Abb. 6a).

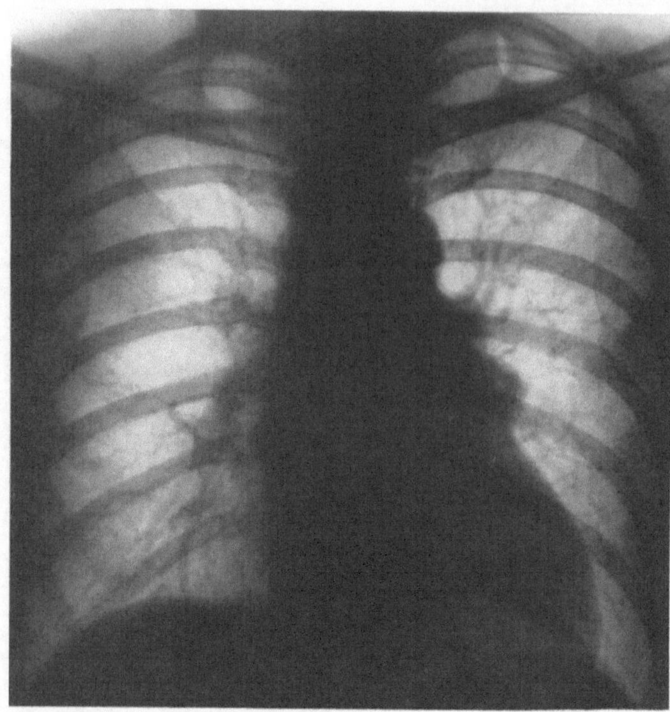

Abb. 6a. M., Christine, 59 Jahre. „Thymuscarcinom mit Myasthenia gravis“. Linksseitige „Hilusverbreiterung“. Probeexcision bei Mediastinoskopie: Atypisches, histologisch nicht weiter klassifizierbares Gewebe

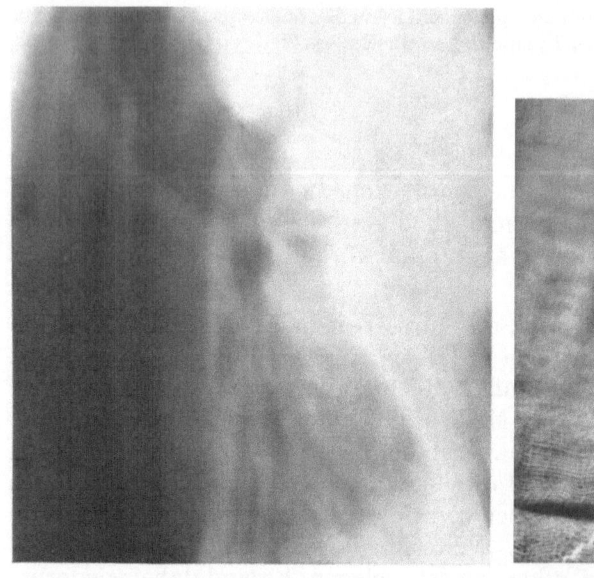

b

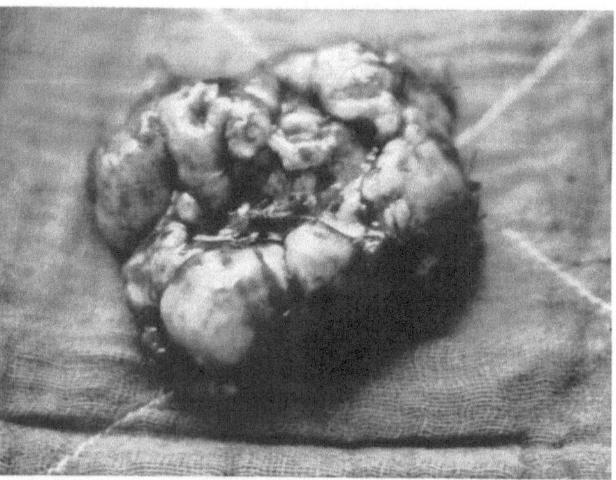

c

Abb. 6b. Operationssitus, Tumor vom Mediastinum auf die mediastinale Fläche der linken Lunge übergreifend

Abb. 6c. Operationspräparat. Histologisch: „Thymuscarcinom“. Auf der Röntgenaufnahme relative Gefäßarmut mit Verdacht auf interstitielle Bindegewebsvermehrung

Die orientierende Mediastinoskopie ergab atypisches Gewebe, dessen Klassifizierung pathologisch-anatomisch nicht möglich war. Von einem linksseitigen Thorakotomieschnitt wurde daraufhin die Freilegung vorgenommen. Der Tumor ging vom Mediastinum aus auf die mediastinale Fläche der linken Lunge über. Er wurde in toto entfernt (Abb. 6b und c). Postoperativ kam die Patientin an den Folgen der Myasthenia gravis ad exitum.

Retrospektiv ist bemerkenswert, daß die Lungen auf den Übersichtsbildern besonders gefäßarm erscheinen. Es ist hier eine Wechselwirkung zwischen verminderter Thoraxmotilität und verminderter Blutfülle der Lunge denkbar.

Neben den endokrinen Störungen, die mit einer Thymusgeschwulst vergesellschaftet sein können, bedeutet für die Mediastinoskopie das Vorliegen eines Aortenaneurysmas eine besondere Gefahr. Es ist sicher nicht ganz selten bei Aortenaneurysmen eine Mediastinoskopie vorgenommen worden. Zufälle lassen sich jedoch wohl nicht mit letzter Sicherheit ausschließen.

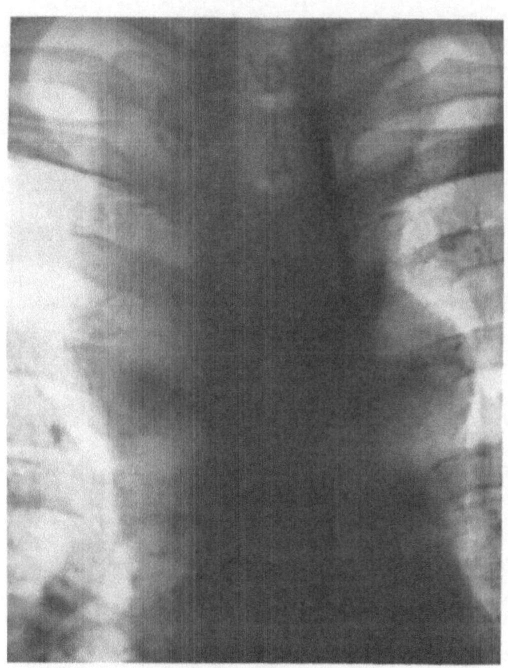

Abb. 7. M., Frieda, 53 Jahre. Aortenaneurysma, bei Mediastinoskopie im Bereich eines Geschwürs perforiert. Röntgenologisch als „Mediastinaltumor, wahrscheinlich von Lymphknoten ausgehend", mißdeutet

Bei der Patientin M., Frieda, 53 Jahre, war die Zuweisung zur Mediastinoskopie durch einen sehr erfahrenen Röntgenologen mit der Wahrscheinlichkeitsdiagnose „Mediastinaltumor, wahrscheinlich von Lymphknoten ausgehend", erfolgt (Abb. 7). Gleichzeitig lag eine „Struma" vor. Bereits vor dem Einführen des Mediastinoskopiespatels, bei der Präparation des obersten Mediastinums kam es zu einer fingerkuppengroßen Perforation eines atheromatösen Geschwürs der Aorta mit dünner Wand, dabei war keinerlei Gewaltanwendung erfolgt. Die Patientin ist, trotz des in gleicher Sitzung in tiefer extracorporaler Unterkühlung vorgenommenen prothetischen Ersatzes des Aortenbogens (zus. mit Prof. Dr. H. H. Hirsch), in tabula ad exitum gekommen.

In einem weiteren Falle gelang es uns, ein Aneurysma des Truncus brachiocephalicus zu sichern (G., Wilhelm, 73 Jahre) (Abb. 8). Der Patient ist späterhin an seinem allgemeinen Gefäßleiden ad exitum gekommen. Die Sektion bestätigte den mediastinoskopisch durch Palpation erhobenen Befund.

Die Beispiele zu den „Mediastinaltumoren" seien ergänzt durch eine mediastinale Metastase eines Larynxcarcinoms (Abb. 9). F., Wilhelm, 63 Jahre. Als Nebenbefund sei auf die Aspiration im linken Unterfeld, wohl als Folge des langdauernden Tragens einer Trachealkanüle, hingewiesen.

Bei dem letzten vorgelegten Befund handelt es sich um die mediastinale Form eines kleinzelligen Bronchialcarcinoms (Abb. 10a; St., Lorenz, 64 Jahre). Die Bronchoskopie hatte hier, abgesehen von der Starre des Bronchialsystems, keinen eindeutigen Befund

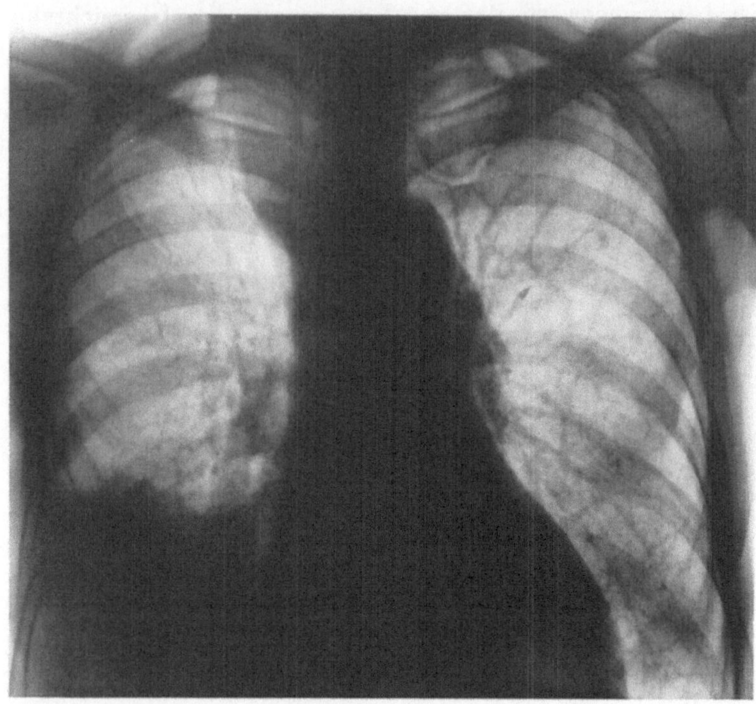

Abb. 8a. G., Wilhelm, 73 Jahre. Aneurysma des Truncus brachiocephalicus. Die mediastinoskopisch gestellte Diagnose wird späterhin durch Sektion bestätigt

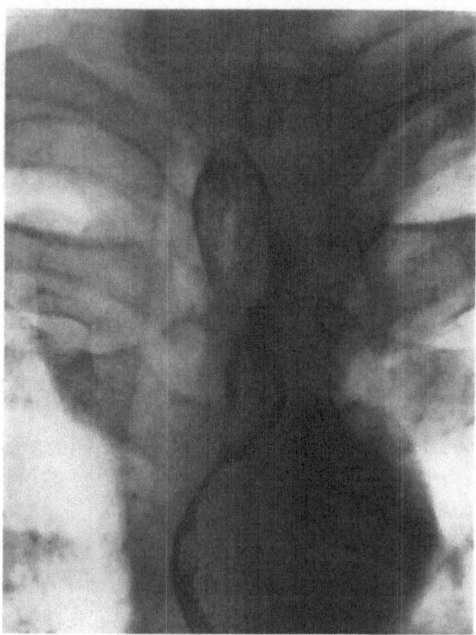

Abb. 8b. Gezielte Aufnahme mit Kontrastdarstellung der Speiseröhre

ergeben (Abb. 10b). Bei der Mediastinoskopie fand sich der erreichbare Raum von Tumormassen ausgefüllt.

Daß die Anzeigestellung zur Mediastinoskopie auch gerade bei den ,,Mediastinaltumoren“ mit einer gewissen Zurückhaltung erfolgen sollte, gilt auch für die substernale bzw. intrathorakale Struma, die sich im allgemeinen wohl durch ein Szintigramm sichern lassen sollte.

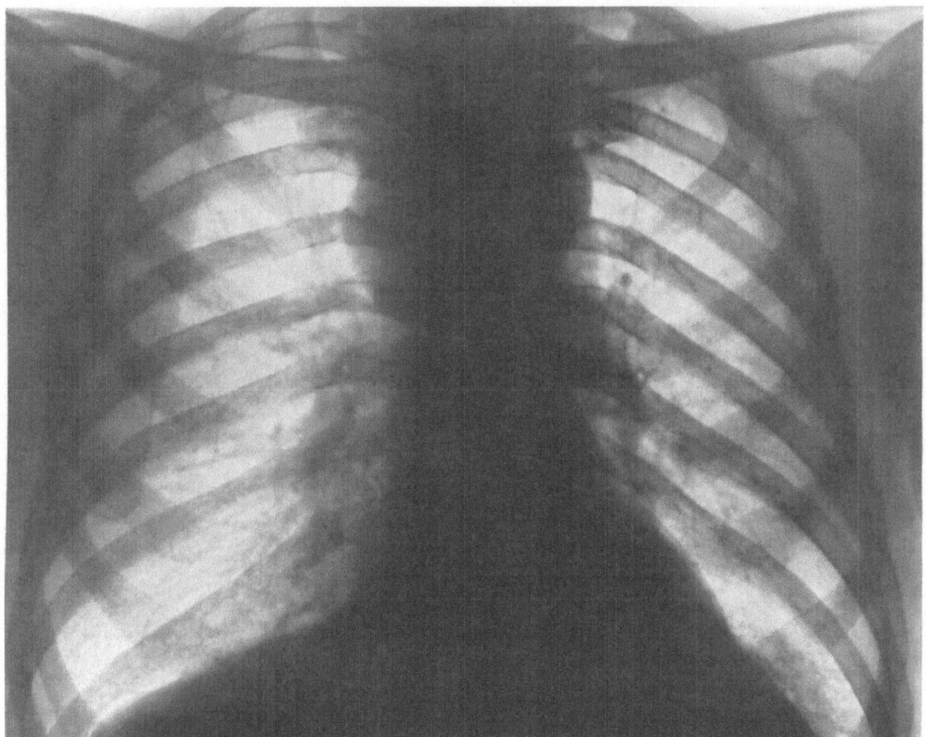

Abb. 9. F., Wilhelm, 63 Jahre. Mediastinale Metastase eines Larynxcarcinoms. Multiple Aspirationsherde in der Lunge, insbesondere im linken Unterfeld (langdauerndes Tragen einer Trachealkanüle)

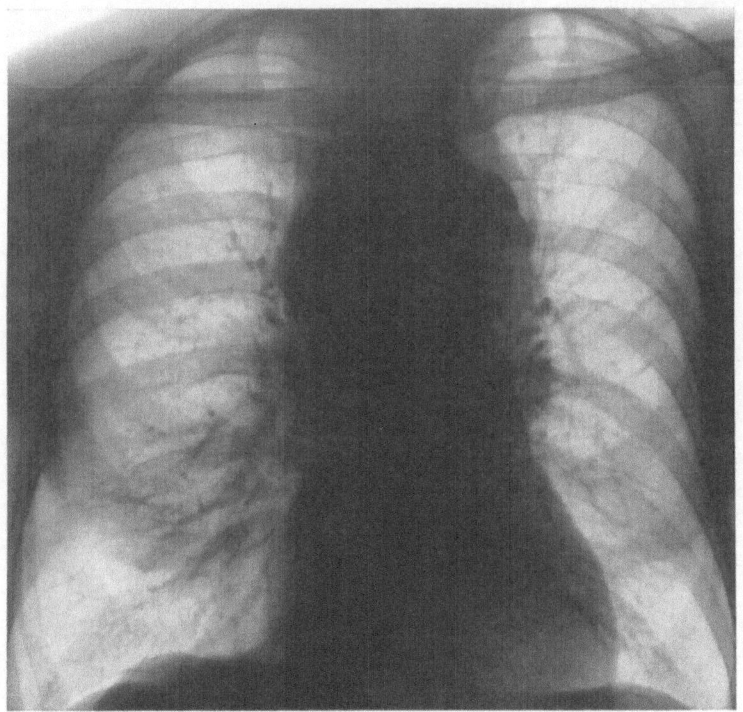

Abb. 10a. St., Wilhelm, 63 Jahre. Kleinzelliges Bronchialcarcinom einen Mediastinaltumor vortäuschend.

Im nachfolgenden Fall bestanden allerdings zusätzliche Veränderungen des Lungenparenchyms sowie der hilären Lymphknoten, die eine praeoperative Abklärung angezeigt erscheinen ließen.

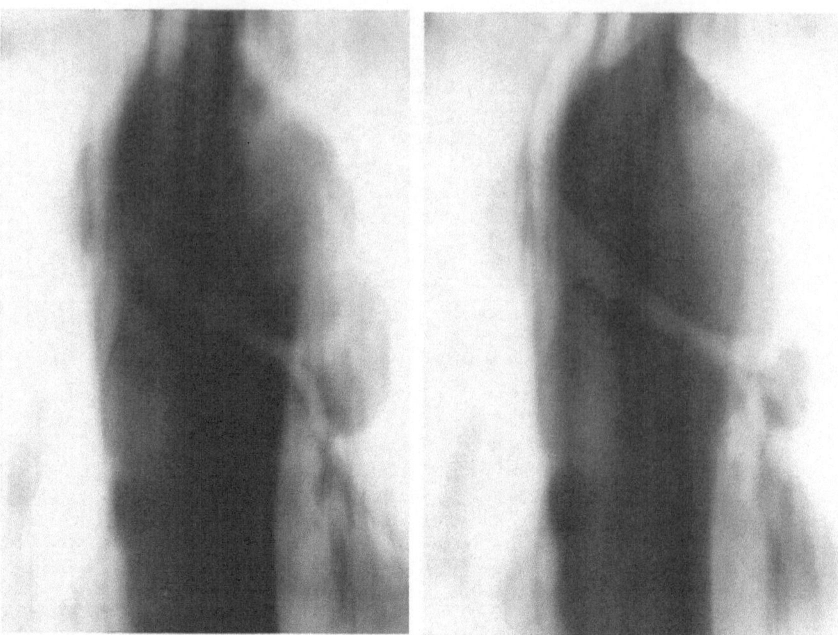

Abb. 10b. Schichtbild: Verdrängung der Trachea und des Bronchialsystems nach rechts. Freies proximales Bronchialsystem

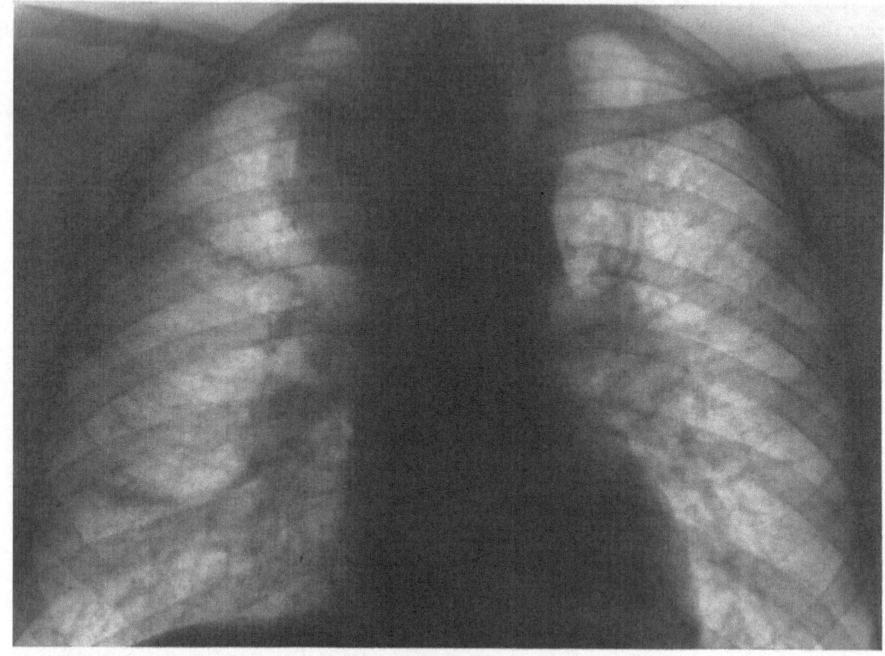

Abb. 11. H., Hans-Dieter, 29 Jahre. Große substernale Struma gleichzeitig mit hilären und parenchymatösen Veränderungen. Histologisch: Epitheloidzellige Granulomatose. Klinisch: Gleichzeitig bestehende euthyreode Struma und M. Boeck

H., Hans-Dieter, 29 Jahre (Abb. 11). Es zeigte sich dabei, daß neben der substernalen Struma eine epitheloidzellige Granulomatose, dem klinischen Bilde nach ein Morbus M. Boeck, vorlag.

c) Lymphadenosen und Reticulosen; Tuberkulose, Morbus Boeck

Bei der eingehenden Darstellung, die die genannten Erkrankungen im Rahmen dieses Handbuches finden, sei auf die entsprechenden Beiträge verwiesen. Bei der Diagnose „mediastinaler Lymphome“, bei „der Hilusschwellung“, stellt zweifelsohne die Mediastinoskopie die souveräne Methode dar. Es sind hier im Vergleich zu den Mediastinaltumoren und zum Bronchialcarcinom, insbesondere bei dessen fortgeschrittenen Stadien,

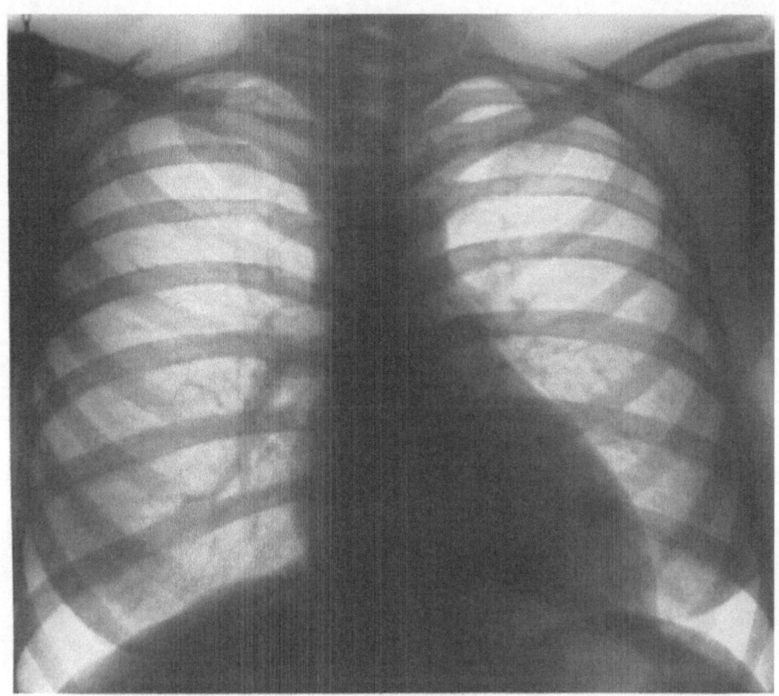

Abb. 12a. J., Else, 29 Jahre. Entwicklung einer Sarkoidose. Lungenaufnahme vom September 1957 ohne sicheren Befund

die Risiken relativ geringer. Zumeist handelt es sich ja auch um jüngere Menschen. Freilich gibt es auch hierbei Endstadien, die jeden Eingriff mit einer gewissen Gefahr belasten. Es erscheint ratsam, gerade bei diesen Lymphomen, wenn sonst keine eindeutig vergrößerten Lymphknoten tastbar sind, die Indikation zur Mediastinoskopie nicht zu selten in Erwägung zu ziehen. Dabei ist allerdings anzumerken, daß nicht ganz selten Schwierigkeiten auch in der histologischen Interpretierung bestehen. Die überlegene Leistungsfähigkeit der Mediastinoskopie im Vergleich zur Lymphknotenexcision aus dem praescalenischen Fettträubchen hat vor allem MAASSEN eindeutig belegt.

Als Beispiel für eine epitheloidzellige Granulomatose sei die Verlaufsserie einer zu Beginn der Beobachtung 24jährigen Krankenschwester gebracht (J., Else, Abb. 12a, b und c). Die Röntgenaufnahmen aus dem Jahre 1957 und 1959 lassen keinen sicheren Befund erkennen. Allerdings scheint, retrospektiv, bereits 1957 in Azygoshöhe eine kleine Vorwölbung zu bestehen. Erst 1962 jedoch sind große Lymphome erkennbar, deren histologische Untersuchung eine epitheloidzellige Granulomatose, dem klinischen Bilde nach einen M. Boeck, ergeben hat. Gleichzeitig fällt eine geringe Zunahme der streifigen Zeichnung links im 3. vorderen Intercostalraum auf.

Die *Tuberkulose* der mediastinalen Lymphknoten erscheint nach den uns vorliegenden Ergebnissen der Mediastinoskopie nicht ganz selten zu sein. Die Verwechslungsmöglichkeiten mit einem Morbus Boeck beschränken sich allerdings nicht nur auf die Röntgenmorphologie, sondern in gewissem Umfange auch auf die histologische Untersuchung der Präparate. Die Klinik gibt hier den Ausschlag.

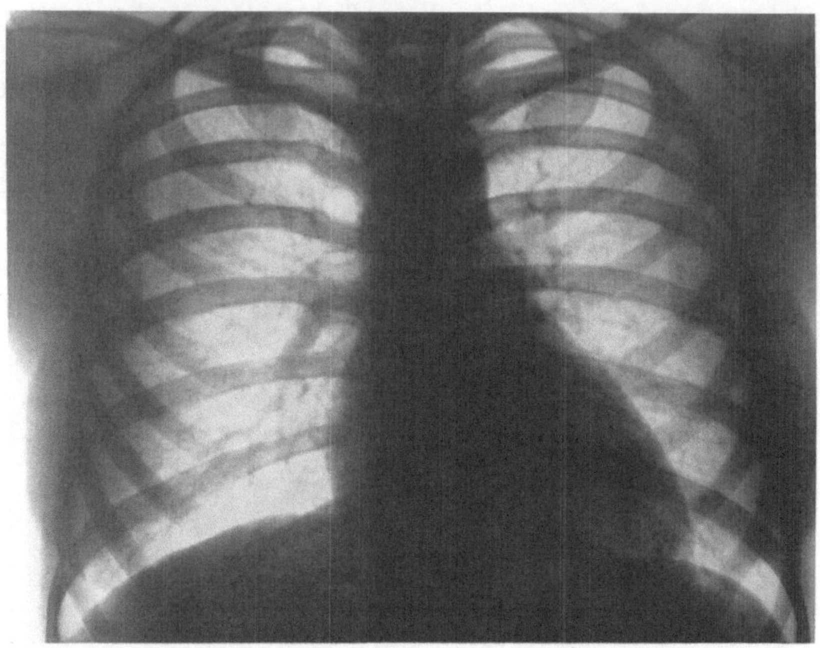

Abb. 12b. Aufnahme April 1959. Geringe Verplumpung des oberen Mediastinums

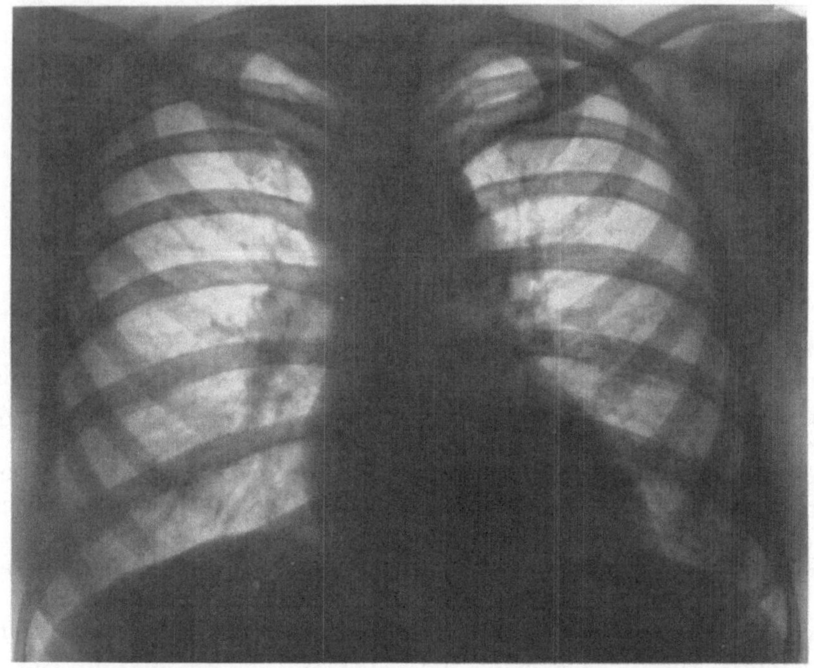

Abb. 12c. August 1962. Erhebliche Mediastinalerweiterung, feine Einengung in der Lungenperipherie

Bei dem 22jährigen Studenten, K., Ludwig, bestand ein sehr schweres Krankheitsbild mit wochenlangen hochfieberhaften Temperaturen. Die klinische Verdachtsdiagnose bewegte sich mehr in Richtung auf einen M. Hodgkin (Abb. 13). Bei der Probeexcision zeigte sich dann eine verkäsende Lymphknotentuberkulose. Als Zeichen der floriden Tuberkulose trat nach der Mediastinoskopie ein kalter Absceß im Incisionsbereich auf, der allerdings innerhalb von 4 Wochen unter lokaler und allgemeiner tuberkulostatischer Behandlung abheilte. Als röntgenologischer Hinweis auf das Vorliegen einer Tuberkulose könnten allenfalls die weichen Herdchen im 1. und 3. Intercostalraum gelten.

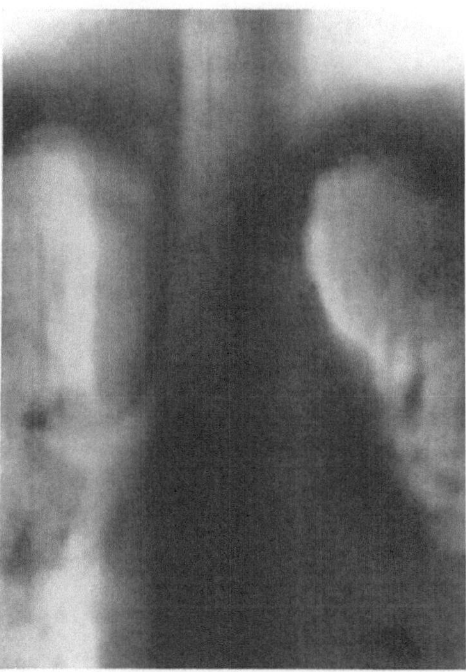

Abb. 12d. Schichtaufnahme ebenfalls vom August 1962

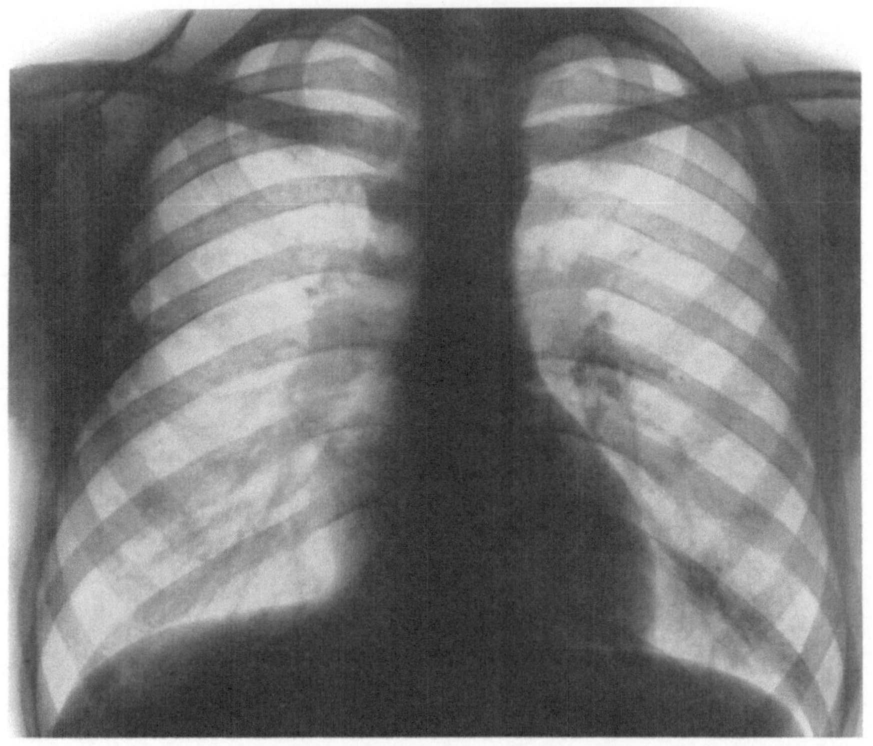

Abb. 13. K., Ludwig, 22 Jahre. Hiluslymphknotentuberkulose, verkäsend. Kleine Herde im 3. ICR rechts lateral. Eingewiesen als M. Hodgkin

Von einem M. Boeck ist nicht zu unterscheiden das Röntgenbild des Patienten K., Ralf, 25 Jahre, der mit der Verdachtsdiagnose M. Boeck zur weiteren Abklärung in die Chirurgische Universitätsklinik Frankfurt a. M. verlegt wurde (Abb. 14). Die ausgedehnten Schwellungen der Lymphknoten im Hilusbereich zusammen mit der netzigen Zeichnung

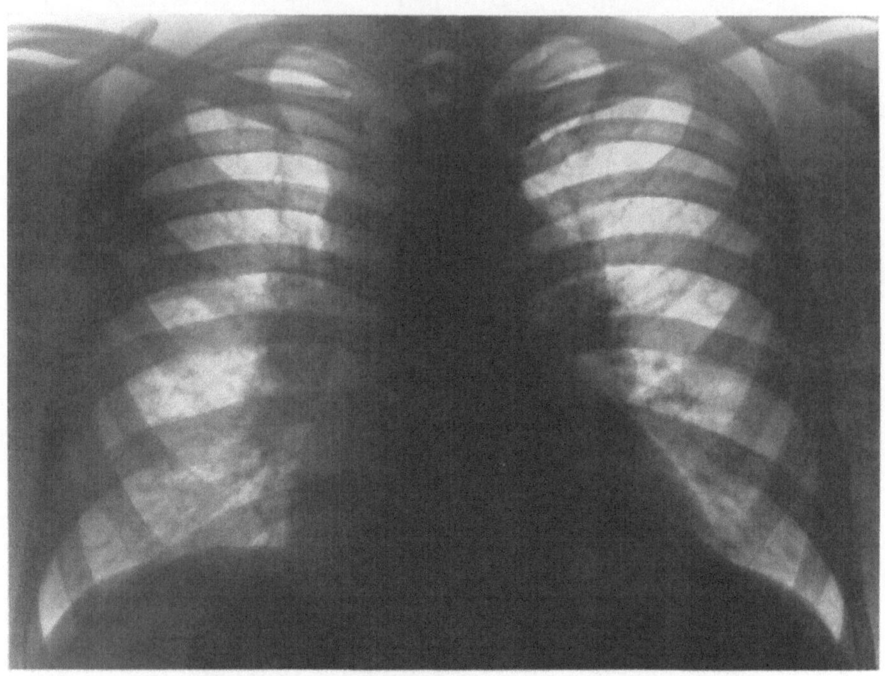

Abb. 14. K., Ralf, 25 Jahre. Verkäsende Lymphknotentuberkulose. Eingewiesen als M. Boeck

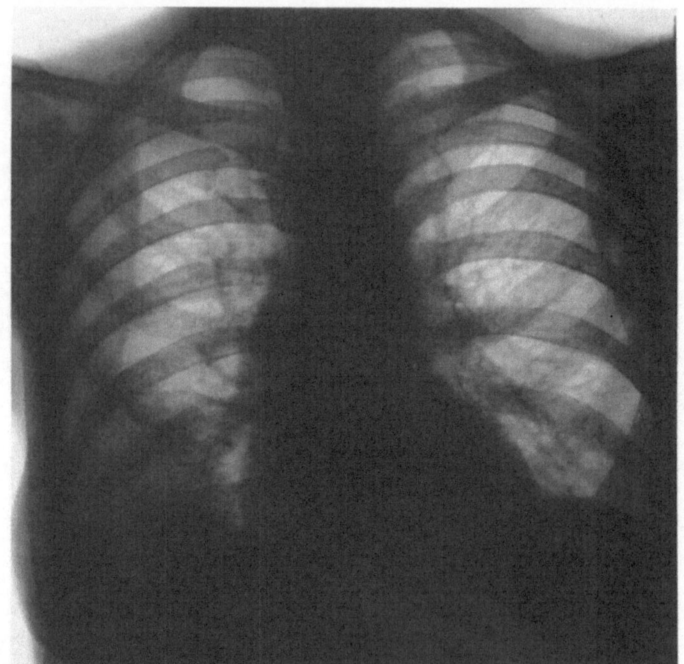

Abb. 15. St., Wilhelmine, 35 Jahre. Verkäsende mediastinale Lymphknotentuberkulose, Pleuritisreste rechts. Später zusätzlich myeloische Leukämie

in beiden Lungenfeldern würden röntgenologisch eher im Sinne eines M. Boeck als im Sinne einer Tuberkulose gedeutet werden können. Die Probeexcision ergab eine verkäsende Tuberkulose. Die bakteriologische Untersuchung sollte nicht unterlassen werden.

Bei der folgenden Patientin, St., Wilhelmine, 35 Jahre, lag ein sehr schweres Krankheitsbild mit hochfieberhaften Temperaturen vor. Es wurde der Verdacht auf das Vorliegen eines M. Hodgkin geäußert (Abb. 15). Bei der Mediastinoskopie fand sich eine

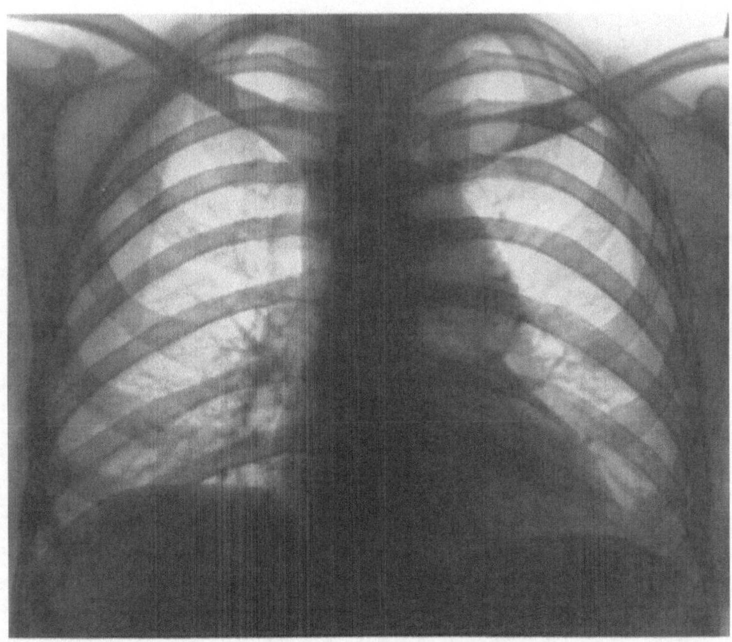

Abb. 16. R., Thea, 21 Jahre. Mediastinale Form eines M. Hodgkin. Histologisch: sog. „Paragranulom“

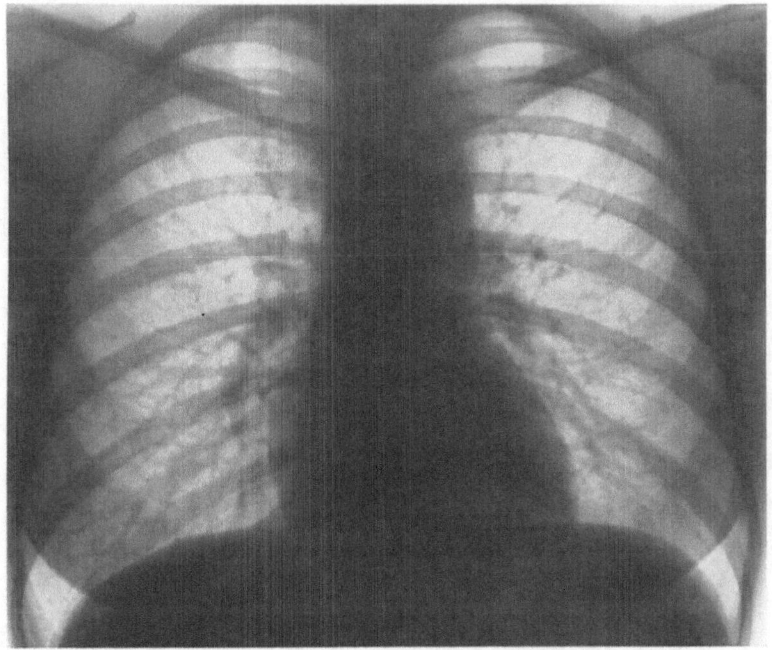

Abb. 17. P., Manijo, 25 Jahre. M. Hodgkin. Bei Durchleuchtung zusätzlich Phrenicusparese links

Tuberkulose mit ausgedehnten Verkäsungen im Bereiche der mediastinalen Lymphknoten. Aus dem weiteren Verlauf ist bemerkenswert, daß späterhin zusätzlich eine myeloische Leukämie manifest wurde.

Von den typischen mediastinalen Lymphomen seien noch einige Beispiele von Patienten gebracht, bei denen durch die Mediastinoskopie ein M. Hodgkin gesichert wurde. In Abb. 16, R., Thea, 21 Jahre, sind die Veränderungen auf die mediastinalen Lymphknoten beschränkt. Ein ähnliches Bild wie die gezeigten Fälle von M. Boeck oder Tuberkulose zeigt die Aufnahme der Patientin P., Manijo (Abb. 17); bei der Patientin K.,

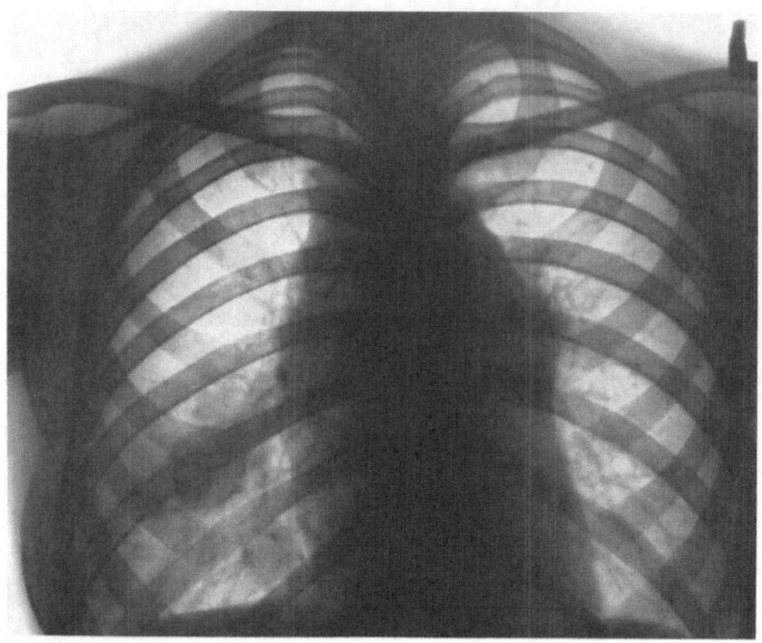

Abb. 18. K., Friedegunde, 22 Jahre. M. Hodgkin mit ausgedehnten Herden im rechten Lungenunterfeld

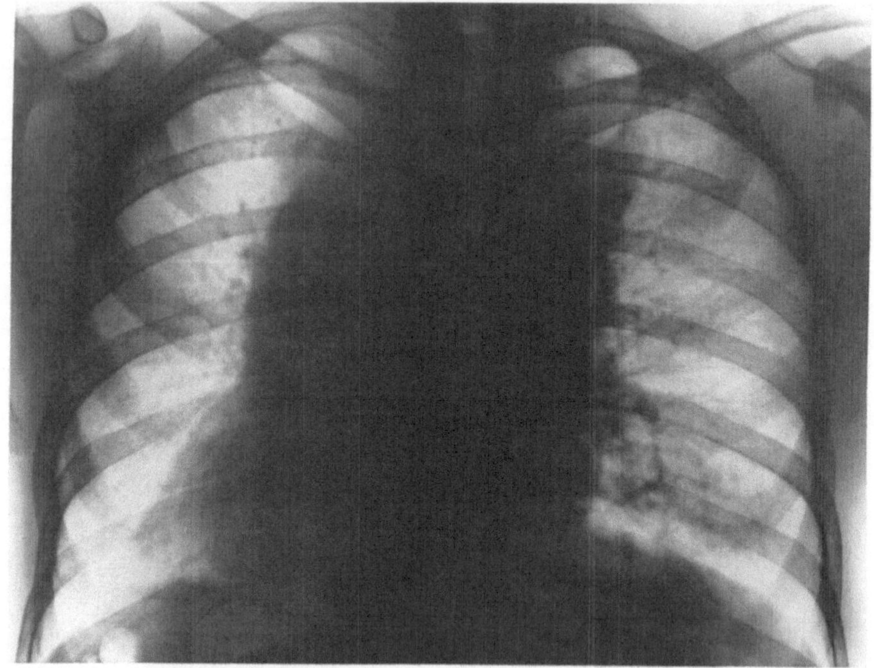

Abb. 19. V., Franz, 32 Jahre. Ausgedehntes Retothelsarkom

Friedegunde, 22 Jahre, lag daneben eine pulmonale Beteiligung im rechten Unterfeld vor (Abb. 18).

Ein sehr ausgedehntes Retothelsarkom zeigt das Röntgenbild des Patienten V., Franz, 32 Jahre, der in schwerkrankem Zustande zur Sicherung der Diagnose eingewiesen wurde (Abb. 19).

In unserem Krankengute findet sich eine Reihe von Patienten, bei denen auch histologisch eine eindeutige Diagnose nicht möglich war.

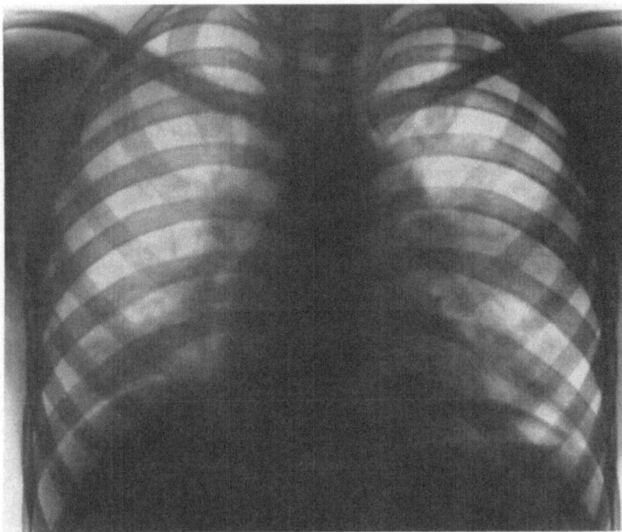

Abb. 20a. V., Viola, 13 Jahre. Ausgedehnte hiläre Lymphome beiderseits mit „Infiltrationen" in beiden Lungen. Histologisch: unspezifische Entzündung

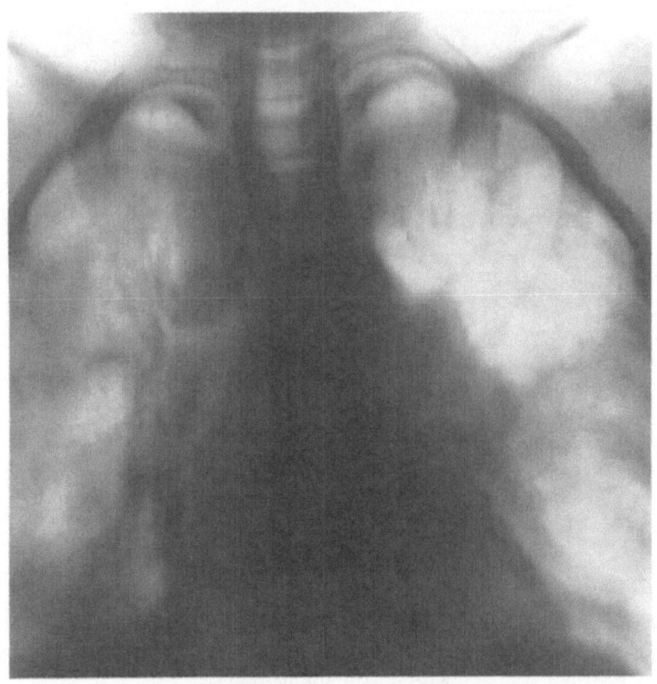

Abb. 20b. Schichtbild derselben Patientin. Dem klinischen Bilde nach wird ein Hamman-Rich-Syndrom vermutet (Fall der Kinderklinik des Krankenhauses Höchst der Stadt Frankfurt a.M.)

So fand sich bei einem 13jährigen Mädchen V., Viola, trotz sehr reichlicher Gewebeentnahme aus den Lymphknoten nur eine „unspezifische Lymphangitis" (Abb. 20a und b). Das beigefügte Schichtbild läßt die Ummauerung des Bronchialsystems besonders deutlich erkennen. Mediastinoskopisch fanden sich markig weiche Lymphknotenschwellungen von großer Ausdehnung. Von klinischer Seite wurde das Vorliegen eines Krankheitsbildes im Sinne eines Hamman-Rich-Syndroms vermutet.

Der vorliegende Befund zeigt auch, wie sehr mediastinale und pulmonale Befunde ineineinander übergehen.

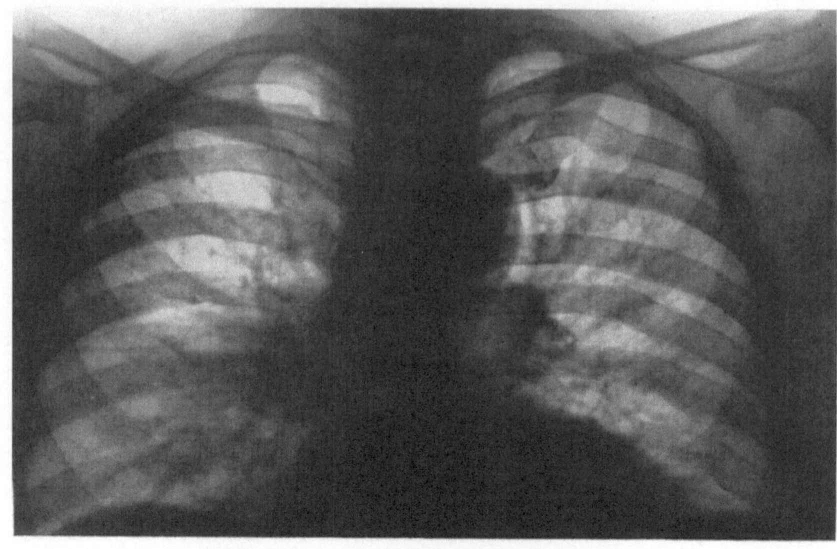

a

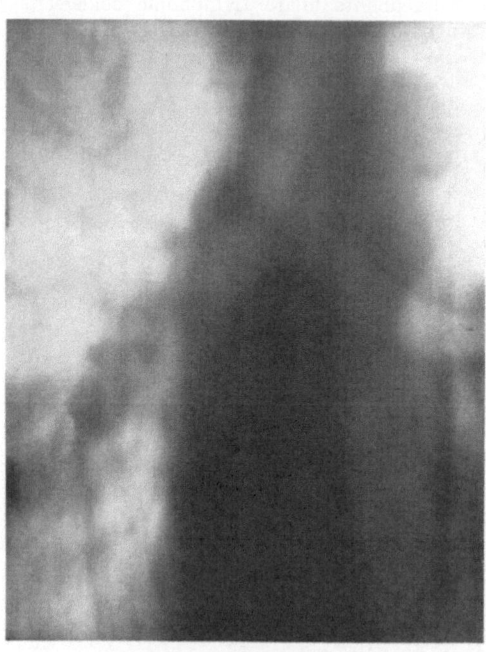

b

Abb. 21a u. b. R., Friedrich, 64 Jahre. a Uncharakteristische „Infiltrierungen" im rechten Mittelfeld. b Verdacht auf vergrößerte Lymphknoten im Bereich des rechten unteren Hiluspoles. Probeexcision bei Mediastinoskopie: Silikoanthrakose

d) Die Mediastinoskopie bei diffusen pulmonalen Erkrankungen

Es erscheint wahrscheinlich, daß bei zahlreichen diffusen Lungenerkrankungen die mediastinalen Lymphknoten in typischer Weise verändert sind, so daß eine histologische Diagnose möglich wird. Als Beispiel seien diffuse Carcinosen, Granulomatosen, Thesaurismosen und spezifisch entzündliche Erkrankungen sowie schließlich Pneumokoniosen genannt. Insbesondere hat KIRSCH auf die Möglichkeit der Sicherung der Diagnose Silikose durch die Mediastinoskopie hingewiesen. Oft ist wohl die direkte Untersuchung des Lungengewebes durch offene oder direkte bioptische Maßnahmen vorzuziehen.

Die Abb. 21 (R., Friedrich, 64 Jahre) zeigt perihiläre Verdichtungsherde besonders rechts im Mittellappenbereich, weiterhin eine diffuse netzige Zeichnung. Im

Schichtbild sind Lymphome im zwerchfellnahen Bereich des rechten Hilus zu vermuten. Bei der Mediastinoskopie fanden sich sehr harte Knoten. Es bestanden Schwierigkeiten bei der Probeexcision aus diesem harten Gewebe genügend Material für die histologische Untersuchung zu gewinnen. Die Diagnose „Silikoanthrakose" war jedoch zweifelsfrei zu sichern.

4. Schluß

Die wenigen hier vorgelegten Beispiele sollen zeigen, daß die Mediastinoskopie in der Lage ist, die Röntgendiagnostik zu unterstützen, indem die röntgenologische Vermutungsdiagnose histologisch unterbaut wird. Für die Röntgentherapie liegt der Wert der Mediastinoskopie darin, daß durch den Nachweis der mediastinalen Lokalisation der Geschwulst das Feld genauer lokalisiert werden kann und daß durch die Sicherung des histologischen Typs eine gewisse Voraussage in bezug auf die Strahlenempfindlichkeit ermöglicht wird.

Die Bedeutung der Mediastinoskopie liegt aber auch, allerdings in begrenztem Umfange, in einer Ausschlußdiagnose.

Als Beispiel diene folgender Fall: 61jähr. Patient, in der Anamnese doppelseitige Rippenfellentzündung. 1962 erfolgte die stationäre Aufnahme wegen einer rechtsseitigen Phrenicusparese, wobei auch röntgenologisch der Verdacht auf einen mediastinalen Prozeß geäußert wurde (Abb. 22a). Bei der Mediastinoskopie konnten vergrößerte Lymphknoten oder Fremdgewebe im Mediastinum nicht festgestellt werden. Der Patient wurde nach neurologischer Durchuntersuchung in hausärztliche Weiterbehandlung entlassen. 3 Jahre nach der Erstuntersuchung zeigt sich, daß das Zwerchfell wieder an normaler Stelle steht und frei, gleichsinnig beweglich ist (Abb. 22b). Klinisch bestehen keine Krankheitszeichen.

Andererseits sei zum Schluß noch einmal betont, daß die eingehende Röntgenuntersuchung die Voraussetzung für eine zweckmäßige Indikation der Mediastinoskopie darstellt. Je mehr instrumentell-diagnostische Möglichkeiten zur Verfügung stehen, um so eingehender ist ihre jeweilige Anwendung zu präzisieren, um sozusagen den kürzesten, den unmittelbaren Weg zur histologischen Diagnosenstellung zu finden, wenn andere, weniger eingreifende Methoden keine schlüssigen Ergebnisse liefern. Voraussetzung ist

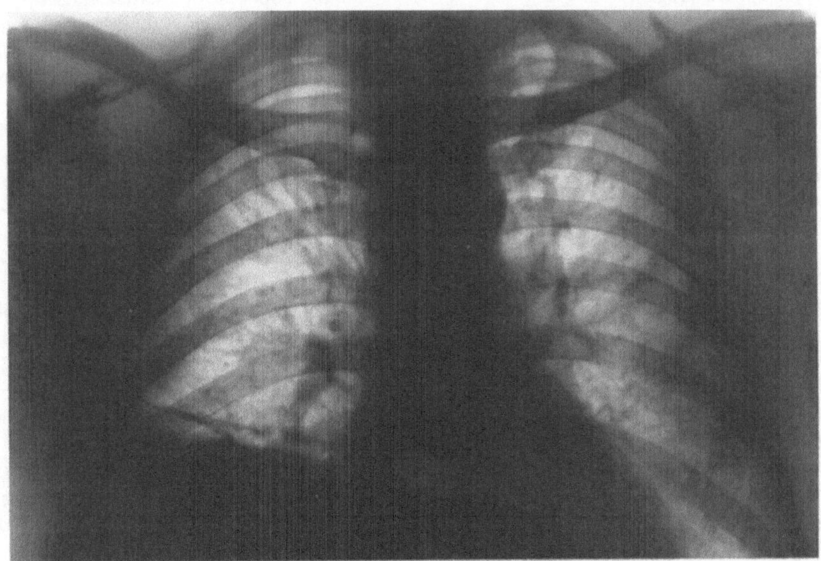

Abb. 22a. St., Wendelin, 61 Jahre. Rechtsseitiger Zwerchfellhochstand, paradoxe Beweglichkeit. „Pleuritis calcarea", besonders links. Mediastinoskopie: kein krankhafter Befund

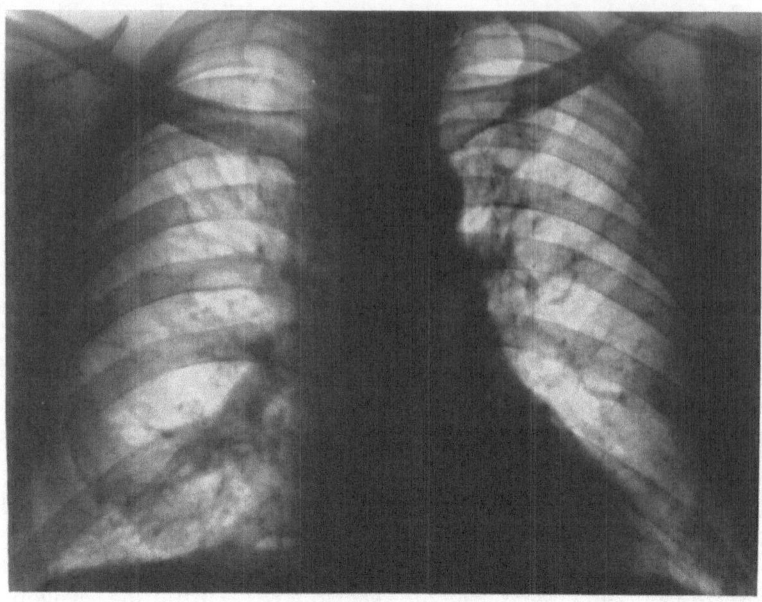

Abb. 22b. Über 2 Jahre später: Zwerchfell an normaler Stelle, gleichsinnig beweglich. „Ausschlußdiagnose durch Mediastinoskopie"

in jedem Falle eine technisch einwandfreie, zureichende Röntgendiagnostik und ihre fachgerechte Interpretation.

Literatur

Akovbiantz, A., u. P. Aeberhard: Mediastinoskopie in der Diagnostik und Operabilitätsbeurteilung bei Lungenerkrankungen. Thoraxchirurgie **12**, 193 (1964).

Amgwerd, R.: Die Mediastinoskopie, ein zielsicheres Verfahren in der Diagnostik von Erkrankungen der Lungen und des Mediastinums. Med. thorac. (Basel), Suppl. **19**, 24 (1962).

—, u. F. Largiadèr: Zur Technik und Indikation der Mediastinoskopie bei Erkrankungen der Lungen und des Mediastinums. Helv. chir. Acta **30**, 30 (1963).

Bartel, M.: Die Mediastinoskopie zur Diagnostik und Beurteilung der Operabilität maligner Lungentumoren. Krebsarzt **22**/4, 240—246 (1967).

Bishop, C. A.: Preoperative determination of resectability of lung cancer. Amer. Surg. **25**, 937 (1959).

Blaha, H.: Zur Indikation und Technik der Mediastinoskopie. Vortrag vor der Med. Ges. Frankfurt a.M. 1963.

— Technik und Indikation der Mediastinoskopie. Med. Bilddienst **3**, 4 (1964).

— Erfahrungen mit der Mediastinoskopie unter besonderer Berücksichtigung ihrer Grenzen und Komplikationen. Int. Bronchologenkongr., Porto 1965. In: Bronches.

— Bemerkungen zur Mediastinoskopie. Med. Klin. **65**, 2054—2056 (1965).

— E. Ungeheuer u. G. Kahlau: Über kleinzellige Bronchialkarzinome. Stuttgart: Georg Thieme 1965.

Bzonek, J.: Bedeutung der Mediastinoskopie für die Frühdiagnose der intrathorakalen Erkrankung. Čs. Otolaryng. **15**, 201—206 mit engl. Zusammenfass.

Carlens, E.: Mediastinoscopy: A method for inspection and tissue biopsy in the superior mediastinum. Dis. Chest **36**, 343 (1959).

— Some aspects for mediastinoscopy. Rev. méd. int. Photo Ciné. Télév. **1**, 86 (1962).

—, and G. M. Hambraeus: Mediastinoscopy, indications and limitations. Scand. J. resp. Dis. **484**/1, 1—10 (1967).

Censi, G., G. C. Orlandini e M. Romagnoli: Sanit. (Milano) **38**/1—2, 51—55 (1967).

Daniels, A.: A method of biopsy useful in diagnosing certain intrathoracic diseases. Dis. Chest **14**, 360 (1949).

Davydenko, V. A., V. L. Toluzakov, A. S. Libov, and Y. M. Krol: Comparative assessment of mediastinoscopy and roentgengraphic data in the recognition and determination of the operability. Khirurgiya (Mosk.) **9**, 37—41 (1967).

Dietzel, K.: Pneumomediastinographie nach Mediastinoskopie. XV. Int. Bronchologenkongr., Porto 1965. In: Bronches.

Dobrota, K., L. Duratny, V. Teicher, V. Dornetzhuber u. M. Vagac: Mediastinoskopie und Scalenuslymphknotenbiopsie nach Daniel. Rozhl. Tuberk. **26**, 507—512.

Garnier, C. H., et P. Pasquier: Indications et limites la médiastinoscopie. J. franç. Med. Chir. thor. **22**, No 4, 409 (1968).

GIRONES, R.: La mediastinoscopia. Medicamenta (Madr.) No 389, 3 (1963).
— Mediastinoscopia Y carcinoma bronquial primitivo. XV. Int. Bronchologenkongr., Porto 1965. In: Bronches.
— G. KLEIN y W. QUARZ: El valor de la mediastinoscopia en el diagnostic diferencial y juicio de operabilidad de las entermedades intratoracicas. Med. clin. (Barcelona) **42**, 190 (1964).
HARDESTY, W. H., and J. F. MARSHALL: Mediastinoscopy in a Community Hospital. J. Amer. med. Ass. **201**/2, 95—98 (1967).
HARKEN, D. E., H. BLACK, R. CLAUSS, and R. E. FARRAND: A simple cervico-mediastinal exploration for tissue diagnosis of intrathoracic disease. N. Engl. J. Med. **251**, 1041 (1954).
HOSIE, R. T.: Mediastinoscopy. Amer. Surg. **33**/7, 594—596 (1967).
HUMBERT, P., S. ZAKARIAN, A. ZAFIROPOULE et P. CAMPRETTI: J. franç. Méd. Chir. thor. **22**, No 4, 415 (1968).
JEPSEN, O.: Clinical experience with mediastinoscopy in bronchogenic carcinoma. A review of 500 cases. Arhus-Acta oto-laryng. (Stockh.) Suppl. 224, 408 (1967).
KERSTNER, G.: Die Mediastinoskopie, eine neue Möglichkeit zur Differentialdiagnostik und präoperativen Beurteilung intrathorakaler Krankheitsbilder. Zbl. Chir. **87**, 465 (1962).
KIRSCH, M.: Die Verbesserung der Silikose-Diagnostik durch Mediastinoskopie. XV. Int. Bronchologenkongr., Porto 1965.
KLEIN, G., G. PRIMER u. Q. QUARZ: Zur Diagnostik der Lungensarkoidose unter besonderer Berücksichtigung der Mediastinoskopie. Tuberk.-Arzt **4**, 217 (1963).
KNOCHE, E., u. H. RINK: Die Mediastinoskopie. Stuttgart: Schattauer 1964.
LEMOINE, G.: La mediastinoscopie (technique, indications, resultats. Rev. Prat. (Paris) **14**, 3009 (1964).
LENNERT, K.: Pathologie der Halslymphknoten. Berlin-Göttingen-Heidelberg: Springer 1964.
MAASSEN, W.: Die Bedeutung der Mediastinoskopie nach CARLENS für die Operabilitätsbeurteilung des Bronchialkarzinoms. Thoraxchirurgie **5**, 619 (1964).
— M. KIRSCH u. M. THÜMMLER: Indikationen und vorläufige Ergebnisse bei 300 Mediastinoskopien. Tuberk.-Arzt **2**, 65 (1964).
MEES, J. DE: Experience de médiastinoscopie. XV. Int. Bronchologenkongr., Porto 1965. In: Bronches.
MIHALJEVIC, C.: Laterale Mediastinoskopie. XV. Int. Bronchologenkongr., Porto 1965. In: Bronches.
NACHBUR, B.: Mediastinoskopie und präscalenäre Drüsenbiopsie. Schweiz. med. Wschr. **96**, 486—491 (1966).
PALETTO, A. E., O. ORLANDI, P. G. FERRERO e L. MASSA: La mediastinoscopia. Minerva med. **55**, 4109 (1964).
PALVA, T.: Mediastinoscopy. Basel and New York: S. Karger 1964.
PINTO, E.: Médiastinoscopie et carcinome bronchique primitif. XV. Int. Bronchologenkongr., Porto 1965. In: Bronches.
QUARZ, W.: Bedeutung und Problematik histologischer Mediastinallymphknotenbefunde in der Diagnostik intrathorakaler Erkrankungen. Tuberk.-Arzt **3**, 155 (1965).
REHAK, F., u. V. BOHUT: Einige ungewöhnliche Indikationen für die Mediastinoskopie beim Bronchus-Karzinom. XV. Int. Bronchologenkongr., Porto 1965.
REYNDERS, H.: Mediastinoscopy in bronchogenic cancer. Dis. Chest **105**, 1286 (1961).
— A. S. GROEN u. J. WIEBERDINK: Mediastinum-exploratierter beoordeling van de operabiliteil van lungencarcinom. Ned. T. Geneesk. **3**, 155 (1965).
RÖMER, K. H., u. K. E. KRETSCHMANN: Die Bedeutung der Mediastinoskopie aus chirurgischer Sicht. Zbl. Chir. **40**, 1481 (1964).
SAMPIETRO, R., J. MARCHESE u. M. PILHEU: Die Mediastinoskopie in der Lungenpathologie. An. Cat. Pat. Tuberc. (B. Aires) **24**, 90—107 (1965).
SARRAZIN, R., et R. VOOG: Orientations thérapeutiques tirées de la médiastinoscopie en matière de cancer bronchique. XV. Int. Bronchologenkongr., Porto 1965. In: Bronches.
SCHAAR, P. J., VAN DER, and M. E. SANTENVAN: Experience with mediastinoscopy. Thorax **20**, 211—223 (May 1965).
SCHNETZER, J.: Die Mediastinoskopie. Wien. med. Wschr. **16**, 358 (1966).
SPECHT: Persönliche Mitteilung.
WINDHEIM, K. v., u. W. MAASSEN: Vergleichende Ergebnisse mediastinoskopischer Untersuchungen. Wien. med. Wschr. **116**, 802—804 (1966).
ZENKER, R.: Die Chirurgie der Oesophagus- und Kardia-Carcinome. Dtsch. Chirurgenkongr., München 1965. Langenbecks Arch. Chir.
ZHOROV, I. S., and G. I. LUKOMSKY: The role and place of mediastinoscopy of lunge cancer. Khirurgiya (Mosk.) **43**, No 8, 29—32.

J. Die Röntgendiagnostik des Pleuraergusses (und der Pleuraschwarte)

Von

R. Haubrich

Mit 83 Abbildungen

Da Flüssigkeitsansammlungen im Pleuraraum erst von einer bestimmten Größe an klinisch-physikalisch festgestellt werden können, gehört der röntgenologische Nachweis des Pleuraergusses zu den dankbarsten Aufgaben der Röntgendiagnostik. Wird ein diffus verteilter oder lokalisierter Erguß nachgewiesen, kann zunächst nicht entschieden werden, ob ein entzündliches Exsudat, ein kardiales oder nephrisches Transsudat oder ein tumoröser Erguß vorliegt. Die röntgenologische Feststellung gleichzeitiger Parenchymprozesse der Lunge, krankhafter Veränderungen der Bronchien, des Herzens, Mittelfelles und Zwerchfelles und benachbarter Erkrankungen des Bauchraumes trägt zur ätiologischen Klärung bei; klinisch entscheidend bleibt jedoch, die gezielte Röntgenuntersuchung durch gerichtete Maßnahmen zu ergänzen, unter denen die Probe- und Entlastungspunktion mit chemischer, bakteriologischer und cytologischer Untersuchung an erster Stelle steht und der diagnostische Pneumothorax und die Endoskopie notwendig werden können.

Damit wird der Tatsache Rechnung getragen, daß die Ausdrucksfähigkeit der Pleura unter krankhaften Verhältnissen stark beschränkt ist und — wenn von den Sonderfällen der trockenen, fibrinösen Pleuritis und des umschriebenen Pleuratumors abgesehen wird — das pathologisch-anatomische Substrat der röntgenologisch nachweisbaren Pleuraerkrankungen ganz allgemein im Erguß (oder in der Schwarte) gegeben ist. Aus anatomischen und physiologischen Gründen sind die Röntgenbefunde beim Pleuraerguß außerordentlich vielfältig; daher sind einige prinzipielle Vorbemerkungen notwendig.

I. Allgemeines

1. Sekretion und Resorption der Pleura

können nicht allein mechanisch-physikalisch erklärt werden, sondern setzen eine aktive Zelleistung voraus (für das folgende s. Hain u. Mitarb., 1964). Wahrscheinlich gibt es einen Flüssigkeitsstrom von der Lunge über die Pleura pulmonalis und den Pleuraspalt zur Pleura parietalis, und der „virtuelle" Pleuraspalt enthält stets eine minimale, nur bei einigen Individuen nachweisbare Flüssigkeitsmenge (Hessén, 1951). Die Resorption soll hauptsächlich durch die dorsomediastinale Pleura über örtliche Lymphknoten zum Ductus thoracicus erfolgen, wenn auch über den Blutweg resorbiert wird. Für die Gefäßversorgung der Pleura parietalis sind die Aa. intercostales, die A. pericardiacophrenica und A. diaphragmatica bedeutsam, für die venöse Drainage das Hohlvenensystem. Die Pleura pulmonalis wird von Ästen der A. pulmonalis und A. bronchialis versorgt, deren Systeme durch Sperrarterien verbunden und durch arterio-venöse Anastomosen ergänzt sind. Für den Rückstrom sind die Lungenvenen oder die Venen der Interlobularsepten wichtig. Intercostale Lymphcapillarnetze führen ventral zu den Lymphonodi sternales, dorsal zu den Lymphonodi intercostales; beide sind mit den tiefen Lymphbahnen der Thoraxwand und den äußeren Lymphknotengruppen verbunden. Die Serosa beider Zwerchfellseiten ist durch Lymphgefäße verbunden und hat Abfluß über die sternalen und mediastinalen Lymphknoten. Die Lymphbahnen der Pleura pulmonalis münden über die Gefäße der Interlobularsepten in die bronchopulmonalen Lymphknoten.

Wird der Pleuraerguß als Bilanzstörung der Resorption aufgefaßt, so liegt die pathogenetische Bedeutung der Lymphabflußverhältnisse auf der Hand. Vorangehende oder begleitende Schädigungen der zugehörigen Lymphbahnen müssen schon theoretisch an der nach Volumen größeren und allgemein als stärker krankheitsanfällig geltenden rechten Lunge häufiger zum Pleuraerguß führen als an der linken Seite. Es ist aber fraglich, ob die klinisch bekannte größere Häufigkeit rechtsseitiger Pleuraergüsse reell ist und für jeden Erguß regelhaft. „Pleuraerguß" ist definitorisch keine Einheit, so daß — statistisch gesehen — die pathogenetischen Voraussetzungen für ein pleuritisches Exsudat je nach Ausgang von einer Erkrankung der Thoraxorgane oder der Bauchorgane (Durchwanderungspleuritis) und für ein kardiales, hepatogenes oder nephrisches Transsudat außerordentlich verschieden sein müssen.

2. Ätiologie

Die Anschauungen über die Ätiologie des Pleuraergusses haben sich in den letzten Jahrzehnten sehr gewandelt. Früher galten die meisten Pleuraergüsse als tuberkulöse Exsudate; das trifft heute allenfalls für jugendliche Kranke zu. Bei Patienten des mittleren und höheren Alters rangieren Malignom und Pneumonie als Ursache von Exsudaten vor der Tuberkulose (v. FRISCH, 1957), während für die Ätiologie der Pleuraergüsse incl. der Transsudate in der inneren Klinik der maligne Tumor und vor allem die Herzinsuffizienz und der Lungeninfarkt weit überwiegen dürften (UEHLINGER, 1942). Im gemischten und chirurgisch bestimmten Krankengut spielen außerdem die abdominal induzierten Pleuraexsudate eine statistisch noch kaum erfaßte Rolle. Für die übrigen, zahlenmäßig weniger bedeutsamen Ursachen des Pleuraergusses (Sarkoidose, Erythematodes disseminatus, Rheumatismus (?), eosinophile Pleuritis, Periarteriitis nodosa u.a.] wird auf die einschlägigen Übersichten verwiesen.

3. Klinische Diagnostik

In der klinischen Diagnostik bilden anamnestisch-subjektive Angaben den Anfang. Art, Lokalisation und Ausstrahlung von Schmerzen (initiale Pleuritis) und Oppressionsgefühl mit Dyspnoe (Transsudat) sind neben Zeichen der ursächlichen oder begleitenden Erkrankung in Brust- oder Bauchraum nur uncharakteristische Hinweise. Die physikalischen Methoden der Inspektion, Palpation, Perkussion und Auskultation vermitteln erste Befunde, die aber der röntgenologischen Sicherung bedürfen; immerhin kann ein kleiner Erguß eher durch sorgfältige, vergleichende Perkussion erkannt werden als durch eine Röntgenuntersuchung nur in aufrechter Position. Die röntgenologisch bestätigte, klinische Erguß-Diagnose erfordert die Probe-(oder Entlastungs-)punktion. Am gewonnenen Punktat gibt die *Rivalta*-Probe eine grobe Unterscheidung zwischen Exsudat und Transsudat. Spezifisches Gewicht über 1016 und Gesamteiweiß ab 3% sprechen für eine Exsudation. Niedriger Glucosegehalt ist diagnostisch bedeutungslos. Erhöhter Gehalt an Fibrinogen (30—120 mg %) oder Milchsäuredehydrogenase (LDH) spricht für Tumor, erhöhter Amylasegehalt für ein pankreatogenes Transsudat oder Exsudat. Die Cytodiagnostik stützt sich weniger auf die Bestimmung der absoluten Zellzahl als vielmehr auf die Beurteilung der Zellformen und ihrer Relationen (GRAHAM; GRUNZE, 1962; HAIN u. Mitarb., 1964). Die bakteriologische Untersuchung erfordert oft den Einsatz der verschiedensten Methoden; die Ausbeute an Tuberkelbacillen im Punktat spezifischer Genese variiert zwischen 5 und 50% (HAIN u. Mitarb.). Biopsiemethoden sind vor allem für die Klassifizierung der Pleuraschwarten wichtig geworden.

Im einzelnen: Bei *pneumonischen* Begleitergüssen gelingt am ehesten der Nachweis von Staphylokokken, danach von Pneumokokken und Klebsiellen; die Ergüsse bei den Viruspneumonien sind diagnostisch wenig ergiebig (JACCARD, 1950 u. a). Der Pleuraerguß bei Oberbaucherkrankungen (sog. Durchwanderungspleuritis) hat meist den Charakter eines Exsudates, doch kommen auch Transsudate (sympathischer Erguß) vor. Hier mögen *cholangitisch* induzierte Exsudate und *pyelitisch* bedingte flüchtige Transsudate als Beispiel genannt werden. Auf die linksseitigen Ergüsse bei der *Pankreatitis* ist schon hingewiesen. Der Pleuraerguß bei *Lebercirrhose* und *portaler Hypertension* kommt ohne Ascites nicht vor, ist beid- oder einseitig und wie der vorwiegend rechtsseitige Pleuraerguß beim Meigs-Syndrom (Ovarialfibrom-Ascites-Hydrothorax) meist ein Transsudat; beim Pseudo-Meigs-Syndrom infolge anderer Ovarialtumoren ist der Erguß meist hämorrhagisch. Blutig ist auch der sterile und eiweißreiche Erguß bei der *Infarktpleuritis*, dessen Differenzierung vom *Tumor-Erguß* sehr schwer oder unmöglich sein kann. Der Hydrothorax infolge *Herzinsuffizienz* gehört zu den Symptomen der Rechtsinsuffizienz, kommt aber wegen der Kommunikation der Pleuravenen mit dem Azygos-System und den Pulmonalvenen auch bei der Linksinsuffizienz vor. Der Transsudatcharakter dieser Ergüsse kann durch Stauungspneumonien verloren gehen. Der Hydrothorax bei der *Nephrose* weist Parallelen zum kardialen Anasarka auf; das Transsudat ist meist beidseitig, öfter links-, selten rechtsseitig (Dunbar u. Mitarb., 1959).

Diese Seitenprävalenz ist beim kardialen Erguß umgekehrt, und wahrscheinlich kann sich die Erklärung für die Hydromechanik der Pleuraergüsse bei der Herzinsuffizienz, beim Ascites durch Lebercirrhose und portale Hypertension und beim Meigs-Syndrom auf die eingangs geschilderten Besonderheiten der lymphatischen Drainage stützen.

II. Röntgendiagnostik

Für den diagnostischen Wert der Röntgenuntersuchung ist die angewandte *Untersuchungstechnik* entscheidend. Dabei steht die Durchleuchtung an erster Stelle. Sie wird ergänzt durch die Übersichtsaufnahmen des Thorax und durch jeweils der Situation gerecht werdende Zielaufnahmen. Das gilt für ältere Patienten ohne Einschränkung. Wo aus Gründen des Strahlenschutzes zunächst Übersichtsaufnahmen angezeigt sind, muß bei Verdacht auf eine Pleuraerkrankung die Durchleuchtung stets angeschlossen werden. Von ausschlaggebender Wichtigkeit ist dabei, daß Durchleuchtung und Aufnahme nicht nur in aufrechter Stellung vorgenommen werden, sondern daß immer Umlagerungen des Kranken in Seiten- und Rückenlage, Kipp- und Kreuzhohlstellung erfolgen. Das ist auch bei älteren und einfachen Untersuchungsgeräten leicht möglich, wenn man sich eines zusätzlichen Lagerungstisches bedient. Die wichtige schräge oder horizontale Seitenlage mit horizontalem Strahlengang kann gerade bei schwerer Kranken ohne Durchleuchtung auch vor einer stehenden Buckyblende angewandt werden. Gegebenenfalls muß diese obligate Untersuchungstechnik ergänzt werden durch Hartstrahlaufnahme, Atmungskymogramm, Tomogramm und Bronchogramm; stereoskopische Aufnahmen sind praktisch immer entbehrlich. Natürlich ist es unmöglich und in der Mehrzahl der Fälle unnötig, jedesmal diese ganze Untersuchungsserie durchzuführen: Die röntgenologische Exploration der Pleura (wie der Lunge) muß gerichtet sein, indem sie je nach Fragestellung modifiziert wird (Zuppinger, 1952).

Für die Röntgendiagnostik des Pleuraergusses ist die Kenntnis der *Lokalisationsprinzipien* die wichtigste Voraussetzung. Die Diagnose des Ergusses wird ergänzt durch den Nachweis und die Beurteilung direkter und indirekter Teil- und Begleitsymptome; Größe, Anordnung und Beweglichkeit des Ergusses einerseits und Verhalten der Nachbarorgane andererseits lassen oft auf den Charakter und die Ätiologie des Ergusses schließen.

Entgegen der früheren „klassischen“ Ansicht, daß der freie Pleuraerguß die Lunge wie ein Mantel umgäbe, kann heute kein Zweifel mehr daran bestehen, daß die Transsudate und die nicht umschriebenen Exsudate (z. B. bei der hämatogenen tuberkulösen oder tumorösen oder der allergischen Pleuritis) sich infolge der vereinten Wirkung von Schwerkraft, Lungenretraktilität und Capillarattraktion in aufrechter Position des Kranken anfangs nur unter der Lungenbasis vorfinden und erst mit zunehmender Vergrößerung in die lumbalen, dann lateralen und ventralen Pleurasinus und in den costoparietalen Anteil des Pleuraspaltes eintreten. Der freie Erguß an der Lungenbasis läuft in schräger oder horizontaler Seitenlage aus und ist im horizontalen Strahlengang (MÜLLER u. LÖFSTEDT; ZUPPINGER; HJELM u. LAURELL; HESSÉN, 1951) zur Darstellung zu bringen. Je größer der Erguß wird, desto mehr korrespondiert der Röntgenbefund schon in aufrechter Position mit den Befunden der klinisch-physikalischen Exploration. Pleurale Entzündungen, Neubildungen oder Adhäsionen, diffuse oder umschriebene Parenchymveränderungen der Lunge mit entsprechender Störung der Retraktionskraft und Veränderungen der Oberflächenspannung, je nach physiko-chemischem Charakter der Flüssigkeit, modifizieren Lokalisation und Beweglichkeit der Ergüsse. Daher erklärt sich die Vielgestaltigkeit der Röntgenbefunde, und aus diesen Prinzipien leitet sich unsere Darstellung der Röntgenologie des Pleuraergusses folgerichtig ab.

1. Der basale Pleuraerguß

Da die Entstehung eines entzündlichen Pleuraexsudates aus anatomischen und röntgenologischen Gründen am besten an der diaphragmalen Pleura verfolgt werden kann, sei zunächst auf die *Pleuritis diaphragmatica* eingegangen. Daß sie, früher für selten gehalten, tatsächlich recht häufig vorkommt, ist eine röntgenologische Erfahrung der letzten Jahrzehnte.

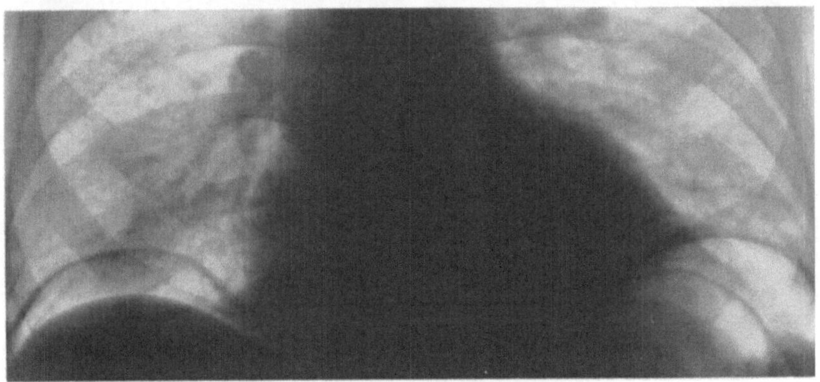

Abb. 1. Beginnende Basispleuritis links im postoperativen Pneumoperitoneum

An der diaphragmalen und infrapulmonalen Pleura lassen sich am leichtesten die geringen Veränderungen darstellen, welche die trockene fibrinöse Pleuritis für eine Röntgenuntersuchung bietet. Die alte Regel, daß das Röntgenbild für die klinische Diagnose der trockenen Pleuritis ohne Belang ist, hat zwar nach wie vor Gültigkeit. Gelegentlich gelingt es jedoch, den klinischen Verdacht einer Basispleuritis röntgenologisch zu bestätigen, auch ohne daß ein merklicher Erguß vorhanden ist. Die Frage, ob eine rein trockene Pleuritis im strengen Sinne überhaupt vorkommt, bleibt hier außer Betracht (KRAUS, 1913; MÜLLY, 1956; SPÜHLER, 1956).

Die trockene, fibrinöse Pleuritis diaphragmatica pflegt klinisch viel eindrucksvoller zu sein als die exsudative Form. Das Schmerzsyndrom der Neuralgia phrenica ist hier verbunden mit basalem Pleurareiben und einseitiger Respirationsstörung; der Nachweis der Mussyschen Druckpunkte und das Fehlen des Littenschen Zeichens treten hinzu, gelegentlich auch ein Singultus. Die Röntgenuntersuchung zeigt bei der Durchleuchtung und im Atmungskymogramm die Zwerchfellbewegung vermindert, während die costale Respirationsbewegung intakt bleibt.

Im Röntgenbild erscheint in typischen Fällen die Zwerchfellkontur der betroffenen Seite durch Fibrinauflagerungen aufgerauht, und in der Lungenbasis werden kollaterale Entzündungen und lokalisierte Lungenatelektasen als indirekte Symptome sichtbar (ZUPPINGER).

Abb. 1 läßt im postoperativen Pneumoperitoneum die Hochstellung, Verdickung und Aufrauhung der Zwerchfellkontur bei linksseitiger Basispleuritis mit einer basalen Platten-

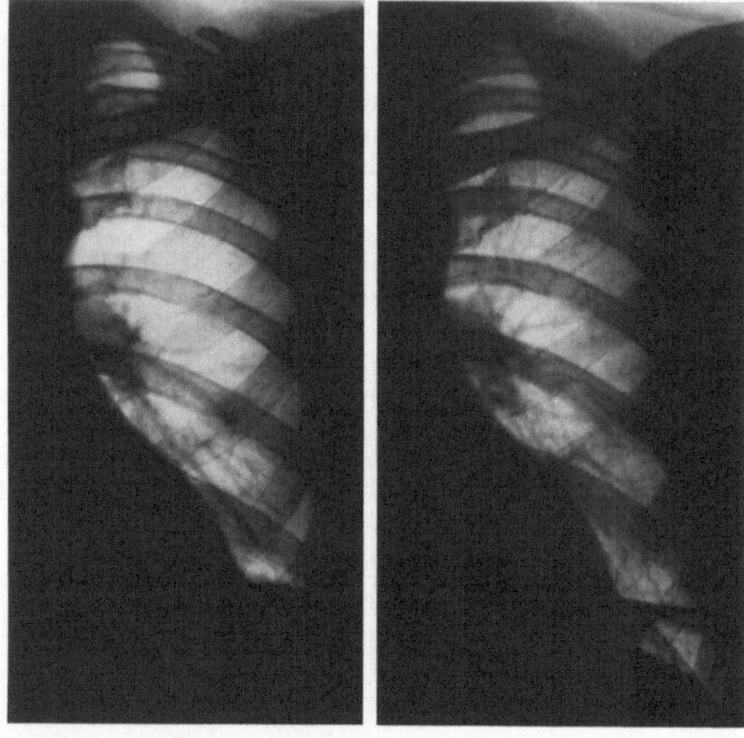

a b

Abb. 2a u. b. Pleuritis diaphragm. mit kollateraler Lungenanschoppung (a) und basaler Plattenatelektase (nach 5 Wochen, b)

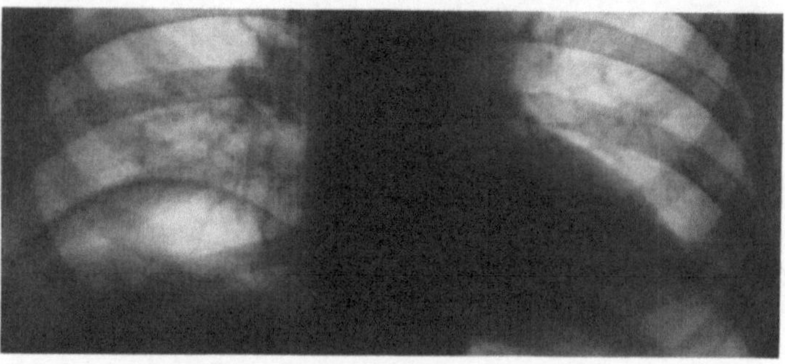

Abb. 3. Basale Pleuritis links bei Lungeninfarkt, postoperatives Pneumoperitoneum

atelektase als indirektem Zeichen der Bewegungsstörung erkennen, Abb. 2a und b die indirekten Symptome der kollateralen Lungenanschoppung und später der lokalisierten Basisatelektase. Bei der Infarktpleuritis der Abb. 3 setzt sich das Zwerchfell lateral nur unscharf und verbreitert im Pneumoperitoneum ab, und über der Colonflexur ist im Fall der basalen Pleuritis von Abb. 4a und b die Zwerchfellverdickung unter den mehrfachen Streifenatelektasen ebensogut sichtbar.

Wenn die basale Pleuritis auf den Zwerchfellmuskel übergreift, wird das klinische Bild durch starke Schmerzen dramatisiert. Röntgenologisch läßt sich die entzündliche Begleitinfiltration des Zwerchfells naturgemäß nicht erfassen, da die obligate diaphragmale Bewegungsstörung in Form verringerter Amplituden und abgestufter, pseudoparadoxer oder paradoxer Bewegungsausschläge auch durch die Basispleuritis allein hervorgerufen werden kann. Ob es neben der „primären“ Pleuritis diaphragmatica mit Beteiligung des Zwerchfellmuskels auch eine echte „primäre Diaphragmatitis“ etwa im

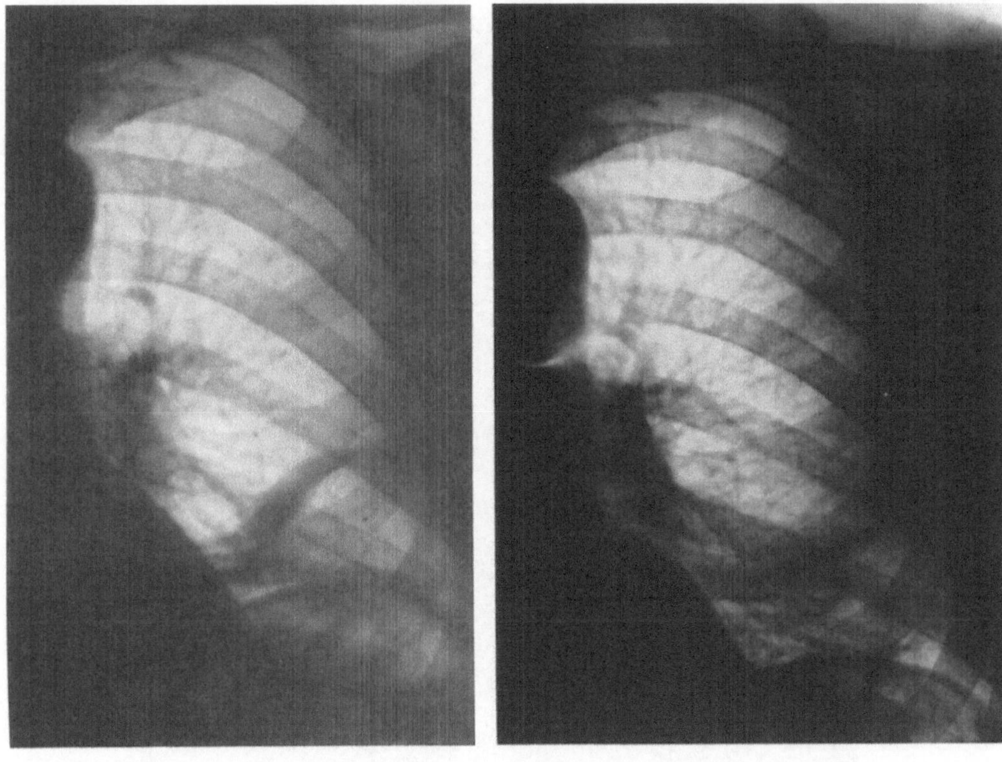

a b

Abb. 4a u. b. Pleuritis diaphragm. mit mehrfachen Basisatelektasen der Lunge

Rahmen der sog. Bornholmschen Krankheit oder der *Pleurodynie* gibt, ist umstritten (JACCARD; SPÜHLER); auch die sog. chronisch-rezidivierende trockene Pleuritis (CALDWELL, 1952) gehört mit sehr geringfügigen Röntgensymptomen wohl in diesen Zusammenhang.

Entwickelt sich die trockene Basispleuritis zur exsudativen Form, oder handelt es sich von vornherein um eine *exsudative Pleuritis diaphragmatica*, so ist das klinische Bild weniger eindrucksvoll. Nicht nur die isolierte diaphragmale Pleuritis, etwa vor Ausbildung einer Pneumonie oder bei hämatogener Streuung einer Tuberkulose, sondern auch die viel häufigere sog. sekundäre Pleuritis diaphragmatica — als Begleit- oder Folgeprozeß paraphrenischer Erkrankungen wie bei einem Lungeninfarkt, einer Pneumonie, einer Lungentuberkulose oder bei einem „durchgewanderten" entzündlichen Bauchprozeß — kann daher klinisch lange Zeit verborgen bleiben. Immer wieder werden Fälle beobachtet, wo nur in der Vorgeschichte Schmerzen nach Art einer Neuralgia phrenica angegeben werden, das subjektive Befinden aber wenig alteriert ist. Hier wie auch bei vielen Kranken mit einer von Anfang an exsudativen Pleuritis diaphragmatica wird der über dem Zwerchfell liegende Erguß nie erkannt, wie man aus der großen Zahl von entzündlichen Verschwartungen der Lungenunterfläche ohne entsprechenden anamnestischen Anhalt im Sektionsgut der Pathologen schließen muß. In anderen Fällen wird die basale Exsudation mehr zufällig bei der Untersuchung wegen entzündlicher Krankheitsprozesse im Brust- oder Bauchraum entdeckt. Es sollte daher bei derartigen Erkrankungen immer eine gezielte Röntgenuntersuchung vorgenommen werden.

Wenn eine Zwerchfellhälfte höher zu stehen scheint als normal und zudem weniger beweglich ist, muß man stets an ein basales Pleuraexsudat denken. Entscheidend für die Diagnose ist, daß sich bei Umlagerung des Kranken in Kippstellung, Seiten- oder Rückenlage der Erguß direkt nachweisen läßt, weil er in den Randsinus und den costalen Pleuraraum ausläuft. So läßt sich der Pseudohochstand der linken Zwerchfellhälfte im Beispiel

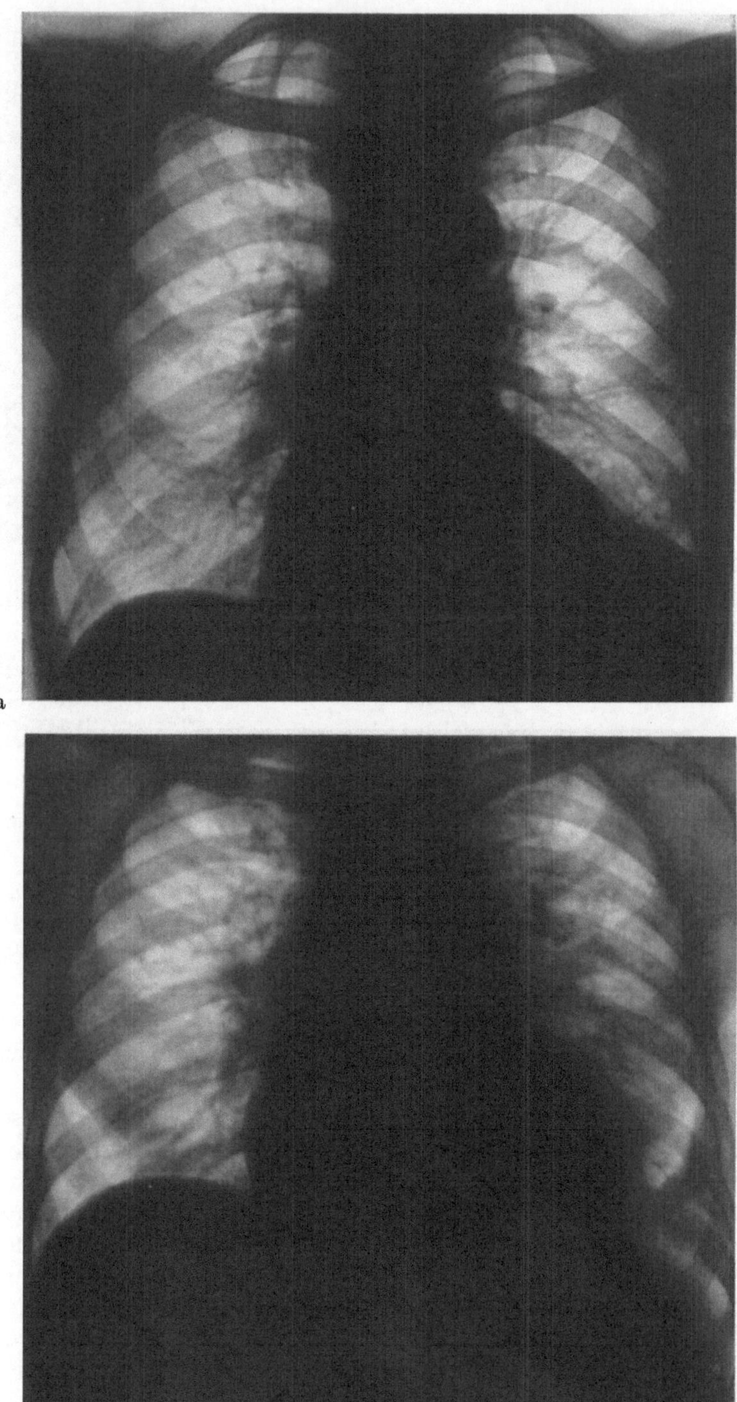

Abb. 5a u. b. Pseudohochstand der linken Zwerchfellhälfte durch großen diaphragmalen Pleuraerguß, im Stehen (a) und im Liegen (b)

der Abb. 5a und b in Rückenlage beseitigen. Der Erguß läuft ganz aus, so daß der wahre Zwerchfellstand sichtbar und die vorher unauffällige linke Lunge durch den bis zur Spitze ausgetretenen Erguß im ganzen verschleiert wird. Im seitlichen Unterfeld zeigt der dreieckig verbreiterte Wandbegleitschatten an, daß hier die Retraktilität der Lunge umschrieben durch Infiltration oder Dystelektase gestört ist. Dieser Pseudohochstand des

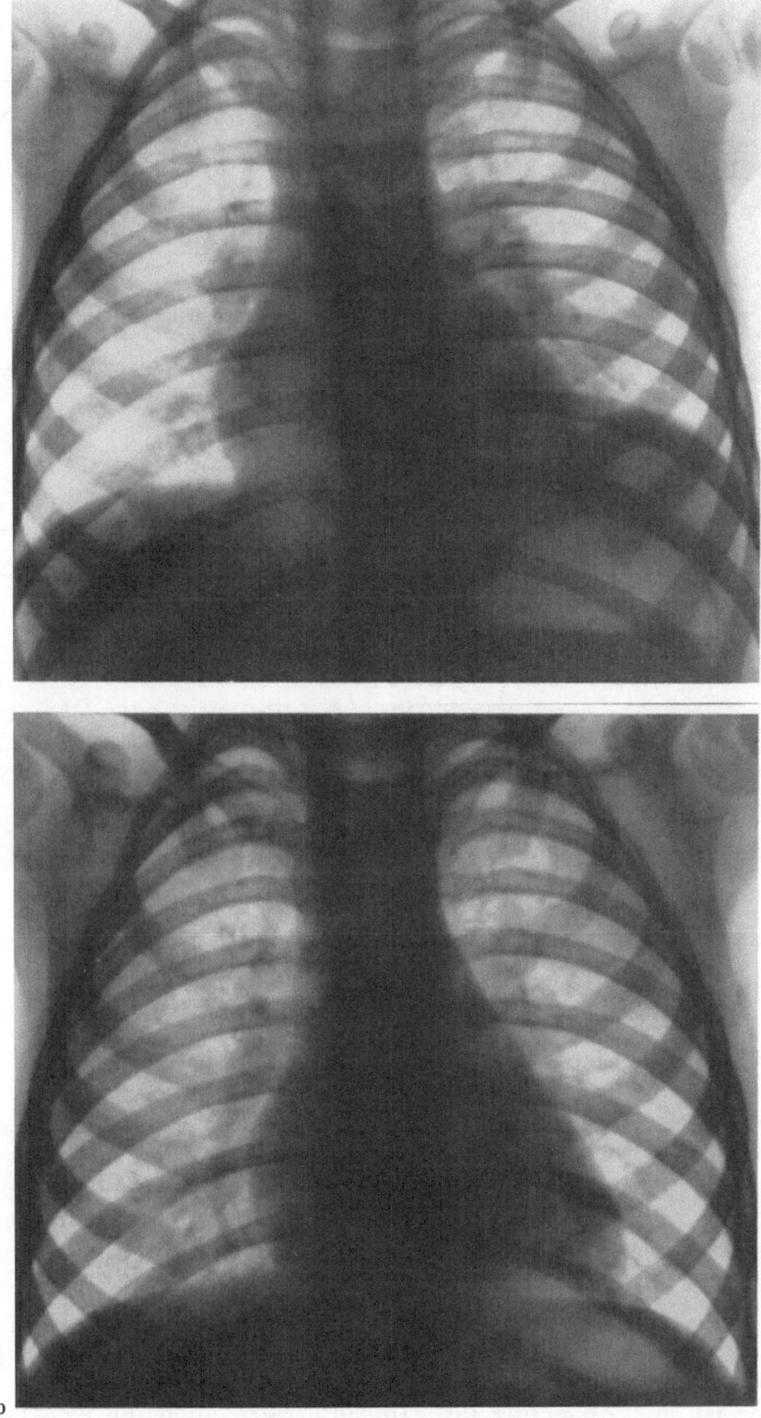

Abb. 6a u. b. Pleuritis diaphragm. tbc. exs. bei kindlicher Hilus-Tbc. (a), nach 5 Wochen abgeheilt (b)

Zwerchfells kann wochenlang vor Ausbildung des typischen klinisch-röntgenologischen Bildes eines größeren Pleuraergusses unverändert bestehen. Verabsäumt man bei der Untersuchung, durch Lagewechsel den Erguß auslaufen zu lassen, so zeigt erst die Verlaufsbeobachtung solcher Fälle, daß es sich um eine lokalisierte exsudative Pleuritis diaphragmatica und nicht um eine „transitorische Zwerchfellähmung“ gehandelt hat,

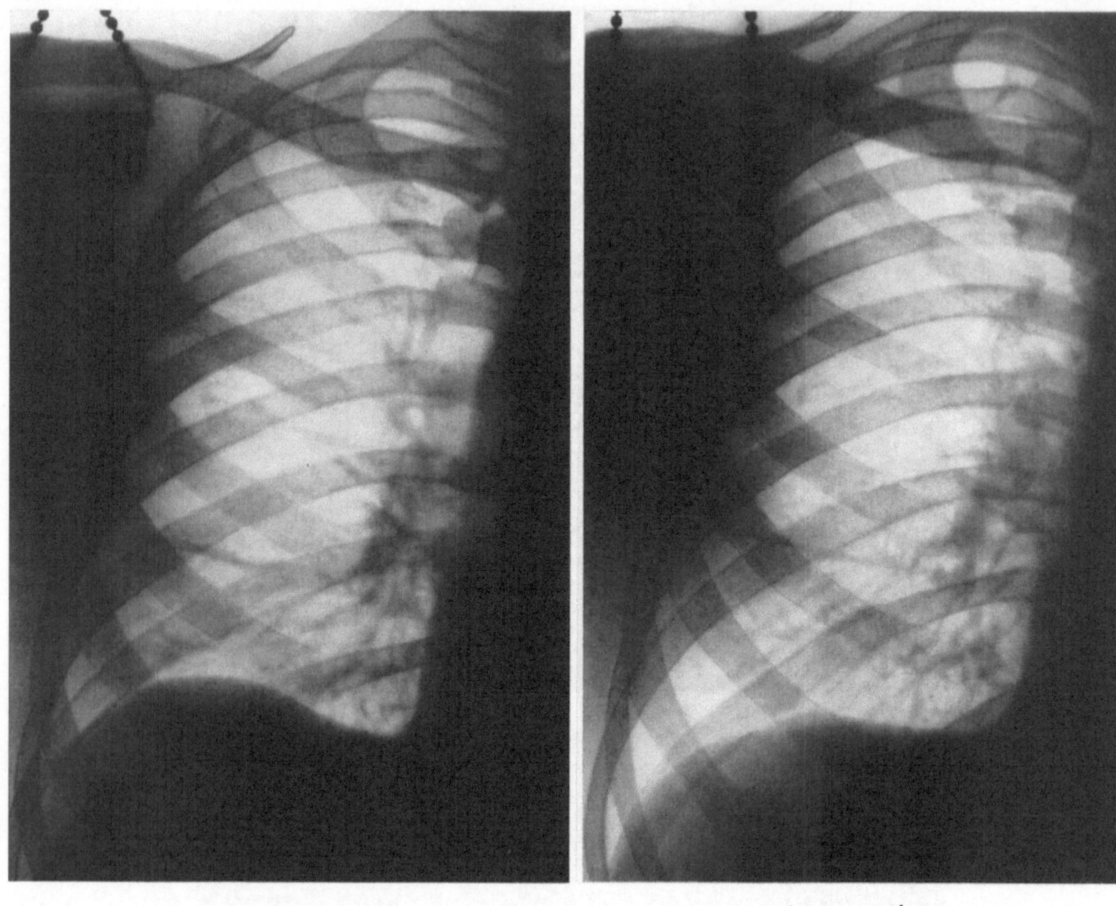

a b

Abb. 7a u. b. Basale Infarktpleuritis (Exsudat), Kuppe des „Zwerchfells" durch Erguß nach lateral verschoben (a), nach 4 Wochen abgeheilt (b)

wie man sie früher als präpleuritisches oder präpneumonisches Symptom anzunehmen leicht geneigt war.

Auch als Initialstadium der Lungentuberkulose (sog. Kaestlesches Zeichen) sollte oft eine vorübergehende einseitige Zwerchfellähmung vorkommen. Es ist sicher, daß auch dabei in der Regel ein Hochstand des Zwerchfells mit entzündlicher Bewegungseinschränkung nur durch die basale Pleuraexsudation vorgetäuscht worden ist. Im Beispiel der Abb. 6a und b ist dieser Nachweis leicht zu führen. Bei einer kindlichen Hilustuberkulose ist hier der Pseudohochstand der linken Zwerchfellhälfte ohne weiteres daran ablesbar, daß die Magenblase im linken Teilbild den wahren, normalen Zwerchfellstand angibt: Die Verbreiterung des sog. Zwerchfellbandes zwischen Magenblase und Lungenbasis kann nur durch ein diaphragmal lokalisiertes Pleuraexsudat bedingt sein; 5 Wochen später ist mit Abheilung des Hilusinfiltrates auch die exsudative Pleuritis diaphragmatica abgeheilt.

Solange das Basisexsudat in freier Kommunikation mit dem costalen oder mediastinalen Anteil des Pleuraraumes steht, also Verklebungen noch fehlen, ist es mittels Umlagerung und Auslaufenlassen leicht nachweisbar. Sind Rand- oder Teilverklebungen des fibrinreichen Exsudats eingetreten, wird die Diagnose schwierig oder auch unmöglich. Vor allem auf der rechten Seite sind entsprechende Veränderungen wesentlich schwerer zu erkennen, weil hier die Markierung der Zwerchfellunterfläche durch die Magenblase fehlt. Es gibt aber außer der Bewegungsstörung weitere indirekte Zeichen dafür, daß

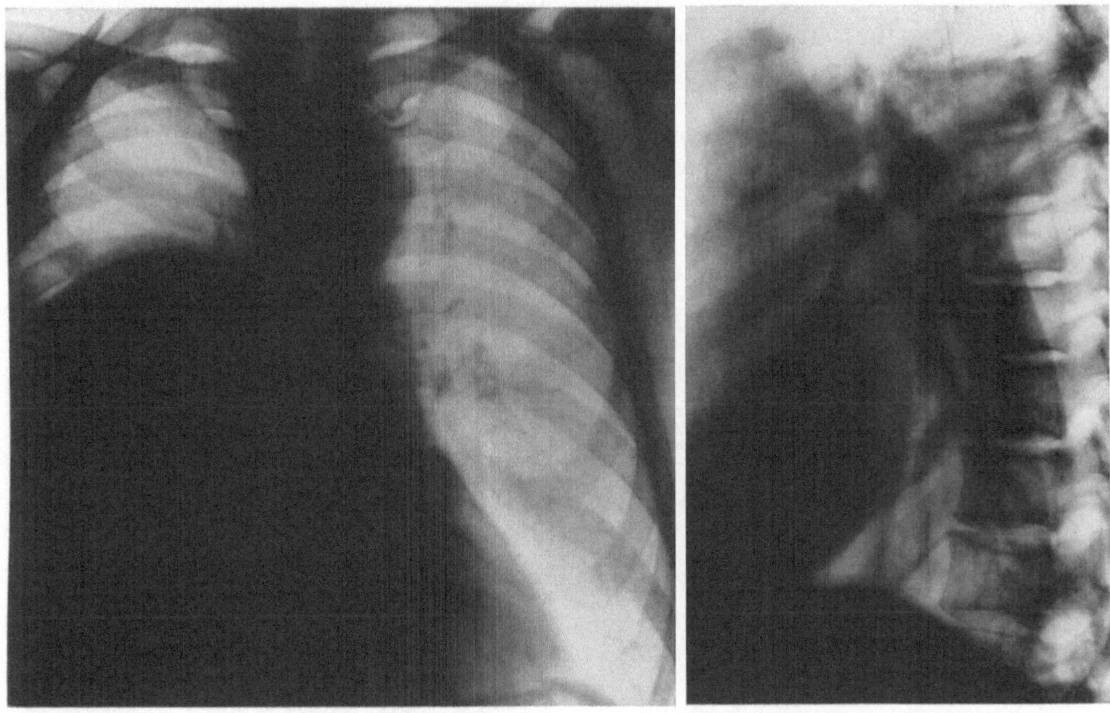

a b

Abb. 8a u. b. Großes tuberkulöses Basisempyem mit Pseudohochstand der rechten Zwerchfellhälfte

es sich dann nicht um einen Hochstand oder eine Buckelung des Zwerchfells handelt, sondern um ein diaphragmales Pleuraexsudat. Bei ruhiger Respiration ist nämlich die Kuppe des basalen Ergusses weiter nach lateral verschoben, als es der Zwerchfellkuppe darunter entspricht, wie Abb. 7a und b bei einer basalen Infarktpleuritis zeigen. Außerdem wird bei forcierter Exspiration der meniscusartig supradiaphragmal gelegene Erguß abgeflacht und tritt gelegentlich in den Randsinus über. Auf der linken Seite lassen sich auch recht kleine Ergüsse daneben noch dadurch leichter erkennen, daß der sog. Zwerchfellschatten sich über der Magenblase nicht nur verbreitert, sondern auch sichelartig verformt darstellt (DANIELLO, 1937; HESSÉN). Das normalerweise an der Peripherie breitere Schattenband des Zwerchfells wird durch den fixierten Erguß in der Kuppe verbreitert, am Rand relativ verschmälert. Die Diagnose wird sicher, wenn diese Sichelform inspiratorisch stärker ausgeprägt ist als im Exspirium; das ist durch die Flüssigkeitsverteilung über der inspiratorisch kleineren Zwerchfelloberfläche bedingt. Differentialdiagnostisch ist wichtig, daß sich umgekehrt beim Ascites das „Zwerchfellband" in der Inspiration verschmälert (ZUPPINGER). Im sagittalen Strahlengang bei aufrechter Position kann das basale Exsudat je nach Größe und je nach Zustand von Pleura, Lunge, Zwerchfell und Erguß sehr verschiedene Gestalt annehmen: lamellär, sichel- und meniscusartig (konkav-konvex, plankonvex oder bikonvex); einzelne Beispiele werden noch angeführt.

Wenn das diaphragmale Exsudat trotz Größenzunahme nicht in die Randsinus und den costo- oder mediastinoparietalen Pleuraraum übertritt, sondern infolge Verklebung oder Teilverschwartung basal aufgelagert bleibt, spricht man von einem *abgesackten* bzw. *umschriebenen diaphragmalen Pleuraexsudat.* Vor allem beim Empyem können exzessiv große, umschriebene Basisergüsse beobachtet werden, wie das Beispiel eines abgeklebten tuberkulösen Basisempyems der Abb. 8a und b wiedergibt. Hier wird die Lungenunterfläche durch das zur Kugelform tendierende Empyem stark eingebuchtet, so daß ein Pseudohochstand des tatsächlich flachen oder sogar nach unten durchgewölbten Zwerchfells resultiert. Diese Kontureinstülpung ist die Ursache für die pseudoparalytische

Bewegungsumkehr der Erguß- und Zwerchfellkontur bei solch großen Basisergüssen, die seit KIENBÖCK (1914) bekannt und durch UNVERRICHT (1921) erklärt ist. Die Form eines solchen Empyems ändert sich wegen der starken Innenspannung respiratorisch oder bei Lagewechsel nicht; bei einer Probepunktion ist eine Lungen- oder Leberverletzung kaum zu umgehen, weil hier die costalen Pleurasinus frei bleiben. In den meisten Fällen ist jedoch die Probepunktion nicht zur Diagnose des Exsudates nötig. Anamnestische Angaben im Sinne einer unter Umständen lange Zeit zurückliegenden Neuralgia phrenica, Lateralverschiebung der Kuppe des hochstehenden „Zwerchfells" und vor allem die

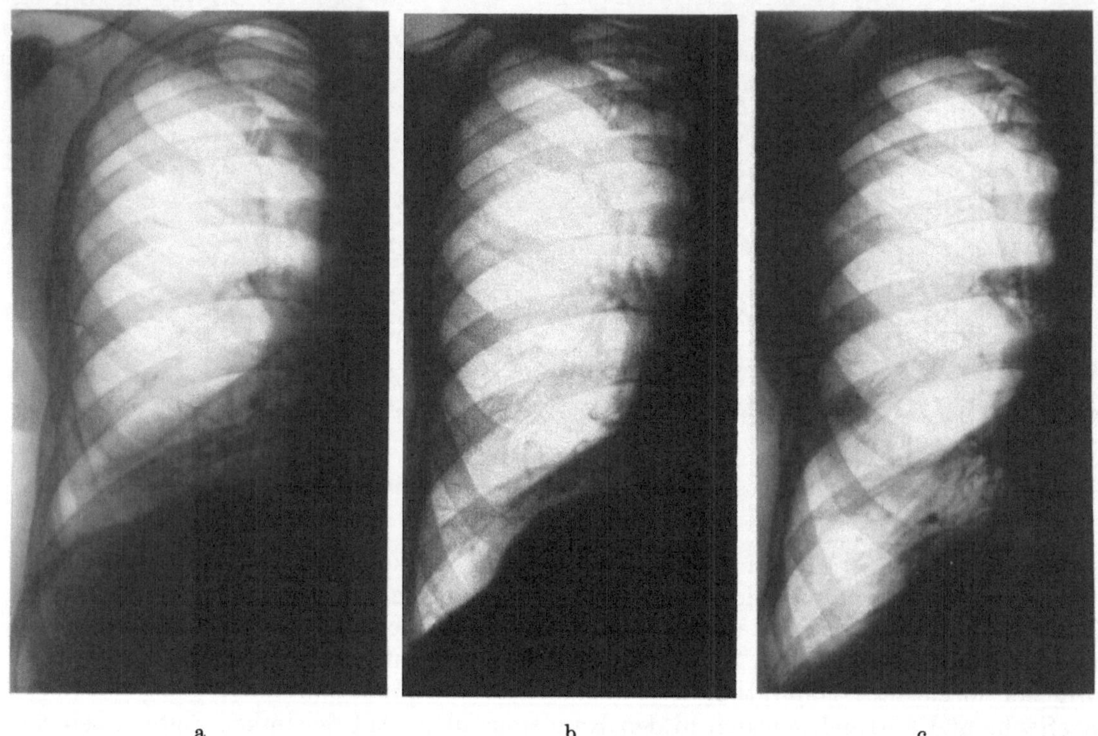

Abb. 9a—c. Pleuritis diaphragm. bei Unterfeldinfiltrat. Entwicklung zum umschriebenen Exsudat in Form eines „anteromedialen Zwerchfellbuckels"

gestörte diaphragmale Respirationsbewegung sind meist genügende Hinweise, wenn auch die später im Zusammenhang erörterten diagnostischen Kriterien des umschriebenen Ergusses (vgl. S. 521) an der diaphragmalen Pleura weniger eindeutig sein müssen.

Die Störung der Zwerchfellbewegung einer Seite durch die exsudative Pleuritis ist obligat. Wenn sie zur echten Bewegungsumkehr (Waagebalkenphänomen) mit kymographisch registrierbaren paradoxen Zacken gesteigert ist, kann man immer auf ein besonders großes epiphrenisches Exsudat oder Empyem schließen, wobei dann oft genug eine echte entzündliche s. muskuläre Lähmung des Zwerchfells hinzugetreten ist.

Ein diaphragmales Restexsudat kann auch Teilerscheinung einer verklebenden costoparietalen Pleuritis sein, so daß sich in derartigen Fällen neben dem über dem Zwerchfell abgesackten Teilexsudat noch weitere abgesackte Exsudate an der Thoraxwand umschrieben finden. Andererseits kann sich mitunter nicht die ganze Oberfläche einer Zwerchfellhälfte von einem Restexsudat bedeckt zeigen, sondern nur ein diaphragmaler Sektor. Seine Überlagerung bedingt dann Konturbuckel, die differentialdiagnostisch große Schwierigkeiten verursachen können. Das gilt besonders für abgekapselte Ergüsse im anteromedialen Prädilektionsbereich der partiellen Zwerchfellrelaxation. Im Beispiel der Abb. 9a—c hat sich ein zuerst hemidiaphragmales Exsudat mit gerade erkennbarem

Übertritt in den Randsinus später unterhalb der Lungeninfiltration umschrieben anteromedial abgesprengt. Hier ist auch am Ende der Beobachtungsserie der „Zwerchfell"-Buckel noch erhalten und kann dann — bei Unkenntnis der früheren Befunde — leicht mit einer partiellen Zwerchfellrelaxation, einem Netzbruch oder einem Perikarddivertikel verwechselt werden. Ist der abgesackte Erguß weiter lateral oder in den Sinus lokalisiert, so ist die Differentialdiagnose viel leichter.

Seit den Untersuchungen von LENK (1929), RIGLER (1931), LAURELL (1935) ist bekannt und durch HESSÉN nachdrücklich bestätigt, daß ein Pleuraerguß sich fast immer allein oder zunächst unter der Lungenbasis ansammelt, ohne — wie das Exsudat der sekundären Pleuritis diaphgramatica infolge paraphrenischer Entzündungsprozesse — von den entzündeten basalen Pleurablättern selbst herzurühren. Es sollte daher im Sinne klarer Definitionen in allen solchen Fällen nicht von einer Pleuritis diaphragmatica, sondern besser von einem *infrapulmonalen Pleuraerguß* gesprochen werden (HAUBRICH, 1959). Damit ist die Tatsache neutral ausgedrückt, daß hier der Erguß zwar wie bei einer echten Pleuritis diaphragmatica über dem Zwerchfell lokalisiert, aber mit Wahrscheinlichkeit von der gesamten Pleurafläche produziert ist. Das trifft für alle Transsudate, aber auch für viele Exsudate zu. Röntgenologisch allein läßt sich die exsudative Basispleuritis nur manchmal und nach indirekten Zeichen vom basal lokalisierten Anfang einer allgemeinen Pleuraexsudation trennen, die wiederum nur indirekt vom infrapulmonalen Transsudat unterschieden werden kann. Fehlen klinisch und röntgenologisch die Zeichen eines der basalen Pleura benachbarten Entzündungsprozesses im Brust- oder Bauchraum, dann kann es sich bei einem infrapulmonalen Erguß also sowohl um ein Exsudat als auch um ein Transsudat handeln. Klinisch ist zur Differenzierung die Probepunktion entscheidend, zumal die Anamnese versagen kann und die Seitenverteilung der Ergüsse in dieser Hinsicht recht uncharakteristisch ist. Zwar sind Transsudate häufiger beidseitig als einseitig, doch oft rechts stärker oder allein ausgeprägt; die zahlenmäßig ja ganz überwiegenden spezifischen Pleuraexsudate sind rechts gleichfalls häufiger, im Gegensatz zu den selteneren rheumatischen Pleuraexsudaten.

Röntgenologisch ist der wichtigste Anhalt für die Diagnose eines infrapulmonalen Transsudates darin gegeben, daß die respiratorische Zwerchfellbewegung gar nicht oder doch weniger als beim infrapulmonalen Exsudat gestört ist. Das gilt insbesondere für die basalen Ergüsse kardialen, nephrischen oder tumorösen Ursprungs, wo ja von einer entzündlichen Beteiligung des Zwerchfells oder der basalen Pleurablätter im eigentlichen Sinne nicht gesprochen werden kann.

Die Lokalisation dieser Ergüsse unter der Lungenbasis wird durch physikalische Gesetzmäßigkeiten bestimmt, wie schon erwähnt ist. Bei freier Kommunikation aller Abschnitte des Pleuraraumes wird in aufrechter Körperstellung jede interpleurale Flüssigkeit infolge der Schwerkraft und der an den unteren Lungenpartien größten Retraktilität basal angesammelt und zwischen Zwerchfell und Lungenbasis (durch Capillarattraktion) gezogen, weil hier der Pleurainnendruck „am stärksten negativ" ist. Hier täuscht der Erguß dann einen Zwerchfellhochstand vor, bis durch infiltrative oder dystelektatische Änderungen der Lungenretraktilität, durch Überschreiten einer bestimmten Volumengrenze oder durch diagnostische Kippstellung, Seiten- oder Rückenlagerung und damit Druckerhöhung im basalen Pleuraraum der infrapulmonale Erguß in die Zwerchfellsinus oder mediastino- bzw. costoparietalen Abschnitte des Pleuraraumes überfließt und einen typischen Brustwandbegleitschatten entstehen läßt — ganz so, wie wir es bereits bei der Vergrößerung des zunächst nur basalen Exsudats einer primär diaphragmalen Pleuritis gesehen haben.

Seit wir gelernt haben, die orientierende Röntgendurchleuchtung des Thorax durch die gezielten Maßnahmen dieser Umlagerungen zu ergänzen, besteht kein Zweifel mehr daran, wie häufig früher der infrapulmonale Erguß verkannt worden ist (CINCOTTI u. Mitarb., 1948; HESSÉN; FRIEDMAN, 1954; JONES, 1948; WACHTLER, 1954; WILSON, 1955; ZUPPINGER). So ist es keine Theorie mehr, daß alle freien Pleuraergüsse sich zunächst

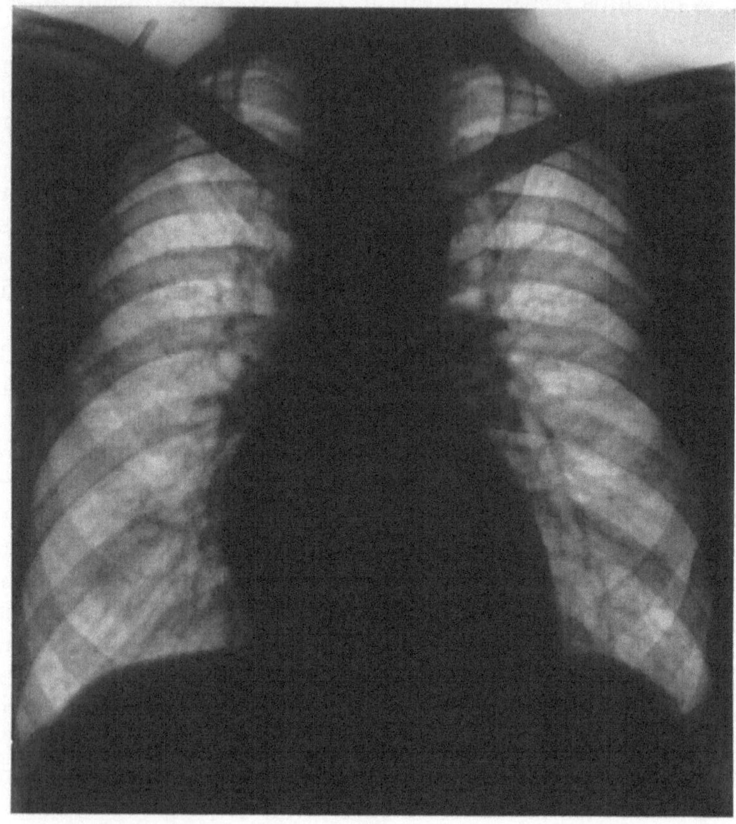

10a

Abb. 10a u. b. Kleines basales Transsudat beiderseits, in den Sinus austretend (a), nach 4 Wochen abgeheilt (b)

lamellär oder meniscusartig über dem Zwerchfell ansammeln, bis sie über eine gewisse — vom Zustand der Randpleura und dem Retraktionsvermögen der Lungen abhängende — Größe hinaus zu dem auch klinisch-physikalisch erfaßbaren Bild des sog. klassischen Sinus- oder Mantelergusses führen. Danach ist die in aufrechter Körperhaltung sichtbare Abrundung und Verschattung der Zwerchfell-Rippenwinkel (Abb. 10a) nicht länger mehr ein klinisches oder röntgenologisches Frühsymptom, sondern bei den meisten Pleuratranssudaten und vielen -exsudaten ein Spätsymptom. Eine einseitige Winkelverschattung bei gleichzeitigem „Hochstand" der betreffenden Zwerchfellhälfte ist leichter als gerade austretender infrapulmonaler Erguß zu deuten als der gleiche Befund bei einem beidseitigen Transsudat wie in Abb. 10a, wo erst retrospektiv das Kontrollbild nach 4 Wochen den wahren Zwerchfellstand erkennen läßt (Abb. 10b). Solche urämischen Transsudate pflegen wie viele carcinogene und die meisten kardialen Transsudate zu Anfang einen beiderseitigen Zwerchfellhochstand vorzutäuschen. So werden bei Geschwulstkrankheiten oft ein beidseitiger „Zwerchfellhochstand" nicht durch einen Ascites und ein einseitiger „Hochstand" nicht durch eine Metastasenleber oder eine Phrenicuslähmung, sondern durch entsprechende infrapulmonale Ergußansammlungen bedingt. Und gerade bei Herzdekompensation kann man oft erleben, daß ein sog. transitorischer Zwerchfellhochstand sich als beidseitiger Basiserguß entlarven läßt. Beidseitige Plattenatelektasen in den unteren Lungenabschnitten korrespondieren damit und sind ein empfindlicher Anzeiger für die oft nur geringe Störung der Zwerchfellbeweglichkeit. Auch bei kongenitalen Herzfehlern sind infrapulmonal lokalisierte, aber freie Transsudate nicht selten. Die gleichen Beobachtungen treffen für den traumatischen Hämotothorax zu, während der

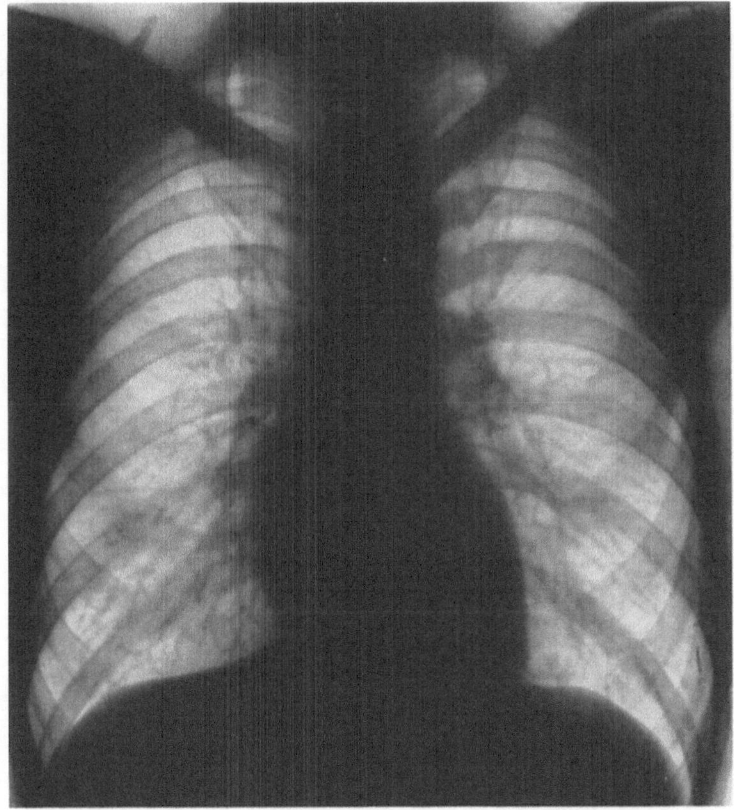

Abb. 10b

Entstehungsmechanismus der basalen Ergüsse bei Ovarialtumoren (Meigs-Syndrom) wahrscheinlich noch andere Faktoren einschließt.

Wenn bei weiterer Flüssigkeitsbildung der Erguß vom Randsinus aus parietal hochsteigt, ist das ,,klassische" Bild des Pleuraergusses gegeben — dem nicht anzusehen ist, daß er zunächst allein infrapulmonal gelegen hat (Abb. 11a und b). Hier wie in vielen anderen Fällen kann der infrapulmonale Erguß mehrere Wochen isoliert über dem Zwerchfell liegen bleiben, ganz ähnlich wie manche Exsudate bei der diaphragmalen Pleuritis. Aber auch danach bleibt wahrscheinlich oft der Hauptteil des Ergusses über dem Zwerchfell lokalisiert, wobei die basalen Lungenabschnitte stärker komprimiert werden. Oft drückt sich das im Röntgenbild in einer Stufenbildung des Ergußschattens an der Thoraxwand aus, wie später noch gezeigt wird. Klinisch ist wichtig, daß die Dyspnoe beim Aufsteigen des Ergusses kaum stärker oder sogar schwächer werden kann als beim großen, isoliert basalen Erguß. Außerdem ist auffällig, daß bei der Resorption großer, costal ausgetretener Transsudate nicht nur die interlobären, sondern auch die infrapulmonalen Ergußanteile oft am längsten bestehen bleiben. Sie behalten dann vielfach wie abgesackte, peripher verklebte Ergüsse viele Monate lang gleiche Größe, ohne daß ihre Verbindung zum costalen Pleuraspalt unterbrochen wäre.

Im allgemeinen kapseln sich infrapulmonale Exsudate natürlich rascher ab als gleiche Transsudate. Je länger ihre gewölbte Begrenzung erhalten bleibt, um so eher sind Restexsudate innerhalb der Randverschwartung zu vermuten. Mitunter kommt man bei der Verdachtsdiagnose solcher Zustände nicht um die Probepunktion herum, die dann gezielt vor dem Leuchtschirm durchzuführen ist und schlagartig das abgekapselte Basisempyem als Ursache unklarer septischer Zustände bei sonst ganz normalem Lungenbefunde aufdecken kann.

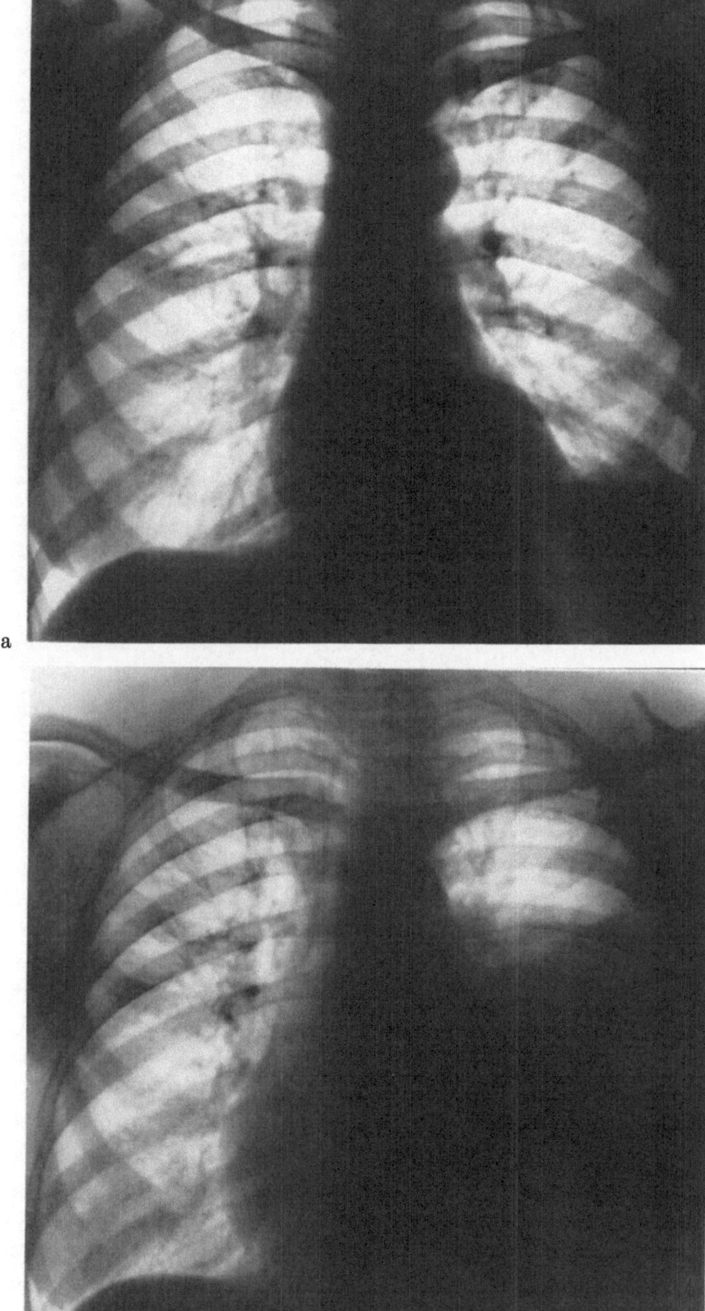

Abb. 11a u. b. Pseudohochstand der linken Zwerchfellhälfte durch basal angeordneten Erguß (a), Entwicklung zum typischen „costalen“ Erguß nach 5 Wochen (b)

2. Basal-sinuöser Pleuraerguß

Das „normale“ Sagittalbild des Thorax in aufrechter Stellung läßt einen Pleuraerguß erst dann erkennen, wenn er den Zwerchfellrippenwinkel ausfüllt, von der infrapulmonalen Anfangslokalisation also in einen Sinus des Zwerchfellrandes ausgetreten ist. Diese sog. Sinuspleuritis oder besser der *baso-sinusöse Erguß* ist, wie schon dargelegt, jedoch kein Anfangsstadium mehr. Der Erguß ist dann vielfach bereits 300—400 cm^3

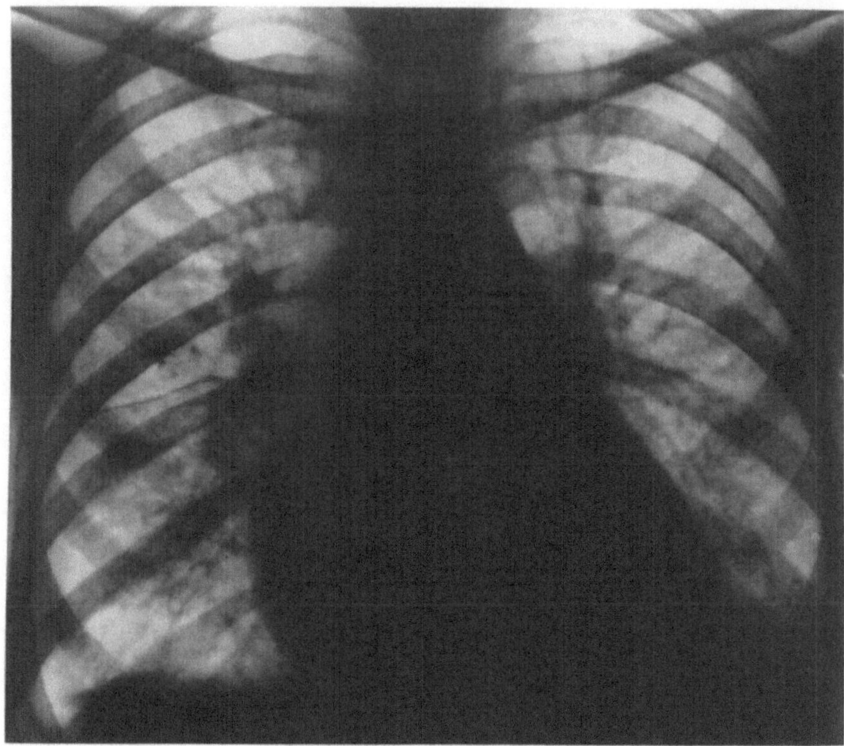

Abb. 12. „Kleine“ Winkelergüsse bei freiem kardialem Transsudat

groß. Die sichtbare Ergußverschattung im seitlichen Zwerchfellrippenwinkel wird durch den kleinsten Ergußanteil bedingt; ein etwas größerer Teil bleibt im allgemeinen infrapulmonal liegen. Man darf in solchen Fällen also nicht von einem „kleinen“ Pleuraerguß sprechen, auch wenn er perkussorisch und auskultatorisch gerade erst nachweisbar geworden ist. Charakteristisch ist für das Röntgenbild, daß die obere Grenze des Winkelergusses unscharf in die Lungenaufhellung übergeht und zum seitlichen Thoraxrand leicht ansteigt (Abb. 12). Scharfrandige Ausfüllung des Zwerchfellrippenwinkels pflegt anzuzeigen, daß der Erguß nicht mehr „frei“, sondern am Rand verklebt oder sogar zur Schwiele umgewandelt ist. Wichtig ist, daß sich bei der Durchleuchtung ein freier Erguß mit seinem oberen Rand respiratorisch parallel verschiebt, während bei Adhäsionen eine Pendelbewegung resultiert, weil die Winkelverschattung am Übergang auf die laterale Thoraxwand inspiratorisch in gleicher Höhe bleibt oder nicht so tief tritt wie der mediale Randanteil. Entscheidend ist jedoch die Prüfung der Beweglichkeit mittels Umlagerung des Kranken. Verschiebt sich in *Seitenlage* (HESSÉN) oder *Kippstellung* — nach ZUPPINGER am besten in etwa 60° — die Verschattungsgrenze oder schwindet die Sinusverschattung in Rückenlage ganz, dann handelt es sich um einen freien Erguß. Nicht nur Transsudate, sondern auch Exsudate verhalten sich so, solange sie nicht abgeklebt sind (LENK, 1929). Ein Beispiel zu dieser Lageverschieblichkeit gibt Abb. 13a—c an einem schon etwas größeren Erguß. Hier tritt die in aufrechter Stellung seitlich nur wenig höher hinaufreichende Ergußverschattung in rechter Kippstellung weiter an der lateralen Thoraxwand hoch, während gleichzeitig die parakardialen Ergußanteile kleiner werden und den überlagerten Hilusbereich freigeben. Umgekehrt läuft in linker Kippstellung der rechtsseitige Erguß mehr in den mediastinalen Teil des Pleuraraumes aus und gibt einen größeren Teil der lateralen Thoraxwand frei; hier zeigt eine Stufenbildung an, daß der Erguß über dem komprimierten oder dystelektatischen Unterlappen breiter ist. Diese Lageverschiebung wird dadurch begünstigt, daß das Zwerchfell in Schräg-, Seiten- oder

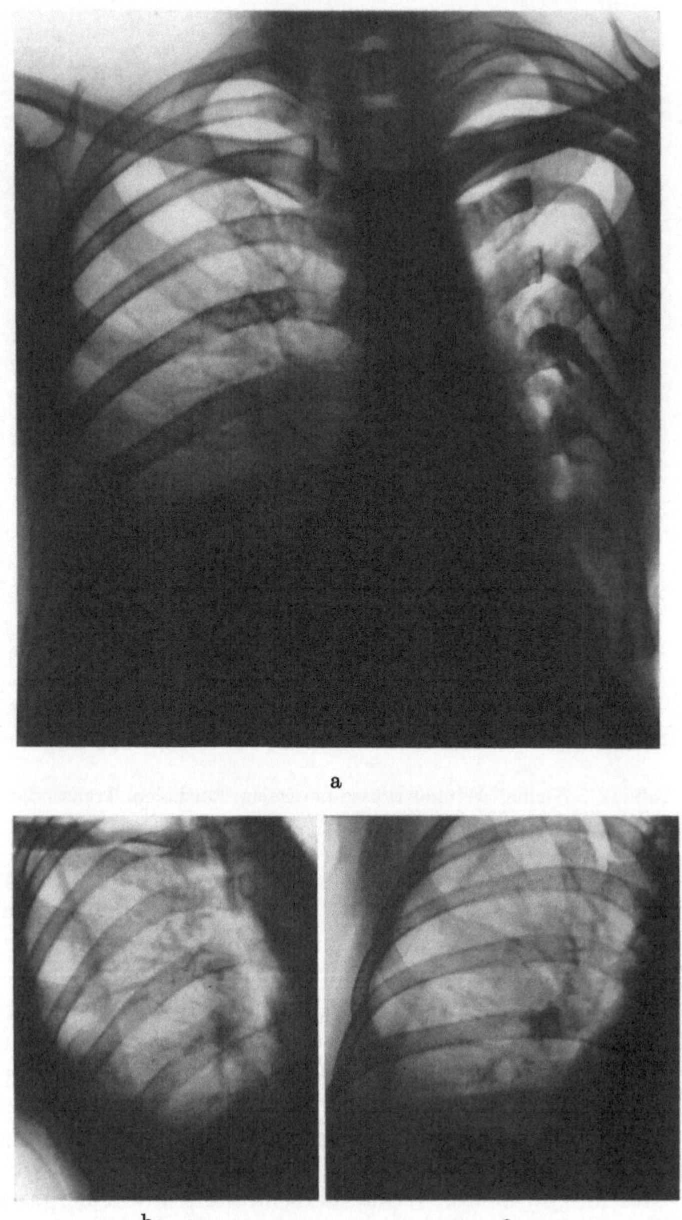

Abb. 13a—c. Lageverschieblichkeit eines mittelgroßen freien Pleuraergusses (a) in Kippstellung (b, c)

Rückenlage höher tritt und der infrapulmonale Pleurainnendruck ansteigt, was dazu beiträgt, den unter der Lungenbasis gelegenen größten Ergußanteil in den parietalen Pleuraraum abfließen zu lassen.

Ein sinuöser Ergußanteil muß sich nach den eingangs erörterten Gesetzmäßigkeiten in aufrechter Position zuerst im lumbalen Sinus des Pleuraspaltes darstellen (Abb. 14a und b), von wo er in Rückenlage (horizontaler Strahlengang) dorso-costoparietal austritt. Bei Zunahme des freien Ergusses wird dann auch der laterale, später der ventrale bzw. sternale Sinus ausgefüllt. Eine vorwiegende oder alleinige Ergußverschattung im vorderen Abschnitt des pleuralen Randsinus spricht daher für Adhäsionen in den anderen Sinusanteilen (Abb. 15a und b) oder für Parenchymprozesse der Lunge. Vorangegangene Pleuritiden modifizieren die Verteilung des frischen Sinusergusses vielfältig; ein Beispiel gibt Abb. 16a und b wieder.

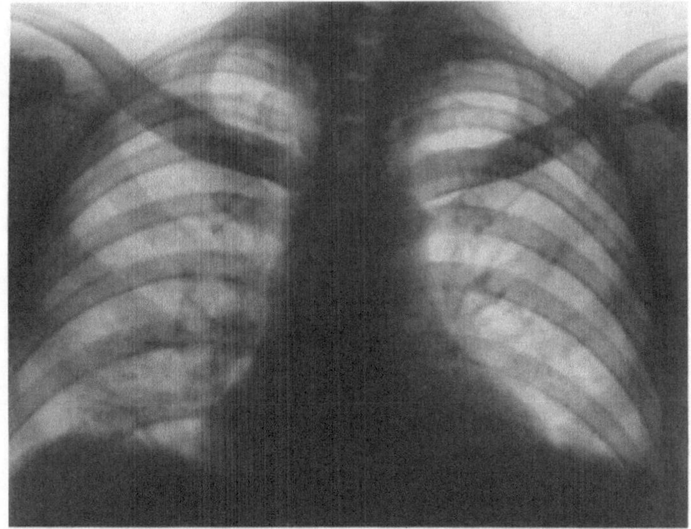

a

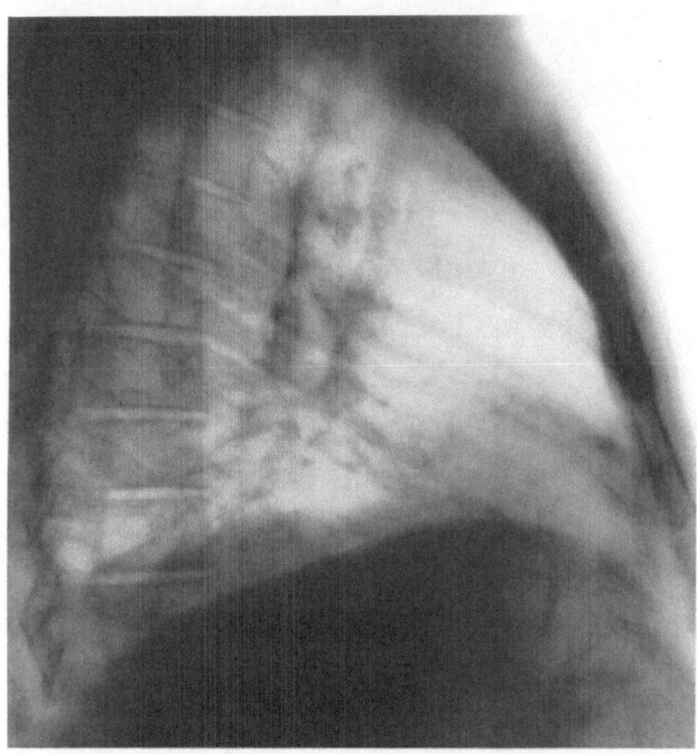

b

Abb. 14a u. b. Basal-sinuöser Pleuraerguß links

Wo begleitende oder von einer früheren Pleuritis herrührende Adhäsivprozesse zwischen den Pleurablättern der Lungenbasis und des Zwerchfells bestehen, hat der infrapulmonale Ergußanteil lamelläre oder sonstwie vom „Meniscus" abweichende Form oder fehlt ganz, so daß ein echter, allein sinuöser Erguß vorliegt. Abb. 17 ist dafür ein Beispiel, und über die röntgenologische Differenzierung des partiell abgekammerten Ergusses von der Schwarte und vom freien Sinuserguß ist schon gesprochen. So ist in Abb. 18a und b die respiratorische gute Verschieblichkeit ein Beweis für die Mobilität des sinuös und

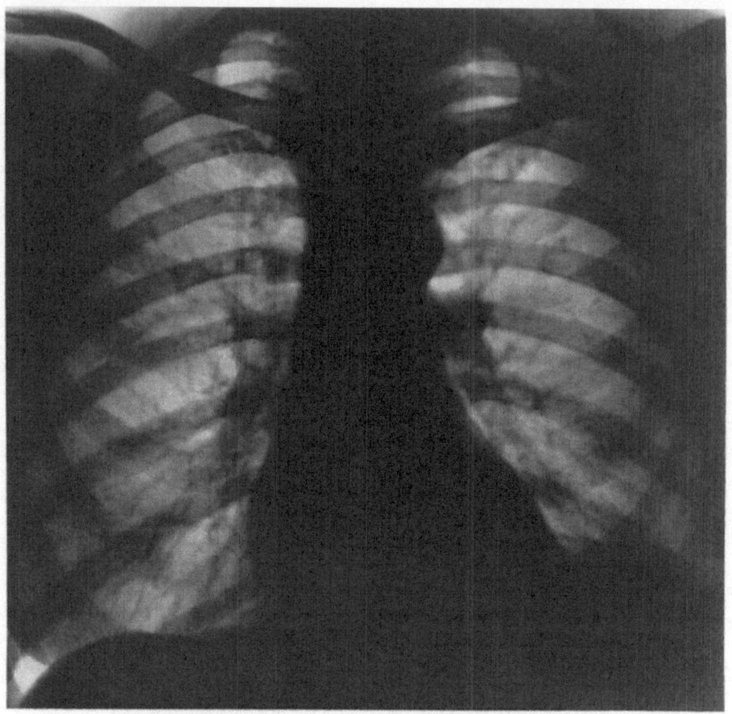

a

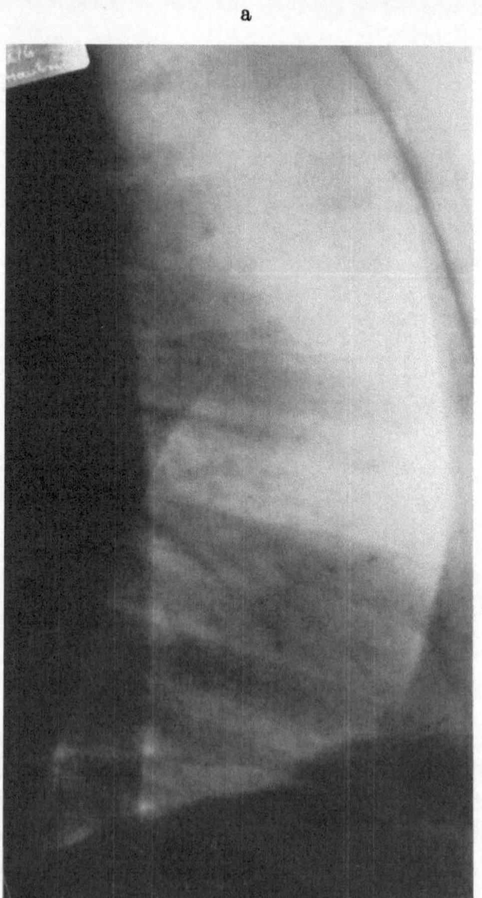

b

Abb. 15a u. b. Sternal-sinuöser Ergußanteil bei mittelgroßem infrapulmonalem Pleuraerguß

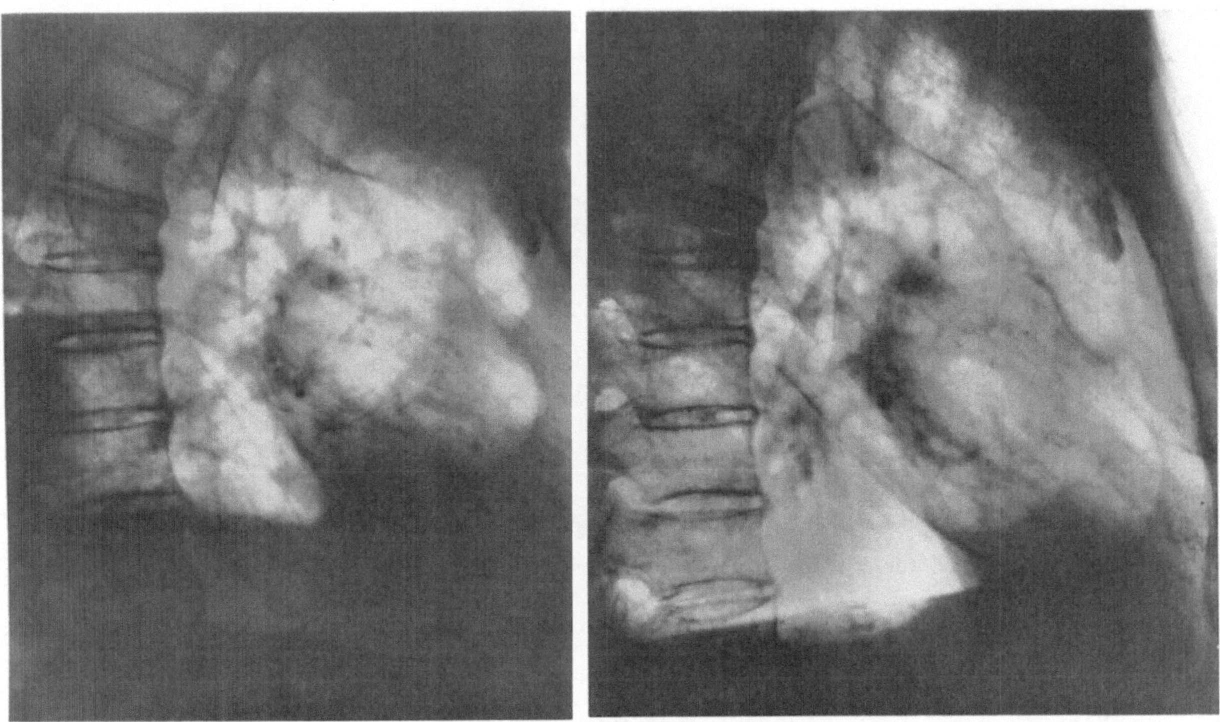

a b

Abb. 16a u. b. Basal-sinuöser Pleuraerguß mit z.T. freien sternalen und interlobären Portionen (a), nach 2 Wochen (b)

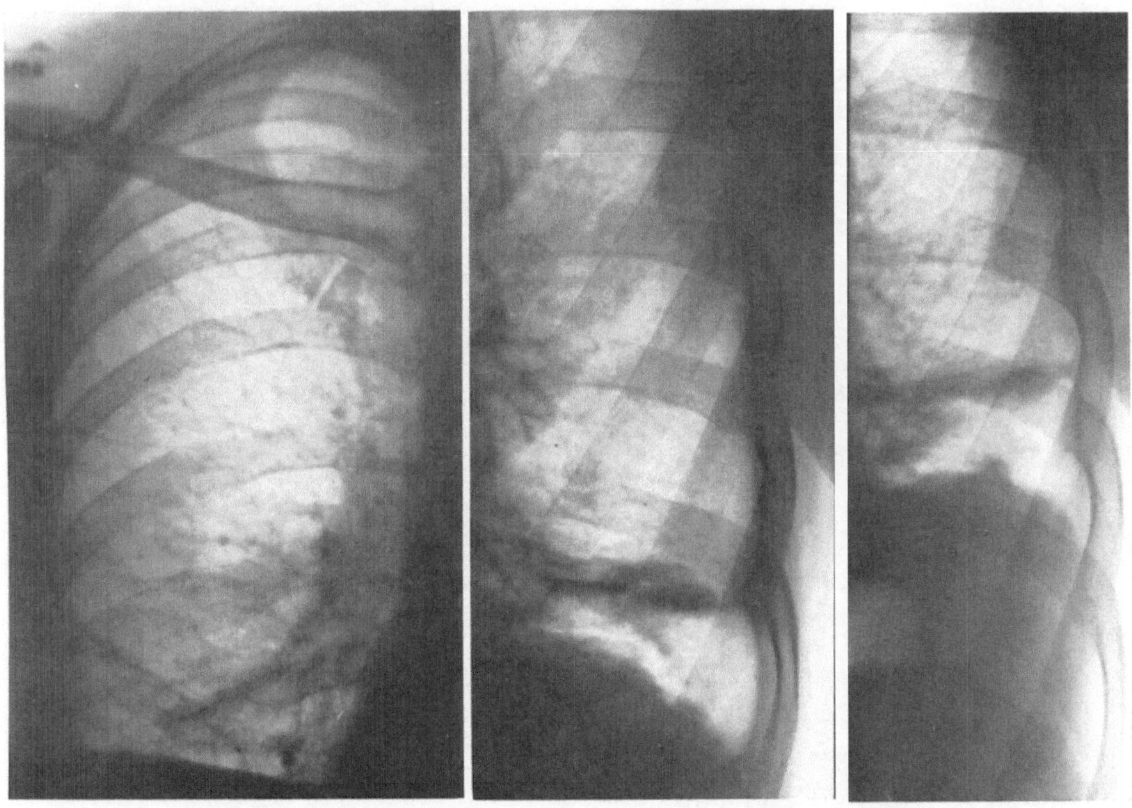

Abb. 17 Abb. 18a und b

Abb. 17. Kleiner postpneumonischer, z.T. fixierter Sinuserguß rechts

Abb. 18a u. b. Sinuös und costoparietal ausgetretener freier Erguß in Inspiration (a) und Exspiration (b)

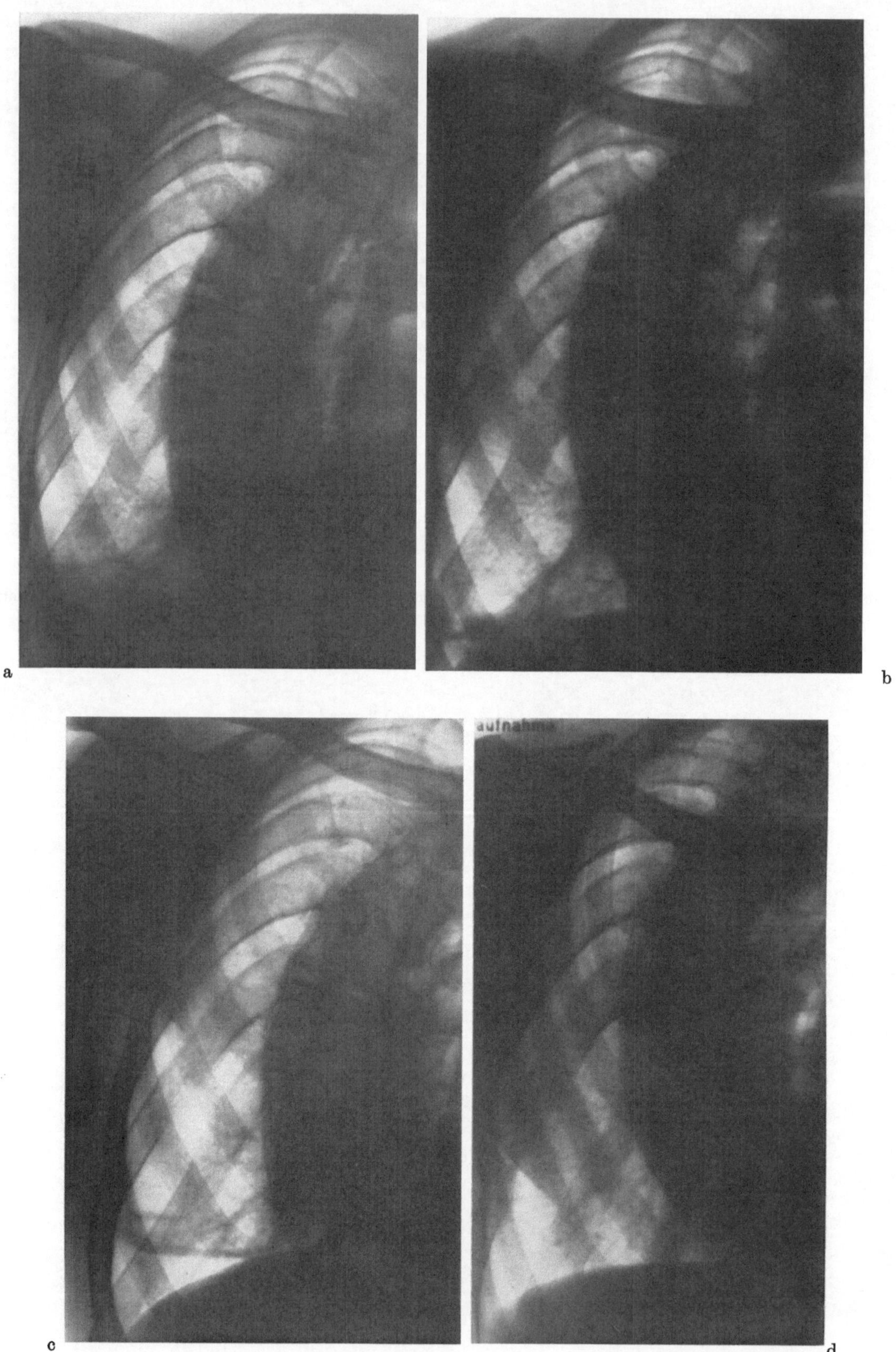

Abb. 19a—d. Basale Pleuropneumonie mit Abheilung zur Sinusschwarte in 9 Monaten, s. Text

costal ausgetretenen und in Richtung einer basalen Streifenatelektase der Lunge deformierten Ergusses. Durch gleichzeitige pneumonische Infiltrationen in der Lungenbasis wird der Sinuserguß teilweise überdeckt, im Nachbargebiet der Infiltration deformiert und später leicht zur umschriebenen Pleuraschwarte umgewandelt, wie die Verlaufsserie von Abb. 19a—d zeigt.

3. Der costoparietale Pleuraerguß

Nur wenn der infrapulmonale Anteil des Pleuraspaltes bereits von einer früheren Erkrankung her verklebt ist, kann man von einem costoparietalen Pleuraerguß im strengeren Sinne sprechen. Sonst handelt es sich beim freien, großen Transsudat und Exsudat um einen „basocostoparietalen" Erguß, und nur der parietal abgeklebte Rest

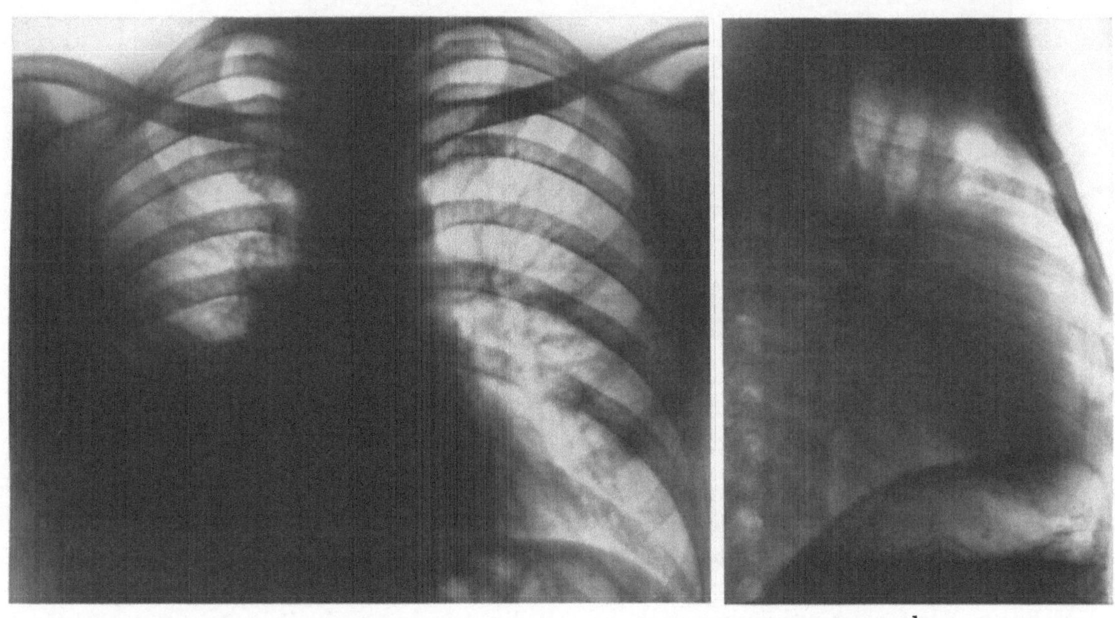

a b

Abb. 20a u. b. Typisches Bild des großen freien Pleuraergusses (s. Text)

eines früher normal lokalisierten freien Ergusses und das primäre, umschrieben parietal entstandene Exsudat dürften costoparietal genannt werden.

Nach allgemeinem Sprachgebrauch ist der klinisch-physikalisch faßbare, große Pleuraerguß also *costoparietal* lokalisiert. Er bietet in der sagittalen und frontalen Übersichtsaufnahme ein typisches Bild (Abb. 20a und b).

Die Ergußverschattung steigt bei sagittalem Strahlengang mit abnehmender Dichte seitlich an und setzt sich vielfach mit einem Wandbegleitschatten bis an oder über die Lungenspitze fort. Die obere Zwerchfellgrenze ist nicht mehr zu differenzieren und wird auch im Seitenbild nicht mehr markiert, wie das rechte Teilbild zeigt. Gleichzeitig aber wird deutlich, daß hier im frontalen Strahlengang die dichteste Ergußverschattung hinten liegt und auch hinten am höchsten ansteigt. Nur im Thoraxübersichtsbild mit d.v. Strahlengang scheint also die Ergußverschattung dem klassischen Perkussionsbefund mit der Ellis-Damoiseauschen Begrenzungslinie zu entsprechen. Tatsächlich ist jedoch in Abhängigkeit von der Schwerkraft und dem Retraktionsvermögen der Lunge der von der Lungenunterfläche ausgetretene Erguß hinten und unten am stärksten, um nach seitlich, oben und vorn kontinuierlich geringer zu werden. Für das Seitenbild finden die Röntgenstrahlen die größte Schichtdicke hinten, für das Übersichtsbild seitlich. Alle übrigen Anteile des Ergußmantels der Lunge werden von den Röntgenstrahlen „vergessen" oder infolge der Transparenz der umhüllten Lunge relativ zu schwach gebildet. Nur durch die röntgenoptischen Projektionsbedingungen scheint der Erguß im Übersichtsbild seitlich

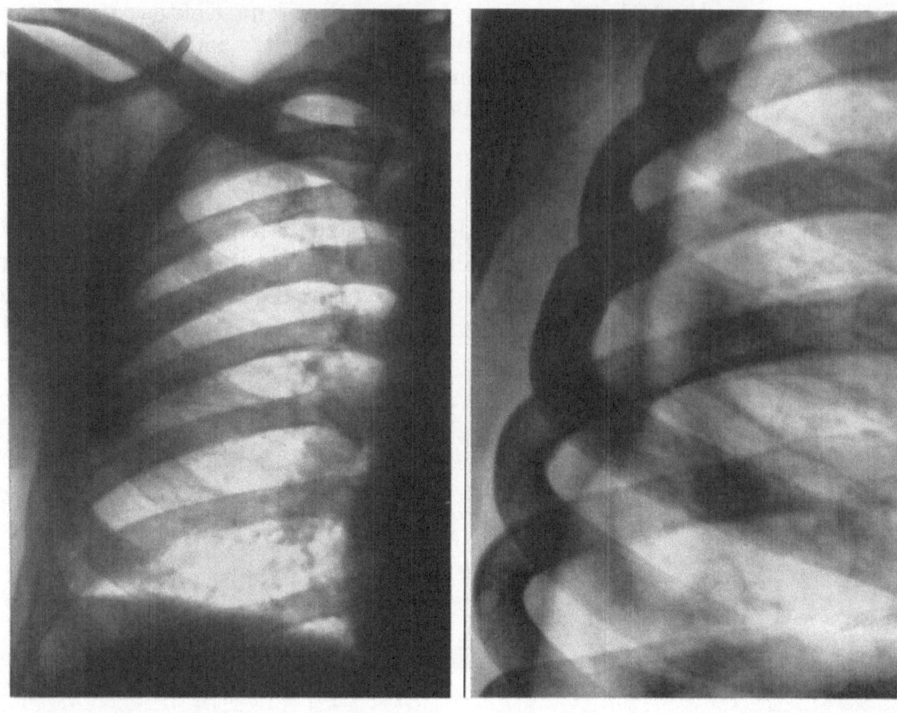

Abb. 21a u. b. Lamellär-costale Pleuritis mit diaphragmalem und interlobärem Anteil, im Stehen (a) und Liegen (b)

am stärksten zu sein, medianwärts sehr rasch abzunehmen und im Seitenbild fast ausschließlich hinten zu liegen; daß die basalen Ergußanteile immer die stärksten Verschattungsgrade bedingen, bleibt davon unberührt. Lediglich in einer etagenartigen Serie von Transversaltomogrammen käme die wahre Ergußverteilung auch zur bildgerechten Darstellung. Vergegenwärtigt man sich jedoch die genannten Bedingungen für die Entstehung der Ergußabbildung bei den üblichen Strahlengängen, dann bedarf man dieses Hilfsmittels nicht, um zu erkennen, daß die im Röntgenbild und bei der Durchleuchtung sichtbare Ergußverschattung nur mittelbare Schlüsse auf die Anordnung des Ergusses gestattet. Dazu kommt, daß die meisten Ergüsse mit mehr oder minder großem Anteil in den Interlobärspalt hineinreichen. Die schräge Lage des interlobären Hauptspaltes von oben hinten nach vorn unten mit spiraligem Verlauf seiner costalen Grenze trägt dazu bei, die obere Verschattungsgrenze im normalen Thoraxbild unscharf werden zu lassen und die Projektionsbedingungen zu komplizieren.

Bei Änderung der Lungenretraktilität etwa durch Infiltration oder Atelektase oder bei adhäsiver Behinderung der freien Beweglichkeit wird diese typische Ergußverteilung mit zahllosen Variationsmöglichkeiten abgeändert. Der Begleitschatten an der Thoraxwand, als Teilerscheinung des größeren freien Pleuraergusses bereits besprochen, kann führendes Symptom bei der sog. *lamellären* Pleuritis mit kleinem Erguß werden (FLEISCHNER, 1927; INOUYE, 1937), für die Abb. 21a und b ein Beispiel wiedergibt. Hier ist im Übersichtsbild nur im mittleren Abschnitt der Thoraxwand ein schmaler Ergußschatten zu sehen, doch in Rückenlage wird der lamelläre Begleitschatten bei leichter Drehung in allen Wandhöhen gut sichtbar. An der Lappengrenze verbreitert er sich mit stumpfem Winkel medianwärts, in Richtung auf einen kleinen interlobären Ergußanteil hin, der als zarter Streifenschatten sichtbar wird. Dieser lamelläre Ergußschatten unterscheidet sich von dem gelegentlich bei Fettleibigen sichtbaren subpleuralen Fettgewebsstreifen dadurch, daß er über den Bereich der mittleren Rippen nach oben oder unten hinausreicht, die von Fett und Rippenmuskeln gebildete wellenförmige Innengrenze vermissen läßt

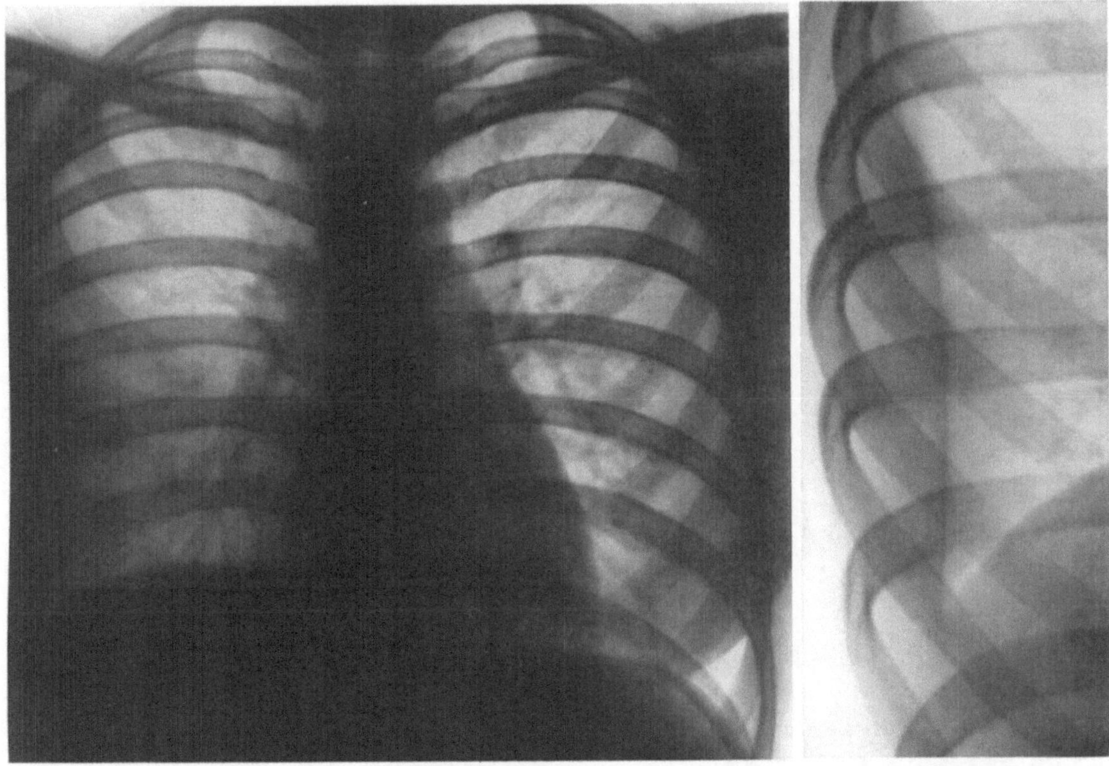

a b

Abb. 22a u. b. Costodiaphragmaler Pleuraerguß (a), in Rückenlage und 1. schrägen Durchmesser am besten darstellbar (b)

und auf der anderen Seite fehlt. Von der relativ seltenen Fibrinauflagerung auf die parietale Pleura ohne Exsudation ist der lamelläre Erguß am sichersten dadurch abzugrenzen, daß er bei Umlagerung des Kranken seine Lage und Schichtdicke wechselt (Abb. 21). Die Dicke des Wandbegleitschattens bleibt bei der fibrinösen Pleuritis außerdem respiratorisch gleich, während der lamellär an der Thoraxwand liegende kleine Erguß bei der Exspiration eine größere Schichtdicke erhält, weil er sich auf einer dann kleineren Pleurafläche „einrichten" muß (LAURELL).

Es gelingt durch Änderung des Strahlenganges oft, eine unscharf begrenzte Ergußverschattung plötzlich scharfrandig abzubilden. Da größere lamellär-parietale Anteile eines scheinbar typisch angeordneten freien Pleuraergusses vielfach in der hinteren Axillarlinie liegen, ist die Darstellung in einem leicht schrägen Strahlengang besonders wichtig. Dabei können in horizontaler oder schräger Rückenlage oft die eindrucksvollsten Aufnahmen erzielt werden (Abb. 22a und b). Es ist nicht ungewöhnlich, daß ein annähernd typischer Ergußschatten im Seitenbild einen großen dorsalen und nach lungenwärts scharf begrenzten Ergußanteil zeigt; der hintenliegende Erguß ist frei, solange er sich nach innen bzw. vorn gegen die helle Lunge mit konkav-bogiger Grenze absetzt oder unten breit in den diaphragmalen Ergußschatten übergeht. An der vorderen Thoraxwand findet sich viel seltener ein abbildbar großer Teil eines freien Pleuraergusses. Besonders wertvoll ist die Aufnahme in Seitenlage bei horizontalem Strahlengang. Nach HESSÉN ist die obere Grenze bei freiem Erguß dann geradlinig und axillärwärts ist der Ergußschatten am dicksten. Wo die obere Ergußgrenze wellig ist, liegen adhäsive Begrenzungen vor wie bei Abb. 23a und b.

Während bei kleinen Winkelergüssen die Umlagerung des Kranken zur Seite oder in Kippstellung diagnostisch entscheidet, gibt bei größeren Ergüssen die Umlagerung auf den Rücken den besten Eindruck von der freien Verschieblichkeit der pleuralen Flüssig-

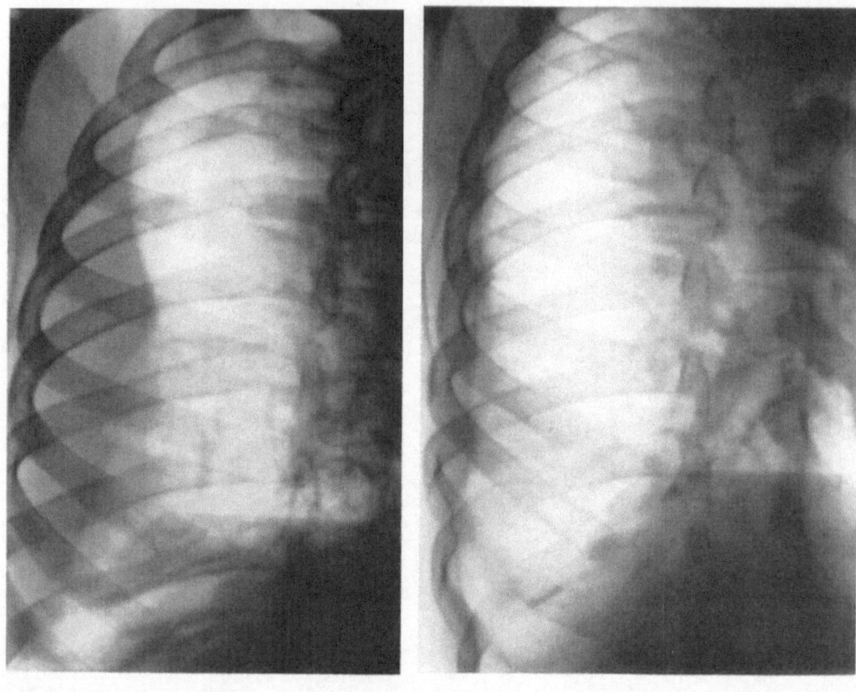

a b

Abb. 23a u. b. Costoparietale Ergußportion in leicht schräger Seitenlage (a), lamellärer Rest nach 3 Wochen (b)

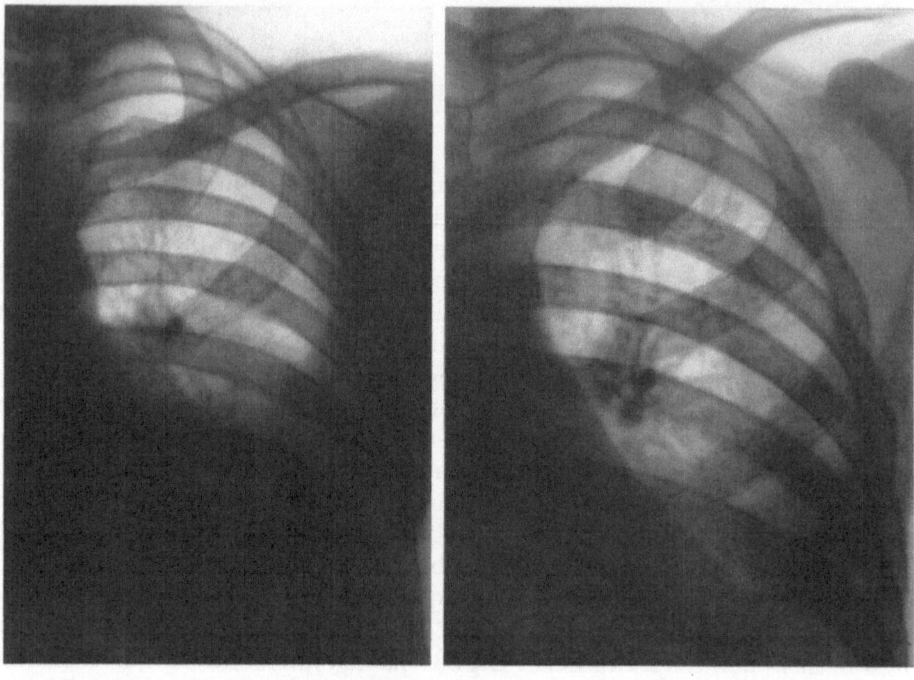

a b

Abb. 24a u. b. Freier costaler Erguß (a), in Rückenlage nach apicomediastinal auslaufend (b)

keitsansammlung. Meist kann man mit diesem Vorgehen den Erguß so weit nach cranial auslaufen lassen, daß die im Stehen nicht abbildbare oder sehr geringe apikale Portion des Ergußmantels sichtbar wird und sogar der obere mediastinale Anteil des Pleuraraumes nun einen Teil des frei beweglichen Ergusses aufnimmt. So setzt sich im Beispiel der Abb. 24a und b der typisch angeordnete Erguß an der oberen Thoraxpartie in Form

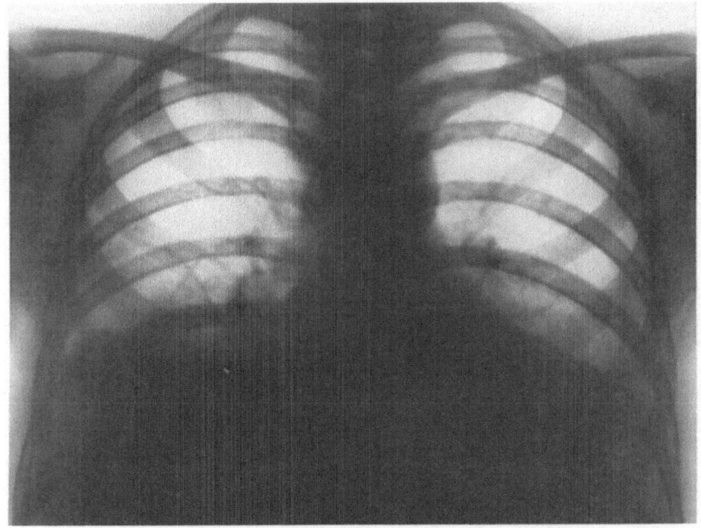

a

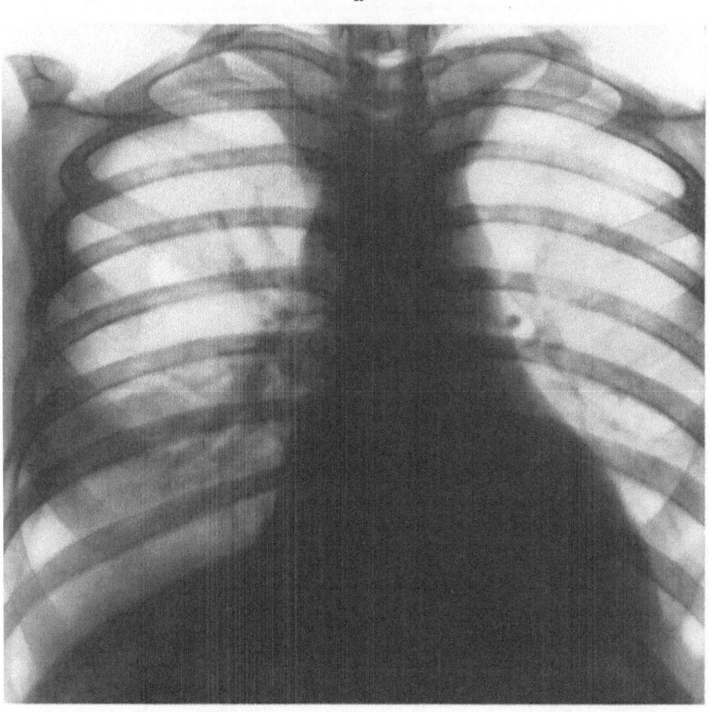

b

Abb. 25a u. b. Basal massiertes Transsudat beiderseits (a); in Rückenlage costal, apikal und mediastinal ausgelaufen (b)

eines zarten Begleitschattens an der 2. Rippe fort, der bei Rückenlage stärker wird und nun auch die Lungenspitze breiter von oben und medial umfaßt, weil der Erguß kopfwärts auszulaufen beginnt und über dem Mittelgeschoß der Lunge wesentlich dünner geworden ist. Noch eindrucksvoller wird die freie Verschieblichkeit mit Abb. 25a und b demonstriert, wo beiderseitige große Ergüsse bei aufrechter Körperhaltung im unteren Thoraxabschnitt massiert sind. Bei Rückenlage laufen sie jedoch beiderseits völlig aus, so daß der normale Zwerchfellstand und die Herzgrenzen sichtbar werden. Die unscharfe Zwerchfellbegrenzung beweist zusammen mit der Ausfüllung der lateralen Randsinus, dem sichtbaren lateralen Thoraxwand-Begleitschatten und der dreieckigen Verschattung

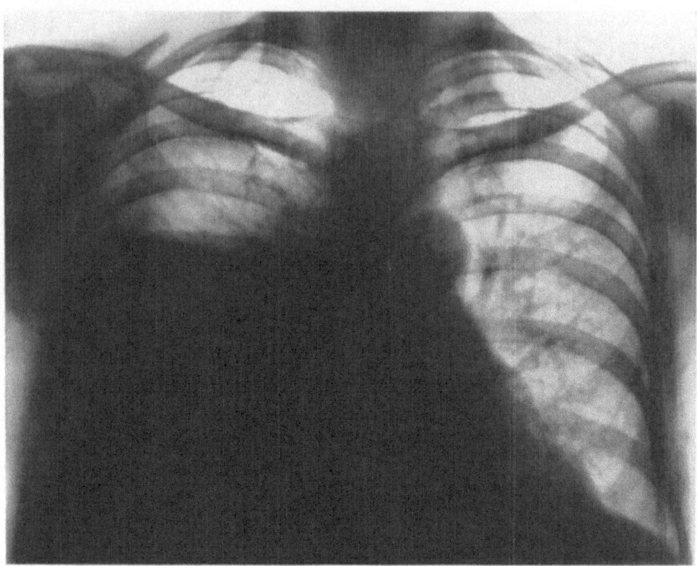

a

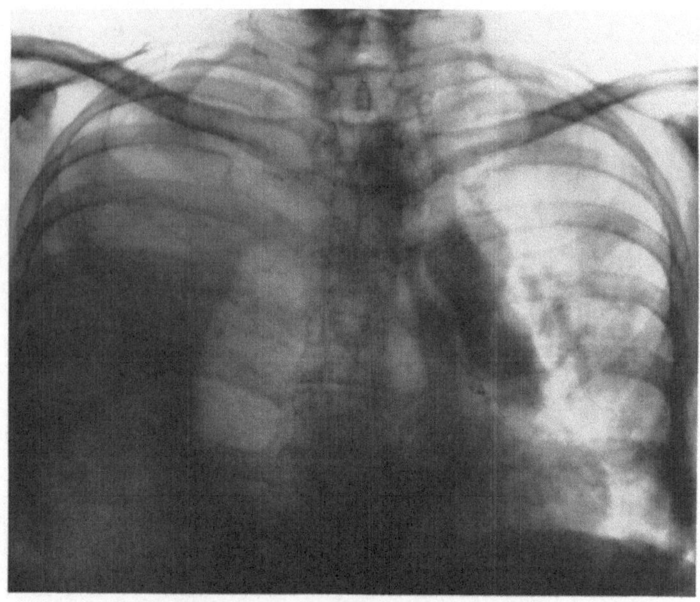

b

Abb. 26a u. b. Großer freier Erguß mit relativ scharfer Grenze und Herzverdrängung (a). In Rückenlage läuft der Erguß aus und gibt eine normale Herzgröße zu erkennen (b)

im apicomediastinalen Bereich, daß die Lungen hier in Rückenlage gewissermaßen auf einem dorsalen Flüssigkeitsbett schwimmen (vgl. auch Abb. 26a und b). Links folgt die Verteilung des Ergusses schalenartig an der hinteren Thoraxwand völlig der Schwerkraft, weil die Lunge nicht krankhaft verändert ist und normales Retraktionsvermögen besitzt. Rechts ist der laterale Begleitschatten der Thoraxwand unten breiter und reicht stärker in den Interlobärspalt hinein, was für krankhafte Parenchymveränderungen im rechten Unterlappen spricht.

Damit kommen wir zu einem *klinisch sehr wichtigen Moment:* Die geschilderten Lagemanöver einer sorgfältigen Pleurauntersuchung sind nicht nur zur Prüfung der Verteilung und freien Beweglichkeit des Ergusses notwendig, sondern erlauben vielfach auch, die in aufrechter Körperstellung überlagerten Lungenpartien frei zu projizieren und auf krankhafte Parenchymveränderungen zu untersuchen. Das kann für die Aufdeckung tumoröser Prozesse entscheidend sein, weil die hier vorliegenden Transsudate im allgemeinen frei verschieblich sind und bei entsprechendem Lagewechsel des Kranken alle Lungenpartien freizugeben pflegen. Nur dort, wo gleichzeitig segmentale oder lobäre Atelektasen bestehen, wird das tumoröse Transsudat bei Umlagerung festgehalten, wie später noch gezeigt wird. Die Transsudate beim kardialen Hydrothorax laufen regelmäßig aus wie im Beispiel der Abb. 25 und lassen dann ein Urteil über die Herzgröße zu. Große Exsudate, wie sie in der Hauptsache durch eine spezifische Lungenaffektion bedingt werden, können sich genau so verhalten, solange sie nicht partiell verklebt sind. Dann kann der ursächliche Lungenherd oft dadurch erkannt und dargestellt werden, daß der überdeckende Ergußschatten sich durch Lageänderung verschieben läßt. Leider sind die meisten spezifischen Pleuraexsudate fibrinreich und weniger verschieblich oder verkleben rasch, so daß der zugrunde liegende Lungenprozeß erst nach Punktion oder in einer Verlaufsserie von Kontrollbildern sichtbar wird.

Wird der Pleuraerguß sehr groß, verdrängt er das Herz zur gesunden Seite. In Rückenlage kann dann oft die normale Größe des verlagerten Herzens leicht nachgewiesen werden (Abb. 25a). Im Extremfall mit kompletter Verschattung einer Lungenseite ist diese Verschiebung des Herzrandes differentialdiagnostisch außerordentlich wichtig. Hier müssen die Totalatelektase einer Lunge und die ganzseitige Pneumonie bzw. tumoröse Infiltrationen ausgeschlossen werden. Als Regel kann gelten, daß nur der Erguß das Herz verdrängt und nur die Atelektase die Thoraxseite in Höhe und Breite verkleinert. Entscheidend ist in solchen Fällen von fraglicher Totalverschattung einer ganzen Lungenseite, wie sich respiratorisch das Mediastinum verhält: Beim großen Erguß werden Herz und Mediastinum exspiratorisch zur gesunden Seite verschoben. Im Zweifelsfall ist das Ergebnis der Probepunktion entscheidend.

Je größer der Erguß wird, um so mehr tendiert er zur schärferen oberen Begrenzung und zur Anordnung in den abhängigen Partien des Pleuraraumes, also unter und neben der Unterlappenbasis. Dafür ist außer der Wirkung der Schwerkraft vielleicht die erhöhte Kollapsbereitschaft des Unterlappens verantwortlich (Assmann, 1949; Zuppinger, 1952). Zwar retrahiert sich die Lunge auch beim kleinen und mittelgroßen Erguß und wird durch ihn in der Peripherie komprimiert; aber erst bei großen Ergüssen wird die Volumenverkleinerung der abhängigen Lungenpartien so erheblich und die Schichtdicke der unteren Anteile des Ergußmantels um so viel größer als die der oberen Ergußanteile, daß die basolateral massierte Flüssigkeit sich mit schärferer und mehr horizontaler Grenze nach oben absetzen kann. Je nach Beteiligung des Interlobärspaltes wird diese scharfe obere Markierung dann mehr oder minder ausgesprochen, wie bereits erwähnt wurde. Es ist dagegen fraglich, welche Bedeutung die Viscosität der Flüssigkeit für die Art der Verteilung und Begrenzung großer Ergüsse hat. Leichtflüssige Transsudate scheinen sich stärker basalwärts und mit schärferer Obergrenze abzubilden als zähe flüssige Exsudate. Die großen spezifischen Exsudate verhalten sich eher so wie im typischen Beispiel der Abb. 20, während große Transsudate kardialen, nephrischen oder tumorösen Ursprungs häufiger zur basolateralen Massierung mit markierter oberer Begrenzung neigen; Beispiele dafür sind Abb. 25 und 26. Auch bei dem seltenen Fall einer Brill-Symmersschen Krankheit (Abb. 27a und b) zeigt der dünnflüssige Hämatothorax eine sehr ähnliche Anordnung und Begrenzung. Sie werden im Einzelfall dadurch beeinflußt, daß die unteren Lungenabschnitte durch Dystelektasen oder Infiltrationen alteriert sind. Das dürfte auch auf den Fall von Abb. 28a und b mit einem großen Empyem (vor und nach Punktion) zutreffen.

Es ist schon betont, daß jede Abweichung von der typischen Verteilung des Ergusses an eine Verklebung oder Teilverschwartung denken lassen muß. Eine allseitig gegen die übrigen Anteile des großen Pleuraspaltes abgeklebte Flüssigkeit heißt *abgesackter*, *abgekammerter* oder *umschriebener Erguß*. Naturgemäß handelt es sich dabei allermeist um

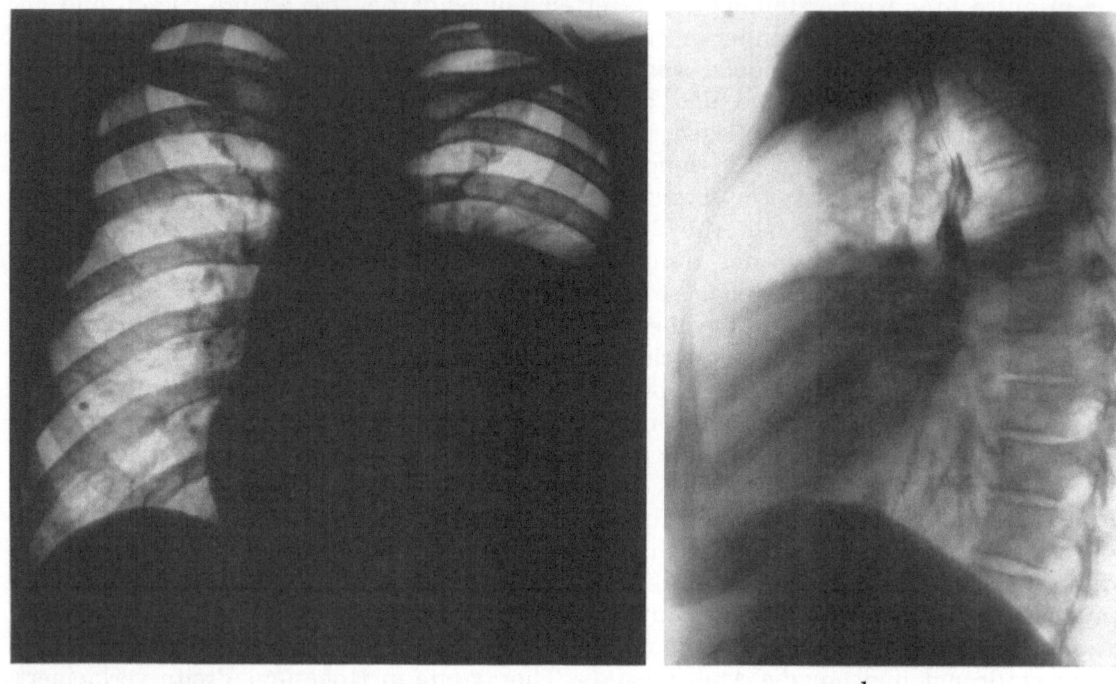

a b

Abb. 27a u. b. Relativ scharfe obere Ergußbegrenzung bei Unterlappeninfiltrat (Brill-Symmerssche Krankheit)

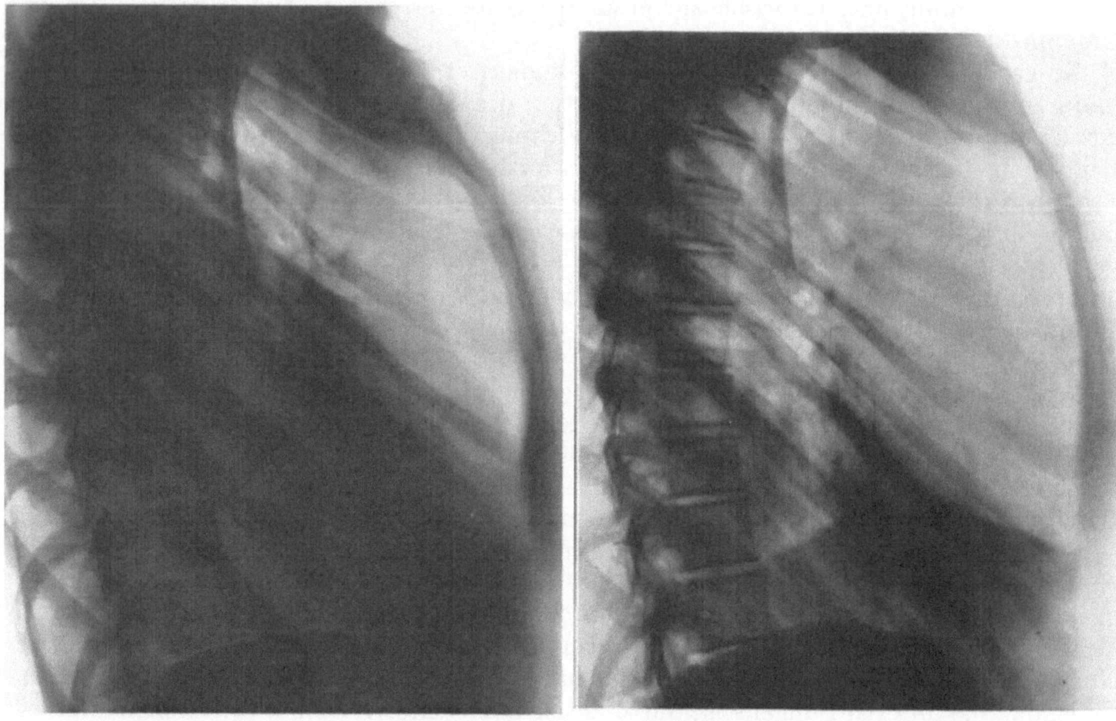

a b

Abb. 28a u. b. Pleuraempyem, vorwiegend basal und dorsal-costoparietal, vor und nach Punktion

Exsudate, insbesondere bei eitrigen Prozessen und auffälligerweise auch bei Grippepneumonien. Aber auch Transsudate können umschrieben sein, recht häufig auf tumoröser Grundlage. Pathogenetisch ist vielfach nicht zu entscheiden, ob ein umschriebener Erguß sekundär aus einer allgemeinen Pleuritis entstanden oder primär deshalb auf einen bestimmten Bereich des Pleuraraumes beschränkt war, weil entweder die fibrinöse Randverklebung mit der Flüssigkeitsbildung parallel ging (Empyem) oder schon vorher Adhäsionen bestanden, welche den Erguß festhielten. Der costoparietale Begleiterguß bei der marginalen Pneumonie der Abb. 29 ist natürlich mit Sicherheit primär umschrieben

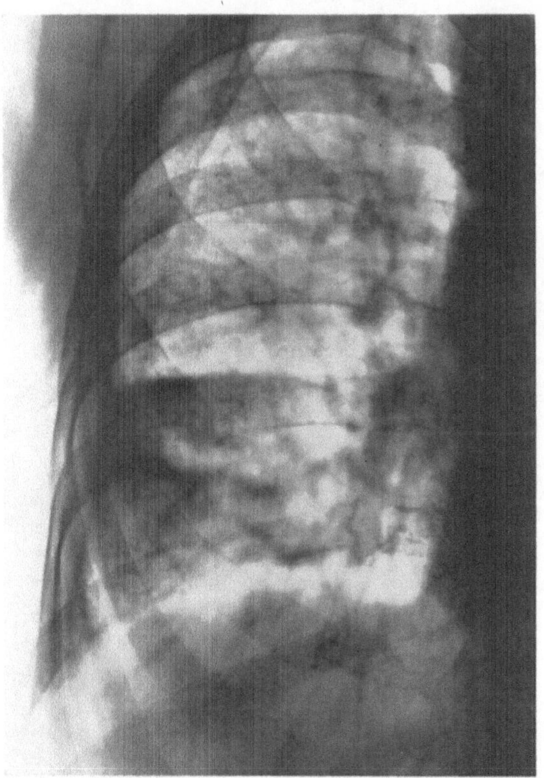

Abb. 29. Marginale Pneumonie mit umschriebenem costoparietalem Begleiterguß

entstanden. Analog dürften manche „abgesackten" Mediastinalergüsse bei oder nach zentraler Pneumonie zu beurteilen sein.

Solange ein umschriebener Erguß klein ist, breitet er sich flächenhaft über den betroffenen Pleurabereich aus und ist von einem lamellär angeordneten freien Erguß oder einer umschriebenen Pleuraschwarte nicht sicher abzugrenzen. Wird er — in Relation zu seiner pleuralen Grundfläche — zu groß, so tendiert er zur *Kugelform*, im Röntgenbild also zum Randschatten. Da seine pleurale Wandung aber dieser Tendenz verschieden starken Widerstand entgegensetzt, resultieren meist charakteristische Zwischenformen. Kugelform wird noch am ehesten von umschriebenen Ergüssen im Interlobärspalt erreicht, weil hier die Begrenzung allseitig vom visceralen Pleurablatt und der nachgebenden Lunge gebildet wird; aber auch hier ist meist die Ausdehnungsfähigkeit in der Ebene des Interlobium größer als in Richtung auf die begrenzende Lunge, so daß der Erguß die Gestalt einer Muschel und im Röntgenprofilbild Spindelform annimmt, wie später gezeigt wird. Geht der umschriebene Erguß von der costalen oder auch der mediastinalen Pleura aus, dann wölbt er sich zur Lunge hin einseitig vor, nimmt also die Gestalt einer Kugelcalotte und im Röntgenprofilbild halbrunde oder halbovale Form an. In jedem Falle jedoch ist der größere und unter Spannung stehende umschriebene Erguß nach mindestens einer Seite hin konvex gegen die helle Lungenumgebung begrenzt.

Der *umschriebene costale Pleuraerguß* wölbt sich von seiner Basis an der Thoraxinnenwand halbkugelig in Hilusrichtung vor. Im Profil setzt er sich dementsprechend mit

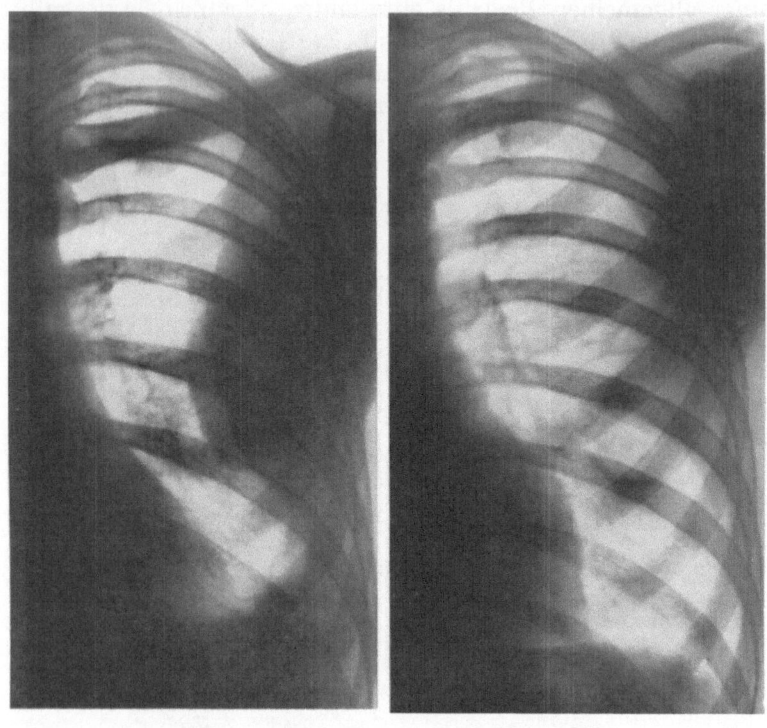

a b

Abb. 30a u. b. Umschriebener costaler Pleuraerguß (a), nach 8 Wochen weitgehend zurückgebildet (b)

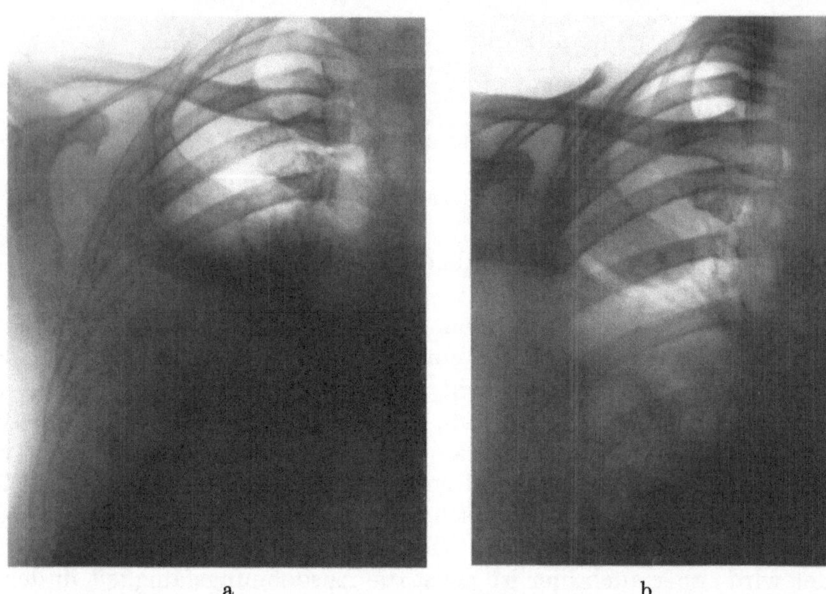

a b

Abb. 31a u. b. Entwicklung eines abgesackten costalen Ergußanteils an der vorderen oberen Brustwand aus größerem freien Exsudat

konvexbogiger Grenze gegen die Lunge ab (Abb. 30a), während er in der Aufsicht einen Rundschatten bildet (Abb. 31b). Allerdings bestehen hier zahlreiche Variationsmöglichkeiten, und es ist Aufgabe einer sorgfältigen Untersuchungstechnik, bei rotierender Durchleuchtung den günstigsten Strahlengang für beweisende Zielaufnahmen zu finden. Lagemanöver sind dabei nur insofern wichtig, als das Fehlen jeder Lageverschieblichkeit den Erguß als umschrieben fixiert ausweist. Ist der Erguß allseitig gut abgrenzbar wie in den Beispielen der Abb. 30 und 31, macht die Diagnose kaum Schwierigkeiten, vor allem wenn außerdem Anzeichen einer Allgemeinpleuritis gegeben sind wie hier. Allerdings müssen differentialdiagnostisch Pleurageschwülste, periphere Lungentumoren und -abscesse ausgeschlossen werden, die ähnliche konvexbogig begrenzte Verschattungen an der inneren Thoraxwand verursachen können. Da in diesen Fällen Begleitpleuritiden gar nicht selten sind, ist meist eine Probepunktion — am besten unter Durchleuchtungskontrolle — nicht zu umgehen. Von den Rippen ausgehende Prozesse machen häufig ähnliche Bilder; hier kann aber die sichtbare Rippendestruktion meist Aufschluß darüber

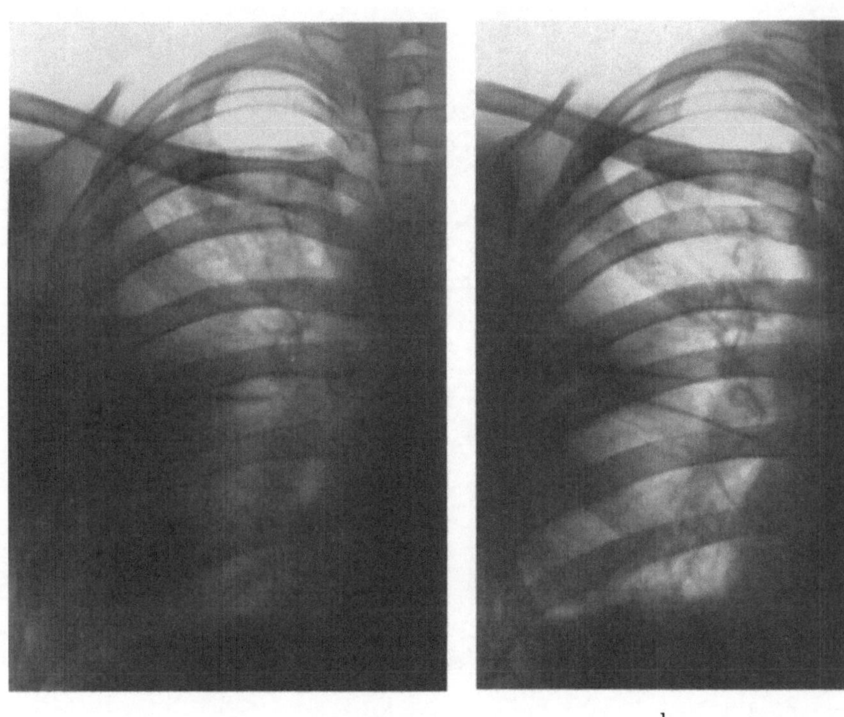

a b

Abb. 32a u. b. Partiell abgekammerter costaler Erguß mit interlobärem Anteil (a), Rückgang nach 4 Wochen (b)

geben, daß es sich um eine Geschwulst, einen kalten Absceß oder auch um ein subpleurales Hämatom nach Fraktur handelt. In Zweifelsfällen kann ein diagnostischer Pneumothorax die Sachlage klären, gegebenenfalls ergänzt durch eine Thorakoskopie (Endoskopie).

Recht häufig entwickeln sich aus einem zunächst freien Exsudat oder Transsudat multiple umschriebene Ergüsse, die nicht gleich gut erkennbar sein müssen. Es kommt stets darauf an, die umschriebenen Ergüsse im *Profilbild* darzustellen, wozu oft mehrere Zielaufnahmen notwendig werden. Die konvexe Begrenzung im Profilbild fehlt aber dann, wenn der umschriebene Erguß mit einem wandständig interlobären Anteil in einen benachbarten Pleuraspalt hineinreicht oder nur zum Teil abgekammert ist. Im Beispiel der Abb. 32a und b setzt sich der an der seitlichen Thoraxwand abgesackte Erguß nicht nur nach oben mit einem Wandbegleitschatten fort, sondern auch hiluswärts mit einem horizontalen, interlobären Schattenstreifen. Daß hier überhaupt eine Kammerung vorliegt, zeigen die mit allerdings unscharfer Begrenzung aufgehellten Partien neben dem Herzrand und im Bereich des Zwerchfellrippenwinkels an, wo ja beim großen freien Erguß die Schattendichte am größten wäre. Auch in der Rückbildung nach 4 Wochen (Abb. 32b) bleibt dieser Eindruck des partiell abgeschlossenen Ergusses erhalten.

Da es sich beim costal umschriebenen Erguß sehr oft um ein para- oder metapneumonisches Empyem nach zunächst serofibrinöser Allgemeinpleuritis handelt, können die pneumonischen Erstprozesse mehr oder minder lange auch röntgenologisch im Vordergrund stehen, bis plötzlich die rasche Vergrößerung des abgekammerten Empyems den Pleuraprozeß dominieren läßt. Es ist dann mitunter schwer zu unterscheiden, ob das pneumonische Infiltrat abscediert ist oder die Lunge sekundär wieder vom eitrigen Pleuraprozeß betroffen wurde (ZUPPINGER). Es muß gelegentlich sogar wie im Fall der Abb. 33 offen bleiben, ob es sich um einen großen, kugelig in die Lunge hineinragenden Teil des Pleuraempyems oder um einen Lungenabsceß bei mehr flächenhaftem Begleitempyem der benachbarten Pleuraabschnitte handelt. Gaseinlagerung mit Ausbildung

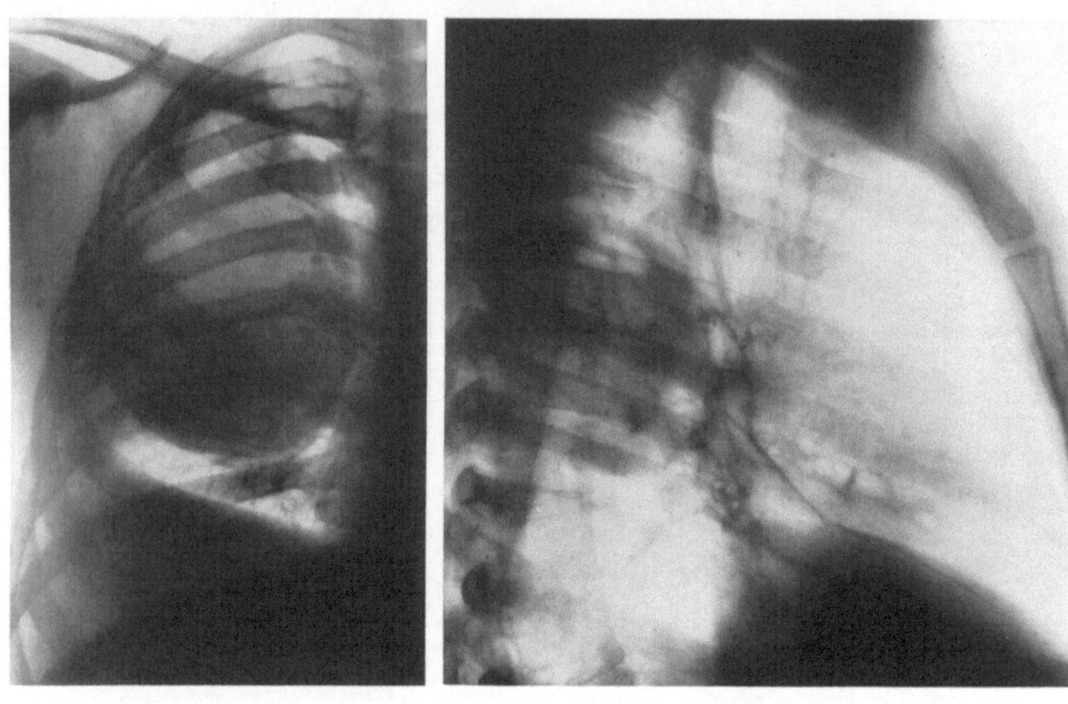

a b

Abb. 33a u. b. Dorsocostales Empyem (nach Bronchusperforation) bei Pleuritis diaphragmatica costalis et interlobaris

eines Flüssigkeitsspiegels findet sich auch beim abgesackten Empyem, entweder als Folge von Punktionen oder durch Gasbildung des putriden Inhalts. Am häufigsten jedoch liegt die Ursache in einer Bronchusperforation nach Übergreifen auf das benachbarte Lungenparenchym. Das trifft auch für das Beispiel der Abb. 33 zu, wo vorher keine Punktion stattfand. Umgekehrt zeigt die Serie der Abb. 34a—c ein baso-parietales Exsudat mit abgesackten Anteilen interlobär (Kugelschatten!) und apicocostal vor und nach Punktion nur in Sinushöhe, womit die erhaltene Kommunikation aller Ergußportionen belegt wird. Diese Bilder sind im übrigen dazu angetan, die Schwierigkeiten einer für den Einzelfall verbindlichen pathogenetischen und röntgenanatomischen Deutung darzulegen. Der parietale Pleuraerguß ist hier am breiten Wandbegleitschatten in beiden Aufnahmerichtungen nicht zu übersehen; er liegt dorsolateral und muß nach der flachkonvexen Begrenzung im Seitenbild auch fixiert sein. Er fußt gleichzeitig auf einem Ergußanteil im hinteren seitlichen Zwerchfellrippenwinkel, dessen scharfe Begrenzung im jeweils linken unteren Bildrand ebenfalls für Abkapselung spricht. Da außerdem der schräge Interlobärspalt durch einen kleinen wandständigen Begleiterguß markiert ist, läßt sich der das Bild beherrschende große Randschatten in den Bereich der Unterlappenspitze lokalisieren. Um ein großes Interlobärempyem handelt es sich nicht, weil Ausläufer in den Interlobärspalt fehlen; ob hier jedoch ein Lungenabsceß oder ein kugelig vorgetriebener pleuraler Empyemanteil vorliegt, bleibt — wie gesagt — offen.

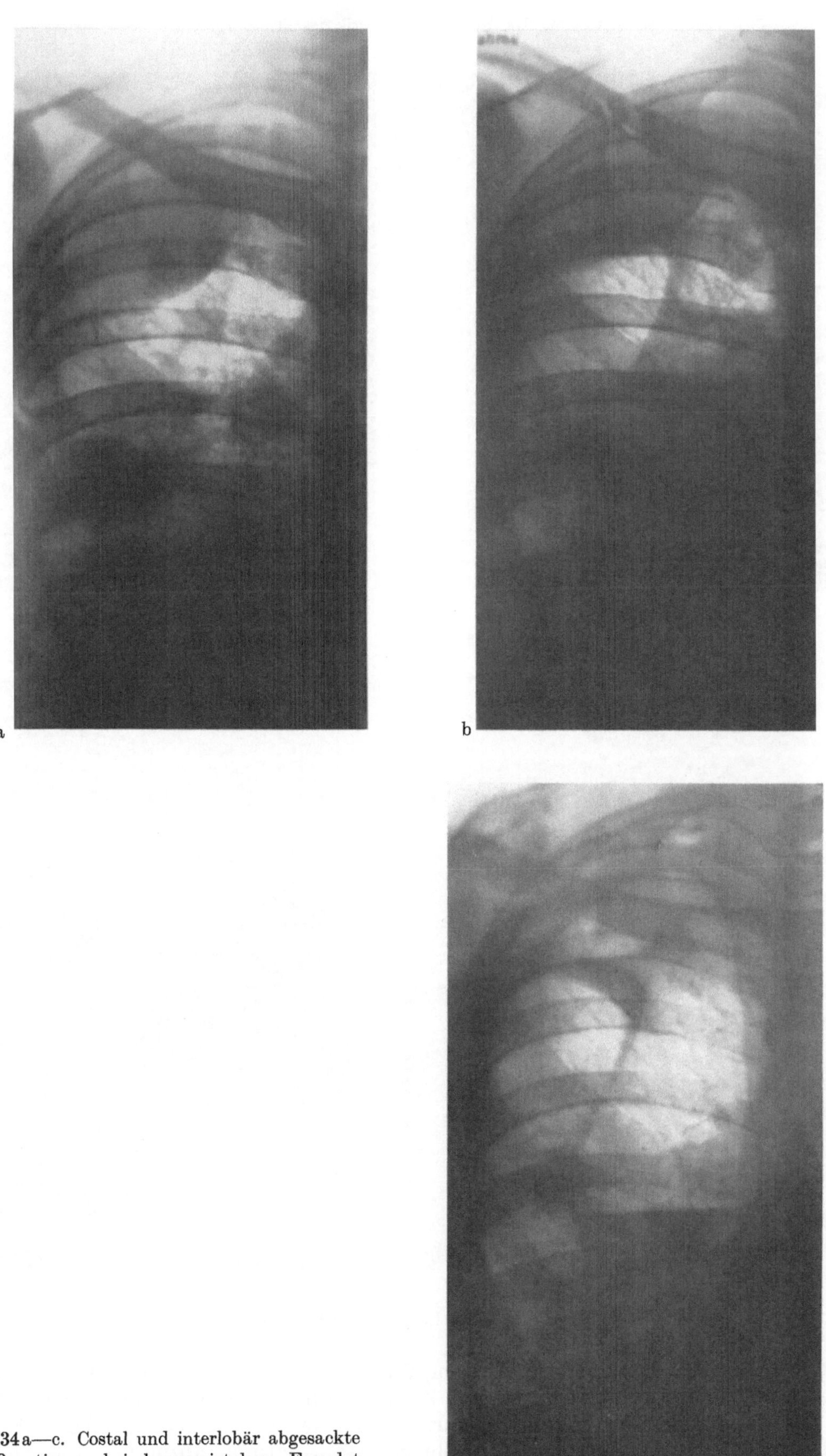

Abb. 34a—c. Costal und interlobär abgesackte Ergußportionen bei basoparietalem Exsudat (s. Text)

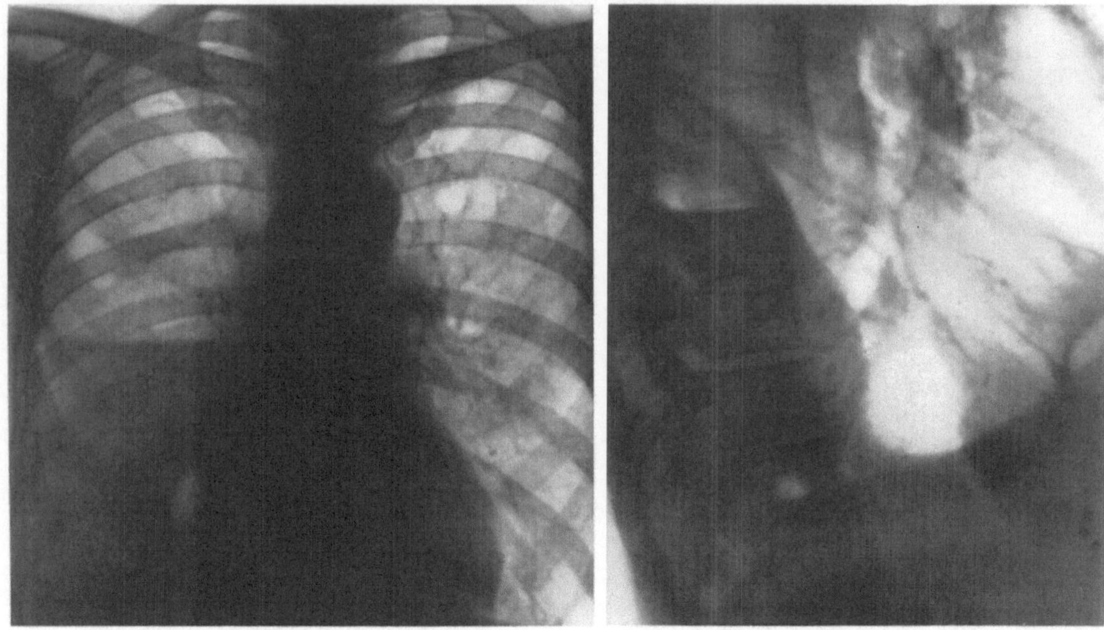

a b

Abb. 35a u. b. Abgesackter Pyopneumothorax rechts dorsal

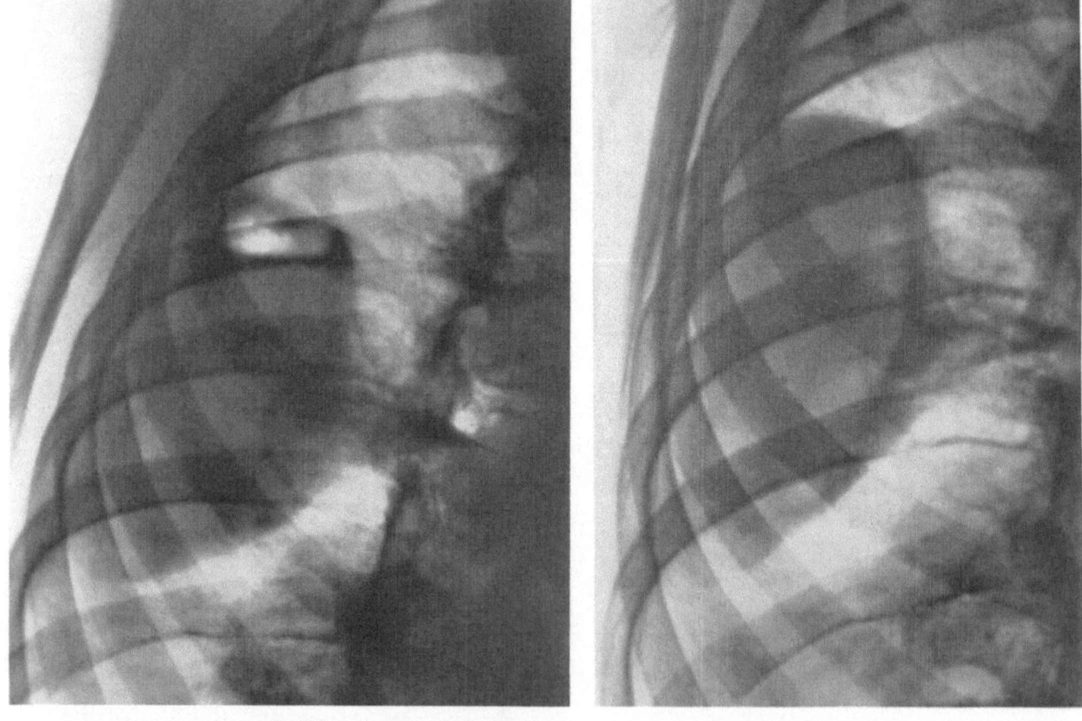

a b

Abb. 36a u. b. Costal abgesacktes Empyem, im Stehen (a) und Liegen (b)

Häufiger sind costal umschriebene Empyeme unter dem Bild der Abb. 35a und b oder Abb. 36a und b anzutreffen, wo kein Zweifel an der pleuralen Lokalisation besteht. Auch hier ist die primäre Allgemeinpleuritis noch an einer feinen lamellären Ergußverschattung und Veränderung der diaphragmalen Konturen abzulesen. Die Spiegelbildung läßt den dorsal gelegenen Hauptschatten als abgekammerten *Pyopneumothorax*

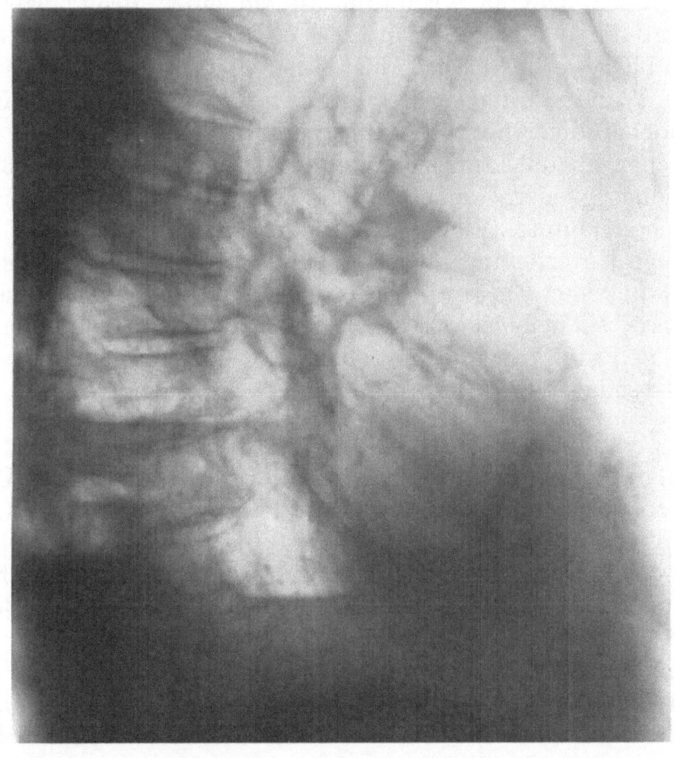

a

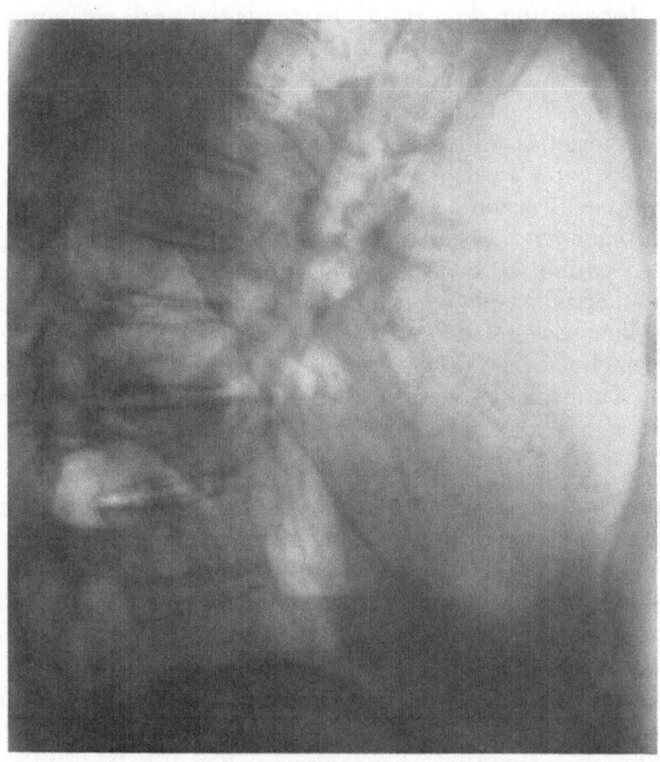

b

Abb. 37a u. b. Mehrkammeriges Exsudat dorso-costoparietal nach Punktion (a), partielle Rückbildung nach 3 Wochen (b)

definieren, im Fall der Abb. 35 wiederum infolge einer Bronchusperforation. Es ist charakteristisch, daß die Wand solcher eitriger Pleurakammern durch Fibrin- und Eiterauflagerungen erheblich verdickt wird, hier auch am visceralen Wandabschnitt. Sonst pflegt die parietale Wand stärker verdickt zu sein und bei der späteren Organisation zu Vernarbung mit hochgradiger Schrumpfungstendenz zu führen (ZUPPINGER).

Ein umschriebener Erguß kann sich durch septenartige innere Teilverklebungen in verschiedene Portionen gliedern, ohne daß man von multiloculären Ergüssen im eigentlichen Sinne sprechen könnte. Wenn alte Pleuraadhäsionen an gleicher Stelle fehlen, spricht eine derartige Unterteilung für ein gewisses Alter des Prozesses, gleichzeitig aber auch für den noch flüssigen Zustand des unter Druck stehenden Inhalts. Solche mehrkammerigen Ergüsse sind meist Empyeme. Bei dem mehrkammerigen, costal umschriebenen Erguß der Abb. 37a und b handelt es sich demgegenüber ausnahmsweise um ein nichtputrides Exsudat.

4. Interlobärer Erguß

Es ist bereits darauf hingewiesen, daß der interlobäre Anteil des Pleuraraumes sehr oft einen merklichen Teil des Ergusses im freien Pleuraspalt aufnimmt; und es ist wahrscheinlich, daß praktisch immer die rein viscerale Serosa der Interlobärspalten an der Allgemeinpleuritis teilnimmt. Allerdings ist sie in außerordentlich wechselndem Umfang beteiligt. Zwischen einer nur fibrinösen oder lamellär-exsudativen Begleitreaktion bei ausgedehnter costopleuraler Exsudation und einem vorwiegend und isoliert im Interlobium lokalisierten Erguß bestehen zahllose Übergangsmöglichkeiten. Sie werden außerdem nach der individuell stark schwankenden Topographie der Interlobärspalten modifiziert. Kenntnis der variablen anatomischen Situation und räumliches Vorstellungsvermögen gehören dazu, den konkomitierenden oder isolierten Interlobärerguß röntgenologisch optimal darzustellen. Klinische Methoden sind für diese diagnostische Aufgabe weitgehend ungeeignet.

Die Röntgenuntersuchung der Interlobärpleuritis verlangt eine *lappenspaltgerechte Projektion* (FLEISCHNER, 1922), wie sie mittels der Durchleuchtung und Aufnahme im d.v. Strahlengang allein nicht gegeben ist. Am wichtigsten ist eine frontale Strahlenrichtung, mit der im Seitenbild die schräg von oben hinten nach vorn unten verlaufende Ebene des großen Interlobärspaltes und die horizontal von hier nach ventral gerichtete Ebene des Interlobärspaltes zwischen Ober- und Mittellappen strahlenparallel eingestellt und dadurch abbildbar werden. Im Einzelfall sind außerdem zur besten Projektion leichte Schrägdrehungen und Ergänzungen durch eine Kreuzhohlstellung oder Umlagerungen des Kranken vonnöten. Seit man gelernt hat, mit dieser Technik zu untersuchen, besteht an der Regelhaftigkeit einer begleitenden und der Häufigkeit einer umschriebenen Interlobärpleuritis kein Zweifel mehr. Daran ändert auch die Tatsache nichts, daß seit Einführung der Broncho- und Tomographie ein großer Teil der früher als typisch angesehenen Bilder von Interlobärprozessen als fehlgedeutete Lappen- oder Segmentatelektasen zu gelten haben.

a) Wandständig interlobärer Erguß

Von einem *wandständig interlobären Pleuraerguß* wird dann gesprochen, wenn der Erguß vom diaphragmalen, costalen oder mediastinalen Pleuraraum her in den Interlobärspalt hineinreicht. Da sehr viel häufiger, als bisher angenommen, der freie Pleuraerguß von allen Seiten her die Lunge umfaßt und so von allen parietalen Begrenzungsflächen des Zwerchfells, der Rippeninnenfläche und des Mittelfells aus interlobär eindringen kann — Teilverklebungen und anatomische Varianten an der Interlobärpleura ausgeschlossen —, muß der wandständig interlobäre Pleuraerguß als Prototyp gegenüber dem auf das Interlobium beschränkten Erguß bezeichnet werden, wie er als umschriebene Reaktion auf räumlich benachbarte Krankheitsprozesse etwa bei einem spezifischen Lungenherd oder einem Bronchustumor entstehen kann oder als Restzustand eines früher wandständigen Ergusses bestehen bleibt.

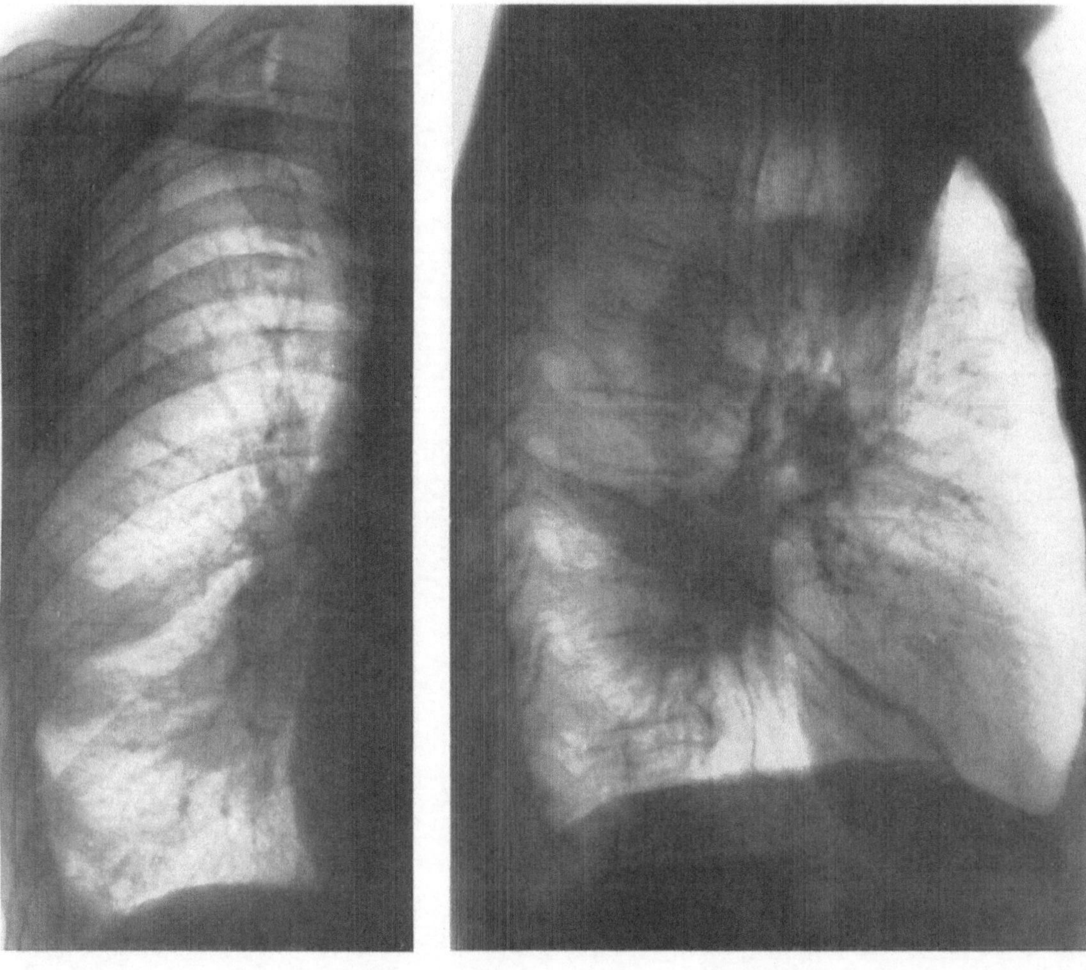

a b

Abb. 38a—d. Costal (und diaphragmal) wandständiger Teilerguß bei großem basal-sinuösem Exsudat (a, b), partielle Rückbildung nach 10 Wochen (c, d)

Der anfangs infrapulmonal lokalisierte Erguß im freien Pleuraspalt reicht vom angefüllten Randsinus her sehr häufig als *diaphragmal wandständige*, interlobäre Ergußportion in den untersten Abschnitt des großen, schrägen Interlobärspalts hinein, erreicht allein aber selten größere Ausmaße. Er ist von zipfeliger, schmal-dreieckiger Form und stellt einen banalen Befund dar. Erstreckt er sich lamellär weiter dorsocranialwärts in die oberen Abschnitte des schrägen Interlobärspalts, so bleibt er im sagittalen Strahlengang unsichtbar oder imponiert lediglich als schleierige Trübung der Lungenfelder, wie später noch gezeigt wird. Wo er halbspindelige oder spindelige Form im Seitenbild annimmt, ist er meist auch gleichzeitig *costal wandständig;* dabei braucht es sich nicht um einen abgesackten Ergußanteil zu handeln. Ein derartiges Beispiel von diaphragmal und costal wandständigem interlobärem Teilerguß bei basal-sinuösem, größerem Erguß gibt Abb. 38a bis d wieder.

Selbst wenn der Erguß im schrägen Interlobärspalt auf der Seitenaufnahme recht groß erscheint, bleibt er auf dem Übersichtsbild im d.v. Strahlengang weitgehend unsichtbar (vgl. Abb. 49b). Nur dort, wo bei sagittaler Strahlenrichtung wenigstens ein Teil der Interlobärebene strahlenparallel verläuft und orthograd getroffen wird, kommt ein Erguß im großen Interlobärspalt zwischen Ober- und Unterlappen zur Darstellung. Den typischen Fall des derart sichtbaren, costodiaphragmal und auch *mediastinal wand-*

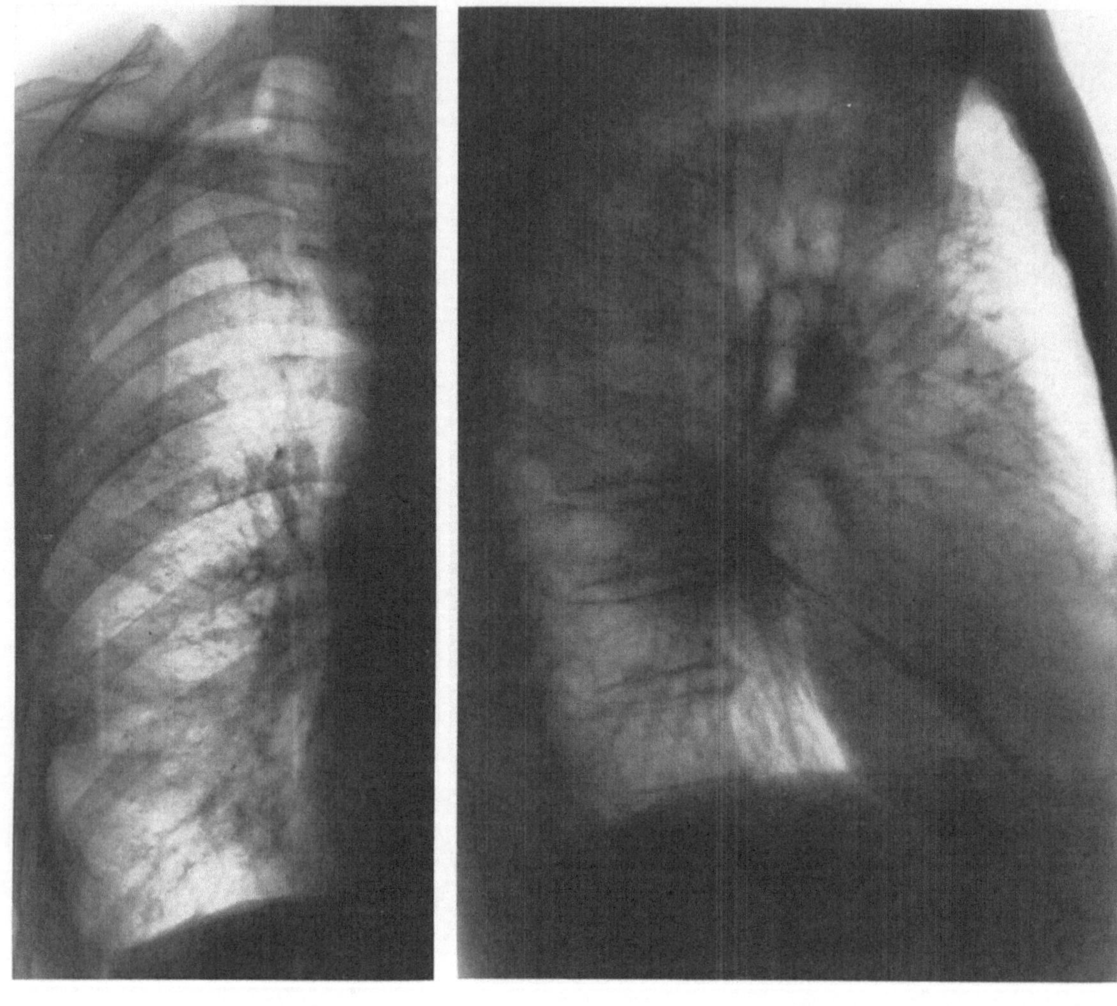

c d

Abb. 38c u. d

ständigen Interlobärergusses gibt Abb. 39a und b wieder. Hier macht das obere Bild ohne weiteres verständlich, daß der schräg hiluswärts durch Ober- und Mittelfeld ziehende Schattenstreifen den costalen Pleuraerguß mit seinem sinuösen bzw. infrapulmonalen und auch mit seinem mediastinalen Flüssigkeitsanteil verbindet. Die Kontrollaufnahme nach 4 Wochen (Abb. 39b) zeigt einen Rückgang des Ergusses costal und interlobär, gering auch basal, aber eine Ausweitung nach links costal und beiderseits mediastinal. Scheinbar häufiger, weil bereits auf der Übersichtsaufnahme sichtbar, sind costal wandständige interlobäre Teilergüsse im horizontalen Interlobärspalt. Abb. 40a—d kann als typisches Beispiel dafür gelten. Hier findet ein bereits partiell abgesackter Erguß an der mittleren seitlichen Thoraxwand eine Fortsetzung in den queren Lappenspalt hinein, die nach Rückgang des costalen Ergusses deutlicher wird. Gleichzeitig sind außer dem in Form einer spitzen Dreieckverschattung annähernd horizontal zum Hilus ziehenden Erguß noch Anzeichen dafür gegeben, daß auch im großen Interlobärspalt ein Teilerguß vorliegt. Vom seitlichen Zwerchfellrand erstreckt sich ein Schattenstreifen nach oben außen, der dem unteren Abschnitt des schrägen Interlobärspaltes entspricht. Die zweite, hiluswärts durch das Mittelfeld ziehende Schattenlinie gehört noch zum queren Spalt, der sich als Doppellinie darstellen läßt, wenn seine Ebene eine S-förmige Krümmung hat und wie hier durch einen lamellären Flüssigkeitsanteil markiert wird.

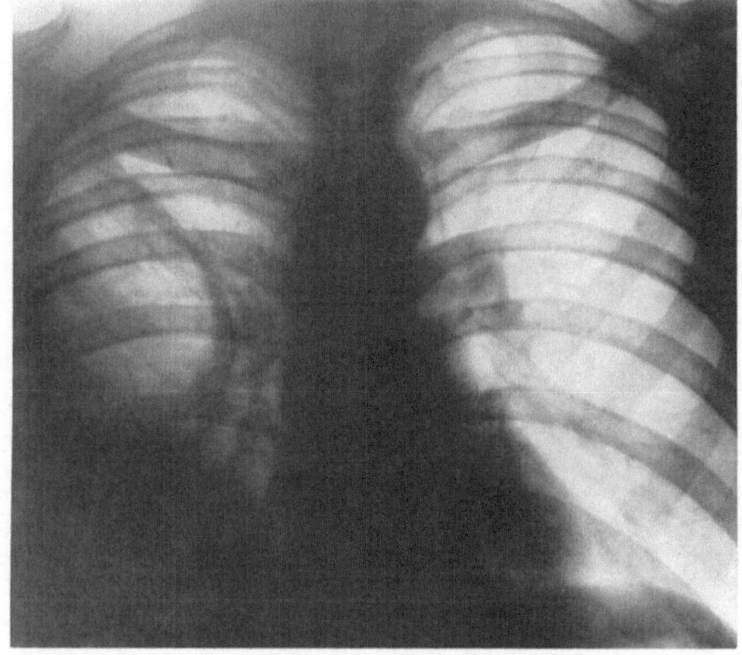

a

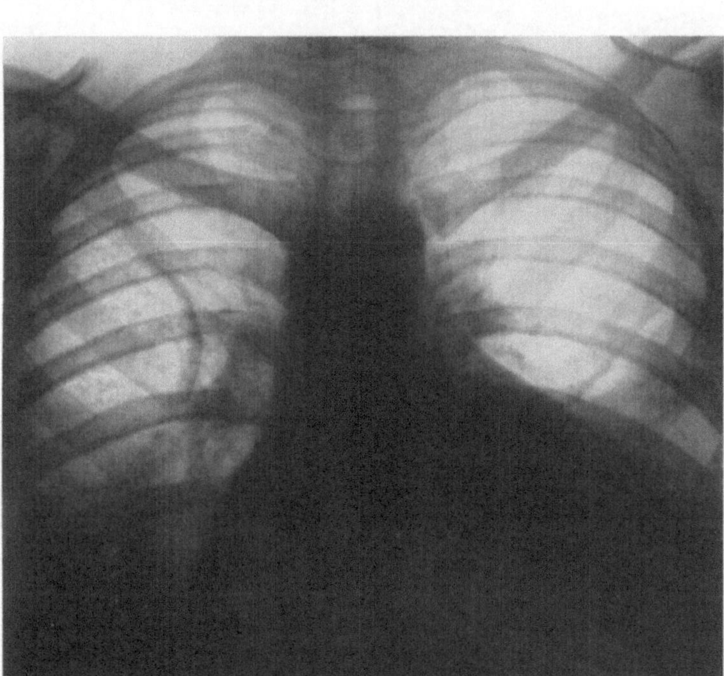

b

Abb. 39a u. b. Interlobärer Ergußanteil bei größerem freiem Transsudat rechts (a), nach 4 Wochen unter Ausbildung mediastinaler Begleitergüsse verkleinert (b)

Nur scheinbar ungewöhnlich stellen sich die *costal wandständigen* Interlobärergüsse dar, wenn sie seitlich vorn unten oder seitlich hinten oben am stärksten sind. Für den ersten (unteren) Typ gibt Abb. 41a und b ein klassisches Beispiel wieder, und für den zweiten (oberen) Typ sind die Fälle der Abb. 42, 43a und b und 44 charakteristisch. Einen derart zungenförmigen Interlobärfortsatz des freien Ergusses gibt modifiziert auch

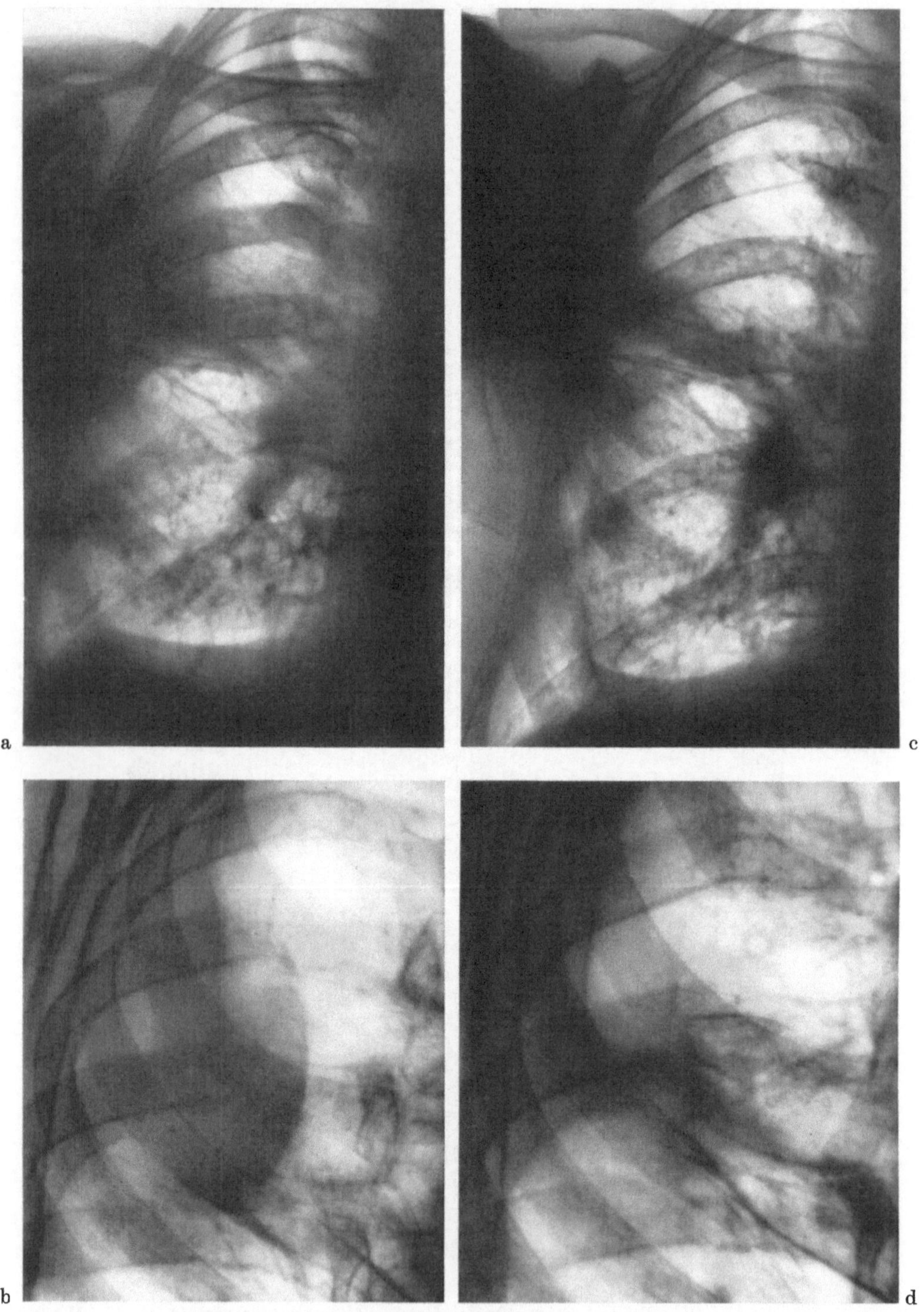

Abb. 40a—d. Costal wandständiger, z. T. abgesackter Pleuraerguß mit kleinem Interlobäranteil (a, b), nach 3 Wochen costal verkleinert und interlobär vergrößert (c, d), im Stehen und Liegen (s. Text)

Abb. 45b wieder, und er findet sich in analoger Form auch beim mediastinal wandständigen Interlobärerguß, wie später noch zu zeigen ist. Bisher sind derartige Bilder immer als marginale Infiltrate oder Teilatelektasen mißdeutet oder (bei isoliertem Vorkommen) als schwartige Interlobärleisten am dorsocostalen Ansatz des Interlobärspalts beschrieben worden. Tatsächlich aber liegen diese Ergußanteile beim „unteren Typ“

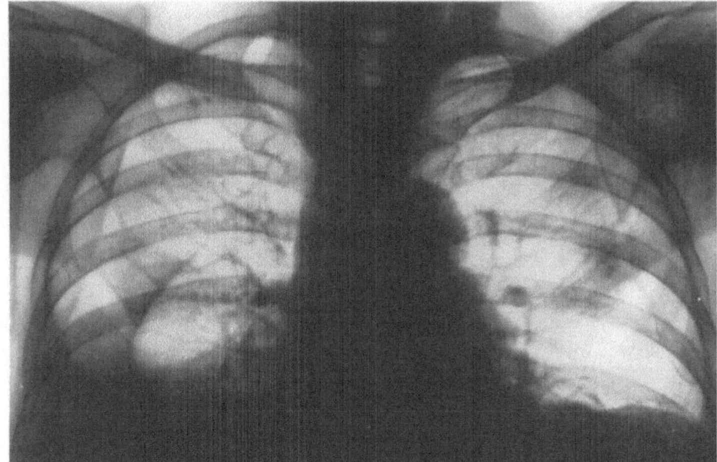

a

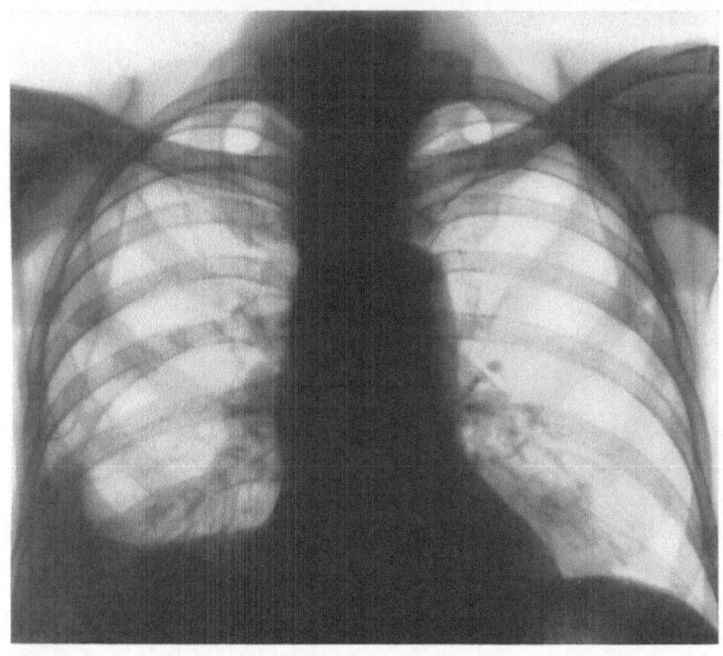

b

Abb. 41 a u. b. Scheinbar atypischer Interlobärerguß (unterer Typ) im schrägen Spalt vorn seitlich costodiaphragmal wandständig, bei freiem Pleuratranssudat (a); Rückgang nach 7 Wochen (b)

vorn und markieren den ventrolateralen Fußpunkt des großen Interlobärspalts; hier ist also der vordere seitliche Anteil der Unterlappenbasis stärker retrahiert oder komprimiert und gibt dem basocostalen Erguß in Richtung nach oben, medial, hinten Platz (vgl. Abb. 56a, V). Entsprechend liegt der Ergußanteil beim „oberen Typ" weiter nach *hinten* und beweist eine stärkere Retraktion oder Kompression der Unterlappenspitze (vgl. Abb. 56a, VI). Ganz gleichartig stellt sich auch der interlobäre Teilerguß bei dem großen und alle Anteile des Pleuraraumes einnehmenden Pneumoserothorax der Abb. 45 dar. Der zunächst undurchsichtige große Erguß läßt sich in Abb. 45a nur mit einem mediastinalen Anteil differenzieren, dessen Grenze den linken Rand des verdrängten Herzens schneidet. Nach Entlastungspunktion zeigt die Kontrollaufnahme, wie die Unter- und Mittellappenaufhellung von je einem zungenförmigen mediastinal und costal wandständigen Ergußteil umfaßt werden (Abb. 45b).

Tatsächlich ist der *mediastinal wandständige* Interlobärerguß recht häufig. Kreuzhohlstellung und Lagerung des Kranken auf den Rücken bringen ihn leicht zur Darstellung,

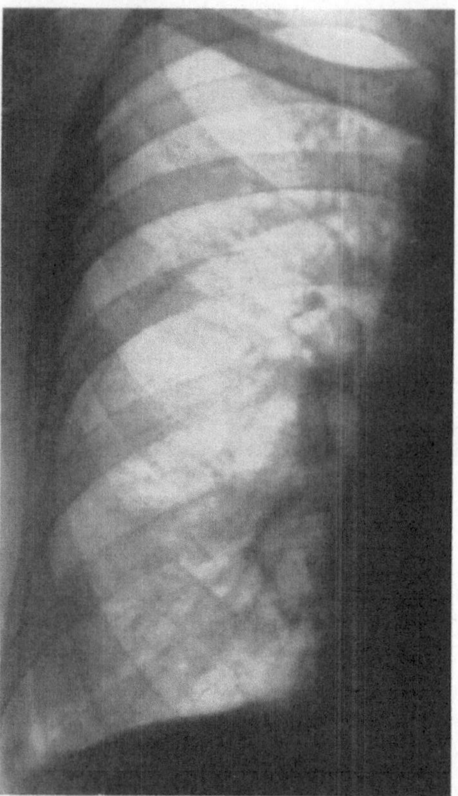

Abb. 42. Interlobärerguß, costal wandständig (oberer Typ)

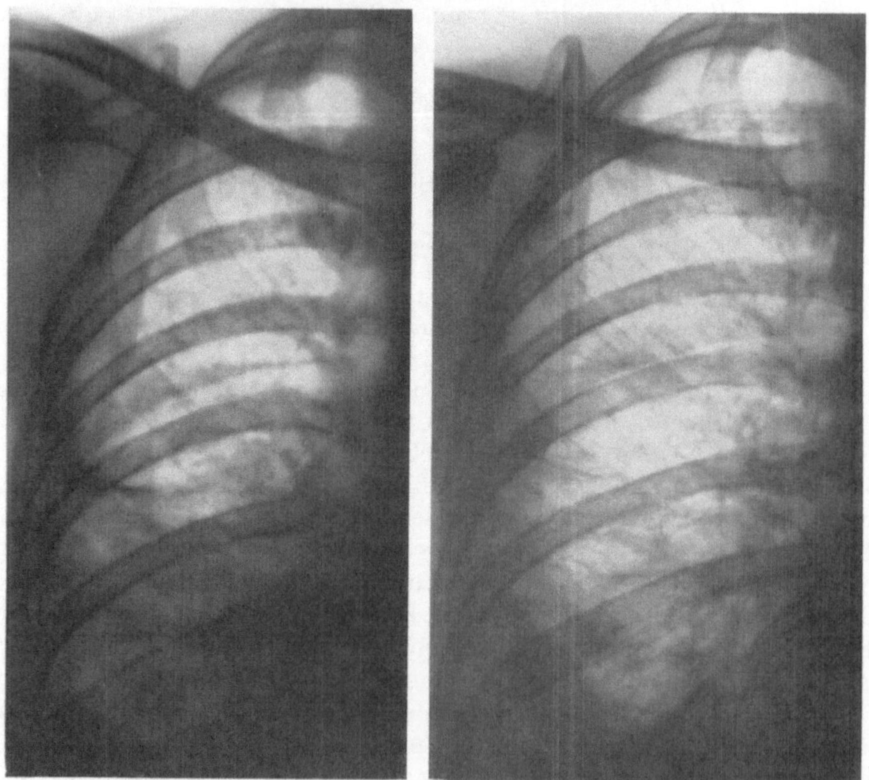

Abb. 43a u. b. Costal wandständiger Interlobärerguß bei Pleuropneumonie (a), nach 5 Wochen (b)

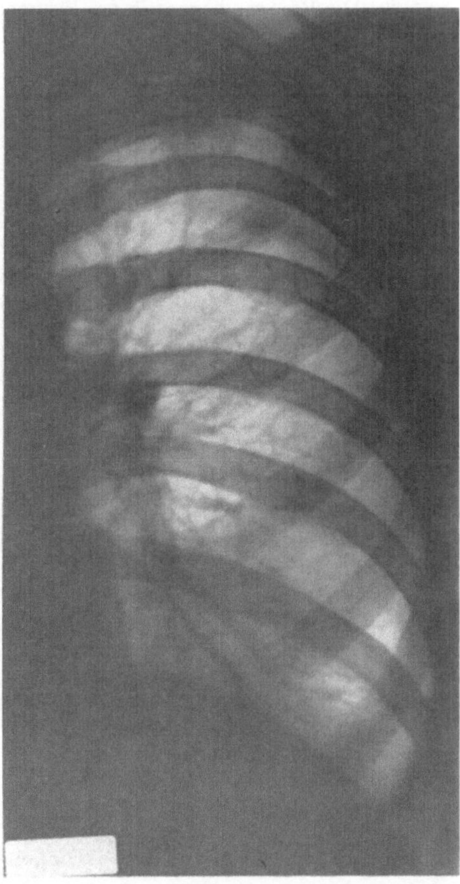

Abb. 44. Interlobäre Ergußportion links oben hinten bei freiem basocostalem Pleuraerguß

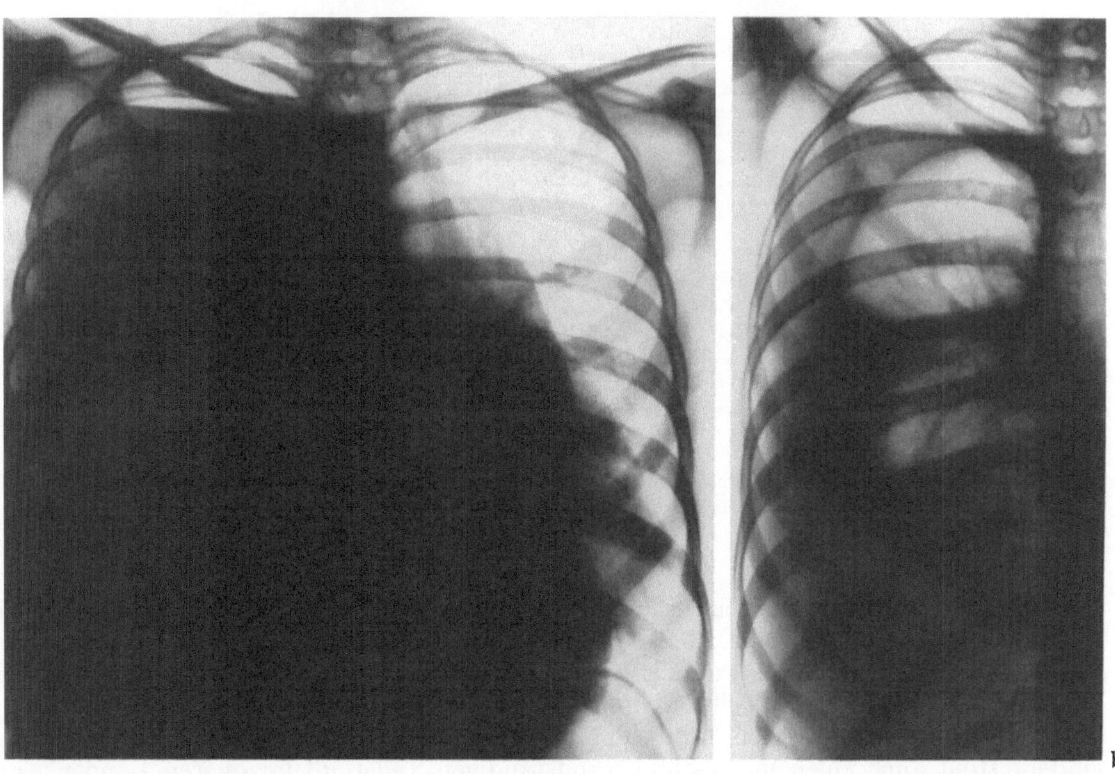

Abb. 45a u. b. Großer Seropneumothorax rechts mit mediastinalem Ergußanteil links (a); nach Punktion sichtbarer, costal und mediastinal wandständiger Interlobärerguß (b)

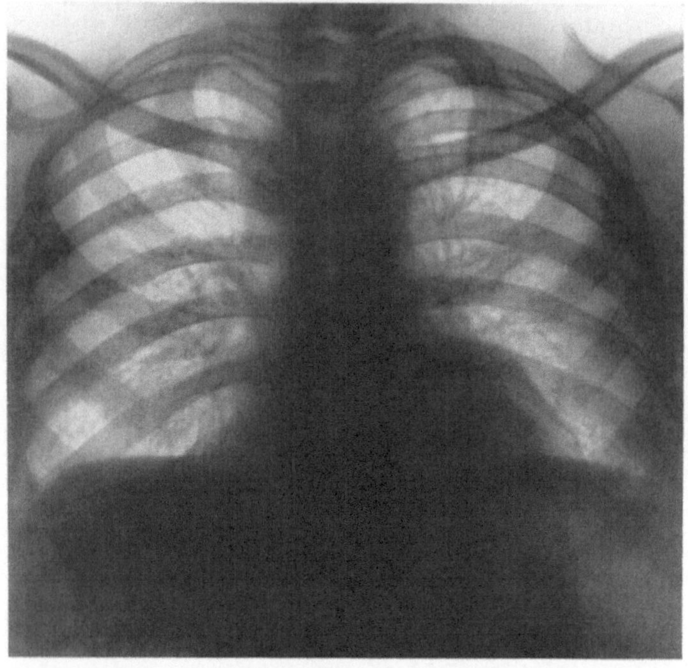

a

b

Abb. 46a u. b. Costodiaphragmaler Pleuraerguß beiderseits (a), mit mediastinal wandständigem Interlobärerguß und apicocostalem Auslaufen in Rückenlage und Kreuzhohlstellung (b) (s. Text)

wenn er relativ klein ist oder ein größerer überlagernder Erguß zum Ausfließen gebracht werden kann. Im Beispiel von Abb. 46 läßt das Übersichtsbild zunächst nur beiderseits einen costalen und diaphragmalen Erguß mit Begleitschatten an der Thoraxwand und Pseudohochstand des Zwerchfells erkennen. Die Aufnahme in Rückenlage und Kreuzhohlstellung zeigt nicht nur den infrapulmonalen Ergußanteil costoparietal ausgelaufen, sondern stellt auch einen mediastinal wandständigen Teilerguß im queren Lappenspalt dar. Auch hier wird also die Lunge allseits und interlobär vom Erguß umspült.

b) Isolierter interlobärer Erguß

Umschriebene oder *isolierte interlobäre Ergüsse* stellen sich meist schon auf der Übersichtsaufnahme dar, falls sie im horizontalen Interlobärspalt liegen. Dessen Lage ist ja auf vielen Aufnahmen von Gesunden bereits durch einen horizontalen Strichschatten im Mittelfeld angegeben. Die alte Streitfrage, ob dann immer eine, wenn auch minimale

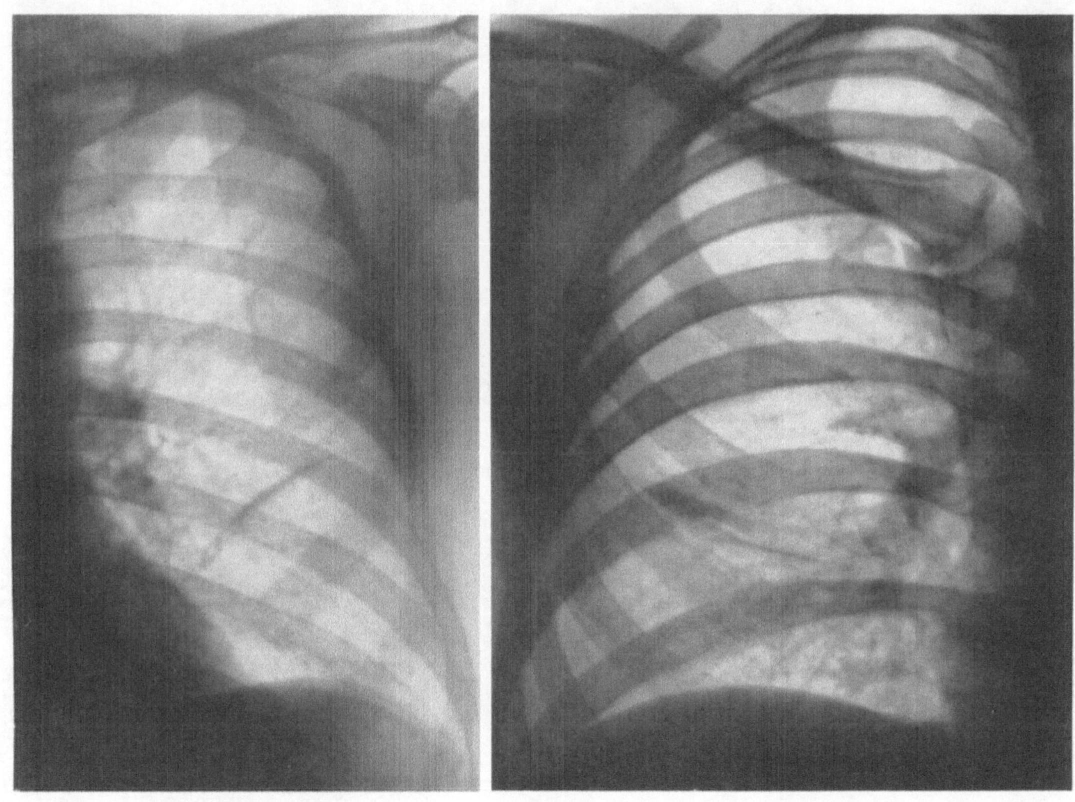

a b

Abb. 47a u. b. Verschiedene lamellär-kalottenförmige Interlobärergüsse

entzündliche Pleuraverdickung vorhanden ist, oder ob auch das normale Doppelblatt der Interlobärserosa sich in dieser Weise abbildet, kann dahin beantwortet werden, daß die visceralen Pleurablätter *aller* Interlobärspalten auch ohne entzündliche Verdickung abbildbar sind, wenn sie spaltgerecht projiziert werden; das gilt auch für akzessorische Spalten (Lobus venae azygos). Ist der Streifenschatten dicker als eine solche „Haarlinie", dann kann stets ein pleuraler Prozeß angenommen werden; und verjüngt er sich peripher — so daß eigentlich ein schmalstes Schattendreieck vorliegt —, dann wird ein lamellärer oder flach calottenförmiger Interlobärerguß wahrscheinlich. Typische Beispiele dafür gibt Abb. 47a und b wieder, wo einmal links ein zarter Erguß im unteren Abschnitt des großen Interlobärspaltes sichtbar wird, während im anderen Fall rechts der gegabelte doppelte Dreiecksschatten einem zarten Erguß im horizontalen Spalt angehört. Wird der eingeschlossene Erguß größer, so werden seine Grenzen bikonvex wie in den Beispielen der Abb. 48a—c. Vor der Verwechslung mit irgendeinem rundlichen Lungeninfiltrat schützt bei diesem typischen Bild die spitze Ausziehung des spindeligen Ergußschattens zum Nachbaranteil des Interlobärspalts hin. Sie ist charakteristisch und wird durch die fibrinöse Randverklebung oder Schwarte hervorgerufen, welche die Verlötung des Ergusses bedingt. Häufig kommen derartige Zustände nur mittels Kreuzhohlstellung eindeutig zur Abbildung.

Der umschriebene Erguß im großen Interlobärspalt muß bei frontalem Strahlengang mit dem Seitenbild erfaßt werden. Das Beispiel der Abb. 49a und b ist insofern typisch, als der auf diese Weise im spindeligen Querschnitt dargestellte Erguß im unteren Anteil

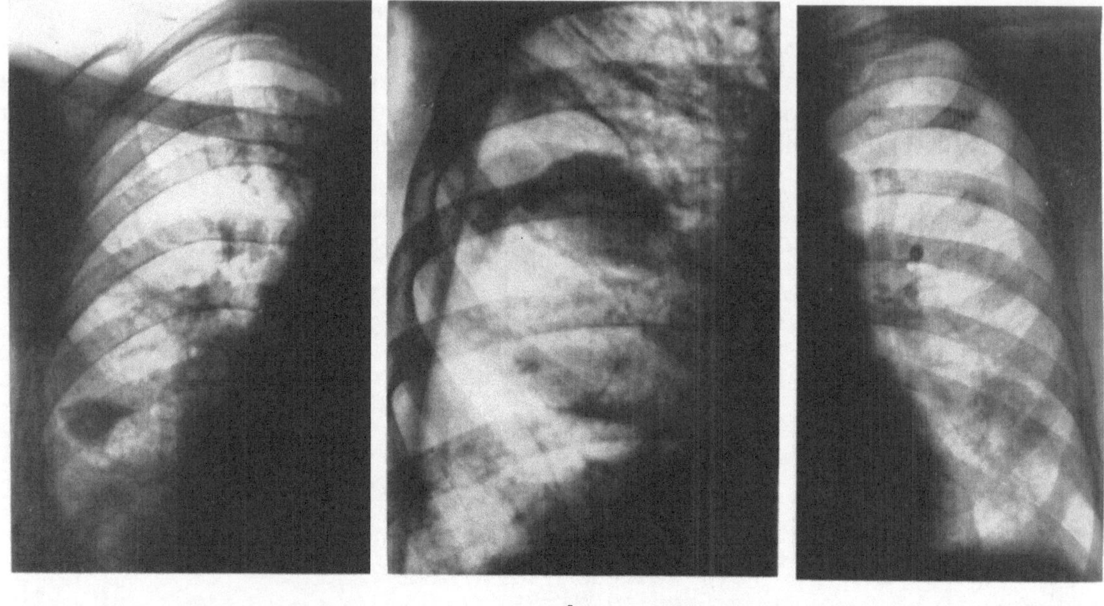

a b c

Abb. 48a—c. Verschiedene umschriebene Interlobärergüsse

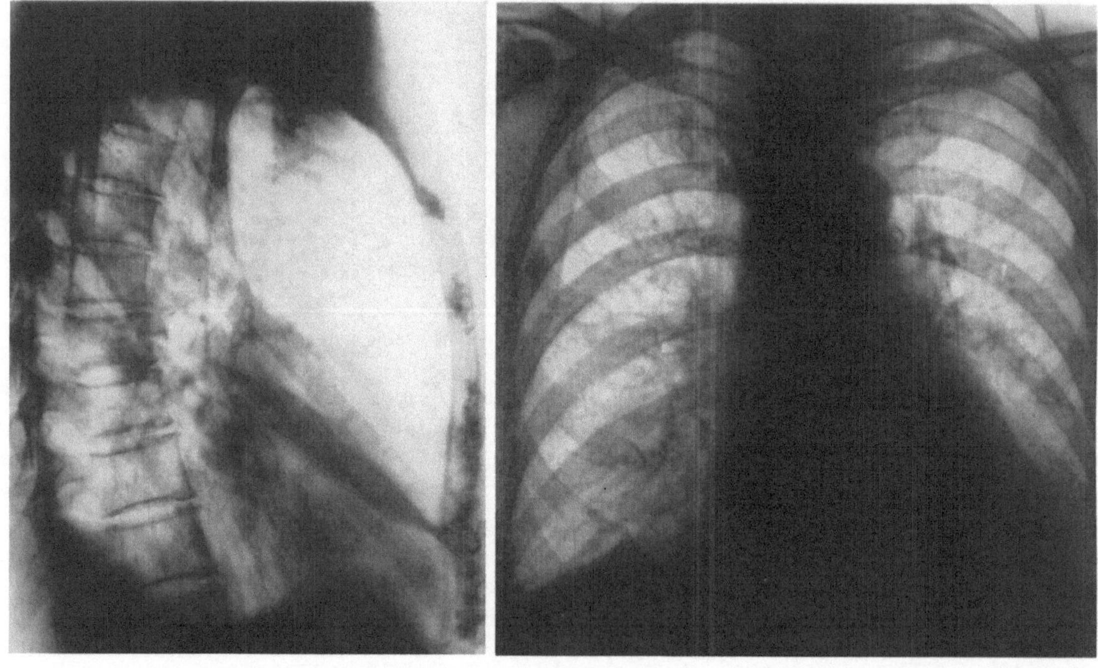

a b

Abb. 49a u. b. Großer umschriebener Interlobärerguß, nur im Seitenbild sichtbar

des schrägen Interlobärspalts sich im Übersichtsbild mit d.v. Strahlenrichtung völlig dem Nachweis entzieht. Es resultiert lediglich eine diffuse leichte Trübung des medialen Unter- und Mittelfeldes, die häufig mit einer Mittellappenanschoppung verwechselt wird, wenn man sich für die Diagnose mit dem Übersichtsbild begnügt. Eine echte pneumonische Mitbeteiligung des Mittellappens gibt Abb. 50a und b wieder. Hier wird der infiltrierte Mittellappen im Seitenbild nach oben von dem pleuritisch leicht verdickten horizontalen und nach hinten unten von dem spindelig mit Erguß angefüllten schrägen Interlobärspalt deutlich begrenzt. Gleichzeitig zeigen die Verbreiterung am Fuß des Interlobium und die zungenförmig interlobäre Fortsetzung des costalen Begleitschattens im d.v. Bild an, daß der umschriebene Interlobärerguß sich aus einem diaphragmal und anterocostal wandständigen Erguß erst vor kurzer Zeit durch Verklebung abgekammert hat. Dadurch wird ebenso wie bei Abb. 49a und b jeder Zweifel daran beseitigt, daß es sich tatsächlich um abgesackte Interlobärergüsse und nicht etwa um atelektatische Lungensegmente oder den geschrumpften Mittellappen handelt. Das zu betonen ist wichtig, weil sicher in früherer Zeit ohne bronchoskopische Sicherung viel zu oft „typisch spindelige“ Interlobärergüsse diagnostiziert worden sind. Ihre Existenz ganz abzuleugnen, ist jedoch keineswegs gerechtfertigt, wie auch unsere Beispiele zeigen.

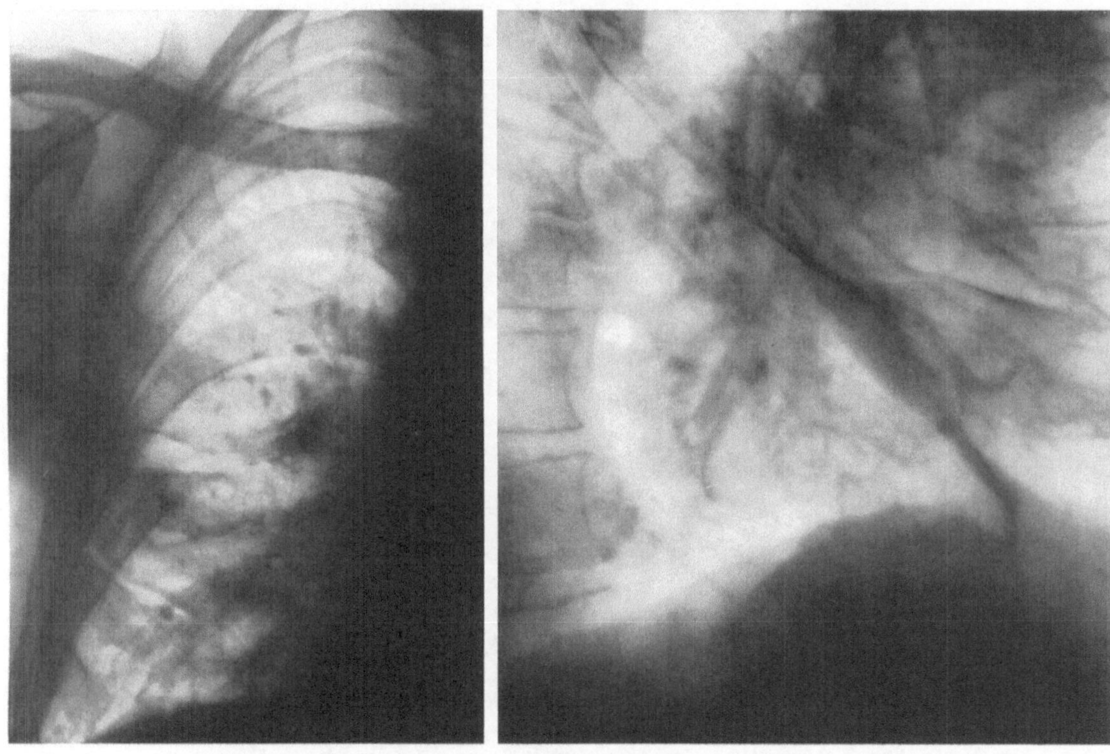

a b

Abb. 50a u. b. Erguß im großen Lappenspalt bei Infiltration des Mittellappens, in beginnender Abgrenzung gegen diaphragmale und anterocostale Ergußportionen (s. Text)

c) Interlobärer Doppelerguß („Transsudat à la Bikini“)

Nach dem gleichen Lokalisationsprinzip muß der folgende, sehr seltene Fall von beidseitigen, umschriebenen Interlobärergüssen beurteilt werden, der — von anderen Voruntersuchern nicht anerkannt — von uns früher publiziert worden ist (Haubrich, 1966). Es kann bei Abb. 51a und b jedoch kein Zweifel daran bestehen, daß der freie Pleuraerguß (costaler Begleitschatten und Sinusverschleierung!) hier in multiplen Portionen auch den Interlobärspalt ausgefüllt hat. Im Übersichtsbild sind beiderseits je zwei rundliche Verschattungen im Mittelgeschoß sichtbar, die rechts zum Teil mit typischer „Lötschwarte“ ausgezogen, links unscharf begrenzt sind. Sie liegen rechts im horizontalen und unteren schrägen, links im schrägen Interlobärspalt und projizieren sich im Seitenbild zum Teil aufeinander. Außerdem ist auch der obere Anteil des großen Lappenspaltes mit einem mehr lamellären Erguß ausgefüllt, wie sich auf dem Seitenbild hinten oben zeigt; im Übersichtsbild sind diese interlobären Ergußanteile links nur als flaue Oberfeldtrübung angedeutet, rechts aber als doppelter Strichschatten im S-förmig gekrümmten Interlobärspalt bereits sichtbar.

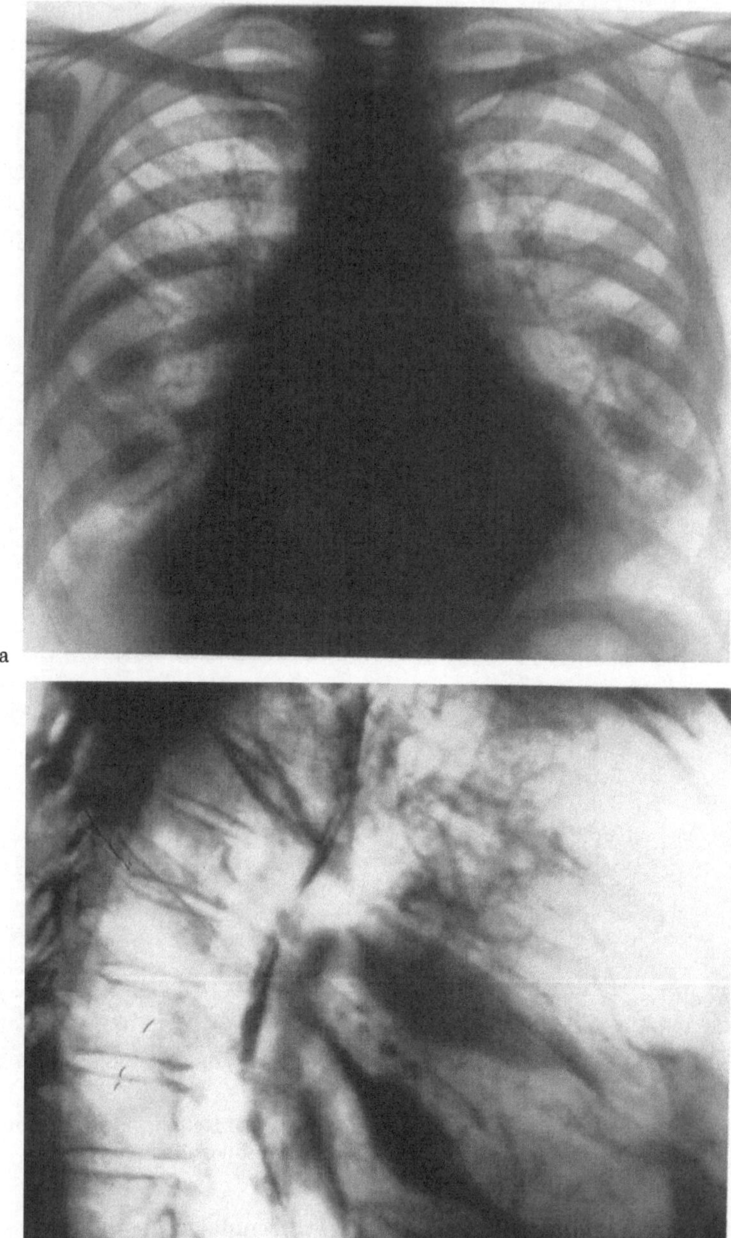

Abb. 51a u. b. Freier Pleuraerguß mit beiderseits umschriebenen, multiplen interlobären Portionen (Transsudate bei myopathischer Herzdekompensation; Herzhinterwand durch Oesophaguskontrastfüllung markiert)

ZUPPINGER hat darauf hingewiesen, daß neoplasmatische Ergüsse isoliert in der Interlobärpleura lokalisiert sein können, ohne daß eine Verklebung vorliegt. Das gleiche gilt nach unserer Erfahrung auch für *kardiale Transsudate*, insbesondere auch im Insuffizienzstadium von congenitalen Herzvitien bei Kleinkindern. Im Fall der Abb. 51a und b bestanden nur rechts interlobäre Teilverklebungen, während der größte Teil des Lappenspaltes und auf der anderen Seite das ganze Interlobium frei von Adhäsionen waren, der Hydrothorax also weitgehend freie pleurale Kommunikation besaß. Für dieses Phänomen, das in Analogie zu den Befunden von scheinbar randverklebten, umschrieben infrapulmonalen Ergüssen bei Tumoren oder Hydrops gesetzt werden kann, müssen individuelle und lokalisierte Abweichungen von der normalen Lungenretraktilität ver-

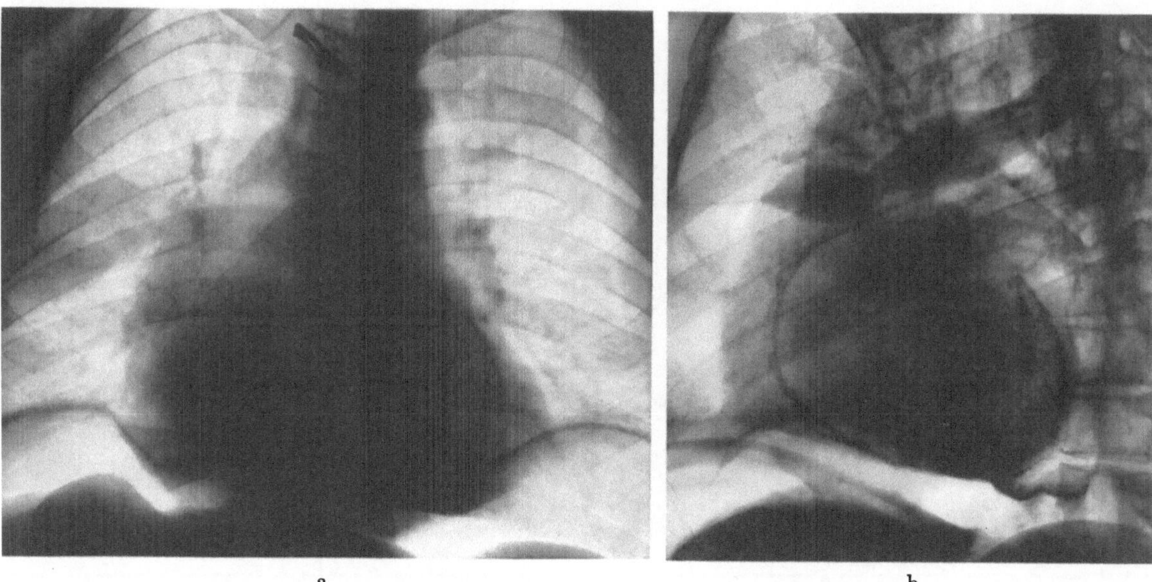

a b

Abb. 52a u. b. Interlobäre Doppelspindel („Transsudat à la Bikini") bei einem Panzerherzen mit diagnostischem Pneumoperitoneum, 49jähriger Mann

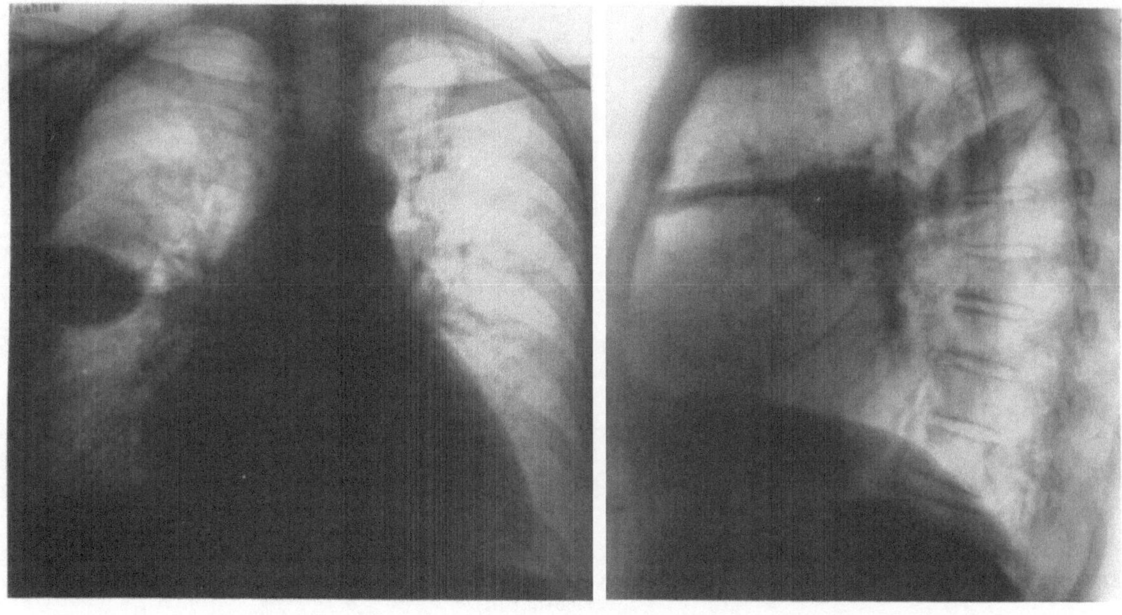

a b

Abb. 53a u. b. Abgesackte Interlobärergüsse (s. Text)

antwortlich sein, die beim Fehlen grober Infiltrate oder Atelektasen mit dem Begriff einer Dystelektase wohl nur unvollkommen definiert werden können.

Seit wir mit dem Bild der interlobären Doppelspindel durch ein kardiales Transsudat bei einem Panzerherzen (Abb. 52a und b) den ersten Fall demonstrieren konnten (HAUBRICH, 1956), haben uns weitere Beobachtungen davon überzeugt, daß interlobäre Doppelergüsse nur bei Herzinsuffizienz vorkommen bzw. von einem Transsudat gebildet werden. Dabei resultieren Bilder, die in ihrer charakteristischen Ausprägung als Doppelspindel mit bandartiger Fortsetzung in die angrenzende Interlobärportion den Namen eines „Transsudats à la Bikini" nahelegen. Im Fall der Abb. 53a und b findet sich je ein spindelförmig „abgesackter" Erguß im queren Interlobärspalt (in beiden Strahlen-

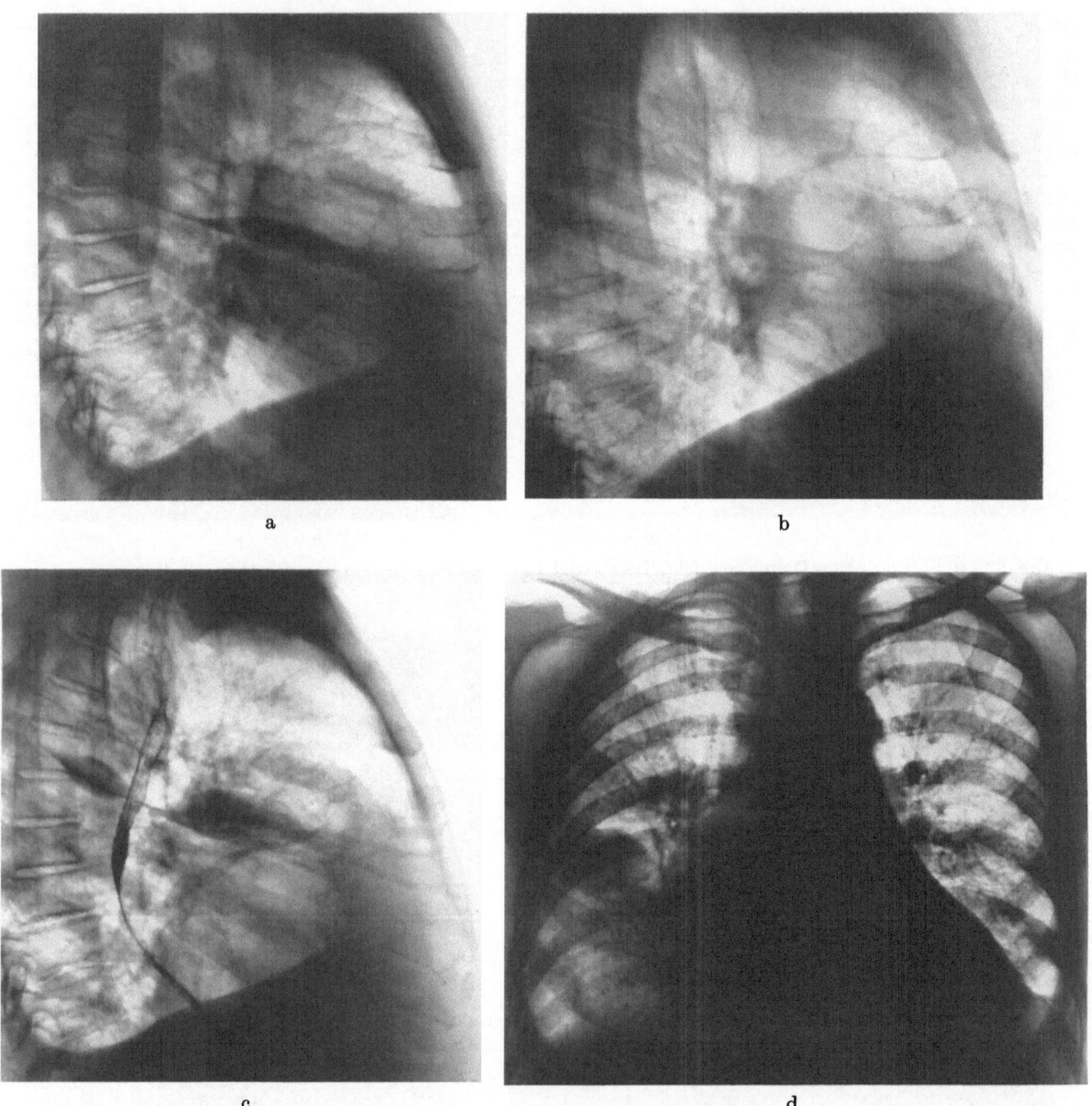

Abb. 54a—d. Einfach-spindelförmige interlobäre Ergußportion bei Herzdekompensation (a), Rückbildung nach 4 Wochen (b), Doppelspindel bei erneuter Dekompensation nach 6 Jahren (c), im Sagittalbild zu c nur z. T. sichtbar (d)

richtungen mit typischer Form abgebildet!) *und* im oberen Anteil des schrägen Interlobärspaltes (nur im frontalen Strahlengang typisch dargestellt, im Sagittalbild als zarte Verschleierung fast unsichtbar!). Klinisch handelte es sich hier um ein dekompensiertes Hypertonieherz mit Myopathie bei einer 69jährigen Frau. Die Verlaufsserie der Abb. 54a bis d von einem 62jährigen Mann mit klinisch ähnlicher Herzdekompensation zeigt im ersten Seitenbild (Abb. 54a) zunächst eine einfache interlobäre Ergußspindel, die sich nach Rekompensation 4 Wochen später zu einer zarten Interlobär„schwiele" zurückgebildet hat (Abb. 54b), um 6 Jahre später bei erneuter Dekompensation zu einer typischen Doppelspindel erweitert zu werden (Abb. 54c). Das zum letzten Befund gehörige Sagittalbild zeigt davon deutlich nur die größere Ergußposition als bikonvex begrenzte Verschattung (Abb. 54d). Für den Nachweis dieser „Bikini"-Transsudate ist also wie

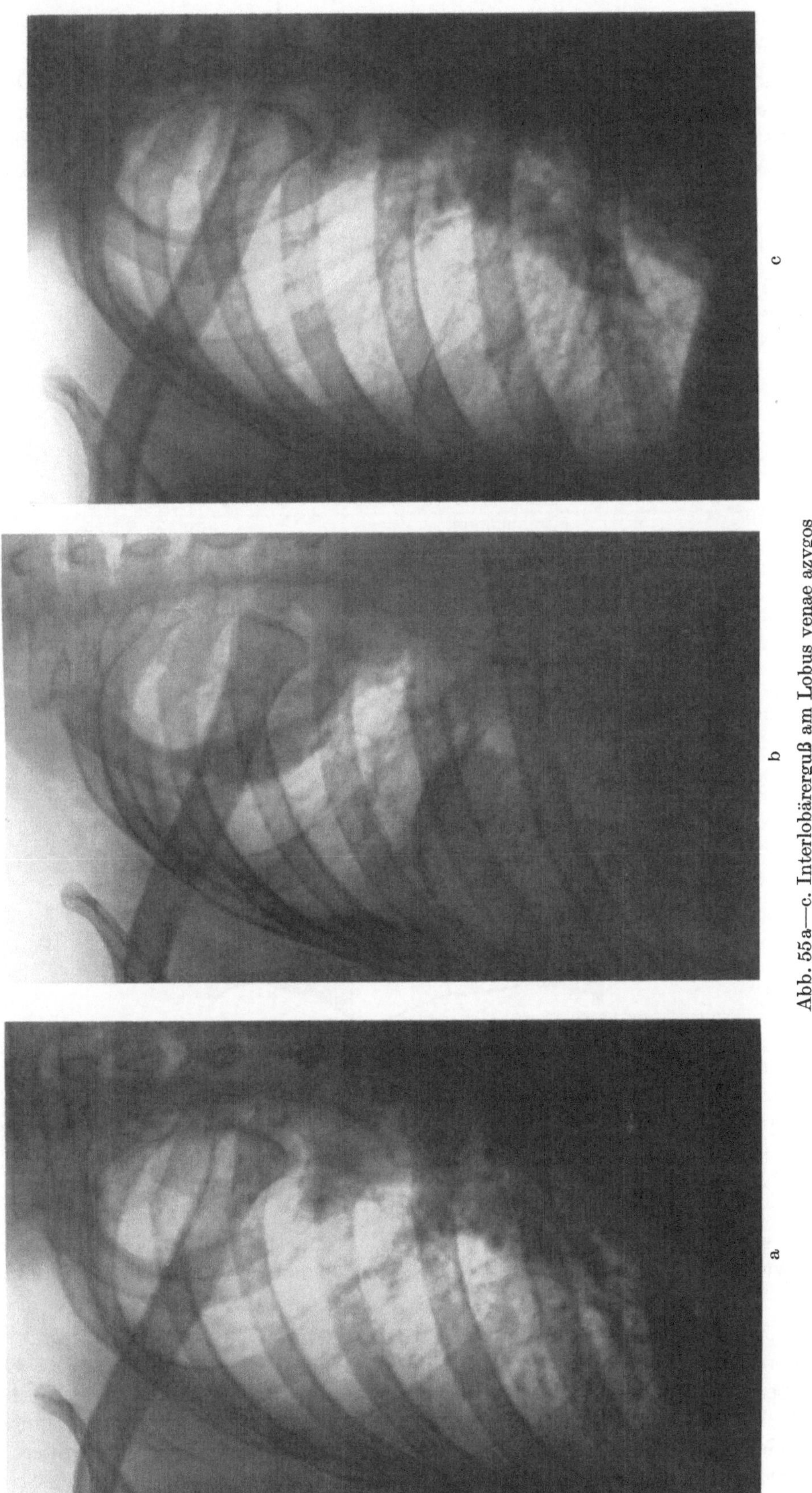

Abb. 55a—c. Interlobärerguß am Lobus venae azygos

bei Abb. 52 und 53 das Seitenbild entscheidend, gelegentlich auch das überdrehte Schrägbild wie bei Abb. 52.

Umgekehrt entspricht das Sagittalbild für den Interlobärspalt zwischen *Oberlappen und Lobus venae azygos* der „lappenspalt-gerechten" Projektion FLEISCHNERS. Abb. 55a bis c demonstriert in einer Verlaufsserie einen derart lokalisierten, umschriebenen Interlobärerguß (Abb. 55b) bei einem erst basal-sinuösen, dann auch costal-interlobären freien

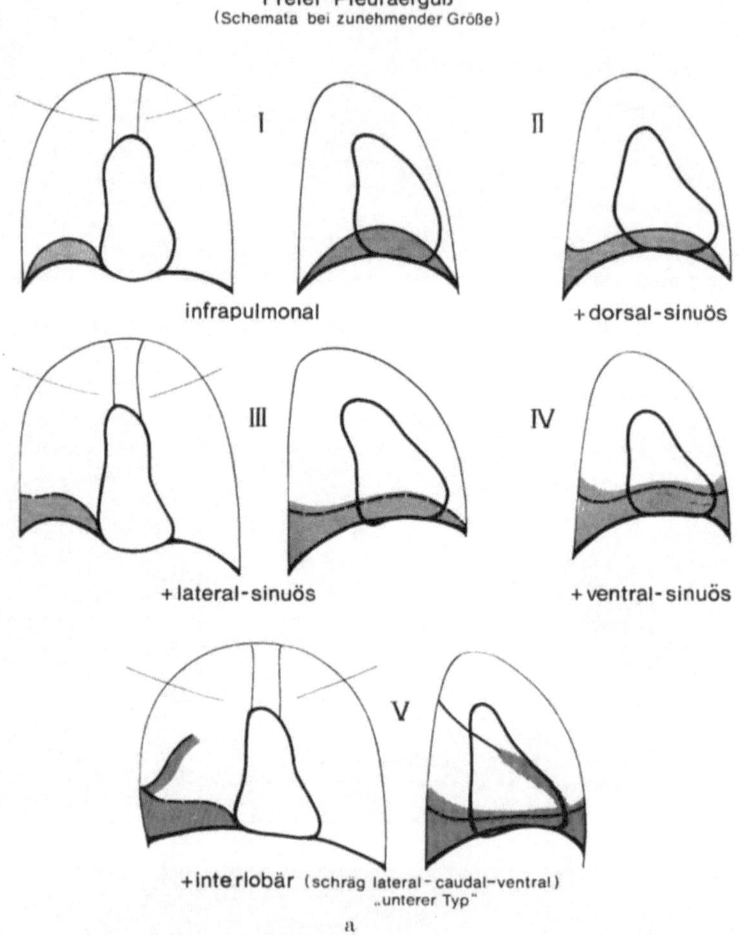

Abb. 56a u. b. Abbildungsprinzipien für die verschiedenen Formen des freien Pleuraergusses (außer Mediastinalerguß)

Erguß, der später den Restbefund eines abgekammerten basocostalen Ergußteils bei zarter Schwiele im queren und dickerer Schwarte im apikalen Interlobärspalt zeigt (Abb. 55c).

Im übrigen sei darauf hingewiesen, daß die röntgenanatomische Klärung interlobärer Krankheitsprozesse zu den schwierigsten röntgenologischen Aufgaben gehört. Dafür ist außer den bereits erörterten Gegebenheiten besonders die Tatsache verantwortlich, daß der normale Verlauf der Lappenspalten durch pulmonale Schrumpfungen, pleurale Verziehungen oder auch infolge nichtpathologischer Variation erheblich abgeändert werden kann. Pleuritische Prozesse im Spalt akzessorischer Lungenlappen werden sehr oft verkannt. An sie muß immer gedacht werden, wenn horizontale Streifenschatten im seitlichhinteren, oberen Mittelgeschoß der Lunge (Pohlscher Lappen!) oder parakardial von der rechten Herzkontur nach unten außen zur Zwerchfellkontur hin (Lobus cardiacus) auftreten. Aber auch große und größte Interlobärergüsse können diagnostisch als atypische Infiltrate verkannt werden. So gibt insbesondere das interlobäre Empyem mit Spiegelbildung Anlaß zur Verwechslung mit einem Lungenabsceß. Es soll relativ häufig vorkommen und perforiert oft in einen Bronchus (ZUPPINGER); die Sputumuntersuchung auf elastische Fasern kann dann zur Klärung wichtiger sein als die allerdings oft notwendige Entleerung mittels gezielter Punktion. Für die Röntgenuntersuchung kommt

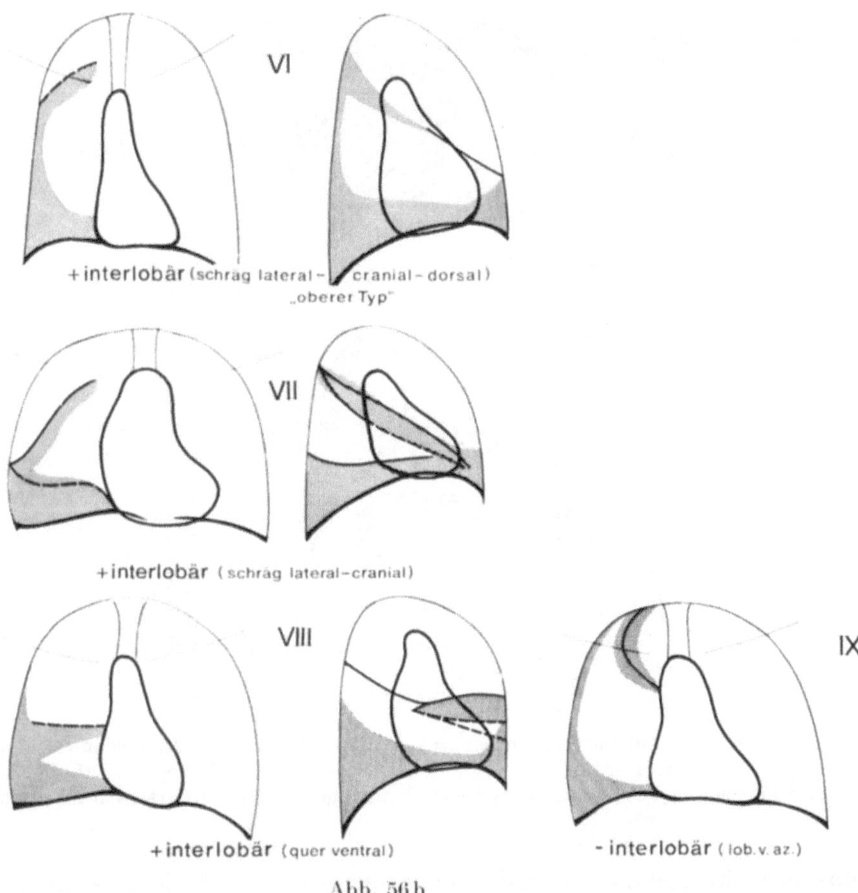

Abb. 56b

es darauf an, festzustellen, ob der infolge fibrinöser oder lamellärer Auflagerung verdickte Interlobärspalt nur scheinbar durch den Absceß hindurchzieht, oder ob die Empyemhöhle sich fingerartig in den benachbarten Anteil des Interlobärspalts hinein und womöglich über den Hilus hinaus fortsetzt.

Zum Abschluß werden für alle bisher erörterten Formen des Pleuraergusses die *Prinzipien der röntgenologischen Abbildung* schematisch wiedergegeben (Abb. 56a und b, I—IX).

5. Der mediastinale Pleuraerguß

Außer den bisher benannten Abschnitten des Pleuraraumes kann auch die mediastinale Pleura in einen entzündlichen oder hydropischen Prozeß einbezogen werden. Das gilt für freie Exsudate im parietalen Pleuraspalt und vielleicht noch mehr für mittelgroße und große Transsudate. Die Beteiligung der mediastinalen Pleura bei allgemeinen Ergüssen ist sicher häufiger als der isolierte Befall. Klinisch gibt es nur uncharakteristische Zeichen für den mediastinalen Pleuraerguß, es sei denn, daß sich ein regelrechtes mediastinales Syndrom mit Herzangst, Schulterschmerz und Dysphagie, mit Larynxödem und inspiratorischem Stridor entwickelt. Im allgemeinen wird die Diagnose daher röntgenologisch gestellt.

Sehr oft, wenn ein großer Erguß die Lungenbasis diaphragmal und costoparietal umfaßt, reicht er auch in den Mediastinalspalt hinein, der bis zum Hilus durch das Ligamentum pulmonale in einen vorderen und hinteren Abschnitt aufgeteilt wird, oberhalb

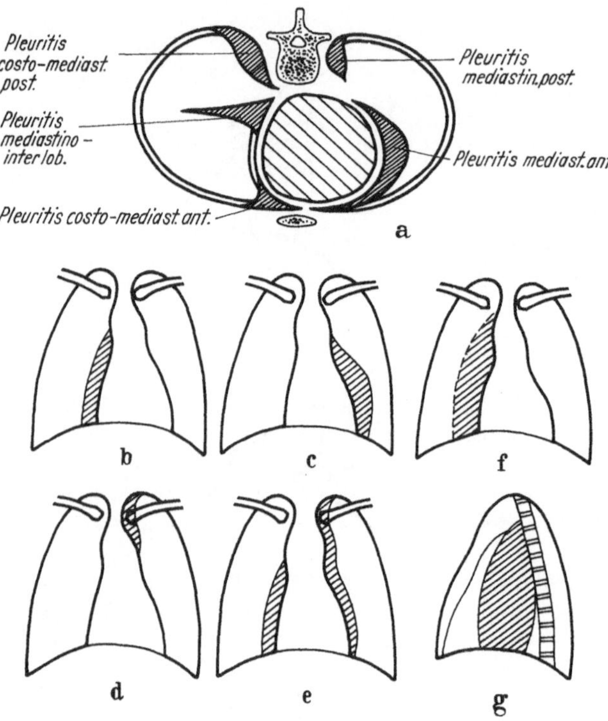

Abb. 57a—g. Verschiedene Mediastinalergüsse, schematisch. a Im Thoraxquerschnitt; b „Pleuritis" mediastinalis inf. dextra; c Pl. mediast. inf. sin.; d Pl. mediast. sup. sin.; e Pl. mediast. inf. dextra, sup. et inf. sin.; f Pl. costomediast. post. sin.; g idem, 2. schräger D. (Modifiziert nach Zuppinger)

des Hilus aber in annähernd sagittaler Richtung frei ist. Man kann eine „Pleuritis" mediastinalis anterior und posterior unterscheiden und superiore von inferioren Ergüssen trennen, so daß beiderseits vier Lokalisationstypen gegeben sind. In Abb. 57a—g sind die wichtigsten Lokalisationen schematisch wiedergegeben. Da sie nach lateral gegen die Lunge grenzen, erscheint ihre seitliche Begrenzung im d.v. Übersichtsbild immer scharf. Gleichzeitig sind sie jedoch vom Herzschatten nicht oder nur unter besonderen Bedingungen abzutrennen. Lediglich der sog. costomediastinale Erguß ist lateralwärts unscharf begrenzt und nur im Schrägbild nach vorn scharf abgesetzt; ein Beispiel gibt Abb. 58a und b wieder.

Der mediastinale Teilerguß wird vielfach nicht erkannt, wenn man nicht eigens danach sucht. Im Beispiel der Abb. 59a und b deutet nur der weiche Begleitschatten am oberen rechten Herzrand darauf hin, daß der große basale Erguß sich mediastinal fortsetzt. Die spätere Aufnahme zeigt nach mehrfacher Punktion des beidseitigen Transsudats eine Doppelkontur am ganzen rechten Herzrand, die durch einen großen hinteren Mediastinalerguß bedingt wird; wahrscheinlich besteht auch links ein zarter mediastinaler Begleiterguß. Das große kardiale Transsudat in Abb. 60a und b hat gleichfalls einen media-

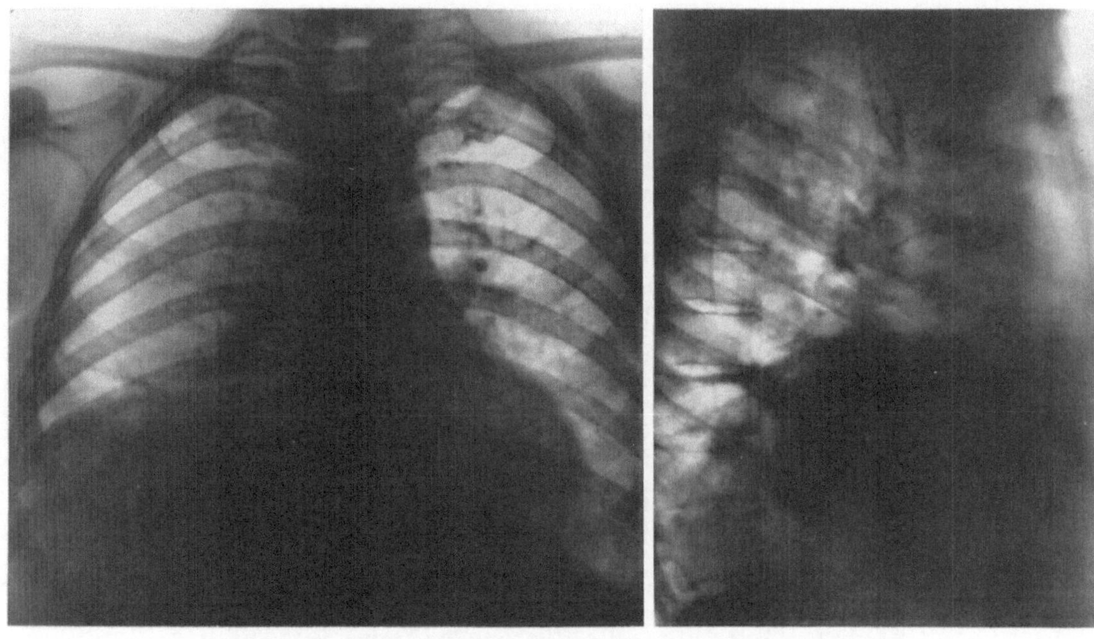

a b

Abb. 58a u. b. Großer vorderer, costomediastinaler Erguß rechts nach operiertem Mamma-Carcinom

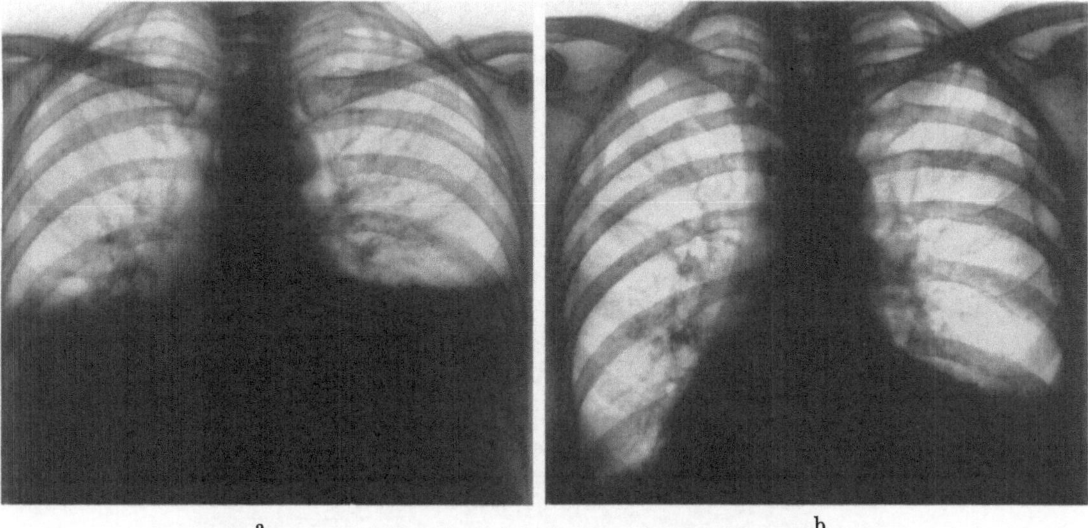

a b

Abb. 59a u. b. Mediastinaler Ergußanteil rechts bei großem basalem Transsudat beiderseits vor und nach Punktion

stinalen Anteil, der beiderseits an der Verbreiterung des oberen Herzschattenteiles sichtbar und nach Rückgang des Ergusses im parietalen Pleuramantel auf eine „Pleuritis“ mediastinalis superior links beschränkt ist; sie bildet oberhalb des Aortenknopfes einen konvex zur Lungenspitze begrenzten Begleitschatten.

Diese Befunde sind leicht zu übersehen, besonders wenn klinisch kein Anhalt für eine exsudative Pleuritis gegeben ist und ohnedies eine Herzdilatation als Ursache des Transsudats vermutet wird. So spricht im Übersichtsbild der Abb. 61a zunächst nichts dafür, daß die erhebliche Linksverbreiterung des Herzens bei kleinem Basiserguß durch einen großen Erguß vom mediastinal-inferioren Typ bedingt wird, wie sich auf

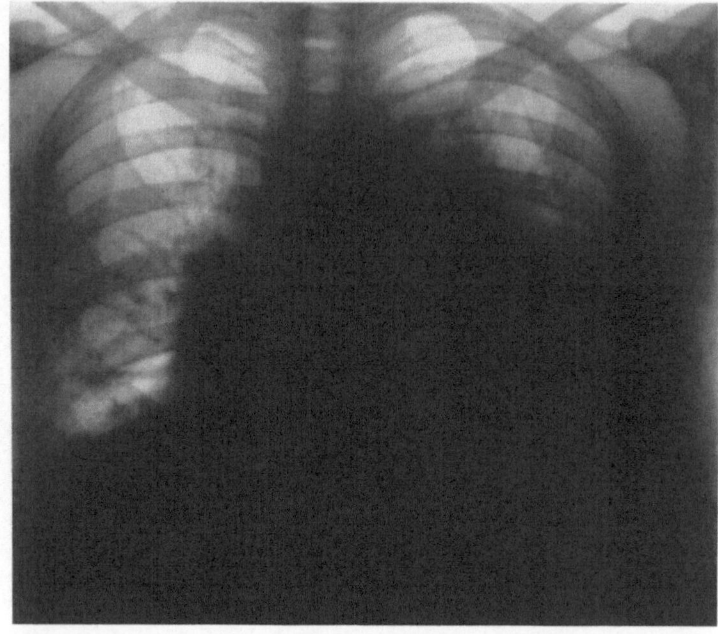

a

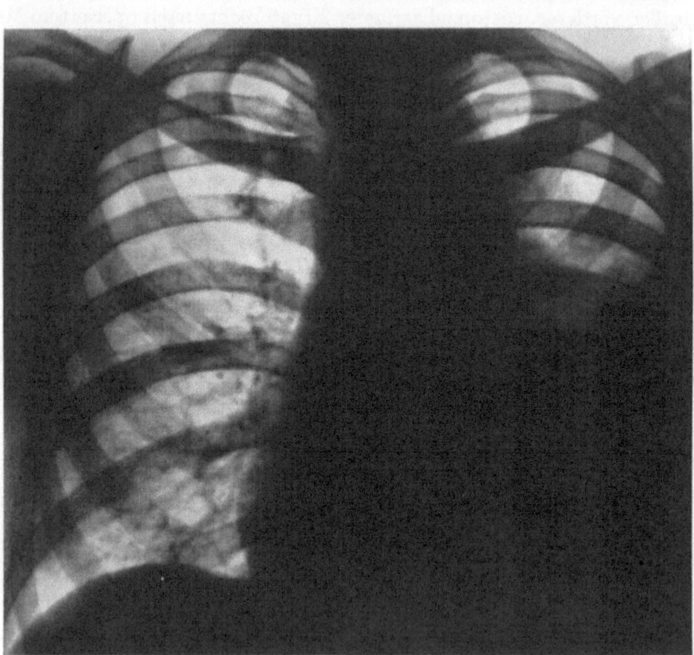

b

Abb. 60a u. b. Mediastinale Ergußanteile beiderseits bei großem kardialem Transsudat (a). Nach 3 Wochen oberer Mediastinalerguß links bei großem Transsudatrest (b)

der Aufnahme in Seitenlage erkennen läßt. Hier fließt der mediastinale Erguß seitlich in den costalen Pleuraraum ab und gibt einen kaum verbreiterten Herzschatten frei (Abb. 61b).

Mit diesem Beispiel wird demonstriert, wie wichtig es für die gezielte Röntgenuntersuchung ist, die freie Verschieblichkeit des Pleuraergusses zu prüfen. Neben der Durchleuchtung in verschiedener Strahlenrichtung und bei verschiedenen Umlagerungen kann die Anwendung einer *härteren Aufnahmetechnik* als wertvollste Untersuchungsmethode

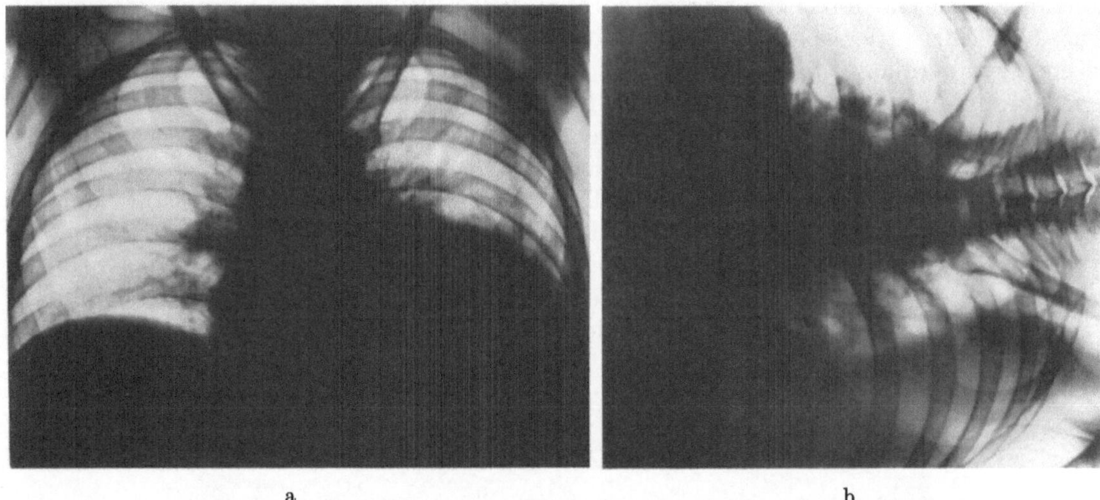

a b

Abb. 61a u. b. Großer unterer Mediastinalerguß links unter dem Bild einer aortalen Herzdilatation (a), in Seitenlage costal ausgetreten (b)

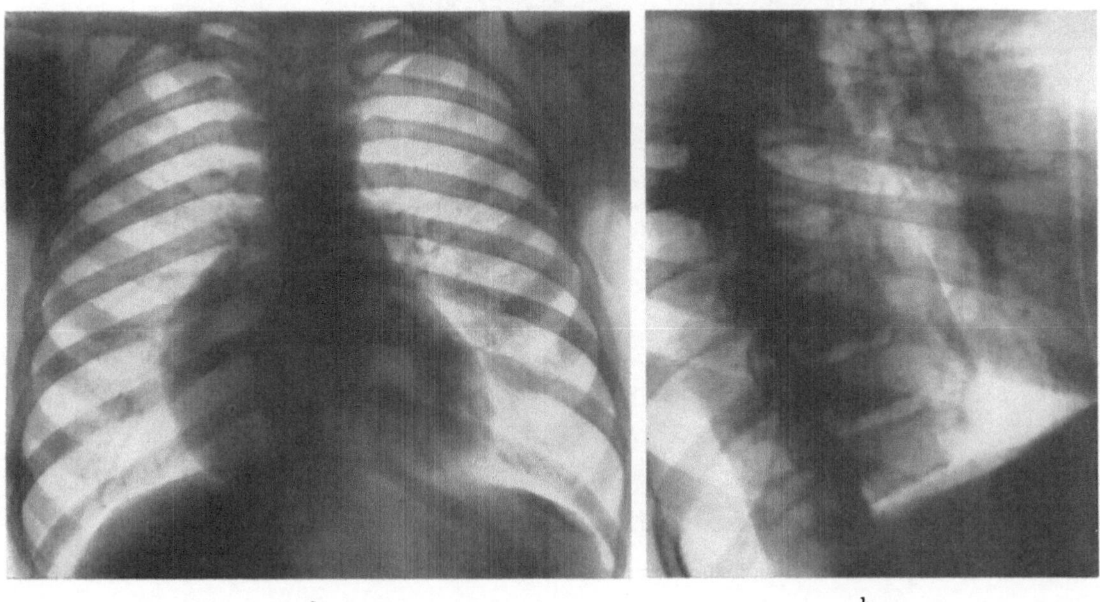

a b

Abb. 62a u. b. Großer abgesackter hinterer Mediastinalerguß mit Überlagerung des rechten Herzrandes, bei härterer Technik (a) und fast seitlicher Schrägstellung (b)

bezeichnet werden (ASSMANN; DUNBAR, 1959; ZUPPINGER u.a.). Dabei wird oft innerhalb des Herzschattens ein sonst überlagerter mediastinaler Erguß- oder Schwartenschatten sichtbar. Das gilt vornehmlich für den Nachweis der Pleuritis mediastinalis inferior posterior, wo auch umgekehrt der Herzrand innerhalb eines großen Ergußschattens sichtbar werden kann wie im Beispiel eines abgesackten kugeligen Mediastinalergusses der Abb. 62a und b. Auch die Darstellung von Trachea und Oesophagus durch härtere Aufnahmetechnik und Kontrastmittelfüllung ist von Nutzen, weil ein einseitiger Mediastinalerguß dadurch eine beidseitige Verbreiterung des Mittelschattens imitieren kann, daß dieser zur gesunden Seite hinübergezogen wird (ZUPPINGER); mit der Lagebestimmung von Luft- und Speiseröhre ist das rasch zu erkennen.

Ein Beispiel für die leichter erkennbare vordere „Pleuritis" mediastinalis inferior gibt Abb. 63 wieder. Hier spricht die Unschärfe der Seitenbegrenzung dafür, daß der linksseitige parakardiale Erguß zum costomediastinalen Typ gehört. Er ist ebenso Teilerscheinung eines größeren Ergusses im freien Pleuraspalt wie der vordere rechtsseitige Mediastinalerguß in Abb. 64a und b. Dieser Fall ist gut vergleichbar mit unserem früheren Beispiel von Abb. 46, weil der im Übersichtsbild vorwiegend basal lokalisierte Erguß in Rückenlage und leichter Kreuz-Hohlstellung fast ganz costoparietal ausläuft und den mediastinal-interlobären wandständigen Ergußanteil frei zur Ansicht bringt. Am häufigsten wird dies Bild als metastatische Pleuritis beim Bronchialcarcinom beobachtet und stellt dann oft sogar das erste Zeichen des malignen Lungenprozesses dar; beim Kind liegt fast immer eine Drüsentuberkulose dem geschilderten Befund zugrunde (ZUPPINGER).

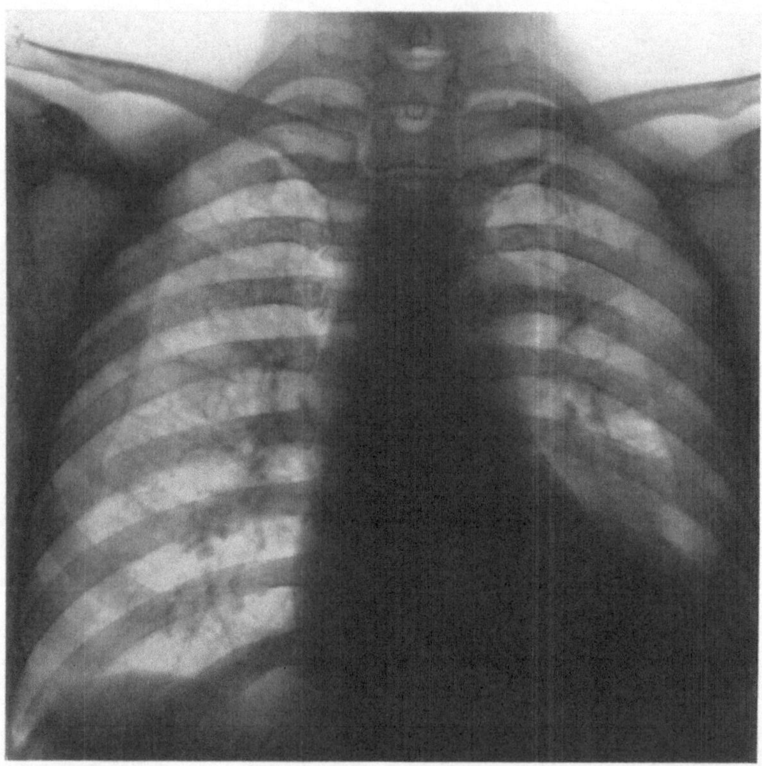

Abb. 63. Begleitschatten am linken Herzrand durch unteren vorderen costomediastinalen Erguß

Umschriebene bzw. abgesackte, mediastinale Pleuraergüsse imponieren oft zuerst als tumoröse Neubildungen. Wo sie nachweisbar rasch aus einem allgemeinen, basocostalen Erguß entstehen wie im Fall der Abb. 65a—c, kann eine Fehldeutung vermieden werden. Andernfalls ist fast immer eine Probepunktion zur Diagnose erforderlich. Im übrigen kann die Differentialdiagnostik der umschriebenen und begleitenden Mediastinalpleuritis außerordentlich schwierig sein. Infiltrationen, Schrumpfungen und Atelektasen einzelner Lungenlappen können einen mediastinalen Prozeß vortäuschen und müssen oft durch ergänzende tomo- und bronchographische Untersuchungen abgetrennt werden. Das gilt ganz besonders für Schrumpfungen akzessorischer Lungenteile, also für den Lobus cardiacus und Lobus venae azygos, spielt aber auch beim Bronchialcarcinom des Oberlappens eine wichtige Rolle. Am schwierigsten schließlich pflegt sich entscheiden zu lassen, ob bei nachgewiesener mediastinaler Lokalisation bereits eine Schwarte oder noch ein umschriebener flüssiger Erguß vorliegt (vgl. S. 565).

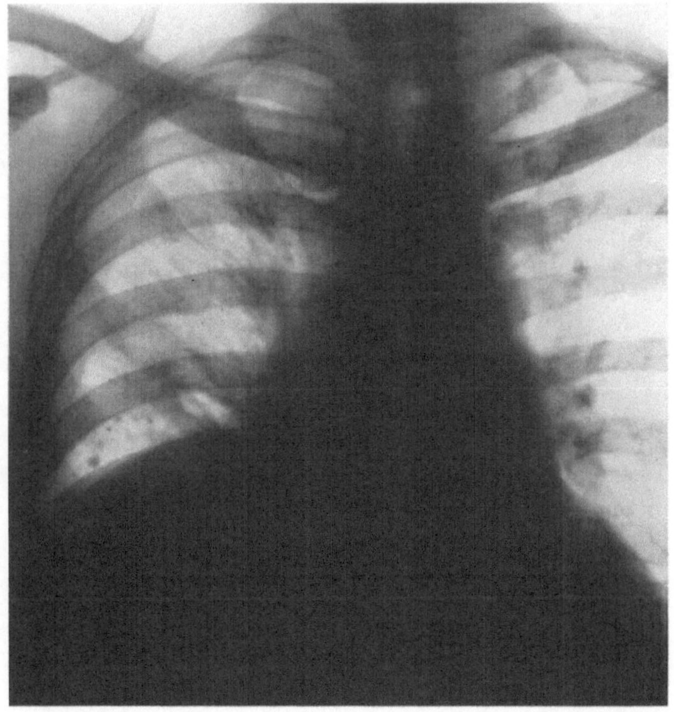

a

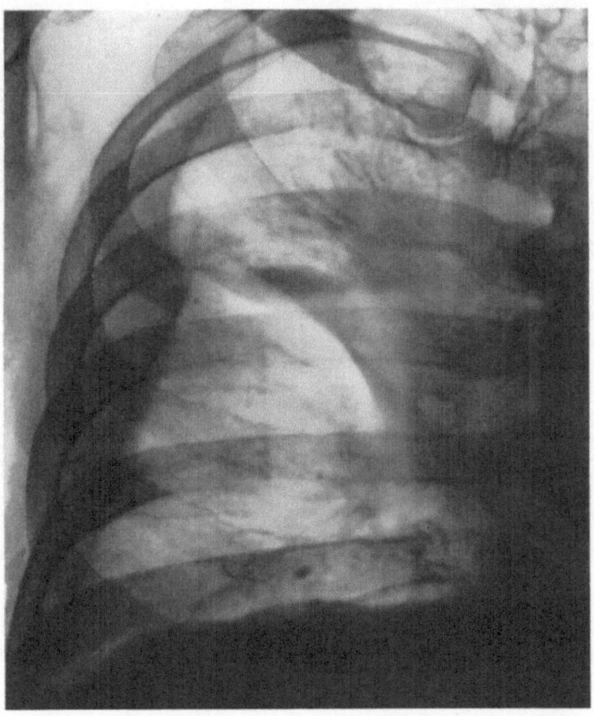

b

Abb. 64a u. b. Vorwiegend basaler Erguß rechts mit costal und mediastinal wandständigem Interlobärerguß, in aufrechter Stellung (a), in Rückenlage und Kreuzhohlstellung (b), bei Bronchial-Carcinom

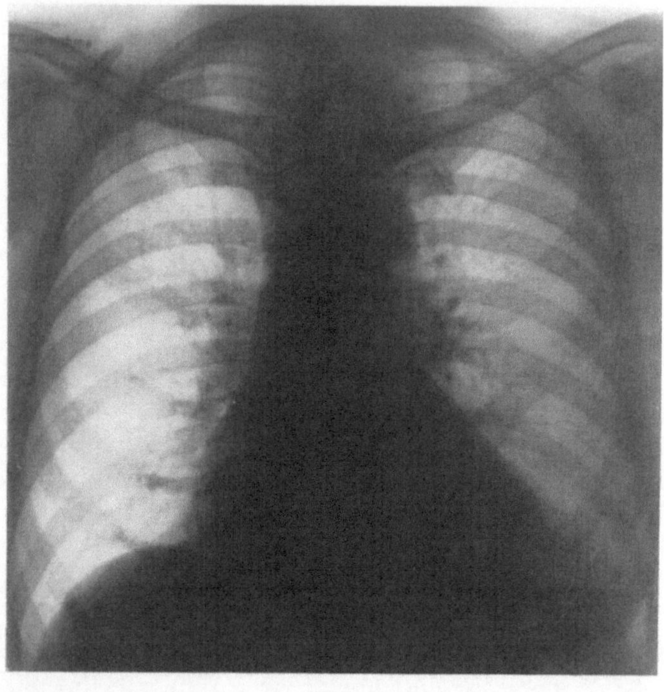

a

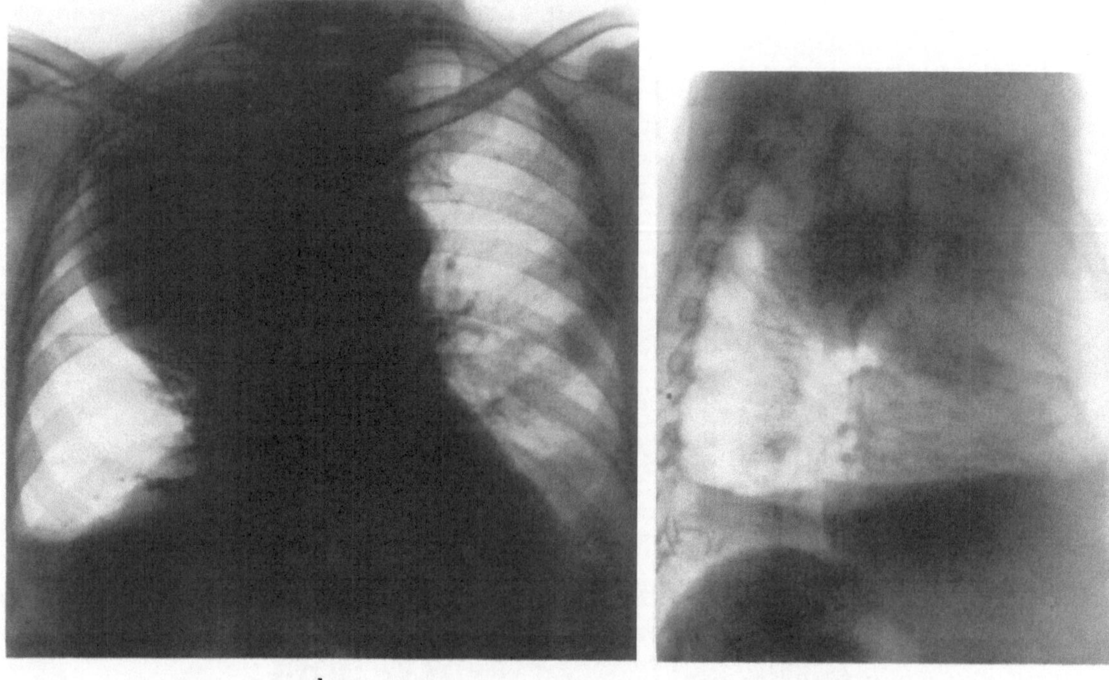

b c

Abb. 65a—c. Mediastinaler Ergußanteil oben rechts bei tumorösem Pleuraerguß links (a), nach 2 Wochen stark vergrößert und abgesackt bei jetzt beidseitiger Exsudation (b, c); 71jährige Frau, Zustand nach operiertem Mamma-Carcinom

6. Pleuraschwarte

Pleuraschwarten kommen an allen Stellen des Pleuraraumes vor. Sie beweisen, daß sich einmal an der Pleura ein entzündlicher Prozeß abgespielt hat. Schon das verbürgt ein klinisches Interesse an ihrem Nachweis, der vielfach nur mit der Röntgenuntersuchung erbracht werden kann. Abgesehen davon können die Schwarten je nach Ausdehnung und Lage die Diagnose anderer intrathorakaler Krankheitsprozesse erschweren, die Funktion von Atmung und Kreislauf stören, den knöchernen Thorax deformieren und schließlich erheblichen Einfluß auf thoraxchirurgische Maßnahmen besitzen (ZUPPINGER). Ihre röntgenologische Diagnose kann daher außerordentlich fruchtbar sein und ist auch vergleichsweise nicht schwer.

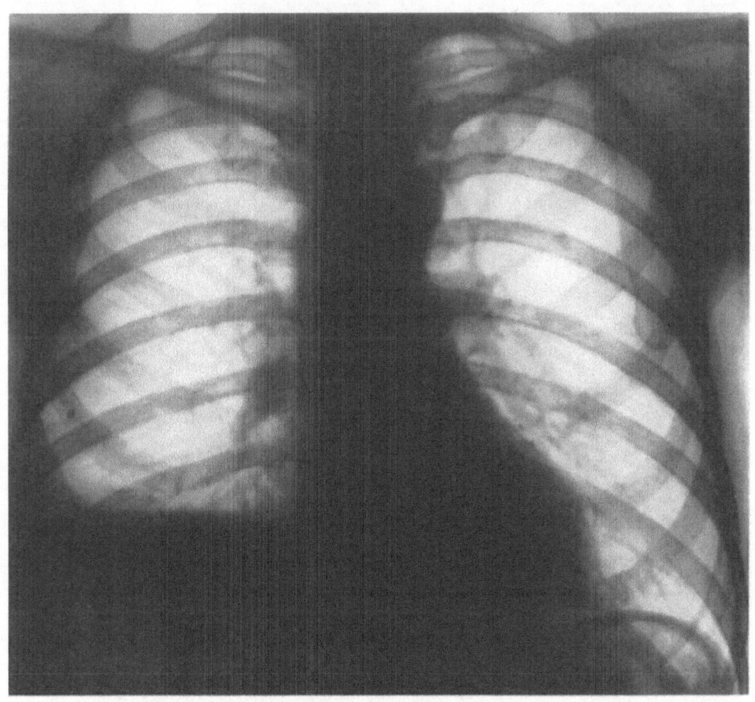

Abb. 66. Sinus- und Basisschwarte (costodiaphragmal)

Davon gibt es eine Ausnahme: Die schwielige Verlötung der *basalen* Pleurablätter allein bleibt klinisch und röntgenologisch stumm, solange die Verschwartung nicht auf den Zwerchfellsinus übergegriffen, also die costale und diaphragmale Pleura miteinander verlötet hat. Die Fälle sind Legion, wo erst als autoptischer Zufallsbefund ein Verlust des ganzen diaphragmalen Pleuraspalts zutage tritt. Das ist ein weiterer Beweis für die Annahme, daß der infrapulmonale Pleuraerguß in der Tat ein sehr häufiges und gleichzeitig relativ selten erkanntes Vorkommnis ist. Hier fehlt zu Lebzeiten jegliche Funktionsstörung, offenbar weil bei der reinen Pleuritis diaphragmatica immer eine restitutio ad integrum erfolgt, wenn der epiphrenische Pleuraerguß ohne costoparietale Zwerchfellfixation abheilt und so mechanische Bewegungsbehinderungen mit konsekutiver Muskelatrophie ausbleiben. Nur im Pneumothorax sind derartige umschrieben diaphragmale Schwielen erkennbar.

Klinisch und röntgenologisch faßbar wird eine *Basisschwarte* erst dadurch, daß der Zwerchfellsinus am entzündlichen Prozeß beteiligt war und der randständig ausgetretene Erguß zur Verklebung und Organisation des costalen bzw. parietalen mit dem diaphragmalen Pleurablatt geführt hat. Dann resultiert das banale Bild der *Sinusschwarte*, die an der Verschattung und Abrundung des Zwerchfellrippenwinkels erkennbar und vom freien Sinuserguß durch die „Pendelbewegung" ihres Lungenrandes zu unterscheiden ist. Abb. 66 zeigt ein Beispiel, wo allerdings gleichzeitig auch eine dickere diaphragmale

Pleuraschwarte vorliegt. Die costalwärts verkleinerte Bewegungsamplitude demonstrieren die Atmungskymogramme der Abb. 67a—c mit Sinusverlötung an der seitlichen und an der hinteren Thoraxwand. Diese Verschwartungen kommen im dorsalen und lateralen Anteil des Komplementärraumes häufiger vor als vorn und werden als Residuen costomediastinaler Exsudate auch zwischen der parietalen Mediastinal- und der Zwerchfellpleura beobachtet. Zu ihrer Entstehung ist notwendig, daß sich die Lunge vor dem entzündlichen Pleuraerguß oder in einem Pneumothorax retrahiert und so den betreffenden

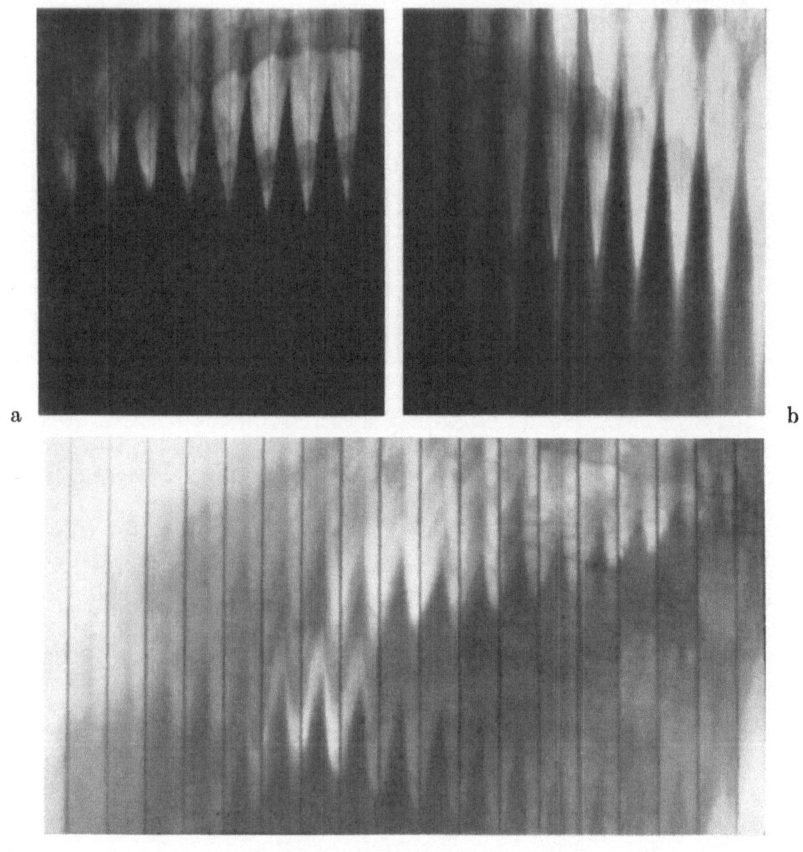

Abb. 67a—c. Costodiaphragmale Sinusschwarte rechts mit lateral verkleinerter Amplitude im Atmungskymogramm (a), normale Bewegung links (b). Dorsale Sinusschwiele mit dorsal verkleinerter Amplitude (c)

Sinusabschnitt wenigstens vorübergehend verlassen hat. In diesem Fall kann die schwielige Anheftung der sinuösen Zwerchfellanteile recht umfangreich werden und zu „aufsteigender" Verschwartung mit Anheftung auch nichtperipherer Teile der Zwerchfelloberfläche an die Thoraxwand führen (Abb. 68a und b). Dann wird die diaphragmale Muskelplatte weitgehend unbeweglich und sekundär atrophisch verdünnt. Die gleichen Verhältnisse liegen auch beim Fall der Abb. 69a und b vor.

Handelt es sich bei der umschriebenen Basisschwarte um Adhäsionen in Form von zeltdachförmigen Ausziehungen der Zwerchfellkontur, so liegen fast immer Adhäsionen der Zwerchfellkuppe durch schrumpfende Lungenprozesse vor; durch rotierende Durchleuchtung ist dabei nachzuweisen, daß die Sinus frei geblieben sind (Abb. 70a). Wandständige Zwerchfellauszipflungen, also basal-sinuöse Schwielen, können in der Aufsicht ganz gleich aussehen (Abb. 70b), projizieren sich bei Drehung aber an die Thoraxwand; prinzipiell gleiche Verhältnisse demonstriert ja auch Abb. 69a und b.

Wie bereits dargelegt wurde, kann sonst nur mit einem diagnostischen Pneumothorax die umschriebene oder auch flächenhafte Verlötung des diaphragmalen Pleuraspaltes

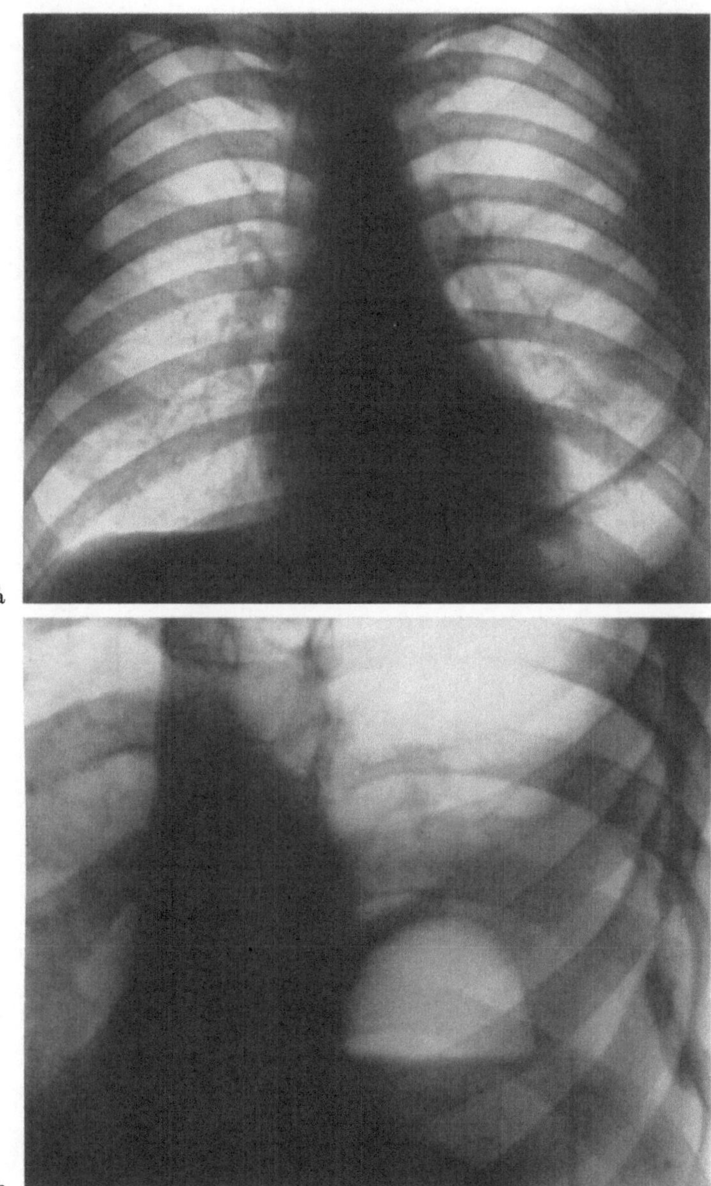

Abb. 68a u. b. Aufsteigende costodiaphragmale Pleuraschwarte lateral (a) und dorsolateral (b

nachgewiesen oder ausgeschlossen werden. Davon sind die relativ seltenen Fälle ausgenommen, wo die Basisschwarte auch an der Zwerchfellkuppe partiell verkalkt ist (Abb. 71a und b). Diese *verkalkten Basisschwarten* sind praktisch immer Residuen eines tuberkulösen Basisexsudats. Wo sie sich in der Aufsicht darstellen wie im Fall der Abb. 72a und b, zeigen sie die gleiche gitter- oder schollenartige Struktur der Inkrustation, wie sie von den verkalkten costalen Pleuraschwarten her besser bekannt ist. Die vielleicht etwas häufigeren kugeligen Verkalkungen über dem Zwerchfell (Abb. 73a und b) sind Zeichen eines alten tuberkulösen *Basisempyems* und durch ihre Struktur von parasitären Verkalkungen abgrenzbar.

Schwarten an der costalen Pleura können umschrieben sein oder die ganze Thoraxwand einnehmen, strangartig oder flächenhaft, zart oder zentimeterdick werden, isoliert oder mit interlobären, diaphragmalen und mediastinalen Verschwartungen zusammen auftreten. Zu ihrem Nachweis gehört, daß sie sich in die costale Pleuraebene drehen lassen,

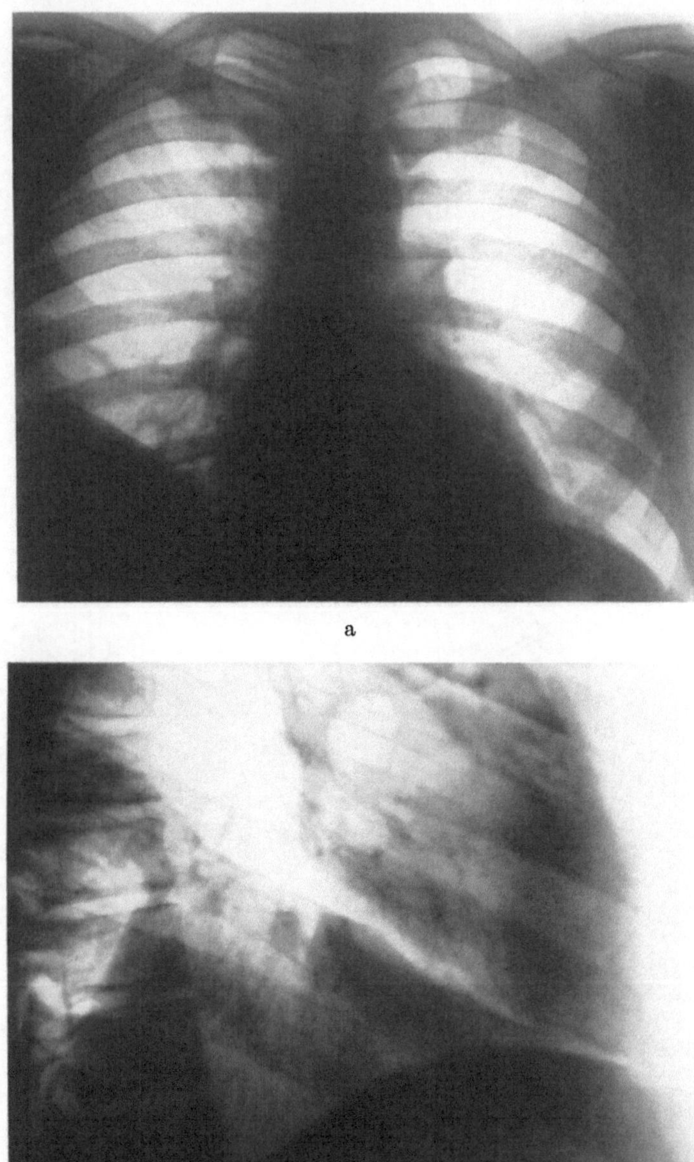

a

b

Abb. 69a u. b. Zeltdachförmige diaphragmale Pleuraschwiele im Seitenbild (b) bei „aufsteigender“ Verschwartung (a)

also in irgendeiner Strahlenrichtung der Thoraxwand anliegen und dann mit scharfer Begrenzung sich gegen die Lunge absetzen. Zarte Schwielen können dem Nachweis entgehen oder müssen gegen subpleurales Fettgewebe, fibrinöse Pleuritis oder lamellären Erguß abgegrenzt werden. Dicke flächenhafte Schwielen sind schon im Übersichtsbild unverkennbar, doch muß stets durch geeignete Drehung ihre costopleurale Lage sowie lungenwärts scharfe und (im Gegensatz zum abgesackten Erguß) gerade oder konkave Grenze festgehalten werden. Außerdem ist immer nach sekundären Veränderungen Ausschau zu halten, unter denen Schrumpfungszeichen an erster Stelle stehen. So läßt in Abb. 74 nur die beginnende Schrumpfung der rechten Thoraxseite sicher auf eine Verschwartung schließen; die große, vom Zwerchfell bis über die Lungenspitze reichende

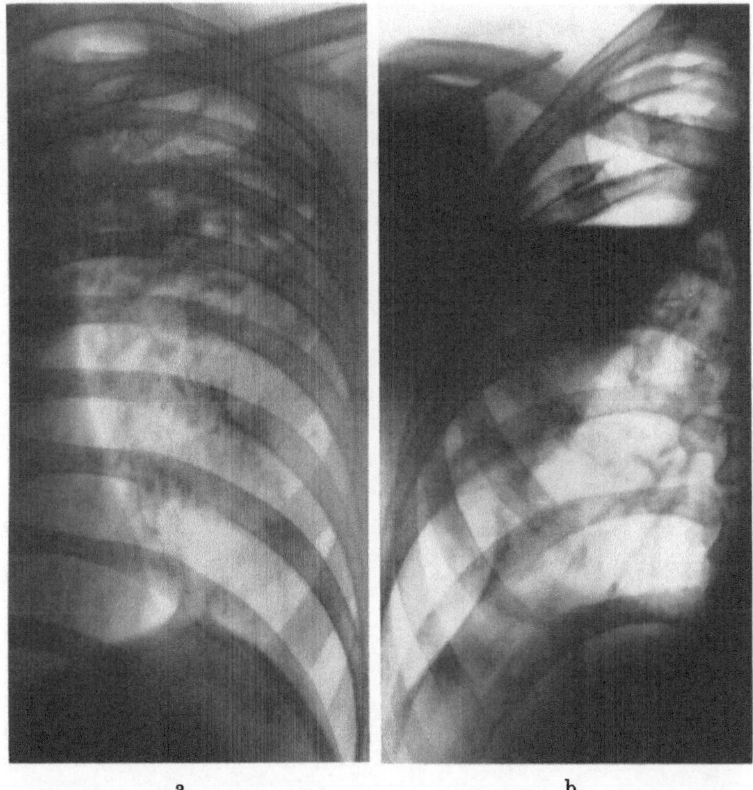

a b

Abb. 70a u. b. Zeltdachförmige diaphragmale Pleuraschwielen. a An der Zwerchfellkuppe bei Siliko-Tuberkulose, b am vorderen Zwerchfellsinus bei extrapleuralem Oleothorax

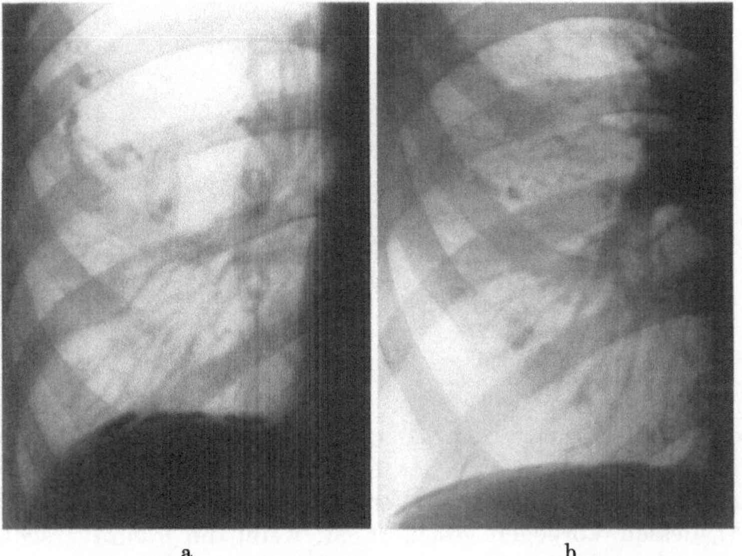

a b

Abb. 71a u. b. Teilverkalkte basale Pleuraschwielen

Verschattung wäre sonst von einem nur teilverklebten, großen Pleuraexsudat nicht zu unterscheiden. In Abb. 75 ist die flächenhafte costale Schwarte zwar wesentlich dünner, zeigt aber bei gleichzeitig diaphragmal, interlobär und mediastinal sichtbaren Schwielen bereits wesentlich stärkere Schrumpfungsmerkmale, da die seitliche Thoraxwand glocken-

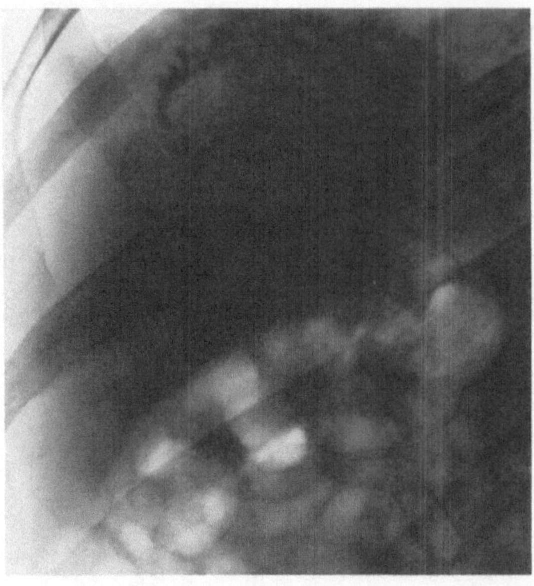

a

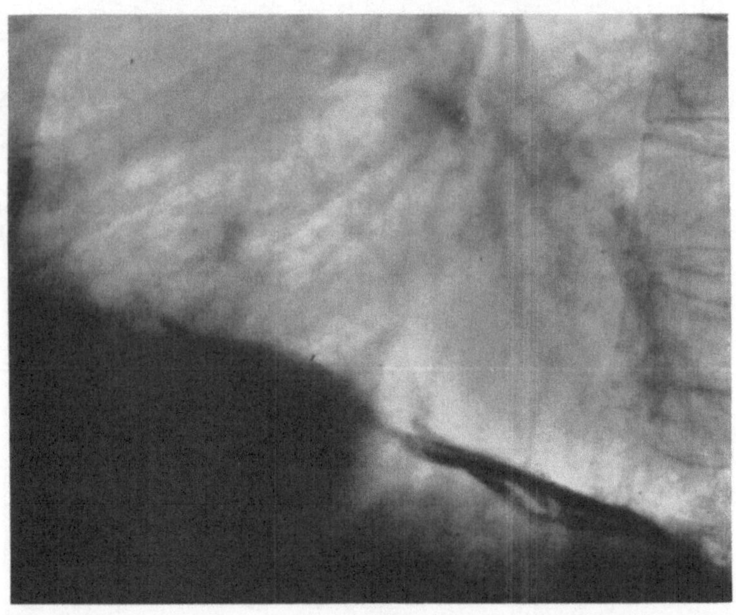

b

Abb. 72a u. b. Verkalkte Basisschwarte in Aufsicht und Profil

förmig eingezogen, der Herzschatten verlagert und die Wirbelsäule skoliotisch deformiert ist. Die Schrumpfungstendenz ist von der Dicke der Schwarten nicht abhängig. Wohl aber ist mit zunehmender Verdickung der Verdacht auf ein *Restexsudat* stärker begründet (BRUNNER, 1934), dessen Vorliegen gesichert ist, wenn die Pleuraverschattung lungenwärts konvex begrenzt wird. Dabei ist wichtig, daß die ursächliche Pleuritis viele Jahre zurückliegen und mancher Resterguß klinisch völlig symptomfrei bleiben kann, bis er plötzlich septische Erscheinungen macht. Probepunktionen sollten daher lieber einmal zu viel als zu wenig vorgenommen werden und gegebenenfalls von mehreren Einstichen aus, da sehr oft ein abgekammertes Restexsudat vorliegt.

Das Bild der *verkalkten costalen* Pleuraschwarte ist so charakteristisch, daß spezielle Untersuchungen meist unnötig werden. Beispiele für die schollen- und gitterartige Struktur

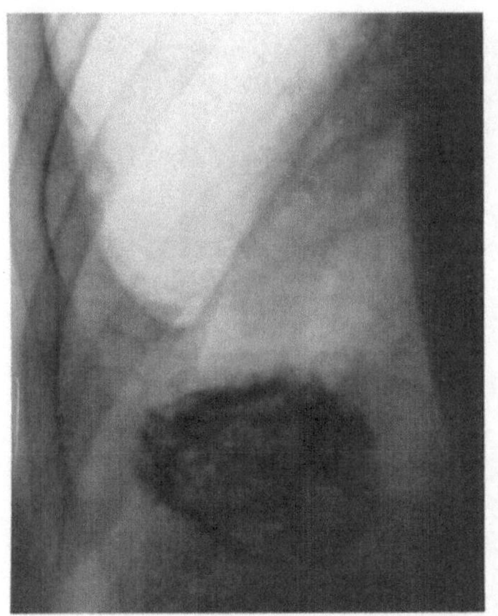

a

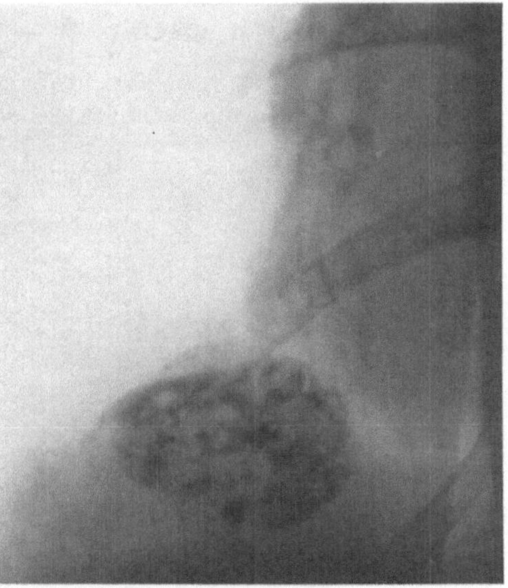

b

Abb. 73a u. b. Verkalktes tuberkulöses Basisempyem

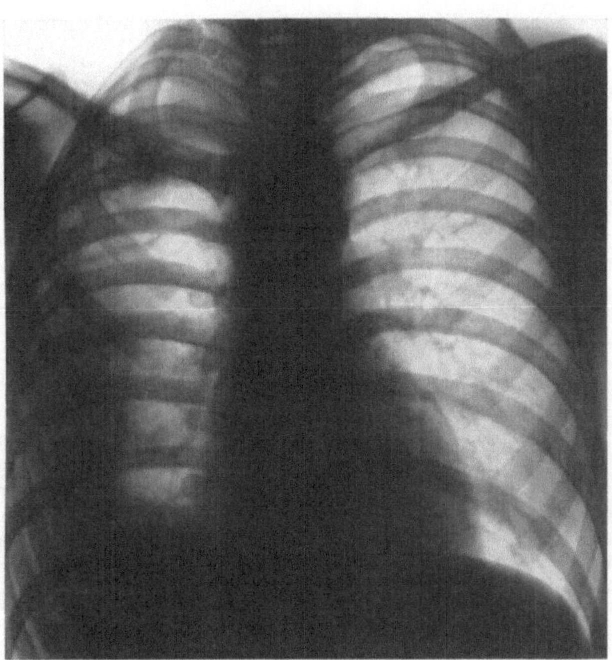

Abb. 74. Beginnende Thoraxschrumpfung bei großer apico-costodiaphragmaler Schwarte, mit Verdacht auf Resterguß

dieser ohne Beziehung zur Lungenzeichnung auftretenden Kalkeinlagerungen gibt Abb. 76a—c wieder. Meist ist die viscerale Partie der Pleuraschwarte verkalkt, so daß costalwärts eine kalkfreie, weichteildichte Schwartenportion abgebildet wird (Abb. 77). Das gleiche läßt sich auch bei den selteneren verkalkten Spitzenschwarten erkennen. Hier kommt differentialdiagnostisch eine Verkalkung der A. subclavia in Frage, wenn parallele Kalkbänder abgebildet werden und sonstige Zeichen einer früheren Pleuritis fehlen. Mitunter sind apikal große, schalenartige Pleuraverkalkungen als Zufallsbefund festzustellen, wie überhaupt über der Lungenspitze ganz massive Schwarten als Folge spezifischer Pleuraentzündungen häufig vorkommen.

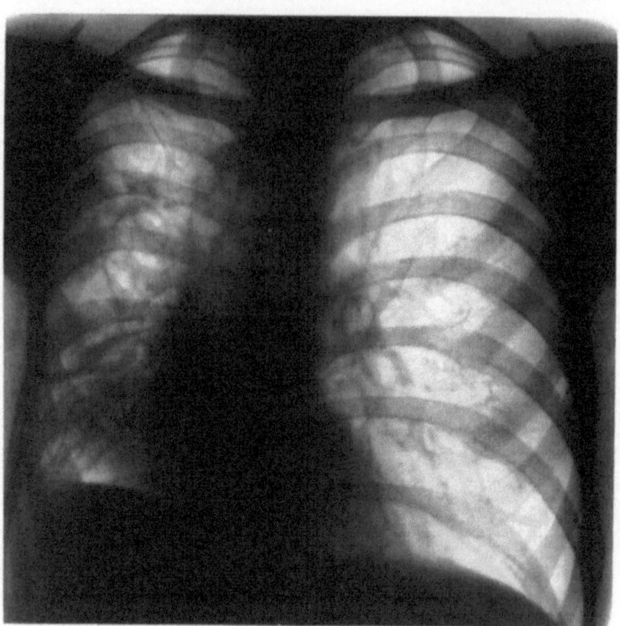

Abb. 75. Schrumpfende costale Pleuraschwarte mit interlobärer und diaphragmaler Beteiligung

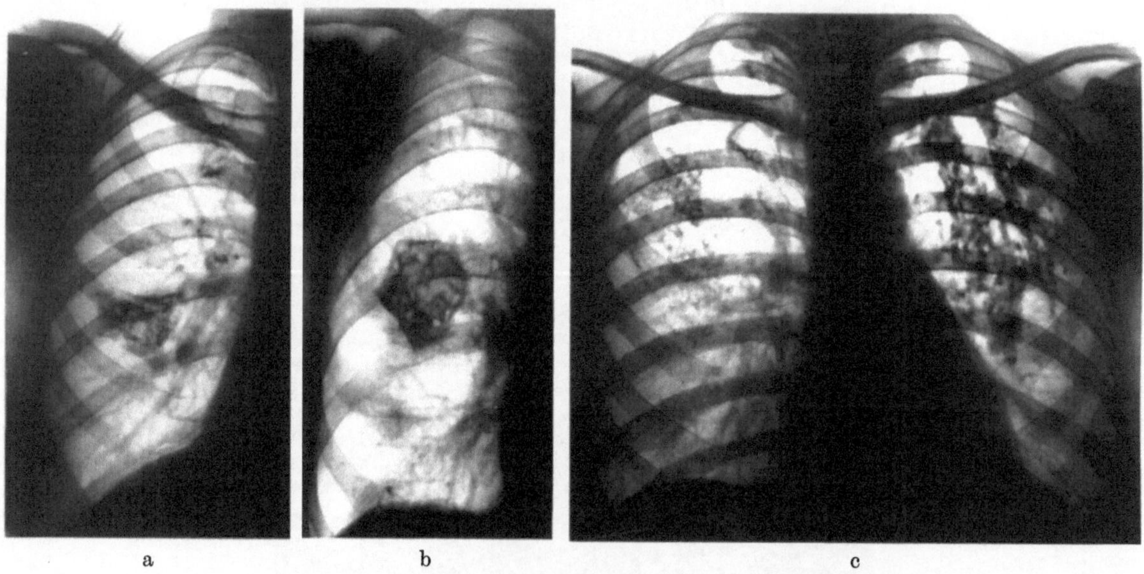

a b c

Abb. 76a—c. Mehrere verkalkte, costale Pleuraschwarten

Isolierte *Interlobärschwielen* sind oft das einzige Zeichen einer früheren Pleuritis. Sie können mit und ohne Restexsudat erhebliche Dicke erreichen, ohne im Übersichtsbild zum Ausdruck zu kommen. Lappenspaltgerechte Projektion ist für ihren Nachweis unbedingt erforderlich. Übergang auf benachbarte Anteile des Pleuraraums oder wandständige Verbreiterung beweist im Einzelfall, daß sie Restzustand einer Allgemeinpleuritis sind (Abb. 78). Wenn feine interlobäre Haarlinien als zarte Schwielen gedeutet werden, ist nicht immer wie in den Beispielen der Abb. 79 und 81 auch an anderen Abschnitten des Pleuraspaltes eine Verschwartung erkennbar. Dann muß offen bleiben, ob eine postpleuritische Veränderung im Gefolge interlobär benachbarter, früherer Alterationen des Lungenparenchyms vorliegt oder ob nicht die unverdickte Interlobärpleura bei ideal orthograder Strahlenrichtung abgebildet wird. Ob für diesen letzten, in der

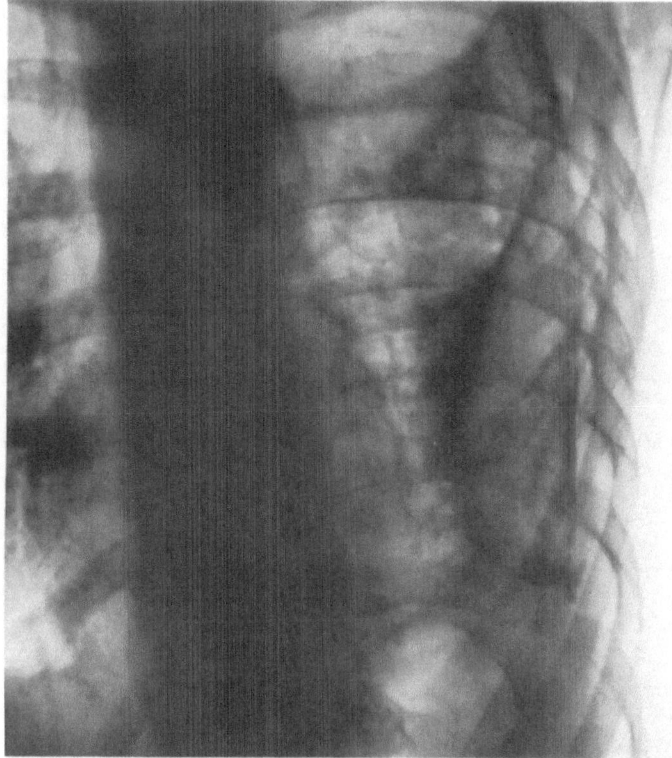

Abb. 77. Costale Pleuraschwarte mit visceraler Verkalkung

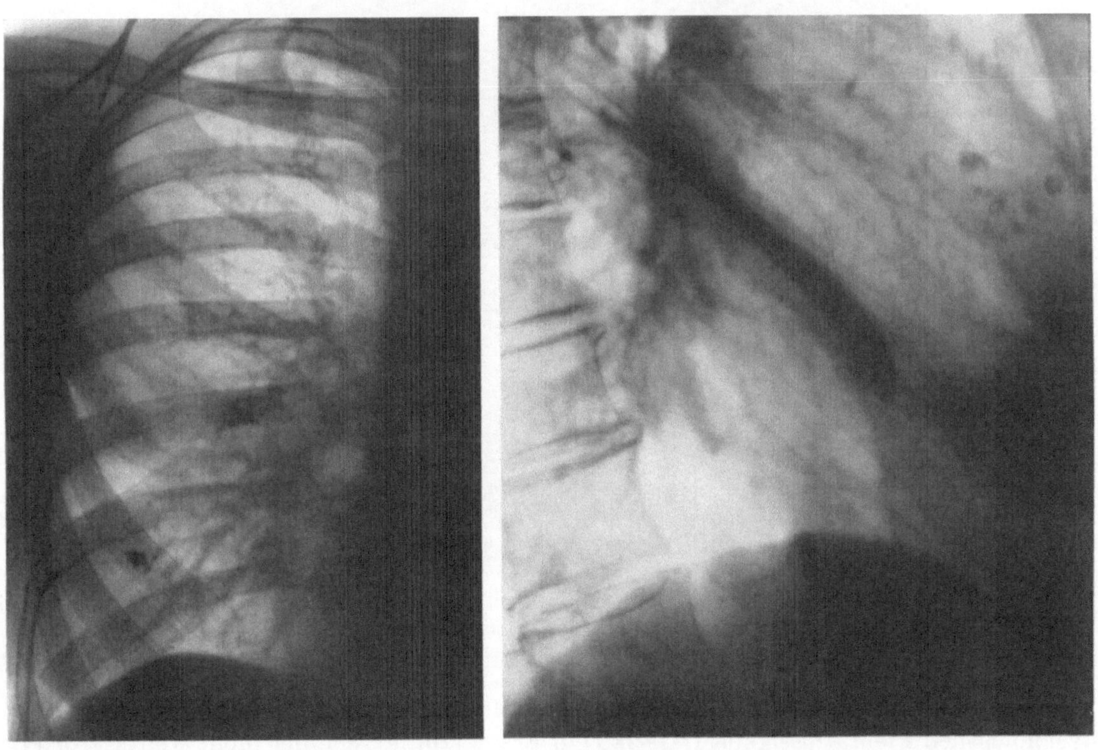

a b

Abb. 78a u. b. Interlobärschwiele, wandständig und nur im Seitenbild nachweisbar

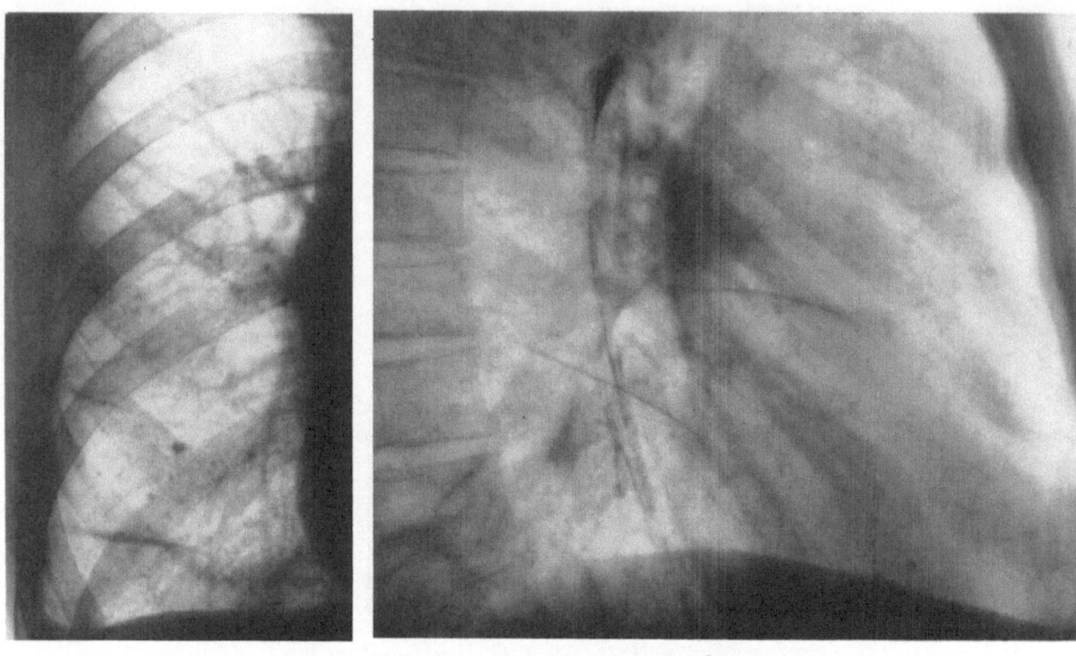

a b

Abb. 79a u. b. Feine Interlobärschwielen im horizontalen und unteren großen Lappenspalt, bei Sinusschwarte und dorsaler Plattenatelektase

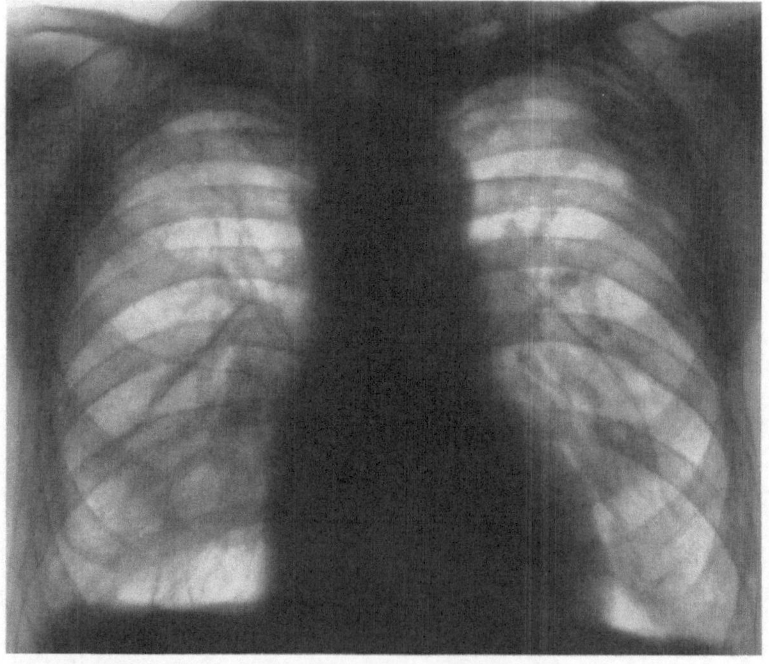

Abb. 80. Schwielige Interlobärleisten beiderseits im unteren vorderen Anteil des großen Lappenspaltes bei sinuöser, costaler und apikaler Schwiele

theoretischen Diskussion seit je umstrittenen Fall auch die Abbildung einer lamellären, physiologischen Pleuraflüssigkeit (HESSÉN) in Frage kommt, sei hier nicht weiter erörtert. Reicht die streifenartige Interlobärschwiele wandständig an die costale, mediastinale oder diaphragmale Pleura heran, bildet sie gelegentlich mit der hier gelegenen Schwarte eine

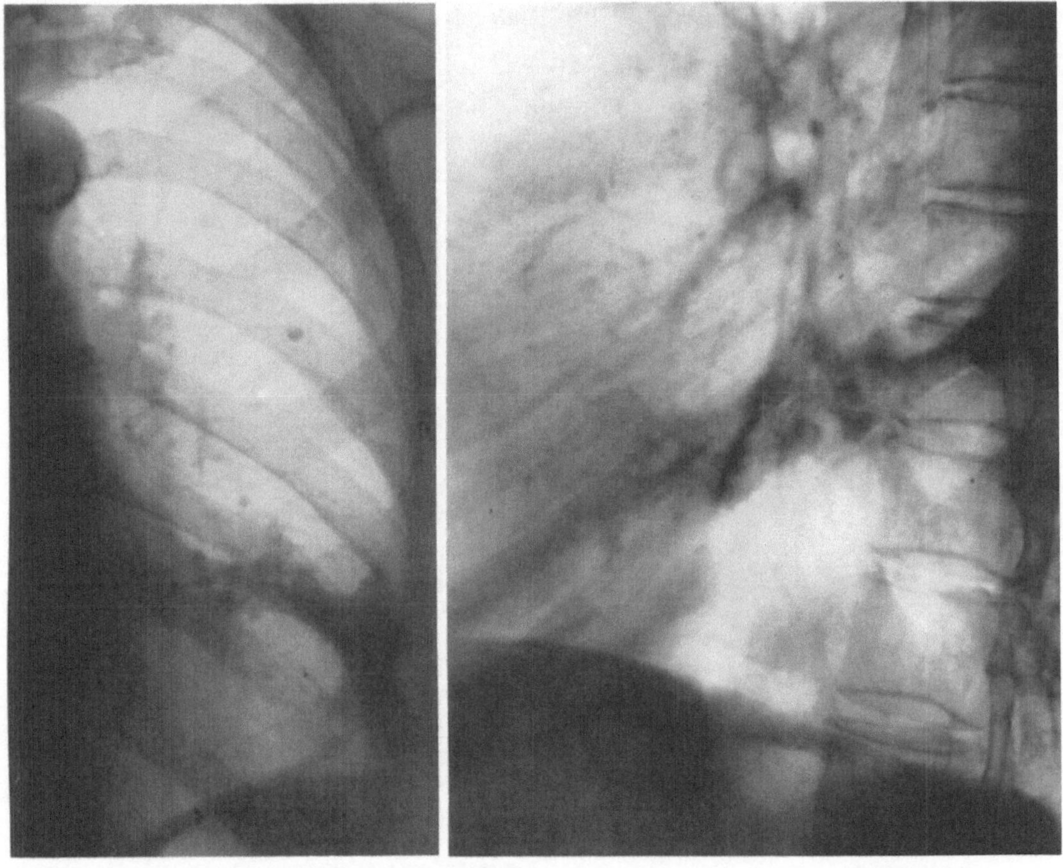

Abb. 81a u. b. Verkalkte Interlobärschwiele in Sagittal- und Frontalaufnahme

kleine Stufe oder Leiste. Daß die im Übersichtsbild mit d.v. Strahlengang sichtbare und von oben innen nach außen unten gerichtete Interlobärleiste im unteren Anteil des großen schrägen Pleuraspaltes nicht hinten, sondern seitlich vorn aufsitzt (Abb. 80), ist bereits erörtert worden. Sie entspricht dem Restzustand nach costal-wandständigem Interlobärerguß (unterer Typ, vgl. S. 534). Die verkalkte Interlobärschwarte scheint sehr selten zu sein; ein Beispiel ist Abb. 81a und b.

Am schwersten sind vielfach die *mediastinalen Pleuraschwarten* zu erkennen. Sie entziehen sich um so leichter einer sicheren Röntgendiagnose, als sie vom Herzschatten überdeckt werden und wegen ihrer lungenwärts gleichfalls konkaven Begrenzung grundsätzlich nicht von Segmentatelektasen des Mittel- und Unterlappens und insbesondere des Lobus cardiacus unterschieden werden können. Auf ihre röntgenologische Semiologie ist unendlicher Fleiß verwandt worden; man weiß heute jedoch, daß immer das Ergebnis einer broncho- oder auch tomographischen Spezialuntersuchung entscheidend bleibt. Der diagnostische Pneumothorax, der für den Nachweis zarter flächenhafter oder umschrieben strangförmiger diaphragmaler und costaler Pleuraschwarten ausgezeichnete Dienste leistet, liefert bei mediastinalen Schwarten nur ein schwer deutbares Bild. Eine untere costomediastinale Schwarte ist in Abb. 82 wiedergegeben. Sehr häufig und diagnostisch eindeutig sind aber die linksseitigen Schwarten nach rein mediastinaler Pleuritis, die zu dem typischen Bild der pleuroperikardialen Auszipfelung führen. Ihre Entstehung aus einem benachbarten (zentralen) pneumonischen Prozeß zeigt Abb. 83a und b. Verkalkungen sollen hier im Zusammenhang mit einer Lungenfibrose nach Asbest-Exposition noch häufiger sein als an der diaphragmalen Pleura (Anspach, 1965).

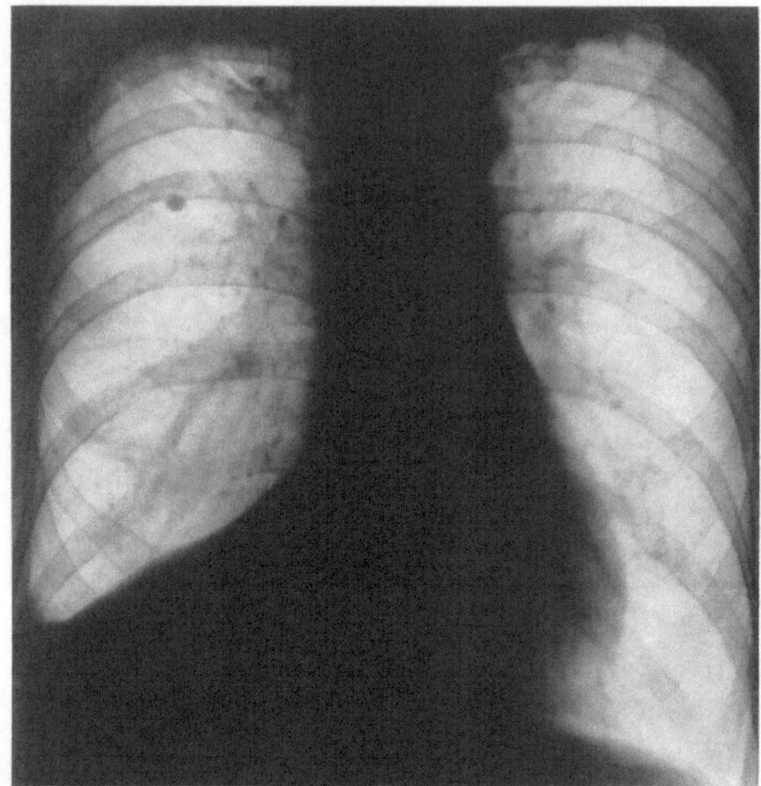

Abb. 82. Hintere phrenicomediastinale Schwarte

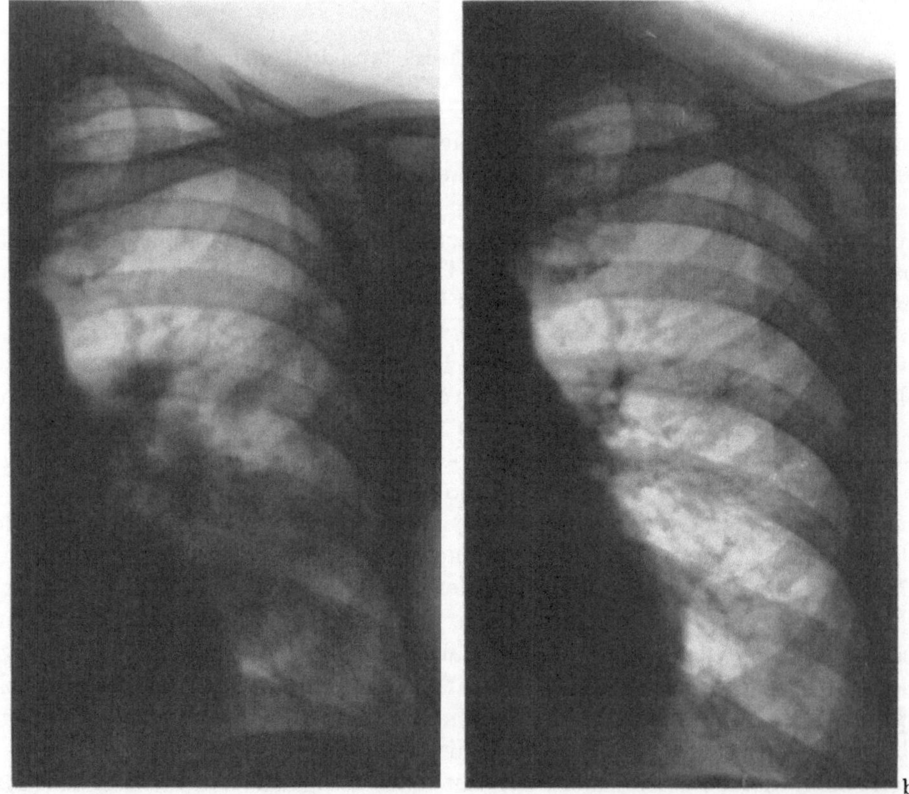

Abb. 83a u. b. Pleuroperikardiale Schwiele links (b) nach mediastinaler Begleitpleuritis bei Pneumonie (a)

Zur *Funktionsdiagnostik* der Pleuraschwarten sei eindringlich auf den Wert der *kymographischen* Untersuchungstechnik hingewiesen. Sie galt eine Zeitlang als diagnostische Spielerei, kann aber für die präoperative Beurteilung bei thoraxchirurgischen Eingriffen wertvoller sein als jede noch so sorgfältige Thoraxdurchleuchtung; die Bedeutung exakter klinischer Lungenfunktionsprüfungen (Spiroergometrie) bleibt davon unberührt (Köster und Lent, 1953; Hertz, 1954 u.a.). Für die Kollapsbehandlung der Lungentuberkulose, die Phrenicusexhairese, Thorakoplastik und Decortikation sind Nachweis und Größenbestimmung der vorhandenen Pleuraschwarten exakt oft nur durch das Atmungskymogramm möglich (Zuppinger; Haubrich, 1956).

Obliterationen der diaphragmalen Pleurablätter allein sind kymographisch nicht nachweisbar; Schwarten im Sinus phrenico-costalis drücken sich in einer Abnahme der Bewegungsamplitude parietal aus (vgl. Abb. 67). Reicht die Verschwartung in den costalen Pleuraspalt hinauf, so wird außerdem die diaphragmal bestimmte Mitbewegung des Unterlappens gedämpft und zur Peripherie hin in eine costale Mitbewegung umgewandelt. Wenn die Interlobärpleura schwielig obliteriert ist, setzt sich die durch das Zwerchfell bestimmte Mitbewegung des Unterlappens bis in den Oberlappenbereich fort, weil die Gleitbewegung der Lungenlappen gegeneinander durch die Verlötung des großen schrägen Interlobärspaltes aufgehoben ist. Mehr als diese prinzipiellen Grundzüge (v. d. Weth, 1936) können hier nicht wiedergegeben werden.

Literatur

Anspach, M.: Zur Ätiologie von Pleuraverkalkungen. Radiol. diagn. (Berl.) **6**, 341 (1965).

Assmann, H.: Die klinische Röntgendiagnostik der inneren Erkrankungen, 6. Aufl. Berlin-Göttingen-Heidelberg 1949.

Brunner, A.: Die Diagnose der Pleuraschwarte und ihre Bedeutung für die Chirurgie. Helv. med. Acta **1**, 306 (1934).

Caldwell, D. L.: Chronic dry pleuresy. Tubercle (Edinb.) **33**, 227 (1952).

Cincotti, J. J., S. T. Allison, and J. M. Nilsson: Pleural effusion simulating elevated diaphragm. Amer. Rev. Tuberc. **58**, 554 (1948).

Daniello, L.: Das Röntgenbild der abgesackten linksseitigen Pleuritis diaphragmatica. Fortschr. Röntgenstr. **56**, 541 (1937).

Dunbar, J. S., and M. Favreau: Infrapulmonary pleural effusion with particular reference to its occurence in nephrosis. J. Canad. Ass. Radiol. **10**, June 1959.

Fleischner, F.: Lobäre und interlobäre Lungenprozesse. Fortschr. Röntgenstr. **30**, 181, 441 (1922).

— Die lamelläre Pleuritis. Fortschr. Röntgenstr. **36**, 120 (1927).

— Zur Frage der paradoxen Verschattung im Pneumothorax. Fortschr. Röntgenstr. **53**, 45 (1936).

Friedman, R. L.: Infrapulmonary pleural effusions. Amer. J. Roentgenol. **71**, 613 (1954).

Frisch, v.: Zit. nach Hain u. Mitarb.

Graham: Zit. nach Hain u. Mitarb.

Grunze, H.: Tumoren der Thoraxorgane. In: Bartelheimer und Maurer, Diagnostik der Geschwulstkrankheiten. Stuttgart: Thieme 1962.

Hain, E., K. Hoffmann, H. Hüsselmann, J. Engel, H. Fick u. M. L. Arnal: Die Erkrankungen der Pleura. Internist (Berl.) **5**, 369 (1964).

Haubrich, R.: Zwerchfellpathologie im Röntgenbild. Berlin-Göttingen-Heidelberg: Springer 1956.

— Über die Pleuritis diaphragmatica und den infrapulmonalen Pleuraerguß. Fortschr. Röntgenstr. **90**, 42 (1959).

— Krankheiten der Pleura. In: Klinische Röntgendiagnostik innerer Krankheiten, Bd. I, S. 526—585. Berlin-Göttingen-Heidelberg 1963.

— Über interlobäre Pleuratranssudate (Doppelergüsse) bei Herzinsuffizienz. XII. Internat. Congr. Radiol., Tokyo 1969.

Hertz, C. W.: Pleuraschwarte und Lungenfunktion. Beitr. Klin. Tuberk. **112**, 446, 503 (1954).

Hessén, J.: Roentgen examination of pleural fluid. Acta radiol. (Stockh.), Suppl. **86**, 1—80 (1951).

Hjelm u. Laurell: Zit. nach Hessén.

Inouye, K.: Darstellung von Flüssigkeitsansammlungen und Verdickungen der Pleura im Röntgenbild durch Schrägaufnahme. Fortschr. Röntgenstr. **55**, 471 (1937).

Jaccard, G.: Erkrankungen der Pleura. In: Handbuch der inneren Medizin, 4. Aufl., Bd. IV/4, S. 300. Berlin-Göttingen-Heidelberg 1956.

Jones, D. B.: Basal pleural fluid accumulations resembling elevated diaphragm. Radiology **50**, 227 (1948).

Kienböck, R.: Über Magengeschwüre bei Hernia und Eventratio diaphragmatica. Fortschr. Röntgenstr. **21**, 322 (1914).

Köster, K., u. W. Lent: Spirographie und Röntgenbefund bei Pleuraveränderungen. Vergleichende Untersuchungen zur Beurteilung der Atemfunktion. Beitr. Klin. Tuberk. **110**, 213 (1953).

Kraus, F.: Die Röntgenuntersuchung von Pleura und Zwerchfell. In: Rieder-Rosenthal. München 1913.

LAURELL, H.: Der Nachweis minimaler, bei gewöhnlicher Lungenuntersuchung oft unsichtbarer Pleuraexsudate. Acta radiol. (Stockh.) **16**, 691 (1935).

LENK, R.: Röntgendiagnostik der intrathorakalen Tumoren und ihre Differentialdiagnose. Wien 1929.

MEIGS, J. V.: Hydrothorax and ascites in association with fibroma of the ovary. Amer. J. Obstet. Gynec. **33**, 249 (1937).

MÜLLER u. LÖFSTEDT: Zit. nach HESSÉN.

MÜLLY, K.: Die Geschwülste der Lunge, Pleura und Brustwand. In: Handbuch der inneren Medizin, 4. Aufl., Bd. IV/4, S. 196. Berlin-Göttingen-Heidelberg 1956.

RIGLER, L. G.: Roentgendiagnosis of small pleural effusions, new roentgenologic position. J. Amer. med. Ass. **96**, 104 (1931).

— Atypical distribution of pleural effusions. Radiology **26**, 543 (1936).

SPÜHLER, O.: Die Erkrankungen des Zwerchfells. In: Handbuch der inneren Medizin, 4. Aufl., Bd. IV/4, S. 573. Berlin-Göttingen-Heidelberg 1956.

UEHLINGER, E.: Beiträge zur pathologischen Anatomie der Pleuritis exsudativa tuberculosa. Schweiz. med. Wschr. **1942**, 701.

— Bibl. tuberc. (Basel) **18**, 132 (1963). Zit. nach HAIN u. Mitarb.

UNVERRICHT, W.: Über paradoxe Zwerchfellbewegung. Berl. klin. Wschr. **1921**.

WACHTLER, F.: Atypische freie Pleuraergüsse. Radiol. Austr. **7**, 125 (1954).

WETH, G. V. D.: In: STUMPF-WEBER-WELTZ, Röntgenkymographische Bewegungslehre innerer Organe, S. 350. Leipzig 1936.

WILSON, J. W.: Diagnosis of intrapulmonary pleural effusion. J. Amer. med. Ass. **158**, 1423 (1955).

ZUPPINGER, A.: Pleuraerkrankungen. In: SCHINZ-BAENSCH-FRIEDL-UEHLINGER, Lehrbuch der Röntgendiagnostik, 5. Aufl., Bd. III, S. 2465. Stuttgart 1952.

Namenverzeichnis — Author Index

Die *kursiv* gesetzten Seiten zahlen beziehen sich auf die Literatur
Page numbers in *italics* refer to the bibliography

Sachverzeichnis

(Deutsch-Englisch)

Bei gleicher Schreibweise in beiden Sprachen sind die Stichwörter nur einmal aufgeführt

Subject Index

(English-German)

Where English and German spelling of a word is identical, the German version is omitted